心血管疾病诊疗新进展

（上）

姜铁超等◎主编

吉林科学技术出版社

图书在版编目（CIP）数据

心血管疾病诊疗新进展 / 姜铁超，孙洋，路长鸿主
编. -- 长春：吉林科学技术出版社，2016.10
ISBN 978-7-5578-1337-6

Ⅰ．①心… Ⅱ．①姜…②孙…③路…Ⅲ．①心脏血
管疾病－诊疗Ⅳ．①R54

中国版本图书馆CIP数据核字(2016)第227693号

心血管疾病诊疗新进展

XINXUEGUAN JIBING ZHENLIAO XINJINZHAN

主　　编　姜铁超　孙　洋　路长鸿
出 版 人　李　梁
责任编辑　许晶刚　陈绘新
封面设计　长春创意广告图文制作有限责任公司
制　　版　长春创意广告图文制作有限责任公司
开　　本　787mm×1092mm　1/16
字　　数　929千字
印　　张　37.5
版　　次　2016年10月第1版
印　　次　2017年6月第1版第2次印刷

出　　版　吉林科学技术出版社
发　　行　吉林科学技术出版社
地　　址　长春市人民大街4646号
邮　　编　130021
发行部电话/传真　0431-85635177　85651759　85651628
　　　　　　　　　　　85652585　85635176
储运部电话　0431-86059116
编辑部电话　0431-86037565
网　　址　www.jlstp.net
印　　刷　虎彩印艺股份有限公司

书　　号　ISBN 978-7-5578-1337-6
定　　价　150.00元

编 委 会

主　编

前　言

　　随着现代人们生活水平的不断提高和老龄化社会的加速到来,心血管疾病的发病率如"井喷"般爆破性增长。如今,心血管疾病已成为严重困扰人们身心健康的重大疾病。同时,随着现代医疗技术的不断革新,我们在心血管疾病的诊断、治疗和康复研究等方面也取得了长足的进步,各种新的诊疗理论和方法应运而生、层出不穷。作为一名新时代的心血管专科医师,不仅要紧跟学术专业发展的脉络,密切关注本领域及相关领域的发展动向,还应注重基础理论知识的总结,不断用新理论和新方法来充实自己,扎实掌握各种心血管疾病的诊疗技术,正确选用先进的医疗设备,不断提高自身的临床诊疗水平。

　　这本《心血管疾病诊疗新进展》在内容上兼顾实用性、前沿性以及可读性,重点介绍了各种心血管疾病的临床诊疗方法以及最新诊疗技术的进展与应用,力求使读者能够尽快了解、掌握心血管专业的相关知识和常用诊疗方法,进一步培养临床医师解决实际问题的能力。

　　心血管疾病的致病原因复杂,诊疗方法亦是多种多样,学术理论、知识浩如烟海。本书虽经多次审校,但由于编者学识、经验有限,加之编写时间仓促,故书中疏漏或不足之处在所难免,还望广大读者不吝指正,以期再版时修订完善。

目　　　录

第一章　心血管影像学诊断

第一节　心脏 X 线检查

心脏 X 线检查在临床应用中具有非常重要的指导作用,通过心脏 X 线检查在心脏循环系统中,能快速判别心脏的大小,血管的搏动,心包渗出及增厚钙化等。在肺循环系统中,初步判断肺循环高压的程度,发现肺内异常病变,如肿瘤、炎症、结核等。目前尽管心脏 CT、MRI 等检查的出现,革新了心血管影像技术,能更加清晰准确地评价心脏情况及肺部的异常病变,但是胸部 X 线检查因简单、经济、有效等特点,尤其起到对许多心、肺疾病的快速筛查作用,注定了其不可替代的地位。

一、X 线检查方法

对于目前心脏方面的 X 线检查主要包括透视、平片以及心血管造影检查,然而,透视与平片是目前心脏 X 线检查最基本、最简单的方法,而心血管造影检查是近年来快速发展起来的新的影像技术,尤其在心脏方面对于冠状动脉的评价是金标准。

1.透视　是最简单的 X 线检查方法,可以从不同角度观察心、大血管的形状、搏动及其与周围结构的关系。吞钡检查可观察食管与心、大血管的邻接关系,对确定左心房有无增大和增大的程度有重要价值。透视影像清晰度较差,时间虽短,但患者接受放射量较胸片多,目前已基本不推荐使用。

2.平片　正常的胸部 X 线中可见充满气体的肺和邻近的软组织结构形成良好的对比,所以可以清楚的显示肺动脉、叶间隙,而心脏表现为不透光,因此可以清楚显示心脏的轮廓大小。目前常规投照体位有后前位、右前斜位、左前斜位和左侧位 4 种。

二、正常心脏大血管 X 线影像

(一)后前位

患者直立,前胸壁紧贴片匣,X 线由后向前投照,在后前位上可以识别的主要心脏结构:右心房位于心右缘下段较圆;心脏右下缘下方还可见小的三角形影,为下腔静脉,上段为升主动脉与上腔静脉的复合影。心左缘自上而下有3个比较隆凸的弧弓,依次为主动脉结,肺动脉段和左室。

(二)右前斜位

患者直位,右前胸靠片匣,身体与片匣成45°角。X线从患者左后投向右前,前缘自上而下为升主动脉,肺动脉段,肺动脉圆锥,右室或左室视投照角度大小而定。肺动脉圆锥亦称右心室圆锥,是右心室接近肺动脉瓣的部分,亦即右心室漏斗部,心脏与前胸壁之间的倒置三角形透光区称心前间隙。后缘自上而下为左房,右房及下腔静脉,心脏与脊柱之间的透明区为心后间隙,食管为心后间隙内的主要结构,紧靠左房后方。正常时此段食管可有轻微压迹,但绝无移位。食管下端及胃气泡偏居前方,为识别右前斜位的标志。

(三)左前斜位

患者直立,左前胸靠片匣,身体与片匣约成60°角,摄片时吞钡。X线从患者右后投向左前。前缘自上而下为升主动脉,右房及右室。后缘上为左房,下为左室。正常左室一般不与脊柱重叠或重叠不超过椎体的1/3,旋转角如在60°以上,则左室与脊柱阴影分开。心影上方的弓形密影是主动脉弓,向前上行为升主动脉,向后下行为降主动脉。主动脉弓的下方与心影之间的透明区称主动脉窗,其间有气管,支气管和肺动脉阴影。食管下端及胃泡偏居后部,为识别左前斜位的标志。这个体位是对鉴别有无左心室增大常采用的位置。

(四)左侧位

患者直立,左侧侧胸壁靠片匣,X线从患者右侧投向左侧。心前缘全部为右室,后缘下部为左室,上部为左房。心后缘最下段(即下腔静脉)与食管之间一透明间隙,左室增大时此间隙可消失。

三、影响心脏及大血管外形的生理因素

影响心脏及大血管外形的生理因素主要包括年龄、体型、体位、呼吸及妊娠等。随着年龄的增加,心脏的发育会逐渐成型,一般5岁以后,心脏的形态随身体的发育逐渐定型。此外,体型的高、矮、胖、瘦不同,使心脏形态的影像也有所变化。因此,如何鉴别正常与异常要具体根据患者的体型结构,基本可分为3种形态,垂位心、斜位心及横位心。体位改变、呼吸及妊娠时膈肌的运动对心脏形态同样具有影响,膈肌升高,心脏横径增大。

四、基本病变的X线表现

心脏及大血管病变经X线检查,根据心轮廓的改变,房室和大血管的增大或变小、搏动增强或减弱,以及肺循环的改变来分析疾病的状况。因此在分析X线表现时必须注意心脏、大血管的形态与肺循环的改变。

心脏增大包括心肌肥厚和心腔扩张。有些疾病的发展往往开始表现为心肌代偿性增厚,然后再出现心腔扩大。但是X线检查只能通过心胸比率确定心脏是否扩大,而不能区别是肥

厚或者是扩张。

确定心脏增大最简单的方法为心胸比率法。心胸比率是心影最大横径与胸廓最大的横径之比。心脏最大横径取心影左、右缘最突出的一点与胸廓中线垂直距离之和,胸廓最大横径是在右膈顶平面取两侧胸廓肋骨内缘之间的最大距离。正常成人心影横径一般不超过胸廓横径的一半,即心胸比率≤0.5。这是一种粗略估计方法。心胸比率＝心脏横径/胸廓横径＝T_1＋T_2/胸廓横径。

1.左心室增大的 X 线表现　①心尖向下、向左延伸;②相反搏动点上移;③左心室段延长、圆隆并向左扩展;④左前斜位旋转60°时,左心室仍与脊柱重叠,室间沟向前下移位;⑤左侧位,心后间隙变窄甚至消失,心后下缘的食管前间隙消失。左心室增大通常要考虑高血压性心脏病、瓣膜性心脏病,如主动脉瓣关闭不全或狭窄、二尖瓣关闭不全,先天性心脏病中包括室间隔缺损及动脉导管未闭,缺血性心脏病。

2.右心室增大的 X 线表现　①后前位:心腰平直或隆起,肺动脉段延长,心横径增大,心尖向上翘。增大显著时,心向左旋转,心腰更加突出,主动脉球则不明显;②侧位:心前缘与前胸壁的接触面增大,同时漏斗部和肺动脉段凸起,此为右心室增大的一个重要征象。

3.左心房增大的 X 线表现　①右前斜位:食管中段受压向后移位;②后前位:在心右缘出现增大的左心房右缘形成的弓影,心底部双心房影;③左前斜位:左主支气管受压抬高。

4.右心房增大的 X 线表现　①左前斜位:右心房段延长超过心前缘长度一半以上,膨隆,并与心室段成角;②后前位:心右缘下段向右扩展、膨隆,最突出点位置较高。

5.全心增大的 X 线表现　①后前位:心影向两侧增大,心横径显著增宽;②右前斜位和侧位:心前间隙和心后间隙均缩小,食管普遍受压后移;③左前斜位:支气管分叉角度增大,气管后移。

五、心脏及大血管疾病的 X 线表现与诊断

(一)风湿性心脏瓣膜病

可引起多个瓣膜损害,其中以二尖瓣狭窄为常见;其次为主动脉瓣及三尖瓣病变;而肺动脉瓣病变少见。二尖瓣狭窄时的早期 X 线表现通常不明显,但随着病程的发展,表现为左心房增大,肺动脉段突出,主动脉缩小,右心室房增大,即所谓的"梨形心"(图1-1)。增大的左心房可引起左右支气管向上移位,食管钡餐检查,左前斜位可见食管向后移位。二尖瓣往往可见瓣膜钙化,长期严重的二尖瓣狭窄可引起肺淤血和间质性水肿,可见叶间渗出液,Kerley C 线与 B 线相重叠。主动脉瓣轻度狭窄时,可出现左心室向心性肥大,X 线表现为心脏大小正常,左心室边缘变圆或心影延长等。随着主动脉瓣瓣口面积的减少,左心房及左心室出现失代偿性扩大,主动脉弓及降主动脉仍为正常大小。

(二)慢性肺源性心脏病

由于长期肺实质和肺血管的原发病变或严重的胸廓畸形所引起的心脏病。原发疾病以慢性阻塞性肺病(COPD)为常见。通常合并有肺动脉高压或右心功能不全等表现,其 X 线表现可见右心室增大,肺动脉段突出,肋间隙增宽,肺血管纹理增加,肺透亮度增加(图1-2)。

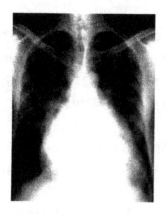
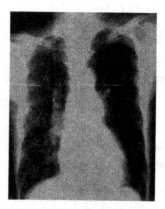
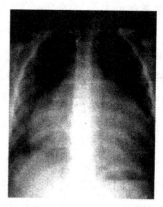

图1-1　二尖瓣狭窄的X线表现　　图1-2　慢性肺源性心脏病的X线表现　　图1-3　大量心包积液的X线表现

（三）心包炎

心包炎的常见病因有结核性心包炎、非特异性心包炎等,尤以结核性最为常见。心包炎可分为干性和湿性两种。

1.心包积液　可引起静脉回流受阻,心室舒张及血液充盈亦受阻,心脏收缩期排血量减少,慢性心包炎很少出现急性心包填塞症状。一般来说,心包积液在300ml以下者,心影大小和形状可无明显改变,X线难以发现。随着心包积液的增加,X线可见心影向两侧普遍增大,心缘正常弧度消失,形状呈烧瓶状;此外由于心脏舒张功能受限,右心房回流血液相对减少,因此,肺动脉血流减少导致肺纹理减少(图1-3)。

2.缩窄性心包炎　由于心包脏、壁两层之间发生粘连,并形成坚实的纤维结缔组织,明显限制心脏收缩和舒张活动,导致回心血流减少。X线表现(图1-4)为心包钙化,心影呈三角形。当合并左房压力增高时,出现肺淤血现象,甚至可见胸膜增厚、粘连等。

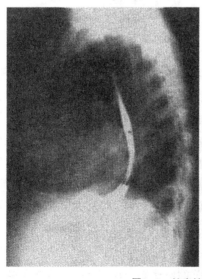
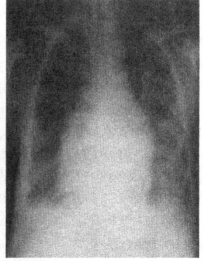

图1-4　缩窄性心包炎的X线表现

注:左侧位可见明显心包钙化影,心影呈三角形。

（四）心肌病

不同心肌病的 X 线表现不一致,如扩张性心肌病的早期表现为左心室增大,透视下心脏搏动显著减弱。当出现心功能不全时,可见肺淤血及间质性肺水肿(图1-5);肥厚性心肌病可表现为正常的心脏或呈局限性增大的左心室,如合并二尖瓣反流,可出现左心房增大;限制性心肌病表现为心肌僵硬伴左心舒张功能显著降低。X 线表现上心脏大小可以正常,肺纹理增加,呈肺淤血表现。

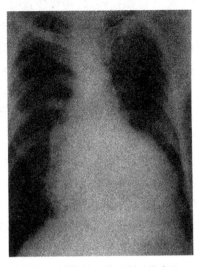

图1-5　扩张性心肌病的X线表现

（五）常见先天性心脏病的 X 线表现

X 线胸片在诊断先天性心脏病并无特异性,需结合临床表现及其他辅助检查如超声心动图、心脏 MRI、心血管造影等。可根据肺血管纹理表现初步判断患者目前病情程度。

1.**主动脉缩窄**　特征性 X 线表现为主动脉弓轮廓的异常,在主动脉结的上下方可出现双重凸出影,这一形状被描述为"三字"征。后前位上由于主动脉、左锁骨下动脉都增大而重叠,导致主动脉弓模糊不清,此外,双侧对称性肋骨切迹对主动脉缩窄也具有一定的诊断价值。

2.**房间隔缺损**　房间隔缺损时,心房出现左向右分流,可以导致右心系统的血流量增加,最后引起右心房增大为先,之后出现右心室增大,肺动脉高压。严重情况下引起双向分流,甚至右向左分流。X 线表现根据病程长短、缺损大小而有所不同。当缺损较小时,心脏大小可以完全正常。如缺损较大且病程较长时,患者可以出现心悸、气促等临床表现,此时 X 线表现可见心影增大,主要是右心房、右心室增大,其中以右心房增大为其特征性表现。当患者出现活动后发绀时,常可见肺动脉段突出明显,肺门血管扩张,常伴有"舞蹈现象"(图1-6)。

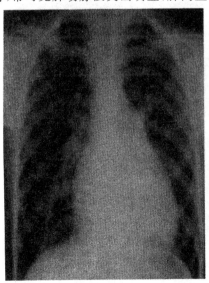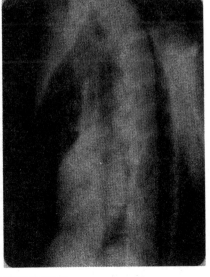

图1-6　房间隔缺损的X线表现

3.**室间隔缺损** 室间隔缺损较小时,患者可无临床表现,此时 X 线胸片检查心影大小可完全正常。当缺损较大、病程较长时,可引起左心增大甚至全心增大。X 线表现为左心室增大,继而左心房增大,肺循环淤血等。当出现活动后发绀,X 线上常可见肺动脉段突出,提示肺动脉高压。当发现心前区心脏 4/6 级收缩期吹风样杂音及胸片上左心室增大时,应考虑室间隔缺损,下一步行心脏彩超检查,以便明确诊断。

4.**法洛四联症** 为最常见的发绀型先天性心脏病,包括肺动脉狭窄、室间隔缺损、主动脉骑跨、右心室肥大。其临床表现为心悸、乏力、发育差、喜蹲踞、不好活动。体征:早发全身发绀、杵状指、趾。胸骨左缘第 2~4 肋间可闻粗糙 4/6 级以上收缩期吹风样杂音,P₂ 减弱或消失。

(1)X 线表现(图 1-7):肺血减少,心腰凹陷两肺门小,肺野血管纤细稀少。严重者,形成侧支循环,肺门结构失常,中内带网状异常血管,肋骨下缘凹陷缺损。

(2)心脏表现(图 1-8):心脏呈靴型,轻至中度增大。右心室大,右心房轻度增大,左心室萎缩。主动脉及上腔静脉增粗,弓部突出,右前移位,可合并右位主动脉弓,右侧降主动脉。上腔静脉推挤外移,右心衰竭时上腔静脉增宽。

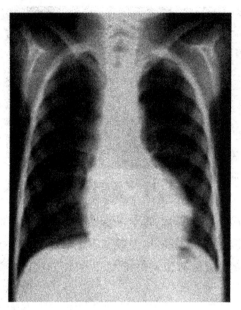

图1-7 法洛四联症的X线表现

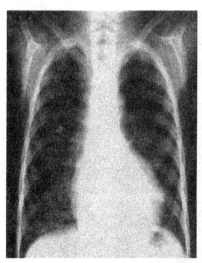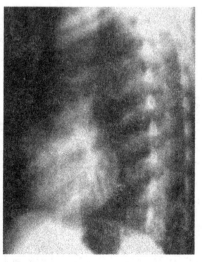

图1-8 法洛四联症心脏的X线表现

(张学正)

第二节　心脏CT

心脏CT(CCT)是一种用于显示心脏结构和评估心脏功能的检查方法。近年来,由于心血管影像技术及其应用的进展和心血管病治疗方法的不断涌现,心血管成像的临床应用逐年增多。同时,随着新型对比剂、分子放射性核素显像、灌注超声心动图、冠状动脉及其钙化积分定量CT及心肌结构和心肌存活MRI领域的创新,医用无创诊断设备已广泛应用于临床。

冠状动脉CT血管造影(CCTA)是目前评估冠状动脉狭窄及其程度的最有效的无创性方法。它的应用能使很大一部分患者避免有创性冠状动脉造影的风险,同时降低了检查费用。其阴性预测值高,因此CCTA检查无异常者,基本可除外冠心病。但CCTA仍存在局限性,如果主动脉钙化、运动伪影等因素影响较大,尤其在冠状动脉管壁钙化时,CT无法对相应部位冠状动脉管腔狭窄程度进行准确评价,其阳性预测值不理想,对于阳性患者,必要时仍需实施冠状动脉造影以明确诊断。此外,由于CCTA仍具有较大的辐射剂量,故不能在人群普查中实施。

一、患者的选择和准备

现有的CT扫描设备时间分辨率较低,基本上无法在一个心动周期内完成覆盖全心的扫描,因此要获得良好的CCTA图像,理想的条件是患者心率慢、心律齐,能配合屏气、不能过分肥胖。

检查前大部分患者需要给予β受体阻滞剂以获得理想的心率和心律。舌下含服硝酸甘油可在成像时增加冠状动脉管径。屏气练习可增加患者依从性,减少焦虑并减少运动伪影。

二、CCTA图像重建

一次CCTA检查可产生300~5000帧横断面图像。回顾性心电门控间隔5%RR间期重建图像,选择质量好的图像重建2D和3D图像。

三、心脏CT检查的临床应用

1.冠心痛诊断 CCTA与介入冠状动脉造影相比,其诊断冠心病的敏感性和特异性见表1-1。准确性如下:①扫描失败率≤5%;②诊断阻塞性冠状动脉病变的敏感度为98%,特异度为88%;③在冠状动脉狭窄程度平均为61%的患者中,CCTA的阴性预测值为96%,阳性预测值为93%。

表 1-1 与冠状动脉造影对照，CCTA 诊断冠心病的敏感性和特异性

病变部位	敏感性(%)	特异性(%)
左主干	100	99
前降支	93	95
回旋支	88	95
右冠状动脉	90	96
冠状动脉近中段病变	93	95
冠状动脉远段病变	80	97

因此，CCTA 适合于：①不典型胸痛或憋气症状的患者，心电图不确定或阴性，且患者不能做或不接受心电图负荷运动试验检查；②有胸痛症状，心电图负荷运动试验或核素心肌灌注不确定诊断或结果模棱两可；③评价低风险(指 1 项以下冠心病危险因素)胸痛患者的冠心病可能性或发现引起症状的其他原因；④无症状的中、高度风险人群(指具有 2 项以上冠心病危险因素，如性别、年龄、家族史、高血压病、糖尿病、高脂血症、正在吸烟等)的冠心病筛查；⑤临床疑诊冠心病，但患者不接受经导管冠状动脉造影检查；⑥对于已知冠心病或冠状动脉粥样硬化斑块临床干预后病变进展和演变的随访观察。

冠状动脉 CTA 的禁忌证：①既往有严重的对比剂变态反应史；②不能配合扫描和屏气的患者；③怀孕期、育龄女性需要明确没有怀孕；④临床生命体征不稳定(如急性心肌梗死、失代偿性心力衰竭、严重的低血压等)；⑤严重的肾功能不全。

2.对冠状动脉狭窄和斑块成分的评价　按照 CCTA 表现将斑块划分为钙化、非钙化和混合斑块，在冠状动脉中有斑块就会有狭窄，根据冠状动脉的狭窄程度分为轻度($<50\%$)、中度($50\%\sim75\%$)及高度($\geqslant75\%$)，大于 99% 以上为完全闭塞，且钙化积分数值越大，表示钙化含量越多，钙化积分由 CT 峰值记分系数与钙化面积的乘积得出，CT 峰值记分系数：$1=(130\sim199)$HU，$2=(200\sim299)$HU，$3=(300\sim399)$HU，$4\geqslant400$HU。钙化会产生伪影对测量及分析狭窄程度有一定影响。在判断狭窄程度要求从断面测量，即斑块的直径和邻近血管的直径的比值，软斑块及混合斑块在冠状动脉的严重程度较硬斑块高，尤其混合斑块形成的管腔狭窄较重，必须要注意狭窄远端血管充盈程度。目前在影像诊断中 75% 时考虑有意义，需要冠状动脉支架治疗。

CCTA 对于病情稳定的疑诊冠心病患者的预后评估具有一定价值。研究显示，多支冠状动脉存在斑块、伴严重狭窄，或斑块位于左主干冠状动脉均为病死率的预测因素。

3.在评价急性胸痛患者中的应用　胸痛三联检查是指通过一次注射对比剂实现冠状动脉、胸主动脉和肺动脉联合成像。适用于突发胸痛患者急性冠状动脉事件、急性主动脉夹层和急性肺动脉栓塞的鉴别诊断。多层螺旋 CT 检查的优点是快捷和高效，一次采集完成肺血管、冠状动脉、心脏，以及升主动脉和降主动脉的扫描，技术成功率在 85% 以上。但是，因扫描辐射剂量较高，临床应该选择好适应证和影像学方法的优选应用。

4.左心室功能的评价　对于心率慢的患者，应用回顾性心电门控技术，以 10%R-R 间期重建，得到 10 期相的图像顺序循环播放，动态观察心脏的收缩舒张运动。输入患者的身高、体重

等信息,软件自动计算出左心室射血分数、左心室收缩末期容积、左心室舒张末期容积、每搏输出量、心输出量等指标。此外还能显示二尖瓣瓣膜钙化、二尖瓣狭窄合并主动脉瓣钙化,主动脉瓣脱垂,心包积液。但对于心率快的患者,由于时间分辨率不足,可能采集的舒张和收缩期图像不足,会影响测量准确性。

5.非冠状动脉手术前评估冠状动脉的价值 对于瓣膜病、成人先心病,且冠心病低度风险的患者,外科术前行CCTA可以准确排除冠心病可能性,69%以上的患者可避免经导管冠状动脉造影检查。

6.心脏移植术后对冠状动脉的检查 心脏移植术后行冠状动脉检查,对于评估患者的预后很重要。与冠状动脉造影相比,CCTA诊断移植心脏冠状动脉病变的敏感性和特异性为70%和92%。

7.冠状动脉搭桥术后评估 由于桥血管受心脏搏动影响较小,加之管径较粗,近端吻合口及桥血管的评价较为容易。在金属留置物及管壁钙化等因素的影响下,多层螺旋CT对桥血管远端吻合口及引流动脉的评价存在不足。

8.冠状动脉支架术后评估 对于冠状动脉支架术后的CT成像具有挑战性,因为金属丝导致的硬线束伪影,或称"晕状伪影"。该伪影导致管腔被遮盖,从而无法评估。对于≥3.0mm支架和低、中度再狭窄风险的患者行CCTA是可行的;对于<3.0mm支架的评估受限。

9.冠状动脉和冠状动脉畸形的评价 双源CT可以很好地显示右冠状动脉起源异常和走行及在心动周期内的变化为阐明心肌缺血提供线索,先天性心脏病MSCT诊断准确率为83%,先天性心脏病合并冠状动脉开口与走形异常的比例较高,常见的有冠状动脉—肺动脉瘘、冠状动脉-右室瘘等。冠状动脉解剖对先天性心脏病手术影响很大,无论是否存在冠状动脉开口与走行异常,手术前必须明确冠状动脉开口与走行情况。CT在显示心脏大血管解剖的同时可显示冠状动脉,患者的冠状动脉开口与走行显示效果尚需进一步改善。

10.电生理射频消融术前诊断 在双心室起搏器植入前明确心脏冠状静脉解剖;房颤射频消融之前用于明确患者的肺静脉解剖,测量左心房大小,与周围组织关系(如食管),以及除外左心房附壁血栓。

11.心脏和血管解剖结构的诊断 明确超声心动图的异常发现,如心包病变、心脏肿块或肿瘤、心内膜炎(赘生物和脓肿)、左心室心尖部的血栓、冠状动脉瘘以及肺动脉、肺静脉和主动脉弓部的异常等。瓣膜病不是CT观察的重点,但是对于主动脉瓣周围、窦管交界处病变及主动脉瓣术前、术后复杂病变的诊断,如大动脉炎累及主动脉瓣、瓣周瘘等,CT有一定优势。

目前心脏CTA、CCTA临床应用中得到了广泛的推广,并且为临床工作提供了良好的诊断依据。存在的问题包括:患者的辐射损害较大;少数患者因运动伪影导致血管无法评价;血管壁较大;较长的钙化斑块及置入的金属内支架均可影响管腔狭窄程度判断,甚至使管腔被屏蔽而无法显示,评价冠状粥样硬化斑块稳定性方面存在一定局限。

(李 新)

第三节　心脏 MRI

一、概述

磁共振成像（MRI）是利用射频电磁波对置于磁场中的含有自旋不为零的原子核的物质进行激发，发生核磁共振（NMR），用感应线圈采集磁共振信号，按一定数学方法进行处理而建立的一种数字图像。

目前 MRI 被越来越多地运用于心血管疾病的诊断，可对心血管系统解剖形态、组织学特性、功能、血流灌注、心肌活性、心脏功能、斑块负荷等进行综合评价，并为心脏手术或介入治疗效果提供无创的随访资料。

心血管 MRI 因具有下列优势特点，而在心血管疾病的诊断中具有重要意义。首先，MRI 的组织对比良好，能准确区分心脏的正常结构、肿瘤、脂肪浸润、组织变性、囊肿及积液；能够在任意方向进行容积资料采集并迅速获得三维图像；无创，无放射性；MRI 区分心脏结构和血池时，不需要造影剂，所以避免了碘对比剂的过敏和毒性反应；有较高的时间和空间分辨率；能够准确、实时地显示心血管解剖形态、功能、血流灌注，并测定心肌活性，对心血管系统功能进行全面评价；充分抑制搏动伪影，获得极高分辨率的清晰稳定图像；快速成像序列可以在一次屏气过程中完成全部图像采集，有效消除了呼吸伪影的干扰。心脏 MRI 成像需要某种形式的生理性门控技术。目前在心脏 MRI 中使用的主要技术包括 MRI 门控、多层技术、电影 MRI 和快速梯度回波成像技术。

二、心脏 MRI 的临床应用

心脏 MRI 在临床上应用主要用于显示病理解剖。近年来，多种心脏 MRI 技术的结合，能对心血管系统解剖形态、组织学特性、血流灌注、心肌活性、心脏功能等进行综合评价。准确显示解剖异常的心脏疾病，如复杂性先天性心脏病、心包疾病、胸主动脉病变。

（一）在缺血性心脏病的临床应用

心脏 MRI（CMR）的临床适应证：①静息时患者 ECG 异常，不能耐受运动平板试验；②介入治疗前明确冠状动脉的大血管及其分支情况；③介入治疗术前心脏室壁运动情况，评价其收缩功能。小剂量多巴酚丁胺负荷试验可用于测定左室室壁运动，检测隐匿性冠心病，CMR 网格标记技术可提高负荷试验的准确性，CMR 频谱技术可识别早期心肌缺血。

MRI 能够发现缺血区心肌的信号减低，延迟期成像无异常。梗死心肌室壁变薄、节段性室壁运动减弱、消失，心肌灌注首过成像显示灌注减低或缺损，延迟期成像显示梗死心肌呈明显高信号。急性梗死心肌信号强度增高，T_2WI 尤为明显。陈旧性梗死由于心肌纤维化，信号强度减弱，同样以 T_2WI 为著。

（二）在非缺血性心脏病的临床应用

1.扩张型心肌病　电影 MRI 显示节段性或者全心室运动异常，左心室或双心室的心肌收缩功能普遍下降，收缩期室壁增厚率降低，EF 值多在 50% 以下；心肌信号改变，在 T_1WI、T_2WI 表现为较均匀等信号。黑血序列、亮血序列及增强扫描可显示附壁血栓，在 T_2WI 多成高信号。

2.肥厚型心肌病　MRI 的表现：①左室心肌不均匀增厚，常常 >15mm，主要累及前室间隔及左室前壁中部和基底部，肥厚心肌/左室后壁厚度 ≥1.5；②病变常伴有左室心腔缩小、左室流出道狭窄、左室舒张功能减低、二尖瓣关闭不全等；③晚期左室扩张，收缩功能降低。

3.限制性心肌病　MRI 诊断要点：①双心房扩大，上下腔静脉及门静脉扩张；②单室或双室舒张功能受限，表现为舒张早期的狭窄的喷射影，心室舒张期血流峰值/心房舒张期血流峰值 >2；③心室腔正常或略缩小，心室壁厚度正常，心室收缩功能正常或轻度减低。心房高度扩大和心室腔不大是原发性限制性心肌病的特点，心尖部闭塞伴心内膜条带状强化可能是心内膜下心肌纤维化的重要特征。目的除了显示心室舒张受限外，主要是鉴别限制型心肌病与缩窄性心包炎。缩窄性心包炎的心包厚度在横断面上测定 >4mm。另外，由于异常舒张期室间隔运动是缩窄性心包炎常见的表现，所以应用电影 MRI 观察室间隔运动有助于两者的鉴别诊断，但 MRI 不能很好显示心包钙化。

4.致心律失常型右室发育不良　2010 年 MRI 诊断标准主要条件：①右心室局部室壁运动消失或运动障碍或收缩不同步；②右室舒张末期容量与体表面积比值 >10。

（三）在评价心功能的临床应用

CMR 时间及空间分辨率高，在充血性心力衰竭患者的评估中发挥重要的作用，心脏多层短轴成像排除了超声测量的几何学假设，获得准确的心肌及心脏容量定量数据，准确的评估左、右心室的大小、形状和功能，识别淀粉样变性和心肌致密化不全等的特异形态。用对比成像测定血流速度，可进行舒张功能的评估。

（四）在心脏瓣膜病的临床应用

临床上，超声心动图在心脏瓣膜病的诊断上具有优势，然而在判断瓣膜反流的严重程度上的定量分析并不成功，只能大致评估，CMR 通过测定电影 MRI 的信号流空和测定两心室的每搏输出量的差异等方法，能定量分析瓣膜的反流程度。此外，能精确显示心脏瓣膜的厚度及其开放、关闭功能、受累瓣口的大小、瓣膜的狭窄及关闭不全、赘生物等，同时可通过血流速度的三维成像观察血流动力学变化，用于介入或外科手术的术前评估和术后随访研究。

（五）在心包疾病和心脏肿瘤的临床应用

MRI 能够准确显示心包的形态、厚度及心包腔积液，对缩窄性心包炎等心包病变有很高的诊断价值。CMR 快速成像技术可从形态、功能、灌注等多方面的观察心脏、心包，确定心脏肿瘤的位置、大小、心腔内外浸润范围、与周围组织的关系、周围大血管，以及肺、纵隔的情况，为心脏肿瘤的诊断提供了又一有效而直观的方法。CMR 对少数心脏肿瘤可做出定性诊断，如脂肪瘤、纤维瘤、黏液瘤等都具有特征性的信号改变，但是大多数心脏肿瘤的类型诊断难度较大，且肿瘤的良、恶性质在 MRI 信号上难以区分。

（六）在先天性心脏病的临床应用

在下列情况，需实施 CMR 检查：

1.超声心电图无法保证为临床提供足够清楚的诊断图像。

2.由于心室体积和射血分数是临床很重要的参数，因此当超声提供的数值模棱两可或模糊不清时，应使用 CMR 证实或修改超声测量值后才能进行临床决策。

3.下列情况 CMR 往往比超声心动图（UCG）更加有效，可以解决大部分 UCG 所不能解决的问题：①体、肺静脉，如肺静脉畸形引流或血管阻塞等；②右室容积和射血分数，如法洛四联症术后；③右室流出道疏通术、右室肺动脉外管道术后是否通畅，有无狭窄或瘤样形成等；④肺动脉瓣反流量；⑤通过测量主动脉和肺动脉干的血流，计算分流量；⑥主动脉瘤、夹层和主动脉缩窄；⑦体肺动脉侧支和动静脉畸形；⑧冠状动脉起源异常；通过对比剂延迟强化，定性和定量的测定左右室心肌纤维化的程度和范围。

（郑磊磊）

第四节　MR 血管成像

MR 血管成像（MRA）是一种完全无损伤性血管造影新技术。随着计算机技术的发展，软件功能的不断完善。二维、三维"梯度回波脉冲序列"、快速自旋回波序列以及"流动补偿"技术的相继投入使用，使得 MR 技术具备了显示血管形态和血流方向、测定血流速度和流量的能力。从 1990 年开始，血管 MRA 作为一种特殊技术在美国率先应用于临床。

一、MRA 所具有的优势特点

MRA 相对于其他的心血管影像学检查具有一些潜在的优势，主要包括：①CMR 无须电离辐射或者放射性核素或者碘造影剂而可获得图像，其非侵入性的特点减少了不必要的血管内损伤。无碘对比剂及电离辐射避免了许多相关的并发症。②CMR 能在身体任何平面位置获得影像，没有体型及体位的限制。③CMR 是一种灵活的显像模式，能评估心血管解剖和功能的多种不同参数。CMR 能明确心血管解剖和结构以及组织组成特点。根据室壁运动或血流速度测量心肌功能，明确冠状动脉的开口及走形。④CMR 具有很高的立体与瞬时清晰度，可以区分正常心血管结构及异常心血管结构，测量左室或右室心肌厚度，僵硬度，或者组织灌注及心肌梗死的面积，具有高度的可重复性和灵敏性。而其缺点在于扫描时间长；涡流可引起散相位，局部信号降低；层面内血流部分被饱和，信号降低和丢失，小血管分支显示不佳。

二、MRA 的临床应用

1.冠状动脉 MRA　冠状动脉管径细小，末梢部直径仅为 3～7mm，选择性冠状动脉造影的分辨率为 0.3mm，而冠状动脉的空间分辨率为 1.9mm×1.9mm，所以目前冠状动脉 MRA

尚不能替代冠状动脉血管造影。冠状动脉 MRA 的主要临床应用指征：①显示冠状动脉狭窄；②评价冠状动脉畸形；③评价闭塞的冠状动脉开放状态；④评价冠状动脉搭桥移植血管的开闭状态。

冠状动脉狭窄的表现为冠状动脉狭窄所引起的血管内涡流的形成，使该区域表现为低信号，同时，血管狭窄或闭塞后末梢血流的明显减弱，将表现为血流信号的明显狭窄或突然消失。国外研究表明冠状动脉 MRA 确定冠状动脉主要分支明显狭窄具有高度的准确性，其敏感性和特异性优于放射性核素显像，当然也存在一定比例的假阴性和假阳性。

常规选择性冠状动脉造影对异常冠状动脉的显示有时并不理想，主肺动脉之间的异常冠状动脉的近侧部分往往难以显示。三维冠状动脉 MRA 能够对冠状动脉进行三维图像采集，并通过容积重建对血流和血管的解剖进行三维显示，发现 MRA 对异常冠状动脉近段的显示具有重要的意义。

2.颈动脉 MRA　MRA 最常用于颈动脉分叉部病变的检查，因为颈部血管血流量大，没有呼吸等移动伪影的干扰，图像质量好，并可获得颈动脉起始部至虹吸段的造影图。立体旋转图像多角度观察可消除血管相互重叠的影响，使病灶显示更加清楚。MRA 还可用特殊的预饱和方法除去颈动脉的影响而仅显示颈静脉，从而可以了解肿瘤侵犯、压迫静脉的情况。

3.颅内血管 MRA　适应证：怀疑蛛网膜下隙出血或自发性脑内血肿应行脑血管造影或核 MRA，顽固性癫痫及头痛也要考虑有颅内动、静脉畸形，颅内动脉瘤的可能性而行脑血管造影或 MRA。

由于 MRA 在显示颅内动脉瘤的瘤体及载瘤动脉具有无创、安全、清晰、敏感性高的优点，目前认为 MRA 是颅内动脉瘤的首选诊断方法。但是 MRA 的不足之处在于依靠血流流空效应，对血液涡流的血管病变有夸大作用，慢血流及复杂血流显示不清，有时很难显示小动脉瘤。MRA 以无损伤性、适应证广泛而日益受到重视，开发 MRA 新技术成为当今热点。MRA 可准确做出巨大型动脉瘤的诊断和鉴别诊断。MRA 图像上表现为颅内动脉管腔局限性膨大，可呈囊状、梭形或浆果状。当瘤内有血栓形成时，可表现为动脉瘤内充盈缺损，结合原始图像及常规扫描不难诊断。三维重建可以多角度、多方位对动脉瘤及其载瘤动脉进行观察，与数字减影血管造影（DSA）二维图像相比，对动脉瘤细节的显示更有优势。对于有血栓性动脉瘤，MRA 结合原始图像及 MRI 在显示瘤腔的大小、形态、血栓情况明显优于 DSA。MRA 对动脉瘤漏诊主要原因有动脉瘤小（直径＜3mm）、不常见部位、血管重叠、载瘤动脉痉挛、动脉瘤破裂出血、瘤腔内完全充满血栓等。根据以上情况结合 MRI，可以提高 MRA 的术前确诊率。同时注意采用多薄块法减少饱和效应，薄切层和高矩阵提高分辨率，以增加小动脉瘤的检出。假阳性最常见部位是前交通动脉，其次为大脑中动脉、基底动脉和后交通动脉，采用靶区重建技术可以改善扭曲血管和重叠血管的显示，减少动脉瘤的漏诊和误诊。

4.胸部血管 MRA　胸部的呼吸运动及心脏搏动等移动伪影使常规 MRA 检查受到影响，普通肺血管 MRA 图像质量不高。使用心电门控 MRA 电影技术结合 MR 所固有的断层图像，可动态观察并测量心脏各房室的收缩功能，观察瓣膜开放情况，直接显示心脏内肿块大小，甚至可发现梗死后心肌信号的异常改变。但由于图像质量欠佳，临床应用受到一定限制。采用超短重复时间和回波时间技术缩短成像时间，可显示肺动脉第三级分支，在诊断肺动脉栓塞上具有优势。

5.腹部血管 MRA   目前腹部血管 MRA 主要对肾动脉狭窄有着重要的诊断意义。在肾动脉 MRA 的检查过程中发现能比较清楚的显示近段肾动脉狭窄,但对远段显示欠清,狭窄区伪影造成对狭窄病变的判断偏重,对需要做肾脏移植的肾衰竭患者,MRA 是唯一能较清楚显示肾血供的手段。通过"血团追踪"技术,可观察门脉血流方向、流速及脾肾静脉搭桥术后血流是否通畅。在下腔静脉及髂静脉血栓性病变的诊断上,MRA 也有一定意义。多层面和矢状面血管断层图可显示管腔内病变。

6.四肢血管 MRA   以往 MRA 对四肢动脉系统的研究较少,一般认为膝、肘以上 MRA 尚有诊断意义,而膝、肘以下由于血管腔细小,分支多,血流慢,血管成像质量低,限制了 MRA 在这一区域的应用。

7.CMR 的安全性问题   美国 2010 年《心血管核磁共振专家共识》中指出目前 CMR 的安全性较高,但也存在一定的风险,《共识》将其来源分为三大类。

(1)MR 扫描室内金属物体飞射:在进行 MR 检查时,由于磁场一直存在,带有磁性的金属物体会被吸入磁体。有可能对室内人员造成伤害。所以 MR 室外应该设有明显标志,禁止带入金属物体。

(2)关于体内植入设备 CMR 检查的安全性问题有几个方面的因素:CMR 扫描仪的静磁场很强大,对于铁磁性的物体可能会造成移位,完全用非磁性材料制作的植入物,N300 系列不锈钢、钛合金、镍钛合金,由于没有电子元件或磁性物质,可以在植入后立即进行 CMR 检查。对于具有弱磁性的物体,CMR 安全性还没有完全确立,如果植入后立即扫描,CMR 有可能造成这些植入物的移位,但对于固定良好的植入物,一般不会产生移位,如心脏人工瓣膜,其受到的心脏搏动及血流冲击的力量,远大于 CMR 对这种弱磁性物体的作用力。一般而言,对于具有弱磁性的植入物,如果确实需要 CMR 检查,可等待一段时间后,如植入 6 周以后再考虑 CMR 检查。对于冠状动脉支架、主动脉支架、心脏起搏器、下腔静脉滤器、心内植入物、血流动力支撑装置等 CMR 检查安全性问题,如非磁性的冠状动脉支架,进行 CMR 检查通常是安全的,但不建议在 3.0T 场强下扫描,另外,对于药物洗脱支架,其 CMR 安全性问题仍有待商榷,又如心脏起搏器和主动脉气囊反搏器,由于含有复杂的电磁元件,是 CMR 检查的禁忌证。关于体内植入物的安全性问题,由于植入物种类繁多,其发展变化也较块,对于某一具体的植入物设备,特别是遇到不熟悉的植入物时,在进行 CMR 检查前,需要从该物品的包装说明书或 CMR 安全网站或手册中查询,以确定安全性的问题。

(3)MRI 钆对比剂常用于 CMR 检查:包括灌注、延迟增强、肿瘤增强成像扫描。关于钆剂的安全性,除了变态反应外,还可以引起肾源性系统性纤维化,引起急性肾衰竭,甚至严重的肾衰竭,尚可累及胸膜、心包、肺、关节,以及斜纹肌(包括膈肌和心肌)。对于肾功能受损的患者,特别是对于老年患者、慢性肾病或慢性肾衰竭患者、肾移植患者,需慎重考虑进行 CMR 检查,对于严重肝脏疾病及肝移植相关的肝肾综合征的患者,也不建议增强 CMR 检查。

(尹　霞)

第五节　心脏放射性核素检查

心脏核医学是利用放射性核素或放射性核素标记药物来反映心脏的一些病理、生理、生化的改变,通过这些改变来诊断和治疗疾病。在心脏疾病,尤其是冠心病的诊疗中发挥重要作用,且具有无创伤性、形态与功能相结合、着重体现功能状态的特点。为心脏疾病患者,特别是冠心病的诊断、病变范围和程度估价、疗效监测及预后判断提供了可靠的无创性检查方法,并使活体研究人体心脏生理及代谢过程成为可能,为心血管疾病的病理、生理研究提供了新的手段。

主要包括心肌灌注显像、心肌代谢显像、急性心肌梗死显像、心脏神经受体显像、心血池显像及心室功能测定等。

一、心肌灌注显像

心肌灌注显像是通过单光子发射计算机断层成像术(SPECT)或正电子发射断层成像术(PET)等显像仪器,利用心肌血流灌注显像剂的示踪特性,获得在特定条件下的心肌血流灌注影像,以此了解心肌的供血和存活情况,达到诊断和鉴别诊断,以及预后和疗效观察的一种显像技术。心肌灌注显像是核心脏病学中最重要的检查方法,其最有价值的临床应用是与负荷试验相结合评价缺血性心脏病。

适应证:①胸痛综合征的病因诊断;②心肌缺血病变范围、程度及预后的估价;③心肌梗死的预后评价;④心脏病内科和外科治疗的疗效观察;⑤心脏疾患心脏相对储备功能评价。

(一)原理

正常或有功能的心肌细胞可选择性摄取某些碱性离子或核素标记化合物,其摄取量与该区域冠状动脉血流量呈正比,与局部心肌细胞的功能或活性密切相关。静脉注射该类显像剂后,正常或有功能的心肌显影。局部缺血或坏死心肌的摄取能力减低或丧失而表现为放射性减低区或"冷区"。心肌灌注显像图除了能准确反映心肌局部的血流情况外,心肌对显像剂的摄取也是反映心肌细胞存活和活性的重要标志。

(二)显像剂

1.单光子心肌灌注显像剂

(1)^{201}T1:由回旋加速器生产,物理半衰期73h,主要射线能量69～83keV。生物特性与K^+离子相近,静脉注射后能迅速被有功能的心肌细胞摄取。^{201}T1首次通过心肌的提取分数约85%,早期心肌摄取量与心肌的血流量呈正比。一旦^{201}T1进入心肌细胞,将连续不断地进行交换而透过细胞膜,这一过程与Na^+-K^+-ATP酶泵系统有关,心肌对^{201}T1的摄取也是有活性的心肌细胞存在完整的细胞膜的标志。^{201}T1在心肌细胞内有持续地再蓄积作用,并具有再分布的特性,即在静脉注射5～10min后正常心肌摄取达到高峰水平,其后^{201}T1通过弥散过程逐步清除,其清除速度与冠状动脉血流量呈正相关。因而正常部位^{201}T1清除快于冠状动脉狭窄部位,可表现为心肌缺血部位的放射性填充显像。^{201}T1 显像的一个特点是一次静脉注射后能获得负荷和静息心肌血流灌注影像,以提供不同的生理病理资料。其中,负荷状态下注射即刻显像,反映负荷状态下心肌血流灌注情况;而 2～24h 的再分布或延迟影像代表钾池的分布,故反映心肌的活性。缺点是 ^{201}T1 供应不方便,物理半衰期相对较长,γ 射线能量较低,影响下后壁心肌病灶的检测。

(2)^{99m}Tc 标记化合物:主要有 ^{99m}Tc-MIBI、^{99m}Tc-tetrofosmin(p53)、^{99m}Tc-teboroxime、^{99m}Tc-N-NOET等。^{99m}Tc 标记化合物发射 140keV 的 γ 射线,物理半衰期为 6h,与 ^{201}T1 相比,^{99m}Tc 标记心肌灌注显像剂具有合适的物理特性和较低的辐射吸收剂量,故允许给予较大的剂量,影像质量佳,可进行门控心肌断层显像,在了解心肌血流灌注的同时,可观察心室功能和局部室壁运动等。

^{99m}Tc-MIBI 是目前最常用的心肌显像剂。^{99m}Tc-MIBI 为脂溶性、正一价小分子化合物,静脉注射后首次通过心肌的摄取率约 65%,主要通过扩散作用进入心肌细胞,并与细胞内小分子蛋白质结合滞留在细胞内,一般可稳定存在 5h 以上,因此心肌内无"再分布",进行负荷和静息心肌血流灌注显像时需在这两种状态下两次注射 ^{99m}Tc-MIBI。^{99m}Tc-MIBI 主要从胆道和肾排出,故胆囊显影明显,注射 30min 后进食脂肪餐可加速显像剂自胆囊排出,减少肝胆影对心肌显像的干扰。通常在注射后 1～2h 进行显像。

2.正电子心肌灌注显像剂 目前,正电子心肌灌注显像剂主要有 ^{82}Rb、^{13}N-NH$_3$ 和 ^{15}O-H$_2$O。

(三)显像方法

常用心肌灌注显像根据显像方法、所用仪器不同,分为平面显像与断层显像、负荷试验显像与静息显像及门电路显像、SPECT 与 PET 显像几种类型。对于可疑有冠心病或心肌缺血患者,需常规进行负荷试验心肌灌注显像,以提高诊断的敏感性和特异性;门电路心肌灌注断层显像可同时获得心脏收缩功能参数;SPECT 心肌灌注显像与 PET 心肌葡萄糖代谢显像结合,可灵敏而准确地评价心肌活性。

1.平面显像 静脉注射 ^{201}T1 或 ^{99m}Tc-MIBI 后,分别行前后位、左前斜位 45° 及左侧位显像,不同体位心肌影像可显示左心室的不同节段。

2.断层显像 静脉注射心肌灌注显像剂后,应用 SPECT 仪器进行断层采集,探头贴近胸壁从右前斜 45° 开始到左后斜 45° 顺时针旋转 180°,每 6° 一帧,根据计数率高低,采集 20～30 秒/帧,采集结束后用心脏专门软件,按照心脏自身的长短轴方向重建 3 个方向的心肌断层影像,即短轴、水平长轴和垂直长轴断层影像。

3.门控心肌断层采集 心脏是快速运动的脏器,为观察其在心动周期中的动态变化过程,须提高采集的时间分辨率。而在其他采集条件固定不变的情况下,每帧图像的采集时间越短,图像的信息量就越难保证。此时可以利用心脏运动是周期性运动的特点。以心电图 R 波作为心动周期的起点,到下一个 R 波出现作为终点,将 R-R 间期分成 n 段,通常一个心动周期分成 16～64 段,在每一时间段开始时刻以 R 波作为触发信号启动 γ 相机,进行自动、连续、等时的采集一个心动周期内的连续信息,并将收集和储存的每段信息,与前一个心动周期内的相应段信息叠加,可构成一个综合的心动周期的系列影像,这种采集方式称为多门电路采集。门控显像除可显示心肌灌注影像外,尚能观察室壁运动,得到众多心功能参数,并提高对病灶检测的灵敏度。

4.常用显像方案

(1)^{201}T1心肌灌注显像:通常先进行负荷显像(早期显像),在负荷达预计值时注入^{201}T1,10min即刻显像,3～4h后进行静息显像,即再分布显像(延迟显像)。

(2)^{99m}Tc-MIBI心肌灌注显像^{99m}Tc-MIBI在心肌内无再分布现象,所以负荷和静息显像时都要分别注射造影剂。

1)两日法:临床常用。一般先做负荷显像,当达到负荷标准时,静脉注射^{99m}Tc-MIBI 555～740MBq(15～20mCi),30min后进食脂肪餐,以促进肝胆系统内放射物的排泄,减少对下壁图像的干扰,1.5～2h后进行平面或断层显像。若负荷心肌灌注显像正常,可不做静息显像,否则第2天行静息像,显像剂的剂量、采集条件等不变。

2)同日法:先做静息显像。静息显像时,患者空腹静脉注射^{99m}Tc-MIBI 259～370MBq(7～10mCi),30min后进食脂肪餐,注药后1.5～2h进行心肌平面或断层显像。在静息显像后3h进行负荷显像。需再次静脉注射^{99m}Tc-MIBI,用量为555～740MBq(15～20mCi)。注射显像剂30min后再次进食脂肪餐,1.5～2h后行心肌平面或断层显像。

(四)心脏负荷试验

冠心病患者,由于冠状动脉的储备功能和侧支循环的形成,静息状态下心肌灌注显像可无异常表现,心脏功能及室壁运动正常。负荷试验时,冠状动脉狭窄区血流的增加明显少于正常冠状动脉供血区的心肌血流,致使该供血区表现为放射性减低区。

1.负荷试验的类型　①运动负荷:运动平板或踏车试验;②药物负荷:所用药物包括双嘧达莫(潘生丁)、腺苷、多巴酚丁胺。

2.负荷试验的适应证和禁忌证　①适应证:冠心病、心肌缺血的诊断及需要了解心脏储备功能者。②禁忌证:心脏功能严重受损、心力衰竭、近期心肌梗死(48h内)、不稳定型心绞痛、严重高血压:BP>24kPa(180mmHg)、低血压:BP<12kPa(90mmHg)、严重心律失常、急性心肌炎、心包炎、心内膜炎、严重肺部疾病。

双嘧达莫试验特别适用于不能运动或无法获得足够运动量的患者,如年老体弱、下肢骨关节疾病、间歇性跛行、截肢、神经与肌肉疾病,冠状动脉成形术或溶栓疗法等治疗后的疗效观察及预后估计。其相对禁忌证为支气管哮喘及对氨茶碱过敏者。

腺苷试验和多巴酚丁胺试验的适应证及禁忌证基本同双嘧达莫试验,应注意的是腺苷能抑制窦房结或房室结的传导,可能诱发一度至三度房室传导阻滞。因此,有病窦综合征或房室传导阻滞的患者不宜进行腺苷试验。而多巴酚丁胺试验还适用于哮喘、低血压患者。

3.负荷试验的方法和注意事项

(1)运动负荷试验检查前患者停服硝酸酯类扩血管药、β受体阻滞剂、茶碱类和钙拮抗剂2～3个半衰期,活动平板或踏车运动试验时,按运动量方案逐级增加运动量,直至达到其年龄预计的次极量级运动量的最大心率(195-患者年龄)。

(2)药物负荷试验停服硝酸酯类扩管药、β受体阻滞剂、茶碱类和钙拮抗剂2～3个半衰期。检查当天用清淡饮食,忌饮含咖啡类饮料。双嘧达莫按0.56mg/kg的剂量静脉注射。在

4min 内缓慢注完,即 0.14mg/(kg·min)。腺苷成人给药总剂量为 0.84mg/kg,静脉泵 0.14mg/(kg·min)匀速给药。多巴酚丁胺以首剂 5μg/(kg·min),每间隔 3min 增加 5μg/(kg·mim)达到 30μg/(kg·min)或 40μg/(kg·min)。双嘧达莫试验约有 30% 患者出现不同程度的不良反应,如面部潮红、头晕、头痛、心悸、气促、恶心等症状,大部分症状轻微,一般不需特殊处理,但其"盗血"作用(正常冠状动脉明显扩张,使狭窄冠状动脉部位的血流到达正常冠状动脉内)可导致部分患者心绞痛发作。若心绞痛症状严重,应立即静脉注射氨茶碱,常用剂量 75~250mg 加入 25% 葡萄糖溶液或生理盐水 10ml 内缓慢静脉注射,一旦症状缓解可停止。腺苷负荷试验的不良反应发生率很高(80%~90%),但严重不良反应少见,腺苷半衰期短,作用迅速。一旦发生不良反应,只要停止输注,症状在 1~2min 内就会消失。多巴酚丁胺的正性肌力作用较强,患者容易出现心悸、胸闷、胸痛、头晕等不良反应,服用硝酸甘油可缓解。

(五)正常影像

1.**平面影像** 正常左心室心肌影像呈"U"字形或卵圆形,影像清晰,放射性分布大致均匀,中央为左心室腔里放射性空白区,心尖放射性分布稍稀疏。不同体位心肌影像可显示左心室的不同节段,前后位显示前侧壁、心尖和下壁;左前斜位 45° 显示前间壁、下壁、心尖和后侧壁;左侧位或左前斜位 70°可显示前壁、心尖、下壁和后壁。

2.**断层影像** 按照心脏自身的长短轴方向重建 3 个方向的心肌断层影像,即短轴、水平长轴和垂直长轴断层影像。除心尖部和左心室基底部稍稀疏外,左心室各壁显影清晰,显像剂分布均匀。室间隔膜部因是纤维组织,呈稀疏、缺损区。右心室静息影像可不显影或隐约显影。

(1)短轴断层影像:垂直于心脏长轴从心尖到心脏基底部的依次断层影像,呈环状,中心空白区为左心腔。环状上部为前壁,下部为下壁,近基底部断面的下部为后壁,右侧为侧壁,左侧为间壁。侧壁的放射性密度略高于间壁,间壁近基底部为膜部,放射性明显减低。

(2)水平长轴断层影像:平行于心脏长轴由心肌膈面向上的依次断层影像,呈立位马蹄形,主要显示左室侧壁和间壁。间壁的放射性低于侧壁,基底膜部放射性明显减低,甚至缺如,使间壁长度短于侧壁。

(3)垂直长轴断层影像:垂直于短轴和水平长轴由间壁向左侧壁依次断层影像,呈横位马蹄形。主要显示左室前壁、下壁和后壁。前壁的放射性密度较高,下壁到后壁的放射性逐渐减低。

3.**靶心图** 是目前常用的心肌灌注断层显像的定量方法。在重建心肌短轴断层图像后,应用专用软件对其中一幅图像确定左心室腔中心点,由此向心室壁生成若干个扇区,计算每个扇区显像剂相对计数最大值,做出该扇区角度和该区计数最大值的散点函数分布图,即最大计数圆周剖面圈。每一短轴断面生成一个圆周剖面圈,按同心圆方式从心尖部至心底部排列,圆心为心尖部,外周为心基底部,上为前壁;下为下壁和后壁;左侧为前、后间壁,右侧为前、后侧壁,由此形成了左室展开后的全貌平面图。以不同颜色显示左心室各壁显像剂分布的相对百分计数值即为靶心图,也称原始靶心图。在分析断层心肌显像图时,靶心图是个比较客观的方法。

靶心图的作用如下:

(1)评价心肌血流灌注:客观、形象地评估正常、可逆性灌注缺损和固定性灌注缺损范围,并可定量测定病变心肌占左室心肌的百分率。通过比较负荷与静息显像靶心图、治疗前后显像靶心图，如将治疗前后、负荷与静息短轴断层影像同时显示在一个靶心图上，经相减处理，得到相减靶心图，由此可定量估计心肌缺血的部位、程度、范围或灌注改善的情况。

（2）直观了解受累血管及其分布范围：冠状动脉具有节段性供血的特点，而靶心图与冠状动脉供血区相匹配，通过分析靶心图上各节段心肌显像剂的摄取量，有助于明确责任（病变）血管之所在。

（六）异常影像

在平面心肌影像上某一节段出现放射性稀疏缺损区，或心肌断层影像在2个不同轴向断面和连续2个层面上，在相应节段出现放射性稀疏缺损区，可确定为异常影像。

1.可逆性放射性缺损　负荷试验显像呈放射性稀疏缺损，再分布或静息显像原缺损区消失或接近消失（填充），是心肌缺血的典型表现。

2.固定性放射性缺损　负荷试验显像和再分布或静息显像均呈放射性缺损，见于心肌梗死，但极严重心肌缺血也可有此表现。

3.部分可逆性放射性缺损　负荷试验显像呈放射性稀疏缺损，再分布或静息显像见原缺损区中心仍为放射性缺损，而周边则填充，见于心肌梗死伴缺血或严重心肌缺血。这类患者往往有可能再次发生心肌梗死，甚至引起猝死，是心脏事件发生概率最高者。

4.反向分布　负荷试验显像心肌放射性分布正常，再分布或静息显像呈放射性稀疏缺损，其临床意义目前仍无一致结论。常见于严重的冠状动脉狭窄、稳定型冠心病、X综合征及急性心肌梗死接受了溶栓治疗或经皮冠状动脉腔内成形术（PTCA）治疗的患者，也可见于个别正常人，一般情况下此种现象多为存活心肌。首先须除外显像剂所用剂量较低所致。

5.花斑状分布　心肌放射性分布呈散在性，分布不均匀，放射性稀疏和正常相间呈花斑状与冠状动脉分布不一致，同时伴随心室腔扩大，心肌变薄，弥漫性室壁运动减弱等，多见于心肌病、心肌炎等。但需注意排除显像剂用量不足所致统计涨落的影响，并与极度心力衰竭相鉴别。

二、心肌代谢显像

心肌具有利用多种能量底物的能力，其中葡萄糖和脂肪酸是心肌细胞代谢的重要能量底物。生理条件下，心肌细胞所需的能量主要通过脂肪酸氧化来获取。心肌缺血情况下，由于局部氧供应量减少，脂肪酸氧化代谢受抑制，心肌细胞主要以葡萄糖的无糖酵解产生能量，以维持心肌细胞的完整性。脂肪酸代谢的绝对减少和葡萄糖代谢的相对增加成为心肌缺血的重要表现。将这些底物应用放射性核素进行标记，显像剂经静脉注射将被心肌细胞摄取，应用PET或SPECT仪器即可进行心肌代谢断层显像。氧和底物的供应水平与心肌灌注密切相关，几乎所有的心肌代谢研究都包括心肌灌注研究。

（一）葡萄糖代谢显像

^{18}F-FDG是当前最常用和最重要的葡萄糖代谢显像剂，是判断心肌细胞存活准确而灵敏的指标。心肌灌注缺损区或无功能心肌壁^{18}F-FDG摄取正常或增高时，提示心肌细胞存活；无

FDG 摄取则提示心肌坏死。

心肌灌注与葡萄糖代谢显像结合分析有 3 种情况：①血流与代谢显像均正常，提示无缺血改变；②血流灌注明显减低，而葡萄糖利用正常或相对增加，提示心肌缺血但存活；③心肌血流与葡萄糖代谢均明显减低，提示心肌瘢痕和不可逆性损伤。

（二）脂肪酸代谢显像

心肌脂肪酸代谢显像常用的显像剂为 ^{11}C-棕榈酸（^{11}C-PA）、^{123}I 标记游离脂肪酸等。正常心脏禁食状态下和运动时，乳酸水平上升，乳酸作为心肌的主要能量来源。此时将放射性核素标记游离脂肪酸静脉注射后，能迅速被心肌细胞所摄取，参与心肌的脂肪酸代谢过程，左心室心肌 ^{11}C-PA 摄取均匀。

冠状动脉狭窄＞70％时，心肌对 ^{11}C-PA 的摄取减少，清除缓慢，可据此作出心肌缺血的诊断；心肌缺血时，脂肪酸和葡萄糖代谢显像的影像特征有较大差异，缺血区脂肪酸代谢显像呈局灶性缺损，而 ^{18}F-FDG 显像同一部位则显像剂摄取增高，表明物质代谢已由脂肪酸转变为葡萄糖代谢，同时也提示心肌存活。

三、心血池与心功能显像

心功能测定是影像学研究最广泛的领域，超声心动图、心室造影、门控心肌灌注显像、平衡法心血池显像均可进行心功能测定。目前临床常规核医学检查中在心功能测定上门控心肌灌注显像在心功能测定方面已取代心血池显像。但心血池显像法不同于上述其他方法，其心室容积测定是基于血池放射性计数的变化而不是对容积假设，因此不受心室位置及几何形状的影响。

（一）平衡法心血池显像原理

静脉内注入心血池显像剂如 ^{99m}Tc 标记红细胞或人血清蛋白后 10～20min，该显像剂在血循环内达到平衡，此时，以患者心电图 R 波作为打开 SPECT 或 γ 照相机采集门的触发信号，按设定的时间间隔自动、连续、等时地采集并储存每一时间段的信息，通常每一个心动周期设定 16～32 个时间段，采集几百个心动周期的数据获得满意的图像质量后，分别将各段采得的放射性计数进行叠加，形成 16～32 帧图像，包括从舒张末期（ED）到收缩末期（ES）再到舒张末期等过程的系列影像，将此系列影像以心动电影方式进行重放观察心脏局部室壁运动情况，圈定左心室的 ROI，即可得到左心室的时间－放射性曲线或称左室容积曲线。根据此曲线可计算左心室几十个功能参数。也可行运动或药物负荷试验，方法类似于心肌灌注显像。

（二）影像分析和正常、异常所见

1.局部室壁运动分析　正常室壁运动的特点是各个节段协调均匀地向心收缩和向外舒张，静息状态下心室轴缩短率＞25％。弥漫性室壁运动低下是扩张性心肌病和各种原因所致心力衰竭的表现。局部室壁运动异常，特别是负荷试验后异常是诊断冠心病的重要依据。局部室壁运动分为正常、运动低下、无运动和反向运动 4 种类型。反向运动指正常心肌收缩时病变部位反向外扩张，正常心肌的舒张早期，病变部位反而有向心回缩之势。这表明病变部位心肌已失去主动收缩舒张的功能，而只是靠心室内压力变化的影响被动运动，是心肌梗死室壁瘤形成的特征。

2.心室容积曲线分析　根据左前斜45°心血池系列影像,用计算机 ROI 技术可生成左、右心室心动周期的时间-放射性曲线。由于心室内的放射性计数与心室的血容量成正比,因此,此曲线实为心室容积曲线,根据此曲线可以计算出多个心功能参数。曲线在时相上分为射血期和充盈期。曲线最高点反映舒张末容积(EDV),曲线最低点代表收缩末容积(ESV)。最常用的收缩功能参数是射血分数,即心脏每搏量(SV)占心脏舒张末容积的百分数:

$$EF(\%)=SV/EDV\times100\%=\frac{心室舒张末期计数-收缩末期计数}{心室舒张末期计数-本底}\times100\%$$

世界卫生组织(WHO)推荐 EF 正常值如下:静息状态下左室射血分数(LVEF)>50%,右室射血分数(RVEF)>40%。运动负荷试验绝对值比静息状态值上升5%以上。

其他收缩功能参数包括前1/3射血率(1/3ER)、前1/3射血分数(1/3EF)和高峰射血率(PER)等。

将心室影像分成若干扇区,可以计算出每一区的局部 EF,临床价值较整体 EF 为佳。

目前,心肌舒张功能日益受到重视,研究表明,心肌缺血往往首先引起心肌顺应性降低,使充盈率下降,而此时心肌收缩功能不一定减低,因此测定心肌舒张功能有助于早期诊断冠心病和其他心肌疾病。最常用的舒张功能参数是高峰充盈率(PFR)和1/3充盈率(1/3FR)。PFR是心室充盈期的最大容量变化速率,单位是 EDV/s。1/3FR 是前1/3充盈期的平均充盈率,因避免了舒张期内可能出现的心房收缩的干扰,它比 PFR 更为可靠而灵敏。

四、冠心病的科学诊断及临床心脏核医学进展

冠心病最实质的内容是心肌缺血。心肌缺血后,由于缺血发生的速度、范围、程度及其侧支循环建立的不同,可能出现3种不同的结局:①心肌坏死,病变冠状动脉的血流即使恢复,心功能也无法改善,即不可逆性心肌损害;②心肌冬眠,是指由于长期冠状动脉低灌注状态,局部心肌通过自身的调节反应降低细胞代谢和收缩功能,减少能量消耗,以保持心肌细胞的存活,当血运重建治疗后,心肌灌注和室壁运动功能可完全或部分恢复正常;③心肌顿抑,指心肌在短暂的(2~20min)急性缺血再灌注后,心肌细胞虽未发生坏死,但已发生了结构、功能及代谢的变化,心肌得到有效的血流再灌注后,心功能恢复的时间取决于缺血的时间和冠状动脉储备功能。PTCA 和冠状动脉搭桥术(CABG)等冠状动脉再通术已广泛应用于临床,准确鉴别坏死与冬眠或顿抑心肌,对选择再血管化治疗的适应证、估测疗效和预后判断具有重要价值。

影像学检查应用于冠心病涉及3个层面:①诊断冠心病;②冠心病危险分层、指导治疗决策;③治疗及预后评估,预测再发心脏事件。

心脏放射性核素显像可以评价冠心病心肌血流灌注、心肌细胞活性和功能及心功能状况。核素心肌灌注显像是美国最常用的冠心病诊断处理技术,[201] T1 或 [99m] Tc-MIBI 心肌灌注断层显像为目前首选的方法,可以获得心脏全层多断面的图像,门控核素心肌灌注显像(G-MPI)在判断心肌血流灌注的同时能够测定左室功能。美国心脏病学会(ACC)、美国心脏协会(AHA)、美国核心脏病学会(ASNC)的相关指南推荐下列情况首选核素心肌灌注显像:可疑

或轻中度冠状动脉病变患者确定冠心病诊断、危险分层及预后评估；冠状动脉临界病变（25%～70%），评价其功能意义，诊断和指导治疗。心肌代谢显像，尤其是葡萄糖代谢显像可准确判断心肌细胞的代谢状态与存活性，是目前评价心肌活力最为可靠的无创性检查方法。

冠状动脉造影可以显示冠状动脉的解剖、冠状动脉病变的范围及程度。以往把冠状动脉造影发现冠状动脉主干或其主要分支直径狭窄≥50%作为诊断冠心病的"金标准"，把狭窄达到70%以上作为冠状动脉介入治疗术的指征，现在这种观点已被部分修正。多项大规模临床研究表明，对于症状稳定的冠心病患者，即使其有一处或多处超过70%的严重冠状动脉狭窄或严重心肌缺血，药物治疗加冠状动脉介入治疗术并不比单纯的药物治疗使患者获得更好的预后；相反，加用冠状动脉介入治疗术反而会增加患者非致死性心肌梗死的风险。不宜将冠状动脉造影作为"筛选"冠心病的手段。对于临床可疑或轻中度冠心病患者，须先行核素心肌灌注显像，将其作为冠状动脉造影的"把门人"，可提高冠状动脉造影的阳性率，有助于制定合理的治疗方案。

近年来，冠状动脉CT血管造影（CTCA）作为无创性诊断冠心病的一种新方法发展较快，能够显示冠状动脉的狭窄程度、动脉粥样硬化斑块的性质（稳定性斑块、不稳定性斑块），对冠状动脉肌桥、冠状动脉起源异常的判断敏感，对冠状动脉搭桥术后评价有较高的价值。对<2mm管径的冠状动脉节段的细小分支难以准确评价，闭塞段短时易误诊为重度狭窄，出现弥漫性钙化斑块的冠状动脉，CTCA无法准确判断其狭窄程度。CTCA仅反映冠状动脉的解剖结构，无法评价相应供血区心肌血流灌注状态。

超声心动图是心脏检查常用的技术，它可以实时动态观察心脏结构、血流的改变，很方便地进行心功能测定，简便、无创。但常规超声无法早期诊断冠心病，如果冠状动脉狭窄程度不严重，没有引起心脏运动障碍或者结构改变时，超声结果则正常。如果冠心病严重到一定程度，心肌缺血损害会造成心脏结构间异常交通，如室间隔穿孔；血流朝与正常相反的方向流动，如瓣膜反流，或者心肌缺血变薄、心脏变大、心脏运动失常等改变，则很容易在超声心动图上反映出来。

SPECT在冠心病的诊断中最大缺陷是缺乏解剖学信息，不能显示心肌缺血区域供血冠状动脉的病变情况，膈肌对下后壁的衰减产生伪影、左束支传导阻滞出现室间隔稀疏等产生假阳性，三支冠状动脉均衡性病变产生假阴性等，SPECT/CT仪器的问世将心肌血流灌注影像与冠状动脉影像有机结合，一次检查就可同时得到核素心肌灌注与CTCA的信息，达到解剖与功能显像的融合。SPECT/CT能够诊断冠心病，确定功能相关病变冠状动脉，确定钙化冠状动脉的功能状况。近年来介入治疗和血运重建术的广泛开展，对其疗效评价越发显得重要，SPECT/CT不仅显示支架的位置及形态学特征、冠状动脉搭桥术后桥血管开通和闭塞情况，同时能显示其支配的心肌区域有无心肌缺血的功能变化。

PET/CT心肌显像：^{18}F-FDGPET心肌代谢显像是诊断心肌存活的"金标准"，通过综合判断代谢和灌注显像可以了解心肌存活的状态。PET/CT将心脏冠状动脉血管的解剖三维图像和心肌功能图像融合得到PET/CT心脏融合图像，很容易确定灌注或代谢异常的供血血管位置及血管内软斑块、钙化的分布情况，为临床提供更加丰富的诊断依据。

SPECT/CT、PET/CT在心血管领域具有广阔的应用前景。

（刘翠英）

第六节　心脏超声心动图

一、概述

超声医学是集医学、声学、电子工程技术知识于一体发展起来的学科,包括超声诊断学、超声治疗学和生物医学超声工程。超声诊断是应用不同种类的超声诊断仪,采用各种扫查方法,显示人体组织、脏器的形态结构、内部回声、血管走行等,从而判断人体有无病变及其病变的部位、回声特性、物理性质等。其优点是简便、无创伤、可反复检查,诊断准确率高。自 20 世纪 80 年代以来,超声诊断与 CT、MR、核素扫描被誉为四大影像诊断技术,已成为现代临床医学中不可缺少的诊断方法。

人体脏器超声图像的构成

1.B 型超声图像的构成　B 型超声可显示许多脏器某些切面的二维图像。在显示屏上,靠近探头的组织回声位于上方,远离探头的组织回声位于下方。一般规定纵切时,脏器上方组织回声位于显示屏的左侧,脏器下方组织回声位于显示屏的右侧;横切时,脏器右侧组织回声位于显示屏的左侧,脏器左侧组织回声位于显示屏的右侧。

2.M 型超声图像的构成　M 型超声又称为时间—运动型超声,主要用于心脏的超声检查。M 型超声的回声光点沿水平方向扫描,代表时间。垂直方向代表深度。当探头和 M 型取样线的位置固定,随着水平方向的慢扫描,心脏各层组织在心脏收缩和舒张过程中的回声及活动展开成曲线,构成 M 型超声心动图。

3.彩色多普勒超声图像的构成　彩色多普勒可在二维和 M 型超声心动图基础上同时显示血流的方向和相对速度,提供心脏和血管内血流的时间和空间信息。

4.声学造影显像　声学造影显像是在超声检查中向体内注入某种可增强超声显像效果的造影剂,以能对病变部位进行更细致的观察,得出更准确的结论。器官血流灌注显像法,造影剂的特点是直径小、性能稳定、安全性好,可顺利通过肺循环,使心肌及其他组织器官显影,改善图像的清晰度等。另外,在肝脏肿瘤定性、实质性脏器肿瘤介入治疗前后判断存活病灶,具有重要的参考意义。

5.三维成像法　可提供直观的立体信息,它比二维的空间信息更丰富。三维显示方法有容积成像和实时显示。采用特制的凸阵探头,利用散射透镜技术收集图像资料,实现实时三维成像。

二、心脏超声检查方法

心脏超声检查一般采用 B 型、M 型和彩色多普勒检查,必要时行心脏声学造影。

（一）常用超声心动图扫查方位

1.胸骨旁左室长轴观　探头于胸骨左缘第3～4肋间,探测平面与右胸锁关节、左乳头连线基本平行,声束方向与胸壁垂直所得的动态切面。可清楚显示右室前壁、右室、右室流出道、室间隔、左室、左室流出道、左室后壁、左房、二尖瓣、主动脉前壁、后壁和主动脉瓣等。

2.胸骨旁主动脉根部短轴观　探头于胸骨左缘第2～3肋间心底大血管的正前方,扫描平面与左心长轴相垂直,和左肩与右肋弓缘的连线基本平行。可显示主动脉根部内径及主动脉瓣、两房、房间隔、三尖瓣、右室及右室流出道、肺动脉及其分支、肺动脉瓣和左右冠状动脉等。

3.胸骨旁二尖瓣口水平短轴观　探头于胸骨左缘第3～4肋间,方向自上图略向下。可显示两室、室间隔和二尖瓣口等。

4.心尖四腔心观　探头于心尖搏动处,声束方向指向右肩方向。

5.心尖五腔心观　探头位置同上,声束方向稍向上倾斜,四腔之间又出现主动脉腔,同时房间隔消失主动脉及其瓣膜出现。

（二）M型超声心动图1～4区的检查

1区:取样线置于左室乳头肌水平,M型图像上显示的各层结构从前至后为胸壁、右室前壁、右室腔、室间隔、左室腔和左室后壁。

2区:取样线置于二尖瓣前后瓣的瓣尖水平,M型图像上所显示的各层结构从前至后为胸壁、右室前壁、右室腔、室间隔、左室腔、二尖瓣前后瓣和左室后壁。

3区:取样线置于二尖瓣前瓣瓣体部,M型图像上所显示的各层结构从前至后为胸壁、右室前壁、右室腔、室间隔、左室腔、二尖瓣前瓣、左房腔和左房后壁。

4区:取样线置于主动脉根部水平,M型图像上所显示的各层结构从前至后为胸壁、右室流出道前壁、右室流出道、主动脉前壁、主动脉瓣、主动脉后壁、左房腔和左房后壁。

（三）正常心脏超声图像

正常心脏二维彩色多普勒超声心动图的主要表现和测值如下。

1.各房室腔大小正常,M型超声心动图测值范围:①左房内径:收缩末期20～30mm;②左室内径:舒张末期(男性为45～55mm、女性为35～50mm)和收缩末期(男性为25～37mm、女性为20～35mm);③右房内径:收缩末期16～28mm;④右室内径:舒张末期10～20mm。

2.二、三尖瓣纤细柔软,启闭良好,M型显示舒张期二尖瓣前叶曲线呈E、A双峰,E＞A峰,形态呈"M"型,后叶曲线呈"W"型,收缩期关闭成单线。

3.主、肺动脉内径正常:升主动脉内径收缩末期21～35rnm;主肺动脉内径18～25mm,瓣叶启闭良好。主动脉主波搏动幅度＞1cm,重搏波清楚。

4.室间隔和左室后壁厚度正常:正常舒张末期厚度范围均为8～11mm,两者呈逆向运动。房室间隔连续完整。

5.彩色多普勒显示从心房→心室的血流(二、三尖瓣下血流)呈红色血流束,由心室→主、肺动脉瓣上的血流为蓝色血流束,颜色均匀。

6.多普勒频谱显示流入道(由心房→心室)的血流流速曲线位于基线上方;流出道(由心室→主、肺动脉瓣)的血流流速曲线位于基线下方。各瓣口均为层流频谱。

7.通过测量左室舒张期、收缩期内径及心电图 R-R 间期,所得出的左室收缩功能值正常:左室射血分数(EF)正常值为>50%。

心脏彩色多普勒超声,一般规定朝向探头运动的血流为红色,其流速曲线位于基线上方;背离探头运动的血流为蓝色,其流速曲线位于基线下方。正常瓣口血流速度为层流,颜色均匀。如在心尖四腔心观,正常心脏舒张期二、三尖瓣下的血流呈较均匀的红色,峰值速度 60～80cm/s。在心尖五腔心观,主动脉瓣上的血流呈较均匀的蓝色,峰值速度 90～120cm/s。在心底短轴观,肺动脉瓣上的血流呈较均匀的蓝色,峰值速度 60～90cm/s。各瓣口应均无反流血。房、室间隔应连续完整,主、肺动脉间应无分流血。

(四)左室心功能测定法

1.左心室收缩功能常用测量方法

(1)M 型超声心动图测量法:在实际测量中,采用胸骨左缘左室长轴切面,超声束与左室壁呈直角,于腱索水平(2a 区),用 M 型超声心动图测量左室舒张末内径(Dd),收缩末内径(Ds),及一个心动周期的时间。以此为基本数据计算左室收缩功能各项指标。其中常采用的左室容积计算法如下。

1)立方体积法:简单几何形态假设是指左室腔形态被假设为简单的几何体,其中长椭球是最常用的几何假设。

长椭球是椭圆沿其长轴旋转而成的球体,这一球体具有一条长径,和两条短径。长椭球体积的计算公式:$V = 4/3 \times \pi \times L/2 \times D_1/2 \times D_2/2$。由这一基本公式,可衍生出立方公式。

立方公式为假设左室短轴切面为一圆形,左室长轴为短轴的 2 倍,推导出只要用一个内径即可计算容积,则 $V = 4/3 \times \pi \times D^3/4 \approx D^3$,用于心脏检查的超声仪器一般可自动计算。

2)Teichholtz 公式:$V = D^3 \times 7.0/(2.4 + D)$,这一公式可修正立方公式高估左室容积的缺点。应注意:M 型超声心动图所测量的部位常不能代表整个左室腔,在心脏扩大和室壁节段运动异常时,左室容积和射血分数等都会受到记录部位、运动幅度和心腔形态改变的影响,所测值有一定误差。

(2)二维图像测量法:能显示左室的切面,多个切面综合分析可对左室功能做出比较全面的评价。

Simpon 法:心尖双平面 Simpon 公式是应用二维超声技术记录心尖四腔心和二腔心切面,人工描记心内膜轮廓。测量左室长轴,计算机软件沿左室长轴自动将左室等分为数十个圆盘,然后代入公式 $V = \pi/4 \times H \sum D_1 D_2$。式中 D_1,D_2 分别为心尖四腔心和二腔心切面中与左室长轴相垂直的左室短径 H 为每一圆盘的高度;心尖单平面 Simpon 公式在实际工作中最常用。应用二维超声技术只记录心尖四腔心切面,计算机软件沿左室长轴将左室自动等分为数十个圆盘,代入公式求得左室容积 $V = \pi/4 H \sum D_2$。

研究表明,在形态正常的左室,单平面 Simpon 公式具有较高的准确性,但在左室严重变形的患者,这一公式的准确性则低于双平面 Simpon 公式。

2.左心室收缩功能常用指标

(1)左室收缩功能的测定可由上述多种方法具体实施和比较,首先获取左室短轴舒张末直径(Dd)、收缩末直径(Ds),计算或构划出左室舒张末容积(EDV)、收缩末容积(ESV);再计算得出以下指标：

左室内径短轴缩短率（FS%）＝100×（LVIDd－LVIDs）/LVIDd，正常＞25%。

左室容积（V）＝（π/3）×（左室短轴）^{3}≈D^3，即 EDV＝（Dd）^{3}，ESV＝（DS）^{3}。

每搏量（SV）＝左室舒张末期容积（EDV）－左室收缩末期容积（ESV）

射血分数（EF%）＝（EDV－ESV）/EDV×100%，正常值＞50%。

每分钟心输出量（CO）＝SV×心室率

室间隔增厚率（ΔIVS%）＝（IVSTs－IVSTd）/IVSTd×100%，正常值＞30%。

左室心肌重量（M$_{Lv}$）＝1.04×[（LVIDd＋IVS＋LVPWT）^{3}－（LVIDd）^{3}－13.6]

心脏容积指数是指左室容积与体表面积的比值。

（2）左室局部收缩功能指标：左室局部收缩功能的测定对冠心病患者的心肌缺血范围、治疗效果判断有临床价值。目前常用的方法为室壁运动记分指数（WMSI）。应用二维超声心动图记录二尖瓣、乳头肌和心尖 3 个水平的左室短轴切面，以二尖瓣交界处、乳头肌附着点及室间隔与右室壁交界处等解剖结构为依据，将上述 3 个切面中的左室室壁划分为 16 个心肌节段，二尖瓣、乳头肌切面各分 6 个节段，心尖切面分 4 个节段。每个节段按照室壁运动情况评分。1 分：运动正常；2 分：运动减弱；3 分：运动消失；4 分：反常运动；5 分：室壁瘤。将 16 个节段的分数相加并除以节段数目得出 WMSI，此指数越大，左室收缩功能受损越严重。WMSI＝1，表明左室功能正常；WMSI＝1～1.5，左室功能轻度减退；WMSI＝1.5～2.0，左室收缩功能中度减退；WMSI＞2.0，左室功能重度减退；左室射血分数通常＜30%。

三、常见心血管疾病的超声诊断

（一）风湿性心脏瓣膜病超声诊断

1.二尖瓣狭窄

（1）于左室长轴心尖四腔心及二尖瓣口短轴扫查，可见二尖瓣瓣叶增厚，回声增强。一般厚度 2～3mm 时为轻度纤维化；3～6mm 时为中度纤维化；＞6mm 时为重度纤维化。瓣叶钙化程度以其所含的强光点的大小及分布而定，散在分布有 2～3 个绿豆大小的钙化点为轻度钙化；含有较多且较大的钙化点为中度钙化；前后叶回声明显增强、钙化灶融合为重度钙化。判断瓣口狭窄程度以二尖瓣口短轴轨迹法测量舒张期瓣口开放面积，如＞1.2cm^2 为轻度狭窄；1.2～0.8cm^2 为中度狭窄；＜0.8cm^2 为重度狭窄。

（2）M 型显示舒张期二尖瓣前叶呈"城墙波"样改变，舒张早期的半关闭运动明显变慢。由于交界处粘连，二尖瓣后叶搏动平坦或与前叶同向运动。

（3）左房增大，增大程度与病变时间、狭窄程度有关。时间越长，狭窄越重，左房越大。左室可不增大甚至缩小，此与狭窄时左房血液不能顺利流入左室、左室容量负荷下降有关。

（4）彩色显示舒张期二尖瓣下呈现以红色为主的花色血流，狭窄越重，色泽越鲜亮。

（5）多普勒流速曲线显示二尖瓣下舒张期血流速度明显增大，呈湍流血流特征。

（6）有时可见左房或左心耳内血栓形成。

（7）超声所测的左室收缩功能值一般正常，发生心力衰竭时下降。

(8)病变晚期右房、右室增大,肺动、静脉增粗,三尖瓣上及肺动脉瓣下出现反流。

2.二尖瓣关闭不全

(1)二维图像显示二尖瓣叶增厚,回声增强,不同程度纤维化或钙化。收缩期前、后叶瓣尖不能关闭,留有间隙。

(2)左房左室增大,增大程度与关闭不全的程度及其他病变有关。

(3)M 型显示收缩期前后叶关闭呈双线。

(4)彩色显示收缩期瓣上出现一般以蓝色为主的花色血流,由左室流入左房。反流束的位置、形态、大小可清楚观察和测量。

(5)多普勒取样容积置于二尖瓣口,呈现双期双向的血流流速曲线:舒张期正向的血流流速曲线为血液由左房流向左室所致;收缩期负向的血流流速曲线为血液由左室反流入左房所致。

(6)所测得的左室收缩功能值一般正常甚至出现假性升高,心力衰竭时下降。

(7)肺静脉增粗,右房、右室增大,三尖瓣上出现反流。

3.主动脉瓣关闭不全

(1)在心尖五腔心和主动脉根部短轴上,可见主动脉瓣叶不同程度增厚,回声增强,有时可见小的赘生物附着于瓣叶漂荡,舒张期瓣膜不能完全关闭,留有间隙。4 区 M 型显示舒张期主动脉右冠瓣和无冠瓣关闭呈双线。

(2)心尖五腔心观彩色显示,舒张期一般以红色为主的花色血流由主动脉瓣上返回到左室,反流束的位置、形态、大小可清楚观察和测量。轻度关闭不全时反流束一般较窄,重度关闭不全时反流束可充满左室腔。

(3)多普勒取样容积置于主动脉瓣口,可呈现双期双向的血流流速曲线:收缩期负向的血流流速曲线为左室射向主动脉瓣上的血流所致;舒张期正向的血流流速曲线为血流自主动脉瓣上返回到左室所致。

(4)左室增大,有时左房亦增大,继而二尖瓣上出现反流。

(5)所测得的左室收缩功能值一般正常甚至出现假性升高,心力衰竭时下降。

4.主动脉瓣狭窄

(1)于心尖五腔心观和主动脉根部短轴观上,可见主动脉瓣叶不同程度增厚,回声增强,收缩期瓣口开放面积小。4 区 M 型显示收缩期右冠瓣和无冠瓣瓣开间距变小。轻、中、重度纤维化和钙化程度的评价标准与评价二尖瓣时的相同。瓣口狭窄程度以 4 区 M 型显示收缩期右冠瓣和无冠瓣瓣开间距 1.5~1.2cm、1.2~0.8cm、<0.8cm,并参考瓣口面积和瓣上收缩期血流速度定为轻、中、重度狭窄。

(2)彩色显示收缩期瓣上呈现以蓝色为主的花色血流,色泽的亮度与狭窄程度呈正比。

(3)多普勒流速曲线显示收缩期瓣上血流速度峰值明显增大,跨瓣压差增高。

(4)轻度狭窄时左室容积可正常,中度以上狭窄左室增大,左室肌肥厚。

(二)先天性心脏病超声诊断

1.房间隔缺损

(1)于心底短轴、剑突下两房心观,心尖部四腔心观,二维图像显示房间隔缺损处连续性中断,断端回声增强,有时呈"火柴头"样改变。缺损口径多在 1.0cm 左右,小者<0.5cm;大者为 4.0～5.0cm。

(2)房间隔缺损较小时,心腔大小可无改变,缺损口较大时右房、右室增大,右室流出道增宽,室间隔运动平坦或与左室后壁同向运动。

(3)彩色显示缺损口处一般以红色为主的分流束自左房流入右房,并流经三尖瓣口到达右室。并发艾森曼格综合征时可见有蓝色血流束经缺损口由右房进入左房。

(4)多普勒取样容积置于缺损口,显示呈双峰或三峰的分流血流速曲线。收缩期开始时,由于右房压暂时高于左房,有一短暂的右向左分流,然后呈左向右分流,速度逐渐增大,至收缩晚期达高峰,此为第一峰;舒张早期分流速度减低,舒张中期又增高达第二峰;舒张晚期心房收缩,左向右分流速度增加,形成第三峰。一般分流速度为 100～150cm/s。同时常伴有三尖瓣反流、三尖瓣下和肺动脉瓣上血流速度加快。

(5)超声声学对比造影:于上肢静脉注射造影剂后,右房右室显影,由于左向右分流血的冲击,于缺损口的右房侧未见造影剂充填,此称为负性造影区。

当并发艾森曼格综合征,右房压力高于左房时,造影剂可直接由右房进入左房。当嘱患者作 Valsalva 动作,使右房压力升高时,也可观察到造影剂直接由右房进入左房的现象。

2.室间隔缺损

(1)于左室长轴、心底短轴及心尖四腔心等图像上,二维图像显示室间隔缺损处连续性中断,断端回声增强。

(2)较小的室间隔缺损左、右心室大小可正常,中度以上缺损时左房、左室、右室增大。

(3)彩色显示缺损处由左向右的分流束,于左室长轴、心底短轴图像上均呈现以红色为主的花色血流。并发艾森曼格综合征时可见由右向左的分流束,色泽以蓝色为主。

(4)多普勒取样门置于缺损口处,显示出收缩期正向的高速度湍流流速,其峰值高低取决于缺损口的大小、两室间压力阶差及肺动脉压。并发艾森曼格综合征时可出现收缩期负向的湍流流速。

(5)超声声学对比造影:于上肢静脉注射造影剂后,右房右室显影,缺损处的左室面可出现负性造影区。并发艾森曼格综合征、右室和肺动脉压力增高时,造影剂在右室显影后可迅速经缺损口进入左室,超声极易观察到。

(6)所测的左室收缩功能值一般正常甚至出现假性升高,心力衰竭时下降。

3.动脉导管未闭

(1)于主动脉根部短轴观显示降主动脉和左、右肺动脉分叉处或偏左肺动脉侧有一管状结构,将降主动脉和肺动脉相连通。

(2)肺动脉主干和左、右肺动脉增粗,搏动增强,有时呈瘤样扩张。左房、左室增大。

(3)彩色显示时,一股以红色为主的花色血流自主动脉经导管进入左肺动脉及主肺动脉,有时分流束充满肺动脉主干直达肺动脉瓣。

(4)频谱多普勒显示收缩期和舒张期连续的湍流流速曲线。肺动脉压升高时,可只出现收缩期正向的湍流流速曲线或流速曲线不典型。

4.法洛四联症

(1)于左室长轴观见主动脉明显增宽,右室流出道变窄,右室前壁增厚,左室不大或变小。主动脉前壁与室间隔连续性中断,有一较大的缺损,两残端不在同一深度。室间隔残端在主动脉前、后壁之间,此即主动脉骑跨。于主动脉根部短轴观,见主动脉位于图像中间,较正常明显增粗,肺动脉管腔变窄,肺动脉瓣常呈肥厚的穹隆状改变。心尖四腔心观右室增大,右房稍大,室间隔上段连续性中断。

(2)左室长轴观彩色显示,收缩期见一股红色血流束从左室流出道进入主动脉,同时亦见一股蓝色血流束由右室经室间隔缺损处进入主动脉。二股血流混合后,升主动脉内血流色彩变亮。另于主动脉根部短轴观,彩色显示收缩期一股花色血流从右室流出道进入肺动脉。当肺动脉极度狭窄时,可无明确的血流信号显现。

(3)多普勒取样门于左室长轴切面上置于室间隔缺损处,探及收缩期双向或单向血流流速曲线。于主动脉根部短轴观取样门置于右室流出道狭窄处,显示收缩期高速度、宽频带的湍流流速曲线。如肺动脉极度狭窄,可探不到血流流速。

(三)冠心病超声心动图表现

1.未发生心肌梗死　多无特异性表现,如左房扩大,左室舒张功能下降等。

2.出现心肌梗死　主要表现为病变部位室壁变薄,运动减低或消失,局部略向外膨出,甚至呈矛盾运动,范围较大时左室整体收缩功能下降,运动异常范围和冠状动脉病变相关。右室梗死表现为右室游离壁矛盾运动,室间隔与左室后壁同向运动;部分患者可有少量心包积液。

3.心肌梗死常见并发症

(1)室壁瘤:局部室壁向外膨出,收缩期更明显;膨出室壁明显变薄,与正常室壁有较清楚的分界点,呈矛盾运动;瘤颈较宽,其长径不小于瘤腔的最大径。

(2)乳头肌断裂:断裂的乳头肌连于腱索,随心动周期在房室之间来回运动。房室瓣叶出现连枷样运动,收缩期可见瓣尖脱垂伴关闭不全。

(3)室间隔穿孔:室间隔肌部回声失落,连续中断,边缘不整齐,大小可随心动周期变化;彩色多普勒见穿孔处左向右异常分流。

(4)假性室壁瘤:心室壁与心包之间出现囊样无回声腔,壁为纤维心包组织,其通过一细小瘤颈与心腔相通;彩色多普勒瘤颈与心腔之间见双向血流信号。

(5)附壁血栓:常见为心尖部室壁附着不规则实性不均质回声团块,基底宽,边缘清晰,活动度小;同时其附着部位室壁运动明显异常。

(四)常见心肌病超声心动图表现

1.肥厚型心肌病　通常是以左心室壁肥厚,尤以室间隔肥厚最为多见,根据左室流出道有无梗阻分为梗阻性和非梗阻性两型。

(1)心肌肥厚:室间隔梭形增厚最常见,室间隔厚度常>15mm,与正常左室后壁心肌厚度之比≥1.3。肥厚心肌常呈强弱不均的颗粒或斑点状回声,呈"毛玻璃样"。

(2)二尖瓣前叶收缩期前向运动:是梗阻性肥厚性心肌病的特征性表现。M型超声心动图表现为 CD 段局限性上抬,向室间隔呈弓形突起;2DE 左室长轴切面中,二尖瓣前叶于收缩期移向室间隔,超越二尖瓣关闭结合点和乳头肌尖部之间的连线,称为 SAM 征,可致二尖瓣关闭不全。

（3）左室流出道梗阻：连续多普勒超声观察左室流出道流速峰值增高，压力阶差增大，最大压差≥4kPa（30mmHg）即为梗阻；非梗阻性血流峰值无显著增高。

（4）其他：心室内径正常或缩小；左房内径一般轻度扩大；主动脉瓣收缩中期提前关闭；左心室舒张功能减退等。

2.扩张型心肌病超声心动图表现

（1）心腔扩大、左室形态改变：2DE及M型超声心动图均可见各心腔扩大，左心型以左房室扩大明显，右心型以右房室扩大明显，全心型左、右房室皆明显扩大。瓣膜开放幅度小，二尖瓣前后叶仍呈反向运动，但开放幅度小，呈"大心腔小开口"样改变。

（2）室壁运动、回声变化：室间隔和室壁厚度可正常或略变薄，运动幅度普遍降低。

（3）左心室收缩功能明显降低：左心室射血分数（EF）一般<40%。

（4）其他：二尖瓣出现反流、左室舒张功能减退、血流速度缓慢、淤滞，房室腔内可形成附壁血栓等。

（五）感染性心内膜炎超声心动图表现

1.可见形态不规则中等强度的团状或絮状回声赘生物形成，多附着于房室瓣的心房侧、半月瓣的心室侧；以及异常高速血流冲击的心腔、血管壁内膜面。

2.赘生物还可使瓣叶增厚、变形，随瓣叶活动加大，瓣叶呈连枷样运动，出现反流等。经食管超声可以显示较小赘生物，提高诊断率。

（六）高血压性心脏病超声心动图表现

室壁肥厚是高血压性心脏病主要的超声表现，以向心型肥厚多见，但无特异性。室间隔与左室后壁均增厚，心脏房室大小可正常，或左房可轻度增大，升主动脉略扩张，左室舒张功能降低。后期可出现左心力衰竭竭、瓣膜反流、左室离心型肥厚等。

四、介入性超声

介入性超声是现代超声医学的一个分支，它或者是将超声探头通过某些管道置于体内，完成各种特殊的检查和治疗；或者是在超声诊断的基础上，通过实时超声监测或引导，完成各种穿刺活检、X线造影、插管持续引流、定时注射药物等操作，属于微创技术的实际应用。

（一）经食管超声心动图

经食管超声心动图（TEE）可对风湿性心脏瓣膜病可于术前进一步进行详细诊断，术中用于监测人工瓣膜的置换，术后用于评价手术近、远期效果。对某些先天性心脏病，如房间隔缺损可清楚观察缺损的数目、部位、形态、大小，监测经导管房缺封堵修复术。对冠心病可清楚观察冠状动脉主干的管径大小、管壁回声，较准确地测量冠状动脉血流量，评价心肌运动，应用超声新技术估价心肌缺血情况及心肌存活性，评价多项冠心病的治疗效果。

（二）血管内超声

血管内超声（IVUS）可观察血管管径的粗细、内膜的损害情况、有无斑块及其位置、形态、大小。尤其是冠状动脉内超声，对指导介入治疗策略，评价治疗效果，明确血管并发症等方面有重要价值。

（许金鹏）

第二章 心血管疾病的干细胞治疗

随着老龄化社会的到来,心血管疾病的发病率逐年增高,急性或慢性心血管疾病导致的心肌细胞、血管内皮细胞丢失都会引起心功能不全。如何挽救或替代受损的心肌细胞、血管等是一项迫切需要解决的任务。

以往的研究发现了干细胞再生组织的生物特性,具有治疗人类疾病的巨大潜能。干细胞有两种主要的分类方法:一是根据干细胞所处的发育阶段分为胚胎干细胞和成体干细胞(包括间充质干细胞、内皮祖细胞、脂肪干细胞、心脏干细胞等);二是根据干细胞的发育潜能分为三类:全能干细胞、多能干细胞和单能干细胞。胚胎干细胞(ESCs)的发育等级较高,是全能干细胞,而成体干细胞的发育等级较低,属多能或单能干细胞。2007 年日本和美国学者同时报道:使用基因技术,诱导成纤维细胞产生类似胚胎干细胞特性的多潜能细胞,并命名为诱导的多潜能干细胞(iPS),这为干细胞的研究以及应用打开了光明的前景。采用组织内源性祖细胞的动员或外源性干细胞的诱导分化以修复受损组织,将对许多疾病的治疗产生巨大的影响,包括脑病、肌肉骨骼系统疾病、胰腺病及心脏病,尤其在心血管疾病方面受到重视。干细胞具有自我复制能力,在一定条件下,干细胞可以分化产生新的功能细胞,用来替代受损的心肌、瓣膜、血管及起搏、传导细胞。

本文将对心血管疾病干细胞移植治疗(图 2-1)进行评述。

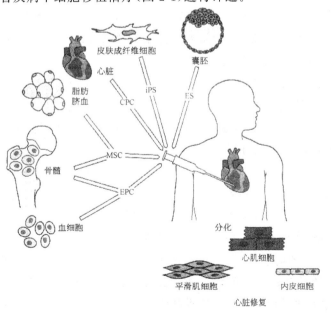

图2-1 可供心脏移植的干细胞来源

一、干细胞的种类及特性

（一）胚胎干细胞

胚胎干细胞是人为破坏囊胚后，从囊胚的上层细胞层中分离得到的干细胞。胚胎干细胞可在体外生长，并能在原始未分化状态无限繁殖，自我更新，核型保持正常，且仍具有全能分化特性；在一定的分化条件下可以分化为内、中、外三胚层细胞，包括心肌细胞、血管内皮细胞、神经细胞等。这些特性使人胚胎干细胞的研究和应用具有广阔的前景，尤其是心血管再生治疗领域。但是胚胎干细胞距离实际临床应用还面临如下的问题：①胚胎干细胞极易分化为其他细胞，如何维系体外扩增时的未分化状态？②如何实现胚胎干细胞的定向诱导分化？③获得胚胎干细胞需要破坏胚胎，由此带来的伦理问题。④如何克服移植排斥反应？⑤胚胎干细胞在体外发育成一完整的器官还需要技术上的突破。⑥胚胎干细胞移植的长期安全性和有效性仍需进一步观察。胚胎多能干细胞的维持需要许多转录调节因子，如 Nanog、Oct-4 及 Sox2等。当胚胎干细胞分化时，Oct-4 等转录因子低表达，故维系 Oct-4 等转录因子的适当表达就成为维系胚胎干细胞全能性的关键。目前常用的诱导胚胎干细胞成为心肌细胞的方法包括：通过抑制 Notch1 受体的活化；activin 和 BMP4 等细胞因子诱导；也有学者使用 BMP2 联合成纤维细胞生长因子受体拮抗剂诱导胚胎干细胞分化为心肌细胞。如何实现胚胎干细胞来源的心肌细胞和宿主心肌细胞在电生理和机械上的"耦合"，对于人类胚胎干细胞移植显得十分重要。2009 年 3 月美国总统奥巴马宣布解除对用美国联邦政府资金支持胚胎干细胞研究的限制，这必将极大地推进胚胎干细胞研究，造福人类。

（二）诱导性多潜能干细胞（iPS）

2006 年，日本学者 Yamanaka 的研究小组通过对胚胎干细胞的研究发现：胚胎干细胞特异性表达某些因子，当胚胎干细胞分化时，这些因子表达减少。他们提出：如果在小鼠体细胞内表达这些因子，能否使体细胞转变为具有干细胞全能特性的细胞呢？通过对这些因子的不同组合和筛选，Yamanaka 确定了 Oct4、Sox2、Klf4 和 c-Myc 4 种转录因子的组合。继而使用逆转录病毒载体将这 4 种因子导入到小鼠皮肤成纤维细胞中，经过筛选，形成了具有胚胎干细胞形态的细胞克隆，经鉴定这些细胞具备多潜能特性，故命名为诱导性多潜能干细胞，也可以用 4F-iPS 表示。Yamanaka 后续实验使用同样的方法得到了人体细胞来源的 PS 细胞。其后不断有学者证实这个实验，并且在以后的试验中成功诱导 iPS 为各种体细胞，其中包括心肌细胞。iPS 的研究为再生医学打开了一扇新的大门。可以设想这样一个具有临床应用前景的心肌梗死治疗方案：取自心肌梗死患者个体的皮肤成纤维细胞被诱导为 iPS、再定向诱导分化为心肌细胞（iPS-CM），最后移植到该患者体内，这既避免了胚胎干细胞移植遇到的伦理问题，还避免了免疫排斥问题，在临床中具备较强的可行性。

尽管 iPS 具有美好的前景，但是 iPS 细胞距离临床应用还有较大的距离，它还存在较多的缺陷。首先，iPS 的诱导效率极其低下：根据 Yamanaka 的报道，该技术制造人 iPS 细胞系的效率约为 0.02%，有学者尝试使用其他方法提高转化效率，例如低氧环境培养，使用小分子化合物 VPA 等，但都不能明显提高转化效率。其次，iPS 安全性问题：iPS 研究中使用的病毒载体多为逆转录病毒以及慢病毒，由于逆转录病毒以及慢病毒基因整合到 iPS 细胞基因组，导致了 iPS 移植后小鼠肿瘤高发；Yamanaka 研究小组报道约 20％的小鼠发生了癌变；c-Myc 是原癌基因，小鼠 iPS 体内实验证明此基因的过表达会导致癌症的发生。Yamanaka 等已经在后续的研究中去除了 c-Myc 基因，即 Oct4/Sox2/Klf-4 组合（3F）也可以得到鼠和人 3F-iPS，但是重编程效率较经典组合明显低下。目前已经有使用腺病毒或重组腺相关病毒作为载体成功诱导 iPS 的报道，这可以避免外源性基因整合到细胞的基因组，但是转化效率较经典的方法更低。非病毒载体方法转化 iPS 的形成也有相关的报道：例如 piggyBac(PB)转位系统、蛋白诱导(4)、2-A 系统(5)等，同样重编程效率都明显降低。如何高效构建无外源性基因整合的诱导性多潜能干细胞就成为 iPS 研究领域的热点之一。

目前我国学者也已经在 iPS 研究领域取得了长足的进步。2009 年 7 月，周琪及曾凡一研究员等合作报道了首次利用 iPS 细胞、通过四倍体囊胚注射得到存活并具有繁殖能力的小鼠，从而在世界上第一次证明了 iPS 细胞的全能性。该工作为进一步研究 iPS 技术在干细胞、发育生物学和再生领域的应用提供了技术平台，将 iPS 细胞研究推到了新的高度。肖磊等运用 6 种基因（Oct4、Nanog、Sox2、Lin28、c-Myc 和 Klf4）同时诱导人类已分化的包皮细胞，明显提高获得 iPS 细胞的效率，证明多基因诱导可以提高基因的重新整合效率。邓宏魁和肖磊等分别建立了世界首例成年恒河猴和大鼠诱导多能干细胞系，表明 iPS 适用于更多其他哺乳动物，也证明了以前难以建立胚胎干细胞系的物种也能通过"诱导多能干细胞技术"建立干细胞系。

iPS 细胞的发现是干细胞研究领域的一次革命，它的成功构建具有广阔的医学前景，尤其在再生医学以及遗传疾病治疗领域。

虽然现在 iPS 细胞还不能广泛应用于人类疾病的治疗，但是随着研究的深入，在不断提高转化效率及安全性后，iPS 细胞技术有望应用于各种药品试验和临床治疗。

（三）心脏干细胞（CSC）

长期以来认为心肌细胞是不可再生的，在受到伤害后不能修复，只能死亡或者代偿性的肥大。这个观念在近几十年里不断受到挑战，不断有研究证明心脏是具备再生功能的，例如 Anversa 等学者就发现了心肌细胞再生。在研究人员发现心脏干细胞后，心肌细胞不可再生性的观点受到彻底颠覆。

心脏干细胞是新近在心脏上发现的干细胞，它具备多能性。心脏干细胞从胚胎期开始即存在于心脏组织内，可以长期处于静止状态，直到细胞分裂功能被激活。干细胞可以发生对称和非对称两种分裂方式。多数情况下 CSC 通过非对称分裂为一个自我更新的子干细胞和一个定向分化的祖细胞。这种分裂既能够在成人心脏中保留 CSC 的数量，也能分化成为功能性的心肌细胞。CSC 的定向分化首先分化为心肌祖细胞（SC 表型和内皮细胞、心肌细胞、平滑肌细胞表型在细胞膜上共存）、前体细胞（细胞内表达内皮细胞、心肌细胞、平滑肌细胞特异蛋白），进一步分化为心肌细胞、血管内皮细胞、平滑肌细胞以及成纤维细胞等。

心脏干细胞表面主要的受体是 Sca-1(stem cell antigen-1)、C-kit(CD 117,stem cell factor receptor)、MDR-l(multidrug resistance-1)等。大部分心脏干细胞表面表达 Sca-1 受体，Sca-1（＋）的细胞数大概是 C-kit（＋）数量的 100～700 倍。与 C-kit（＋）相类似的 MDR1（＋）的细胞在心脏干细胞中所占的比例也非常小。一般来说，实验室从心肌细胞中定量得到的心脏干细胞的比例是每 3 万～4 万个心肌细胞可以得到 1 个心脏干细胞。在心脏干细胞中大概 65% 有上述 3 种干细胞抗原,20% 有两种干细胞抗原,只有 15% 的心脏干细胞有单一干细胞抗原。C-kit 是一种干细胞生物学标志,细胞表达 C-kit 一般被认为具有多能分化潜力,心脏中的 C-kit(+)细胞在动物实验中认定其有自我更新克隆、多能分化潜能等干细胞特性。C-kit(+)心脏干细胞较 MDR-1(+)、Sca-1(+)心脏干细胞更具生长潜能。最近一些研究发现,C-kit 受体对于 CSCs 还有重要生物学功能。干细胞因子与 C-kit 受体结合通过激活 p38MAPK 途径介导 CSCs 在心脏发生梗死时由正常心肌向梗死部位迁移;同时可以促使 CSCs 开始分化,调节心肌细胞最终分化成熟。

用 Hoechst33342(一种细胞 DNA 的荧光染料)为 SC 染色并进行流式细胞仪分析时,发现和其他大部分细胞不一样的一群染色偏低的细胞群体,称为侧群(SP)细胞。SP 细胞外排罗丹明和 Hoechst33342 的功能主要依赖 Abcg2 的表达。Abcg2 为 ATP 结合体转运蛋白中的一种成分,是一种膜转运蛋白,主要定位在细胞膜上,在正常组织、肝脏、SCS 中表达较高。在体内 Abcg2 可排出有害物质,维持内环境的稳定,在 SC 分化中起到调节作用。因此,Abcg2 被作为 SCS 表面特殊的标记物,Abcg2 阳性 SP 细胞可以高表达 Sca-1,低表达 c-kit、CD34、CD45。心脏 SP 细胞有多种细胞成分,包括血管内皮细胞、平滑肌细胞、间质干细胞等。SP 细胞在体外培养下自我更新,与心肌共培养能够分化成自发收缩的细胞。

Cardioblast 细胞以表达 Islet-1 为特征。Laugwitz 等在小鼠心脏中分离出了 Islet-1(+)细胞,与新生鼠的心脏细胞共培养后这些细胞能分化为可自发收缩的心肌样细胞,并与周围细胞形成电机械信号联系。Rosenblatt Velin 等在动物实验中发现,Cardioblast 细胞能够自动向心脏归巢,并分化为心肌组织。

心脏干细胞潜藏于心肌组织内的壁龛内,可以维持干细胞的自我更新及避免分化,它和周围的支持细胞通过特定的间歇以及黏附蛋白互相作用。多数 CSC 位于心房和心尖部的壁龛内,心室肌内仅有少量 CSC 存在。壁龛成分:壁龛细胞、细胞外基质和来源于壁龛细胞的可溶性因子可以通过与 SC 发生直接或间接的作用,从而调控 SC,壁龛信号的变化可引起 SC 命运的改变。在壁龛内,CSC 被周期性的激活,分化为心脏祖细胞、心脏前体细胞和心肌细胞等。壁龛内的微环境使 CSC 与分化刺激因子、凋亡诱导因素隔离开;同时能控制 CSC 过度增殖,抑制分化,防止肿瘤的发生。在心脏受到严重损害时,例如:心肌梗死时,心脏干细胞所在的壁龛被破坏,心脏干细胞就被释放。心脏干细胞被注射在免疫缺陷鼠的心肌梗死坏死区,可以提高心肌梗死鼠的心功能,这些心脏干细胞可以演变为心肌细胞、内皮细胞、平滑肌细胞、成纤维细胞。

心脏干细胞的研究为心肌梗死、扩张性心肌病等的修复治疗提供了新方法,这些研究大多集中在心脏干细胞与心肌细胞的再生、新生血管的形成等。目前临床研究的资料非常有限,还处于探索研究期。随着对 CSC 认识的深入,以 CSC 为基础的治疗结合心脏辅助技术,给予心脏充分的休息与修复时间将可能达到心脏再生,从而减少心脏移植需求。目前已经有自体移植心脏干细胞治疗心肌梗死的报道,尽管结果十分令人兴奋,但是这还仅限于个案报道,还需要严格的大样本临床试验的资料支持。

（四）间充质干细胞

骨髓干细胞属于多能干细胞,根据其特性和分化方向,可以分为造血干细胞(HSCs)、间充质干细胞(MSCs)、内皮干/祖细胞等。

到目前为止,骨髓造血干细胞能否在一定的条件下真正地分化为心肌细胞并不清楚,也存在着颇多争议。

骨髓间充质干细胞,来源于中胚层未分化的间质细胞,可表达多种表面标志物,如 SH2、SH3、SH4、CD29、CD44、CD71、CD90、CD105、CD106、CD120a、CD124、CD166 等,不表达造血细胞系标记 CD14、CD34、CD45 及 CD133,不表达内皮细胞系标记如 von Willebrand 因子、P 选择蛋白。它可分化成成骨细胞、成软骨细胞、脂肪细胞和成纤维细胞等骨基质细胞。研究发现间充质干细胞在体外可诱导分化成心肌样细胞,形成肌丝样和闰盘样结构,并且可以表达心房利钠肽和脑利钠肽,电生理研究表明该细胞具有心室肌细胞样动作电位。BMSCs 具有向缺血损伤组织归巢的特性,心肌缺血可能是干细胞动员、归巢的始动因素。BMSCs 移植改善心功能可能的机制为移植细胞通过旁分泌和自分泌途径起作用。BMSCs 能够分泌血管内皮生长因子(VEGF)、肝细胞生长因子、成纤维细胞生长因子、基质细胞衍生因子等,这些细胞因子具有多种作用:①促血管生成作用:血管内皮生长因子是一种强烈的血管生成刺激因子,心肌内注射 BMSCs 后 VEGF 的表达增加,血管生成增多,心功能改善。②抑制凋亡作用:凋亡是心肌缺血后,心肌细胞的主要死亡形式。心肌内注射 BMSCs 后能明显降低细胞凋亡,改善心功能。③心肌保护作用:这种保护作用可能与 Akt 介导的途径或 SDF-1 依赖的机制有关。

微环境是决定干细胞分化的关键因素,因此干细胞治疗可能是一把"双刃剑",在致病微环境中,细胞因子、调节因子、调控信号等的诱导作用下,骨髓干细胞可能恶性分化,从而加重组织损伤,近年来研究显示,骨髓干细胞在治疗疾病时也存在潜在致病性。目前对骨髓干细胞潜在致病性的关注主要来自以下 3 个方面:①骨髓干细胞的恶性转化,即致突变、致畸、致瘤作用。②骨髓干细胞加剧组织损伤:骨髓干细胞参与组织纤维化形成,骨髓干细胞致心律失常,骨髓干细胞致急性肾功能衰竭。③干细胞动员及移植带来的副作用。如何对骨髓干细胞进行更好的调控,使其既能在体外大量增殖,定向诱导分化为特定组织类型的细胞,又能避免在诱导分化过程中的恶变;实现骨髓干细胞在机体内各种致病微环境中均能正常生长发育、减轻甚至消除骨髓干细胞动员及移植过程中各种副作用? 解决这些骨髓干细胞应用相关的"安全性"问题将是今后研究的重要方向。

（五）脂肪源性干细胞

近年来人们在人脂肪组织中成功分离出具有多向分化能力的间充质干细胞——脂肪源性干细胞(ADSCs)。该类细胞来源充足、取材方便、获取效率优于 MSCs 且不涉及免疫排斥及伦理学问题,成为细胞移植中比较理想的种子细胞。ADSCs 是目前生长最快的干细胞,细胞同源性良好。脂肪组织源性干细胞的表型缺乏特异性,含有一些与骨髓基质细胞相似的间质干细胞,但没有骨髓来源的造血干细胞。ADSCs 具有多向分化潜能:可以分化为间充质来源的骨、软骨和脂肪等细胞;也可诱导分化为肌肉细胞、外胚层的神经细胞以及具有功能性的血管内皮细胞,用于修复骨骼、血管或神经组织;ADSCs 可以向心肌细胞分化。脂肪组织源性干细胞体外培养不需要任何诱导便能分化成具有自律性的心肌细胞,这提示脂肪干细胞和心肌细胞存在更大的同源性，它可能是心肌细胞移植的良好细胞来源。尽管对于 ADSCs 的研究结果令人备受鼓舞，但仍不能肯定所谓 ADSCs 是否真正存在，因为从脂肪组织游离出来的具有多向系分化能力的细胞群并不单一。ADSCs 是由多数间充质起源的细胞和少数内皮细胞、平滑肌细胞、外周细胞组成。同样，移植 ADSCs 后致瘤性还有待进一步的评价。

（六）骨骼肌干细胞

由于骨骼肌细胞与心肌细胞有着一定的相似性，取材容易且自体来源不存在免疫排斥，人们自然地想到采用骨骼肌祖细胞（又称卫星细胞）进行心脏细胞移植。尽管骨骼肌细胞和心肌细胞都属于横纹肌细胞，但这两种细胞在形态、兴奋-收缩耦联机制及损伤后的反应等方面都有根本区别：骨骼肌细胞属于快收缩细胞，利用糖酵解产生能量，不表达 β 肌球蛋白重链，易疲劳；而心肌细胞属于慢收缩细胞，依靠氧化磷酸化产生 ATP 供能，收缩蛋白的主要成分是 β 肌球蛋白重链，可耐疲劳。骨骼肌祖细胞移植后不能整合到受体心肌细胞中形成生理性功能合胞体（产生闰盘连接），就会导致 SMs 移植后发生心室节律紊乱。这些都限制了骨骼肌祖细胞移植的临床应用。

（七）内皮祖细胞

内皮祖细胞（EPCs）是血管内皮细胞的前体细胞，在生理或病理因素刺激下，可从骨髓被动员到外周血进行损伤修复，不仅参与胚胎血管的生成，还参与了出生后的血管再生和受损内皮的修复过程。

EPCs 的来源复杂：骨髓来源的外周血单个核细胞（MNCs）、造血干细胞（HSCs）、多能成体祖细胞等，在适当环境下可分化为 EPCs；心脏、血管壁、脾脏、脂肪组织等组织、脐静脉血中也相继分离培养出 EPCs。

由于 EPCs 具有来源广泛、高度增殖和定向分化等优点，使其成为血管新生、内皮修复及血管组织工程化过程中的重要种子细胞来源。目前无特异性 EPCs 细胞表面标志，用于鉴定 EPCs 的表位也存在于 HSCs 和循环内皮细胞上，不能将其完全鉴别开来，因而对 EPCs 的"提纯"存在着争议，但普遍认为 CD34、CD133 和 KDR 是其基本表型特征并以 CD34＋/CD133＋或者 CD34＋/KDR＋识别 EPCs。它的表面标记随时间改变而变化：处于骨髓和刚进入外周血流的 EPCs 和 HSCs 表达共同的细胞表面抗原 CD34、CD133、KDR，随后造血系细胞 CD133、KDR 表达渐丢失。随着循环中 EPCs 渐成熟，其 CD133 表达迅速减少而内皮系标志如 eNOS、VEcadherin、vWF 等开始表达。故可据这些表面标记的变化来判断 EPCs 的不同生长时期。

生理状态下，成人 EPCs 主要存在于骨髓中，外周血中它的数量仅占外周血细胞的 0.01％。而骨髓中的 EPCs 在各种因素的刺激下可以迁移至外周血，使得外周血中 EPCs 数量增加，称之为 EPCs 的动员。此过程受到血管内皮生长因子、血小板源性生长因子、血管生成素-1 等因子的调节。此外还取决于骨髓的局部微环境，该环境由成纤维细胞、成骨细胞和内皮细胞所组成。除了上面所述的人体固有的动员刺激物外，一些药理因素也能诱导 EPCs 的动员。他汀类药物能快速激活 Akt 信号通道，进而促进 EPCs 的动员和刺激内皮细胞的功能活性。

EPCs 能提高微血管密度及新生血管数量。关于 EPCs 促进血管再生的机制，目前有研究证实 EPCs 通过旁分泌作用以促进血管的生成。EPCs 通过释放微泡(MVs)启动了 ECs 中的血管生成程序,从而活化血管的生成。除了促进血管再生外,EPCs 还能保持内膜的完整性并修复受损的内皮组织。临床研究表明 EPCs 移植的确可以改善患者的心功能,但是对大部分患者而言,全身性的 EPCs 移植途径不是合理的选择,能够到达缺血部位的 EPCs 数量是非常有限的。EPCs 治疗冠心病的局限性可以通过一些技术来克服,包括:①直接移植 EPCs 到缺血心肌。②细胞因子或者生长因子预先动员 EPCs。③优化步骤,如白细胞去除术和骨髓穿刺术。④联合基因疗法来提高 EPCs 的功能。

二、可供干细胞移植的途径

干细胞经过体外纯化、增殖,可以通过以下各种方式种植于心肌组织。

(一)外周静脉注入法

本法简单易行,不需要心脏手术和导管,但干细胞在外周损耗较大、干细胞定向归巢较少(干细胞有可能归巢到其他器官),从而限制了到达梗死区域的细胞比率,移植的干细胞还可能在其他器官形成微血栓,目前已经停止了相关临床试验。

(二)冠状动脉注入法

经皮冠状动脉内导管注入可以在最大程度上使干细胞定植于心脏,能够避免心肌内直接注射引起的心肌损伤,还可以同 PCI 手术相结合进行,患者无需开胸,因此是目前研究及临床应用最多的一种方式。它的疗效超过静脉内注射的方式,可将较多的细胞运送到梗死区和边缘区;还可以避免直接注入于细胞可能在梗死心肌处形成"岛状物"——为心肌生物电的不稳定性和室性心律失常的发生提供基础。Strauer 等首先提出冠脉内移植可安全应用于临床,随后的 BOOST 研究进一步证实 AMI 患者可以较好地耐受这种移植方法。但是这种方法也有不足:首先,对于体积较大的细胞而言,如 MSCs、成肌细胞等,如采用经冠脉移植可能导致微血栓形成,易引起冠状动脉远端的 TIMI 血流下降。其次,在移植时,如何保证尽可能多的于细胞穿越血管壁分布到心肌组织中? 在动物实验中,学者们采用暂时阻断冠脉内血流、增加冠脉内压力等方法促进细胞进入心肌,Suzuki 等提出通过增加冠脉内压力可增强移植效果。目前在临床报道中,普遍采用球囊充气膨胀暂时阻断冠脉内血流的方法促进干细胞进入梗死区域,是否真正有效还有待进一步研究。先前冠脉注入法所使用导管主要是 NOGA 标测指导下经心内膜注射进行细胞移植,而新一代导管 Noga、Niobe 和 Cardio Drive TM 等则采用磁性指导标测和细胞注射,对于提高细胞移植疗效将发挥重要作用,导管可更为精确定位于细胞移植靶部位。Myo Star TM RMT 注射导管具有柔软、亲水的头端,与磁性黏附部分连接使得导管安全性更佳,很好降低心肌损伤和穿孔等发生。采用"Point-and-Click"技术的 AutoInjector TM 将心肌分成若干份,其头端可以向任意角度弯曲,并且其进入心肌的深度亦可以改变。

(三)心内膜注入法与经冠状静脉移植

经心内膜移植是在心肌电机械标测设备的引导下,携带注射针的导管穿过主动脉瓣后逆行进入左心室腔,在心内膜表面根据电位确定缺血部位,然后将干细胞以垂直于心内膜的方向注射到心肌内。经冠状静脉移植是在带有血管内超声导引的导管辅助下,由冠状静脉将干细胞注射人心肌内的新方法。与经心内膜注射不同,经冠状静脉移植时注射针是以平行于心室壁的方向进入心肌深部。与经心外膜移植相比,经心内膜移植和经冠状静脉移植均属于非外科治疗方法,创伤小,安全性高且耐受性相对好,但整合细胞数量较少,要求定位精确需要配备特殊导引装置,在许多病例中不能适用。

(四)心外膜注入法

心外膜下移植需要外科开胸,创伤大,主要用于冠脉搭桥患者,同心内膜注入法一样整合细胞数量较少。

(五)补片植入法

将有功能活性的细胞种植到生物可降解的材料上,在体外构建具有三维结构和生物功能活性组织,用以替换病变的组织,本法与干细胞原位移植法比较更易修复大片的梗死组织,可提高骨髓间充质干细胞在梗死部位的靶向转移,是构建组织工程学心肌再生的研究方向。

三、干细胞在体示踪的评价

临床研究中理想的影像技术应有以下特点:①生物学相容性强、安全无毒。②对于细胞无基因修饰。③可检测在任何解剖位置的单细胞。④移植细胞的定量分析。⑤细胞分裂后不减少。⑥标记物不与或极少与非干细胞结合。⑦移植后几个月至几年内,可进行活体非侵入性影像检查。⑧不需要注射标记物。目前为止,还没有任何一种影像技术达到以上全部条件。目前多种影像学方法被用于追踪评价干细胞移植后心脏结构功能的改变,主要包括光学成像、核素标记干细胞显像、铁纳米颗粒标记干细胞显像等,除生物发光技术外,其他方法均有临床应用的可行性。各种方法的优点和局限如下。

(一)活体光学成像

活体动物体内光学成像主要采用生物发光与荧光两种技术。生物发光是用荧光素酶基因标记细胞或 DNA,而荧光技术则采用荧光报告基团(GFP、RFP、Cyt & ayes 等)进行标记。利用一套非常灵敏的光学检测仪器,让研究人员能够直接监控活体生物体内的细胞活动和基因行为。体内可见光技术适用于小动物的研究,灵敏度高,特异性好,对环境变化反应迅速,成像速度快,图像清楚,无放射性,价钱便宜。但是,该技术无法标记小分子药物,分辨率低,体内精确定位有限,信号较弱,需要灵敏的 CCD 镜头,需要注入荧光素,仪器精密度要求高,细胞或基因需要标记,暂不适用于人类和临床。

(二)核素

核素示踪有灵敏度高、检测方法简单、符合生理条件、能定位等优点。常见的有 γ 相机、单光子发射型计算机断层显像(SPECT)、正电子发射型计算机断层显像(PET)等技术,根据各组织器官的放射活性比例,确定干细胞在体内的分布和定量。标记干细胞常用的示踪剂有:^{18}F 标记的脱氧葡萄糖(^{18}F-FDG)、^{111}铟(^{111}In)和^{99m}锝(^{99m}Tc)。核素显像的优点是可检测到标记细胞的生物学分布,能对移植入体内的细胞进行定量分析。但是其缺点也很明显:细胞基因的放射伤害;放射性核素观察时间受核素衰减的制约,不能对细胞进行长时间的示踪;空间分辨率较低等。

(三)铁纳米颗粒与 MRI

磁性纳米材料主要是指纳米尺度的超顺磁性氧化铁颗粒(SPIO),根据颗粒大小分为:40~400nm 的普通 SPIO;直径<30nm 的超微型超顺氧化铁颗粒。这项技术的原理是:SPIO 在组织呈不均匀分布,造成局部磁场不均匀,加速了质子去相位的 T2 弛豫,降低组织信号,MRI 可以识别这个组织信号的改变。SPIO 标记干细胞的优点是其空间分辨率高,可以达到亚器官水平,能对心肌梗死部位进行准确的定位,并能连续较长时间地追踪干细胞,有报道最长追踪时间可达 7 周。它的缺点主要是如果患者体内携带有金属治疗装置(埋藏式自动除颤复律器、起搏器、机械瓣、支架等),会产生伪影,影响 MRI 的图像采集。至于 SPIO 能否造成非特异显像目前尚无定论。

(四)CT 技术

CT 技术在临床诊断和治疗中应用较为广泛,但用于活体示踪细胞时只能使用大量的高密度造影剂,如固体金属钆、碘等,目前难以实现。

(五)超声声学造影技术

利用超声声学造影技术可以检测到与单个造影剂微泡结合的单个细胞,但是这种方法尚未成熟,是否影响细胞运动也未明确,而且微泡产生的"阴影"将干扰对细胞数目的准确判断。

总之,各种标记追踪技术各有优劣性,可根据观察期限、种植途径及监测目标选择使用,但都缺乏特异性。目前尚无任何一种标记和显像技术可以完美地在体示踪临床干细胞移植。

四、干细胞移植效果的评价

对于心肌梗死患者而言,干细胞移植后必须具备以下两个条件心肌细胞才能再生:①与宿主细胞形成缝隙连接,具有代谢耦联和电-机械耦联特性。②有节律性收缩。判断成熟心肌细胞形态的金标准:胞质内有肌节结构,而且细胞核位于细胞体中心。移植是否成功,目前缺乏特异性细胞示踪技术和在体评价手段,主要依靠影像学来测量左心室整体及局部功能、左心室重构参数、梗死面积、心肌灌注和心肌存活等指标是否改善,间接判断移植是否成功。由于受到方法学限制,在临床研究中不能随意进行心脏组织学检测。干细胞在人心脏内的分化、增殖情况还不得而知,所以细胞移植的疗效只能采取检查心功能和(或)心肌灌注的方法。在目前各项研究中所采用的评价方法各不相同,缺乏统一的衡量标准,难以对实验结果进行比较。心脏超声检查简便无创,重复性好,在干细胞移植的研究中经常被应用。超声检查项目多样,除基本的 M 型和二维超声外,近年来发展的组织多普勒、三维超声、应变-应变率显像等技术使超声在心肌运动检测方面的准确性提高,而药物负荷超声、心肌声学造影等手段还能够对心肌存活、灌注等情况做出综合评价。心脏 MRI 检查具有优良的时间和空间分辨率,可以动态观察心脏的室壁运动情况,测量心肌的厚度以及增厚率,测量心脏的容积和血液进出流量,可从心脏体积、室壁厚度等方面评判细胞移植疗效。PET 心肌代谢显像检测存活心肌的临床应用价值已得到充分肯定,但因价格因素使应用受限。核素心功能显像:^{13}N-NH$_3$/^{18}F-FDGPET心肌显像被认为是判断心肌存活的金标准,目前尚未广泛应用于临床。SPECT仪的发展及^{18}FDG的应用使两者结合成为可能,在双探头SPECT仪上配备超高能准直器实现了^{18}FDG正电子显像。DISA显像的优点为方法简单,费用低,实现一机多用,一次显像可同时得到灌注和代谢两种信息,节省时间。门控心肌断层显像^{99m}Tc-MIBI(^{99m}Tc-甲氧基异丁基异腈)/^{18}F-FDG(^{18}F-氟脱氧葡萄糖)符合线路双探头单光子发射型计算机断层显像(DISA SPECT)。

^{99m}Tc-MIBI是一种亲脂性的一价阳离子络合物,发射140keV的γ射线,物理半衰期6h。静脉注射后随血液到达心肌,MIBI通过被动弥散方式进入心肌细胞的线粒体,牢固地与细胞膜结合,其摄取量的多少与心肌血流灌注量、细胞的完整性和线粒体的结构、功能状态正相关。为此,根据^{99m}Tc-MIBI分布情况,可以比较准确地评估心肌细胞的功能和血流灌注情况。^{18}F-FDG与葡萄糖结构式相似,仅2位上的羟基被^{18}F取代,静脉推注后,通过细胞膜上的葡萄糖转运蛋白,以易化转运方式进入细胞内。在己糖激酶的作用下,磷酸化为6-磷酸-^{18}F-FDG,但由于其结构上与6-磷酸葡萄糖结构上有差异,不能进一步代谢而滞留在心肌细胞内,其标识核素^{18}F所发射的正电子可被正电子探测器测量而显影,显影的程度与局部滞留^{18}F-FDG多少有关,而局部滞留多少与心肌细胞葡萄糖的利用率有关。因此,根据^{18}F-FDG分布情况,借助于定量分析的方法,计算局部心肌细胞的代谢率,可以评估细胞是否存活。

存活心肌判断:心肌灌注(MPI)和心肌代谢(MMI)不匹配,也即灌注显像缺损,代谢显像填充,表示有存活心肌;灌注和代谢匹配,即灌注显像缺损,代谢显像未见填充,即无存活心肌。临床上估测心肌存活主要依靠几种方法:局部收缩功能储备、局部血流灌注、细胞膜完整性及心肌代谢的存在。成功冠脉血运重建术后室壁运动改善和心肌代谢活动的存在被认为是心肌存活的可靠标志,但前者对术前存活心肌估测及手术适应证的选择没有帮助,^{18}F-FDGPET代谢显像虽可术前预测室壁运动改善,但价格昂贵,临床应用有限。研究表明在配备了超高能准直器的SPECT仪上进行^{18}F-FDG心肌代谢显像是可行的,FDG SPECT在检测存活心肌方面与^{18}F-FDG PET相比具有良好的一致性,且可较好地预测血运重建术后运动异常节段收缩功能的恢复。而DISA显像是在SPECT仪上行^{99m}Tc-MIBI/^{18}F-FDG双核素同步心肌显像,同时获得心肌血流灌注与代谢图像,因而避免了单用^{18}F-FDG显像无法区分正常和缺血心肌的局限性,而且与PET显像相比检查费用低、方便,同时SPECT仪视野大,比PET更适于心脏增大患者。与^{13}N-NH$_3$/^{18}F-FDG显像相比,虽然图像空间分辨率低,而且不能真正定量分析,但DISA仍不失为一种性价比较高的检测存活心肌的方法。^{201}T1再注射法对存活心肌的检测虽有一定价值,但与^{18}F-FDG相比,仍低估了25%～50%的存活心肌。在配备超高能准直器的SPECT仪上进行^{99m}Tc-MIBI/^{18}F-FDG DISA显像,不仅能很好地检测存活心肌,还可较好地评估心肌梗死治疗后的改善情况。因此,DISA显像检测存活心肌的临床应用价值应得到充分肯定。

五、干细胞移植面临的问题

干细胞移植治疗心血管疾病是一个新生事物,无论是基础或是临床研究均仍有许多问题需要更多的证据加以回答：细胞移植的有效性、安全性、副作用、远期疗效，有无心律失常、栓塞等并发症，对全身及其他脏器影响如何？一次移植细胞可以存活多久，是否需要多次植入等。最重要的是干细胞治疗方案的安全性问题十分需要进一步了解。移植后的干细胞可能具有潜在的危险性尤其是致癌性，这一点越来越引起人们的关注，而近期的一些研究结果也在一定程度上印证了这些担忧。

（一）细胞移植的有效性、安全性、副作用、远期疗效

尽管许多类似的临床和实验研究支持干细胞的心肌修复和血管新生作用，但心肌细胞需要丰富血液供应才能工作和生存。干细胞是否能在真正的瘢痕组织内存活，进而生长值得探讨。目前认为干细胞移植改善心功能主要的机制在于干细胞的旁分泌效应，包括诱导血管生成、抑制凋亡以及抑制缺血导致的心肌损伤。

心律失常是临床关注最多的不良后果。如果植入的干细胞没有与心肌细胞间建立有效的电-机械连接结构，则不能进行同步舒缩运动，因而有可能产生异位兴奋点，导致新的心律失常发生，这将加重患者的病情。

急性心肌梗死后进行梗死心肌内的骨髓干细胞移植能够诱导心肌钙化，这在动物实验上已经得到证实。与常见的心肌梗死或室壁瘤所引起的钙化不同，骨髓干细胞移植后发生的钙化主要分布在心肌结构保存相对完整的梗死边缘区或正常心肌内。这些区域的钙化具有重要意义，它们可能成为异位起搏位点引起严重的心律失常或导致心脏收缩功能障碍。

另外，移植后干细胞潜在的致瘤性也需要特别重视。MSCs 在体外经长期培养可自发形成肿瘤样细胞，虽然到目前为止在干细胞移植心肌中还未发现，但已经有干细胞移植到小鼠的膝关节后形成畸胎瘤的报道。G-CSF 动员有加重支架内再狭窄风险。冠脉内移植 MSCs 会引起冠状动脉微梗死。高龄、糖尿病以及其他冠心病危险因素都可以使干细胞功能受到损害。在慢性缺血性心肌病患者中，骨髓来源的干细胞其新生血管形成能力明显减弱。这些在一定程度上也限制了心肌干细胞移植的临床应用。

（二）选用何种细胞类型进行移植效果最佳

目前认为，骨髓单个核细胞、间充质干细胞、内皮祖细胞、心脏干细胞、CD133$^+$ 和 CD34$^+$ 干细胞等多种类型干细胞均可安全应用，且可以通过促血管新生、再生心肌细胞、分泌细胞因子等起作用。由于 CD133$^+$ 和 CD34$^+$ 干细胞易于分选、纯化且纯度高，初步的临床研究认为其具有更好的疗效，但仍有待于更多大型随机对照临床试验证实。间充质干细胞由于具有强大的增殖能力，且来源广泛，具有低免疫原性等特点受到越来越多的关注。骨髓、脐带及脂肪等组织中均能提取到具有治疗作用的间充质细胞。现有条件下，可能采用 MSCs 为最佳选择。但随着细胞分离纯化技术的提高必然会找到成分单一、纯度更高的细胞作为首选的移植细胞。目前，心脏干细胞移植已经成为热点，据报道日本学者已经使用心脏干细胞体外扩增达到一定数量级后，自体移植回患者的心脏，患者心功能得到了明显的提高。

（三）关于移植方式的选择

目前采用的移植方式有经冠状动脉、经静脉、采用 NOGA 系统经心内膜下注射等几种方式。它们各有优缺点，在上文中已经详细表述。

（四）干细胞移植的时间窗

移植时间窗主要指的是心肌梗死后什么时间移植为佳。移植时机直接影响到移植干细胞的存活。过早移植可能由于局部微环境处于高度炎症反应阶段致使移植的干细胞大量死亡，影响移植效果；移植过晚则可能局部损伤已不可逆、心室重构已形成，移植无效。因此合适的移植时机至关重要。有文献报道心肌梗死 24h 内注射较好，因为急性期炎症因子和细胞对移植细胞有杀伤作用；有的报道 5~7d 更好，此时炎症减轻，有利于干细胞生长；有的认为一个月内均可接受，因为瘢痕尚不完成形成，还有治疗机会。目前为止还没有一个统一的时间窗。

（五）如何确定理想的细胞移植量及细胞组成成分

理论上，移植细胞需要一定的数量才能成功，多数临床试验选择在 $10^4 \sim 10^8$ 之间，以 $10^5 \sim 10^6$ 个为最多见。心肌梗死患者大多为老年人，相对而言其干细胞数量少、活力低，如何获取足够数量活力良好的干细胞是首先要解决的问题。干细胞可以在体外实现扩增，但是要注意避免污染、癌变。

（六）如何进一步完善细胞示踪方法、准确识别和评价移植效果

阐明这些问题将有助于明确治疗所需要的最佳条件。干细胞移植有效性判定最终必须依靠大规模的随机临床试验来评价其获益和风险。

（七）联合基因移植的可行性及安全性

一种疾病的治疗可能需要联合移植多种干细胞、多个基因才能获得良好效果。例如冠心病可能需要联合干细胞移植和促血管生成的基因导入，才有望提高濒危心肌远期存活的效率。

虽然目前干细胞移植临床治疗研究取得了令人鼓舞的成就，但是必须看到数据来源于小样本量、非随机的临床试验，尚缺乏大规模、多中心、随机对照的循证医学证据。因此，在广泛应用临床前仍有许多问题亟待解决。如目前移植中采用的细胞表型和途径的多样性，何者为最安全有效，到目前为止尚无统计学上的严格对比研究；移植后细胞在不同状态心肌环境中的分化方向如何；移植细胞与宿主细胞之间能否建立有效的心电耦联；心肌梗死发生后进行细胞移植的最佳时期有待于明确；干细胞移植治疗的存活转化率低，生存期不够长，无简便的无创检测手段示踪也是目前干细胞移植治疗心血管疾病的瓶颈。

综上所述，当前干细胞移植基础理论研究、规范化临床试验的开展均处于亟待突破的阶段。解决上述的一系列争议问题，需要增强基础与临床研究间的密切合作，寻找交叉点，做到信息与技术的及时反馈，同时在临床展开多中心、大样本的随机对照双盲试验，以期尽早阐明以上问题，促进干细胞移植治疗不断进步。

（刘翠英）

第三章　心脏骤停与心脏性猝死

【概述】

心脏性猝死是在急性症状发生后 1 小时内突然发生意识丧失的因心脏原因导致的自然死亡。冠心病是导致心脏性猝死最主要的原因,尤其是心肌梗死后 1 年内。除冠心病外,心脏性猝死的第二大病因是心肌病。此外,一些先天性或遗传性疾病导致的原发性心电异常也是猝死的原因,包括:长 QT 综合征、Brugada 综合征、马方综合征等。

心脏性猝死发生的主要病理机制是冠状动脉痉挛或微血栓所引起的急性心肌缺血进而产生严重心律失常,室颤是猝死的具体表现。产生室颤的电生理基础是心肌缺血使心电活动不稳定和心肌折返激动。

【临床表现】

猝死的临床表现框架分为 4 个组成部分:

1.前驱症状新的血管症状的出现或原有的症状加重,如胸闷或心前区不适、典型的心绞痛、心慌、气短或乏力等,发生在终末事件之前的数天、数周或数月,但这些症状既不敏感也缺乏特异性。

2.终末事件的发生:急骤发生的心悸或心动过速、头晕、呼吸困难、软弱无力或胸痛。时间非常短暂,患者往往不能回忆起晕厥发生之前的症状。终末事件的发生代表了心脏的结构性异常与功能性影响之间的相互作用,其结果是易于产生心律失常及心肌代谢环境的改变。

3.心脏骤停由于脑血流量不足而致的意识突然丧失、呼吸停止和脉搏消失。其心电机制是室颤(60%~80%)、缓慢心律失常或心脏停搏(20%~30%)、持续 VT(5%~10%)。其他少见机制包括电机械分离、心室破裂、心脏压塞、血流的急性机械性阻塞(大的肺动脉栓塞)以及大血管的急性事件(大动脉穿孔或破裂)等。

4.生物学死亡如不进行治疗干预,持续 4~6 分钟的室颤引起不可逆的大脑损害。在猝死后 4 分钟内开始进行复苏术成活的可能性是很大的。8 分钟内若缺乏生命支持治疗措施,即刻复苏和长时间存活几乎不可能。

【诊断要点】

1.突然意识丧失伴有抽搐,多发生在心脏停跳后 10 秒内。

2.大动脉如颈动脉、股动脉搏动消失,血压测不到。

3.心音消失。

4.呼吸呈叹息样,随即停止。

5.瞳孔散大,对光反应迟钝或消失,多在心脏停跳后 30～60 秒后出现。

【治疗方案及原则】

现场高质量的心肺复苏(CPR)是提高存活率的关键。2015 年美国心脏协会(AHA)公布了 2015 版心肺复苏指南,这次重新修订心肺复苏和心血管急救指南,更强调早期、高质量的 CPR,以提高心脏骤停患者的生存率。

2015 年新指南首次规定了按压深度的上限:在胸外按压时,按压深度至少 5 厘米,但应避免超过 6 厘米。在心肺复苏过程中,施救者应该以适当的速率(100 至 120 次/分)和深度进行有效按压,同时尽可能减少胸部按压中断的次数和持续时间。胸部按压在整个心肺复苏中的目标比例为至少 60%。且强调无论是否因心脏病所导致的心脏骤停,医护人员都应提供胸外按压和通气。如果有疑似危及生命的、与阿片类药物相关的紧急情况,可以考虑由旁观者给予纳洛酮。

1.人工循环(C)

胸外心脏按压:按压部位为患者的胸骨下半部,按压频率 100 至 120 次/分,按压深度 5 至 6cm,为保证每次按压后使胸廓充分回弹,施救者在按压间隙,双手应离开患者胸壁。无论单人操作还是双人操作,按压与通气的比率均由原来的 15∶2 改为 30∶2(胸外按压 30 次后再行人工呼吸 2 次,周而复始)。

2.开放气道(A)

使用仰头抬颏法帮助无意识患者开放气道,在头颈部有损害时考虑使用托颌法;用指套或纱布保护手指去除患者口中分泌液体,清除固体物时可用另外一只手分开舌和下颏。

3.人工呼吸(B)

最初的口对口人工呼吸应缓慢吹气,时间应在 2 秒以上,判断吹气有效的直接方法是见胸部有抬高。如心肺复苏 5 分钟尚未见效,应及早做气管插管,连接人工呼吸器。

4.电除颤凡有室颤者应立即电除颤,"盲目"除颤可使复苏率明显提高。仅进行 1 次双相波电击,以保持心脏按压的连续性。

5.复苏药物

肾上腺素为一线用药,因能使室颤波变粗,有利于除颤;胺碘酮是复苏的首选抗心律失常药物;阿托品在心动过缓时用,如无效给予临时起搏;多巴胺、间羟胺在低血压时用。2015AHA 新指南明确指出:联合使用加压素和肾上腺素,相比使用标准剂量的肾上腺素在治疗心脏骤停时没有优势。而且,给予加压素相对仅使用肾上腺素也没有优势。因此,为了简化流程,已从成人心脏骤停流程中去除了加压素。

6.复苏后支持治疗包括治疗原发病(如急性心肌梗死、心律失常、水电解质平衡紊乱等);保护脑细胞,防止脑水肿(甘露醇脱水、低温疗法、激素的应用等);纠正酸中毒(碳酸氢钠用于有高钾血症、酸中毒、三环类抗抑郁药过量以及长时间心脏停搏的患者);维持有效循环(多巴胺、间羟胺、肾上腺素等,药物无效可应用主动脉内气囊反搏术);维持呼吸功能(给氧、机械通气、呼吸兴奋剂如洛贝林、尼可刹米、二甲弗林);防治肾衰竭;防止继发感染等。

(徐法志)

第四章　先天性心血管病

第一节　房间隔缺损

房间隔缺损是先天性心脏病中最常见的一种。根据缺损部位的不同,一般分为以下 6 型。

Ⅰ 型:第 2 孔(继发孔)缺损,最常见(占 72%)。

Ⅱ 型:第 1 孔(原发孔)缺损(占 20%~25%)。

Ⅲ 型:卵圆孔未闭。

Ⅳ 型:高位缺损(占 5%)。

Ⅴ 型:后下部缺损(占 3%)。

Ⅵ 型:心房间隔缺如。

【病理生理】

左心房压力略高于右心房,左心房血液经房间隔缺损流入右心房,肺血量增多。房间隔缺损可造成继发性肺动脉高压,卵圆孔未闭者一般无分流,因此并无很大的临床重要性,但在肺动脉及右心室高压时可使右心房压超过左心房压而出现右到左的分流。房间隔缺如者同时有右至左分流。

房间隔缺损常合并其他先天性畸形,较常见的有肺静脉畸形引流入右心房、肺动脉瓣狭窄、二尖瓣狭窄、三尖瓣关闭不全、畸形的左上腔静脉、室间隔缺损、动脉导管未闭等。此外,心房间隔可能有一个以上的先天性缺损存在,还可伴有二尖瓣脱垂。房间隔缺损常出现在有发绀的先天性心脏血管病中,如三尖瓣闭锁、大血管错位等。

【诊断要点】

1.临床表现

(1)症状:轻者无症状,一般可出现心悸、气急、咳嗽、咯血,易患呼吸道感染。可发生阵发性心动过速、心房颤动等,可并发栓塞,在晚期发生肺动脉高压与心力衰竭。

(2)体征:胸骨左缘第 2 肋间有 2~4/6 级收缩期杂音,肺动脉瓣区第 2 心音亢进并有固定性分裂,可出现收缩期咯喇音,三尖瓣区可出现三尖瓣相对狭窄的短促低调舒张期杂音。

2.特殊检查

(1)超声心动图:房间隔缺损较大者可探查到房间隔回声中断,可显示右心室心径增大。超声造影可进一步证实缺损。多普勒彩色血流显像可显示分流的部位,对判断高位、多发或小型缺损尤其有价值。

(2)X线:胸部X线特征是肺血增多,肺门血管影粗大而搏动增强,肺动脉搏段凸出,主动脉结小,右房、右室增大。

(3)磁共振计算机断层显像(MRI):横面磁共振计算机断层显像可在不同水平显示心房间隔,有助于辨别高位型缺损、第2孔未闭型缺损和第1孔未闭型缺损。

(4)心电图:可呈不完全或完全性右束支传导阻滞,右室肥大,电轴右偏。

(5)心导管检查:右心导管检查可发现右心房血氧含量较上腔静脉高出1.9%vol以上,说明心房间有左至右分流。导管通过缺损可进入左心房。根据各部位心脏压力及血氧含量可计算出左向右分流量及肺循环阻力等血流动力学参数。

综上所述,根据典型的体征、X线、心电图、超声心动图和磁共振显像所见,结合心导管检查,诊断本病不困难。

【鉴别诊断】

1.室间隔缺损　如左至右分流量较大,其X线、心电图表现与房间隔缺损相似,肺动脉瓣区第2心音可以亢进或分裂,因此可能造成与房间隔缺损鉴别上的困难。以下各点可用于鉴别:

(1)本病杂音为收缩期反流型,最响处的位置较低,常在第3、4肋间,多伴有震颤。

(2)除右心室增大外,左心室亦常有增大,可用于鉴别。

(3)超声心动图显示心室间隔有回声中断。

(4)右心导管检查发现分流部位在心室,则对诊断本病更有帮助。

(5)在房间隔缺损的患者,做右心导管检查时,由于血液在右心房中混合不均匀,可以出现层流现象,因而在右心房中未能抽出含氧量高的血液标本。但血流在右心室得到充分的混合,因而右心室的血液标本含量高于右心房,可以造成室间隔缺损的错误诊断,因此在分析心导管检查材料时,必须全面考虑才能避免错误。

(6)此外,一种特殊类型的室间隔缺损即左心室-右心房沟通困难的患者,其类似高位室间隔缺损,而右心导管检查结果则类似房间隔缺损,也要注意鉴别。

2.瓣膜型单纯肺动脉口狭窄　可在胸骨左缘第2肋间听到响亮的收缩期杂音,X线片上可见右心室肥大,肺总动脉凸出,心电图有右心室肥大及不完全性右束支传导阻滞等变化,因此,与房间隔缺损有相似之处。本病诊断特点为:

(1)肺动脉口狭窄的杂音较响,传导较广,常伴有震颤,而肺动脉瓣第2心音则减轻或听不到。

(2)X线片上可见肺纹理稀少、肺野清晰等可资鉴别。

(3)超声心动图可见肺动脉瓣病变。

(4)右心导管检查可见右心室与肺动脉间有较显著的收缩期压力差而无分流,则对诊断肺动脉口狭窄更为有利。

3.部分性肺静脉畸形引流　引流入右心房或右心房附近的肺静脉,可以产生在右心房部位的左至右分流,其所引起的血流动力学改变与房间隔缺损极为相似,因此,临床表现亦颇类同,鉴别诊断有时几乎不可能。以下表现可作诊断参考:

（1）临床常见的是右侧肺静脉畸形引流入右心房与房间隔缺损的合并存在,超声心动图和胸部 X 线断层摄片可见畸形的肺静脉。

（2）右心导管检查时心导管可以从右心房不经左心房而直接进入肺静脉,这有助于确诊。

（3）右室或肺动脉造影可见肺静脉显影,继而右心房显影。

4.原发性肺动脉高压　原发性肺动脉高压的体征和心电图表现与房间隔缺损颇相类似。X 线检查亦可发现肺动脉总干凸出,肺门血管影增粗,右心室和右心房增大,但肺野不充血或反而清晰;右心导管检查发现肺动脉压明显增高而无左至右分流的证据可资鉴别。

并发显著肺动脉高压的房间隔缺损患者,原来的体征往往消失,胸骨左缘可出现由肺动脉瓣关闭不全引起的舒张期杂音,患者有发绀。这类患者需与室间隔缺损或动脉导管未闭并发显著肺动脉高压者相鉴别,除超声心动图、右心导管检查、选择性指示剂稀释曲线测定或选择性心血管造影有助于鉴别诊断外,有关患者过去杂音性质的记录很有诊断参考价值。

此外,本病患者特别是在儿童期体征常不明显,需与正常生理情况相鉴别。如仅在胸骨左缘第 2 肋间闻及Ⅱ级吹风样收缩期杂音,伴有第Ⅱ心音分裂或亢进,则在正常儿童中亦常见到,此时如进行 X 线、心电图和超声心动图检查,发现有本病的征象,才可考虑进一步做右心导管检查等。

【并发症】

本病的发展过程中可能并发心房颤动、栓塞,在晚期可发生肺动脉高压与心力衰竭,但并发亚急性感染性心内膜炎者极少。

此外,本病常与其他先天性心脏血管畸形合并存在,常见的为部分性肺静脉畸形引流入右心房。此畸形的合并存在,可加重房间隔缺损的血流动力学改变。

房间隔缺损合并肺动脉瓣狭窄有一定的临床特征,可导致右至左分流,称为法洛三联症。

房间隔缺损二尖瓣狭窄综合征（lutedmbacher 综合征）时,心尖部有舒张期杂音,血流动力学改变亦较单纯的房间隔缺损明显,右心增大更为显著。

此外,还可合并室间隔缺损、动脉导管未闭等。

【治疗】

1.外科手术治疗　本病的主要治疗方法是施行手术修补。总的说来效果良好,危险性不大。但 40 岁以上的患者手术死亡率可高达 5%,术后并发症也多。儿童或少年期手术的死亡率则非常低,加以本病病情是进行性的,因此认为凡 X 线片与心电图上肯定变化,超声心动图和右心导管检查证实在心房部有左至右分流,而分流量达肺循环的 4% 以上,或临床上有明显症状者,均宜施行手术治疗。手术宜在 5～6 岁间施行,以学龄前儿童期进行更为合适,近年更有主张在 2 岁时即行手术,手术愈早愈能避免本病对右心室功能的不良影响。

考虑手术时应注意:

（1）各种类型的房间隔缺损中,第 2 孔未闭型缺损的修补较易,手术危险性很小,手术死亡率低。

（2）第 1 孔未闭型缺损的修补较难,易导致房室束的损伤,且常需同时修补二尖瓣,手术死亡率较高。

（3）有过心力衰竭、肺动脉高压者手术危险性较大。

(4)有显著肺动脉高压者,其肺动脉压等于或高于周围动脉压或已有右至左分流者,不宜手术治疗。

(5)此外,还可考虑经心导管置入补片闭合缺损。

2.内科治疗　不施行手术治疗的患者,可予以内科对症治疗,主要是治疗心力衰竭、心律失常、感染性心内膜炎等并发症。平时则注意休息及预防感染。

【预后】

本病预后随缺损大小而不同,预后一般较好,未经手术治疗的患者平均寿命约为 50 岁左右。第 1 孔未闭型缺损常合并二尖瓣关闭不全,其预后较第 2 孔未闭型缺损差。

(潘　栋)

第二节　室间隔缺损

一、概述

室间隔缺损(VSD)简称室缺,为最常见的先天性心脏畸形,可单独存在,亦可与其他畸形合并发生。占先心病的 30%,约占成活新生儿的 0.3%。由于 VSD 有较高的自然闭合率,故本病约占成人先天性心血管疾病的 10%。女性稍多于男性。

(一)病理解剖

心室间隔由膜部间隔、心室入口部间隔、小梁部间隔和心室出口或漏斗部间隔四部分组成。胎生期室间隔因发育缺陷、生长不正或融合不良而发生缺损。根据缺损所在室间隔的解剖位置分为膜周型、肌部型、肺动脉瓣下型。膜周型又分为膜周偏流入道型、膜周偏小梁型、膜周偏流出道型和膜周融合型。其中以膜周间隔缺损最为常见。其次为出口部间隔缺损,亦可分为嵴内型室缺和肺动脉瓣下型室缺。肌部间隔缺损较少见,约占成人先心病的 1%。VSD直径多呈圆形或椭圆形,直径为 0.1~3.0cm。

(二)病理生理

由于左心室压力高于右心室,因此 VSD 时产生左向右分流。轻症病例,左向右分流量小,肺动脉压正常。缺损>0.5cm,左向右分流量较大,可引起左右心室扩大和并发肺动脉压力增高。当肺动脉压≥体循环压时,出现双向分流或右向左分流,从而引起发绀,形成Eisenmenger综合征。缺损边缘和右心室面向缺损的心内膜可因血流液冲击而增厚,容易引起感染性心内膜炎。

二、临床诊断

(一)临床表现

1.症状　一般与 VSD 大小及分流量多少有关。如缺损直径<0.5cm,左向右的分流量很小,通常无明显的临床症状;缺损大伴分流量大者可有发育障碍、心悸、气促、乏力、咳嗽、易患

呼吸道感染。严重者可发生心力衰竭;显著肺动脉高压发生双向分流或右向左分流者,出现活动后发绀。

2.体征　本病典型体征为胸骨左缘第 3、4 肋间有响亮粗糙的全收缩期杂音,杂音可在心前区广泛传布,在背部及颈部亦可听到。VSD 较大的病例均伴有震颤。左向右分流量>60%肺循环血流量的病例往往在心尖部可闻及功能性舒张期杂音。肺动脉瓣区由于相对性肺动脉瓣关闭不全可出现吹风样舒张期杂音。肺动脉瓣区第 2 音一般亢进或分裂。严重肺动脉高压病例可有肺动脉瓣区关闭振动感,P_2 呈金属音性质。当出现肺动脉高压,左向右分流量减少,原来的杂音可以减弱或消失。

(二)辅助检查

1.X 线检查　缺损小的 VSD,可无明显改变;缺损直径>5mm 者心影可有不同程度增大,一般以右室扩大为主,肺动脉圆椎突出,肺野充血,主动脉结缩小。重度缺损时上述征象明显加重,左右心室、肺动脉圆椎及肺门血管明显扩大;Eisenmenger 综合征时,周围肺纹理反而减少,肺野反见清晰。

2.心电图检查　缺损小者心电图可正常;中度缺损可出现左室高电压和不完全性右侧束支传导阻滞图形。缺损直径>10mm 时可出现左、右心室肥大,右室肥大伴劳损或 V5-6 导联深 Q 波等改变。

3.超声心动图检查　左室、左房、右室均可增大。二维和多普勒超声检查可显示室间隔连续中断。多普勒超声检查可显示经过缺损处的穿隔血流。

4.心导管检查　右心导管检查右室血氧含量>右房 0.9%容积,或右室平均血氧饱和度>右房 4%即可认为心室水平有左向右分流存在。导管尚可测压和测定分流量。如肺动脉压≥体循环压,且周围动脉血氧饱和度低,则提示右向左分流。

5.心血管造影　彩色多普勒超声诊断单纯性室缺的敏感性达 100%,准确性达 98%,故 VSD 一般不需进行造影检查。但如疑及肺动脉狭窄可行选择性右心室造影。如需与主、肺动脉隔缺损相鉴别,可做逆行主动脉造影。对特别疑难病例可行选择性左心室造影,以明确缺损的部位及大小等。

(三)诊断与鉴别诊断

胸骨左缘第 3、4 肋间有响亮而粗糙的全收缩期杂音,X 线与心电图有左室增大等改变,结合无发绀等临床表现首先应当疑及本病。二维和彩色多普勒超声可明确诊断。

室隔缺损应与下列疾病相鉴别。

1.ASD　杂音性质不同于室缺,前节已述。

2.肺动脉瓣狭窄　杂音最响部位在肺动脉瓣区,呈喷射性,P_2 减弱或消失,右室增大,肺血管影变细等。超声心动图检查有助于发现肺动脉瓣异常和经肺动脉口的高速血流。

3.特发性肥厚性主动脉瓣下狭窄　为喷射性收缩期杂音,心电图有 Q 波,超声心动图等检查可协助诊断。

4.其他　VSD 伴主动脉瓣关闭不全需与动脉导管未闭,主、肺动脉隔缺损,主动脉窦瘤破裂等相鉴别。动脉导管未闭一般脉压较大,主动脉结增宽,呈连续性杂音。超声心动图和心血管造影可明确诊断。主、肺动脉隔缺损杂音呈连续性,但位置较低,在肺动脉水平有分流存在,逆行主动脉造影可资区别。主动脉窦瘤破裂有突然发病的病史，杂音以舒张期为主，呈连续性，血管造影和超声心动图检查可明确诊断。

（四）VSD合并畸形

VSD可合并主动脉瓣关闭不全、动脉导管未闭、肺动脉口狭窄、主动脉缩窄等。由于各有其相应的临床表现和体征，通常诊断不难。超声心动图检查和心血管造影可明确诊断。

三、治疗及预后

VSD治疗可分为内科治疗、介入治疗和外科手术。内科治疗主要是应用强心、利尿和抗生素等药物控制心力衰竭、防止感染或纠正贫血等。如肺动脉压＞体动脉压的一半和药物治疗难以控制心力衰竭，宜及早手术矫治室缺。2岁以上儿童凡肺动脉收缩压＞体动脉收缩压的一半，平均肺动脉压＞3.33kPa(25mmHg)，成年患者肺/体血流比(Qp/Qs)＞1.4：1.0，肺循环阻力(PVR)≤800·S^{-1}·cm^{-5}或10 wood units(1 Wood＝8 dynes·S^{-1}·cm^{-5})，均应选择外科手术或介入治疗闭合缺损。年龄＞3岁，体重＞5kg，VSD距主动脉瓣和三尖瓣环2mm以上，缺损直径＞3mm和＜10mm者，经导管封堵治疗的成功率达到97％以上。对有介入治疗适应证的患者介入治疗可以替代外科开胸手术，应作为首选治疗方法。

婴儿期VSD约30％可自然闭合，40％相对缩小，其余30％缺损较大，多无变化。自然闭合的时期多在生后7～12个月，大部分在3岁前闭合，少数3岁以后逐渐闭合。随着缺损的缩小与闭合，杂音减弱以至消失，心电图与X线检查恢复正常。本病的预后与缺损的大小及肺动脉高压有关。缺损小，预后良好。有肺动脉高压者预后较差。持续性肺动脉高压可引起肺血管闭塞，从而伴发Eisenmenger综合征。VSD常见并发症是感染性心内膜炎。个别病例可伴有先天性房室传导阻滞、脑脓肿、脑栓塞等。病程后期多并发心力衰竭。如选择适当时机手术，则预后良好。

（潘 栋）

第三节 动脉导管未闭

【概述】

动脉导管未闭在国外成人中已较少见，多在小儿时期已行手术根治治疗，仅占成人先心病的2％，列属第10位。据有关文献报道我国18岁以上成人先心病中仍占16.7％，占第3位，多见于女性。仍有较多的病例需要进行进一步的诊断及治疗。

动脉导管是以正常的胚胎组织，起源于第六主动脉弓。位于主肺动脉和降主动脉之间。其起源和走行存在很大差异。典型动脉导管未闭位于主肺动脉与左肺动脉分叉处和降主动脉（正好在左锁骨下动脉起源的远端）之间；导管形态有圆锥形即主动脉端宽大而肺动脉端细小、柱形及窗形。

主要病理生理改变为在动脉水平发生左向右分流，肺静脉回流至左心房及左心室的血容量增加,导致左心房及左心室的容量负荷增加,而使得左心室心输出量增加,主动脉收缩压增加;此时有部分血流经未闭的导管分流至肺动脉。当左心室舒张时,主动脉舒张压高于肺动脉舒张压,故部分血液继续由主动脉经导管流向肺动脉,使舒张压降低,脉压差增大,形成周围血管征。

【诊断步骤】

(一)病史采集要点

症状随病变严重程度而不同。轻型者无症状,重的有乏力、劳累后心悸、气喘、胸闷、咳嗽、咯血等。少数有发育不良。部分可发生感染性动脉内膜炎,未经治疗的患者晚期可出现心力衰竭、肺动脉显著高压而有发绀、肺动脉或未闭的动脉导管破裂出血等。

(二)体格检查要点

1.最突出的体征是在胸骨左缘第2肋间有响亮的连续性机器声样杂音,占据几乎整个收缩期与舒张期,在收缩末期最响并伴有震颤。向左上胸及背部传播。个别患者杂音最响位置可能在第1肋间或第3肋间。在婴儿期伴有肺动脉高压或并发充血性心力衰竭者,由于主动脉与肺动脉之间压力阶差发生变化,以致听诊时无此连续性杂音,而只有收缩期杂音或无显著杂音。

2.分流量较大的患者可有心脏浊音界增大。心尖搏动增强,心尖区有舒张期杂音(相对性二尖瓣狭窄),肺动脉瓣区第2心音增强或分裂(但多被杂音所湮没而不易听到),类似主动脉瓣关闭不全的周围循环体征,包括脉压增宽、水冲脉、毛细血管搏动和周围动脉枪击声等。

3.门诊资料分析

(1)心电图检查

常示正常或示左室肥厚,左房扩大。也可出现右房、右室肥厚。

(2)心脏X线检查

可示左心房及左心室增大,主动脉结增宽,肺动脉段凸出,肺充血。

(3)二维彩色多普勒

超声心动图除可显示左心房、左心室和主动脉内径增大外,尚可在主动脉与肺动脉之间于收缩期与舒张期探测到左向右分流的异常血流,测量出导管的大小与形状,确诊率可达99%。故一般不需进行心导管检查及心血管造影术。

4.继续检查项目

(1)心脏导管检查和选择性指示剂稀释曲线测定

右心导管检查的主要发现是肺动脉血氧含量较右心室的血氧含量高,肺血流量增多,肺动脉和右心室压力可能正常或略增高。心导管可能由肺动脉通过未闭的动脉导管进入降主动脉。肺动脉压显著增高者可有双向性或右至左分流,此时动脉血氧含量尤其是下肢动脉血氧含量降低。在未闭动脉导管较细左至右分流量少的患者,氢稀释曲线测定可发现其分流。

(2)选择性心血管造影

选择性主动脉造影可见主动脉弓显影的同时肺动脉也显影。有时还可显示出未闭的动脉导管和动脉导管附着处的主动脉局部漏斗状膨出,有时也可见近段的升主动脉和主动脉弓扩张而远段的主动脉管径较细。

【诊断对策】

（一）诊断要点

根据典型的杂音、X 线、心电图和超声心动图改变，一般可做出诊断；右心导管检查等可以进一步确诊。

（二）鉴别诊断要点

1.先天性主动脉-肺动脉间隔缺损：为胎儿期主动脉隔发育不全，使主动脉-肺动脉间隔处留有缺损所致。其临床表现类似大的动脉导管未闭，鉴别诊断极为困难。连续性机器声样杂音更响，位置较低(低-肋间)可作为鉴别诊断的参考，但并不很可靠。比较可靠的鉴别诊断方法是右心导管检查时心导管由肺动脉进入主动脉的升部。二维超声心动图见肺总动脉和主动脉均增宽，其间有缺损沟通，也有助于诊断。如发生肺动脉显著高压出现右至左分流而有发绀时，其上、下肢动脉的血氧含量相等。这点与动脉导管未闭也不相同。

2.主动脉窦动脉瘤破入右心：由先天性畸形、梅毒或感染性心内膜炎等原因所产生的主动脉窦部动脉瘤。可侵蚀并穿破至肺动脉、右心房或右心室。从而引起左至右的分流。其连续性机器声样杂音与动脉导管未闭极相类似。但位置常低 1～2 个肋间。本病多有突然发病的病史，如突然心悸、胸痛、胸闷或胸部不适、感觉左胸出现震颤等，随后有右心衰竭的表现，可助诊断。

3.室上嵴上型心室间隔缺损伴有主动脉瓣关闭不全。

4.其他凡足以在左前胸部引起类似连续性机器声样杂音的情况，如冠状动静脉瘘、左上叶肺动静脉瘘、左前胸壁的动静脉瘘、左颈根部的颈静脉营营音等，也要注意鉴别。

（三）临床类型

未闭的动脉导管按形态分为管形、窗形和漏斗形 3 种类型，其长度从 2～30mm 不等。直径 5～10mm 不等，窗形者则几乎没有长度，漏斗形者肺动脉端较窄。本病可与其他先天性心脏血管病合并存在，常见的是主动脉缩窄、大血管错位、肺动脉口狭窄、心房间隔或心室间隔缺损等。

分流量大小与导管粗细及主、肺动脉压差有关。在无并发症的动脉导管未闭，由于主动脉压高于肺动脉压，故不论在心脏收缩期或舒张期中，血液的分流均由左至右，即由主动脉连续地流入肺动脉，于是肺循环接受右室和主动脉两处的血流，使肺血流量增多，并常达体循环血流量的 2～4 倍，使肺动脉及其分支扩大，回流至左心房和左心室的血液亦相应增加，使左心室的负荷加重，左心室增大。由于在心脏舒张期中，主动脉血液仍分流入肺动脉，故周围动脉舒张压下降，脉压增宽。

【治疗对策】

（一）治疗原则

动脉导管未闭均应结扎或闭合。

（二）治疗计划

手术结扎或切断未闭的动脉导管，是传统根治本病的方法。未闭动脉导管被结扎后，约有 10％ 的患者可重新畅通，故现多用切断缝合的方法。在目前的条件下，本病手术治疗的危险性很小，手术死亡率接近于 0％，故多数意见认为：除非患者年龄已超过 50 岁，凡已确诊的动脉导管未闭均应早期手术治疗。有心力衰竭或感染性动脉内膜炎的,在两者得到控制后亦可施行手术。显著肺动脉高压出现右向左分流有发绀时,手术治疗对患者已无多大帮助,一般不主张手术治疗。

通过经皮导管封堵术将封堵器送到未闭动脉导管处并使之闭塞,能封堵绝大多数患者的未闭动脉导管,目前已成为第一线的治疗措施。

(三)治疗方案的选择

手术结扎动脉导管未闭的危险性成人远比儿童要大得多,成人动脉导管随着年龄的增加,动脉导管可以发生硬化或钙化而导致管壁变脆,顺应性降低可引起大出血而危及生命。合并有肺动脉高压则术后效果欠佳。应用 Amplatzer 动脉导管未闭封堵装置,尤其是改良型的 Amplatzer 动脉导管未闭封堵装置闭合未闭的动脉导管取得了非常好的临床效果,具有并发症少、住院时间短等优点。对于成人动脉导管未闭介入性治疗不失为最佳选择,值得在临床中推广、应用,但也要结合患者的实际情况,它的主要禁忌证为:①患者合并须行手术矫正的其他心血管畸形;②严重肺动脉高压并已导致右向左分流;③封堵术前 1 个月内患有严重感染;④下腔静脉或(和)盆腔静脉血栓形成导致完全梗阻;⑤超声心动图证实右心腔内血栓形成;⑥患儿的体重≤4kg。

20 年前由 Porstman 所开展的经导管塞子堵塞法,开展范围较广,闭合率在成人可达 95%,但合并症较多。近几年来采用了 Rashkind 双伞法堵塞术,减少了合并症。Sideris 应用纽扣法堵塞动脉导管,合并症少,可应用于各种类型及大小的动脉导管,在成人及 1 岁以上小儿均取得成功。最近应用弹簧圈法堵塞动脉导管简便安全,得到了较普遍推广。

(王守东)

第四节　肺动脉狭窄

肺动脉狭窄系单纯动脉口狭窄,本病较常见,男女性别比例无显著差异。

"单纯肺动脉口狭窄"是与法洛四联症相对而言,在后者肺动脉口狭窄是其主要构成部分,同时有心室外间隔缺损、主动脉骑跨及右心室肥大。前者则是指心室外间隔无缺损,包括以肺动脉口狭窄为唯一畸形的先天性心脏血管病以及伴有房间隔缺损或卵圆孔未闭的肺动脉口狭窄患者(无右至左分流时)。后两者如肺动脉口狭窄严重,可使右心房压力增高,引起右至左分流而出现发绀,则被称为法洛三联症。

【病理生理】

肺动脉口狭窄包括:瓣膜型,即肺动脉膜瓣狭窄,最多见,占 70%～80%;瓣下狭窄,即右心室漏斗部狭窄,较少见;瓣上狭窄,即肺动脉及其分支的狭窄,更少见。

瓣膜型的肺动脉口狭窄,三个瓣叶融合成一圆锥形的结构,中心留有小孔,其直径常只有 2～4mm。整个肺动脉瓣环可能亦变狭窄,部分患者瓣环只有两叶。

瓣下狭窄可位于右心室流出道的上部、中部或下部。解剖变化可能为肌肉型,即整个漏斗部肌肉增厚,形成长而狭窄的通道;亦可能为隔膜型,在漏斗部形成一局部的纤维性隔膜,呈现环状狭窄,将整个漏斗部或漏斗部的一部分与右心室隔开,造成所谓第3心室。肌肉型的狭窄如未累及整个流出道亦可形成第3心室。

肺总动脉的狭窄可累及肺总动脉的一部分或全部,亦可伸展到在左、右两分支处,有时亦称肺动脉缩窄。在狭窄后部的肺动脉壁常较薄并扩张,称为狭窄后扩张,常见于瓣膜型的肺动脉口狭窄。扩张的原因可能由于肺动脉本身发育也有缺陷以及来自右心室的血流通过狭窄的瓣膜孔冲击肺动脉所致。

肺动脉口狭窄愈严重,右心室外的向心性肥厚愈显著,右心室室壁厚度有时甚至超过左心室。瓣膜型肺动脉口狭窄患者,漏斗部可有继发性的心肌肥厚,三尖瓣可有纤维性增厚,右心房可扩大,右心衰竭时则右心室扩大。

肺动脉瓣口面积较正常减少60%时即可出现血流动力学改变,这时右心室排血受阻,因而右心室左力增高,而肺动脉的压力则减低或尚正常。两者的收缩压差为1.33kPa(10mmHg)以上,可能达到20~32kPa(150~240mmHg)。长时间的右心室收缩负荷增加引起右心室外的肥厚,但心脏的排血量尚能维持。最后右心室衰竭时,心脏排血量降低,右心室扩大,右心房与周围静脉血压升高。肺总动脉及其分支狭窄时,狭窄远段的肺动脉压力降低而近段的肺动脉压力则增高。

【诊断要点】

1.临床表现

(1)症状:轻度狭窄可无症状,重度狭窄的劳累后可出现呼吸困难、心悸、气喘、咳嗽、乏力以及胸闷,偶有胸痛或晕厥。伴有房间隔缺损的患者,可能出现发绀与杵状指(趾),但多在婴幼儿期以后才出现。患者较易有肺部感染(包括肺结核)。后期可能右心衰竭症状,偶可并发感染性心内膜炎。

(2)体征:狭窄程度轻者对生长发育无影响,严重者发育较差,体格瘦小。肺总动脉及其分支狭窄的患者常伴有一些遗传性疾病的表现。

心脏浊音区的扩大多不显著。不同部位狭窄其杂音表现不同。

1)瓣膜狭窄者听诊在胸骨左缘第2肋间有响亮而粗糙的吹风样喷射型收缩期杂音,其响度在2~5/6级之间,有时在第1与第3肋间亦有同样响度,多数伴有震颤,杂音常向左锁骨下区、左颈根部及背部传导。

2)漏斗部狭窄者,杂音最响处多在第3、4甚至第5肋间。

3)肺总动脉及其分支狭窄患者杂音可在肺动脉瓣区或向两侧腋部与背部传导,出现较晚,因而将第2音掩盖,有时杂音还呈连续性。吸入亚硝酸异戊酯或下蹲后杂音均可增强。肺动脉瓣区第2音分裂,肺动脉瓣成分多减轻甚至听不到。

4)部分患者在肺动脉瓣区可听到收缩喷射音(收缩早期喀喇音)。此音出现在收缩期杂音之前,第1心音之后,为一短促而高亢的声音。此音可能由于右心室排血时引起扩大的肺动脉的突然振动所致,多见于轻度或中度瓣膜狭窄的患者,漏斗部或肺总动脉狭窄的患者则无此音。

5)重度狭窄患者胸骨左缘可能听到第4音,个别患者可在肺动脉瓣区闻及由肺动脉关闭不全引起的舒张期杂音。

严重狭窄患者可以有右心室增大体征,心前区可有抬举样搏动。伴有房间隔缺损而有右至左分流患者,可有发绀和杵状指、杵状趾。

2.特殊检查

(1)超声心动图:超声心动图示右心室增大,前壁增厚、室间隔增厚并常与左心室后壁呈同向运动,右心房可增大。

瓣膜狭窄的患者,M 型超声心动图示瓣膜的回声 a 波加深,平均值可达 10.5mm,b 点下移。切面超声心动示瓣膜增厚向肺动脉方向呈圆顶状凸出,肺动脉总干扩张,右心室流出道增宽。

漏斗部狭窄患者,M 型超声心动图示收缩期瓣膜呈现高频扑动。切面超声心动图示右心室流出道狭窄。超声造影可见造影剂在右心室流出道附近盘旋,一旦通过肺动脉瓣后即很快消失。

多普勒超声心动图有助于估计瓣口前的压力差。

(2)X 线:轻型瓣膜狭窄的患者,心肺 X 线征可能正常。中、重型患者的 X 线改变有:肺血管影细小以致肺野异常清晰,肺总动脉段明显凸出,其凸出程度与肺动脉瓣狭窄程度成正比,有时甚至如瘤状,搏动明显,但肺门血管搏动减弱,半数患者则有左肺门血管影增大,右心室增大,心影呈葫芦形。

漏斗部和肺总动脉及其分支狭窄患者,则肺总动脉多不扩张,且偶有凹下。

伴有房间隔缺损或右心室压力显著增高者,右心房可有增大。有第 3 心室的患者,右心室流出道扩张,可在左心室的左缘上部形成向左凸出的阴影。

(3)心电图:本病心电图变化与病变程度、病程长短以及在心室内压力变化有关,随心室内压力的高低而轻重不一,可以是正常心电图,不完全性右束支阻滞、右心室肥大伴心前区广泛性 T 波倒置。部分患者 P 波增高,示右心房增大。心电轴不同程度右偏。

(4)磁共振和 X 线计算机断层显像(CT).:矢面断层显像可显示肺动脉瓣环和右心室漏斗部不同水平的狭窄情况。

(5)心导管检查:右心导管检查发现右心室压力增高,肺动脉压力正常或降低。右心室与肺动脉之间有明显的收缩期压力阶差,如压力阶差超过 1.33kPa(10mmHg),即可认为有肺动脉口狭窄,阶差在 5.33kPa(40mmHg)以下为轻度狭窄,5.33～13.3kPa(40～100mmHg)为中度狭窄,而 13.3kPa(100mmHg)以上则为重度狭窄。根据 Gorlin 的公式可以推算出瓣膜口的面积。肺总动脉及其分支狭窄者,狭窄的近段肺动脉呈现高压,而远段则压力降低。

将心导管由肺动脉撤至右心室进行连续测压时,可以判别瓣口狭窄的类型。

1)瓣膜狭窄患者,心导管由肺动脉撤至右心室时,收缩压突然升高而舒张压则降低,显示出肺动脉与右心室两种不同的压力曲线。

2)右心室漏斗部狭窄时,心导管顶端经过漏斗部时,可记录出一种收缩压与肺动脉压相等,而舒张压与右心室舒张压相等的压力曲线。

3)合并瓣膜及漏斗部狭窄时,漏斗部压力曲线的收缩压高于肺动脉收缩压,而舒张压等于右心室舒张压,右心室的收缩压则又高于漏斗部的收缩压,右心室的压力曲线除增高外,还呈现顶峰较尖、上升支与下降支对称,类似等腰三角形。

无房间隔缺损的患者,血氧含量无异常改变。有房间隔缺损时,右心房血氧含量增高,但当右心房压力增高而出现右至左分流时,则动脉血氧含量降低。

通过右心导管进行选择性右心室造影显示瓣膜狭窄者造影剂受阻于肺动脉瓣处,在心室收缩期,瓣膜融合如天幕状,凸出于肺动脉内,瓣口如鱼口状,造影剂由此孔喷出如狭条状,然后呈现扇状散开。漏斗部狭窄者则见右心室流出道狭长,如管道或有局限性肥厚与瓣膜间形成第3心室。肺总动脉及其分支狭窄者,可见肺总动脉及其分支的局部狭窄。

综上所述,本病的体征、X线、心电图、超声心动图变化和磁共振显像有一定的特征性,足以为诊断的依据。右心导管检查可以确诊并帮助判断狭窄类型和程度。选择性心血管造影有助于了解肺动脉、肺动脉瓣和右心室漏斗部的情况。

【鉴别诊断】

1.房间隔缺损   房间隔缺损者肺动脉瓣区第2心音亢进,并呈固定分裂,X线示肺主动脉充血,超声心动图显示心房间隔部回声缺失,右心导管检查显示在心房水平有左至右分流。选择性心血管造影未显示肺动脉瓣病变等可资鉴别。但必须注意,房间隔缺损左至右分流量较大时,右心室的排血量增大,可造成相对性的肺动脉口狭窄,右心室与肺动脉间出现收缩期压力差。此外,房间隔缺损可和肺动脉口狭窄并存。

2.先天性原发性肺动脉扩张   本病的临床表现及心电图变化与轻型的肺动脉瓣膜狭窄甚相类似。但右心导管检查未能发现右心室与肺动脉的收缩期压力阶差或其他压力异常,同时又无分流存在,而X线示肺动脉总干凸出,有助本病诊断。

3.法洛四联症   是指法洛三联症与法洛四联症鉴别,前者幼儿期才出现发绀,而后者出生时即有发绀;前者肺动脉瓣区收缩期杂音多甚响;后者X线示肺动脉总干不凸出等有助鉴别。右心导管检查和选择性右心造影可确诊。

肺动脉分支狭窄的患者,近端肺动脉压力增高,应注意与肺动脉高压鉴别。

【并发症】

重度狭窄的患者,可发生右心衰竭而死亡。本病尚可并发肺结核,偶可发生感染性心内膜炎。

【治疗】

1.外科手术治疗   外科手术治疗为本病主要治疗方法,疗效肯定。主要是手术切开狭窄的瓣膜,切除漏斗部的肥厚部分,切开瓣环或狭窄的肺动脉段补以心包或涤纶片。

手术指征:

(1)患者有明显症状。

(2)心电图或X线示显著右心室肥大。

(3)静息时右心室与肺动脉间的收缩压阶差在5.33kPa(40mmHg)以上。手术以儿童期施行为佳。症状显著、发生右心衰竭者,则应在婴儿期手术。

手术方法为两大类:一类是经右心室用器械进行盲视切开或切除,其疗效较难保证。另一类是在低温麻醉或体外循环下直视切开或切除。肺动脉瓣膜狭窄,一般以在低温麻醉下直视切开瓣膜为宜。但狭窄严重右心室压力升高的患者则在体外循环条件下手术为宜,这还有利于同时矫正伴随存在的其他畸形,其手术死亡率低。瓣膜狭窄患者手术切开后可能发生关闭不全,但多不严重。

2.内科治疗　近年有采用带球囊心导管扩张肺动脉瓣膜狭窄的方法。将带球囊心导管经皮穿刺法置入肺动脉,使球囊位于狭窄的瓣口,反复向球囊内注入 $304\sim608kPa$ 压力的液体造影剂使球囊扩张,每次 5 秒左右,直到瓣口扩张。本法可免除开胸手术,其近期效果显示是很有前途的方法。

对于不施行手术治疗的患者,还应注意预防感染性心内膜炎和心力衰竭的发生。

【预后】

本病的预后随狭窄的严重程度而不同,轻、中度的预后较好。

（王守东）

第五节　法洛四联症

【概述】

法洛四联症是幼儿后期紫钳的最常见原因,4 种相关畸形的严重程度各不相同,包括:大的室间隔缺损;主动脉骑跨左室、右室;不同程度的右室流出道梗阻,可发生于瓣上、瓣膜、瓣下或出现于肺循环;右室肥厚。其他畸形包括房缺(10%,所谓的法洛五联症)、右位主动脉弓(25%)和冠状动脉异常(10%)。

【诊断步骤】

(一)病史采集要点

未矫正的法洛四联症的儿童患者表现出紫钳和缺氧的发作症状,特点为呼吸急促、紫绀加重、蹲踞,继而意识丧失甚至猝死,成年法洛四联症的典型表现为呼吸困难且常合并红细胞增多症、脑栓塞、心内膜炎。

(二)体格检查要点

体格检查可发现严重紫绀及杵状指;脉搏正常,可有抬举性右室搏动,S_1 正常,但 S_2 缺少肺动脉瓣成分;由于血流经过狭窄的右室流出道,在胸骨缘较低位置可闻及收缩期喷射性杂音常伴随震颤。

(三)门诊资料分析

1.血常规检查

红细胞计数、血红蛋白含量和血细胞比容均显著增高。

2.心电图检查

表现为电轴右偏及右室肥厚。

3.胸部 X 线检查

典型的"靴形心"。

4.超声心动图检查

可确诊。见主动脉根部扩大,其位置前移并骑跨在心室间隔上,主动脉前壁与心室间隔的连续性中断,该处室间隔回声失落,而主动脉后壁与二尖瓣则保持连续,右心室肥厚,其流出道、肺动脉瓣或肺动脉内径狭窄。超声造影法还可显示右心室到主动脉的右至左分流。

(四)继续检查项目

1.磁共振断层显像

显示扩大的升主动脉骑跨于心室间隔上,而心房间隔有缺损,肺动脉总干小,右心室漏斗部狭窄,肺动脉瓣环亦可见狭窄。

2.心脏导管检查

右心导管检查可有下列发现:肺动脉口狭窄引起的右心室与肺动脉间收缩压阶差;可能由右心室直接进入主动脉;动脉血氧饱和度降低至89%以下,说明有右向左分流,如同时有通过室间隔缺损的左至右分流,则右心室的血氧含量高于右心房;室间隔缺损较大而主动脉右位较明显的患者,主动脉、左心室与右心室的收缩压相等。

3.选择性指示剂稀释曲线测定

通过右心导管分别向右心房、右心室和肺动脉注射指示剂,在周围动脉记录指示剂稀释曲线,可见在右心室及其上游心腔注入指示剂时记录到出现右至左分流曲线,而在肺总动肺及其下游诸如指示剂时则记录到正常曲线,从而定出右至左分流的部位。

4.选择性心血管造影

通过右心导管向右心室注射造影剂,可见:主动脉与肺动脉同时显影,并可了解肺动脉口狭窄所属类型。此外,还有可能见到造影剂从室间隔缺损进入左心壁。

【诊断对策】

(一)诊断要点

本病临床表型较具特征性,一般不难诊断。

(二)鉴别诊断要点

1.肺动脉口狭窄合并心房间隔缺损伴有右至左分流(法洛三联症)

本病发绀出现较晚。胸骨左缘第2肋间的收缩期杂音较响,占时较长,肺动脉瓣区第1心音减轻、分裂。X线片上见心脏阴影增大较显著,肺动脉总干弧明显凸出。心电图、右心导管、选择性指示剂稀释曲线以及选择性心血管造影均有助于鉴别。

2.艾森曼合综合征

发绀出现晚;肺动脉瓣区有收缩喷射音和收缩期吹风样杂音,第1心音亢进并可分裂,可有吹风样舒张期杂音;X线检查可见肺动脉总干弧明显凸出,肺门血管影粗大,肺野血管影细小;右心导管检查发现肺动脉显著高压等。

(三)临床类型

1.轻型(无紫绀型)

紫绀轻微或没有。紫绀、心脏形态同典型的法洛四联症差别较大。

2.典型(常见型)

3.重症型

肺动脉口高度狭窄或闭锁、室间隔缺损较大,几乎全部是右向左的分流。

【治疗对策】

(一)治疗原则

目前法洛四联症的治疗是做修复缺损、闭合室缺、修复右室流出道梗阻的外科矫正手术,通常在儿童早期一步完成,手术死亡率很低。

(二)治疗计划

有法洛四联症病史的所有患者术前需抗生素预防性治疗。术后晚期并发症为心律失常,故所有术后和有心律失常症状的患者均应进行 Holter 监护。特别是房颤、房扑,出现频率高且耐受性差。肺动脉瓣反流和再次出现右室流出道梗阻是另外的晚期并发症。

(三)治疗方案的选择

在开展矫正手术以前,法洛四联症患者施行 3 种姑息手术之一进行治疗,目的是增加肺血流。Waterson 术最先开展,是在升主动脉和右肺动脉之间进行侧侧吻合。Pott 氏术或称降主动脉和左肺动脉侧侧吻合术也是有效的,Blalock-Taussing 术是在锁骨下动脉和左肺动脉之间实施吻合。这一系列术式帮助缓解症状,但最终的肺动脉高压、肺血管床扭曲和心衰使情况更复杂。目前几乎所有行法洛四联症修复术的成人在最后矫形术前均施行了一种姑息术。

【预后评估】

本病预后差,多数患者在 20 岁以前死亡。死亡原因包括心力衰竭、脑血管意外、感染性心内膜炎、肺脓肿、肺部感染等。

(程玉臻)

第六节 三尖瓣下移畸形

先天性三尖瓣下移畸形多称之为埃勒斯坦畸形,虽在先天性心脏病中属少见,但因大多可活至成年故在成人先心病中并不太少见。

本病的主要病变为三尖瓣瓣叶及其附着部位的异常,前瓣叶大多附着于瓣环的正常部位,但增大延长,而隔瓣叶和后瓣叶发育不良且附着部位不在瓣环位置而下移至右心室心尖部,伴有三尖瓣关闭不全,且右心室被下移的三尖瓣分隔为较小的功能性右室(肌部及流出道)及房化的右室,与原有的右房共同构成一大心腔。这类畸形几乎均合并卵圆孔未闭或房间隔缺损。部分患者存在右侧房室旁路。病理生理主要为三尖瓣关闭不全的病理生理变化,右房压增高。如同时有房间隔缺损,可能导致右向左分流而有紫绀。

【诊断标准】

1.临床表现

患者自觉症状轻重不一,根据三尖瓣反流程度不一,右心室负荷能力的差别及有无右至左分流等,可有心悸、气喘、乏力、头晕和右心衰竭等。约 80% 患者有紫绀,有 20% 患者有阵发性房室折返性心动过速病史。最突出的体征是心界明显增大,心前区搏动微弱。心脏听诊可闻及四音心律,系各瓣膜关闭不同步形成心音分裂及心房附加音构成。胸骨左缘下端可闻及三尖瓣关闭不全的全收缩期杂音,颈动脉扩张性搏动及肝脏肿大伴扩张性搏动均可出现。

2.辅助检查

(1)心电图:常有Ⅰ度房室传导阻滞、P波高尖、右束支传导阻滞。约25%有预激综合征(右侧房室旁路)图形。

(2)X线检查:球形巨大心影为其特征,以右心房增大为主,有紫绀的患者肺血管影减少。

(3)超声心动图:具有重大诊断价值,可见到下移的瓣膜、巨大右房、房化右室及相对甚小的功能性右室、缺损的房间隔亦可显现。

(4)拟行手术治疗者宜行右心导管检查以查明分流情况及有无其他合并畸形,检查过程中易发生心律失常应特别慎重。

3.鉴别诊断

有紫绀者应与其他紫绀型先天性心脏病及三尖瓣闭锁鉴别;无紫绀者应与扩张型心肌病和心包积液鉴别。

【治疗原则】

症状轻微者可暂不手术随访观察,心脏明显增大,症状较重者应行手术治疗,包括三尖瓣成形或置换、房化的心室折叠、关闭房间隔缺损及切断房室旁路。

(程玉臻)

第七节　完全性大血管转位

完全性大动脉转位指主动脉起源于右心室而位于肺动脉之前,肺动脉起源于左心室而位于主动脉之后,是引起婴儿死亡的常见发绀型先心病。如主动脉与肺动脉错位并有其中一血管骑跨于左右心室之间,称为不完全性大血管转位。

【病因】

在胎儿第2个月,动脉球与动脉干的分段缺陷及转位异常,引起主动脉与肺动脉错位。

【病理】

主动脉与肺动脉倒位,主动脉自右心室发出,而肺动脉自左心室发出,主动脉位于肺动脉的右前方,合并室间隔缺损、房间隔缺损、动脉导管未闭等畸形。肺静脉仍与左心房相通,而冠状动脉仍起源于主动脉,常有冠脉先天性畸形。由于体循环血流为非氧合的血,肺循环血液为氧合血,体肺循环间必须有异常通路沟通患者才能生存。通常以支气管动脉、未闭动脉导管和室间隔缺孔作为体肺循环通路,让主动脉或右心室血流流向肺循环,而房间隔缺孔则作为肺体循环通路,让部分肺静脉血流经左房而注入右房,维持动脉血氧含量于生存水平。

【诊断要点】

1.临床表现

(1)症状:出生后出现发绀、吸乳困难、气喘、咳嗽。严重者数月内发生心力衰竭而死亡。

(2)体征:严重发绀,生长发育慢,心脏明显扩大,胸骨左缘2～4肋间常可闻及粗糙的收缩期杂音(为室间隔缺损所致)及奔马律。伴有动脉导管未闭者,下半身发绀比上半身轻,有杵状指、趾。

2.特殊检查

(1)心电图:常有右心室及右心房肥大,或有左心室肥大。

(2)X线检查:左右心室和右心房增大,在正位片上心脏影像呈斜置蛋形,其尖端位于左下方。主动脉影变小,肺动脉段平直或凹陷,侧位见升主动脉向前移位,肺血管纹理增多。

(3)超声心动图:主动脉位于肺动脉右前方,主动脉起自右心室,肺动脉起自左心室,常有房间隔缺损、室间隔缺损、动脉导管未闭等。多普勒超声检查可探明血流异常流向与流量等。

(4)心导管检查:右心导管检查可经右房、右室而进入升主动脉,发现右房压升高、右室压明显升高,其收缩压为主动脉收缩压。导管易于经房间隔缺孔而入左心房,经室间隔缺孔而入左心室及肺动脉。血气分析表明右侧心腔及主动脉血氧含量明显低于左侧心腔和肺动脉血氧含量。选择性右室造影(左侧位)可见右室和主动脉同时显影,右心室肥厚,主动脉位于前方,肺动脉延迟显影于后方。

根据出生后显著发绀、气促心力衰竭表现,X线检查示心脏扩大呈斜置蛋形、肺血管纹理增多,超声心动图典型改变等,即可确诊。

【鉴别诊断】

本病需与法洛四联症、右室双出口伴肺动脉口狭窄、永存动脉干鉴别。

1.右室双出口伴肺动脉口狭窄　临床表现难于鉴别,特殊检查有助于鉴别。

(1)心电图常有完全性右束支传导阻滞及一度房室传导阻滞。

(2)超声心动图示右心室肥厚、主动脉和肺动脉起自右心室、室间隔缺损、肺动脉口狭窄等。

(3)右心室造影可确立诊断。

2.永存动脉干

(1)发绀于出生后出现,但相对较轻。

(2)胸片示单一粗大的动脉干,双侧心室肥大,而非呈斜置蛋形。

(3)超声心动图可见扩张的动脉干骑跨于左右心室之间。心室造影可确立诊断。

【治疗】

1.手术治疗　一旦确诊,主张早期进行外科根治术,须根据患儿年龄和畸形情况决定手术方式,如大动脉复位术、心房内改道术等。

2.介入治疗　发绀严重的新生儿,可在X线透视下行经皮房间隔穿刺与球囊导管房间隔造孔术,使球囊扩张至14～18mm,心房间压差小于0.27kPa(2mmHg),动脉血氧饱和度达到70%以上。这样使根治术可推迟半年左右时间。

【预后】

该病预后极差,约80%死于出生后1个月内,90%死于1岁之内,只有伴室间隔大缺损和房间隔大缺损者及中等度肺动脉狭窄者可存活到青少年时期。

【随诊】

外科手术后根据恢复情况决定随诊安排。

(杜伟远)

第八节　肺静脉畸形引流

肺静脉畸形引流是指肺静脉不进入左心房而引流入体循环的静脉系统，它可能作为一种单独的心脏血管畸形出现，亦可合并其他畸形。畸形上流的肺静脉可能为全部或仅部分肺静脉，以后者多见。在上海和北京统计的 1085 例先天性心脏血管病中占 11 例。

【病理生理】

部分肺静脉畸形引流有多种类型：

1.右上和中叶肺静脉引流入上腔静脉，常伴有高位房间隔缺损。

2.所有右肺静脉引流入右心房，常伴有多脾病。

3.所有右肺静脉在膈肌水平上下引流入下腔静脉。

4.左肺静脉引流入畸形左上腔静脉，后者引流入左头臂静脉。

肺静脉血流入右心房，肺血流量增多，可发生肺动脉高压。

【诊断要点】

1.症状与体征　部分性肺静脉畸形引流的患者多数合并房间隔缺损，而房间隔缺损的患者约 15％合并本畸形。仅 1 根肺静脉畸形引流时，约 20％的肺静脉血分流到右心房或腔静脉，不引起明显的血流动力学改变，一般无症状。两根以上肺静脉畸形引流，使 65％的肺静脉血分流到右侧心脏时，可引起类似房间隔缺损的血流动力学改变，其临床表现与房间隔缺损也相同，但如心房间隔无缺损，则体征中肺动脉区第 2 心音分裂不呈固定性，而随呼吸变动。

2.特殊检查

(1)X 线显影和房间隔缺损相似，但有时可见扩张的上腔静脉、奇静脉或左上腔静脉的阴影。

(2)超声心动图：可正常或有右心室增大，心房间隔可无回声失落。

(3)心电图：可正常或与房间隔缺损相似。

(4)心导管检查：其结果与房间隔缺损相似，心导管可从右心房或腔静脉进入畸形引流的肺静脉而达肺野。选择性肺动脉造影，向有畸形引流肺静脉一侧的肺动脉注入造影剂后，可显影该侧肺静脉的畸形引流情况。

综上所述，肺静脉畸形引流的诊断主要依靠右心导管检查的发现，必要时可行选择肺动脉造影，X 线检查可提供一定帮助。

【鉴别诊断】

主要与房间隔缺损鉴别，但有时两者鉴别几乎不可能，详见"房间隔缺损"。

部分性肺静脉畸形引流合并房间隔缺损者，其临床表现和各项检查结果与房间隔缺损较大的患者相似，可通过右心导管检查加以鉴别。

【并发症】

与房间隔缺损相似。

【治疗】

治疗方法是手术将畸形引流的肺静脉改道,使其能回流到左心房。手术需在体外循环下进行。以在学龄前后手术为宜。

手术方法随畸形肺静脉引流的部位而不同。部分肺静脉畸形引流的手术适应征和房间隔缺损相同,右侧肺静脉畸形引流入右心房同时有房间隔缺损的患者,可在直视修补房间隔缺损时,将有畸形引流肺静脉开口的右心房壁转缝合于左心房侧,则一次手术可同时解决两种畸形。

【预后】

同房间隔缺损。

（杜伟远）

第九节　原发性肺动脉高压

原发性肺动脉高压系指原因不明的肺小动脉增生所致的闭塞性肺动脉高压,肺动脉收缩压小于 4kPa(30mmHg),平均压大于 3.33kPa(25mmHg),而无肺、胸廓、心脏疾病和肺动脉梗死病变。

【病因】

病因不明,可能与自身免疫功能紊乱、肺小动脉对交感神经递质高敏、肺小动脉栓塞、口服避孕药和先天性遗传因素等有关。

【病理】

主要为肌型肺小动脉($100\sim1000\mu m$)中层和内膜层增生,中层平滑肌增生肥厚和纤维素性坏死,细小动脉($<80\mu m$)肌化,肺小动脉内膜普遍增厚,使管径缩小,肺小动脉阻力升高,肺动脉及其主要分支扩张和中层增厚,右心衰竭后出现右房扩大、三尖瓣关闭不全改变。

【诊断要点】

1.临床表现

(1)症状:以劳力性呼吸困难、夜间端坐呼吸最为常见,其次为乏力、肢冷、胸骨后疼痛、晕厥等。晚期出现右心衰竭。

(2)体征:心界向左扩大,右室抬举性搏动,P_2亢进和分裂,肺动脉瓣听诊区有收缩期喷射音及舒张期杂音,三尖瓣听诊区有收缩期杂音,且这些杂音于吸气相增强,呼气相减弱。晚期有充血性右心衰竭体征。

2.实验室检查

血气分析:呼吸困难较重者有血氧分压下降和二氧化碳分压下降。

3.特殊检查

(1)心电图:显著右心室肥大改变。

(2)X线检查:肺动脉段明显凸出,左右肺动脉明显粗大,外周肺动脉细小,呈"残根样"改变。主动脉结常变小。右心室和右心房扩大。

(3)超声心动图:仅有右心室肥大、右心房扩大、肺动脉扩张改变,无其他心脏血管畸形。

(4)右心导管检查:主要为右心室和肺动脉压异常升高,心力衰竭时右室舒张末期压升高。肺动脉造影有一定的危险性,特别是右心衰竭者。采用低渗、非离子造影剂行选择性或亚选择性肺动脉造影,可降低危险性。

根据典型临床表现、X线及超声心动图检查结果、心导管测定肺动脉平均压大于 3.33kPa(25mmHg)或收缩压大于 4kPa(30mmHg),并排除继发性肺动脉高压后方可确诊。

【鉴别诊断】

主要与继发性肺动脉高压进行鉴别,鉴别要点:

1.继发性肺动脉高压有肺实性病变、严重胸廓畸形、肺静脉栓塞、先天性心脏血管畸形的症状和体征及诊疗病史。

2.胸部 X 线平片、超声心动图、肺灌注显像、肺功能测定有助于确诊继发性肺动脉高压的原发疾病。

3.心导管及肺动脉造影有助于两者的鉴别。

【治疗】

1.一般治疗　去除可能有关的相关因素,适当休息,呼吸困难时吸氧。

2.药物治疗

(1)血管扩张剂:可选择前列腺素 E_1、转化酶抑制剂、钙拮抗剂、硝酸酯制剂。行心导管检查时可从肺动脉内注入前列腺素 E_1、前列环素、乙酰胆碱、腺苷等短效血管扩张剂,并测试药物作用效果。

(2)抗凝剂:可常规给予华法林抗凝治疗,防止血栓形成。抗凝剂可提高生存率。

(3)右心衰竭治疗:可根据病情适当选择血管扩张剂和利尿剂,但应维持适当的右室前负荷。可应用强心剂,但其疗效尚难于估价。

3.手术治疗　药物治疗无效者,可行一侧或双侧肺移植术,极严重心衰者行心肺联合移植术。

【预后】

原发性肺动脉高压约 2/3 死于右心衰,部分死于心律失常、肺炎。多数生存期超过 10 年,少数超过 20 年,极少数和可自行好转。平均肺动脉压≥11.33kPa(85mmHg)者平均生存 12个月,小于 7.33kPa(55mmHg)者平均生存 48 个月,Ⅰ、Ⅱ级心功能者平均生存 59 个月,Ⅲ、Ⅳ平均生存 6～30 个月,心脏指数小于 2L/(min·m²)者平均生存期约 17 个月。

(杜伟远)

第十节　主动脉缩窄

主动脉缩窄为较常见的先天性动脉血管畸形,临床上易被忽略。在上海和北京统计的1085例先天性心脏血管病中占2.2%,在小儿病例中所占的比例更高,男女比例为4~5：1。

主动脉缩窄的发生可能由于婴儿期动脉导管闭塞时其闭塞过程延伸至主动脉之故,也可能由于胎儿期中主动脉的原始分支交接或退化导常所致。

【病理生理】

主动脉缩窄可以发生在从主动脉弓的末部、降主动脉的开始部为最多(占98%),位于胸主动脉下段及腹主动脉者较少见。缩窄的程度轻重不一,重者主动脉下段及腹主动脉可能完全闭塞不通,且可能同时存在多处缩窄。本病可伴有二叶式主动脉瓣、锁骨下动脉狭窄或闭锁、动脉导管未闭,房间隔缺损、室间隔缺损及主动脉瓣下狭窄等先天性畸形。

本病肺循环血流情况正常。左心血液排入升主动脉及主动脉弓亦顺利。由于缩窄段的存在使血流不畅,引起缩窄段上部血压升高,长期血压升高又使左心室负担增加,逐渐肥大。头部及上肢的血液供应正常或增加,但血液流向降主动脉发生障碍,下肢血液供应减少而血压降低。缩窄段后的主动脉常有扩大或形成动脉瘤,有时有脑部的小动脉瘤。成人病例,在缩窄段的周围出现侧支循环,锁骨下动脉与降主动脉的分支之间产生吻合,以维持身体下半部的血液供应。吻合途径有:

1.锁骨下动脉的上肋间分支与主动脉的第1肋间分支在胸部吻合。

2.锁骨下动脉的肩胛部分支与主动脉的肋间分支在胸部吻合。

3.锁骨下动脉的内乳动脉分支与髂外动脉的腹壁动脉分支的腹部吻合。

上述吻合支显著增粗、扭曲,主动脉的肋间动脉分支常侵蚀肋骨后段的下缘。锁骨下动脉亦增粗。侧支循环常分布在胸壁内面,临床上通过胸壁表现未必能触及或看见。轻型的主动脉缩窄其侧支循环多不明显。

【诊断要点】

1.临床表现

(1)症状:婴儿型患者多在儿童期死亡。30岁以前的患者往往无明显的自觉症状,30岁之后症状渐趋明显。主要症状有:

1)头部及上肢血压升高所产生的症状,包括头痛、头晕、耳鸣和鼻出血等,严重时可发生脑血管意外及心力衰竭,后两者在40岁以后尤易发生。

2)下肢血液供应不足而产生的症状,包括下肢无力、冷感、酸痛、麻木,甚至间歇跛行。

3)由于侧支循环而增粗的动脉压迫附近器官所产生的症状,如压迫脊髓而引起下肢瘫痪,压迫臂神经丛引起上肢的麻木与瘫痪等,此外,患者还可能发生感染性动脉内膜炎。

(2)体征:成年患者体格多较魁梧。个别患者有Turner综合征的表现。主要体征为:

1)上肢血压高,下肢血压显著低于上肢,常在10岁以后明显。胸骨上窝和锁骨上窝常有显著搏动,腹主动脉、股动脉、腘动脉和足背动脉搏动微弱或不能触及。缩窄部位在左锁骨下动脉开口的近端患者,左上肢血压可低于右上肢。

2)侧支循环动脉扭曲,显著搏动并有震颤,较常见于肩胛区、腋部、胸骨旁和上腹部。

3)心脏浊音界向左下扩大,沿胸骨左缘、中上腹、左侧背部在收缩中后期有2～3级吹风样杂音;肩胛骨附近、腋部、胸骨旁可听到侧支循环的收缩期或边疆性血管杂音。心尖区可有主动脉收缩期喷射音。主动脉瓣区可有收缩期杂音或兼有舒张期杂音。

2.特殊检查

(1)X线:示左心室增大。正位片见升主动脉扩大并向右凸出且搏动明显;缩窄后主动脉段也扩大,形成向左凸出的阴影;如同时有左锁骨下动脉扩张,则形成"3"字形向右凸出的阴影。左前斜位片中有时可见缩窄的主动脉影和缩窄后主动脉段的扩大。

肋骨后段的下缘被侵蚀为本病的特征之一。明显的肋骨侵蚀多在12岁以后出现。缩窄不严重或缩窄段在胸主动脉的下部者,则肋骨侵蚀不明显。食管吞钡时可见食管向前及向右移位。

磁共振和X线计算机断层显像在矢面和左前斜位可见主动脉缩窄的部位和形态。有时可见扩张的侧支循环血管。

(2)心电图:以左心室肥大或兼有劳损最多见。亦可心电图正常,儿童患者常为正常。

(3)超声心动图:切面超声心动图见左心室后壁和心室间隔增厚。主动脉增宽,搏动增强。如降主动脉缩窄则降主动脉变小。

(4)心导管检查:逆行性主动脉心导管检查,缩窄段的上方主动脉腔内压力增高,且收缩压的升高较舒张压升高显著,故脉压增大。缩窄段内或缩窄段下方的压力降低,且收缩压的降低较舒张压的降低显著,故脉压减小。如进行逆行性胸主动脉选择性造影,可使缩窄段的动脉显影,以了解缩窄段的位置、长短及程度,近端和远端主动扩张和侧支循环血管情况,可供手术治疗的参考。

本病的临床表现及各项检查均有一定特征性。只要对本病有警惕性,诊断并不困难。

【鉴别诊断】

1.本病需与原发性高血压或其他症状性高血压相鉴别。对于年龄高血压患者应考虑本病的可能性。检查下肢动脉搏动情况、测定下肢血压、听诊心脏、寻找侧支循环的体征等均可发现本病的线索,结合其他检查,可以确诊本病。但要注意与主要累及降主动脉和腹主动脉的多发性大动脉炎相鉴别。后者动脉阻塞时段常较长,且常有多处动脉受累。

2.本病在心前区出现杂音,需与其他有心前区杂音的心脏和大血管先天性或后天性病变鉴别。本病杂音是心脏收缩的中后期,当血流通过缩窄段时出现,常与第2心音重叠。听诊时往往感到杂音似乎与心音的周期无密切关系。本病杂音有时亦可能是侧支循环所引起。

3.病变较重的在婴幼儿期即可发生心力衰竭,青年期可发生脑血管意外,因此,出现这些情况时要考虑本病的可能。

【并发症】

并发症主要有细菌性动脉内膜炎、心力衰竭、脑血管意外、主动脉破裂等。合并主动脉瓣畸形的易发生感染性心内膜炎。

【治疗】

1.外科手术治疗　　本病患者凡上肢血压明显增高、心脏肯定增大时,应施行手术治疗。手术在青年期施行较好,最合适年龄在10～20岁。30岁以上因主动脉弹性减弱,可能影响对端的吻合。10岁以下因主动脉尚在发育中,吻合口或植入的血管可能在以后两端的主动脉逐渐长大后显得狭窄,影响手术的长远疗效。但如心脏进行性增大,反复心力衰竭等症状明显,则在儿童亦应施行手术。近年主张4～6岁即可手术。

治疗方法是行缩窄段的手术切除。缩窄段不太长者切除以后可作对端吻合,缩窄段较长而不能作对端吻合时,则需行同种异体血管或人造血管移植或纵行切开后缝上涤纶片。术后上肢血压降低、症状消失、下肢动脉搏动增强。

2.内科治疗　　主要是针对高血压和心力衰竭。预防感染性动脉内膜炎、心力衰竭和脑血管并发症,对未手术治疗的患者很重要。经皮穿刺置入带球囊心导管的扩张术目前疗效尚未肯定。

【预后】

本病预后随缩窄的严重程度而不同。成人患者平均寿命在40岁左右。

(刘翠英)

第十一节　乏氏窦瘤破裂

乏氏窦瘤破裂即主动脉窦动脉瘤破裂。主动脉窦动脉瘤除先天性的原因外尚可由感染性心内膜炎、动脉硬化、主动脉中层囊样坏死、风湿热与梅毒引起。在我国较多见,男性多于女性。

【病理生理】

主动脉瓣的3个瓣窦都可发生主动脉窦瘤,其中以发生在右主动脉窦最多,后主动脉窦次之,左动脉窦最少。由于瘤囊壁是由血管内膜和退化的组织构成,缺少主动脉壁所具有的中层组织,易于破裂。发生于右主动脉窦的动脉瘤可突入或穿破到右心室流出道,造成右心室流出道的阻塞或主动脉-右心室瘘,亦可突入或破裂到右心室室上、右心房或肺动脉。发生于后主动脉窦的动脉瘤可突入或穿破到右心室、右心房腔、心包,偶或发生于动脉窦的动脉瘤可突入或穿破至左心室、左心房或心包腔。一个瘤体还可能同时破入两处心腔。瘤体破入右心的患者常有左右心室增大。本病常伴有室间隔缺损。

较小的未破裂的主动脉窦动脉瘤一般不引起血流动力学改变,如瘤体逐渐增大,引起主动脉根部膨大或主动脉瓣脱入室间隔缺损处,可造成主动脉瓣关闭不全;瘤体突入右心室流出道可造成流出道狭窄;突入心室间隔可能损伤传导系统造成房室传导阻滞;压迫冠状动脉可能造成冠状动脉栓塞。瘤体一旦破裂可产生显著的血流动力学改变,如瘤体穿破至心包腔引起急性心包填塞可致突然死亡;破裂至右心各腔造成主动脉-心脏瘘或破裂至肺动脉造成心动脉-肺动脉瘘,均引起左至右分流,其中以右主动脉窦动脉瘤穿破至右心室最多见。穿破多发生于

20～67 岁,其引起血流动力学改变的轻重与破裂的大小成正比,右心室多不能适应此突然增加的工作负荷,出现心力衰竭。

【诊断要点】

1.临床表现

(1)症状:瘤体破裂之前多无明显症状,可能有心悸、胸痛、房室传导阻滞等或有主动脉瓣关闭不全、右心室流出道狭窄相应的症状。瘤体破裂至右侧心腔时症状比较特异,可突然发生类似心肌梗死的胸痛或上腹痛,继之有呼吸困难、咳嗽、发绀、心悸、头晕、头痛,甚至休克,续之出现右心衰竭的表现,患者可能自觉胸部出现震颤,有些患者可无胸痛而只感胸闷。有些患者急性症状不明显,仅逐渐出现右心衰竭症状。瘤体破入心包腔时出现急性心包填塞并迅速死亡。

(2)体征:瘤体破裂之前多无明确体征。瘤体穿破至右侧心腔可出现典型体征,包括胸骨左缘第 3、4 肋间出现粗糙响亮的边疆性或来往性机器样杂音,心脏浊音界向两侧扩大。类似主动脉瓣关闭不全的周围动脉征,包括脉压增宽、水冲脉等。右心衰竭的体征,包括颈静脉怒张、肝肿大、水肿、右侧胸腔积液,部分患者可有三尖瓣关闭不全体征。

2.特殊检查

(1)X 线检查:瘤体穿破至右心室的患者,心脏有中度至重度增大。形态略似二尖瓣型,以右室及左心室扩大为主,右心房轻度至中度增大,肺总动脉凸出,肺门血管及肺野血管均增粗,但常无肺门现象。穿破至右心房时,可见右心房极显著增大。穿破至肺动脉,则肺动脉总干及肺门血管增粗明显,并有肺门舞蹈症。

(2)心电图检查:瘤体穿破的患者多有左心室肥大或左右心室均肥大表现。部分患者可有ST 段与 T 波改变,但也有部分患者心电图正常。

(3)超声心动图检查:切面超声心动图可显示主动脉窦增大,局部有囊状物膨出,如瘤体破裂,则此囊状物底部有破裂口,此时多普勒彩色血流显像可见破口呈现多色镶嵌异常着色的血流象,有助于判别破口部位。

(4)心导管检查:瘤体未破的患者右心导管检查多无异常,或可发现由于右心室流出道阻塞引起的右心室与动脉间的压力阶差。瘤体破入右心腔的患者可发现右心房、右心室或肺动脉水平有左至右分流并伴有压力增高,右心室舒张压的显著增高提示有右心衰竭。

选择性逆行升主动脉造影时,如瘤体未破则可见有病变的主动脉窦明显扩大并呈囊状突出。瘤体突破至右心各腔时,可见主动脉显影时右心室、右心房或肺动脉亦同时显影。

综上所述,瘤体未破裂的患者临床诊断极为困难。如瘤体破入右心腔,则根据病史、症状、体征、X 线、心电图和超声心动图改变,结合心导管检查,可准确诊断本病。

【鉴别诊断】

主要与胸骨左缘有连续性或来往性机器样杂音的疾病鉴别。如动脉导管未闭、主肺动脉间隔缺损、室间隔缺损伴主动脉瓣关闭不全、冠状动静脉瘘等,并与其他病因引起主动脉瘤相鉴别。

【治疗】

应尽早在体外循外下施行直视修补术,手术时要注意是否同时存在室间隔缺损。

【预后】

本病瘤体一旦破裂,预后恶劣。穿破至右心的患者多数在数星期或数月内死亡,死亡原因为充血性心力衰竭、感染性心内膜炎等,以前者为多见。

(刘翠英)

第十二节　艾森门格综合征

艾森门格综合征有广义与狭义之分,广义系指室间隔缺损、房间隔缺损、动脉导管未闭等左向右分流型先心病引起显著的继发性肺动脉高压,产生右向左分流而出现发绀者。狭义则指一种以室间隔缺损、主动脉骑跨、右心室肥大、正常或扩张的肺动脉为表现的先天性复合性心脏血管畸形。狭义的艾森门格综合征临床上较少见,其临床表现与法洛四联症相比缺少肺动脉狭窄体征,需经 X 线、B 超和心导管检查确诊。

【病因】

引起本综合征的常见病因为左向右分流型先天性心脏血管畸形,以室间隔缺损最常见,且最早发生。其次为动脉导管未闭、房间隔缺损。

【病理生理】

有上述中量至大量左和右分流型先天性心脏血管畸形的病理解剖变化。由于大量左向右分流,肺动脉压逐渐增高,早期肺小动脉发生代偿性痉挛收缩。中期肺小动脉管壁中层平滑肌增生肥厚,肺循环阻力逐渐增高,引起持续性肺动脉高压。后期肺小动脉中层和内膜层增厚、变性及硬化,管腔明显变窄,形成不可逆性的梗阻性且动脉高压,超过体循环压力,引起右向左分流。

【诊断要点】

1.临床表现

(1)症状:自幼有心脏杂音病史,常有劳力性呼吸困难、心慌、乏力,易发生上呼吸道感染,严重患者可有胸痛、咯血、晕厥。幼时无发绀,而在儿童期之后才出现。室外间隔受损者常于 6 岁以后和青春发育期发生,房间隔缺损者则常于 20 岁以后出现发绀,动脉导管未闭者发绀出现较晚,且下半身的发绀和杵状趾比上半身,发绀和杵状指重,左上肢较右上肢为重。

(2)体征:发绀和杵状指(趾),颈静脉可怒张,右室扩大明显,P₂ 亢进伴分裂,肺动脉瓣听诊区可闻收缩期喷射音和舒张期高调的 Graham Steell 杂音,三尖瓣听诊区可闻收缩期杂音。原发病的心脏杂音减弱或消失。右心衰竭后可发生肝肿大、腹水和水肿。

2.特殊检查

(1)心电图:右房肥大和右室肥大或双室肥大,电轴右偏。若电轴偏向左上,提示原发孔房间隔缺损。

(2)X 线检查:左右心室肥大,以右心室肥大为主,肺动脉段凸出,肺门血管影粗大且搏动增强,肺外周血管影大,肺纹理呈"残根样"改变,肺血流减少。

(3)超声心动图:右室显著肥厚,右房扩大,左室肥大或充盈不足,肺动脉扩张,原发心脏畸形如房、室间隔缺损等。多普勒超声心动图可探查到右向左血流信号、肺动脉瓣和三尖瓣反流信号。

(4)右心导管检查:右心房压力升高、右室压和肺动脉压异常升高超过主动脉压(房间隔缺损引起者则例外)。血气分析可提示右向左分流或双向分流,并可测算肺血管阻力。若面罩吸纯氧(2~3L/min)后肺血管阻力下降,左向右分流增加提示患者尚可行外科手术治疗。

此外,右心导管检查应常规进行药物降肺动脉压试验,可用前列腺素 E_1 10μg 或硝酸甘油 5mg,首先推注 1/10 剂量,观察动脉压变化,若几分钟无变化,再缓慢推注完毕。肺动脉压下降 2.67~4kPa(20~30mmHg),提示患者可行外科手术治疗。但疗效取决于肺动脉压水平。

根据自幼有心脏杂音,至儿童期后才逐渐出现发绀和杵状指,体检有 P_2 亢进与分裂,X 线示右室肥大,肺门血管粗大且搏动增强,肺野血管影突然变细,超声心动图示严重右室和右房扩大、肺动脉扩张和肺动脉高压、肺动脉瓣关闭不全等表现即可诊断。为了解肺血管阻力和明确有无外科手术指征,常需进行右心导管检查。

【鉴别诊断】

需与发绀型先心病进行鉴别,特别是法洛四联症。鉴别要点:

1.发绀型先心病自出生后或幼小时即出现发绀,为早发性发绀,而本综合征则常于儿童期后逐渐发生发绀,开始时发绀极轻,缓慢进行性加重,为晚发生性发绀,且发绀前常有心脏杂音、劳力性心慌、气促的病史。

2.发绀型先心病 P_2 减弱或正常,而本综合征 P_2 亢进分裂且可伴有肺动脉瓣双期杂音。

3.X 线检查示本综合征右侧心房和心室扩大,室间隔缺损和动脉导管未闭者左心室也扩大,肺门血管影粗大而肺野血管影突然变细,而法洛四联症常有较特殊的心脏影像,肺门血管影常无扩大,搏动常减弱。

4.超声心动图检查可明确心脏和肺血管及血流方向等各自特异性改变,对于鉴别诊断有很大的意义。

【治疗】

1.药物治疗　可酌情使用前列腺素 E_1、转化酶抑制剂,并防治继发性红细胞增多症和痛风症。在红细胞增多代偿期,血细胞比容较恒定,常<0.65,无缺铁依据。若继发性红细胞增多症失代偿期血细胞比容>0.65,血黏度升高,可选用阿司匹林、肝素、华法林等药物,必要时行放血疗法,保持血细胞比容≤0.65。

2.手术治疗　若吸氧后或用血管扩张剂后血管阻力下降,左向右分流量增加,则有矫治手术指征,应尽早进行心脏畸形矫治手术。反之,若吸氧或用血管扩张剂后肺血管阻力不下降,为肺血管固定性狭窄,则为心脏畸形矫治手术禁忌证,但可试行心肺联合移植术。

【预后】

左向右分流型先心病发生该综合征后预后常常不良,生存期将明显缩短,精心的药物治疗可以延长发绀患者的生存期。引起死亡的原因为顽固性右心衰竭、心律失常、脑梗死、肺动脉栓塞引起的顽固性咯血等。

【随诊】

需定期随诊,密切观察病情变化。

(刘翠英)

第十三节　先天性心脏病介入治疗

心导管技术在先天性心脏病中的应用已取得了飞速发展,介入诊疗已日趋常态化。然而随着非侵入性影像诊断技术的改进,这些技术较侵入性心导管检查更为常用。有时介入技术是外科手术的重要辅助手段,既可避免成长期儿童对早期手术的需求,又可评估外科矫正手术后患儿对再次手术的需求。心导管介入治疗已逐渐取代外科开胸手术,从而减少住院时间和费用,减轻患者的痛苦。

一、球囊房间隔造口术

尽管在影像和导管设计上有许多进步,由 Rashkind 描述的手法至今仍是球囊房间隔造口术的基础。经静脉穿刺,用一个大球囊穿过卵圆孔,用力回拉通过房间隔,造成卵圆孔附着处薄壁组织的撕裂,产生巨大的房间隔缺损(ASD),进而改善心脏内的血液混合以及全身的氧气运输。尽管前列腺素的应用和早期手术治疗已减少了许多婴幼儿对球囊房间隔造口术的需求,但对一部分患者而言,球囊房间隔造口术仍然是一种可以挽救生命的姑息性治疗手段。实际上现在在心脏超声引导下,已可在床旁安全而有效的常规进行此项操作。

二、球囊瓣膜成形术

(一)肺动脉瓣狭窄

球囊肺动脉瓣成形术已经成为治疗肺动脉瓣狭窄的标准方案。该技术适用于有症状的婴幼儿和收缩期压差超过 30mmHg 的年长儿童。在完成血流动力学监测和血管造影术后,经静脉置入末端有孔导管和导丝,穿过狭窄瓣膜,置入直径大于瓣环 20%～40% 的球囊导管,将球囊充气直到"腰部"消失。与外科手术相比,球囊肺动脉瓣成形术同样能减轻右室流出道梗阻,较少引起肺动脉瓣关闭不全,且并发症较少,对患儿来说是一种更舒适、接受度更高的门诊治疗方法。对于肺动脉瓣严重狭窄的新生儿来说,球囊瓣膜成形术面临更多技术上的挑战,并发症比例较高,但在大多数患儿中其疗效确切。除外少数肺动脉发育不良的患者或有瓣环发育不全的新生儿,该手术的远期预后非常好。该手术也可应用于肺动脉闭锁伴闭锁瓣膜首次穿孔后室间隔完整的婴幼儿。

(二)主动脉瓣狭窄

球囊主动脉瓣成形术是先天性主动脉瓣狭窄的初期治疗方法,患儿稍大时通常不得不接受后续的治疗,因此这是一种姑息性手术。适应证包括有明显症状的严重主动脉瓣狭窄的婴幼儿、收缩期压力阶差峰值超过 60mmHg 的年长患儿。逆行通过瓣膜,交换导丝在左室心尖部形成环状。应用直径占瓣环直径 90%～100% 的球囊导管,扩张数次,直至球囊完全充盈,腰部消失。初始压力阶差可减小 50%～70%。大多数患者在术后 5～10 年内需要再次治疗。不到一半患者在随访 10 年后需行外科主动脉瓣置换术。介入治疗和外科手术均可有效减轻左室流出道梗阻,术后严重主动脉瓣关闭不全、再次手术、瓣膜置换以及死亡率均相似。

三、球囊血管成形术和血管内支架置入术

(一)肺动脉狭窄

周围性肺动脉狭窄是常见的外科重建术后并发症,外科处理困难。尽管效果尚不理想,血管成形术(非支架术)已经成为此种情况的首选治疗方法,尤其在低龄、成长期的患者。选用四倍于狭窄部位直径并较相邻正常血管直径大 50% 的球囊导管。通常球囊的腰部会消失,但狭窄并没有完全解除。应用高压球囊取代低压球囊可使手术成功率大为提高,但再狭窄仍无法避免。切割球囊在较小血管中应用的早期预后令人鼓舞。

在血管成形术的基础上,球囊扩张支架代表了介入治疗肺动脉狭窄的巨大进步。支架的应用提高了手术的即刻成功,并使动脉管腔直径比单独应用球囊扩张后更大。安装支架并用手卷至高压球囊扩张导管上,球囊支架复合体沿导丝通过一个较长的大口径鞘管向前推送,穿过狭窄部位,经造影证实支架准确定位后,充盈球囊即可扩张支架。患儿体型大小限制了支架的应用,最近支架的应用越来越广,但在小儿中仍具有技术上的挑战性,而且术后该患儿常需要进一步的外科手术。支架设计的改良使其远端输送更加容易,但若支架处的最终直径小于 6～8mm 的往往容易发生再狭窄或局部的血栓形成。

(二)主动脉缩窄

原发性主动脉缩窄是先天性管旁主动脉不连续的狭窄,在重症新生儿,常伴有近端主动脉发育不良。主动脉缩窄在外科术后易复发,新生儿修复术后尤为常见。由于再次手术的并发症发生率较高,主动脉缩窄球囊扩张血管成形术常用于复发性主动脉缩窄患儿。但血管成形术不常规用于原发性血管缩窄,主要因为在扩张局部易发生再狭窄和动脉瘤。

选择直径是缩窄动脉 2～4 倍但不超过近端主动脉直径 2mm 的高压球囊扩张导管,沿导丝通过病变,扩张数次,直到球囊的腰部消失。给予后续的压力并进行血管造影以确保充分解除狭窄的同时没有出现夹层或血管瘤。球囊扩张血管成形术用于复发性主动脉缩窄,可使 80%～90% 病例残余缩窄处压力阶差小于 20mmHg,且并发症的危险较低。原发性主动脉缩窄的低龄患儿行球囊扩张血管成形术的成功率较高。再狭窄的预测因素包括低龄、主动脉弓发育不良、缩窄直径小于 3.5mm 以及扩张后压力阶差大于 20mmHg。与早期报道相比,新近报道的动脉瘤发生率有所降低,与外科修复术相似。球囊扩张血管成形术越来越多的作为外科手术之外的另一种治疗方法,适用于 6 个月以上或体重超过 8kg 的患儿。

血管内支架设计和输送性能的改良使其逐渐用于年长的复发或原发性主动脉缩窄患儿,特别是长节段性缩窄的治疗。支架在扩张主动脉管壁时更易控制,同时治疗结果较球囊扩张

成形术更好预测。但对于成长期儿童的其他病变,支架植入后再狭窄的风险较高。另外,术中需要应用较大管径的鞘管可能会造成股动脉的损伤。因此支架主要用于接近成年的患者,而这些患者中许多人已经接受了一些外科手术,尽管如此,该治疗方案的临床结果仍是令人鼓舞的。

四、先天分流性疾病的经导管封堵术

(一)动脉导管未闭

尽管动脉导管是胎儿必需的血管通路,但出生后动脉导管的持续开放将引起充血性心力衰竭、肺动脉高压或动脉内膜炎。若婴儿期以后动脉导管仍未闭锁,其临床意义重大,应及早使其闭合以防相关并发症的发生。外科手术结扎是极为安全、有效的治疗方法,但是需要住院,患儿痛苦,遗留手术瘢痕,少数患儿还会引起脊柱侧凸。近年来,采用 Gianturco 弹簧圈的经皮血管内封堵术已成为常规治疗方案。这些不同管腔、不同直径和长度的预制不锈钢圈上缠绕着多股涤纶线以增强其致栓能力。动脉导管通常呈圆锥形或者管状,其形态允许选择至少两倍于导管最小内径的 Gianturco 弹簧圈,放置以后可使大多数弹簧圈的环部和体部留在主动脉端的壶腹。此项技术经过数次改进后允许弹簧圈向前或逆向推送,可"徒手操作"或通过 4F 输送导管利用圈套器或活检钳进行操作。该弹簧圈封堵法可使较小的动脉导管达到完全封堵的效果,并发症发生率较低,可在门诊完成而无需全身麻醉。

另一种封堵器,Amplatzer 导管封堵器(MN)用于较大的未闭导管疗效优于弹簧圈。Amplatzer 导管封堵器是一种镍金属丝制成的蘑菇形塞子,缝有多聚酯补片。该封堵器通过输送缆线,以可控的形式经 5F～7F 导管进行输送。释放封堵器后,塞子可展开,其外壁可支撑住血管腔,确保封堵器到位后固定,并实现完全封堵。

(二)房间隔缺损

房间隔缺损可发生于房间隔的任何部位。除继发缺损外,都需要手术矫治。未修补的房间隔缺损可引起肺动脉高压、房性心律失常或右心衰竭。当缺损足够大,引起右心容量负荷过重时,应该尽早手术以防相关并发症的出现。房间隔缺损经导管封堵术应用广泛,可替代心肺分流术,因此成为认可度最高、最有效的心导管介入治疗术之一。

Amplatzer 封堵器是首个被批准专用于儿童的植入性心脏器械,20 年来得到了广泛的应用。该封堵器由一个自膨胀、双面盘状的镍金属结构组成,中间带有腰部,以支撑房间隔缺损的边缘,框架上缝有聚酯补片有助于内皮化和封堵。在完成经食道或心腔内超声检查后,送入球囊测量导管得到缺损直径。选择中间腰部等于缺损直径的装置,连接输送缆线并安装。安置 7F～12F 的股静脉鞘管达左心房,送入封堵器。该装置展开以后,需超声检查仔细评价其位置,如位置不理想,可捕获、重新定位或全部取出此封堵器;一旦证实定位合适,即可拧松输送缆线,释放该装置。在适宜的患者中,Amplatzer 封堵器完全封堵率高,并发症极少。如尺寸选择合适,严重并发症罕见,心房游离壁或主动脉根部的晚期侵蚀的发生率小于 0.1%。

近期,Helex 封堵器研制成功并被批准用于房间隔缺损经导管介入治疗。该封堵器为预装的环形装置,由一根镍金属丝构成框架,其上连着很薄的聚四氟乙烯补片。

该装置通过序贯展开补片折叠的方式进行输送,可在房间隔两侧各形成一个圆盘。这种封堵器理论上更为柔软,顺应性更好,但仅适用于直径小于 18mm 的缺损,且不能自定中心,术后早期残余分流的发生率较高。

虽然外科治疗效果很好,但经导管治疗技术可免去心肺分流术,缩短住院及术后恢复时间,兼顾美容需要,并能减轻患者的不适感。

(三)室间隔缺损

明确的室间隔(VSD)解剖学特点决定了导管封堵术的可行性。膜周型室间隔缺损与主动脉瓣和房室结邻近,使得器械封堵具有很大的挑战。动脉瘤样病变封堵不全形成的残余缺损远离重要解剖部位,可在经选择的患者中进行封堵器置入术。室间隔肌部缺损的患者,其缺损位置较远,外科手术较困难,因此常选择介入治疗。CardioSeal 双面伞状封堵器(MA)已经被批准用于该类缺损的封堵,但在输送方面尚面临较大挑战。最近,Amplatzer 室间隔肌部封堵器已获批准,其设计类似房间隔封堵器,可经皮输送或行杂交手术经心室置入。

五、展望

由于许多先天性心脏病处于"孤儿"状态,对器械厂商来说技术创新和取得监管许可的难度都较大,但先天性心脏病的介入治疗技术处于不断完善和发展之中。预装支架的肺动脉瓣置入术以及用聚四氟乙烯覆膜支架治疗主动脉缩窄和动脉瘤的初步研究显示出了良好的前景。所谓杂交手术结合了外科和介入技术,来治疗左心发育不良综合征和复杂性室间隔缺损。介入技术用于治疗胎儿的重症右心和左心梗阻性疾病刚刚起步。支架设计的微型化和改良将使其适用人群扩大至年龄更小的患儿。尽管基于导管的治疗技术取得了一定进展,外科手术仍是许多复杂先天性心脏病的首选治疗方式。

(宋立忠)

第五章 急性风湿热

【概述】

急性风湿热是一种结缔组织对 A 组乙型溶血性链球菌性咽炎的自身免疫反应性紊乱的疾病，主要累及结缔组织的胶原纤维和基质的非化脓性炎症，以风湿小节（Aschoff 小节）为特征；主要侵犯心脏、关节，亦可累及皮肤、脑组织、血管和浆膜；是儿童、青少年心脏病的最常见病因，也是其心源性死亡的主要原因。本病初发年龄以 9～17 岁多见。自 20 世纪以来，西方发达国家的急性风湿热发病率已明显减少，20 世纪 80 年代中期以后，美国和欧洲一些地区的发病又有所上升趋势；在发展中国家，风湿热发病率仍然很高。

【诊断步骤】

（一）病史采集要点

1. 起病情况

风湿热常见于学龄儿童，多发于气候多变和寒冷季节，其临床表现常出现在链球菌性咽炎发病后的 1～5 周。

2. 主要临床表现

（1）游走性、多发性关节炎是最常见但特异性最低的一个主要表现，约发生在 70% 的病例。它以关节红、肿、热、痛、过敏等"热关节"表现为特征，受累关节是膝、肘、腕、踝的大关节，关节炎呈游走性。应用水杨酸治疗可以在 48h 内快速缓解症状。风湿热不引起永久性关节损害，如果关节炎和关节痛持续存在超过急性期，则风湿性关节炎诊断可疑。

（2）风湿性心脏炎，发生于约 50% 的病例中，它是整个风湿热致残率和病死率的主要影响因素，其严重程度个体差异很大，心内膜、心肌、心包均可受累。患者常感心悸、心前区不适和隐痛，重者可出现呼吸困难和心功能不全的征象。风湿性心内膜炎的诊断必须具备二尖瓣或主动脉瓣功能不全的听诊证据：高调的吹风样全收缩期杂音是反流引起的二尖瓣血流量增加的表现；低调的舒张中期杂音是二尖瓣狭窄的特征；高调的逐渐减弱的舒张期杂音出现在右侧心底部和胸骨左下缘是主动脉瓣关闭不全的征象。风湿性心内膜炎的主动脉瓣受累几乎均同时伴有二尖瓣受累；单独的心肌或心包受累不是风湿性心脏炎的特征性表现。

（3）舞蹈症约在 3% 的病例中发生，国外较高，以女童多见，常在发病后 3 个月出现，5～15 周后消失，但在 2 年内会反复出现。舞蹈症是以无目的、不自主的面肌和骨骼肌运动，情绪不稳定、反射障碍等为特征。它可能是风湿热唯一的临床表现，在这些病例，心脏 B 超的二尖瓣和主动脉瓣功能不全证据可以协助诊断。以往曾认为单纯的风湿性舞蹈症不会累及心脏，但有报道，初诊为单纯性舞蹈症的患者，经 2 年随访发现有风湿性心瓣膜损害。

（4）环形红斑是一个少见的临床表现，发生率仅在 3%～4%。皮疹出现在躯干或肢体的近端，是一种边缘红色、中央发白的皮疹，分散分布，无凸起、无痒，热水浴和热毛巾会使皮疹明显，在皮肤黑的患者，不仔细检查难于发现。

（5）皮下结节也是一个少见的临床表现，发生率为 2%～5%，为小而硬、无痛、可活动的结节。通常见于关节伸侧的皮下组织，尤其在膝、肘、腕、枕旁、脊柱区域，它通常伴随严重的心脏炎时发生。

（二）实验室检查

1.链球菌感染的检查方法

包括：咽拭子培养，阳性率约在 20%～25%；快速抗原试验，对链球菌的存在有很高的特异性，但仍不能鉴别感染者和带菌者；抗链球菌抗体滴度升高，是新近链球菌感染的更可靠指标，其中抗链球菌溶血素 O（抗 O）滴度高于 500U 为异常，儿童抗"O"滴度在 320U 已表示有新近链球菌感染。由于近年来，轻症和不典型病例占了相当的比例，而且患者就诊前已使用了抗生素，抗"O"的阳性率仅在 40%～60% 左右，远较以往的报道低。必要时行其他抗体滴度（如抗脱氧核糖核酸酶 B 抗体、抗透明质酸酶抗体、抗链球菌激酶抗体、抗核苷酶抗体）测定。链球菌酶玻片凝集试验可在 1h 内得出结果，方法简捷、高敏感性，可作为快速过筛试验，但特异性低。

2.急性期反应物的测定

急性期反应物指标包括：红细胞沉降率、C 反应蛋白、外周血白细胞数和血清糖蛋白（α_1，α_2）、黏蛋白测定。血清糖蛋白 α_1 升高提示是急性发作的早期、血清糖蛋白 α_2 升高提示是急性发作的后期或慢性增殖期。对于不典型、轻症或慢性迁延性病例，血清糖蛋白、黏蛋白的测定较红细胞沉降率和 C 反应蛋白意义更大。但是，上述各项指标并无特异性。

3.免疫学检查

免疫学指标包括：免疫球蛋白（IgM，IgG）的测定，补体 C_3、C_4、C_{3c}，总补体 CH_{50}，循环免疫复合物（CIC）的测定等。CIC 反映风湿热的活动和病情的轻重程度较红细胞沉降率更为敏感。

4.特异性抗体检查

是风湿热诊断的较新进展。包括：抗心肌抗体测定，而且抗心肌抗体在风湿活动期持续阳性，并随病情控制而转阴；抗 A 组溶血性链球菌胞壁多糖抗体（ASP）的检测：风湿性心瓣膜炎的阳性率在 80% 以上，非风湿性心瓣膜病、链球菌感染后状态、病毒性心肌炎的阳性率为 10%～13%。风湿性心瓣膜炎的 ASP-IgM 水平随病情改善较快下降；抗 A 组溶血性链球菌胞壁 M 蛋白抗体测定，这一技术是分子生物学上的一大进展，A 组溶血性链球菌胞壁 M 蛋白携带着特异的抗原决定簇，在已发现的 80 个血清型中，只有几种会引起风湿热。风湿热患者的抗 M_1、M_3、M_5、M_6、M_{19}、M_{24} 抗体明显升高。M 蛋白结构中 C 区的结构高度保守，被认为是链球菌致风湿热型菌株引起风湿热的抗原决定簇。有研究以重组的 M 蛋白 C 区做包被抗原，以 ELISA 法测定患者血清中的 M 蛋白 C 区抗体，发现风湿热患者是 43mg/L，健康对照组是 1.5mg/L。

（三）继续检查项目

1.抗心肌抗体测定

对判断有无心脏受累有较大意义。

2.心肌检查

可出现血清磷酸肌酸激酶（CPK）及其同工酶（CK-MB）、肌钙蛋白升高，其增高程度与心肌炎严重程度相平行。

3.胸部 X 线检查

可出现心影轻至中度增大，心搏减弱。

4.超声心动图检查

急性风湿热心脏炎可有弥漫性或局灶性结节样瓣膜增厚，以二尖瓣为主，其次为主动脉瓣，该结节对风湿性心肌炎诊断具有特征性价值。35％～78％可有二尖瓣脱垂表现及不同程度二尖瓣反流，心脏可有轻至中度增大，心搏减弱。合并心包炎者有心包积液征，多为少量心包积液。

5.心电图检查

可表现为窦性心动过速、室性和室上性早搏，ST-T 异常，P-R 间期和 QT 间期延长。

【诊断对策】

（一）诊断要点

近期上呼吸道链球菌感染；关节炎或关节痛；发热；有心脏炎存在；短期内心功能进行性减退或原因不明的心力衰竭；（红细胞沉降率及 C 反应蛋白阴性时，若糖蛋白 α_1 升高或 CIC 持续升高或抗心肌抗体阳性能较正确提示风湿活动，抗心肌抗体阳性还可提示慢性风湿活动，青霉胺试验（PCA）对风湿热活动的诊断有较高的特异性。通过上述分析，阳性发现越多，风湿热活动可能性越大，对有很大可疑的患者，可进行抗风湿治疗 2 周，如病情改善，对诊断有帮助。

Jone 诊断风湿热标准为：

1.主要临床表现

①心脏炎；②多关节炎；③舞蹈病；④环形红斑；⑤皮下结节。

2.次要临床表现

①关节痛；②发热；③急性反应物（ESR、CRP）增高；④P-R 间期延长。

具备主要临床表现中的两项，或一项和两项次要临床表现，且有链球菌感染史，排除其他疾患后，即可确诊。

美国心脏病学会 1992 年对 Jone 诊断风湿热标准修订后认为下列情况应考虑为风湿热高危人群：①舞蹈病者；②隐匿发病或缓慢发展的心肌炎；③有风湿热病史或现患风心病者，再度感染甲族乙型链球菌时。

（二）鉴别诊断要点

应与链球菌感染后状态、亚急性感染性心内膜炎、系统性红斑狼疮、类风湿关节炎、结核感染、过敏性关节炎、病毒性心肌炎做鉴别。

【治疗对策】

（一）治疗原则

1.尽早明确诊断，及时治疗。

2.风湿热的治疗目标为清除链球菌感染,去除诱发风湿热的病因。

3.控制临床症状,使心脏炎、关节炎、舞蹈病及其他症状迅速缓解,解除风湿热带来的痛苦。

4.处理各种并发症和合并症,提高患者身体素质和生活质量,延长寿命。

(二)治疗计划

1.根除链球菌的治疗

一旦诊断确定,就必须进行根除链球菌的治疗,即使咽拭培养阴性也要用药。用药剂量各文献报道不一,对体重超过27kg的儿童及成人,给予120万U的长效青霉素肌肉注射,低于该体重者,给予60万U。

2.抗风湿治疗

阿司匹林仍然是抗风湿的首选药物。即使在诊断未完全确立时也应该开始使用。常用的开始剂量是:儿童80mg/(kg·d);成人3~4g/d,分3~4次日服。血清水杨酸的血药水平应保持在150~250mg/L(15~25mg/dl),症状控制1周以后,剂量可以降低50%,一般用药6~8周。

3.肾上腺皮质激素的应用

近年的观点认为,肾上腺皮质激素仅在严重心脏炎伴有充血性心力衰竭时才被推荐使用,而不被作为常规治疗。肾上腺皮质激素可以快速缓解症状,控制心力衰竭。推荐使用泼尼松,成人30~40mg/d;小儿1~2mg/(kg·d),分3~4次口服,2~4周为1疗程,病情控制后,可以逐渐减量。在有严重充血性心力衰竭的患者,应合并使用血管紧张素转换酶抑制药、洋地黄、利尿药和降低心脏负荷的药物。肾上腺皮质激素也可以用于对阿司匹林无反应的严重关节炎的治疗。

在心包炎或心肌炎合并急性心力衰竭的患者,可静脉滴注地塞米松5~10mg/d,或氢化可的松200mg/d,至病情改善后改口服肾上腺皮质激素治疗。在未确定有无心脏炎的病例,如果有以下3条之一者,按心脏炎处理:心尖区或主动脉瓣区有二级以上收缩期杂音或新近出现的舒张期杂音;持续性窦性心动过速;心律失常无其他原因解释。对心脏炎患者,肾上腺皮质激素的疗程应达12周。

阿司匹林还用于预防肾上腺皮质激素撤药时的反弹。方法是:在停药前2周加用阿司匹林至停用后2~3周。

虽然激素的抗风湿治疗可以减轻临床症状,但有的对照研究,未证明可以防止和减轻心脏炎后遗症及改善远期预后。

4.舞蹈症的治疗

伴发舞蹈症的患者,需尽量避免强光和噪音刺激,必要时在常规抗风湿治疗的基础上加用镇静药,如地西泮、巴比妥类药或氯丙嗪。

5.一般治疗

急性期应卧床休息,注意保暖、防寒、防湿,适当增加营养和补充维生素。

6.对症治疗和并发症治疗

出现心衰时应积极控制心衰,当内科治疗无效时,应在控制风湿活动的基础上,争取手术治疗。

(宋立忠)

第六章　瓣膜性心脏病

第一节　二尖瓣疾病

一、二尖瓣狭窄

正常成人二尖瓣口面积为 $4.0\sim5.0cm^2$，当二尖瓣口的面积因某种原因变小时，称为二尖瓣狭窄。

【病因】

1.风湿热：为常见病因。

2.先天性二尖瓣狭窄：少见病因，婴幼儿期即有二尖瓣狭窄的体征。

3.罕见病因包括恶性类癌瘤、系统性红斑狼疮、类风湿性关节炎、显性黏多糖病、老年退行性钙化性病变等。

【病理生理】

风湿性损害的瓣膜表面可发生淀粉样沉着而使二尖瓣口的阻塞程度加重。大约25％的患者为单纯二尖瓣狭窄，约40％的患者合并有二尖瓣关闭不全。风湿热导致4种不同类型的二尖瓣的融合：①瓣膜交连部的融合；②瓣尖病变；③腱索的增粗和融合；④联合病变。

正常成人二尖瓣口面积为 $4\sim5.5cm^2$。当二尖瓣口面积减少到 $2.0cm^2$（轻度狭窄）时，左房至左室的血流即发生障碍，需在一定的跨瓣压差的作用下左室才能较好地充盈。当二尖瓣口开放面积减少到 $1.0cm^2$（中度狭窄）时，二尖瓣两侧的跨瓣压差大约为 $2.7kPa$（$20mmHg$）。如果左室舒张压正常，为了保持正常的左室充盈和心排出量，平均左房压必须达 $3.3kPa$（$25mmHg$）以上。左房压的升高导致肺静脉压和肺毛细血管压的升高，引起劳力性呼吸困难。当二尖瓣口面积减少到 $1.0cm^2$ 以下时，为重度二尖瓣狭窄，此时二尖瓣跨瓣压差更大，平均左房压、肺静脉和肺毛细血管压更高，轻度体力活动甚至安静状态下即可出现呼吸困难。

【诊断要点】

1.临床表现

(1)症状

1)呼吸困难：一般在二尖瓣口面积 $<1.5cm^2$ 时才有明显呼吸困难，早期为劳力性，随着狭

窄程度的加重,出现休息时呼吸困难、端坐呼吸、阵发性夜间呼吸困难、肺水肿。

2)咳嗽:由肺瘀血引起,有两大特点:①与体位有关,卧位时加重,立位时减轻;②痰为泡沫状或粉红色泡沫痰。

3)其他症状:心悸,部分患者可出现咯血、声嘶,少数患者可出现栓塞。

(2)体征

1)二尖瓣面容:见于部分患者。

2)心脏体征:心尖部舒张期"隆隆"样杂音伴震颤为特征性体征,可有第1心音亢进、开瓣音。轻度二尖瓣狭窄的患者杂音不明显,需于活动后左侧卧位时才能听到。伴肺动脉高压者可有第2心音亢进和肺动脉瓣反流性杂音。严重狭窄的患者可无杂音,称为哑型二尖瓣狭窄,但常有肺动脉瓣区第2心音亢进和Graham Steell杂音。右室增大者可于胸骨左缘3~4肋间触及抬举性搏动,在部分患者可听到三尖瓣反流性杂音。

2.特殊检查

(1)X线:胸片示左房增大、肺动脉段突出、肺淤血等。胸片对了解早期肺淤血和肺动脉高压有重要价值。

(2)心电图:二尖瓣型示P波,右心室肥厚图形。

(3)超声心动图:前叶运动曲线呈"城墙样"图形,瓣叶增厚,开放受限,瓣口面积变小,左房增大,多有瓣下结构改变。

(4)心导管检查:通过测定左室压、肺楔嵌压、肺动脉压、心排出量和心率可准确计算出二尖瓣跨瓣压差和二尖瓣关闭不全、肺动脉瓣反流、三尖瓣反流等。这些资料对手术适应证的选择和手术治疗远期疗效的评估至关重要。

依据典型的舒张期"隆隆"样杂音和典型的超声心动图改变可以确诊。

【鉴别诊断】

下述几种情况也可出现心尖部舒张期杂音,应予以鉴别:

1.左房黏液瘤 杂音随体位的改变而改变,超声心动图可资鉴别。

2.严重的主动脉瓣关闭不全 舒张期因反流血流将二尖瓣前叶冲起造成二尖瓣开放幅度减少而引起的舒张期"隆隆"样杂音,但不伴第一心音亢进和开瓣音,有严重的主动脉瓣关闭不全的体征,超声心动图可资鉴别。

3.相对性二尖瓣狭窄 在严重的二尖瓣关闭不全、室间隔缺损、动脉导管未闭、甲亢、严重贫血的患者,二尖瓣口的面积虽然正常,但流经二尖瓣口的血流量增加,造成相对性二尖瓣狭窄,此种患者也可有舒张期杂音,但同样不伴第一心音亢进和开瓣音,超声心动图可资鉴别。

4.缩窄性心包炎 缩窄如发生于左房室沟处将产生舒张期杂音。心包炎病史、胸片示心包钙化、超声心动图示二尖瓣口面积无变小、瓣叶及瓣下结构无增粗和钙化等可资鉴别。

【治疗】

1.药物治疗

(1)病因治疗:对于患慢性风湿性心脏病的患者,除进行常规抗风湿治疗外,还应以青霉素预防溶血性链球菌感染,在年轻患者尤其如此。无青霉素过敏者可每日静脉给以青霉素800万U,用药1~2周后改用苄星霉素120万U肌内注射,每月1~2次,用药1~2年,甚至有主张预防用药至 30 岁为止者，以预防溶血性链球菌感染。发生上呼吸道感染时应以抗生素进行治疗。

（2）利尿剂：对有症状的患者，可给予利尿剂，一般口服 DHCT25mg，1～2 次/日，并同时口服 10%氯化钾 10ml，2～3 次/日。

（3）洋地黄制剂：对单纯二尖瓣狭窄伴窦性心律者，即使有心悸、气急等肺淤血症状，也不宜单独使用洋地黄治疗。洋地黄的正性肌力作用使右心排出量增加，进入肺部的血量增加，加重肺淤血.不但不能改善症状，反而可使症状加重。二尖瓣狭窄伴房颤时可使用洋地黄，因洋地黄可显著减慢心室率，延长舒张期，有利于左室充盈，左室排出量的增加大于右室排出量的增加，使肺淤血的症状得以改善。一般口服地高辛 0.125～0.25mg/d，紧急情况下可静脉注射毛花苷 C 0.4mg，必要时 2 小时后可再给毛花苷 C 0.2～0.4mg。无论有无房颤，一般均并用 β 受体阻滞剂。

（4）β 受体阻滞剂：对于单纯二尖瓣狭窄伴窦性心律且有肺淤血的患者，应为首选。β 受体阻滞剂的负性肌力作用使右心排出量降低，而负性频率作用使心脏舒张期延长，增加左室充盈，增加左室排出量，二者共同作用的结果使左房压和肺静脉压明显降低，肺淤血症状明显改善，大大提高运动耐受量。对二尖瓣狭窄伴房颤患者可联合使用强心苷和 β 受体阻滞剂，两者的负性频率作用则相互抵消，在减慢心率的同时只增加左室排出量，不增加右室排出量，使肺淤血症状得到明显改善。在有明显右心功能不全时，β 受体阻滞剂应慎用，必要时与强心苷合用，一般口服美托洛尔 12.5～25mg/d 或比索洛尔（康可）5mg/d。

（5）血管扩张剂：在重度单纯性二尖瓣狭窄患者，不宜使用动脉血管扩张剂，因其可引起低血压甚至休克。为了改善此类患者的肺淤血症状，可用静脉血管扩张剂，其通过扩张容量血管使心血量减少，减少右心排出量，减轻肺淤血的症状。ACEI 类药物也可用于此类患者，其不但通过扩管作用减轻肺淤血，而且通过抗交感作用减慢心率，后者为一般的血管扩张剂所不具备，一般口服硝酸异山梨醇酯（消心痛）10mg，每 6 小时 1 次，紧急情况下可含服硝酸甘油 0.5mg，或静脉滴注硝酸甘油，从 10μg/min 开始，通常用量为 20～50μg/min。

（6）抗凝治疗：二尖瓣狭窄伴有房颤的患者，特别是曾有过栓塞病史者，应予抗凝治疗以预防栓塞的发生。此类患者可长期服用阿司匹林 150～300mg/d，也可用 Ticlid 250mg/d 或氯吡格雷 75mg/d。既往有栓塞病史者如拟接受药物或电转复治疗，应于转复前后接受华法林治疗。

（7）房颤的处理：绝大多数患者在病程中会出现房颤，开始为阵发性，后来变成持续性。阵发性房颤能自行回复成窦性律，但持续时间不等。持续时间短者无需特殊处理，持续时间长者静注毛花苷 C 0.4～0.8mg（1 周内未用过洋地黄者）多能转复成窦性心律。发作频繁的阵发性房颤应以药物（如胺碘酮奎尼丁、β 受体阻滞剂等）预防。发生时间在半年内的持续性房颤可行药物或电转复，然后以药物（胺碘酮或奎尼丁）维持。对于药物难以控制的房颤不必强求行复律治疗，因反复的电转复对心脏不利。此类患者可以地高辛和（或）β 受体阻滞剂控制心室率，以安静时心率在 60 次/分左右为好。近年有射频消融治疗房颤者，其远期效果有待观察。

2.外科治疗　换瓣或二尖瓣分离术使狭窄的二尖瓣口增大，部分纠正尖瓣狭窄所致的血流动力学紊乱，从而使临床症状减轻或消失，手术治疗可减轻患者的症状，提高患者的生活质量,显著延长存活时间。

(1)手术适应证和手术时机的选择:应参考多方面的情况,其中最主要的因素为:

1)二尖瓣口的面积。

2)二尖瓣狭窄病变对患者活动量的限制程度。

3)手术的危险性。

4)有无体循环栓塞病史。

5)患者的年龄及所需的活动量。

轻度二尖瓣狭窄伴轻度肺淤血症状者,外科手术后症状改善可能有限,手术的意义不大。但重度二尖瓣狭窄(瓣口面积小于 $1.0cm^2/m^2BSA$)伴轻度肺淤血症状者,手术治疗可使症状明显改善,故有很强的手术指征,亦应考虑手术治疗。在决定是否手术时,年龄也应予以考虑。对于不需要从事剧烈活动的高年患者,即使二尖瓣口面积只有 $0.8cm^2/m^2BSA$ 且有肺淤血的临床表现,也可不施行外科手术。而对于必须从事体力劳动的中青年患者,即使二尖瓣口面积 $1.2cm^2/m^2BSA$,且临床症状较轻,也应手术治疗。重度二尖瓣狭窄伴器质性肺动脉高压患者术中危险性较大,然而一旦手术成功,肺动脉高压可有明显减轻,右心功能不全的症状可得到较大改善。对于此类患者应权衡利弊慎做决定,不可一律作为外科手术的禁忌证。患有二尖瓣狭窄的妊娠妇女,如出现药物不能控制的严重肺淤血症状,需考虑手术治疗。

(2)手术方式

1)二尖瓣分离术:可分为闭式分离和直视分离两种方法。

①闭式二尖瓣分离术:不需要体外循环,切开左心后用手指或二尖瓣扩张器将粘连的二尖瓣分离。此种分离方法仅适用于瓣叶、瓣环和瓣下结构无明显钙化、纤维化及增厚的单纯性二尖瓣狭窄,或以二尖瓣狭窄为主、左房内无附壁血栓的患者(此类患者的二尖瓣闭式分离术目前已被二尖瓣球囊扩张术所取代)。

②直视二尖瓣分离术:适用于瓣膜增厚、纤维化和钙化明显、瓣下结构显著增粗、缩短、粘连融合的患者,或左房内有附壁血栓的患者。与闭式二尖瓣分离术相比,直视二尖瓣分离术的效果更确切,适应范围更广,引起体循环栓塞的可能性更小,而围手术期的死亡率大致相同。因此,欧美等西方发达国家当前多施行直视二尖瓣分离术,较少开展闭式二尖瓣分离术。

2)二尖瓣置换术:既往较常采用,但实践表明,任何人工瓣膜的性能都不能与即使是已有一定病变自身瓣膜的性能相比,加上换瓣术后的终身抗凝既麻烦费用又高,因此,除非合并有较重的二尖瓣反流,对于单纯二尖瓣狭窄目前多主张施行二尖瓣整形术,而较少施行换瓣术。

【预后】

由风湿热引起的二尖瓣狭窄是一个慢性过程,需反复多次风湿活动才能引起明显的病变,此过程一般在数年以上。二尖瓣狭窄患者的预后与狭窄的程度密切相关。轻度二尖瓣狭窄患者可无明显症状,重度二尖瓣狭窄患者症状出现早且重。一般说来,二尖瓣狭窄患者症状出现早,症状出现以后患者可生存很长时间(大多生存 20 年以上),故二尖瓣狭窄有"无症状期短,有症状期长"之说。

二、二尖瓣关闭不全

二尖瓣装置(瓣环、瓣叶、腱索和乳头肌)中任一部分发生病变或功能障碍造成二尖瓣口不能完全密闭,致使心脏在收缩时血液自左心室反流入左心房,称为二尖瓣关闭不全。根据发生的快慢可分为慢性二尖瓣关闭不全和急性二尖瓣关闭不全两种。

【病因】

1.慢性二尖瓣关闭不全　风湿病、二尖瓣脱垂、乳头肌功能障碍、退行性瓣膜钙化、结缔组织病、先天畸形、各种原因所致的左室腔增大等。

2.急性二尖瓣关闭不全　急性心肌梗死所致的腱索和乳头肌功能障碍,感染性心内膜炎、退行性病变致瓣膜穿孔和腱索、乳头肌断裂,二尖瓣球囊扩张术致二尖瓣过度撕裂,人工换瓣术后裂开等。

【病理生理】

由于左房压明显低于主动脉压,左室收缩早期,在主动脉开放之前,已有相当一部分血液从左室反流到左房。左室至左房反流量的多少取决于两个因素,一是关闭不全的程度,二是左室与左房之间的压力阶差。这两个因素都是可变的,任何改变左室后负荷的因素都会改变左室收缩压,从而改变左室与左房之间的压力阶差。心脏收缩时反流口的大小也可发生变化,如在二尖瓣环无明显钙化、无明显僵硬的患者,前负荷和(或)后负荷的增加以及左室心肌收缩性的降低,都可导致左室腔的增大,从而使二尖瓣环和反流面积增大。在缺血性心脏病、高血压性心脏病、心肌病所引起的左室腔扩大,或乳头有功能不全或腱索断裂导致的二尖瓣反流的患者,反流量受左室大小的影响极大,因其决定着反流口的面积。经强心,利尿,减轻前、后负荷等处理使左室腔缩小后,反流量可大大减少。

【诊断要点】

1.临床表现

(1)症状:轻度二尖瓣关闭不全可无明显症状,中度以上关闭不全出现乏力、心悸、呼吸困难等症状,重度急性二尖瓣关闭不全出现急性左心功能不全,甚至发生急性肺水肿或心源性休克。

(2)体征:心脏向左下扩大,心尖部可闻及全收缩期吹风样杂音,向左腋下、背部或心底部传导,第1心音减弱,常有第3心音。重度反流患者心尖部可触及收缩期震颤。

2.特殊检查

(1)X线:急性重度二尖瓣关闭不全者心影可正常,但有明显肺淤血甚至肺水肿征。慢性重度二尖瓣关闭不全者常有左房左室增大,心功能不全时有肺淤血甚至肺水肿征象。

(2)心电图:可正常,或有左室肥厚、异常P波等,不具特异性。

(3)超声心动图:二维超声可显示二尖瓣的形态特征,对病因诊断有极大价值;彩色多普勒血流显像可测定反流量的大小,极具诊断意义。

(4)心导管检出:左室造影示收缩期造影剂自左房反流入左室,为诊断二尖瓣关闭不全及其严重程度的金标准。中度以上二尖瓣关闭不全凭心尖部的收缩期杂音即可诊断,轻度二尖瓣关闭不全需借助超声心动图检查或左室造影方可确诊。

【鉴别诊断】

1.功能性杂音　性质柔和,2/6级以下,杂音局限,发生于收缩早中期,左房左室无增大。

2.三尖瓣关闭不全　杂音在胸骨左缘4、5肋间最响亮,吸气时增强,不传至左腋下,伴有显著的右室扩大、颈静脉和肝静脉的收缩期搏动。

病因鉴别主要依靠病史和超声心动图检查。

【治疗】

1.药物治疗

(1)血管扩张剂:急性二尖瓣关闭不全伴有肺淤血症状时,静脉应用快速血管扩张剂如硝普钠、酚妥拉明等。开始剂量硝普钠为 $0.5\mu g/(kg \cdot min)$,酚妥拉明为 $0.1mg/min$,用药期间注意观察血压,并根据血压调整用药量。既往无高血压者可将收缩压降至 $10.7\sim12kPa(80\sim90mmHg)$,但必须保证四肢温暖,脉搏宏大有力,尿量正常。慢性二尖瓣关闭不全患者或急性二尖瓣关闭不全,经药物治疗病情稳定后可口服扩血管药,如 ACEI 类等。降低后负荷的治疗在有症状的二尖瓣关闭不全患者的处理中起着关键作用。

(2)洋地黄制剂:洋地黄制剂在急性二尖瓣关闭不全治疗中的价值有限。其虽可增加心肌收缩力,但并不能改变左房压(反流阻抗)与主动脉压(前向血流阻抗)之比,左室收缩力增强即使前向心排出量增加,也使反流量增加,肺淤血的症状非但不能改善,反有加重的可能。况且急性二尖瓣关闭不全时左室收缩功能无明显减弱,此时的主要矛盾在二尖瓣反流,洋地黄的应用不能缓解这一主要矛盾,故不能收到满意的治疗效果。只有当洋地黄与扩血管药合用时,才能显示较好的治疗效果。与急性二尖瓣关闭不全不同,慢性二尖瓣关闭不全患者多伴有左室扩大和左室收缩功能降低,加之此类患者又常伴有房颤,使用洋地黄往往收到较好的治疗效果。

(3)利尿剂:无论是急性还是慢性二尖瓣关闭不全的患者,当出现心功能不全的症状时,利尿剂的应用有一定的效果。急性三尖瓣关闭不全时应静脉给予强效利尿剂,病情稳定后或慢性二尖瓣关闭不全者口服利尿剂即可。

(4)感染性心内膜炎的预防:二尖瓣关闭不全的患者在拔牙、手术、外伤等时应以抗生素预防感染性心内膜炎,无青霉素过敏史者可用青霉素 800 万～1200 万 U/d,术前、术后各用 3～4日。青霉素过敏者可选用其他抗生素,如头孢类等。

二尖瓣关闭不全伴心功能不全的药物治疗只是一种对症治疗,根据的治疗还需要外科手术。

2.手术治疗

(1)手术时机的选择:有慢性心功能不全时施行二尖瓣换瓣术,不但围手术期间死亡率高,且术后心功能难以恢复,故慢性器质性二尖瓣关闭不全的患者应在出现轻度心衰症状时方可考虑手术,而急性二尖瓣关闭不全者一旦病情稳定,即应施行手术。患有重度二尖瓣关闭不全的患者心功能Ⅱ级时即应手术。对于活动时无症状或仅有轻度症状的重度二尖瓣关闭不全者应以心脏 B 超追踪随访。以非创伤方法测得的左室射血分数、收缩末期室壁应力/收缩末期容积指数比开始下降时,即使没有明显的临床症状也应考虑手术而不必等到出现重度心功能不全时方才手术。换瓣手术的适应证应比二尖瓣整形手术的适应证稍严格。

急性心肌梗死、感染性心内膜炎、外伤等引起的急性重度二尖瓣关闭不全伴急性左心衰者,如以积极的药物治疗,无反应则需行急诊外科手术治疗。

是否手术治疗,除需考虑上述血流动力学及临床指标外,还需考虑患者的全身状况(如肝功能、肾功能、肺部疾病等)。

(2)手术方式的选择

1)二尖瓣整形术:包括瓣环整形和瓣膜修整。瓣环整形往往需要在二尖瓣环内加入一人工瓣环,此人工瓣环可选用硬环,也可选用软环。对于某些因腱索病变引起的重度单纯二尖瓣关闭不全或以二尖瓣关闭不全为主的患者,将腱索置换、再植入、延长或缩短可取得十分理想的效果。二尖瓣整形手术特别适用于重度的非钙化性的二尖瓣关闭不全、二尖瓣环扩大、后腱索断裂或感染性心内膜炎引起的瓣叶穿孔但不伴腱索增厚和瓣叶破坏过多的患者,也特别适用于瓣膜弹性良好的青少年患者。

2)二尖瓣换瓣术:多数瓣膜钙化、僵硬、变形的风湿性心脏病患者,特别是高龄患者需行二尖瓣换瓣术。

换瓣术有一些难以克服的缺点,一是换瓣术后常有心功能恶化,此与后负荷的增加有一定关系,但现在认为瓣环、腱索、乳头肌连续性的丧失是引起术后心功能恶化的一个很重要的原因,二尖瓣整形手术无此缺点;二是血栓栓塞或出血并发症,生物瓣置换后期出现的功能不良以及感染性心内膜炎;三是机械瓣需终身抗凝治疗。由于二尖瓣换瓣术有这些缺点,目前多主张尽可能施行二尖瓣整形术。

相对性二尖瓣关闭不全者手术效果较差,不宜手术治疗。

【预后】

二尖瓣关闭不全的自然病史取决于基本病因和反流程度。由急性心肌梗死、感染性心内膜炎所引起的急性重度二尖瓣反流预后极差,相当一部分患者可于数小时或数日内死于急性左心衰,而二尖瓣脱垂综合征的病程呈良性过程,绝大多数患者的寿命与正常人接近。由风湿热或先天性发育异常所致的慢性二尖瓣关闭不全,反流程度在Ⅱ度以下者预后较好,反流程度在Ⅲ度以上者预后较差。短期内心脏进行性增大者和就诊时有心功能不全者,预后差。与二尖瓣狭窄患者不同,二尖瓣关闭不全患者可在相当长一段时间内无症状,但一旦出现症状,预后差,5年和10年存活率分别约为40%和15%。

(许金鹏)

第二节 主动脉瓣疾病

一、主动脉瓣狭窄

【概述】

主动脉瓣狭窄为常见的先天性心脏病。其病因有先天性、老年退行性钙化和风湿性。按病理解剖学分型,主动脉瓣狭窄可分为瓣上狭窄、瓣膜狭窄和瓣下狭窄,其中以瓣膜狭窄最多见。正常主动脉瓣口面积超过 $3.0cm^2$。通常根据瓣膜开放间距、主动脉瓣面积和最大压差(PSG)将主动脉瓣狭窄分为:

1.轻度狭窄　指瓣膜开放幅度在 12～15mm,瓣口面积<$1.5cm^2$ 时,PSG<50mmHg(1mmHg=0.1333kPa)。

2.中度狭窄　指瓣膜开放幅度在 8～12mm,瓣口面积 $1.0cm^2$ 时,PSG 在 50～80mmHg。

3.重度狭窄　指瓣膜开放幅度<8mm,瓣口面积<$1.0cm^2$ 时,PSG>80mm/Hg。

【诊断步骤】

(一)病史采集要点

1.起病情况

由于左心室代偿能力较大,即使存在较明显的主动脉瓣狭窄,相当长的时间内患者可无明显症状,直至瓣口面积<$1cm^2$ 才出现临床症状。

2.临床表现

(1)症状:主窄病情进展缓慢,即使是先天性主窄也往往 20 岁以后才出现症状;轻度主窄可终生无症状,但可突然猝死。临床上男性主窄比女性多见,两者之比为 3∶1。主窄的主要症状如下:

1)心绞痛:约 60% 主窄患者可有心绞痛,且随年龄和主窄严重程度增加而增多。主窄出现心绞痛时表明主窄已相当严重,其瓣口面积常<$0.8cm^2$,其性质与冠心病心绞痛无法鉴别。

2)昏厥或眩晕:约 30% 主窄可有此症状,昏厥时间可短至 1min 或长达 0.5h 以上,部分患者可伴阿-斯综合征或心律失常,常在劳动后或身体向前弯曲时发作,有的是在静息状态突然改变体位或舌下含服硝酸甘油治疗心绞痛时诱发。

3)呼吸困难:劳力性呼吸困难往往是心功能不全的征象,常伴软弱无力和疲倦,与阵发性肺静脉压力升高有关。随心衰加重可出现夜间阵发性呼吸困难和急性肺水肿。长期肺淤血可导致肺动脉高压,晚期可引起右心衰和全心衰。

4)猝死:20%～30% 患者可猝死。多数患者猝死前可有反复心绞痛或昏厥史,但也可作为首发症状。主窄猝死发生率较高,原因未明,可能与急性心肌缺血诱发致命性心律失常有关,可表现为心室颤动或心室停顿。

5)多汗和心悸:主窄和主漏患者出汗特别多,多汗常在心衰后出现,可能与自主神经功能紊乱,交感神经张力增高有关。由于心肌收缩力增强或心律失常,患者常感心悸。

（2）体征

1）收缩期杂音:典型主窄收缩期杂音以胸骨右缘第 2 肋间和胸骨左缘第 3、第 4 肋间最明显,少数患者可在心尖区最清楚;尤其是老年患者可呈乐音样,有时需与二漏鉴别。一般主窄杂音多呈喷射性,而二漏为反流性高频率全收缩期杂音,可资鉴别。主窄杂音常有以下特点:

①杂音粗糙,响亮度常在 3～4/6 级以上,多伴震颤。

②杂音常向颈部传导,同时沿锁骨传导可直达尺骨鹰嘴,也可沿胸骨向下传导及向心尖部传导。

③杂音性质属喷射性菱形杂音,即具有递增—递减特征,菱峰位于收缩中期。一般情况下,主窄越严重,杂音越响亮,持续时间越长,且菱峰靠后;反之,狭窄较轻。但当心功能不全、心输出量降低、心动过速和左心衰竭时,即使严重主窄,有时杂音也可变得短而柔和,甚至缺如,应予注意。

④严重主窄杂音可越过 P_2 在 A_2 之前结束,产生 S 反常分裂。

2）主动脉瓣喷射音:收缩期喷射音通常见于中度主窄,在胸骨左缘第 3 肋间易听到,可向心尖传导,为短促而响亮的单音,系主动脉瓣开放突然向前移动和左室高速血流冲击扩张的主动脉所致。

3）心音:S_1 正常,轻度主窄时 S 亦正常;严重主窄时由于左室射血时间显著延长,可出现 S_2 反常分裂,即肺动脉瓣比主动脉瓣提前关闭。当瓣膜增厚、钙化严重时,S_2 的主动脉瓣成分（A_2）减弱甚至消失。30 岁以上主窄患者若闻及 S_3,常表明左心功能不全。S_4 可见于中、重度主窄,但 40 岁以上患者听到 S_4 不一定表示瓣膜有严重狭窄。

4）其他:严重主窄合并主动脉狭窄后扩张可产生相对性主漏,在胸骨左缘第 3、第 4 肋间可闻及轻度舒张早期吹风样递减型杂音。当主窄后期引起左室扩大、左心衰时,可产生相对性二漏,该杂音常因心功能改善或左室缩小而减轻。此外,反复左心衰、肺动脉高压,也可导致右心衰而产生相应体征。中、重度主窄可有心界向左下扩大,心尖有抬举性搏动;当出现左房肥大,心房收缩力增强产生 S_4 时,在心尖区有双重搏动。心底部常有收缩期震颤,尤其在坐位、胸部前倾时,或在深呼气后暂停呼吸时更为明显,有时在胸骨上窝、颈动脉和锁骨下动脉处也可扪及收缩期震颤。脉搏细小,血压可表现为收缩压降低,舒张压正常,以致脉压差缩小。

（二）门诊资料分析

1.X 线检查

左心缘圆隆,心影不大。常见主动脉狭窄后扩张和主动脉钙化。在成年人主动脉瓣无钙化时,一般无严重主动脉瓣狭窄。心力衰竭时左心室明显扩大,还可见左心房增大,肺动脉主干突出,肺静脉增宽以及肺淤血的征象。主动脉瓣钙化者可见钙化影。

2.心电图检查

轻度主动脉瓣狭窄者心电图可正常。严重者心电图左心室肥厚与劳损。ST 段压低和 T 波倒置的加重提示心室肥厚在进展。左心房增大的表现多见。主动脉瓣钙化严重时,可见左前分支阻滞和其他各种程度的房室或束支传导阻滞。

3.超声心动图检查

M型超声可见主动脉瓣变厚,活动幅度减小,开放幅度<18mm,瓣叶反射光点增强提示瓣膜钙化。主动脉根部扩张,左心室后壁和室间隔对称性肥厚。二维超声心动图上可见主动脉瓣收缩期呈向心性弯形运动,并能明确先天性瓣膜畸形。多普勒超声显示缓慢而渐减的血流通过主动脉瓣,并可计算最大跨瓣压力阶差。估计狭窄严重程度。彩色多普勒血流显像特征性改变是主动脉瓣口血流束变窄,流速变快而呈现明显的频率混叠现象;在收缩期于主动脉根部和升主动脉有异常血流束。

(三)继续检查项目

心导管检查:左心导管检查不仅可确诊主窄,而且能对其严重程度做出判断,还可直接测定左心房,左心室和主动脉的压力。也可用以了解冠状动脉情况,对左室功能进行评估。通过左室至主动脉连续压力曲线描记,可鉴别主窄类型(即瓣下、瓣膜部或瓣上狭窄)。

在下列情况时应考虑施行心导管检查:

1.年轻的先天性主动脉瓣狭窄患者,虽无症状但需了解左心室流出道梗阻程度。

2.疑有左心室流出道梗阻而非瓣膜原因者;对于高龄患者应同时做冠脉造影,以排除冠心病。

3.主动脉瓣狭窄考虑做肺动脉自体移植(Ross手术)并且无创性检查不能发现冠状动脉起源时,主动脉瓣置换术前做冠状动脉造影术。

4.采用滴注多巴酚丁胺方法测量血流动力学,有助于评估低血流/低压差主动脉瓣狭窄和左心室功能不全患者。

【诊断对策】

(一)诊断要点

主窄根据病史、体征,结合超声心动图、X线和心电图的检查,一般诊断不难,必要时可做左心导管检查予以确诊。

(二)鉴别诊断要点

临床上主动脉瓣狭窄应与下列情况的主动脉瓣区收缩期杂音鉴别:

1.肥厚梗阻型心肌病

亦称为特发性肥厚性主动脉瓣下狭窄(IHSS),胸骨左缘第4肋间可闻及收缩期杂音,收缩期喀喇音罕见,主动脉区第2心音正常。超声心动图显示左心室壁不对称性肥厚,室间隔明显增厚,与左心室后壁之比≥1.3,收缩期室间隔前移,左心室流出道变窄,可伴有二尖瓣前瓣叶向交移位而引起二尖瓣反流。

2.主动脉扩张

见于各种原因如高血压、梅毒所致的主动脉扩张。可在胸骨右缘第2肋间闻及短促的收缩期杂音,主动脉区第2心音正常或亢进,无第2心音分裂。超声心动图可明确诊断。

3.肺动脉瓣狭窄

可于胸骨左缘第2肋间隔及粗糙响亮的收缩期杂音,常伴收缩期喀喇音,肺动脉瓣区第2心音减弱并分裂,主动脉瓣区第2心音正常,右心室肥厚增大,肺动脉主干呈狭窄后扩张。

4.三尖瓣关闭不全

胸骨左缘下端闻及高调的全收缩期杂音,吸气时回心血量增加可使杂音增强,呼气时减弱。颈静脉搏动,肝脏肿大。右心房和右心室明显扩大。超声心动图可证实诊断。

5.二尖瓣关闭不全

心尖区全收缩期吹风样杂音,向左腋下传导;吸入亚硝酸异戊酯后杂音减弱。第1心音减弱,主动脉瓣第2心音正常,主动脉瓣无钙化。

【治疗对策】

治疗计划

无症状轻度主窄可不做特殊处理,但应定期随访。

1.内科治疗

主窄患者平时应适当限制体力活动,以防止晕厥和心绞痛发作。一旦心绞痛发作,可舌下含服硝酸甘油0.3~0.6mg,也可应用钙离子拮抗剂如硝苯地平5~10mg或尼群地平10mg,立即舌下含服,其他硝酸酯类制剂也可应用。左心衰时按心力衰竭处理。主窄常引起左室舒张功能不全性心衰,应避免使用强烈利尿剂及血管扩张剂,以免左室舒张末压过度下降,导致急性失代偿。有心律失常者,则按心律失常处理。平时应预防感染性心内膜炎,对体内感染应积极治疗。

外科换瓣和介入性经皮主动脉瓣球囊成形术治疗是改善瓣膜狭窄血流动力学的可靠方法。

2.外科治疗

适应证:①反复心绞痛或晕厥发作;②有过左心衰竭史,射血分数<0.50;③虽无症状,但左室明显肥大,跨瓣压力阶差≥50mmHg(6.67kPa);④主动脉口面积<0.8cm²。对于瓣膜严重钙化或先天性二叶主动脉瓣患者常需做换瓣术;⑤严重主动脉瓣狭窄患者行外科冠状动脉搭桥术;⑥严重主动脉瓣狭窄患者行主动脉瓣等瓣叶外科手术。

3.经皮主动脉内球囊成形术

主动脉瓣狭窄介入治疗的适应证为瓣膜部狭窄和瓣上及瓣下隔膜型狭窄;心导管及超声心动图检查测得PSG>50mmHg者。对先天性或风湿性主动脉瓣狭窄,瓣叶无重度钙化,跨瓣压差≥50mmHg者为PBAV的适应证。

血流动力学不稳定的主动脉瓣狭窄患者,主动脉瓣置换术高危患者,可以施行主动脉瓣球囊瓣膜成形术,作为后继施行外科手术的桥梁。主动脉瓣狭窄成人患者由于合并严重疾病不能施行主动脉瓣置换术时,可以施行主动脉瓣球囊瓣膜成形术做姑息治疗。

老年退行性或风湿性主动脉瓣狭窄、瓣叶钙化严重,或合并中度以上主动脉瓣关闭不全者为PBAV的禁忌证。

PBAV方法是在局麻下穿刺右股动脉,插入导管至左心室,沿导管插入交换导丝,行常规左心导管检查,包括测量左心室及主动脉压力,左心室及主动脉根部造影,同时测量主动瓣环直径。然后选择大小合适的球囊(直径比瓣环<10%)。将选择好的球囊导管沿导引钢丝逆行推送至主动脉瓣口,手推造影剂充盈球囊约3s,再迅速回抽吸瘪,如此可反复扩张几次,至腰形切迹消失,提示瓣膜撕裂,狭窄的瓣口得以扩张。手术过程中应注意所选球囊不宜过大,以

免引起主动脉瓣反流;导管插入主动脉先行肝素化以免发生血栓;球囊充盈扩张时由于左室流出道堵塞而发生血压下降和心律失常,故球囊充盈时间应严格限制在10s以内。扩张完毕应重测左室和升主动脉压,PSG<25mmHg,提示扩张效果满意。小儿及青少年先天性主动脉瓣狭窄的PBAV近期疗效满意。成人主动脉瓣狭窄多为退行性或风湿性,瓣叶钙化严重,术后瓣口面积增加有限或形成主动脉瓣关闭不全并发症,因此认为PBAV只能作为一种过渡性估息治疗手段,多数患者最终可能还要接受瓣膜置换术。

4.治疗并发症

如心衰、感染性心内膜炎、栓塞等。

【预后评估】

发生主动脉瓣狭窄者,其瓣膜狭窄缩小的速度大约为0.1cm/年,而高龄、重度瓣膜钙化、高脂血症可使此进程加快。

二、主动脉瓣关闭不全

【概述】

主动脉瓣关闭不全可因主动脉瓣和瓣环,以及升主动脉的病变造成。男性患者多见,约占75%;女性患者多同时伴有二尖瓣病变。慢性发病者中,由于风湿热造成的瓣叶损害所引起者最多见,占全部主动脉瓣关闭不全患者的2/3。

【诊断步骤】

(一)病史采集要点

1.起病情况

通常情况下,主动脉瓣关闭不全患者在较长时间内无症状,即使明显主动脉瓣关闭不全者到出现明显的症状可长达10～15年;一旦发生心力衰竭,则进展迅速。

2.临床表现

由于慢性主漏病因众多,其严重程度和发展速度不一,因此,其临床表现可有较大差别。除各种病因可产生相应临床症状外,主漏本身可产生以下症状和体征:

(1)心悸:心脏搏动的不适感可能是最早的主诉,由于左心室明显增大,心尖搏动增强所致,尤以左侧卧位或俯卧位时明显。情绪激动或体力活动引起心动过速,或室性早搏可使心悸感更为明显。由于脉压显著增大,常感身体各部有强烈的动脉搏动感,尤以头颈部为甚。

(2)呼吸困难:劳力性呼吸困难最早出现,表示心脏储备能力已经降低,随着病情的进展,可出现端坐呼吸和夜间阵发性呼吸困难。

(3)胸痛:心绞痛比主动脉瓣狭窄少见。胸痛的发生可能是由于左室射血时引起升主动脉过分牵张或心脏明显增大所致,亦有心肌缺血的因素。心绞痛可在活动时和静息时发生,持续时间较长,对硝酸甘油反应不佳;夜间心绞痛的发作,可能是由于休息时心率减慢致舒张压进一步下降,使冠脉血流减小之故;若病变累及冠脉开口,可导致冠脉狭窄;高龄患者可同时合并冠心病。亦有诉腹痛者,推测可能与内脏缺血有关。

（4）晕厥：当快速改变体位时，可出现头晕或眩晕，晕厥较少见。

（5）其他症状：疲乏，活动耐力显著下降。过度出汗，且以上半身为主，可能与自主神经功能失调有关。尤其是在出现夜间阵发性呼吸困难或夜间心绞痛发作时。咯血和栓塞较少见。晚期右心衰竭时可出现肝脏淤血肿大，有触痛，踝部水肿，胸水或腹水。

（6）猝死：主漏约10％患者可发生猝死，其原因可能与突发致命性心律失常有关。

3.体征

（1）舒张期杂音：舒张早期出现的哈气样或泼水样递减型杂音，是主漏最主要的体征。该杂音在胸骨左缘第3、第4肋间，有时在胸骨右缘第2肋间最清楚，可向心尖部传导。此外，主漏患者在心尖区可听到舒张早、中期隆隆样杂音，即Austinflint杂音，系主动脉反流血液撞击二尖瓣前叶，妨碍二尖瓣开放，引起相对性二窄的结果。

（2）收缩期杂音：单纯主漏有时在主动脉瓣听诊区可闻及收缩期杂音，系重度主漏使左室心输出量增加和血流速度增快，产生相对性主窄之故。中、重度主漏因左室明显扩大、乳头肌位置下移和二尖瓣环扩大，可产生相对性二漏，在心尖区可产生收缩期吹风样反流性杂音。

（3）心音：第1心音减弱，系左室舒张期容量和压力短期内迅速增加，于舒张晚期二尖瓣位置已接近瓣环水平，因此，心室收缩时，二尖瓣关闭振幅减小，所以第1心音减弱。在严重主漏时第2心音的主动脉瓣成分常减弱或缺如，因此第2心音单一，且在心尖区常可闻及第3心音，后期可产生第3心音奔马律。

（4）心脏其他体征：心尖搏动有力，呈抬举性，心尖向左下方移位，搏动范围较大，心浊音界向左下扩大，部分病例在主动脉瓣听诊区扪及舒张期震颤。

（5）外周血管征

①脉压差增大：系主漏使左室收缩期射血量增加使动脉收缩压增高，同时外周血管阻力降低和舒张期血液反流入左室，使动脉舒张压下降，因而脉压增大；

②水冲脉：系收缩压升高或偏高、舒张压下降而使脉压增大所致，按脉时脉搏比正常弹起急速，但下降也快，呈骤起骤降；

③枪击声：将听诊器置于患者肱动脉或股动脉处，可听到"Ta-、Ta-"与心搏一致的声音，称为枪击声；

④Duroziez征：用听诊器轻压股动脉时可听到收缩期和舒张期双重音；

⑤毛细血管搏动：轻压指甲床或用玻片轻压口唇黏膜，于收缩期和舒张期可见指甲床或口唇黏膜交替出现潮红和苍白现象；

⑥点头征：重度主漏可见头部出现与心动周期一致的规律性点头运动。

（二）门诊资料分析

1.X线检查

左心室明显增大，升主动脉和主动脉结扩张，呈"主动脉型心脏"。透视下主动脉搏动明显增强，与左心室搏动配合呈"摇椅样"摆动。左心房可增大。肺动脉高压或右心衰竭时，右心室增大。可见肺静脉充血，肺间质水肿。常有主动脉瓣叶和升主动脉的钙化。

2.心电图检查

轻度主动脉瓣关闭不全者心电图可正常。严重者可有左心室肥大和劳损，电轴左偏。Ⅰ，

aVL,V$_{5\sim6}$导联Q波加深,ST段压低和T波倒置;晚期左心房增大。亦可见束支传导阻滞。严重主漏患者有P-R间期延长,可能与主动脉瓣病变累及房室交界区,使后者钙化或纤维化有关。

3.超声心动图检查

左心室腔及其流出道和升主动脉根部内径扩大,心肌收缩功能代偿时,左心室后壁收缩期移动幅度增加;室壁活动速率和幅度正常或增大。舒张期二尖瓣前叶快速高频的振动是主动脉瓣关闭不全的特征表现。二维超声心动图上可见主动脉瓣增厚,舒张期关闭对合不佳;多普勒超声显示主动脉瓣下方舒张期涡流,对检测主动脉瓣反流非常敏感,并可判定其严重程度。超声心动图对主动脉瓣关闭不全时左心室功能的评价亦很有价值;还有助于病因的判断,可显示二叶式主动脉瓣,瓣膜脱垂,破裂,或赘生物形成,升主动脉夹层分离等。

4.放射性核素检查

放射性核素血池显像,显示左心室扩大,舒张末期容积增加。左心房亦可扩大。可测定左心室收缩功能,用于随访有一定价值。

(三)继续检查项目

1.心导管检查

遇下列情况才考虑做左心导管检查:

(1)主漏合并二尖瓣病变,有时难以评估主漏严重程度,对是否需要同时进行双瓣手术做出判断。

(2)术前了解主动脉根部大小,为换瓣术选择何种瓣膜及其大小、型号提供参数。

(3)高龄患者出现心绞痛需鉴别系主漏所致抑或冠心病的结果,必要时同时进行冠脉造影,以明确诊断。

(4)主漏病因未明,为了弄清主漏究竟系主动脉瓣本身病变还是升主动脉病变所致,这对了解二叶主动脉瓣、主动脉窦瘤破入左室、Mafan综合征、主动脉夹层分离等颇有帮助。

2.主动脉根部造影

可估计主动脉瓣关闭不全的程度。如造影剂反流至左心室的密度较主动脉明显,则说明重度关闭不全;如造影剂反流仅限于瓣膜下或呈线状反流,则为轻度反流。

【诊断对策】

(一)诊断要点

临床诊断主要是根据典型的舒张期杂音和左心室扩大,超声心动图检查可明确诊断。根据病史和其他发现可做出病因诊断。

(二)鉴别诊断要点

1.肺动脉瓣关闭不全

本病常为肺动脉高压所致。此时颈动脉搏动正常,肺动脉瓣区第2心音亢进,胸骨左缘舒张期杂音吸气时增强,用力握拳时无变化。心电图示右心房和右心室肥大,X线检查肺动脉主干突出。多见于二尖瓣狭窄,亦可见于房间隔缺损。

2.主动脉窦瘤破裂

本病的破裂常破入右心,在胸骨左下缘有持续性杂音,但有时杂音呈来往性与主动脉瓣关闭不全同时有收缩期杂音者相似,但有突发性胸痛,进行性右心功能衰竭,主动脉造影及超声心动图检查可确诊。

3.冠状动静脉瘘

多引起连续性杂音,但也可在主动脉瓣区听到舒张期杂音,或其杂音的舒张期成分较响。但心电图及X线检查多正常,主动脉造影可见主动脉与冠状静脉窦、右心房、室或肺动脉总干之间有交通。

（三）主动脉瓣关闭不全的病因

大致可分为以下几类：

1.引起主动脉瓣叶结构改变的病因

(1)风湿性:系风湿性主动脉瓣膜炎症反复发作,使瓣叶挛缩、变形所致。风湿性主漏是我国主漏最主要病因,占60%～80%,常伴不同程度主窄和二尖瓣病变。

(2)先天性瓣叶畸形或缺陷:不仅可引起主窄,也可产生主漏,其中以二叶和三叶主动脉瓣叶畸形或缺陷最多见,且多合并主窄。

(3)主动脉瓣脱垂:系主动脉瓣黏液样变性和退行性变所致。

(4)主动脉瓣下狭窄:可产生继发性主漏,系快速喷射性血流不断冲击瓣叶,引起瓣膜变形和功能障碍所致。

(5)少见病因:如系统性红斑狼疮、类风湿关节炎等。

2.引起升主动脉壁全面或局部扩张的病因

(1)梅毒性主动脉炎:多见于男性,系梅毒性炎症破坏主动脉壁中层部扩张,瓣环扩大,舒张期瓣膜不能闭合,产生相对性主漏。

(2)马方综合征和马方样疾病:前者系结缔组织发育不良,主动脉壁常比正常人薄弱,使主动脉和Valsalva窦明显扩张,导致相对性主漏;后者包括Ehler-Dan-los综合征、成骨不全和主动脉窦动脉瘤等非炎症性主动脉疾病。

(3)非特异性主动脉炎:原因未明,可有动脉中层坏死和巨细胞浸润,可伴主动脉瘤。

(4)升主动脉粥样硬化、扩张:多见于高龄和长期高血压患者致升主动脉扩张,多为轻度主漏,可伴瓣膜钙化性狭窄。

3.主动脉和瓣膜均有病变的病因

临床上以强直性脊椎炎多见,约20%病例可累及主动脉壁和瓣膜,但仅少数有临床症状。

【治疗对策】

治疗计划

1.内科治疗

避免过度的体力劳动及剧烈运动,限制钠盐摄入,使用洋地黄类药物,利尿剂以及血管扩张剂,特别是血管紧张素转换酶抑制剂,有助于防止心功能的恶化。有指征长期应用。洋地黄类药物亦可用于虽无心力衰竭症状,但主动脉瓣反流严重且左心室扩大明显的患者。应积极预防和治疗心律失常及感染。梅毒性主动脉炎应给予全疗程的青霉素治疗,风心病应积极预防链球菌感染与风湿活动以及感染性心内膜炎。

2.手术治疗

人工瓣膜置换术是治疗主动脉瓣关闭不全的主要手段,应在心力衰竭症状出现前施行。但因患者在心肌收缩功能失代偿前通常无明显症状,故在患者无明显症状,左心室功能正常期间不必急于手术;可密切随访,至少每 6 个月复查超声心动图 1 次。一旦出现症状或左心室功能不全或心脏明显增大时即应手术治疗。

下列情况应考虑换瓣手术:

(1)临床上有心绞痛或心衰症状者,心功能Ⅲ级;若心功能Ⅳ级应积极内科治疗,待心功能改善后再考虑手术。

(2)虽无心衰,但 X 线心胸比例>0.6。

(3)心功能虽属Ⅱ级,若瓣膜病变较重,射血分数<0.45。

(4)合并感染性心内膜炎者,待炎症控制后尽早手术。

(5)主动脉瓣二瓣畸形患者如果主动脉瓣根部或升主动脉直径>5.0cm 或直径增加速度≥0.5cm/年,有指征施行修复主动脉根部或置换升主动脉。

(6)主动脉瓣二瓣畸形患者由于严重主动脉瓣狭窄或主动脉瓣关闭不全导致反流,如果主动脉瓣根部或升主动脉直径>4.5cm,则有指征施行修复主动脉根部或置换升主动脉。

3.手术方式

(1)瓣膜修复术:较少用,通常不能完全消除主动脉瓣反流。仅适用于感染性心内膜炎主动脉瓣赘生物或穿孔;主动脉瓣与其瓣环撕裂。由于升主动脉动脉瘤使瓣环扩张所致的主动脉瓣关闭不全,可行瓣环紧缩成形术。

(2)人工瓣膜置换术:风湿性和绝大多数其他病因引起的主动脉瓣关闭不全均宜施行瓣膜置换术。机械瓣和生物瓣均可使用。手术危险性和后期死亡率取决于主动脉瓣关闭不全的发展阶段以及手术时的心功能状态。心脏明显扩大,长期左心功能不全的患者,手术死亡率约 10%,后期死亡率约达每年 5%。尽管如此,由于药物治疗的预后较差,即使有左心功能衰竭亦应考虑手术治疗。

(3)经皮人工主动脉瓣支架置入术:其适应证为高龄主动脉瓣狭窄和(或)关闭不全合并多系统疾病或其他高危因素不适宜手术治疗者。经皮人工主动脉瓣支架置入术的进展有赖于器械改进,经导管置入的人工瓣膜经历了圆锥系统、球笼瓣系统、碟形瓣系统和瓣膜支架系统,人工瓣膜支架系统是目前用于临床的唯一一种可经导管置入的人工瓣膜。经静脉途径操作复杂,需要穿刺房间隔,建立股静脉-右心房-左心房-左心室-主动脉-股动脉钢丝轨道,时间长。目前,有学者"采用股动脉逆行插管置入人工主动脉瓣支架,在 14 只猪上取得成功"。最近有非正式的文献报告 CoreValve 公司生产的与此类似一种自膨胀型主动脉瓣支架有望开始 1 临床实验。近年来,体内、体外实验和研究均证实了经皮人工主动脉瓣支架置入术的有效性。

【预后评估】

充血性心力衰竭多见,并为主动脉瓣关闭不全的主要死亡原因,一旦出现心功能不全的症状,往往在 2~3 年内死亡。感染性心内膜炎亦可见,栓塞少见。

三、急性主动脉瓣关闭不全

【概述】

急性主动脉瓣关闭不全时,左心室突然增加大量反流的血液,而心搏量不能相应增加,左心室舒张末期压力迅速而显著上升,可引起急性左心功能不全;左心室舒张末期压力升高,使冠脉灌注压与左室腔内压之间的压力阶差降低,引起心内膜下心肌缺血,心肌收缩力减弱。上述因素可使心搏量急骤下降,左心房和肺静脉压力急剧上升,引起急性肺水肿。此时交感神经活性明显增加,使心率加快,外周血管阻力增加,舒张压降低可不显著,脉压差不大。

常见病因包括:

1.感染性心内膜炎:不仅因炎症损毁瓣膜可造成急性主漏,甚至治愈后由于瓣膜瘢痕形成挛缩,也可引起严重主漏。

2.在异常或病变的主动脉瓣基础上,发生自发性瓣膜破裂或急性瓣膜脱垂。

3.主动脉根部隔层分离。

4.胸部或上腹部钝性创伤所致主动脉瓣破裂或急性脱垂。

5.因为主窄施行经皮球囊成形术、狭窄分离术后产生此并发症,或换瓣术后并发瓣周漏等。

【诊断步骤】

(一)病史采集要点

1.起病情况

急性主漏对左室血流动力学影响取决于反流量大小和反流速度,其次是左室心肌功能的基本状况。急性主动脉瓣关闭不全时,由于突然的左心室容量负荷加大,室壁张力增加,左心室扩张,可很快发生急性左心衰竭或出现肺水肿。

2.临床表现

急性主漏临床表现主要取决于主漏严重程度和速率。

(1)症状

①胸痛:重症主漏常有胸痛,系心肌做功增加,对氧需求增多而冠脉流量反而减少,产生氧供需失衡,导致非冠心病性心肌缺血。每次胸痛发作历时较久,硝酸甘油效果欠佳。

②心功能不全征象:左心衰常于短期内(几日至数周)发生,且迅速恶化,若不及时治疗可短期内死亡。

(2)体征

①心尖搏动增强,但心界无增大:听诊表现为第 1 心音降低或消失,主动脉区可出现舒张早期递减型哈气样杂音,杂音往往于舒张中期终止。当心功能不全时杂音明显减轻,甚至消失,有别于慢性主漏。若瓣膜撕裂可产生乐音样杂音。重度主漏第 2 心音主动脉瓣成分(A_2)消失。有时在心尖区可闻及 Austin-Flint 杂音。左心衰时可闻及病理性第 3、第 4 心音,甚至奔马律。

②外周血管征:如水冲脉、毛细血管搏动和枪击音常不明显,有别于慢性主漏。

（二）门诊资料分析

1.X 线检查

心胸比例可正常，心脏可不增大，主动脉根部不增宽（除非主动脉夹层分离），但有两肺纹理增多或肺淤血、肺水肿改变。

2.心电图检查

主要表现为窦性心动过速，多无左室肥厚或左室高电压之改变，有别于慢性主漏。

3.超声心动图检查

二维超声心动图显示心前区长轴切面可发现舒张期主动脉瓣不能闭合，可见连枷状瓣叶脱垂入左室流出道，收缩期返回主动脉腔内，易发现感染性心内膜炎赘生物。主动脉根部、左室可无明显扩大，有别于慢性主漏。彩色多普勒显示源于主动脉口的舒张期五彩镶嵌反流束向左室流出道喷射，且可初步估计反流量。

超声心动图检查不仅易确诊急性主漏，且对病因诊断也颇有帮助。

（三）继续检查项目

必要时可行逆行主动脉根部和左室造影。血流动力学检查常有肺毛细血管压和左室舒张末压明显升高。

【诊断对策】

根据病史、症状以及超声心动图检查，可以确诊。

【治疗对策】

急性主漏除针对病因做相应治疗外，特别是有明显血流动力学障碍者应尽早换瓣，否则可能在几日或几周内因急性左心衰致死，失去手术时机。若主漏由于感染性心内膜炎所致者，视病情而定：若主漏不太严重，可先积极进行抗生素治疗，待感染控制后 3～6 个月施行换瓣术；若病情急重，应在积极内科配合治疗下尽早施行换瓣术，不应为完成一疗程抗生素治疗而延误手术时机，但术前、术中和术后均需足量有效抗生素治疗，以控制感染和避免炎症扩散。

【预后】

急性主动脉瓣关闭不全时左室的耐受能力十分有限，患者常突然出现左室功能不全的临床表现，如乏力、严重呼吸困难和低血压。此种患者如不及时手术，常可发生严重后果。

（尹　霞）

第三节　三尖瓣疾病

一、三尖瓣狭窄

【概述】

三尖瓣狭窄绝大多数为风湿性心内膜炎的遗患，常合并二尖瓣或主动脉瓣病变，单纯三窄少见。多见于女性，与二尖瓣狭窄相似，其病理改变可见腱索有融合和缩短，瓣叶尖端融合，形成一隔膜样孔隙。右心房明显扩大，心房壁增厚，也可出现肝、脾肿大等严重内脏淤血的征象。

【诊断步骤】

(一)病史采集要点

1.一般情况

三窄使右房血液在舒张期进入右室受阻,使血液淤积在右房内,导致扩大和压力升高。由于体静脉系统容量大、阻力低,对右房压力升高有较大缓冲余地,因此三窄所致右房压不会明显升高,有别于二窄的是使左房压力明显升高。

长期右房增大和压力升高最终可导致体循环静脉淤血,引起颈静脉曲张、肝肿大、下垂性水肿等;另外由于右室舒张期充盈减少,使右室内径缩小和心输出量降低,肺循环血量亦减少,由肺静脉回流入左房血减少,因此可产生左室心输出量降低,可出现体循环供血不足的临床征象。

2.临床表现

(1)症状:女性得此病多于男性。单纯三窄可出现右心衰引起的体循环淤血征象,而肺淤血不明显,患者可出现乏力、疲倦、心悸、颈静脉曲张、肝肿大、下肢水肿等征象。若严重二窄,患者不出现端坐呼吸、夜间阵发性呼吸困难、咯血等左房衰竭的征象,临床上应考虑合并三窄。

(2)体征

①心脏听诊:胸骨左下缘低调隆隆样舒张中晚期杂音,收缩期前增强。直立位吸气时杂音增强,呼气时或 Valsalva 动作屏气期杂音减弱。可伴舒张期震颤,可有开瓣拍击音。肺动脉瓣第 2 心音正常或减弱。风湿性者常伴二尖瓣狭窄,后者常掩盖本病体征。

②其他体征:三尖瓣狭窄常有明显右心淤血体征,如颈静脉充盈、有明显"a"波,呼气时增强。晚期病例可有肝肿大,脾肿大,黄疸,严重营养不良,全身水肿和腹水。肿大的肝脏可呈明显的收缩期前搏动。

(二)门诊资料分析

1.X 线检查

右房增大,右室不大,肺血减少,肺野清晰,肺动脉段正常,上腔静脉影增宽,且有收缩期前搏动。

2.心电图检查

右心房肥大,Ⅱ 及 V_1 导联 P 波高尖;由于多数三尖瓣狭窄患者同时合并有二尖瓣狭窄,故心电图亦常显示双心房肥大。无右心室肥大的表现。

3.超声心动图检查

三尖瓣的变化与二尖瓣狭窄时观察到的相似,M 型超声心动图常显示瓣叶增厚,前叶的 EF 斜率减慢,舒张期与隔瓣呈矛盾运动、三尖瓣钙化和增厚;二维超声心动图对诊断三尖瓣狭窄较有帮助,其特征为舒张瓣叶呈圆顶状,增厚、瓣叶活动受限。多普勒超声可估测跨瓣压力阶差。

(三)继续检查项目

心导管检查:偶尔需做右心导管检查以确定诊断,多用于术前评价三窄程度和心功能状态。心导管检查常有心输出量降低和右房增大、压力增高现象,三尖瓣跨瓣压差＞2mmHg (0.27kPa)。右房内注射造影剂,可见右室充盈滞缓、三尖瓣活动受限等征象。因风湿性三窄常合并二窄,故肺动脉压仍可增高。

【诊断对策】

(一)诊断要点

根据典型杂音、右心房扩大及体循环淤血的症状和体征,一般即可做出诊断,对诊断有困难者可行右心导管检查,若三尖瓣平均跨瓣舒张压差在 0.27kPa(2mmHg)以上,即可诊断为三尖瓣狭窄。

(二)鉴别诊断要点

应与右房黏液瘤、缩窄性心包炎等疾病相鉴别。

【治疗对策】

(一)治疗原则

三尖瓣狭窄的治疗,原则上和二尖瓣狭窄相同。

(二)治疗计划

1.内科治疗

轻度三窄可以内科治疗。包括预防风湿活动和防治感染性心内膜炎。严格限制钠盐摄入,应用利尿剂,可改善体循环淤血的症状和体征,尤其是减轻肝脏淤血,改善肝功能。

2.外科治疗

如症状明显,右心室平均舒张压达 0.53~0.67kPa(4~5mmHg),和三尖瓣口面积<1.5~2.0cm² 时,可做三尖瓣分离术或经皮球囊扩张瓣膜成形术,瓣膜严重钙化、僵硬和血栓形成者,或合并中度以上三尖瓣关闭不全者,可考虑做换瓣术。为减少血栓形成,一般可选用生物瓣。

闭式扩张分离术容易撕破瓣膜造成严重关闭不全,目前已不主张应用。

二、三尖瓣关闭不全

【概述】

三尖瓣关闭不全远较三尖瓣狭窄多见,罕见于瓣叶本身受累,而多由肺动脉高压及三尖瓣扩张引起。常见于显著二尖瓣病变及慢性肺心病,而瓣膜本身是正常的。此外,偶见于右房黏液瘤影响三尖瓣关闭所致。器质性三漏较为少见。右心心内膜炎累及三尖瓣,致瓣膜损毁,可产生急性三漏。另外,右室梗死导致乳头肌坏死、功能不全或腱索断裂,也可产生急性三漏。

【诊断步骤】

(一)病史采集要点

1.一般情况

三漏时由于收缩期部分血液由右室反流入右房,可引起右房压升高和扩大;而舒张期右室除需要收纳正常从上、下腔静脉回流入右房的血液外,还要接受反流入右房的血液,故可导致舒张期右室容量超负荷而扩大。此外,相对性三漏尚有原发病变和肺动脉高压等所致的血流动力学紊乱。由于右室代偿功能较差,最终可产生右心衰和体循环淤血征象。

2.临床表现

(1)症状：三漏缺乏特征性症状，严重三漏可有呼吸困难，但无明显卧位性和阵发性呼吸困难；此外，可有乏力、疲倦等症状。合并肺动脉高压时，可出现心排血量减少和体循环淤血的症状。三尖瓣关闭不全合并二尖瓣疾患者，肺淤血的症状可由于三尖瓣关闭不全的发展而减轻，但乏力和其他心排血量减少的症状可更加重。

(2)体征：主要体征为胸骨左下缘全收缩期杂音，吸气及压迫肝脏后杂音可增强；但如衰竭的右心室不能增加心搏量杂音难以增强。仅在流量很大时，有第3心音及三尖瓣区低调舒张中期杂音。颈静脉脉波图 V 波（又称回流波，为右心室收缩时，血液回流到右房大静脉所致）增大；可扪及肝脏搏动。瓣膜脱垂时，在三尖瓣区可闻及非喷射性喀喇音。其淤血体征与右心衰竭相同。

(3)其他体征：因右心房增大，在胸骨右缘可见搏动，而右室增大常使心尖搏动点向左移位，心浊音界向左扩大，心尖上翘，有明显剑突下搏动，心前区也可有抬举性搏动。收缩中、晚期肝脏扩张性搏动是三漏特征性体征之一。

(二)门诊资料分析

1.X 线检查

可见右心室、右心房增大。右房压升高者，可见奇静脉扩张和胸腔积液；有腹水者，横膈上抬。透视时可看到右房收缩期搏动。

2.心电图检查

可显示右室肥厚劳损，右房肥大；并常有右束支传导阻滞。

3.超声心动图检查

可见右心室、右心房增大，上、下腔静脉增宽及搏动；连枷样三尖瓣。二维超声心动图声学造影可证实反流，多普勒超声检查可判断反流程度和肺动脉高压。

(三)继续检查项目

心导管检查：显示左房压增高伴高大 V 波和陡降的 Y 倾斜段。右室造影于收缩期可见造影剂反流入右房，具有确诊价值。

【诊断对策】

(一)诊断要点

根据典型杂音，右心室右心房增大及体循环淤血的症状和体征，一般不难做出诊断。超声心动图声学造影及多普勒超声检查可确诊，并可帮助做出病因诊断。

(二)鉴别诊断要点

应与二尖瓣关闭不全低位室间隔缺损相鉴别。

1.二尖瓣关闭不全　心尖区典型的吹风样收缩期杂音并有左心房和左心室扩大。

2.三尖瓣关闭不全　胸骨左缘下端闻及局限性吹风样的全收缩杂音，吸气时因回心血量增加可使杂音增强，呼气时减弱。肺动脉高压时，肺动脉瓣第 2 心音亢进，颈静脉 V 波增大。可有肝脏搏动，肿大。心电图和 X 线检查可见右心室肥大。超声心动图可明确诊断。

【治疗对策】

治疗原则

1.单纯三尖瓣关闭不全而无肺动脉高压,如继发于感染性心内膜炎或创伤者,一般不需要手术治疗。

2.对功能性三漏主要应治疗原发病。

3.器质性三漏若不严重可内科治疗,主要是对症处理和防治感染性心内膜炎。

4.积极治疗其他原因引起的心力衰竭,可改善功能性三尖瓣反流的严重程度。二尖瓣病变伴肺动脉高压及右心室显著扩大时,纠正二尖瓣异常,降低肺动脉压力后,三尖瓣关闭不全可逐渐减轻或消失而不必特别处理。

5.病情严重的器质性三尖瓣病变者,心功能≥Ⅲ级,尤其是风湿性而无严重肺动脉高压者,可施行瓣环成形术或人工心脏瓣膜置换术。而换瓣术以生物瓣较理想,可减少血栓形成和避免抗凝治疗。

(张学正)

第四节　肺动脉瓣疾病

一、肺动脉瓣狭窄

【概述】

肺动脉瓣狭窄(肺窄)绝大多数属于先天性,可合并其他先天性畸形;风湿性肺窄少见,常伴二尖瓣和/或主动脉瓣病变。

【诊断步骤】

(一)病史采集要点

1.起病情况

肺窄使右室收缩期排血受阻,致右室压力负荷过重,使右室肥大,最后可发生右心衰。

2.临床表现

(1)症状:轻、中度肺窄无明显症状;重度肺窄时运动耐量降低,可有呼吸困难、胸痛、头晕、晕厥、心悸、紫绀等症状,后期可出现右心衰征象。此外,患者易患肺部感染。

(2)体征:主要体征是肺动脉瓣听诊区闻及响亮粗糙的喷射性菱形收缩期杂音,常伴震颤。轻度肺窄,菱峰位于收缩中期,狭窄越严重菱峰越靠后,常掩盖 A_2,P_2 减弱。在 S_1 之后 0.02~0.06s 可闻及收缩早期喷射(喀喇)音,呼气时增强,喷射音与 S_1 越接近,肺动脉瓣狭窄越严重。喷射音的存在表明瓣膜无严重钙化,活动度尚好。P_2 减弱伴 S_1 分裂,吸气后更明显。右心功能减退时闻及右室性 S_3 和右房性 S_4。先天性肺窄因右室肥厚,尤其在儿童期和青少年可见心前区隆起伴胸骨旁抬举性搏动。持久性紫绀可伴发杵状指(趾)。晚期患者可出现右心衰所致体循环淤血征象。

(二)门诊资料分析

1.X 线检查

右室肥厚,右房亦可增大,心脏横径增大,肺总动脉呈狭窄后扩张,肺纹理稀疏,肺野清晰。

2.心电图检查

可有右室肥厚、右房增大和右束支传导阻滞图形,电轴右偏。

3.超声心动图检查

心底波群可见肺动脉增宽(狭窄后扩张),搏动增强,右室流出道可变窄和肥厚。若瓣下狭窄(右室漏斗部狭窄)则肺动脉无增宽。右肺动脉内径缩小。连续彩色多普勒尚可检出右室与肺动脉间的压力阶差,有利于对肺动脉瓣狭窄严重程度的评估。彩色多普勒的特征性改变是,狭窄后扩张的肺动脉内有高速湍流而呈现多色镶嵌的异常血流束。

(三)继续检查项目

右心导管检查可发现右室压力增高,肺动脉压力正常或降低。将导管由肺动脉撤至右室进行连续测压记录,可判断瓣口狭窄类型,根据压差出现部位可分为瓣下、瓣膜部和瓣上狭窄。

【诊断对策】

(一)诊断要点

肺窄根据病史、体征,结合超声心动图和 X 线检查,不难做出诊断。

(二)鉴别诊断要点

有时需与房间隔缺损、室间隔缺损、先天性肺动脉扩张和法洛四联症做鉴别。

【治疗对策】

治疗计划

1.内科治疗

主要针对肺窄可能出现的并发症,如治疗右心衰竭、纠正心律失常和防治感染性心内膜炎。

2.外科治疗

中度以上肺窄[跨瓣压差＞50mmHg(6.67kPa)],应考虑做经皮肺动脉瓣球囊成形术或外科手术矫治。手术宜在儿童期施行。严重肺窄应尽早手术,婴幼儿期即应手术,以缓解症状。

二、肺动脉瓣关闭不全

【概述】

肺动脉瓣关闭不全(肺漏)绝大多数是由于肺动脉瓣环扩大和肺动脉主干扩张所致的相对性关闭不全。最常见原因是各种原因所致的肺高压,偶尔为 Marfan 综合征,特发性主、肺动脉扩张等结缔组织疾病所致。肺动脉瓣叶本身病变所致肺漏少见。

【诊断步骤】

(一)病史采集要点

1.起病情况

肺漏导致舒张期血液由肺动脉瓣口反流入右室,可引起右室容量超负荷而扩大,当右室失代偿时可引起右心衰和体循环淤血。

2.临床表现

(1)症状:肺漏本身很少产生症状,其主要症状与肺动脉高压或先天性畸形有关,因为单纯性肺漏即使较为严重,患者耐受性多良好。

(2)体征:胸骨左缘第2肋间闻及舒张早期哈气样递减型杂音是最重要体征。若属功能性肺漏,临床上称为 Graham-Stell 杂音,多继发于各种原因所致肺动脉高压。杂音可向下传至第4肋间,卧位比坐位清楚,吸气时增强。杂音多属高频吹风样,常伴肺动脉瓣第2音(P_2)亢进、分裂。此外,常有收缩早期肺动脉喷射音。

器质性肺漏由于不伴有肺动脉高压,故舒张期杂音多属中频,呈先增强后减弱的菱形杂音;但杂音持续时间较长,常伴 P_2 减弱或消失,也无收缩期杂音和肺动脉瓣收缩期喷射音,可与功能性肺漏作鉴别。

(二)门诊资料分析

1.X 线检查

右室增大,伴肺动脉高压时有肺动脉段隆凸,肺门阴影增宽,尤其是右下肺动脉。胸透可见"肺门舞蹈",但肺野清晰。

2.心电图检查

可见右束支传导阻滞和或右室肥厚图形。

3.超声心动图检查

多普勒超声心动图于舒张期可检出源于肺动脉口的逆向异常血流束。

【诊断对策】

本病诊断不难,有时需与主漏鉴别。

【治疗对策】

继发于肺动脉高压的肺漏主要应治疗原发病,针对肺漏可能产生的并发症如右心衰、心律失常或感染性心内膜炎,应予相应处理。器质性肺漏心功能不全≥Ⅲ级者,右室容量超负荷进行性加重者,可考虑施行换瓣术或瓣膜环缩窄术。

(张学正)

第五节 联合瓣膜病

【概述】

心脏瓣膜病变中如同时累及2个或2个以上瓣膜时称联合瓣膜病。最常见的是二尖瓣狭窄伴有主动脉瓣关闭不全。此外,可有二尖瓣、主动脉瓣及三尖瓣三者的联合病变。

【诊断步骤】

(一)病史采集要点

1.联合瓣膜病变有以下几种组合形式

(1)同一病因累及2个或2个以上瓣膜,最常见为风湿性引起的二尖瓣和主动脉瓣或其他瓣膜病变;其次为感染性心内膜炎可同时侵犯二尖瓣、主动脉瓣或三尖瓣、肺动脉瓣。

（2）病变源于1个瓣膜,随病情发展可影响或累及另1个瓣膜,导致相对性狭窄或关闭不全。如风湿性二尖瓣狭窄可引起肺动脉高压,肺动脉高压使右室压力负荷过重,引起右室肥大扩张而导致三尖瓣关闭不全。

（3）2种或2种以上病因累及不同瓣膜,如风湿性二尖瓣病变并发感染性主动脉瓣炎。

2.临床表现

联合瓣膜病变对血流动力学和心功能的影响往往是综合性的,比单瓣膜病变更为严重,更易引起血流动力学的严重障碍,导致心衰较早出现。

常见有以下几种:

（1）主窄并二漏:由于主窄使左室射血阻力增加,可加重二尖瓣反流,使左房失代偿及肺淤血提早发生。而二漏使左室收缩压与主动脉瓣口压差降低,影响左室向主动脉射血,加上存在主窄使心输出量进一步下降,可加重脏器供血不足的症状。

（2）主漏并二漏:两者均可使左室舒张期负荷加重,作用相加后使左室进行性扩大,而后者又加重二漏,形成恶性循环,使左心衰竭提早出现。

（3）二窄并主窄:主窄使左室肥厚、顺应性降低,使左室舒张末压增高,舒张期二尖瓣口压差减小,左房辅助泵作用难以发挥,易致左房衰竭;二窄使左室充盈减少,不能维持必要的左室收缩压,使收缩期跨主动脉瓣压差降低,心输出量进一步减少,体循环供血不足症状加重。

（4）二窄并主漏:多由风湿所致。二窄使舒张期左室充盈减少,左室心输出量降低,虽可减轻主漏反流量和掩盖主漏体征,但两者相加仍使心输出量进一步减少,可加重体循环供血不足症状。一旦成功施行二尖瓣球囊成形术或分离术后,主漏体征及其反流量将比术前更明显,若不做适当处理有时可诱发心衰,应予注意。

（二）门诊资料分析

联合瓣膜病变无论在超声心动图或X线等检查中均表现这种病变所致的综合性改变。两个瓣哪一个病损重则该瓣病损引起的病理改变起主导地位,故最适宜检查为UCG,可明确看出各瓣膜的病损程度。多能据以做出正确诊断。

（三）继续检查项目

可继续心血管造影及心导管检查,以确定病变部位、范围性质、严重程度及心脏功能状态。

【诊断对策】

联合瓣膜病变的临床表现为有关瓣膜损害的综合表现。如二窄合并主漏时,既有二窄的症状和体征,又有主漏的临床表现。但有时某一瓣膜病变可减轻或抵消另一瓣膜病变的症状和体征。如二窄因左室舒张期充盈减少致主漏的反流性杂音减轻,外周血管征得以减轻。相反,明显主漏的舒张期杂音可传至心尖部,可掩盖二窄的舒张期杂音;明显主漏也可产生Austin-flint杂音,此杂音与器质性二窄杂音相似,以致可造成二窄的漏诊。三窄的存在可减轻二窄所致的肺淤血;三窄并主窄时,两者杂音均可减轻,第4心音消失等,在临床实践工作中应注意鉴别。

【治疗策略】

联合瓣膜病的治疗视瓣膜病变而定。

1.心功能处于代偿阶段或病变较轻者,对症处理,预防风湿活动和感染性心内膜炎。

2.病变严重,内科治疗效果欠佳,则或经皮球囊导管成形术。后者仅用于瓣膜狭窄;对于关闭不全目前只能采用手术,包括换瓣术、瓣膜修补重建或瓣膜矫正成形术等。有时联合瓣膜病变主要源于一处继发者,其治疗关键在于治疗主要瓣膜后,其余有影响的瓣膜功能障碍常可以纠正。

【病程发展及预后】

有瓣膜病变若仅处理其中之一瓣膜,另一瓣膜病变的严重程度会加剧,如二窄并主二尖瓣施行分离术或经皮球囊成形术后,二窄的征象缓解,由于左室舒张期充多,可加重主漏的症状,而后者所致的血流动力学障碍可能会抵消二尖瓣手术获益。因此,对疑有联合瓣膜病变的患者拟做手术前,应充分正确地估计每一瓣膜严重程度及其相互影响,以便做出最佳选择。

【预后评估】

联合瓣膜病变对心功能的影响是综合性的,多个瓣膜病变比单个瓣膜病变预后更差。对需手术治疗的瓣膜病患者在术前必须将所有累及的瓣膜确诊。如果仅注意 1 个瓣膜病变,将并发存在的其他瓣膜病遗漏,不但手术疗效不佳,还可能增加手术死亡率。

(郑磊磊)

第六节 瓣膜脱垂

【概述】

瓣膜脱垂是指瓣或瓣下支持组织的病变,引起二尖瓣、三尖瓣收缩期脱垂入左、右心房,或主动脉瓣、肺动脉瓣舒张期脱垂入左、右心室,伴或不伴瓣膜关闭不全。临床上以二尖瓣和主动脉瓣脱垂最常见。可由多种病因所致。原发性二脱多因瓣膜黏液样变性伴瓣膜松弛所致。继发性二脱包括:风湿性、Marfan 综合征、某些先天性心脏病(如房间隔 Ebstein 畸形)、肥厚型心肌病、结节性多动脉炎、扩张型心肌病、冠心病、家族蚕豆中毒等。

一、二尖瓣脱垂

【诊断步骤】

(一)病史采集要点

1.一般情况

大多数二脱无症状,且预后良好;部分病例仅有收缩期喀喇音而不伴收缩中、晚期杂音。

2.主要临床表现

(1)呼吸困难:患者常有呼吸不畅和气不够用的感觉,但实际血流动力学障碍并不严重。

(2)胸痛:可酷似心绞痛,也可表现为局限性刺痛、心前区紧束感,原因未明,可能与左室壁和乳头肌被过分牵拉有关,也可能是连接体积庞大瓣叶的腱索一直处于高张力状态,干扰乳头肌供血,而产生乳头肌及心内膜下缺血所致。

(3)乏力:与劳累无明确关系,可因情绪紧张而加重,可能与自主神经功能紊乱有关。

(4)眩晕和/或晕厥:原因未明,可能与直立性低血压和/或心律失常致脑部供血不足有关。

(5)心悸:与心律失常和自主神经功能紊乱有关。

(6)焦虑:原因未明。

(7)猝死:偶尔二脱可发生猝死,可能与本病诱发严重心律失常有关。

3.体征

(1)本病的特征性体征是在心尖区及胸骨左缘邻近二尖瓣处,闻及非喷射性喀喇音,可伴或不伴收缩中、晚期杂音。有时喀喇音可缺如或呈多个,可在收缩早、中、晚期出现,且并非每个心动周期均可听到。喀喇音是由于过长、过大的瓣叶和伸长的腱索在二尖瓣脱垂到极点时突然拉紧所致。偶尔喀喇音有多个,这是由于过长瓣叶的不同部位的非同步脱垂所致。

(2)典型二脱的收缩期杂音出现在中、晚期,常呈递增型,达到或略超过 S_2 的主动脉瓣成分(A_2),偶尔呈递增递减型杂音。约10%患者在心尖区出现全收缩期杂音,可伴收缩晚期增强或呈菱形杂音,可向腋下及胸骨左缘第3、第4肋间传导。偶尔二脱可闻及收缩期"喘息"或"吼鸣"音,使杂音呈乐音样。此外,偶尔在左侧卧位时心尖搏动处可闻及一收缩期回缩,形成双峰状心尖搏动。

(二)门诊资料分析

1.超声心动图检查

二尖瓣活动曲线改变,可表现为收缩中、晚期瓣膜突然向后运动脱垂入左房内,呈"吊床样"改变。心底波群在收缩期左房内有时可见脱垂瓣叶回声。

2.心电图检查

大多数原发性二脱心电图可正常。典型改变是 II、III、aVF 和 $V_{4\sim6}$ 导联上 T 波降低,其初始段或全段倒置或双向,伴或不伴 ST 段轻度抬高或压低,可能与乳头肌受到过度牵拉有关。85%患者24h动态心电图可检出频发早搏。严重心律失常可能是猝死的原因。

3.X线检查

二脱未合并二漏者,心影正常;合并重度二漏者,X线显示左房、左室增大,后期右室也增大,心呈梨形。当并发左心衰时可有肺淤血、肺水肿征象。部分病例有胸廓扁平、直背综合征等胸廓畸形。

【诊断对策】

诊断要点

目前二脱诊断不难,根据病史、体征,结合超声心动图、心音图等检查多能确诊。关键是明确二脱病因,对于继发于各种心血管病或全身性疾病者,应做相应检查。

【治疗对策】

治疗计划

1.绝大多数二脱预后良好。因此,对无症状和无并发症的患者一般不必治疗。有晕厥史,猝死家族史,复杂室性心律失常,马方综合征者,应避免过度的体力劳动及剧烈运动。

2.有症状的二脱尤其是伴心动过速者,首选β受体阻滞剂,如美托洛尔 25～100mg/d。β

受体阻滞剂通过抗心律失常作用,可减慢心室率和心室舒张及收缩末期容量;并因负性肌力作用而减轻二尖瓣脱垂和伸长程度,使患者心悸、胸痛等症状得以缓解。硝酸酯类药物可加重二尖瓣脱垂,应慎用。

3.二脱合并重度二漏或心功能不全者上述两种药物应慎用,或同时酌情应用洋地黄制剂。

4.出现一过性脑缺血者,应使用阿司匹林($75\sim325mg/d$)等抗血小板聚集药物,如无效,可用抗凝药物,以防脑栓塞发生。

5.二尖瓣脱垂伴心房颤动、年龄<65岁、没有二尖瓣反流或心力衰竭病史的患者,建议使用阿司匹林治疗($75\sim325mg/d$)。

6.二尖瓣脱垂伴卒中病史的患者,出现二尖瓣反流、心房颤动、左心房血栓的患者,建议华法林治疗。

7.严重二尖瓣关闭不全合并充血性心力衰竭者,常需手术治疗。对于腱索延长或断裂,瓣环扩大,二尖瓣增厚但运动良好无钙化者,宜行瓣膜修补术;不适合瓣膜修补者,行人工瓣膜置换术。

【病程观察及处理】

二脱常见并发症包括:①二尖瓣关闭不全;②感染性心内膜炎;③二尖瓣环钙化;④心律失常;⑤脑缺血;⑥猝死,与致命性心律失常有关。需相应处理。二脱患者拔牙、手术或器械检查,应预防性使用抗生素以预防感染性心内膜炎。二脱合并心律失常按心律失常处理。对心律失常伴心悸、头昏、眩晕或昏厥史者,可用β受体阻滞剂,无效时可用苯妥英钠、奎尼丁等,必要时可联合用药。

【预后评估】

绝大多数二脱预后良好。可正常工作生活,定期随访。

二、主动脉瓣脱垂

【诊断步骤】

(一)病史采集要点

1.主动脉瓣脱垂是主漏的特殊解剖类型

病因甚多,大致可分为4类:

(1)主动脉瓣完整性丧失:由于瓣膜黏液性变、内膜较脆弱、损伤或先天性二叶主动脉瓣松弛过长引起。

(2)瓣膜破裂:可分自发性、外伤性或感染性。

(3)主动脉瓣结合部支持组织丧失,如 Marfan 综合征。

(4)高位室间隔缺损累及主动脉瓣。主动脉隔层分离等。

2.临床表现

临床主脱所致血流动力学改变与一般主漏相似。

症状取决于主脱严重程度、发展速度和主动脉反流量的大小,不同病因所致主脱可有相应的临床表现和症状。多数主脱呈慢性经过,故其临床表现与慢性主漏相似。瓣膜突然自发性破裂或感染性心内膜炎累及主动脉瓣引起瓣膜严重损毁而脱垂者,其临床表现与急性主漏相似。

3.体征

与主漏相似。典型者在主动脉瓣听诊区可闻及舒张早期出现的哈气样递减型杂音。轻度主脱未合并主漏者可无杂音及相应血流动力学改变。主脱合并主漏者还可产生外周血管征。

(二)门诊资料分析

1.超声心动图检查

可见主动脉瓣舒张期向左室流出道膨出或脱垂,而收缩期又回到主动脉腔内,此为特征性改变。当合并主漏时可有相应超声改变。

2.其他实验室检查

如 X 线、心电图等检查,均与主漏相似。

(三)继续检查项目

必要时可做左心导管和主动脉造影确诊。均与主漏相似。

【诊断对策】

主要根据临床表现,结合有关检查,诊断不难。关键在于病因诊断。

【治疗对策】

除针对病因治疗外,轻度主脱关键是预防感染性心内膜炎,重度脱垂伴左心功能进行性减退者可考虑施行主动脉瓣换瓣术。

(郑磊磊)

第七节　老年性退行性心瓣膜病

【概述】

老年性退行性心瓣膜病又称老年性钙化性心瓣膜或老年性心瓣膜病,多在正常瓣膜基础上,随年龄增长瓣膜产生老化、退行性变和钙盐沉着所致,多见于 60 岁以上老人。临床上以主动脉瓣和二尖瓣及其瓣环最常受累,可导致瓣膜功能障碍。它是引起老年人心衰、心律失常和猝死的重要原因。

【诊断步骤】

(一)病史采集要点

1.老年人退行性心脏瓣膜病临床表现缺乏特异性,有时可与其他心脏病并存,极易误诊和漏诊。

2.病因不明,其发病率随年龄增长而增高,可能与长期机械性劳损有关。老年性退行性二尖瓣病变主要累及以下部位:①二尖瓣环;②与后叶心室面的瓣膜下区域和邻近的心室壁;③钙化可延伸到左房、左室和二尖瓣孔周围,形成僵硬的支架,限制后瓣活动,导致二窄和/或二漏。当二尖瓣环钙化累及附近的希氏束,可产生传导阻滞和各种心律失常。

3.主要临床表现

(1)老年性退行性心瓣膜病的发病率在 20%～25%,随年龄增长发病率有增高趋势,90 岁以上老人几乎 100% 有瓣膜退行性变。

(2)由于本病进展缓慢,所致瓣膜狭窄和域关闭不全多较轻,因此相当长时间内无明显症状。

(3)绝大多数无明显临床症状,主要累及二尖瓣环可引起二漏,其临床症状取决于二漏严重程度和二尖瓣反流量的大小,偶有心悸、气促等症状。当二尖瓣环钙化累及传导系统,可产生心律失常和传导阻滞,出现相应症状。老年性二尖瓣退行性变导致二窄较为少见,且多不严重。

(4)重度老年性退行性主窄可出现呼吸困难和左心衰症状,也可产生心绞痛和晕厥。其心绞痛有时难以与冠心病心绞痛鉴别,晕厥常与心律失常有关。本病房颤发生率较高,心房内容易形成血栓,一旦栓子脱落可产生体动脉栓塞并出现相应症状。

(5)体征

①老年性主窄的收缩期喷射性杂音最佳听诊区常在心尖区,而不是在心底部,多向腋下传导,而不向颈部传导,这与一般主窄不同;且杂音较柔和,响度多属轻、中度,可呈乐音样,常无收缩早期喷射(喀喇)音;

②房颤发生率较高;

③常合并外周血管硬化,脉压差增大,此与一般主窄不同;

④二尖瓣环钙化合并二漏时,在心尖区可闻及收缩期反流性杂音,多为 2～3/6 级,心界可向左下轻度增大。

(二)门诊资料分析

1.超声心动图检查

老年性主动脉瓣退行性变引起主窄和主漏时,其特征性改变是瓣膜明显增厚,活动受限,瓣膜启闭功能障碍,因钙化使回声增强,尤以瓣环和瓣体部明显;若钙化累及室间隔膜部,也有相应回声增强之改变。其余超声征象与一般主窄和主漏相似。

2.M 型超声心电图检查

二尖瓣环钙化 M 型超声心动图扫描时,在心前区可发现左室后壁前方紧接二尖瓣后瓣之后出现一条异常宽的、反射强烈的、与左室后壁平行的回声带,提示瓣膜钙化。

3.X 线检查

主动脉瓣、二尖瓣环处呈斑片状、线状或带状钙化阴影,有助于诊断。此外,可有主窄和主漏、二窄和二漏的相应 X 线改变。

4.心电图检查

轻度老年性退行性心瓣膜病心电图常正常。主动脉瓣病变者可有左室肥大图形,二尖瓣环钙化者可有左房、左室肥大图形。当本病累及心脏传导系统,可有 I～III 度房室传导阻滞。此外,30% 病例有房颤或其他心律失常图形。

【诊断对策】

(一)诊断要点

对既往无明确心脏病史的 60 以上老年人,在超声心动图检查之前,临床症状表现下列特点时需考虑有无本病的可能,以免误诊或漏诊。

1.出现心功能不全的症状或晕厥。

2.心脏听诊可闻及杂音,尤其是主动脉瓣区的收缩期杂音,其特点为较柔和,不与狭窄的程度呈正比。

3.出现心律失常,尤其是房性心律失常或束支传导阻滞。

4.胸部 X 线摄片发现主动脉弓钙化者。

行超声心动图检查可基本确诊。

(二)鉴别诊断要点

由于老年性瓣膜退行性变临床表现无特异性,应结合上述特点与冠心病、高血压性心脏病进行鉴别。老年性瓣膜退行性变可与其他心脏病并存,因此,对既往有明确的其他心脏病史的 60 岁以上老年人,应予超声心动图检查随访,防止漏诊。

【治疗对策】

(一)治疗原则

包括内科治疗、外科治疗。

(二)治疗计划

1.心功能不全者按心衰处理。

2.心律失常者按心律失常处理,对于缓慢性心律失常,特别是Ⅱ度Ⅱ型房室传导阻滞或Ⅲ度房室传导阻滞,或由此引起晕厥者,应及时安装起搏器。房颤者可适当应用阿司匹林 100mg 或氯吡格雷等抗血小板药物,均每日 1 次口服,以防血栓形成或动脉栓塞。

3.严重主窄合并心绞痛者可应用硝酸甘油类药物以缓解症状。

4.严重主窄、主漏或二窄、二漏者视病情可考虑行换瓣术或瓣膜分离术。

(三)手术方案的选择

1.主动脉瓣置换术

主动脉瓣置换术是治疗老年性主动脉瓣病唯一选择,并已成为安全有效的方法。主动脉瓣置换术可明显改善长期生存率和生活质量。高龄不应成为这种手术的禁忌证。手术的适应证是:

(1)已出现心绞痛、晕厥及心力衰竭者。

(2)跨瓣压差>6.67kPa 者。

2.经皮穿刺球囊瓣膜成形

老年性退行性心脏瓣膜病的球囊扩张的适应证是:①严重瓣膜狭窄需紧急进行非心脏手术者;②严重的主动脉瓣狭窄伴明显心功能不全者,宜先行球囊扩张术,为瓣膜置换创造有利条件;③二尖瓣尚柔软的患者;④外科手术风险极大的患者。

3.主动脉瓣去钙化术

(1)去钙化术的优点是:①可改变瓣膜的解剖结构,恢复瓣膜功能;②术后可获得较低跨瓣压力阶差;③不需抗凝,血栓栓塞发生率低;④心内膜炎发生率低。缺点是狭窄容易复发,且技术操作有一定难度。

(2)去钙化术的指针是:①75岁以上退行性主动脉瓣狭窄;②主动脉瓣和(或)瓣环钙化;③轻至中度主动脉瓣狭窄伴有严重冠心病;④左室功能差,射血分数<0.25;⑤不能做抗凝治疗的患者。

4.二尖瓣重建术

二尖瓣重建术与置换术比较具有下述优点:①保留自身瓣膜结构;②不用或少用抗凝剂;③术后左心功能恢复和远期存活率优于换瓣;④手术死亡率低;⑤患者费用降低。所以,在瓣膜病变没有发展到完全不能修复的程度时,进行二尖瓣重建术,对提高术后患者生活质量具有重要意义。

【预后评估】

本病发展缓慢,导致瓣膜狭窄和关闭不全多不严重,对心功能代偿者可不做特殊处理,但应定期随访。

(郑磊磊)

第八节　心脏瓣膜疾病介入治疗

一、二尖瓣狭窄球囊扩张成形术

经皮球囊二尖瓣成形术(PBMV)为缓解单纯二尖瓣狭窄的首选方法。术后症状和血流动力学立即改善,严重并发症少见,主要应注意减少二尖瓣关闭不全、脑栓塞和心房穿孔所致的心脏压塞,手术死亡率小于0.5%。其近期与远期(5年)效果与外科闭式分离术相似,基本可取代后者。

【适应证】

1.明确适应证

(1)二尖瓣口面积≤1.5cm²,瓣膜柔软,无钙化和瓣下结构异常(Wilkins超声计分<8分)。

(2)窦性心律,无体循环栓塞史。

(3)不合并二尖瓣关闭不全及其他瓣膜病变。

(4)无风湿活动。

(5)年龄在50岁以下。

(6)有明确临床症状,心功能为NYHAⅡ～Ⅲ级者。

2.相对适应证

(1)无症状的中、重度二尖瓣狭窄患者(二尖瓣面积≤1.5cm²),有肺动脉高压(休息时肺动脉收缩压>50mmHg或运动时60mmHg)但无左房血栓及中、重度关闭不全且瓣膜形态有利于行经皮球囊成形术。

（2）有症状（NYHA 心功能分级Ⅲ或Ⅳ级）中、重度二尖瓣狭窄（二尖瓣面积≤1.5cm²）患者，无左房血栓及中、重度关闭不全，有非柔软化瓣膜却对外科手术有高度危险者。

【禁忌证】

1.相对禁忌证

（1）无症状的中、重度二尖瓣狭窄患者（二尖瓣面积≤1.5cm²），无左房血栓及中、重度关闭不全，瓣膜形态有利于行经皮球囊成形术，但患者有新的房颤发作。

（2）NYHA 心功能分级Ⅲ或Ⅳ级中、重度二尖瓣狭窄（二尖瓣面积≤1.5cm²）患者，有非柔软化瓣膜却对外科手术有低度危险者。

2.绝对禁忌证

（1）轻度二尖瓣狭窄患者。

（2）二尖瓣狭窄并中度以上二尖瓣关闭不全。

（3）心腔内有血栓形成。

（4）二尖瓣严重钙化，尤其伴瓣下装置病变者。

（5）风湿活动。

（6）合并感染性心内膜炎。

（7）妊娠期，因放射线可能影响胎儿，除非心功能Ⅳ级，危及母子生命安全。

（8）全身情况差或合并其他重要脏器疾病。

（9）二尖瓣狭窄并中度以上主动脉狭窄和（或）主动脉瓣关闭不全。

【方法】

（一）操作方法

1.器械选择

根据多普勒超声心动图测定二尖瓣环直径选择适宜型号的球囊导管。

2.造影

穿刺右股静脉，测右心压力及肺动脉的血氧饱和度，右房造影，确定各房室位置。

3.房间隔穿刺

（1）穿刺点的定位：常用或传统的定位方式是根据 X 线透视影像，后前位在左心房影中下三分之一交界横线与脊椎右三分之一交界纵线的交汇处。

（2）穿刺成功的确认：确定穿刺成功的方法主要根据影像学指征（造影或注射造影剂显影）和血流动力学指征。

4.左房钢丝和球囊导管的导入

5.二尖瓣口的扩张

球囊扩张二尖瓣口是 PBMV 技术最重要步骤。球囊直径的选择已经有公认方法，初始扩张时的球囊直径选择主张从小直径开始逐渐增加。

（二）成功标准

1.二尖瓣舒张期杂音消失或近于消失。

2.左房压明显下降。

3.影像学上完全充盈的球囊从左室自动滑回左房。

4.无明显二尖瓣反流。

（三）并发症

1.室性心律失常

与所有心导管检查一样最常见,发生率98％以上,术中静滴利多卡因、调整导管位置可减少发生。

2.心脏穿孔和心包填塞

与房间隔穿刺定位不准有关。一般心包填塞进行心包穿刺放液即可缓解,严重者需紧急手术救治。

3.房间隔缺损

球囊导管穿过房间隔进行 PBMV 时,术后留有 3～5mm 的中隔小孔。绝大多数术后 48h 自动闭合,罕有引起左向右分流。

4.体循环栓塞

术前应严格检查左房内有无血栓,如有明显血栓,则免作 PBMV。对瓣膜钙化,柔软性差的病例,术中应谨慎轻巧地操作。

5.二尖瓣反流

多为轻度反流,少数病例可造成严重反流,二尖瓣瓣体有明显钙化不均,融合交界有钙化以及瓣下结构有明显融合和缩短者,术后易出现较严重的 MR,偶有因术后严重反流引起急性左心衰而致死者。

此外,还有报道可引起晕厥、胸痛、急性肺水肿等并发症。

PBMV 近、远期效果良好,其疗效和外科二尖瓣分离术相仿,同时具有创伤小、康复快等优点。

【注意事项】

将球囊导管从股静脉经房间隔穿刺跨越二尖瓣,用生理盐水和造影剂各半的混合液体充盈球囊,分离瓣膜交界处的粘连融合而扩大瓣口。在瓣叶(尤其是前叶)活动度好,无明显钙化,瓣下结构无明显增厚的患者效果更好。对高龄、伴有严重冠心病,因其他严重的肺、肾、肿瘤等疾病不宜手术或拒绝手术、妊娠伴严重呼吸困难、外科分离术后再狭窄的患者也可选择该疗法。术前可用经食管超声探查有无左心房血栓,对于有血栓或慢性心房颤动的患者应在术前充分用华法林抗凝。

二、主动脉瓣狭窄球囊扩张成形术

经皮球囊主动脉瓣成形术(PBAV),术后瓣膜弹性回缩,术后左室流出道梗阻的缓解程度不大,主动脉瓣口面积增加不明显,瓣口狭窄在术后几月内即达到术前水平,另外,此技术操作死亡率3％;对于高龄、有心力衰竭和手术高危患者,在不适于手术治疗的严重钙化性主动脉瓣狭窄患者仍可改善左心室功能和症状,1 年死亡率45％,所以长期治疗效果不佳,现已很少应用于临床。它主要用于:①由于严重主动脉瓣狭窄的心源性休克者;②严重主动脉瓣狭窄需急诊非心脏手术治疗,因有心力衰竭而具极高手术危险者,作为以后人工瓣膜置换的过渡;③严重主动脉瓣狭窄的妊娠妇女;④严重主动脉瓣狭窄,拒绝手术治疗的患者。

【适应证】

(一)明确适应证

典型主动脉瓣狭窄不伴主动脉严重钙化:心输出量正常时经导管检查跨主动脉瓣压差≥60mmHg,无或仅轻度主动脉瓣反流;对于青少年及成人患者,若跨主动脉瓣压差≥50mmHg,同时合并有劳力性呼吸困难、心绞痛、晕厥或先兆晕厥等症状,或者体表心电图(安静或运动状态下)左胸导联出现 T 波或 ST 段变化,亦推荐球囊扩张术。

(二)相对适应证

1.新生儿重症主动脉瓣狭窄。

2.隔膜型主动脉瓣下狭窄。

【禁忌证】

1.主动脉瓣狭窄伴中度以上主动脉瓣反流。

2.发育不良型主动脉瓣狭窄。

3.纤维肌性或管样主动脉瓣下狭窄。

4.主动脉瓣上狭窄。

【方法】

(一)球囊导管的选择

1.球囊大小

选用球囊直径略小或等于瓣环直径,通常选择球:瓣比值为(0.8～1.0):1 或更小。

2.球囊长度

由于高速血流及脉压差大,过短的球囊不容易使扩张球囊的中央固定于狭窄的瓣膜口,目前除应用通用的 3cm 长的球囊外,还推荐应用 4～6cm 长的球囊。

3.单、双球囊瓣膜成形术的选择

年长儿及青少年瓣环较大,单一球囊难以达到足够的球:瓣比值者,可选用双球囊瓣膜成形术;重症主动脉瓣狭窄的年长儿或成人,可先以较小球囊进行扩张,再以大球囊或双球囊进行扩张。

(二)操作方法

1.术前准备

术前常规进行体检、心电图、胸部 X 线片及超声心动图等检查,初步明确主动脉瓣狭窄的类型及严重程度。

2.诊断性心导管术

常规股动脉及股静脉插管,肝素 100u/kg 抗凝,先行右心导管检查;然后进行左心导管检查,猪尾导管置于升主动脉进行测压和造影,观察主动脉瓣反流程度及瓣口负性射流征。由于瓣口狭窄以及射流的存在,猪尾导管难以直接插至左心室,可取直头导丝经导管伸出于导管头端,操纵导丝插至左室,然后循导丝插入猪尾导管,但应避免误入冠状动脉,亦可应用端孔导管通过狭窄的主动脉瓣口插至左室。导管入左室后,先行测量左室压力及跨瓣压差,再行长轴斜位左室造影,观察瓣膜狭窄类型,并测量主动脉瓣环及瓣口直径。

3.**球囊扩张术方法**

(1)单球囊主动脉瓣成形术最常用的为逆行股动脉插管法。首先由导管插入 260cm 长的"J"形加硬导引钢丝至左心室,撤去导管,留置长导引钢丝于左心室内,然后循导丝插入球囊导管,直至主动脉瓣口处。先以少量稀释对比剂扩张球囊,确定球囊中央跨于狭窄的主动脉瓣口。如果球囊位置良好,则用稀释对比剂快速扩张球囊,随球囊腔内压力的增加,腰征随之消失。一旦球囊全部扩张,立即吸瘪球囊。通常从开始扩张球囊至吸瘪球囊总时间为 5~10 秒,反复 2~3 次,每次间隔 5 分钟左右。术中密切注意心率、心律、血压,术毕拔管局部压迫止血,如出血过多需输血。在球囊扩张时为了避免左室射血所引起的球囊来回移动,在球囊扩张时可右室临时起搏加速心率。

(2)双球囊主动脉瓣成形术经皮穿刺一侧股动脉,先以导丝插至股动脉及降主动脉,再循导丝经止血扩张管插入 1 支导管至左室,并保留 1 支长导丝于左室;再在对侧股动脉进行穿刺,插入另 1 支导管至左室,并同样置一支长导丝于左室。先在一侧将球囊导管插至左室,以少量对比剂扩张球囊以调整球囊的位置,然后在对侧插入另一支球囊导管,并调整球囊导管位置,一旦 2 支球囊导管在合适的位置后,2 枚球囊同时进行扩张。由于球囊间留有间隙,因此当球囊扩张时 2 枚球囊位置相对稳定,而且血压下降幅度较单球囊为小。在某些特殊情况下,也可采用脐动脉、腋动脉及颈动脉插管法(适用于新生儿或小婴儿)行 PBAV;不宜动脉插管者,可经房间隔穿刺法(或卵圆孔)行 PBAV。

4.**术后处理及随访**

(1)术后局部穿刺处压迫止血,密切观察血压、心率、心律、心电图的改变,术后 2h 内复查超声心动图,以早期发现可能出现的严重并发症,另外需观察股动脉穿刺侧的足背动脉搏动情况。

(2)术后 1、3、6 和 12 个月随访,包括临床检查、心电图及超声心动图。

【**注意事项**】

(一)**疗效评价**

PBAV 术后重复测量跨瓣压力阶差,并作升主动脉造影以评价主动脉瓣狭窄解除的情况及是否发生或加重主动脉瓣反流。一般认为 PBAV 成功的标准为:跨主动脉瓣压差下降 50%以上;主动脉瓣口面积增大 25%以上;主动脉瓣反流无明显加重。

(二)**并发症及处理**

PBAV 的并发症远多于 PBPV,发生率约 40%,因此有一定的危险性,需要有熟练的技术,精确的判断,及时处理可能发生的危急状态,并需要有外科的密切配合。

1.**病死率**

总病死率 4%左右,大多数发生在新生儿,可达 15%~50%,死亡原因除与手术本身有关外,主要与疾病严重程度及伴随疾病有关。

2.**主动脉瓣反流**

PBAV 后主动脉瓣反流的发生率早期报道不一,大部分为轻度,中至重度反流大约 4%左右,低于外科手术。严重主动脉瓣反流可引起急性左心衰竭,常需作换瓣准备。术后主动脉瓣反流发生的机制还不十分清楚,可能与以下因素有关。

(1)球瓣比值:主动脉瓣反流的严重程度和球:瓣比值大小相关,采用球:瓣比值≤1.0可明显减少主动脉瓣反流的发生率。

(2)球囊的稳定性:球囊在左室流出道扩张时,左室的有力收缩及左室向主动脉射血,可导致球囊从左室流出道向主动脉瓣口快速运动,从而损伤主动脉瓣,引起关闭不全。因此,保持球囊的稳定性,有可能减少主动脉瓣反流的发生率,同时也有利于提高球囊扩张的成功率。其方法为应用较硬但头端软的导丝和较长的球囊以增加稳定性;右室临时起搏加速心率,由略高于患者静息心率的刺激频率开始,每隔5秒逐渐增加起搏频率。当球囊送达主动脉瓣水平时开始加速起搏频率,直到主动脉收缩压下降达50%时开始扩张球囊,通常平均起搏心率200次/分左右,完成球囊扩张术后快速吸瘪球囊,停止心脏起搏。

3.局部血管并发症

股动脉局部插管处血栓形成和(或)血管损伤,发生率约12%,表现为局部动脉搏动减弱,最后消失,下肢呈缺血状。血栓形成的处理包括肝素、链激酶及尿激酶等治疗,也可局部取栓并行血管损伤修补。对于新生儿及小婴儿,采用颈动脉或脐动脉插管可减少股动脉插管引起的并发症;应用小号球囊导管及减小球:瓣比值可明显减少血管损伤的发生率。

4.左心室及升主动脉穿孔

导引导丝头端过硬及导管过于坚硬,在推送过程中可引起心室壁及升主动脉穿孔。球瓣比值超过1.2时,球囊扩张可引起主动脉壁、主动脉瓣及室间隔撕裂。主动脉破裂可引起内出血、血压下降和休克;左心室穿孔则引起心包积血、心脏压塞。一旦诊断明确,需快速心包穿刺减压,早期开胸手术修补心脏穿孔。因此,操作应轻柔,避免大幅度推送导管头端及顶压心脏壁,球囊选择不宜偏大。

5.左房室瓣损伤

采用房间隔穿刺经左心房、左房室瓣达左心室途径进行球囊扩张术时,有时可引左房室瓣撕裂、腱索断裂,导致左房室瓣反流,目前已较少应用该途径。

6.栓塞

导管操作过程中细小血块、空气或脱落瓣膜小片等都可引起动脉系统栓塞。因此导管操作时需肝素化,注意球囊排气,操作应熟练,防止血栓形成。

7.心律失常

常见,快速心律失常包括早搏、室上性心动过速、短阵室性心动过速甚至心室颤动。缓慢心律失常包括窦性心动过缓、左束支传导阻滞、房室传导阻滞等。大部分为一过性,严重心律失常需紧急处理,包括球囊导管撤出心脏、药物及器械辅助治疗(电击、起搏器)等。

8.出血

由于PBAV在左心室及动脉高压系统进行操作,尤其在操作导引导丝插入左心室时,或交换导引钢丝、球囊扩张管及普通导管等时,容易引起局部穿刺点及导管接口处出血。因此,操作应规范化,尽量减少导引导丝及导管交换。

三、经皮人工主动脉瓣置入术

经皮人工主动脉瓣置入术(PAVR)又称经导管主动脉瓣置入术(TVAI),是近年来研发和采用的一种全新的微创瓣膜置换技术。近来1992年起既有Andersen等多名学者先后报道了经皮主动脉瓣置换的动物试验,并对置入器械进行逐步改进。目前尚没有指南规定经皮主动脉瓣置换术的适应证,但欧洲心胸外科协会、欧洲心血管协会、欧洲心血管介入协会曾达成共识,推荐经皮主动脉瓣置换术主要用于风险较高而且不适宜接受外科手术的患者。

【适应证】

目前的临床研究所选择的病例多为70岁以上、瓣膜口面积≤$0.6cm^2/m^2$、NYHA分级≥2级、具有多重高危疾病(Parsonnet评分30分以上),EuroScore(心脏手术风险评估欧洲系统)死亡危险评估大于20%、或对传统瓣膜置换术有禁忌证的患者。

【禁忌证】

不适宜用于单纯的不愿接受外科瓣膜置换术患者。

【方法】

经导管瓣膜置入的方法有三种:前向技术(经房间隔穿刺)、逆向技术(经股髂动脉)和非体外循环直接径路瓣膜置换技术(经心尖)。

1.前向技术采用股静脉插管后经房间隔穿刺到达主动脉瓣位置,经静脉穿刺房间隔经左心房-二尖瓣-左心室途径,采取经静脉穿刺房间隔顺行途径,并以220次/分的频率临时起搏右心室降低心排量,快速右室起搏以减少主动脉血流,保持人工瓣膜理想位置后迅速扩张球囊,将人工瓣膜支架置入主动脉瓣环处。此技术成功率高,但可能导致严重的二尖瓣反流和术中血流动力学不稳定,且操作复杂,要求操作者具有较高的心导管技术。

2.逆向技术穿刺股动脉,由股动脉路径进行PAVR,通过快速右心室起搏后,在原瓣膜处置入主动脉瓣膜支架,操作过程中导丝经腹主动脉、降主动脉和主动脉弓逆行至主动脉根部至左心室,此途径比较方便快捷,被广泛采用,但主动脉-髂动脉血管条件不佳的患者,不宜采取此径路。

3.非体外循环直接径路瓣膜置换技术为经心尖穿刺经导管支架瓣膜置换的方法,可以避免损伤外周血管,减少栓塞、斑块破裂、支架移位、瓣周反流等不良事件的发生率,但要求介入医生有相当的外科基础。

【注意事项】

1.顺行法顺血流方向经房间隔和二尖瓣,容易通过主动脉瓣,心脏搏动对支架瓣膜影响小、定位准确;使用24F的鞘管可以置入较大型号的瓣膜支架;可应用于伴严重的周围动脉硬化的患者,可避免动脉并发症的发生。但需要穿刺房间隔,操作技术复杂,导管技能要求高;可能造成二尖瓣的损伤;因长期机械应力作用于支架及周围组织,有导致瓣周漏的可能。

2.逆行法穿刺股动脉经主动脉途径,操作相对简单,适用于主动脉瓣反流患者。自膨胀机械力可适应扩张的主动脉瓣环,允许放置更长的支架,能够更加紧密的与主动脉瓣环、升主动脉贴附从而不易移位。但支架球囊常难以通过严重狭窄的主动脉瓣口致手术失败,而且不能置入较大的支架瓣膜,对严重周围动脉硬化的患者易引起血栓栓塞,另外是否会导致迟发性主动脉破裂尚待观察。

PAVR 在动物试验和初步临床应用中已经取得了较满意的效果,但是目前仍有许多问题有待解决。主动脉根部解剖复杂、手术操作困难、瓣膜支架定位不准确和固定操作均可引起心肌梗死和心包压塞等严重的并发症。目前技术还不能使置入的支架瓣膜与自体主动脉完全贴壁,瓣膜移位和瓣周漏不可避免;血栓栓塞、支架寿命有限均存在潜在的风险。目前置入人工瓣膜支架采用球囊扩张置入方式,需要 24F 导管,增加了手术难度和血管损伤;现在植入途径多采用前向途径,操作复杂;手术置入过程中的影像学引导需要更为准确的引导技术;术中的远端保护防止自然瓣膜碎片脱落造成的栓塞等等问题。但是随着材料学的进步和介入心脏病学经验的不断丰富和积累,现有的一些技术难题会不断攻克解决,为主动脉瓣疾病介入治疗的发展提供良好的技术支持,使主动脉瓣患者从新的治疗方法中获得更大的利益。

四、肺动脉狭窄球囊扩张成形术

经皮球囊肺动脉瓣成形术(PBPV),现已获得广泛应用。20 余年来,随着对 PBPV 应用的适应证、方法学、手术前后血流动力学、作用机制及随访等深入研究及较大数量的临床应用研究,表明 PBPV 为简便、有效、安全、经济的治疗 PS 的首选方法,对于大部分病例,PBPV 可替代外科开胸手术。PBPV 安全、有效,并发症发生率约 5%,总死亡率<0.5%,多见于新生儿、小婴儿及重症患者。

【适应证】

(一)明确适应证

1.典型 PS,跨肺动脉瓣压差≥40mmHg。

2.对于青少年及成人患者,跨肺动脉瓣压差≥30mmHg,同时合并劳力性呼吸困难、心绞痛、晕厥或先兆晕厥等症状。

(二)相对适应证

1.重症 PS 伴心房水平右向左分流。

2.轻、中度发育不良型 PS。

3.婴幼儿复杂先天性心脏病伴 PS,暂不能进行根治术,应用 PBPV 进行姑息治疗,缓解紫绀。

4.部分婴儿重症法洛四联征伴 PS,可试行球囊瓣膜及血管成形术作为姑息疗法,以缓解紫绀及肺动脉分支狭窄。

5.PS 经球囊扩张及外科手术后残余压力阶差。

6.室间隔完整的肺动脉瓣膜性闭锁,右室发育正常或轻度发育不良,可先行射频打孔,再进行球囊扩张术。

7.重症 PS 伴左室腔小及左室功能低下,可逐步分次行球囊扩张术。

【禁忌证】

1.肺动脉瓣下漏斗部狭窄;PS 伴先天性瓣下狭窄;PS 伴瓣上狭窄。

2.重度发育不良型 PS。

3.婴儿极重型 PS 合并重度右室发育不良或右心衰竭。

4.极重度 PS 或室间隔完整的肺动脉瓣闭锁合并右心室依赖性冠状动脉循环。

5.PS 伴需外科处理的右房室瓣重度反流。

【方法】

(一)球囊导管的选择

1.球囊大小:通常选择球囊:瓣环的比值(球瓣比值)为 1.2～1.4,瓣膜狭窄严重者,其比值可偏小,瓣膜发育不良者选择的球:瓣比值偏大。

2.球囊长度:新生儿及小婴儿宜选择长度为 20mm 球囊;儿童和成人可分别选择 30mm 和 40mm 球囊。对于年龄大于 10 岁或体重大于 30kg 者也可用 Inoue 球囊导管。

3.单、双球囊瓣膜成形术的选择年长儿童肺动脉瓣环直径较大,应用单一球囊难以达到足够的球瓣比值;重症 PS 时,为了安全有效,可插入 1 枚较小球囊先行扩张,然后进行双球囊扩张;或者在年龄较小者,单一球囊难以插入血管时,可选用 2 枚较小球囊导管,以易插入;由于 2 枚球囊间有空隙,球囊扩张时右心室流出道血流未被完全阻断,可减轻 PBPV 时对血流动力学的影响。

(二)操作方法

1.术前准备

术前常规进行体检、心电图、胸片及超声心动图等检查,初步明确 PS 类型及严重程度。

2.右心导管检查及右室造影

常规进行右心导管检查,测定跨肺动脉瓣压力阶差。然后行左侧位右心室造影,观察 PS 的类型及严重程度,并测量肺动脉瓣环直径作为选择球囊大小的依据。

3.球囊成形术方法

全麻或局麻下行股静脉插管,并监测心电图、动脉血氧饱和度(SaO_2)及动脉血压。根据病情选用单或双球囊扩张术。

(1)单球囊肺动脉瓣成形术先以端孔导管或球囊端孔漂浮导管由股静脉途径插入到肺动脉,然后经导管插入长度为 260cm 的直头或弯头加硬导引导丝并固定于肺下叶动脉,撤去端孔导管,循导丝插入球囊导管。先以少量 1∶3 或 1∶4 稀释对比剂扩张球囊以观察球囊是否恰跨在瓣环中央,如果球囊位置良好,则用稀释对比剂快速扩张球囊,随球囊腔内压力的增加,腰征随之消失。一旦球囊全部扩张,腰征消失,立即回抽对比剂。通常从开始扩张至吸瘪球囊总时间为 5～10 秒,这样可减少由于右心室流出道血流中断时间过长而引起的并发症。通常反复扩张 2～3 次,有时 1 次的有效扩张即可达治疗目的。球囊扩张后重复右心导管检查,记录肺动脉至右室的连续压力曲线,测量跨瓣压差,并作左侧位右心室造影以观察球囊扩张后的效果及右心室漏斗部是否存在反应性狭窄。

(2)双球囊肺动脉瓣成形术为了达到足够的球:瓣比值,有些病例需作双球囊扩张术,简易的双球囊直径的计算方法为,一个球囊直径加上另一个球囊 1/2 直径的和。双球囊的有效直径亦可根据以下公式计算：$\dfrac{D_1+D_2\pi(D_1/2+D_2/2)}{\pi}$（$D_1$ 和 D_2 为应用的球囊直径）

由左右股静脉进行穿刺插入球囊导管，方法同单球囊扩张术。然后先推送一侧球囊导管直至肺动脉瓣处，以少量稀释对比剂扩张球囊，使瓣口位于球囊中央，然后吸瘪球囊。再推送对侧球囊导管至肺动脉瓣处，使 2 支球囊导管处于同一水平。2 支球囊导管同时以稀释对比剂进行同步扩张，通常 2～3 次。观察球囊扩张时腰征存在的程度，以判别采用球囊直径是否足够。为了获得满意的扩张效果，选用的 2 枚球囊的直径和长度应大致相同，以避免由于球囊大小相差的悬殊，在球囊扩张时产生上下滑动，同时尽量使肺动脉瓣口骑跨于球囊导管中央。

（3）Inoue 导管球囊扩张术对于年龄大于 10 岁或体重大于 30kg 者较为适用。方法同单球囊法，但导引导丝需要使用左心房盘状导丝。

4.术后处理及随访

（1）术后局部穿刺处压迫止血，重症及小婴儿需重症监护，24 小时内复查超声心动图。

（2）PBPV 后伴右室流出道反应性狭窄者，给予普萘洛尔 0.5～1.0mg/(kg·d)，分 2～3 次口服，通常 3～6 个月。

（3）术后 1、3、6 和 12 个月进行随访，复查心电图及超声心动图。

【注意事项】

PBPV 并发症包括以下几种：①严重并发症：下腔静脉—髂静脉连接处撕裂、PV 瓣环撕裂、RVOT 穿孔心脏压塞、三尖瓣重度反流、球囊导管过长损伤三尖瓣。②轻型并发症：静脉血栓、股静脉撕裂或穿刺部位出血、PV 瓣叶撕裂、呼吸暂停、心律失常、房室传导阻滞、反应性 RVOT 痉挛。③一过性反应：PBPV 术中球囊堵塞致右心室压下降、心动过缓和缺氧等。吸瘪球囊，上述反应即消失。因此，行 PBPV 时应注意：①严格掌握手术适应证。②术前评价 PS 的解剖与生理。③选择合适的球囊导管，规范操作。对重度 PS 心导管阻塞瓣口引起的缺氧、晕厥和呼吸骤停，可用 Inoue 球囊导管、改良二尖瓣球囊成形术（PBMV）时穿过房间隔的方法通过 PV 瓣口行 PBPV。④术中、术后监测生命体征、血流动力学、血氧饱和度、酸碱和水电解质平衡，必要时每隔 2 小时复查超声心动图 1 次。

五、经皮人工肺动脉瓣置入术

经皮人工肺动脉瓣置入术（PPVR），是指经外周静脉途径，通过导管将人工带瓣膜支架置入到自体肺动脉瓣处，代替已失去功能的肺动脉瓣，以达到治疗的目的。PPVR 术的优势在于：①其手术创伤小，操作相对简单，无需全麻和体肺循环支持，患者容易接受，对于某些合并高危外科手术风险的患者，PPVR 术几乎成为其唯一的选择；②PPVR 手术比外科手术平均住院天数明显缩短，术后早期结果显示死亡率更低；③PPVR 术并发症较少，多在可控范围内；④临床 PPVR 术后随访结果理想、可靠，已初步证明了其临床应用的可行性；⑤PPVR 术可以重复多次进行，即支架内支架术。

【适应证】

PPVR 术的适应证主要为解剖条件符合，临床上符合外科手术标准，但因进行外科手术风险太大或不愿进行外科手术的患者，包括临床和解剖形态学两个方面。

1.临床标准

目前 PPVR 的临床主要标准尚未完全明确,有研究认为应该包括:

(1)复杂的先天性心脏病外科手术后有明显右心功能不全。

(2)右室流出道手术后肺动脉瓣重度狭窄及重度关闭不全。

(3)肺动脉瓣缺如。

(4)右室-肺动脉带瓣管道的瓣膜关闭不全。

2.解剖形态学标准

(1)由于应用于临床的肺动脉瓣膜支架推送系统较大(最小为 ^{18}F 导管),因此只适用于年龄在 5 岁以上、体重在 20kg 以上的患者。

(2)现有的肺动脉瓣膜支架中的瓣膜主要来源于牛的颈静脉,其大小只适合应用于直径为 16~22mm,并且狭窄段长度不超过 5mm 的管道。

【禁忌证】

不适宜用于单纯的不愿接受外科瓣膜置换术患者。

【方法】

Bonhoeffer 教授被认为是经导管肺动脉瓣膜置换的先驱,他报道的手术方法现已经被多个临床中心采用。具体的操作方法如下:首先穿刺股静脉及股动脉,通过股静脉将造影导管分别送到右室流出道以及主肺动脉,并进行造影,了解肺动脉瓣情况。如果适合行经导管肺动脉瓣膜置换,则将加硬导丝送到肺动脉分支远端,必要时可以送入双导丝,增加支撑力,建立输送轨道,如果肺动脉瓣膜处有明显钙化及狭窄,可以先通过输送轨道送入球囊,进行预扩张,以便于更好的置入支架。同时将保存在戊二醛中的带瓣膜支架用生理盐水反复冲洗 3 次,每次 5 分钟,将带瓣膜支架折叠在头端带双球囊(balloon-in-balloon)导管上,外鞘管固定支架,交换鞘管,将输送导管送到肺动脉主干,撤出外鞘管,先部分充盈内球囊,通过显影球囊进行定位,将人工瓣膜定位到原肺动脉瓣膜处,位置理想后,内外双球囊同时扩张,释放带瓣膜支架,最后进行肺动脉瓣膜上造影,评估瓣膜功能。股动脉穿刺用于监测血流动力学,以及进行冠状动脉造影了解带瓣膜支架对冠状动脉是否存在影响。

【注意事项】

1.目前应用于临床的支架瓣膜主要来源于牛颈静脉,其瓣膜大小有限,只适合应用于直径为 16~22mm 的管道。目前正在研究的解决方法是通过胸腔外小切口,用不透 X 光的材料将扩张的肺动脉环扎至 18mm 左右,然后实行 PPVR 术。另外可采用两端大,中间直径小的支架瓣膜,这在动物实验中已取得初步成功。

2.Hammock 效应(静脉壁悬吊入支架内,使通道变窄)。在加强牛颈静脉壁与支架间的缝合后,目前发生率已明显下降。

3.支架瓣膜需要直径 $>^{18}$F 以上的输送系统,低龄患儿应用受限。解决办法是未来将支架瓣膜的工艺进一步改进,使其可以压缩至更小的输送管道中。

4.随访发现较多的残余再狭窄、支架断裂、支架移位等问题。通过术前 MRI、血管造影检查及术中球囊测量等方法,选择合适的病例和带膜支架可减少以上并发症的发生。

(宋立忠)

第七章　动脉粥样硬化和冠状动脉粥样硬化性心脏病

第一节　动脉粥样硬化

动脉粥样硬化是动脉硬化中常见而最重要的一种类型。由于其发生在动脉内膜病变所积聚的脂质外观呈黄色粥样,因此称为动脉粥样硬化。

【病因】

本病病因不完全明确,目前认为是由于多种因素作用于不同环节所致,这些因素自然为易患因素或危险因素。主要有:

1.年龄、性别和遗传因素　本病多见于 40 岁以上的中老年人。男性多见,男女比例约为 2∶1。家族中有在年轻时患本病者,其近亲得病的机会可 5 倍于无这种病征的家庭。目前认为这 3 种因素是不可逆危险因素。

2.高脂血症　血总胆固醇、低密度脂蛋白(LDL)、三酰甘油、极低密度脂蛋白(VLDL)、载脂蛋白 B_{100}、脂蛋白(A)增高,高密度脂蛋白(HDL)、载脂蛋白 A Ⅰ、Ⅱ降低,均属易患因素。

3.高血压　血压增高与本病关系密切,高血压患者患本病较血压正常者高 4 倍。

4.吸烟　据统计学资料证实,每天吸 1 包香烟的男性和不吸烟者相比,动脉粥样硬化危险性增加 3~4 倍。吸烟不仅是动脉粥样硬化的一个重要危险因素,而且当减少吸烟或完全戒烟后,也是减轻动脉粥样硬化发展的一个因素。

5.病糖尿　病患者动脉粥样硬化的发生率较无糖尿病者高 2 倍。

6.其他　常进食较高热量,较多的动物性脂肪、胆固醇、糖和盐者易患本病。A 型性格、肥胖以及铬、锰、锌、钒、硒等微量元素不足和铅、镉、钴过多者也易患本病。从事体力劳动过少、脑力劳动紧张者亦易患本病。此外,新近提出的易患因素还有食物中缺少抗氧化剂如维生素 E、A,存在胰岛素抵抗引起的高胰岛素血症、血同型半胱氨酸增高等。

【病理】

动脉粥样硬化主要侵犯大型弹力型动脉和中型肌弹力型动脉。最常累及主动脉、冠状动脉和脑动脉,其次是肾动脉、脾动脉和下肢动脉等。早期的病理变化是动脉内膜中有脂质沉积,继而内膜纤维结缔组织增生,引起内膜的局限性增厚,形成纤维斑块,以后在其深部发生崩溃、软化而形成粥样物质。其病变的发展可使管腔逐渐变窄甚至完全闭塞。

【诊断要点】

1.临床表现　动脉粥样硬化累及全身重要器官的动脉血管,导致组织缺血和坏死,产生致残或致死的后果,如脑卒中、一过性脑缺血(TIA)、心肌梗死、缺血性心肌病、心脏性猝死、动脉粥样硬化性肾病、间歇跛行等。

根据病变的发展过程,大致可分为无症状期和有症状期。有症状期根据动脉粥样硬化病变发生的部位不同而引起相应的临床表现。

(1)血管壁硬化致血压升高,可出现头晕、头痛、眼花、耳鸣、失眠、乏力等症状。长期持续的血压升高可致心脏肥厚扩大和发生心力衰竭,表现为活动后心悸、气短、下肢水肿等。

(2)内脏或四肢动脉狭窄或闭塞导致血液供应障碍,产生缺血或坏死病变的症状,如冠状动脉粥样硬化引起心肌缺血可出现心绞痛,严重持久的心肌缺血将导致心肌坏死(即心肌梗死)。

脑动脉硬化可引起头晕、头痛和短暂意识丧失等症状。肾动脉受损可引起顽固性高血压、肾功能不全,甚至尿毒症。下肢动脉粥样硬化可致下肢发凉、麻木和间歇性跛行。

(3)动脉壁因粥样硬化的破坏,弹性减弱、脆性增加,在血压波动时易破裂出血。常见于脑动脉破裂致脑出血和主动脉瘤破裂。

2.实验室和特殊检查　本病尚缺乏敏感而特异性的早期诊断方法。

(1)患者多有脂质代谢异常,主要表现为血总胆固醇、LDL、三酰甘油、载脂蛋白 B、脂蛋白(A)增高、HDL、载脂蛋白 A 降低,90%以上的患者表现为Ⅱ或Ⅳ型高脂蛋白血症。

(2)选择性或电子计算机减影动脉造影可显示冠状动脉、脑动脉、肾动脉、肠系膜动脉和四肢动脉粥样硬化所造成的管腔狭窄,以及病变的范围和程度。

(3)放射性核素检查有助于了解心、脑、肾组织的血供情况。

(4)心电图检查及其负荷试验特征性改变可帮助诊断冠状动脉粥样硬化。

(5)多普勒超声检查可帮助判断四肢动脉、肾动脉的血流情况。

(6)血管内超声和血管镜检查可直接窥见动脉腔内粥样硬化病变。

本病早期患者常无不适的感觉,因此早期诊断十分困难。但发展到出现明显脏器受累的表现时,大多已处于中、晚期,失去了治疗的最佳时机。现在主张对本病应早期发现,早期诊断和治疗,强调定期体检,借助一些化验、器械检查对本病做出早期诊断。

【治疗】

1.一般防治措施

(1)合理膳食:饮食结构要合理,忌暴饮、暴食,提倡饮食清淡,不饮烈性酒,少饮低度酒。40 岁以上者即使血脂不高,也应避免食用过多的动物性脂肪和含胆固醇较高的食物。

(2)合理安排工作和生活:做到工作有计划,生活有规律,劳逸结合,保持情绪乐观。

(3)适当进行体力劳动和体育运动:一定的活动量对提高心脏和血管的储备功能,调整血脂代谢、预防肥胖有益,被认为是预防本病的一项积极措施。但其运动方式和运动量大小需因人而异,活动量的增加亦应循序渐进。

(4)控制危险因素、积极治疗与本病相关的疾病:如提倡不吸烟,积极治疗糖尿病、高血压、肥胖症等。

2.药物治疗

(1)调整血脂药物:对于血脂增高的患者,若通过饮食调节和一定的体力活动血脂仍不能降至正常者,可选用一些降脂药物,如辛伐他汀(舒降之)、氟伐他汀(来适可)、普伐他汀(普拉固、美百乐镇)、阿托伐他汀(立普妥、阿乐)、洛伐他汀(美降之)、非诺贝特(立平脂)、苯扎贝特(阿贝他)、烟酸、必降脂、脂必妥等。中药如首乌、山楂、麦芽、泽泻、虎杖、三七、灵芝等均具有一定的降血脂作用。调整血脂药物多需长期服用,由于在发挥降血脂作用的同时还有一些不良反应,因此必须掌握好用药的剂量,并根据其降血脂的作用和不良反应,选择适合患者的降脂药物。

(2)扩张血管药物:常用的血管扩张剂有钙拮抗剂和硝酸酯类药物。通过扩张血管,增加血流量,维持或改善器官组织的供血。血管紧张素转换酶抑制剂既有治疗作用,对动脉粥样硬化又有重要预防作用。

(3)抗凝和溶栓治疗:动脉粥样硬化的血管会因血小板聚集形成血栓致管腔闭塞而引起严重的并发症。为预防血栓形成,可选用:阿司匹林 50~100mg,1 次/日,餐后服用。噻氯匹定250mg。1 次/日。氯吡格雷,75mg,1 次/日。若血栓已形成,则可用溶解血栓药物,如尿激酶、链激酶、组织型纤溶酶原激活剂等。

3.手术治疗　　如患者病变严重,已有明显的管腔狭窄或闭塞,上述治疗措施疗效不理想时可采取手术治疗。目前常用的有经皮腔内球囊血管成形术、血管重建或旁路移植术。

【预后】

本病预后随病变部位、程度、血管狭窄发展速度、受累器官受损器官受损情况和有无并发症而不同。脑、心、肾的动脉病导致发生脑血管意外、心肌梗死或肾功能衰竭者,预后不佳。

(杜伟远)

第二节　冠状动脉粥样硬化性心脏病

冠状动脉粥样硬化性心脏病简称冠状动脉性心脏病或冠心病,有时又被称为冠状动脉病或缺血性心脏病,指由于冠状动脉粥样硬化使管腔狭窄或阻塞导致心肌缺血、缺氧而引起的心脏病,为动脉粥样硬化导致器官病变的最常见类型。

冠状动脉性心脏病或冠心病这一简称,目前虽被普遍采用,但它未表达出动脉粥样硬化这一病因。因为,可以导致心肌缺血、缺氧的冠状动脉病,除冠状动脉粥样硬化外,还有炎症(风湿性、梅毒性和血管闭塞性脉管炎等)、痉挛、栓塞、结缔组织病、创伤和先天畸形等多种,冠状动脉性心脏病一词事实上应包括所有这些情况所引起的心脏病变。但由于绝大多数(95%~99%)由冠状动脉粥样硬化引起,因此用冠状动脉性心脏病或冠心病一词来代替冠状动脉粥样硬化性心脏病,虽然不确切,在临床上还是可行的。

【病因】

本病 95%~99%是由于动脉粥样硬化所致,其病因见"动脉粥样硬化"。有极少数患者亦可由于冠脉畸形、川崎病、梅毒性心血管病、结缔组织病等引起。

【病理】

粥样硬化可单独或同时累及不同的冠状动脉。其中以左前降支受累最为常见,病变亦较重。然后依次为右冠状动脉、左回旋支和左冠状动脉主干。冠状动脉粥样硬化发展到管腔重度狭窄时(50%～75%),则对心肌的供血明显减少,心肌发生缺血。心脏长期供血不足可引起心肌萎缩、变性、纤维组织增生,心脏扩大,病变发展迅速堵塞管腔或粥样斑块出血或破裂、冠状动脉持续痉挛或病变的动脉内血栓而致管腔严重狭窄或堵塞时,均可引起心肌急性缺血、损伤、坏死。

【分型】

根据冠心病的临床特点,本病分为五种临床类型:

1.隐匿型或无症状型冠心病。

2.心绞痛。

3.心肌梗死。

4.缺血性心肌病。

5.冠心病猝死(原发性心脏骤停)。

(杜伟远)

第三节　心绞痛

一、疾病概述

心绞痛是由于心肌供氧和需氧不平衡所致缺氧的结果。冠状动脉粥样硬化是心绞痛最重要的病理原因。其他造成心绞痛的病理因素是主动脉瓣狭窄和关闭不全,梅毒性主动脉炎或主动脉夹层动脉瘤累及冠状动脉开口。大动脉炎侵犯冠状动脉、左心室流出道狭窄,左心室肥厚和心肌病等。一些心外因素也可影响和参与心绞痛的发作,如严重贫血、阻塞性肺部疾病和一氧化碳中毒限制了血液携氧或释放氧的能力;甲状腺功能亢进和嗜铬细胞瘤因增加心肌耗氧量而成为心绞痛的重要诱发因素;严重高血压可因增加心室的后负荷而加重心肌缺血等。本节主要讲述因动脉粥样硬化导致的心绞痛的治疗。

(一)心绞痛的分型

1.劳力性心绞痛　是由运动或其他增加心肌耗氧量的情况所诱发的短暂的胸痛发作,疼痛经休息或舌下含服硝酸甘油可迅速消失。劳力性心绞痛可分为3类。

(1)初发劳力性心绞痛:劳力性心绞痛病程在1个月以内。

(2)稳定劳力性心绞痛:劳力性心绞痛病程稳定1个月以上。

(3)恶化劳力性心绞痛:同等程度劳力所诱发的胸痛发作次数、严重程度及持续时间突然加重,病程在1个月内。

2.自发型心绞痛　　特征是胸痛发作与心肌需氧量的增加无明显关系。与劳力性心绞痛相比，这种疼痛一般持续时间较长，程度较重，且不易为硝酸甘油缓解。未见酶的变化。心电图常出现某些暂时性的 ST 段压低或 T 波改变。自发型心绞痛可单独发生或与劳力性心绞痛合并存在。自发型心绞痛患者的疼痛发作频率、持续时间及疼痛程度可有不同的临床表现。有时，患者可有持续时间较长的胸痛发作，类似心肌梗死，但没有心电图和酶的特征性变化。某些自发型心绞痛患者在发作时出现暂时性的 ST 段抬高，被称为变异型心绞痛。但在心肌梗死早期记录到这一心电图类型时，不能应用这一名称。

初发劳力性心绞痛、恶化劳力性心绞痛和自发型心绞痛常统称为"不稳定型心绞痛"。

（二）中华医学会关于不稳定型心绞痛的定义及危险分层

1.不稳定型心绞痛的定义和分型　　不稳定型心绞痛定义是指介于稳定型心绞痛和急性心肌梗死（AMI）之间的一组临床心绞痛综合征，其中包括如下亚型。

（1）初发劳力性心绞痛：病程在 2 个月内新发生的心绞痛（从无心绞痛或有心绞痛病史但在近半年内未发作过心绞痛）。

（2）恶化劳力性心绞痛：病情突然加重，表现为胸痛发作次数增加，持续时间延长，诱发心绞痛的活动阈值明显减低，按加拿大心脏病学会劳力性心绞痛分级加重 1 级以上并至少达到Ⅲ级，硝酸甘油缓解症状的作用减弱，病程在 2 个月之内。

（3）静息心绞痛：心绞痛发生在休息或安静状态，发作持续时间相对较长，含硝酸甘油效果欠佳，病程在 1 个月内。

（4）梗死后心绞痛：指急性心肌梗死发病 24h 后至 1 个月内发生的心绞痛。

（5）变异型心绞痛：休息或一般活动时发生的心绞痛，发作时心电图显示 ST 段暂时性抬高。

2.不稳定型心绞痛的诊断　　在作出诊断之前需注意以下几点。

（1）诊断应根据心绞痛发作的性质、特点、发作时体征和发作时心电图改变，以及冠心病危险因素等，结合临床综合判断，以提高诊断的准确性。

（2）心绞痛发作时心电图 ST 段抬高和压低的动态变化最具诊断价值，应及时记录发作时和症状缓解后的心电图，动态 ST 段水平型或下斜型压低≥1mm 或 ST 段抬高（肢体导联≥1mm，胸导联≥2mm）有诊断意义。若发作时倒置的 T 波呈伪性改变（假正常化），发作后 T 波恢复原倒置状态；或以前心电图正常者近期内出现心前区多导联 T 波深倒，在排除非 Q 波性急性心肌梗死后结合临床也应考虑不稳定型心绞痛的诊断。当发作时心电图显示 ST 段压低≥0.5mm 但<1mm 时，仍需高度怀疑患本病。

（3）不稳定型心绞痛急性期应避免做任何形式的负荷试验，这些检查宜放在病情稳定后进行。

3.不稳定型心绞痛危险度分层　　患者病情严重性的判断主要依据心脏病病史、体征和心电图，特别是发作时的心电图。病史中的关键点是 1 个月来的心绞痛发作频次，尤其是近 1 周的发作情况。其内容应包括：①活动耐量降低的程度；②发作持续时间和严重性加重情况；③是否在原劳力性心绞痛基础上近期出现静息心绞痛。根据心绞痛发作状况，发作时 ST 段压低程度，以及发作时患者的一些特殊体征变化可将不稳定型心绞痛患者分为高、中、低危险组（表 7-1）。

表 7-1　不稳定型心绞痛临床危险度分层

	心绞痛类型	发作时 ST 下移幅度	持续时间	肌钙蛋白 T 或 I
低危险组	初发、恶化劳力性，无静息时发作	≤1mm	<20min	正常
中危险组	A：1 个月内出现的静息心绞痛，但 48h 内无发作者（多数由劳力性心绞痛进展而来）	>1mm	<20min	正常或轻度升高
	B：梗死后心绞痛			
高危险组	A：48h 内反复发作静息心绞痛	>1mm	>20min	升高
	B：梗死后心绞痛			

①陈旧性心肌梗死患者其危险度分层上调一级，若心绞痛是由非梗死区缺血所致时，应视为高危险组；②左心室射血分数（LVEF）<40%，应视为高危险组；③若心绞痛发作时并发左心功能不全、二尖瓣反流、严重心律失常或低血压（SBP≤90mmHg），应视为高危险组；④当横向指标不一致时，按危险度高的指标归类，例如心绞痛类型为低危险组，但心绞痛发作时 ST 段压低>1mm，应归为中危险组

二、劳力性心绞痛

（一）治疗方案

1.药物治疗

（1）降低心肌耗氧量：β 受体阻滞药通过减慢心率、减弱心肌收缩力和降低血压而起到明显降低心肌耗氧量的作用，是劳力性心绞痛患者的首选药物。临床上常用的有阿替洛尔 25～100mg/d，分 1 或 2 次口服；美托洛尔 50～200mg/d，分 2 或 3 次口服，当剂量超过每次 100mg 时，心脏选择性消失；比索洛尔 2.5～20mg，每日 1 次。一般而言，服用 β 受体阻滞药使白天安静时心率降至 60/min 左右较为稳妥，如果心绞痛频繁发作，活动耐量很低，还可将静息心率降至 50/min 左右，最大限度减少心绞痛的发作次数。若合并高血压，降低血压也可降低心肌耗氧量，即使血压正常的劳力性心绞痛患者，服用硝苯地平等，可明显延长运动诱发心肌缺血的时间，可能原因是硝苯地平抑制了运动时血压的升高。故 β 受体阻滞药＋钙通道阻滞药可有效地降低心肌耗氧量，明显增加劳力性心绞痛患者的运动耐量。此外，钙通道阻滞药还可扩张冠状动脉。

（2）增加缺血心肌供血：硝酸盐类药物和钙通道阻滞药可以扩张冠状动脉、增加缺血区血液供应。近年来研究发现，当冠状动脉固定性狭窄>90%时，血管扩张药使缺血区心肌血流增加更多来自侧支循环。

此外，硝酸盐主要扩张静脉系统，减少回心血量，降低心肌前负荷，使心肌耗氧量减低，钙通道阻滞药主要扩张动脉系统，减低血压和心脏后负荷而减少心肌耗氧量。

（3）抗心绞痛药物的合理应用：Ⅰ、Ⅱ级劳力性心绞痛患者一般采用 β 受体阻滞药＋硝酸盐类药物，若合并高血压以加钙通道阻滞药为佳。对于Ⅲ、Ⅳ级患者，活动耐量显著降低采用

β受体阻滞药、钙通道阻滞药和硝酸盐类联合治疗,联合治疗可使各类药物的不良反应相互抵消,如血管扩张药反射性增加心率的作用可被β受体阻滞药所抑制,后者使血管张力和心脏容量增加的不良作用可被前者抵消。

劳力性心绞痛发作一般都集中在白天且与活动有关,因此用药时间应集中在白天,如硝酸异山梨酯可采用每日3或4次,每次剂量可在10～40mg,依患者心绞痛症状是否被控制而不断增加剂量。硝酸异山梨酯有效作用时间仅持续4h,因此每6小时给药不仅不利于控制白天心绞痛发作,而且增加了1次不必要的夜间服药,同样原则也适用于硝苯地平、地尔硫卓等短效药物。若使用5-单硝基异山梨醇酯,可采用每日2次,而不宜采用每12小时1次。对于劳力性心绞痛合并夜间发作者,硝酸异山梨酯用药方法易采用每6小时1次,但不宜长期使用,硝酸异山梨酯易产生耐药性,特别是应用剂量较大时(>30mg/d)。

(4)抗血小板治疗:临床常用的抗血小板药物有阿司匹林、噻氯匹定、氯吡格雷和普拉格雷,以及血小板糖蛋白Ⅱb/Ⅲa受体拮抗药。阿司匹林是环氧化酶的抑制药,主要阻断血小板内TXA_2的生成。噻氯匹定和氯吡格雷为抑制ADP介导血小板聚集的另一种抗血小板制剂。稳定型劳力性心绞痛患者阿司匹林可采用小剂量50～100mg/d,噻氯匹定250mg/d,氯吡格雷75mg/d。如果有阿司匹林过敏或不易耐受的禁忌证时,可采用噻氯匹定和氯吡格雷。噻氯匹定有中性粒细胞减少症和血栓性血小板减少性紫癜之类等不良反应且起效缓慢,其应用受到限制。氯吡格雷的作用机制与噻氯匹定类似,但起效快,有更好的安全谱。

2.非药物疗法　介入治疗和外科手术治疗:单支冠状动脉病变者,其血管狭窄≤70%时,一般不需要做介入性治疗和外科搭桥手术,内科治疗有良好的预后。如果血管狭窄>70%,斑块形态学呈不稳定,患者运动试验阳性,则可选择介入治疗,介入治疗在改善患者生活质量和近期预后方面优于内科治疗,但远期预后方面两种治疗结果差异不显著。多支冠状动脉病变的患者介入治疗和外科手术治疗的近远期效果均明显优于内科非手术治疗。对于左冠状动脉主干有严重狭窄的患者,因有较高的猝死发生率,介入治疗或外科手术治疗为首选治疗。一般来说,单纯左冠状动脉主干病变伴有正常的心功能,介入治疗有良好的疗效,若左冠脉主干病变同时合并3支血管病变,外科手术的危险应低于介入治疗的风险,若左冠脉主干病变伴有左心功能不全(射血分数<40%),外科手术应为首选。

对于稳定型劳力性心绞痛患者,冠状动脉病变越重,越宜尽早行介入性治疗或外科治疗。对于不稳定型劳力性心绞痛患者,主张进行危险度分层,低危险组选择内科非手术治疗,或择期介入治疗,而中、高危险组患者经内科治疗病情仍不稳定者可行急诊介入治疗。

我国对于冠心病经皮冠状动脉介入治疗适应证如下。

(1)无症状或仅有轻度心绞痛。

①非糖尿病患者、1或2支血管病变、病变血管支配较大区域的存活心肌,负荷试验显示所支配区域心肌缺血,治疗成功的把握性很大,为公认的适应证(Ⅰ类)。

②伴有糖尿病、1或2支血管病变、病变血管支配中等区域的存活心肌,负荷试验显示所支配区域心肌缺血,治疗成功的把握性很大,大多认为可行经皮冠状动脉介入治疗(Ⅱa类)。

③3支血管病变、病变血管支配中等区域的存活心肌,治疗成功的把握性很大,负荷试验显示心肌缺血的证据,可考虑经皮冠状动脉介入治疗,但其有效性尚待证实(Ⅱb类)。

④病变血管仅支配较小区域的存活心肌,没有心肌缺血的客观证据,经皮冠状动脉介入治疗成功的机会很小,临床症状可能与心肌缺血无关,存在导致并发症或死亡的高危因素,左主干病变,狭窄≤50%,属于相对禁忌证。

(2)中、重度心绞痛(加拿大心血管分会分级Ⅱ～Ⅳ级心绞痛、不稳定型心绞痛、非ST段抬高心肌梗死)。

中、重度心绞痛患者多有明显的冠状动脉狭窄,药物治疗效果欠佳,血管重建治疗可以明显缓解心绞痛发作。如果患者同时有左心室收缩功能降低,血管重建有可能延长寿命。对于不稳定型心绞痛或非ST段抬高心肌梗死,FRISCⅡ和TACTICS-TIMI18试验的结果支持早期冠状动脉造影和血管重建治疗,对高危患者尤有价值。值得注意的是,抗血小板药物、低分子肝素和他汀类调脂药都有助于改善血管重建治疗的效果,不应忽视。

①病变血管支配中一大区域的存活心肌,负荷试验显示明显心肌缺血,经皮冠状动脉介入治疗成功的把握性很大,危险性小,为公认的适应证(Ⅰ类)。

②静脉桥局限性病变,不适于再次冠状动脉旁路移植术者可行经皮冠状动脉介入治疗(Ⅱa类)。

③2或3支血管病变、中或高危病变,同时伴有左前降支近段病变,且合并糖尿病或左心室功能不全,虽可考虑冠状动脉旁路移植术,但有效性尚待证实(Ⅱb类)。

④没有心肌损伤或缺血的客观证据,尚未进行药物治疗,支配较小区域的存活心肌,经皮冠状动脉介入治疗成功的把握性较小,发生并发症的危险性较高,狭窄≤50%,适合冠状动脉旁路移植术的严重左主干病变,属于相对禁忌证。

3.冠状动脉旁路移植术术后经皮冠状动脉介入治疗 随着冠状动脉旁路移植术在我国的推广,冠状动脉旁路移植术术后经皮冠状动脉介入治疗将会增加。冠状动脉旁路移植术术后有4%～8%的患者发生心肌缺血,缺血的原因为自体冠状动脉病变进展和(或)旁路移植血管狭窄、堵塞。至术后10年时,50%的静脉旁路移植血管闭塞,剩下的50%也有一半有病变。因此,冠状动脉旁路移植术术后随着时间的延长需要血管重建的机会增大。再次冠状动脉旁路移植术的病死率增加,而且缓解心绞痛的效果、移植血管的寿命均不如第一次手术。此外,需要再次手术患者的年龄较大,左心功能较差,其他全身疾病如脑血管病、肾功能不全或肺功能不全等,都使医师转而考虑经皮冠状动脉介入治疗。冠状动脉旁路移植术早期(<30d)心肌缺血通常是由于血栓性静脉旁路移植血管闭塞,应该急诊冠状动脉造影以确定缺血的原因。如果发现移植血管局限性狭窄可以用介入治疗,如是血栓性闭塞也可以用介入的方法再通。手术后1周内溶栓应特别小心,如果非常需要,可以通过局部导管长时间注射小剂量溶栓药物。机械吸除血栓的导管能减少溶栓出血的危险性。静脉旁路移植血管的血流与血压的关系密切,如果患者有低血压和(或)严重的左心收缩功能降低,应考虑在主动脉内球囊反搏的支持下进行血管重建治疗。冠状动脉旁路移植术后1～12个月发生心肌缺血的主要原因是吻合口狭窄。远端吻合口狭窄时球囊扩张的效果较好,远期效果优于近端吻合口狭窄。大隐静脉路移植血管中段的狭窄多由于内膜增生所致,经皮冠状动脉介入治疗后再狭窄发生率、无事件生存率优于退化静脉旁路移植血管。内乳动脉中段狭窄很少见,球囊扩张效果好,支架植入也是可行的。冠状动脉旁路移植术后1～3年心肌缺血反映了移植血管出现狭窄或冠状动

出现新的狭窄,经皮冠状动脉介入治疗效果好。冠状动脉旁路移植术术后 3 年以上心肌缺血通常是由于旁路移植血管粥样硬化斑块,由于斑块松软且多伴有血栓,在介入操作中非常容易脱落,导致无再流现象、远端血管栓塞和心肌梗死。造影显示弥漫、伴有血栓、表面不规则、溃疡等征象的病变更容易出现上述问题。过去曾经用过旋切吸引导管,但效果并不好,栓塞并发症仍有发生。退化静脉旁路移植血管的经皮冠状动脉介入治疗需要特殊的术前准备,尽量减少血栓负荷,预防术中栓塞并发症。术前预防性给予血小板糖蛋白Ⅱb/Ⅲa 受体拮抗药如阿昔单抗(Abciximab)可能有帮助。远端保护装置,包括球囊和伞,可以防止微血栓脱落到远端血管。

①冠状动脉旁路移植术术后 30d 内发生心肌缺血为公认的经皮冠状动脉介入治疗适应证(Ⅰ类)。

②冠状动脉旁路移植术术后 1～3 年在移植血管上出现局限的病变,患者左心室功能良好;由于自体血管新病变引起的心绞痛,或心绞痛不典型,但有客观的心肌缺血证据;或冠状动脉旁路移植术术后 3 年的静脉桥病变,也可行经皮冠状动脉介入治疗(Ⅱa 类)。

③静脉桥完全闭塞;或多支血管病变,多支静脉旁路移植血管闭塞,左心室功能受损,属于相对禁忌证。

(二)用药选择

1.单硝酸异山梨酯

(1)适应证:抗心绞痛药。适用于冠心病的长期治疗和预防心绞痛发作,也适用于心肌梗死后的治疗。

(2)用法用量:口服,每次 20mg,每日 2 次,必要时可增至每日 3 次;严重病例可用 40mg,每日 2 或 3 次,缓释片,每次 1～2 片,每日 1 或 2 次。

(3)注意事项:①对硝酸酯类药过敏者禁用;②严重贫血、头部创伤、颅内压增高者、青光眼患者禁用;③妊娠及哺乳妇女禁用;④急性心肌梗死患者慎用;⑤低血压及甲状腺功能亢进者慎用;⑥按不同患者需要调节用量;⑦每日 2 或 3 次服药,最后一次服药不应迟于晚上 8 时,饭后用少量水吞服;⑧缓释片不可压碎服;⑨对乙酰氨基酚(扑热息痛)可缓解本品引起的头痛;⑩本品可引起头痛、头晕,用药期间避免驾车或从事其他危险的活动;⑪切勿饮酒;⑫无特别必要,不宜骤停药物。

(4)不良反应

轻度:头晕、面色潮红、头痛、恶心、呕吐、皮疹、心率加快等。这些不良反应可能会随着机体对药物的适应而消失。

重度:心悸、坐立不安、晕厥小发作、过敏、出汗、异常虚弱、呼吸困难、视物模糊、严重头痛。

并发症:支气管哮喘、头痛。

(5)药物相互作用:①本品和乙醇合用会导致头晕或晕厥;②某些治疗鼻窦炎、过敏、咳嗽、感冒、哮喘或减肥的非处方药会阻断本品的抗心绞痛作用;③大剂量本品与其他降压药合用时,降压作用被增强。

2.硝酸异山梨酯

(1)药理作用:为速效、长效硝酸酯类抗心绞痛药。其作用与硝酸甘油相似,能松弛血管平滑肌,使血管扩张;扩张周围血管,增加其血流灌注,降低静脉回心血量,降低血压和心排血量,减少左心室工作负荷及心肌耗氧量,同时扩张冠状血管,轻度增加冠状动脉血流量,改善心肌氧的供给,促进心肌代谢。

(2)适应证:用于急性冠状动脉供血不全,心绞痛,心肌梗死等。与β受体阻滞药合用治疗心绞痛。

(3)用法用量:①缓解心绞痛,舌下给药每次 5mg。预防心绞痛,口服每次 5～10mg,每日3 或 4 次;②缓释片口服每次 40～80mg,每 8～12 小时给予 1 次;③治疗心力衰竭,口服每次 5～20mg,每 6～8 小时 2 次;④静脉滴注:本品注射剂 10mg,加入 5%葡萄糖注射液 250ml 静脉滴注,从 40μg/min 开始,根据情况每 4～5 分钟增加 10～20μg/min。

(4)注意事项:①对硝酸酯类药过敏者禁用;②严重贫血、头部创伤、颅内压增高、青光眼者禁用;③妊娠妇女禁用;④不可与硝酸异山梨醇(为利尿药)相混;⑤急性心肌梗死患者慎用;⑥低血压及甲状腺功能亢进者慎用;⑦最好空腹服,如胃痛不适,也可与饭同服,长效片不可压碎服;⑧如欲速效,应取坐位口服或舌下含服,含药时勿说话、吃食物、喝水、吸烟等;⑨用药后应慢慢换体位.特别是由卧位起床时;如觉眩晕,可做深呼吸,活动四肢,则有助予恢复;⑩15min 内含服 3 片仍不能缓解疼痛,立即去看医生;⑪常用或大量用会产生耐药性;⑫用药后所致头痛可在继续用药中减轻或消失,必要时可用阿司匹林、对乙酰氨基酚之类减轻之,如疼痛持续或严重,应停药;⑬本品有时会出现过敏症状如支气管哮喘等,多见于对阿司匹林过敏者;⑭服药期间避免洗热水澡、不要在烈日下活动或站立,不宜做强度大的运动;⑮用后可引起头晕,未消失前避免驾车或从事其他危险的活动;⑯服药期间切勿饮酒,否则会导致头晕或晕厥;⑰无特别必要,不宜骤停药物。

(5)不良反应

轻度:头晕、面色潮红、头痛、恶心、呕吐。在调整给药剂量后,这些不良反应可能会随着机体对药物的适应而消失。

重度:昏迷、晕厥、心悸、过敏、坐立不安、出汗、异常虚弱。

并发症:支气管哮喘、头痛。

(6)药物相互作用:①本品和乙醇合用会导致头晕或晕厥;②某些用于治疗鼻窦炎、皮疹、咳嗽、感冒、哮喘或减肥药会阻断本品的抗心绞痛作用;③与降压药、吩噻嗪类合用,可增加低血压作用;④与乙酰胆碱、组胺及去甲肾上腺素合用,有拮抗作用。

3.硝酸甘油

(1)药理作用:本品为速效、短效硝酸酯类抗心绞痛药物。

(2)适应证:临床主要用于缓解心绞痛的发作,改善左心室泵血功能,适用于治疗多种充血性心力衰竭、支气管哮喘、肢端静脉痉挛、肾绞痛、胆绞痛、视网膜中央动脉栓塞等。

(3)用法用量:①舌下含化,成年人每次 0.3～0.6mg,极量每日 2mg。②静脉滴注,以本品5～10mg 加入 5%葡萄糖注射液 250～500ml 中,开始以 5～10μg/min 的速度滴入,最大量不宜超过 200μg/min。

(4)注意事项:①对本类药物过敏、特异体质或对本类药物已有耐药性者禁用;②儿童及妊娠妇女禁用;③严重贫血者禁用;④头部外伤、颅内压增高者禁用;⑤青光眼患者、低血容量未纠正者禁用;⑥严重肝、肾病及早期心肌梗死患者慎用;⑦当心绞痛发作需用药时应先坐下,将药片放入舌下,待药片自然溶化,未全溶前不可吞入,在心绞痛停止后,如口内尚有余药,应吐出以减轻不适,特别是过去曾在用药后有头痛或不适者;⑧用药后应休息 15～20min,不可过早活动以免眩晕、晕倒;⑨如舌下含服 1 片后不能解除绞痛症状,可于 5min 后再含 1 片,但 15min 内不可超过 3 片,多用反可致冠状血流量进一步减少而致低血压;⑩如用药后不能解除症状,反而加重时,可能有心肌梗死,应立即去医院,去时应平卧,平稳担架抬送,不可坐在自行车后,让人骑车飞驰或由人背驮奔行;⑪含服后如有灼热或刺痛感时,提示药效,无需惊疑(有些新型制剂可无此感);⑫本品一般不做静脉注射,如需静脉注射,应仔细看剂量,因本品规格很多,一般以 5% 的葡萄糖注射液或 0.9% 氯化钠注射液稀释,要用玻璃注射瓶盛药;⑬本品长期应用,会产生耐药性,可逐渐停药,停用 10d 以上再用,方可恢复作用;⑭硝酸甘油乃油状液体,制成片剂后,于片剂中有流动性,可致瓶中上层药片与下层药片含量不同,药效可因时间、热、空气、潮湿等因素而减低活力,故应注意其包装与存放,应放在棕色玻璃瓶中加金属盖;⑮片剂应舌下含服,不可吞服;⑯对乙酰氨基酚(扑热息痛)可缓解本品引起的头痛;⑰不要突然停药,否则会加重胸痛;⑱老年人无特别禁忌,但注意眩晕和直立性低血压;⑲可引起头晕及头痛,未消失前应避免驾车或从事其他危险的活动;⑳用药后不宜饮酒,否则可导致头晕和晕厥。

(5)不良反应

轻度:头晕、头部潮红、头痛、呕吐、虚弱等。这些不良反应可能会随着机体对药物的适应而消失。

重度:腹泻、心悸、晕厥、皮疹、出汗等。

并发症:低血压、恶心、呕吐。

(6)药物相互作用:①与乙酰胆碱、组胺同用时,疗效可减弱;②与去氧肾上腺素(苯福林)、麻黄碱或肾上腺素同用时,可能降低抗心绞痛的反应;③与多巴酚丁胺合用,对缺血性心脏病所致的充血性心力衰竭及心律失常有良好疗效,不良反应小;④与降压药或扩张血管药同用时,可使本品直立性降压作用增强;⑤与三环类抗抑郁药同用时,可加剧抗抑郁药的低血压和抗胆碱效应;⑥与普萘洛尔合用,可提高抗心绞痛的效果;⑦本品舌下含化可迅速消除去甲肾上腺素的升压作用;⑧本品可拮抗吗啡引起的平滑肌痉挛。

三、不稳定型心绞痛

(一)治疗方案

患者到医院就诊时应进行不稳定型心绞痛危险度分层。低危险组患者可酌情短期留观或住院治疗,而中危或高危组患者应收住院治疗。

不稳定型心绞痛急性期卧床休息 1～3d、吸氧、持续心电监测。对于低危险组患者留观期间未再发生心绞痛,心电图也无缺血改变,无左心衰竭的临床证据,留观 12～24h 未发现有 CK-MB 升高,心肌肌钙蛋白正常,可留观 24～48h 后出院。对于中危或高危组的患者特别是肌钙蛋白升高者,住院时间相对延长,内科治疗亦应强化。

1.药物治疗

(1)抗血小板治疗:阿司匹林仍为抗血小板治疗的首选药物。急性期阿司匹林使用剂量应在 $150\sim300mg/d$,可达到快速抑制血小板聚集的作用,3d 后改为 $50\sim150mg/d$ 维持治疗。由于噻氯匹定起效较慢,服药后第 3 天开始起效,常不作为急诊用药,急诊使用抗血小板药时除选择阿司匹林外,还可用氯吡格雷,首剂 300mg,以后 75mg/d。

(2)抗凝血酶治疗:中危和高危患者须用肝素抗凝血酶治疗。先静脉注射 5000U,后以 1000U,/h 维持静脉滴注,调整肝素剂量使激活的部分凝血活酶时间(APTT)延长至对照的 $1.5\sim2$ 倍。静脉肝素治疗 $2\sim5d$ 为宜,后可改为皮下注射 7500U,每 12 小时 1 次,治疗 $1\sim2d$。近年来大样本临床试验研究表明低分子量肝素在降低不稳定性心绞痛患者的急性心肌梗死发生率方面优于普通肝素,且后者不需血凝监测、停药无反跳、使用方便,故低分子肝素已作为不稳定型心绞痛的常规用药。

(3)硝酸酯类药物:使用此类药物的主要目的是控制心绞痛的发作,心绞痛发作时应口含硝酸甘油,初次含硝酸甘油的患者以先含 1 片为宜,已有含服经验的患者,心绞痛症状严重时也可 1 次含服 2 片。心绞痛发作时若含 1 片无效,可在 $3\sim5min$ 追加 1 次,若连续含硝酸甘油 $3\sim4$ 片仍不能控制疼痛症状,需用强镇痛药以缓解疼痛,并随即采用硝酸甘油或硝酸异山梨酯静脉滴注,硝酸甘油剂量以 $5\mu g/min$ 开始,以后每 $5\sim10$ 分钟增加 $5\mu g/min$,直至症状缓解或收缩压降低 10mmHg,最高剂量一般不超过 $80\sim100\mu g/min$,一旦患者出现头痛或血压降低(SBP$<$90mmHg)应迅速减少静脉滴注的剂量。维持静脉滴注的剂量以 $10\sim30\mu g/min$ 为宜。对于中危和高危险组患者,硝酸甘油持续静脉滴注 $24\sim48h$ 即可,以免产生耐药性而降低疗效。

常用的口服硝酸酯类药物为硝酸异山梨酯(消心痛)和 5-单硝酸异山梨酯。对劳力性心绞痛患者应集中在白天给药,硝酸异山梨酯每日 3 或 4 次,5-单硝酸异山梨酯每日 2 次。若白天和夜间或清晨均有心绞痛发作,硝酸异山梨酯可采用每 6 小时 1 次给药,但宜短期治疗以避免耐药性。频繁发作的不稳定型心绞痛患者口服硝酸异山梨酯短效药物的疗效常优于 5-单硝类的长效药物。硝酸异山梨酯的使用剂量可从 10mg 开始逐渐加大剂量,一般不超过每次 40mg。只要患者心绞痛发作时口含硝酸甘油有效,即是增加硝酸异山梨酯剂量的指征。若患者反复口含硝酸甘油不能缓解症状,常提示患者有极为严重的冠状动脉阻塞病变,此时即使加大硝酸异山梨酯剂量也不一定能取得良好效果。

(4)β受体阻滞药:此类药物对不稳定型心绞痛患者控制心绞痛症状及改善近、远期预后均有好处,因此除有禁忌证,如肺水肿、不稳定的左心衰竭、支气管哮喘、低血压(SBP$\leqslant$90mmHg)、严重窦性心动过缓或二、三度房室传导阻滞者,应常规服用。应首选具有心脏选择性的药物,如阿替洛尔、美托洛尔和比索洛尔。剂量应个体化,根据症状、心率及血压情况调整剂量。常用剂量:阿替洛尔 $12.5\sim25mg$,每日 2 次;美托洛尔 $25\sim50mg$,每日 2 次;比索洛尔 $5\sim10mg$,每日 1 次。不伴有劳力性心绞痛的变异型心绞痛患者不主张使用。

(5)钙通道阻滞药:服用此类药物是以控制心肌缺血的发作为主要目的。钙通道阻滞药中硝苯地平对缓解冠状动脉痉挛有独到的效果,为变异型心绞痛的首选药物,急性发作时可口含硝苯地平 10mg,10min 内不能缓解可重复。硝苯地平一般剂量为 $10\sim20mg$,每 6 小时 1 次,若仍不能有效控制变异型心绞痛的发作,可与地尔硫卓合用,以产生更强的解除冠状动脉痉挛的作用,病情稳定后可改为缓释和控释制剂。硝苯地平可加重左心功能不全,造成低血压和反射性心率加快,使用时须注意了解左心功能情况。地尔硫卓有减慢心率、降低心肌收缩力的作用,也常用于控制心绞痛发作,一般剂量为 30～60mg,每日 3～4 次。该药可与硝酸酯类药物合用,亦可与 β 受体阻滞药合用,但与后者合用时应密切注意心率和心功能变化,对已有窦性心动过缓和左心功能不全的患者,应禁用。对于一些心绞痛反复发作,静脉滴注硝酸甘油不能控制的患者,可试用地尔硫卓静脉滴注,5～15μg/(kg·min),可持续静脉滴注 24～48h,在滴注过程中须密切观察心率、血压的变化,如静息心率＜50/min,应减少剂量或停用。维拉帕米一般不能与 β 受体阻滞药配伍,多用于心绞痛合并支气管哮喘不能使用 β 受体阻滞药的患者。总之对于严重不稳定型心绞痛患者常需联合应用硝酸酯类、β 受体阻滞药和钙通道阻滞药。

(6)溶栓治疗:国际多中心大样本临床试验证明采用急性心肌梗死的溶栓方法治疗不稳定型心绞痛反而有增加急性心肌梗死发生率的倾向,故已不主张采用。国内有在充分抗血小板和抗凝血酶治疗基础上,小剂量尿激酶治疗取得较好效果。

2.非药物疗法　在高危险组患者中,如果存在以下情况之一应考虑行急诊介入性治疗或冠状动脉旁路移植术:①虽经内科加强治疗,心绞痛仍反复发作;②心绞痛发作时间明显延长,超过 1h,药物治疗不能有效缓解上述缺血发作;③心绞痛发作时伴有血流动力学不稳定,如出现低血压、急性左心功能不全或伴有严重心律失常等。不稳定型心绞痛的紧急介入性治疗的风险一般高于择期介入性治疗,故在决定之前应仔细权衡。紧急介入性治疗的主要目标是迅速开通罪犯血管,恢复其远端血流为原则,对于多支病变的患者,可以不必一次完成全部的血管重建,如果冠状动脉造影显示患者为左冠状动脉主干病变或弥漫性狭窄病变不适宜介入性治疗时,则应选择急诊冠状动脉旁路移植术。对于血流动力学不稳定的患者最好同时应用主动脉内球囊反搏,力求稳定高危患者的血流动力学。除以上少数不稳定型心绞痛患者外,大多数患者的介入性治疗宜放在病情稳定后至少 48h 后进行。具体见劳力性心绞痛的非药物治疗。

3.不稳定型心绞痛患者出院后的治疗方案　不稳定型心绞痛患者出院后仍需定期门诊随诊。低危险组的患者 1～2 个月随访 1 次,中高危险组患者无论是否行介入性治疗都应 1 个月随访 1 次,如果病情无变化,随访半年即可。

患者出院后仍需继续服用阿司匹林、β 受体阻滞药和有些扩张冠脉的药物。不主张突然减药或停药。对于已做了介入性治疗或冠状动脉旁路移植术者,术后可酌情减少血管扩张药或 β 受体阻滞药的使用量。

(二)用药选择

主要介绍尿激酶。

1.药理作用　注射用尿激酶为白色或类白色无定形粉末,由分子量分别为 33000D 和 54000D 两部分物质组成,溶于水,每毫克蛋白的尿激酶活性应不低于 70000U。

本品直接作用于内源性纤维蛋白溶解系统,能催化裂解纤溶酶原成纤溶酶,后者不仅能降解纤维蛋白凝块,亦能降解血循环中的纤维蛋白原、凝血因子 V 和凝血因子 Ⅷ 等,从而发挥溶栓作用。本品对新形成的血栓起效快、效果好。本品还能提高血管 ADP 酶活性,抑制 ADP

诱导的血小板聚集,预防血栓形成。本品在静脉滴注后,患者体内纤溶酶活性明显提高;停药几小时后,纤溶酶活性恢复原水平。但血浆纤维蛋白或纤维蛋白原水平的降低,以及它们的降解产物的增加可持续 12~24h。本品显示溶栓效应与药物剂量、给药的时间窗明显的相关性。本品毒性很低,小鼠静脉注射半数致死量>100 万 U/kg 体重。亦无明显抗原性,致畸性、致癌性和致突变性。临床应用罕有变态反应报道。但是,鉴于本品增加纤溶酶活性,降低血循环中的未结合型纤溶酶原和与纤维蛋白结合的纤溶酶原,可能出现严重的出血危险。

2.**药动学** 本品在人体内药动学特点尚未完全阐明。本品静脉给予后经肝快速清除,血浆半衰期≤20min。少量药物经胆汁和尿液排出。肝硬化等肝功能受损患者其半衰期延长。

3.**适应证** 本品主要用于血栓栓塞性疾病的溶栓治疗。包括急性广泛性肺栓塞、胸痛 6~12h 的冠状动脉栓塞和心肌梗死、症状短于 3~6h 的急性期脑血管栓塞、视网膜动脉栓塞和其他外周动脉栓塞症状严重的髂-股静脉血栓形成者。也用于人工心瓣手术后预防血栓形成,保持血管插管和胸腔及心包腔引流管的通畅等。溶栓的疗效均需后继的肝素抗凝加以维持。

4.**用法用量** 本品临用前应以注射用灭菌生理盐水或 5%葡萄糖溶液配制。

(1)肺栓塞:初次剂量 4400U/kg,以生理盐水或 5%葡萄糖溶液配制,以 90ml/h 速度在 10min 内滴完;其后以 4400U/h 的给药速度,连续静脉滴注 2h 或 12h。肺栓塞时,也可按 15000U/kg 用生理盐水配制后肺动脉内注入;必要时,可根据情况调整剂量,间隔 24h 重复 1 次,最多使用 3 次。

(2)心肌梗死:建议以生理盐水配制后,按 6000U/min 速度冠状动脉内连续滴注 2h,滴注前应先行静脉给予肝素 2500~10000U。也可将本品 200 万~300 万 U 配制后静脉滴注,45~90min 滴完。

(3)外周动脉血栓:以生理盐水配制本品(浓度 2500U/ml)4000U/min 速度经导管注入血凝块。每 2 小时夹闭导管 1 次;可调整滴入速度为 1000U/min,直至血块溶解。

(4)防治心脏瓣膜置换术后的血栓形成:血栓形成是心脏瓣膜术后最常见的并发症之一。可用本品 4400U/kg,生理盐水配制后 10~15min 滴完。然后以每小时 4400U/kg 静脉滴注维持。当瓣膜功能正常后即停止用药;如用药 24h 仍无效或发生严重出血倾向应停药。

(5)脓胸或心包积脓:常用抗生素和脓液引流术治疗。引流管常因纤维蛋白形成凝块而阻塞引流管。此时可胸腔或心包腔内注入灭菌注射用水配制(5000U/ml)的本品 10000~250000U。既可保持引流管通畅,又可防止胸膜或心包粘连或形成心包缩窄。

(6)眼科应用:用于溶解眼内出血引起的前房血凝块。使血块崩解,有利于手术取出。常用量为 5000U 用 2ml 生理盐水配制冲洗前房。

5.**不良反应** 本品临床最常见的不良反应是出血倾向。以注射或穿刺局部血肿最为常见。其次为组织内出血,发生率 5%~11%,多轻微,严重者可致脑出血。

本品用于冠状动脉再通溶栓时,常伴随血管再通后出现房性或室性心律失常,发生率高达 70%以上。需严密进行心电监护。

本品抗原性小,体外和皮内注射均未检测到诱导抗体生成。因此,变态反应发生率极低。但有报道,曾用链激酶治疗的患者使用本品后少数人引发支气管痉挛、皮疹和发热。

6.注意事项

(1)下列情况的患者禁用本品:急性内脏出血、急性颅内出血,陈旧性脑梗死、近2个月内进行过颅内或脊髓内外科手术、颅内肿瘤、动静脉畸形或动脉瘤、出血素质、严重难控制的高血压患者。相对禁忌证包括延长的心肺复苏术、严重高血压、近4周内的外伤、3周内手术或组织穿刺、妊娠、分娩后10d、活跃性溃疡病。

(2)应用本品前,应对患者进行血细胞比容、血小板记数、凝血酶时间(TT)、凝血酶原时间(PT)、活化部分凝血活酶时间(APTT)测定。TT和APTT应在2倍延长的范围内。

(3)用药期间应密切观察患者反应,如心率、体温、呼吸频率和血压、出血倾向等,至少每4小时记录1次。

(4)静脉给药时,要求穿刺一次成功,以避免局部出血或血肿。

(5)动脉穿刺给药时,给药毕,应在穿刺局部加压至少30min,并用无菌绷带和敷料加压包扎,以免出血。

(6)下述情况使用本品会使所冒风险增大,应权衡利弊后慎用本品:近10d内分娩、进行过组织活检、静脉穿刺、大手术的患者及严重胃肠道出血患者;极有可能出现左心血栓的患者,如二尖瓣狭窄伴心房颤动;亚急性细菌性心内膜炎患者;继发于肝肾疾病而有出血倾向或凝血障碍的患者;妊娠、脑血管病患者和糖尿病性出血性视网膜病患者。

(7)孕妇及哺乳期妇女用药:动物实验显示,本品1000倍于人用量对雌性小鼠和大鼠生殖能力及胎儿均无损伤。长期用药无致癌性报道。尚未见有严格对照组的在妊娠妇女中用药的报道。因此,除非急需用本品,否则孕妇不用。本品能否从乳汁中排泄尚无报道。因此,哺乳妇女慎用本品。

(8)老年患者用药:本品在老年患者中应用的安全性和有效性尚未见确切报道。但年龄>70岁者慎用。

7.药物相互作用 本品与其他药物的相互作用尚无报道。鉴于本品为溶栓药,因此,影响血小板功能的药物,如阿司匹林、吲哚美辛、保泰松等不宜合用。肝素和口服抗凝血药不宜与大剂量本品同时使用,以免出血危险增加。

8.药物过量 本品静脉给予一般达2500U/min方有明显疗效。成年人总用药量不宜超过300万U。溶栓药效必然伴有一定出血风险。一旦出现出血症应立即停药,按出血情况和血液丧失情况补充新鲜全血,纤维蛋白原血浆水平<1g/L伴出血倾向者应补充新鲜冷冻血浆或冷沉淀物,不宜用右旋糖苷羟乙基淀粉。氨基己酸的解救作用尚无报道,但可在紧急情况下使用。

(张曙霞)

第四节　心肌梗死

【概述】

急性心肌梗死(AMI)是由于冠状动脉供血急剧减少或中断,使相应心肌严重而持久的急性缺血而致心肌坏死。主要表现为严重而持久的胸骨后疼痛、特征性的心电图动态演变、血清心肌损伤标记物增高并有动态变化,常伴严重心律失常、心力衰竭或心源性休克,是冠心病的严重临床类型。

心肌梗死是危害人类健康的重要疾病,已成为西方发达国家的主要死亡原因。在美国每年约有 150 万人患心肌梗死,约 1/4 的死亡者是由 AMI 造成的。在我国心肌梗死的发病率低于西方国家,但根据流行病学资料的显示,随着人们生活水平的不断提高,我国心肌梗死的发病率已呈逐年上升的趋势。

【病理生理】

主要出现左心室舒张和收缩功能障碍的一些血流动力学变化,其严重程度和持续时间取决于梗死的部位、程度和范围。心脏收缩力减弱、顺应性减低,以及收缩不协调,左心室压力曲线上升速度减低,左心室舒张末期压增高和收缩末期容量增多。射血分数减低,心搏量下降,心率增快或有心律失常,血压下降,静脉血氧含量降低。心室重构出现心壁厚度改变、心脏扩大和心力衰竭,可发生心源性休克。右心室梗死在 AMI 患者中少见,其主要病理生理改变是右心衰竭的血流动力学变化,右心房压力增高,心排血量减低,血压下降。

AMI 引起的心力衰竭称为泵衰竭,按 Killip 分级法可分为:Ⅰ级,尚无明显心力衰竭;Ⅱ级,有轻度左心衰竭;Ⅲ级,有急性肺水肿;Ⅳ级,有心源性休克不同程度或阶段的血流动力学变化。心源性休克是泵衰竭的严重阶段。但如兼有肺水肿和心源性休克则情况最严重。

【诊断步骤】

(一)病史采集要点

1.诱因及先兆

AMI 约有近 1/2 可有诱发因素,其中以情绪因素(精神紧张、情绪激动、过度焦虑不安)及体力活动(过度劳累、骤然用大力等)最为常见。其他失血、失液、休克、心律失常、血压突然升高、饱餐、饮酒、寒冷刺激、感染及手术后等也可成为诱发因素。在动脉粥样硬化的基础上,这些诱发因素可起到触发作用,使斑块破裂、血栓形成、冠脉痉挛从而导致心肌梗死。

AMI 前约 20%～60% 的患者在发病前几天或几周内可出现某些前驱症状,这些症状主要有突然发生的初发性心绞痛、出现不稳定型心绞痛发作或呼吸困难、疲乏无力等。前驱症状的发生机制可能是冠脉病变发展迅速,已有附壁血栓的形成或冠脉痉挛。如在此期间能积极治疗,有可能防止心肌梗死发生。

2.主要症状

AMI 的临床症状差异较大,有些患者发病急骤、症状严重。有些患者症状很轻,未引起患者注意,极少数患者可无明显自觉症状,为无症状性心肌梗死。

(1)胸痛:胸痛是 AMI 中最早出现、最为突出的症状,约见于70%以上的患者,胸痛的典型部位在胸骨后或心前区,可向左肩、左臂、后背部位放射。少数患者胸痛位于上腹部、剑突处、下颌、颈部或牙齿。胸痛的性质为绞榨性、压迫样疼痛或紧缩感,常伴有出汗、烦躁、濒死感。胸痛持续时间较长,多持续30min 以上,甚至长达10余小时,含服硝酸甘油和休息常不能缓解。有的患者可在几天内有多次胸痛发作,难以确定心梗发作于哪一次。少数患者无明显胸痛症状,尤其见于老年人、糖尿病、服 β 受体阻滞剂、伴 AMI 严重并发症患者。

(2)胃肠道症状:有严重胸痛症状的心梗患者约半数可出现恶心、呕吐等胃肠道症状,尤其多见于下壁心梗,可能的原因是梗死心肌反射性地激惹迷走神经所致。部分患者发生难于控制呃逆。

(3)全身症状:常伴大量冷汗,为剧烈胸痛、交感神经兴奋引起,如无痛性 AMI 患者大量冷汗,须注意合并泵衰竭或心源性休克;发热于起病后 2～3d 开始,多为38℃以下,一般不超过38.5℃,持续1周左右自动退热,使用抗生素无效,为坏死心肌吸收热。

(4)心律失常:约70%～90%的 AMI 可出现心律失常,是心梗早期死亡的主要原因,多发生于梗死后1～2周内,特别是72h 内。心梗的心律失常可分为快速性和缓慢性两类,前者包括期前收缩、室上速、室速、房扑、房颤和室颤,后者包括窦性心动过缓、多种类型的传导阻滞和窦性停搏等。通常前壁心梗容易引起快速性心律失常,下壁心梗容易引起缓慢性心律失常。部分患者发病即为室颤,表现为猝死。

(5)急性左心衰和心源性休克:部分患者以急性左心衰为发病的突出表现,另有部分患者发病时即以休克表现为主。

心律失常、心力衰竭及心源性休克是 AMI 的重要临床表现,但也可视为 AMI 的最常见、最重要的并发症。

(二)体格检查要点

AMI 患者的体征根据梗死大小及有无并发症而差异很大,梗死范围小且无并发症者可完全无异常体征;梗死范围大者常出现异常体征。

1.一般表现

多数患者有焦虑和痛苦状态,合并心衰时呈半坐位或端坐呼吸。有休克时可表现为低血压、皮肤湿冷和常伴烦躁不安。

2.血压和心率

发病 0.5h 内,患者呈自主神经功能失调,前壁心梗多表现为交感神经活动亢进,心率增快,血压可升至 160/100mmHg。下壁心梗多表现为副交感神经活动亢进,心动过缓、血压下降。以后的血压和心率变化与梗死范围及有无并发症有关,急性大面积前壁心梗出现血压明显下降,甚至休克。过去有高血压的患者,相当多的一部分未使用降压药物在心梗后血压降至正常,但其中约2/3的患者在梗死后3～6个月血压又可再升高。

3.心脏体征

如梗死范围大、多次梗死并有高血压或心衰者,心脏可向左扩大。在前壁心梗的早期,由于梗死面心肌无收缩功能,因此,触诊可发现该处收缩期有轻微的向外膨击,即反常搏动,可在几日或几周内消失。

心脏听诊可能有以下改变：

①心动过速或心动过缓；

②心梗早期，较多的患者可出现各种心律失常，其中以期前收缩最常见；

③第1心音、第2心音常减弱，是心肌收缩力减弱或血压下降所致，以发病的最初几日内最明显；

④第4心音在发病1周内可见于绝大多数梗死患者，是左心室顺应性降低所致。随着心梗好转，第4心音减弱或消失。如第4心音持续存在，可能预后较差；

⑤第3心音发生较少，提示左心衰竭或可能有室壁瘤形成；

⑥心包摩擦音多出现于发病的2～5d内，约见于10%～15%的患者，多是较广泛的透壁性心肌梗死，梗死处有纤维蛋白性心包炎。如心包摩擦音持续存在或在发病10d后出现，应考虑为梗死后综合征的可能；

⑦收缩期杂音，伴发乳头肌功能失调致二尖瓣闭不全时，心尖区可出现收缩期杂音，杂音具有易变的特点，随心功能改变杂音响度和性质略有变化。AMI发病2～3d内如突然出现响亮的收缩期杂音伴有临床情况恶化，常提示有室间隔穿孔，或严重的乳头肌功能不全，或腱索断裂。

（三）实验室检查

1.心电图检查

心电图是诊断AMI最重要的检查手段之一，它可以起到定性、定时、定位的作用。一次心电图检查未能作出判断者，应连续监测、定期复查，并作前后对比。少数仅有T波改变的小灶性梗死，或合并室性心律、完全性左束支或房室传导阻滞、预激综合征等心律失常者，心电图改变不典型、不明确者均应结合临床及心肌损伤标记物改变作出判断。

目前，临床上根据ST段改变将AMI分为ST段抬高AMI（STEMI）和非ST段抬高AMI（NSTEMI），这两类AMI的处理策略大不相同。

（1）急性ST段抬高型心梗的典型心电图改变

1）T波改变：在冠脉闭塞的极早期，表现为高尖T波或原为倒置的T波突然变直立。以后抬高的ST的恢复，直立的T波逐渐倒置，由浅变深，一般在3～6周T波倒置最深，有时形成冠状倒置的T波，随后T波逐渐变浅，最后可恢复直立，部分患者可持续不恢复。

2）ST段抬高：ST段抬高与直立的T波形成单向曲线，这种改变常在发病后0.5h、数小时以至十几小时出现，是心肌损伤的表现。一般几天内可恢复至等电位线，少数可延迟至2周左右。

3）异常Q波：它的出现是由于心肌坏死所致，多在心梗数小时到48h内出现，一旦出现大多永久存在，少数患者Q波在数周、数月甚至数年后消失。

（2）心肌梗死分期

根据心电图的变化规律可将心肌梗死分为4期：

1）超急性期：约在梗死后10多分钟至数小时，表现为高尖T波。

2）急性期：梗死后数小时至数天，从ST段抬高开始至ST段恢复到等电位线。

3)亚急性期:从 ST 段恢复到等电位线开始,直至倒置的 T 波恢复正常或恒定的倒置 T 波。

4)陈旧期:梗死后数月至数年,倒置 T 波恢复或长期无变化,多数留有异常 Q 波。

(3)心肌梗死定位

根据特征性改变的导联可判断梗死部位。心电图导联 V_1、V_2、V_3 有特征性的动态改变表明前间壁心肌梗死;V_5、V_6、V_7 动态改变表明前侧壁心肌梗死;V_1、V_2、V_3、V_4、V_5 动态改变表明广泛前壁心肌梗死;V_8、V_9(V_1、V_2、V_3 导联可见 R 波高)动态改变表明正后壁;Ⅱ、Ⅲ、aVF 动态改变表明下壁心肌梗死;Ⅰ、aVL 动态改变表明高测壁心肌梗死;V_3R、V_4R、V_5R 导联 ST 段动态抬高表明右心室心肌梗死。

(4)非 ST 段抬高型心肌梗死心电图

QRS 波群不出现异常 Q 波,只在梗死相关导联出现 ST 段明显下移,伴有或随后出现 T 波倒置。ST-T 改变一般持续数日,T 波有演变过程。在心电图上,非 ST 段抬高型心肌梗死不容易与严重心肌缺血相鉴别,需结合临床症状及血清心肌损伤标记物改变来考虑诊断。

2.心肌损伤标记物

AMI 时血清心肌损伤标记物呈动态性升高改变,是 AMI 诊断标准之一。临床上对于胸痛患者,凡是拟诊或排除 AMI 者,均须进行心肌损伤标记物的检查。

天冬氨酸转氨酶(AST)、肌酸激酶(CK)、肌酸激酶同工酶(CK-MB)为传统诊断 AMI 的血清损伤标记物,肌红蛋白是早期心肌损伤标记物,心肌肌钙蛋白Ⅰ(cTnI)或肌钙蛋白 T(cT-nT)是目前敏感性和特异性最高的心肌损伤标记物。

(1)AST

AMI 时 AST 在起病后 6～12h 开始出现,24～48h 达峰值,持续 3～5d,由此可见,AST 不是 AMI 诊断的早期心肌损伤标记物。测定 AST 时必须同时测定丙氨酸转氨酶(ALT),AST＞ALT 时才有意义。此外,AST 心肌特异性差,一些疾病可能导致假阳性,如肝脏疾病(通常 ALT＞AST)、心肌炎、心肌病、骨骼肌创伤。

(2)CK、CK-MB

亦为传统诊断 AMI 的血清损伤标记物。血清 CK 由 3 种同工酶组成:MM、MB 和 BB 同工酶。正常人总 CK 绝大部分是由 CK-MM 同工酶组成的,主要来自横纹肌;其次为 CK-MB 同工酶,仅占总 CK 的 3％,主要来源于心肌,小量存在于横纹肌内;第三种同工酶为 CK-BB 同工酶,量极微而不容易测出,来源于脑组织等。临床上测定 CK、CK-MB 同工酶及其动态改变诊断 AMI。

血清 CK 值在 AMI 发病后 6h 开始升高,24h 达峰值,然后逐渐下降,持续 3～4d,因此,CK 不是 AMI 的早期心肌损伤标记物。血清 CK 值超过参照值上限即有诊断价值,但临床上 AMI 患者 CK 值常高于正常值 2 倍以上。同一患者,血清 CK 值恢复正常后又一次显著升高须注意再梗死或心肌梗死延展。

CK 敏感性不高,不能诊断微小 AMI;CK 特异性差,其升高除 AMI 外,还可见于:

①非心脏病变:肌肉注射及肌肉病变,包括肌溶解、横纹肌损伤、肌营养不良、肌萎缩、甲状腺机能过低。

②心脏有关情况：心脏外科手术后、电复律、心肌心包炎、PTCA。

③少见原因：血液透析，药物如镇静剂、巴比妥类药物和卡托普利等。

CK-MB 同工酶主要存在于心肌内，仅 1‰～2‰存在于横纹肌。CK-MB 同工酶在 AMI 发病 3～4h 开始升高，峰值 10～24h 达到，持续时间 2～4d。CK-MB 比 CK 较早期诊断 AMI，但亦不属 AMI 的早期心肌损伤标记物。

CK-MB 敏感性亦不高，亦不能诊断微小心肌梗死。其特异性高于 CK 值，但特异性亦不高，可出现假阳性，如心肌炎、横纹肌病变、肺动脉栓塞、休克、糖尿病等。

AMI 患者血清 CK 值、CK-MB 同工酶往往同时升高。有时，CK-MB 同工酶升高而 CK 正常，常是小灶梗死，患者的基础 CK 值正常范围低限，多见于老年人。

反复测定 CK、CK-MB 的值，可作为判断 AMI 溶栓治疗效果的无创指标之一。溶栓成功者，CK、CK-MB 峰值前移，原因为闭塞的梗死相关冠状动脉重新开放，大量的 CK、CK-MB 释放入血，其峰值提前出现，又迅速被清除，高峰迅速降低。

（3）肌红蛋白

肌红蛋白主要存在于心肌内，也存在于横纹肌内。当心肌发生损伤后，肌红蛋白很快释放入血，引起血清肌红蛋白浓度升高。

血肌红蛋白 1～2h 开始升高，4～8h 达峰值，持续 0.5～1d。心肌损伤后，肌红蛋白很快释放入血，但又很快被清除（肌红蛋白清除半衰期 8.9min±1.5min）。与 CK-MB 同工酶不同，AMI 患者的肌红蛋白浓度很快升高，又很快降低，呈断续形曲线。因此，肌红蛋白属 AMI 的早期损伤标记物，可作为 AMI 早期排除诊断的重要指标。肌红蛋白阴性，提示基本排除 AMI，但一次血清肌红蛋白阴性决不能排除 AMI，对可疑病例，至少抽血 2 次，每次间隔 2h。

肌红蛋白诊断 AMI 敏感性高，但特异性差，同时检测时间窗较小（<24h）。骨骼肌损伤、创伤、肾功能衰竭均可使肌红蛋白升高。因为肌红蛋白也来自横纹肌，肾功不全可影响肌红蛋白清除。因此，早期检测肌红蛋白升高后，应在测定更具心肌特异性的心肌损伤标记物，如 CK-MB、cTnI 或 cTnT。

肌红蛋白降至正常后又再升高，须考虑再梗死后梗死延展。

（4）心肌肌钙蛋白 I(cTnI)或肌钙蛋白 T(cTnT)

肌钙蛋白复合物包括 3 个亚单位：cTnT、cTnI 和肌钙蛋白 C(cTnC)。目前，已经开发出用于 cTnT 和 cTnI 的单克隆抗体免疫测定方法。cTnI 和 cTnT 是目前敏感性和特异性最高的心肌损伤标记物，均高于其他心肌损伤标记物，其参考值范围必须由每一个实验室通过特异的定量研究和质量控制来确定。

肌钙蛋白对 AMI 的早期诊断价值与 CK-MB 同工酶相似，cTnI 和 cTnT 发病 2～4h 开始出现，峰值时间为 10～24h，cTnI 持续 5～10d，cTnT 持续 5～14d。因此，cTnI 和 cTnT 均不作为 AMI 的早期心肌损伤标记物。若 6h 以内测定结果为阴性，应在症状发作后 8～12h 再次检测。

cTnI 和 cTnT 主要存在于心肌内，特异性高于其他心肌损伤标记物。对于每一位胸痛的患者，当临床拟诊 AMI 而其他心肌损伤标记物阴性时，须检测 cTnI 或 cTnT。但 cTnI 或 cTnT 亦有假阳性，见于其他原因（充血性心力衰竭、高血压、休克、肺梗死）引起的心内膜微小心肌损伤、心脏创伤、心肌毒性物质(肿瘤化疗药物,如阿霉素)、心脏机械损伤(电复律、射频消融、置入 ICD 放电)、病毒感染等,因此不能单凭 cTnI 或 cTnT 升高诊断 AMI,须结合其他临床情况全面分析。

cTnI 和 cTnT 亦是目前诊断 AMI 敏感性最高的心肌损伤标记物,可诊断微小心肌梗死。当临床表现高度拟诊 AMI 但其他心肌损伤标记物阴性时,必须检测 cTnI 或 cTnT。有研究认为,在无 ST 段抬高的静息性胸痛中,约有 30% 因无 CKMB 升高而被诊断为 UA,而当测定心脏特异性的肌钙蛋白时,部分患者可能应该被诊断为 NSTEMI。

cTnI 或 cTnT 增高与不良心脏事件相关,是急性冠状动脉综合征危险度分层的重要指标之一。cTnI 或 cTnT 持续增高,提示该患者为 AMI 高危患者,发生心脏事件的可能性大,须积极干预,同时对低分子肝素和血小板 GPⅡb/Ⅲa 抑制剂干预的获益大。

cTnI 或 cTnT 不能诊断超过 2 周的心肌梗死,这是所有心肌损伤标记物存在的问题。此时,可根据病史、心电图演变、冠状动脉造影术等诊断。

cTnI 或 cTnT 难于区分 STEMI 和 NSTEMI,而这两类心肌梗死治疗策略大不相同。

综上所述,肌红蛋白对早期(6h 以内)AMI 最敏感,而 cTnT 和 cTnI 对后期 AMI 最敏感。心脏特异的 cTnT 和 cTnI 能检出微灶梗死,成为早期诊断、快速干预和预后判断的重要工具。

3.超声心动图

超声心动图可作为早期诊断 AMI 的辅助检查方法。缺血损伤数分钟,超声心动图可发现室壁运动异常,包括心内膜运动振幅和速率降低、室壁增厚率减低、节段性室壁运动消失和反常运动。室壁增厚率异常可作为缺血性功能失调的一项特异指标,收缩期室壁变薄多见于急性心肌缺血或 AMI。急性心肌缺血引起的室壁运动异常可持续 30min 以上。同时可测量左室射血分数,可评价是否合并左心衰竭,并判断预后。因此,对疑为 AMI 病例,进行动态观察是必要的。

但超声心动图不能鉴别心肌缺血或梗死,不能鉴别新发的或旧有的心脏事件;对过度肥胖或糖尿病患者不能满意显像。

此外,室壁运动异常并非心肌梗死和缺血所特有,例如,主动脉瓣反流可引起心尖部室壁运动异常;心肌病或浸润性心肌病可引起室壁运动异常,但其室壁增厚率正常,借此可与心肌梗死或缺血相鉴别。

AMI 早期患者不宜搬动,须行床旁超声心动图。

综上所述,超声心动图可作为早期诊断 AMI 的辅助检查方法。急性胸痛病例如果显像满意,发现节段性室壁运动异常特别是收缩期室壁变薄,可肯定为 AMI 或急性心肌缺血,如伴有心肌损伤标记物升高,即使心电图无明显改变,也可作出 AMI 的诊断。

4.放射性同位素心肌显像

放射性同位素心肌显像包括 ^{201}T1-心肌显像、^{99m}Tc-MIBI 心肌显像,均为心肌灌注显像法。正常心肌细胞可摄取显像剂,而坏死的心肌细胞不能摄取显像剂,故出现放射性缺损区。一般以局部心肌放射性比邻近区域至少减少 50% 才判为异常。心肌梗死图像的特点是,即刻显像图和延迟显像图上均出现放射性缺损,形态、部位和范围一样,属于不可逆性缺损区。放射性同位素心肌显像对诊断 AMI 敏感性高。同时可测量左室射血分数,可评价是否合并左心衰竭，并判断预后。

当 AMI 合并室性心律、完全性左束支或房室传导阻滞、预激综合征等心律失常者，心电图改变不典型、不明确者，或使用洋地黄、β 受体阻滞剂治疗者，可行放射性同位素心肌显像。但放射性同位素心肌显像不能鉴别心肌缺血或梗死，不能鉴别新发的或旧有的心脏性事件；放射性核素心肌显像不易识别下壁区域的异常，因为肝脏可摄取显像剂；对过度肥胖或糖尿病患者均不能满意显像。此外，其特异性差。AMI 早期患者不宜搬动，行放射性心肌显像存在一定危险性。

综上所述，单独采用放射性同位素心肌显像仍不能对 AMI 作出早期诊断，仍要结合心电图、心肌损伤标记物检查。但急性胸痛患者放射性同位素心肌显像阴性者，可肯定排除急性心肌缺血或 AMI。

5.白细胞计数及红细胞沉降率

AMI 时可发现组织坏死和炎症反应的非特异性指标如白细胞计数升高、红细胞沉降率增快。前者可在疼痛发生后 12h 开始升高，高峰在 $2\sim4d$，可达 $(10\sim20)\times10^9/L$，一般 1 周左右恢复正常，中性粒细胞亦有增加，多在 $75\%\sim90\%$。红细胞沉降率增快约在发病后 $24\sim48h$ 出现，持续 $2\sim3$ 周。常为轻至中度增快。

【诊断对策】

（一）诊断要点

AMI 的诊断标准：

2006 年全球心肌梗死工作组（ESC/ACC/AHA/EHS/WHO）对急性心肌梗死的定义标准：检测到心肌坏死的生化标记物（最好是 cTn）升高超过正常值的 99% 百分位数，有心肌缺血的证据并有以下情况之一：①缺血性症状；②新发生心肌缺血的心电图改变（新发生的 ST 段改变或新的 LBB）；③心电图上病理性 Q 波形成；④新发生的存活心肌的丢失或节段性室壁运动异常的影像学证据；⑤心脏性猝死，有心肌缺血的症状和新出现的 ST 段抬高或新的 LBBB；⑥PCI 有关的冠状动脉缺血事件伴有心肌生化标记物超过正常值 3 倍；⑦CABG 有关的冠状动脉缺血事件伴有心肌生化标记物超过正常值 5 倍；⑧无心肌生化标记物结果情况下，新发生的存活心肌的丢失的影像学证据伴心肌缺血症状；⑨尸解病理发现急性心肌梗死。

但部分 AMI 患者临床症状不典型或心电图改变不典型，临床上应十分警惕，防止漏诊。

症状不典型包括：

①疼痛部位不典型：少数患者可以上腹部、颈部、咽部、下颌或牙齿等放射部位疼痛为主，因此，若无上述部位局部相应的病症或既往史中有体力活动相关的上述部位疼痛等应警惕 AMI 的可能。

②无痛性心肌梗死：部分患者临床上无明显疼痛，特别是老年患者或糖尿病患者，因此，如发生原因不明的胸闷伴恶心、呕吐、出汗；突然出现左心衰竭或严重心律失常；原有高血压病者突然血压显著下降或出现休克；突然出现抽搐、意识障碍等，应想到 AMI 的本能，应及时做心电图、血清心肌损伤标记物检测。

心电图改变不典型包括：

①约 $20\%\sim35\%$ 的 AMI 患者心电图无异常 Q 波出现，此时诊断主要依靠系列心肌损伤

标记物检查及 ST 段和 T 波动态演变。

②如合并左束支传导阻滞、预激综合征或多次梗死的患者,可掩盖或不出现心肌梗死的典型心电图改变,这些患者如疑及 AMI,应行系列心肌损伤标记物检查。

对疑似但不能确认的病例,应多次重复心电图检查,以避免漏诊。虽然 AMI 发病最初几小时出现超急期改变,但并非每个患者都能检测到。这些患者常在若干小时后心电图才出现特征性改变,心电图做得太早就会看不到。另外,具有特征性的损伤型 ST 段抬高多在第 1 周内完全消失,如不及时记录,ST 段的变化就会遗漏,这时只能靠 T 波的演变来诊断。这些均说明多次重复心电图检查,对心电图演变动态观察的重要性。不能单凭一二次心电图无典型改变就轻易否定 AMI 的诊断。

(二)鉴别诊断要点

典型患者诊断不难,不典型患者则应全面检查,严密观察,注意进行鉴别诊断。

1.不稳定型心绞痛

胸痛很少超过 20min,如超过 20min,为高危患者判断指标之一;一般不伴有低血压或休克;心电图如有变化,表现为 ST 段下移,T 波倒置,且常随胸病缓解而恢复,无动态演变规律,变异型心绞痛患者可有 ST 段抬高,但时间短暂,无坏死性 Q 波;血清心肌损伤标记物无升高。

2.急性肺动脉栓塞

典型病例突然发作剧烈胸痛、呼吸困难或有咯血三联症,常伴有休克和右心室急剧增大,肺动脉瓣区搏动增强,第 2 心音亢进,三尖瓣区出现收缩期杂音等右心负荷加重的表现。心电图电轴右偏,出现 $S_I Q_{III} T_{III}$ 波形。血清 D-二聚体测定、放射性同位素肺通气/灌注显像、肺部增强 CT、肺部 MRI、超声心动图有助于诊断。肺动脉造影是诊断肺动脉栓塞最可靠的方法,有很高的敏感性和特异性。心电图无特征性急性心肌梗死动态改变,血清心肌损伤标记物无升高。

3.主动脉夹层

胸痛剧烈呈撕裂样,常放射至背、腰部及下肢,临床呈休克样表现,但血压多不下降反而上升,两上肢血压有时可出现明显的差别,且常出现主动脉瓣关闭不全等。X 线及超声心动图检查可发现主动脉进行性加宽。CT、MRI 及动脉造影可确诊。心电图无特征性急性心肌梗死动态改变,血清心肌损伤标记物无升高。

4.急性心包炎

胸痛与发热同时出现,深呼吸及咳嗽时加重,早期即有心包摩擦音,心电图除 aVR 外,其余导联多有 ST 段弓背向下的抬高,无坏死性 Q 波。心电图无特征性急性心肌梗死动态改变,血清心肌损伤标记物无升高。

5.急腹症

如消化性溃疡穿孔、急性胰腺炎、急性胆囊炎等,患者多可查得相应的病史及客观体征,缺乏急性心肌梗死心电图无特征性动态改变,血清心肌损伤标记物无升高。

(三)临床类型

依心电图 ST 段改变,分为 ST 段抬高型心肌梗死(STEMI)和非 ST 段抬高型心肌梗死(NSTEMI),两种的 AMI 发病机制及治疗策略存在较大差异。

【治疗对策】

(一)治疗原则

1.及早发现,迅速救治。

2.密切监护,及时发现和处理致命性心律失常。

3.迅速止痛,减少心肌耗氧量,防止梗死面积扩大。

4.维持血流动力学稳定。

5.尽早再灌注治疗,挽救濒死心肌,缩小梗死面积。

6.积极抗凝、抗血小板、抗心肌缺血及调脂治疗。

7.及时发现和处理各种并发症。

8.积极进行二级预防,防止再梗及其他心血管事件。

(二)治疗计划

1.一般治疗

(1)持续心电、血压和血氧饱和度监测,建立静脉通道。

(2)卧床休息:可降心肌耗氧量,减少心肌损害。对血流动力学稳定且无并发症的 AMI 患者一般卧床休息 1～3d,对病情不稳定及高危患者卧床时间可适当延长。

(3)吸氧:AMI 患者初起即使无并发症,也应给予鼻导管吸氧,以纠正因肺淤血和肺通气/血流比例失调所致的中度缺氧。在严重左心衰竭、肺水肿和并有机械并发症的患者,多伴有严重低氧血症,需面罩加压给氧或气管插管并机械通气。

(4)镇痛:AMI 时,剧烈胸痛使患者交感神经过度兴奋,产生心动过速、血压升高和心肌收缩功能增强,从而增加心肌耗氧量,并易诱发快速性室性心律失常。应迅速给予有效镇痛剂。首选吗啡 3mg 静脉注射,必要时每 5min 重复 1 次,总量不宜超过 15mg。吗啡既有强镇痛作用,还有扩张血管从而降低左室前、后负荷和心肌耗氧量的作用,副作用有恶心、呕吐、低血压和呼吸抑制。

(5)饮食和通便:AMI 患者需禁食至胸痛消失,然后给予流质、半流质饮食,逐步过渡到普通饮食。所有 AMI 患者均应使用缓泻剂,以防止便秘时排便用力导致心脏破裂或引起心律失常心力衰竭。

2.再灌注治疗

早期再灌注治疗是 AMI 首要的治疗措施,开始越早效果越好,它能使急性闭塞的冠状动脉再通,恢复心肌灌注,挽救濒死心肌。缩小梗死面积,从而能保护心功能、防止泵衰竭、减少病死率。再灌注治疗方法包括溶栓治疗、急诊经皮冠状动脉介入(急诊 PCI)和急诊冠状动脉搭桥术(急诊 CABG)。在"治疗方案的选择"中将详细介绍各种再灌注方法。

3.药物治疗

(1)硝酸酯类药物:硝酸酯类药可松弛血管平滑肌产生血管扩张的作用,降低心脏前负荷,降低心肌耗氧量,还可直接扩张冠状动脉,增加心肌血流,预防和解除冠状动脉痉挛。常用的硝酸酯类药物包括硝酸甘油、硝酸异山梨酯和 5-单硝山梨醇酯。

AMI 早期通常给予硝酸甘油静脉滴注 24～48h。对 AMI 伴再发性心肌缺血、充血性心力衰竭或需处理的高血压患者更为适宜。静脉滴注硝酸甘油应从低剂量开始,即 $10\mu g/min$,可酌情逐渐增加剂量,每 5～10min 增加 5～10μg,直至症状控制、血压正常者动脉收缩压降低 10mmHg 或高血压患者动脉收缩压降低 30mmHg 为有效治疗剂量。在静脉滴注过程中如果出现明显心率加快或收缩压＜90mmHg,应减慢滴注速度或暂停使用。静脉滴注硝酸甘油的最高剂量以不超过 100μg/min 为宜。硝酸甘油持续静脉滴注的时限为 24～48h,开始 24h 一般不会产生耐药性,后 24h 若硝酸甘油的疗效减弱或消失可增加滴注剂量。静脉滴注二硝基异山梨酯的剂量范围为 2～7mg/h,开始剂量 30Lg/min,观察 30min 以上,如无不良反应可逐渐加量。静脉用药后可使用口服制剂如硝酸异山梨酯或 5-单硝山梨醇酯等继续治疗。硝酸异山梨酯口服常用剂量为 10～20mg,每日 3 次或 4 次,5-单硝山梨醇酯为 20～40mg,每日 2 次。硝酸酯类物的副反应有头痛、反射性心动过速和低血压等。该药的禁忌证为 AMI 合并低血压(收缩压＜90mmHg),下壁伴右室梗死时应慎用。

(2)β受体阻滞剂:β受体阻滞剂通过减慢心率降低体循环血压和减弱心肌收缩力来减少心肌耗氧量,对改善缺血区的氧供需失衡,缩小心肌梗死面积,降低急性期病死率有肯定的疗效。在无该药禁忌证的情况下应及早常规应用。若发病早期因禁忌证未能使用β受体阻滞剂,应在随后时间内重新评价使用β受体阻滞剂的可能性。常用的β受体阻滞剂为美托洛尔、阿替洛尔,前者常用剂量为 25～50mg,每日 2 次或 3 次,后者为 6.25～25mg,每日 2 次。用药需严密观察,使用剂量必须个体化。在较急的情况下,如前壁 AMI 伴剧烈胸痛或高血压,β受体阻滞剂亦可静脉使用,美托洛尔静脉注射剂量为 5mg/次,间隔 5min 后可再给予 1～2 次,继口服剂量维持。β受体阻滞剂治疗的禁忌证为:心率＜60 次/min;动脉收缩压＜100mmHg;中重度左心衰竭(≥KillipⅢ级);Ⅱ、Ⅲ度房室传导阻滞;严重慢性阻塞性肺部疾病或哮喘;末梢循环灌注不良。相对禁忌证为:哮喘病史;周围血管疾病;胰岛素依赖性糖尿病。

(3)抗血小板治疗:冠状动脉内斑块破裂诱发局部血栓形成是导致 AMI 的主要原因。在急性血栓形成中血小板活化起着十分重要的作用,抗血小板治疗已成为 AMI 的常规治疗,溶栓前即应使用。阿司匹林、氯吡格雷和血小板膜糖蛋白Ⅱb/Ⅲa(GPⅡb/Ⅲa)受体拮抗剂是目前临床上常用的抗血小板药物。

阿司匹林通过抑制血小板内的环氧化酶使凝血烷 A_2(血栓素 A_2,TXA_2)合成减少,达到抑制血小板聚集的作用。阿司匹林的上述抑制作用是不可逆的。由于每日均有新生的血小板产生,而当新生血小板占到整体的 10％时,血小板功能即可恢复正常,所以阿司匹林需每日维持服用。若无禁忌证,所有 AMI 患者均应日服阿司匹林,首次服用时应选择水溶性阿司匹林或肠溶阿司匹林嚼服以达到迅速吸收的目的,首剂 162～325mg,维持量 75～162mg/d。

氯吡格雷是新型 ADP 受体拮抗剂,主要抑制 ADP 诱导的血小板聚集。如阿司匹林有禁忌证,应改用氯吡格雷,首剂 300mg,维持量 75m/d。接受心导管检查或介入治疗者,在应用阿司匹林基础上,需加用氯吡格雷,置入裸支架者至少应用 1 个月,置入西罗莫司涂层支架者应用 3 个月,置入紫杉醇涂层支架者应用 6 个月,出血危险低者可应用 12 个月。

血小板 GPⅡb/Ⅲa 受体拮抗剂是目前最强的抗血小板聚集的药,能阻断纤维蛋白原与 GPⅡb/Ⅲa 受体的结合,即阻断血小板聚集的最终环节。目前主要用于急诊 PCI 中,一方面对血栓性病变或支架植入后血栓形成有较好地预防作用,另一方面能够减少心肌无复流面积,改善心肌梗死区心肌再灌注。该类药物包括替罗非班、依替非巴肽和阿昔单抗。替罗非班用法为静脉注射 10mg/kg 后滴注 $0.15\mu g/(kg \cdot min)$，持续 36h。阿昔单抗用法为先给冲击量 0.125mL/kg 静脉注射，后以总量 7.5mL 维持静滴 24h(7.5mL 阿昔单抗溶于 242.5mL 生理盐水中，以 10mL/h 的速度滴注 24h)。目前，急诊 PCI 前是否常规应用 GPⅡb/Ⅲa 受体拮抗剂尚有争议。

(4)抗凝治疗：目前主张对所有 AMI 患者只要无禁忌证，均应给予抗凝治疗，它可预防深静脉血栓形成和脑栓塞，还有助于梗死相关冠脉再通并保持其通畅。抗凝剂包括肝素、低分子肝素、水蛭素和华法林。

肝素通过增强抗凝血酶Ⅲ的活性而发挥抗凝作用，是"间接凝血酶抑制剂"，目前主要用于溶栓治疗的辅助用药和急诊 PCI 中常规使用。肝素作为 AMI 溶栓治疗的辅助治疗，随溶栓制剂不同用法亦有不同。rt-PA 为选择性溶栓剂，半衰期短，对全身纤维蛋白原影响较小，血栓溶解后仍有再次血栓形成的可能，故需要与充分抗凝治疗相结合。溶栓前先静脉注射肝素 5000U 冲击量，继之以 1000U/h 维持静脉滴注 48h，根据 aPTT 调整肝素剂量，使 aPTT 延长至正常对照的 1.5～2.0 倍(50～70s)，一般使用 48～72h，以后可改用皮下注射 7500U，1 次/12h，注射 2～3d。如果存在体循环血栓形成的倾向，如左心室有附壁血栓形成、心房颤动或有静脉血栓栓塞史的患者，静脉肝素治疗时间可适当延长或改口服抗凝药物。尿激酶和链激酶均为非选择性溶栓剂，对全身凝血系统影响很大，包括消耗因子Ⅴ和ⅤⅢ，大量降解纤维蛋白原，因此溶栓期间不需要充分抗凝治疗，溶栓后 6h 开始测定 aPTT，待 aPTT 恢复到对照时间 2 倍以内时(约 70s)开始给予皮下肝素治疗。急诊 PCI 时应根据体重给予肝素冲击量 70～100U/kg。

低分子量肝素：低分子量肝素为普通肝素的一个片段，平均分子量约在 4000～6500 之间，其抗因子 Xa 的作用是普通肝素的 2～4 倍，但抗Ⅱa 的作用弱于后者。由于倍增效应，1 个分子因子 Xa 可以激活产生数十个分子的凝血酶，故从预防血栓形成的总效应方面低分子量肝素应优于普通肝素。且低分子肝素应用方便、不需监测凝血时间、出血并发症低等优点，目前除急诊 PCI 术中外，均可替代普通肝素。

华法林：有持续性或阵发性房颤的患者需长期应用华法林抗凝，影像学检查发现左室血栓的患者，给华法林抗凝至少 3 个月，单用华法林抗凝，应维持在 2.5～3.5；与阿司匹林合用(75～162mg)，应维持在 2.0～3.0。有左室功能不全且存在大面积室壁运动不良的患者也可应用华法林抗凝。

水蛭素(比伐卢定，Bivalirudin)是直接凝血酶抑制剂，是否更优尚需更多临床证据支持。

(5)调脂药物：他汀类药物对冠心病的一级和二级预防作用已经得到了循证医学的广泛证据，而且新近的一些研究也证实了对 ACS 患者早期进行调脂治疗一样是有效而且是必需的。MIRACL 是首次进行的，在 ACS 早期强化降脂治疗的国际性大规模的多中心临床试验，Ⅲ期结果显示，阿托伐他汀组较安慰剂组死亡、非致死性心肌梗死、心脏停搏或心绞痛恶化住院的联合终点危险下降 16%，心绞痛及脑卒中相对危险分别下降 26% 和 50%。此后的 A-to-Z 试验、PACT 研究等均证实早期进行调脂治疗是必要性。对 ACS 患者，入院后应尽快(24h 内)进行血脂水平检测，如果 LDL-C＞100mg/dl，HDL-C＞40mg/dl，就应该开始用他汀类药物治疗，如果已经在服用他汀类药物者则应该适当的加量。如果 LDL-C＞100mg/dl，HDI-C＜

40mg/dl,则应该进行他汀类药物的强化治疗。如果 LDL-C＜100mg/dl,HDL-C＞40mg/dl,则应给予贝特类药物或烟酸治疗。但贝特类药物不应与他汀类药合用,因有增加肌炎的可能。小剂量的烟酸可以与他汀类药合用,但合并有糖尿病的患者则不应联合用药。贝特类药也更适合糖尿病患者,见表7-2。

表 7-2　临床常用他汀类药物

药品名称	常用剂量(mg)	服用方法
洛伐他汀	25～40	晚上 1 次口服
辛伐他汀	20～40	晚上 1 次口服
阿托伐他汀	10～20	1 次/d 口服
普伐他汀	20～40	晚上 1 次口服
氟伐他汀	40～80	晚上 1 次口服
舒瑞伐他汀	5～10	晚上 1 次口服
血脂康	600	2 次/d 口服

(6)血管紧张素转换酶抑制剂(ACEI)和血管紧张素受体阻滞剂(ARB):如无禁忌证,前壁梗死、肺淤血或 LVEF＜0.40 的患者,应在发病 24h 内加用口服 ACEI 并长期维持,无上述情况的患者也可使用。如应用 ACEI 有禁忌证应改用 ARB。ACEI 的禁忌证包括:①收缩压＜100mmHg 或较基础血压下降 30mmHg 以上;②中重度肾衰;③双侧肾动脉狭窄;④对 ACEI 过敏。

(7)钙拮抗剂:钙拮抗剂在 AMI 治疗中不作为一线用药。临床试验研究显示,无论是 AMI 早期或晚期、是否合用 β 受体阻滞剂,给予速效硝苯地平均不能降低再梗死率和死亡率,对部分患者甚至有害,这可能与该药反射性增加心率,抑制心脏收缩力和降低血压有关。如使用 β 受体阻滞剂有禁忌证或无效,可应用维拉帕米或地尔硫卓以缓解持续性缺血或控制房颤、房扑的快速心室率,不宜使用硝苯地平快速释放制剂,有左心室收缩功能不全、房室传导阻滞或充血性心力衰竭时不宜使用地尔硫卓和维拉帕米。

(8)洋地黄制剂:AMI 24h 之内一般不使用洋地黄制剂,对于 AMI 合并左心衰竭的患者 24h 后常规服用洋地黄制剂是否有益也一直存在争议。目前一般认为,AMI 恢复期在 ACEI 和利尿剂治疗下仍存在充血性心力衰竭的患者,可使用地高辛。对于 AMI 左心衰竭并发快速心房颤动的患者,使用洋地黄制剂较为适合,可首次静脉注射西地兰 0.4mg,此后根据情况追加 0.2～0.4mg,然后口服地高辛维持。

(9)醛固酮受体拮抗剂:有左心力衰竭症状(LVEF＜0.40)或并存糖尿病,无严重肾功能不全(男性血肌酐应≤2.5mg/dl,女性血肌酐应≤2.0mg/dl),已应用治疗剂量的 ACEI 类药物且无高钾血症(血钾应≤5.0mmol/L)的患者应长期使用醛固酮受体拮抗剂。

(10)镁制剂:有以下情况时可行补镁治疗,梗死前使用利尿剂、有低镁血症、出现 QT 间期延长的尖端扭转型室速,可在 5min 内静脉推注镁制剂 1～2g。如无以上临床表现,无论 AMI 临床危险性如何,均不应使用镁制剂。

4.并发症处理

(1)AMI 并发心力衰竭

心力衰竭是 AMI 的严重并发症之一,常见于大面积 MI 如广泛前壁 AMI 或 AMI 伴大面积心肌缺血的患者。急性左心衰竭临床上表现为程度不等的呼吸困难,严重者可端坐呼吸,咯粉红色泡沫痰。急性左心衰竭的处理:适量利尿剂,Killip Ⅲ 级(肺水肿)时静脉注射呋塞米20mg;静脉滴注硝酸甘油,由 $10\mu g/min$ 开始,逐渐加量,直到收缩压下降 $10\%\sim15\%$,但不低于 90mmHg;尽早口服 ACEI,急性期以短效 ACEI 为宜,小剂量开始,根据耐受情况逐渐加量;肺水肿合并严重高血压时是静脉滴注硝普钠的最佳适应证。小剂量($10\mu g/min$)开始,根据血压逐渐加量并调整至合适剂量;洋地黄制剂在 AMI 发病 24h 内使用有增加室性心律失常的危险,故不主张使用。在合并快速心房颤动时,可用西地兰或地高辛减慢心室率。在左室收缩功能不全,每搏量下降时,心率宜维持在 $90\sim110$ 次/min,以维持适当的心排血量;急性肺水肿伴严重低氧血症者可行人工机械通气治疗。

(2)AMI 并发心源性休克

心源性休克是 AMI 后泵衰竭最严重的类型。80% 是由于大面积心肌梗死所致,其余是由于机械并发症如室间隔穿孔或乳头肌断裂所致。其预后很差,病死率高达 80%。AMI 伴心源性休克时有严重低血压,收缩压<80mmHg,有组织器官低灌注表现,如四肢凉、少尿或神智模糊等。伴肺淤血时有呼吸困难。心源性休克可突然发生,为 AMI 发病时的主要表现,也可在入院后逐渐发生。迟发的心源性休克发生慢,在血压下降前有心排血量降低和外周阻力增加的临床证据,如窦性心动过速、尿量减少和血压升高、脉压减小等,必须引起注意。

心源性休克的处理:

①升压药:恢复血压在 90/60mmHg 以上是维持心、脑、肾等重要脏器灌注并维持生命的前提。首选多巴胺 $5\sim15\mu g/(kg\cdot min)$,一旦血压升至 90mmHg 以上,则可同时静脉滴注多巴酚丁胺 $3\sim10\mu g/(kg\cdot min)$,以减少多巴胺用量。如血压不升,应使用大剂量多巴胺$\geqslant15\mu g/(kg\cdot min)$。大剂量多巴胺无效时,也可静脉滴注去甲肾上腺素 $2\sim8\mu g/(kg\cdot min)$。轻度低血压时,可用多巴胺或与多巴酚丁胺合用。

②血管扩张药:首选硝普钠,用量宜小,$5\sim20\mu g/(kg\cdot min)$静脉维持输注。可扩张小动脉而增加心排血量和组织灌注,同时可降低 PCWP 而减轻肺淤血和肺水肿,从而改善血流动力学状态。尤其与多巴胺合用效果更好。

③主动脉内球囊反搏(IABP):AMI 合并心源性休克时药物治疗不能改善预后,应使用主动脉内球囊反搏(IABP)。经股动脉插入气囊导管至降主动脉,通过舒张期和收缩期气囊充气及放气,增加心肌灌注并降低心室射血阻力,可使心搏出量增加 $10\%\sim20\%$。一般适用于药物治疗反应差、血流动力学不稳,以及为外科手术或 PCI 治疗做准备的心源性休克患者。IABP 的副作用有穿刺部位出血、穿刺下肢缺血、血栓栓塞和气囊破裂等并发症,在老年、女性和有外周动脉疾病患者更多见。IABP 本身不能改善心源性休克患者的预后。

④再灌注治疗:包括溶栓、急诊 PCI 或 CABG。迅速使完全闭塞的梗死相关血管开通、恢复血流至关重要,这与住院期间的存活率密切相关。然而,溶栓治疗的血管再通率在休克患者显著低于无休克者,而且住院生存率仅 $20\%\sim50\%$,故 AMI 合并心源性休克提倡急诊 PCI。

AMI合并心源性休克若PTCA失败或不适用者(如多支病变或左主干病变),应急诊CABG。

(3)右室梗死和功能不全

急性下壁心肌梗死中,近一半存在右室梗死,但有明确血流动力学改变的仅10%～15%,下壁伴右室梗死者死亡率大大增加。右胸导联(尤为V4R)ST段抬高>0.1mV是右室梗死最特异的改变。下壁梗死时出现低血压、无肺部啰音、伴颈静脉充盈或Kussmaul征(吸气时颈静脉充盈)是右室梗死的典型三联征。但临床上常因血容量减低而缺乏颈静脉充盈体征,主要表现为低血压,心肌梗死合并低血压时应避免使用硝酸酯和利尿剂,需积极扩容治疗,若补液1～2L血压仍不回升,应静脉滴注正性肌力药物多巴胺。在合并高度房室传导阻滞、对阿托品无反应时,应予临时起搏以增加心排血量。右室梗死时也可出现左心功能不全引起的心源性休克,处理同左室梗死时的心源性休克。

(4)AMI并发心律失常

急性心肌梗死由于缺血性心电不稳定可出现室性早搏、室性心动过速、心室颤动或加速性室性自主心律;由于泵衰竭或过度交感兴奋可引起窦性心动过速、房性早搏、心房颤动、心房扑动或室上性心动过速;由于缺血或自主神经反射可引起缓慢性心律失常(如窦性心动过缓、房室传导阻滞)。首先应加强针对急性心肌梗死、心肌缺血的治疗。

1)AMI并发室上性快速心律失常的治疗

①房性早搏:与交感兴奋或心功能不全有关,本身不需特殊治疗,但需积极治疗心功能不全。

②阵发性室上性心动过速:因心率过快可使心肌缺血加重。如合并心力衰竭、低血压者可用直流电复律或心房起搏治疗。如无心力衰竭且血流动力学稳定,可缓慢静脉注射维拉帕米(5～10mg),或硫氮䓬酮(15～25mg)或美多心安(5～15mg)。洋地黄制剂有效,但起效时间较慢。

③心房扑动和心房颤动:往往见于合并心衰患者,并提示预后不良,应予积极治疗。

a.若心室率过快致血流动力学不稳定,如出现血压降低、脑供血不足、心绞痛或心力衰竭者需迅速做同步电复律。

b.若血流动力学稳定,则减慢心室率即可。无心功能不全、支气管痉挛或房室传导阻滞者,可静脉使用β受体阻滞剂如美多心安5mg在5min内静脉注入,必要时可重复,15min内总量不超过15mg。也可缓慢静脉注射维拉帕米(5～10mg)或硫氮卓酮(15～25mg)。

c.合并心衰者首选洋地黄制剂,如西地兰(0.4～0.8mg)分次静脉注入,多能减慢心室率。

d.胺碘酮对中止心房颤动、减慢心室率及复律后维持窦性心律均有价值,可静脉用药并随后口服治疗。

e.心房颤动反复发作应给予抗凝治疗,以减少脑卒中发生。

2)AMI并发室性快速心律失常的治疗

①心室颤动:持续性多形室性心动过速,立即非同步直流电复律,起始电能量200J,如不成功可给予300J重复。

②持续性单形室性心动过速:伴心绞痛、肺水肿、低血压(SBP<90mmHg),应给予同步直流电复律,电能量同上。持续性单形室性心动过速不伴上述情况,可首先给予药物治疗。如胺

碘酮 150mg 于 10min 内静脉注入,必要时可重复,然后 1mg/min 静脉滴注 6h,再 0.5mg/min 维持滴注。或利多卡因 50mg 静脉注射,需要时每 15～20min 可重复,最大负荷剂量 150mg,然后 2～4mg/min 维持静脉滴注,时间不宜超过 24h。

③频发室性前期收缩、成对室性前期收缩、非持续性室速:可严密观察或利多卡因治疗(使用不超过 24h)。

④偶发室性早搏、加速的室性自主心律:可严密观察,不作特殊处理。

3)AMI 并发缓慢性心律失常的治疗

窦性心动过缓见于 30%～40% 的 AMI 患者中,尤其是下壁心肌梗死或右冠状动脉再灌注时。心脏传导阻滞可见于 6%～14% 患者,常与住院死亡率增高相关。处理原则如下:

①窦性心动过缓:在下、后壁 AMI 早期最常见,若伴有低血压(SBP<90mmHg)时立即处理。可给阿托品 0.5～1.0mg 静脉推注,3～5min 可重复,至心率达 60 次/min 以上。最大可用至 2mg。

②房室传导阻滞有(AVB):多见于下、后壁 AMI。若在 AMI 初起出现,多为低血压所致,治疗应先给予多巴胺升压,AVB 即可消失。若在 AMI 24h 后发生,多为房室结缺血、水肿和损伤所致,可表现为逐渐加重的 AVB。一度和二度Ⅰ型 AVB 极少发展为三度 AVB,只需观察,不必特殊处理。二度Ⅱ型、三度 AVB 伴窄 QRS 波逸搏心律,可先用阿托品静脉注射治疗,无效则立即安装临时起搏器。

③束支传导阻滞:多见于广泛前壁 AMI 未行再灌注治疗患者,提示预后不良。AMI 新出现的束支传导阻滞如完全性右束支传导阻滞(CRBBB)+左前分支阻滞(LAB)或左后分支阻滞(LPB)及伴 P-R 间期延长,或 CRBBB 与完全性左束支传导阻滞(CLBBB)交替出现均应立即安装临时起搏器;新发生的单支传导阻滞并 P-R 间期延长或事先存在的双支阻滞伴 P-R 间期正常者,则可先密切观察,待出现高度的 AVB 时再行临时起搏。

(5)AMI 机械性并发症

AMI 机械性并发症为心脏破裂,包括左室游离壁破裂、室间隔穿孔、乳头肌和邻近的腱索断裂等。临床上常发生于无高血压病史、首次大面积透壁性 AMI 的老年女性患者。晚期溶栓治疗、抗凝过度和皮质激素或非甾体类抗炎剂增加其发生风险。临床表现为突然或进行性血流动力学恶化伴低心排血量、休克和肺水肿。

①游离壁破裂:左室游离壁破裂引起急性心包填塞时可突然死亡,临床表现为电-机械分离或停搏。亚急性心脏破裂在短时间内破口被血块封住,可发展为亚急性心包填塞或假性室壁瘤。症状和心电图不特异,心脏超声可明确诊断。对亚急性心脏破裂者应争取冠状动脉造影后行手术修补及血管重建术。

②室间隔穿孔:病情恶化的同时,在胸骨左缘第 3、第 4 肋间闻及全收缩期杂音,粗糙、响亮,50% 伴震颤。二维超声心动图一般可显示室间隔破口,彩色多普勒可见经室间隔破口左向右分流的射流束。室间隔穿孔伴血流动力学失代偿者提倡在血管扩张剂和利尿剂治疗及 IABP 支持下,早期或急诊手术治疗。如室间隔穿孔较小,无充血性心力衰竭,血流动力学稳定,可保守治疗,6 周后择期手术。

③急性二尖瓣关闭不全:乳头肌功能不全或断裂引起急性二尖瓣关闭不全时在心尖部出

现全收缩期反流性杂音,但在心排血量降低时,杂音不一定可靠。二尖瓣反流还可能由于乳头肌功能不全或左室扩大所致相对性二尖瓣关闭不全所引起。超声心动图和彩色多普勒是明确诊断并确定二尖瓣反流机制及程度的最佳方法。急性乳头肌断裂时突然发生左心衰竭和(或)低血压,主张血管扩张剂、利尿剂及IABP治疗,在血流动力学稳定的情况下急诊手术。因左室扩大或乳头肌功能不全引起的二尖瓣反流,应积极药物治疗心力衰竭,改善心肌缺血并主张行血管重建术以改善心脏功能和二尖瓣反流。

5.非ST段抬高的AMI的药物治疗

非ST段抬高的AMI较ST段抬高AMI有更宽的临床谱,不同的临做床背景与其近、远期预后有密切的关系,对其进行危险分层的主要目的是为临床医生迅速作出治疗决策提供依据。根据2001年国内AMI诊断治疗指南,非ST段抬高的AMI可分为低危险组、中危险组和高危险组,见表7-3。

表7-3　非ST段抬高的AMI的危险性分层

级别	临床、症状、体征
低危险组	无合并症、血流动力学稳定、不伴有反复缺血发作:①不伴有心电图改变或ST段压低≤1mm;②ST段压低>1mm
中危险组	伴有持续性胸痛或反复发作心绞痛
高危险组	并发心源性休克,急性肺水肿或持续性低血压

非ST段抬高AMI的药物治疗除了避免大剂量溶栓治疗外,其他治疗与ST段抬高的患者相同。包括抗缺血治疗、抗血小板治疗与抗血栓治疗和根据危险度分层进行有创治疗。具有下列高危因素之一者,应早期有创治疗(证据水平A):①尽管已采取强化抗缺血治疗,但是仍有静息或低活动量的复发性心绞痛/心肌缺血;②cTnT或cTnl明显升高;③新出现的ST段下移;④复发性心绞痛/心肌缺血伴有与缺血有关的心力衰竭症状、S_3奔马律、肺水肿、肺部啰音增多或恶化的二尖瓣关闭不全;⑤血流动力学不稳定。

(三)治疗方案的选择

再灌注治疗是AMI最重要的治疗措施,它包括溶栓治疗、急诊PCI和急诊CABG。

1.溶栓治疗

通过静脉注入溶栓剂溶解梗死相关冠状动脉内的新鲜血栓,是梗死相关冠状动脉再通的治疗方法。

(1)溶栓治疗适应证

美国心脏病学会和美国心脏病学院关于溶栓治疗指南的适应证为:①2个或2个以上相邻导联段抬高(胸导联≥0.2mV,肢体导联≥0.1mV),或AMI病史伴左束支传导阻滞,起病时间<12h,年龄<75岁(2004年ACC/AHA指南列为工类适应证);②对ST段抬高,年龄>75岁的患者慎重权衡利弊后仍可考虑溶栓治疗(2004年ACC/AHA指南列为工类适应证);③ST段抬高,发病时间在12~24h的患者如有进行性缺血性胸痛和广泛ST段抬高,仍可考虑溶栓治疗(2004年ACC/AHA指南列为Ⅱa类适应证);④虽有ST段抬高,但起病时间>24h,缺血性胸痛已消失者或仅有ST段压低者不主张溶栓治疗(ACC/AHA指南列为Ⅲ类适应证)。

溶栓治疗的绝对禁忌证:①活动性出血;②怀疑主动脉夹层;③最近头部外伤或颅内肿瘤;④<2周大手术或创伤;⑤任何时间出现出血性脑卒中史;⑥凝血功能障碍。

溶栓治疗的相对对禁忌证:①高血压>180/110mmHg;②活动性消化性溃疡;③正在抗凝治疗;④延长CPR;⑤糖尿病出血性视网膜病;⑥心源性休克;⑦怀孕。

(2)溶栓剂和治疗方案

纤维蛋白是血栓中的主要成分,也是溶栓剂的作用目标。所有的溶栓剂都是纤溶酶原激活剂,进入体内后激活体内的纤溶酶原形成纤溶酶,使纤维蛋白降解,达到溶解血栓的目的。溶栓剂可分为纤维蛋白特异型和非纤维蛋白特异型两大类,前者如组织型纤溶酶原激活剂和单链尿激酶纤溶酶原激活剂,选择血栓部位的纤溶酶原起作用,对血循环中的纤溶酶原无明显影响;后者如链激酶和尿激酶,对血循环中和血栓处的纤溶酶原均有激活作用。溶栓剂又可分为直接作用和间接作用两类,前者如尿激酶、组织型纤溶酶原激活剂,直接裂解纤溶酶原形成纤溶酶,产生溶解血栓的作用;后者如链激酶,先与纤溶酶原结合后形成复合物再间接激活纤溶酶原。

①尿激酶:为我国应用最广的溶栓剂,根据我国的几项大规模临床试验结果,目前建议剂量为150万U,于30min内静脉滴注,配合肝素皮下注射7500~10000U,1次/12h,或低分子量肝素皮下注射,2次/d。溶栓后90min冠脉再通率约50%~60%。

②链激酶或重组链激酶:根据国际上进行的几组大规模临床试验及国内的研究,建议150万U于1h内静脉滴注,配合肝素皮下注射7500~10000U,1次/12h,或低分子量肝素皮下注射,2次/d。溶栓后1.5h冠脉再通率约50%~60%。

③重组组织型纤溶酶原激活剂(rt-PA):根据国际研究,通用的方法为加速给药方案(即GUSTO方案),首先静脉注射15mg,继之在30min内静脉滴注0.175mg/kg(不超过50mg),再在1h内静脉滴注0.15mg/kg(不超过35mg)。给溶栓药前静脉注射肝素5000U,继之以1000U/h的速率静脉滴注,以aPTT结果调整肝素给药剂量,使aPTT延长至正常对照的1.5~2.0倍(50~70s),或低分子量肝素皮下注射,2次/d。溶栓后1.5h冠脉再通率约80%。我国进行的TUCC(中国rt-PA与尿激酶对比研究)临床试验,应用rt-PA50mg方案(8mg静脉注射,42mg在1.5h内静脉滴注,配合肝素静脉应用),也取得较好疗效,其1.5h冠脉通畅率为79%。

④TNK-tPA:通过改变t-PA分子的3个部位而产生的新分子,它有较长的半衰期,是rt-PA的5倍,无抗原性,可以静脉推注给药,30~50mg/次给药方便,易于掌握,适合院前溶栓和基层使用。纤维蛋白的特异性较rt-PA高。TNK-tPA被目前认为是最有前途的溶栓药。

⑤葡激酶(SAK):来源于金黄色葡萄球菌,该复合物具有溶解血块的作用,为特异性溶血栓药物,试验研究发现该药对富含血小板的血栓,凝缩的血块以及机械性挤压的血块也有溶栓作用,此特点是其他溶栓药物所不具备的,为该药的临床应用提供了更广阔的空间;具有抗原性,少数患者可发生过敏反应。用法:20mg,30min静滴。多中心临床随机试验研究显示1.5h内血管再通率略高于rt-PA的血管再通率,但因例数较少尚需进一步研究证实。

2.急诊冠状动脉介入治疗

急诊经皮冠状动脉介入(PCI)因直接对闭塞冠脉进行球囊扩张和支架置入,再通率高,达到 TIMI Ⅱ、Ⅲ级血流的比率＞95％，且再通完全。因其疗效确切，又无溶栓治疗的禁忌证、出血并发症和缺血复发的不足。在有条件的医院，对所有发病在 12h 以内的 ST 段抬高 AMI 患者均应行急诊 PCI 治疗；对溶栓治疗未成功的患者，也应行补救性 PCI；对 AMI 并发心源性休克，应首选在主动脉球囊反搏（IABP）下行急诊 PCI；对无条件行 PCI 的医院，应迅速转诊至有条件的医院行急诊 PCI。

（1）直接 PCI：指 AMI 患者不进行溶栓治疗，而直接对梗死相关冠脉行球囊扩张和支架置入。技术标准：能在入院 1.5h 内进行球囊扩张；人员标准：独立进行＞75 例/年；导管室标准：例数＞200 例/年，直接＞36 例/年，并有心外科支持。

如能在入院 1.5h 内进行球囊扩张，应尽快对发病在 12h 内的患者行直接 PCI 治疗，有溶栓禁忌证、严重左心衰（包括肺水肿和心源性休克）的患者也应行直接 PCI 治疗。发病 3h 内的患者，如从接诊到球囊扩张的时间减去从接诊到开始溶栓的时间＜1h，应行直接 PCI 治疗；从接诊到球囊扩张的时间减去从接诊到开始溶栓的时间＞1h，应行溶栓治疗。对症状发作 12～24h，具有 1 项或 1 项以上下列指征的患者也可行直接 PCI 治疗：①严重充血性心力衰竭；②有血流动力学紊乱或电不稳定型；③持续心肌缺血症状。由每年行＜75 例的术者对有溶栓适应证的患者行直接 PCI 治疗尚有争议。发病超过 12h，无血流动力学紊乱和电不稳定型的患者不宜行直接 PCI 治疗。如无血流动力学紊乱，行直接 PCI 时不宜处理非梗死相关动脉。如无心外科支持或在失败时不能迅速转送至可行急诊冠脉搭桥术的医院，不宜行直接 PCI 治疗。

（2）辅助性 PCI（易化 PCI）：辅助性 PCI 指应用药物治疗后（如全量或半量纤溶药物、血小板Ⅱb/Ⅲa 受体拮抗剂、血小板Ⅱb/Ⅲa 受体拮抗剂和减量纤溶药物联用）有计划的即刻 PCI 策略。即刻 PCI 不能实施时，辅助性 PCI 对高危患者是一项有价值的策略。对 STEMI 患者行辅助性 PCI 治疗尚有争议。

（3）补救性 PCI：溶栓治疗失败，适合行血管成形术，且具有以下情况的患者应行补救性 PCI 治疗：①梗死后 36h 内发生休克，且能在休克发生 18h 内开始手术；②发病不超过 12h，有严重左心衰（包括肺水肿）；③有持续心肌缺血症状、存在血流动力学紊乱或电不稳定型。

（4）溶栓再通者择期 PCI：溶栓治疗再通的患者，如有缺血复发、再梗死、心源性休克或血流动力学紊乱，应择期（发病 7～10d 后）行 PCI 治疗；有充血性心衰，左室射血分数＜0.40，严重室性心律失常的患者也可行择期 PCI 治疗。对溶栓治疗再通的患者常规行 PCI 治疗尚有争议。

3.急诊 CABG

冠脉解剖适合，有以下情况的患者应行急诊 CABG 治疗：①行 PCI 失败且有持续胸痛或血流动力学紊乱；②有持续或难治性复发缺血，累及大量心肌但不适合行 PCI 和溶栓治疗；③心梗后有室间隔缺损或二尖瓣反流者行修补术时；④年龄＜75 岁，有严重的 3 支病变或左主干病变，心梗后 36h 内发生休克，并能在休克发生 18h 内开始手术；⑤左主干狭窄 50％以上或 3 支病变，且存在危及生命的室性心律失常。

（李　新）

第五节 急性冠脉综合征

缩写词:急性冠脉综合征-ACS,急性心肌梗死-AMI,不稳定性心绞痛-UAP,非 ST 段抬高性急性心肌梗死-NSTEMI,ST 段抬高性心肌梗死-STEMI,肌酸磷酸激酶-CK,肌钙蛋白 T-TnT,肌钙蛋白 I-TnI,冠状动脉照影-CAG,经皮冠状动脉介入治疗-PCI

虽然,时代进步,科学发展,医务人员对医疗纠纷的警惕性越来越高,但 AMI 的漏诊率或误诊率仍然较高,有学者统计 1974 年 AMI 的误诊率美国达到 7.6%,1980 年达 4%~10%,1994 年仍有 5%,原因是多方面的,首先急性心肌梗塞的临床表现可以很不典型,例如老年人可以无胸痛或胸痛程度很轻,主要表现却为心衰,严重心律失常或休克,或者表现为胃肠道症状,恶心,呕吐,甚至表现出神经精神状态的改变等。其次心电图的演变较隐匿,或者患者就诊时间极早或较迟,心肌梗塞的范围较小或梗塞显示波浪型发展,急诊科现有的酶学检查不能有效发现。

一、ACS 概况

如何避免漏诊,首先得改变观念,要将急性心梗归在急性冠脉综合征(ACS)慨念下认识,ACS 并非一具体的疾病,它是一系列多种因素互为影响,进展较快的病理过程,ACS 包括 UAP、AMI 和心源性瘁死。大量临床实践,包括 CAG,冠状动脉内超声波,冠状动脉内窥镜等检查发现它们实质上均为冠状动脉内粥样斑块破裂,血栓形成,冠状动脉血流突然阻塞。阻塞时间短,临床表现为 UAP,长则表现为 AMI。在这一病理过程中,机体内血液凝固与抗凝固,炎症与抗炎症反应,脂质代谢,内皮细胞功能,许多因素交错作用,影响到临床的表现、诊断和治疗。

不稳定斑块的特征:内部为流动性质的脂质,有相当的张力,富含变性 LDL 及单核细胞,纤维帽较薄。斑块破裂的促发因素为斑块处所受的剪切力,与 BP,HR,吸烟,应急反应等有关,其次与异常脂质代谢,炎症反应有关。

近年对不稳定斑块的炎症反应关注较多,炎性标志物主要有炎性细胞因子,细胞因子作用于内皮细胞产生的黏附因子(如 ICAM,VCAM),急性炎性反应物(如 CRP,Amyloid A),血凝活动产物,如 D-二聚体,纤维蛋白原等。冠心病患者心绞痛发作时,这些炎性因子阳性反应往往提示 ACS 的诊断,但比较单个因子的测定,多个因子联测预测 ACS 危险度意义更大。

ACS 胸痛与劳累性心绞痛的本质区别即后者由于冠状动脉狭窄引起,当心肌耗 O_2 量超过冠状动脉供 O_2 量时才产生。所以,平时安静状态下,心肌耗 O_2 量能获得满足,但活动时,达到一定的阈值胸痛才显露。

临床实践和基础研究总结出 ACS 理论,而 ACS 理论的突破又极大地推动了临床实践和基础研究。ACS 既然反映的是一病理过程,诊断和治疗上就更强调"早",以往病史采集,实验检查强调的是诊断正确,治疗强调的是支持,不造成心梗范围扩大,如今强调"先发制人",切断各种因素的参与径路,中止 ACS 动态过程。以往心肌梗塞被诊断为有 Q 波和无 Q 波心梗,但 Q 波的是否出现已经是结果性诊断,于治疗帮助不大,已少采用,如今分为 STEMI 和 NSTEMI,由于仅靠病史难以区别 UAP 和 NSTEMI,故两者被归为了一类,反映 ACS 过程早期阶段,临床上则更强调胸痛的危险分级,级数越高,越表明患者已进入 ACS 期,而需实施强化治疗。酶学上则努力寻找敏感性和特异性均好的反映心肌坏死的早期标志物,如肌红蛋白,CK-MB1,CK-MB2,TnI 等。ACS 的理论进展也推动了急诊科的改革,美国在急诊科里设置了胸痛评估部(CPEU),国内急诊科中许多建立了胸痛中心,目的就是早早确诊 ACS,要求患者人急诊科 10min 内就得以确诊,30min 内对适合溶栓者就应用上纤溶酶类药物,1h 内就开始实施冠状动脉血运重建术,从而最大程度地救护心肌,改善病人预后及长期生命质量。其次,对疑似病例可以留下,便于连续监测 ACS 的动态变化,避免误漏诊。

二、ACS 临床特征及鉴别诊断

ACS 胸痛本质上是心肌缺血,因此它应符合缺血性胸痛的特征:这种胸痛不是局限于胸壁某一点上的,体表摸不出,不因某种体位加重,某种体位减轻,一般非针刺样感觉。也非数秒钟就消失的,与稳定性心绞痛比较,胸痛比较严重,达到加拿大心血管病学会(CCS)三级以上。患者常不能耐受,面容痛苦,伴有出汗,持续时间也较长,可超过 20min。缺血范围较大时,心脏功能常受影响,患者血压降低,收缩压可下降 10mmHg 以上,有时可有各种心律失常。

对于突然产生的胸痛,医生应快速作出鉴别诊断,急性心包炎的胸痛为胸膜炎性质,运动及深吸气加重,卧位加重,立位减轻,可能闻及摩擦音,ECG 显示广泛 ST 段抬高,无 ST 段镜面像压低。主动脉夹层瘤呈撕裂样疼痛,可向背部放射,左右上肢 BP 可差异明显,大剂量镇痛剂甚至麻醉镇痛药效果亦差。以上两种病变如误诊而治以抗凝药或纤溶性药物,可导致危险后果。其他,重度主动脉瓣狭窄,肥厚性心肌病亦会有 ACS 样胸痛发作,仔细听诊及检查 EKG,超声心动图可望鉴别,肺栓塞的胸痛亦为胸膜炎性质,遇到长期卧床,近期作过手术或有恶性肿瘤者,突然发生胸痛,应想到此病,还有食道,胃,癔症及肋软骨炎等,胸痛表现均非缺血性,应该能鉴别的。

ACS 患者体征:一般无特殊的阳性体征,在合并有心功能不全时,可有奔马律,窦性心动过速,肺部罗音或血压下降,按照 Killip 分类,罗音范围越广,预后越差。体检目的主要在于排除非心源性和非心肌缺血性疾病等。心电图检查:ACS 是短期内急剧变化的动态过程,ECG 有时可以是正常的,即使是 AMI,其诊断率也仅有 59%~60%,影响的因素有许多,如 ECG 记录时间,心肌缺血或梗死冠状动脉的分布,基础 ECG 的异常情况,病人特征,ECG 异常的标准等。为了提高正确率,建议采用以下方法:

1.请家属提供以前的 ECG 作比较,如果发现以往有 WPW 综合症,LVH,IHSS,RVH,cLBBB,或陈旧性心肌梗死(OMI)或 OMI 合并室壁瘤,ST 段持续性抬高,均有助于鉴别 ST 段变化是"旧病"仰或是"新病",Q 波是原有的还是新出现的。

2.增加导联数,左室侧壁及后壁病变,常规 ECG 有时无异常改变,此时增加导联数,例如,从 12 导联增加至 15 导联甚至 22 导联,如加上 V4r,V8,V9 等,可提高不少敏感性。

3.动态分析 ECG,静息状态下 ECG 有时不能反映心肌缺血,甚至血栓形成的动态变化,我们可以每间隔一定时间便记录对比 ECG,近来,逐渐广泛应用连续 12 导联 ECG 动态监测 ST 段的变化,对包括 UAP/NSTEMI 在内的胸痛患者可提供冠状动脉闭塞的早期证据,从而避免盲目地将其放回家而导致不良后果的发生。ECG 对于 ACS 来说,第一重要的是 ST 段变化,Q 波出现已为时较晚,胸痛发作时,如有 ST 段的动态变化,则提示患者处于高危状态,如胸痛时 ECG 无明显的 ST-T 动态变化,尽管不能排除 ACS 的诊断,则其危险性明显降低。NSTEMI 和 UAP 的区别仅仅是冠状动脉血栓阻塞时间长短不一,NSTEMI 患者 ECG 的 ST-T 改变可长期存在,而 UAP 的 ECG 变化多为短暂性的。

其次,我们认为 UAP 并非是心电图平板运动试验和药物负荷超声心动图及同位素心肌扫描的绝对禁忌症,对于 UAP 的 Braunwald 分类Ⅰ,Ⅱ或 A,B 类病人,也即新出现或近两天未发作胸痛者,可以从低负荷量开始试验,试验初即出现 ST 段广泛持久且深度压低者,ACS 的诊断更加明了,CPEU 及胸痛中心应备有这类设备。

三、心肌损伤标志物

心肌损伤标志物的监测主要用于心肌缺血坏死的诊断及临床预后的判断,现时常用的有:CK-MB,肌红蛋白和 TnT 或 TnI。

CK-MB 在心肌梗死后约 3～4h 升高,其监测对 NSTEMI,尤其无明显胸痛症状或 ECG 无诊断意义的 NSTEMI 患者的早期初步筛查,及作为短期复查的参照有相当的价值,但 CK-MB 并非心肌的特异性酶,骨骼肌损伤时也明显升高,因此分析时应参考临床资料及其他标志物。

近来发现 CK-MB 有两个同源异构体,细胞内的为 CK-MB2,有两条多肽链 B 和 M,或称亚单位,末端均为带正电荷的赖氨酸,释放入血液中后,在血浆羧肽酶-N 的作用下,M 亚单位的赖氨酸脱落,成为 CK-MB1,较 CK-MB2 的电荷偏阴,目前已有高效快速电泳法测定 CK-MB1 和 CK-MB2,并快速算出 CK-MB2/CK-MB1 的比例。据认为 CK-MB 亚单位测定使 AMI 诊断的敏感性和特异性均大大提高,时间也更为提前,6h 之内,AMI 诊断敏感性 95.7%,特异性 93.8%,而总 CK-MB 仅各为 48.2%和 94%。AMI 入院第一个标本确诊就达 57%,1h 复查确诊达 90%,而用总 CK-MB 或 TnT,TnI 入院至少 12h 才能获得相应的水平。

肌红蛋白的分子量较小,心肌坏死后早至 1h 即可出现于血浆中,因其在骨骼肌中亦存在,故心肌特异性较差,但其敏感性较高,因而对早期诊断,尤其是除外心肌缺血坏死的可能性有较好的临床价值。

肌钙蛋白分子量较 CK-MB 小,心肌损伤后血中出现较早,并可持续 1～2 周,AMI 时明显升高外,研究显示在一些 UAP 患者亦可升高。ACS 以肌钙蛋白为诊断标准,ST 段不抬高的 ACS 被分成 NSTEMI(肌钙蛋白阳性)与 UAP(肌钙蛋白阴性),至于对部分出现 CK-MB 并不升高,而肌钙蛋白超过正常上限 99%可信区间的无 ST 段抬高的 ACS 患者,即称之为所谓的微小心肌坏死,近来,ESC/ACC 支持 AMI 的诊断,它实际上属于 NSTEMI,可能系高危 UAP,因不稳定性斑块及表面的白血栓反复脱落致远端小血管栓塞而引起局灶性心肌坏死,CK-MB 可能仍在正常范围,但 TnI 或 TnT 已升高。在慢性肾功能不全时有极少数患者出现假阳性反应,在心肌炎、肺动脉栓塞和急性心力衰竭患者可能也会升高。

四、UAP/NSTEMI 的严重度及危险分层

根据 ACC/AHA 有关 UAP 与 NSTEMI 的治疗指南中指出,UAP 主要包括以下几种临床表现:①初发心绞痛:CCS 分级在 3 级或以上者;②恶化心绞痛:曾经诊断的心绞痛,近来出现发作次数增多,每次发作时间延长或引起心绞痛发作的阈值降低导致 CCS 分级增加 1 级或以上或达到 CCS 分级 3 级或以上者;③静息心绞痛:心绞痛在休息时发作,持续时间延长,常在 20min 以上。

UAP 分类最常用 Braunwald 分类:Ⅰ型,初发或恶化型心绞痛而无休息时疼痛;Ⅱ型,休息时心绞痛,但无 48h 之内发作;Ⅲ型,48h 之内的休息时心绞痛。根据患者的临床状态可分为:A 型,继发于心脏外的因素(发热,心动过速,贫血);B 型,无心脏外因素(原发不稳定心绞痛);C 型,心肌梗死后心绞痛,据药物治疗的反应分类:1 型,一般的治疗;2 型,需大剂量口服药治疗;3 型,极限的药物治疗(静点硝酸甘油)。

UAP/NSTEMI 是一组临床表现和临床危险性不均一的疾病谱,危险分层的评估有助于资料统计,治疗方案的拟订和临床预后的判断。

(一)危险评估的关键因素

用于 UAP/NSTEMI 危险评估的因素或临床变量较多,其中部分因素为急性血栓形成的危险性标志,对急性危险性事件有较好的预测作用;另有一些因素可能对患者的长期预后有一定的评估价值。

1.急性危险性(血栓形成)预测因素

(1)心绞痛症状:按 Braunwald 分级,级别越高,临床危险性越大。

(2)ECG,心绞痛发作时,ECG 有改变者,危险性高。

(3)肌钙蛋白水平增高:TnI 或 TnT 反映有不同程度的心肌细胞坏死,血栓负荷增加,并可能存在微小冠脉血管的栓塞。肌钙蛋白增高,提示 UAP/NSTEMI 患者发生死亡危险性增大,且危险性与其增高水平呈显著正相关。在预测心脏不良事件方面,肌钙蛋白水平升高较 ST 段改变的预测价值大。若 UAP/NSTEMI 患者的肌钙蛋白水平明显增高,则以低分子肝素或血小板糖蛋白(GP)Ⅱb/Ⅲa 受体拮抗剂治疗,获益较水平正常者显著。

(4)冠脉内血栓影:CAG 可了解冠脉的病变及其程度,严重的多支病变或左主干病变易发生心血管事件。血管病变的严重性与复杂性提示患者处于高危状态,尤其是冠脉内有血栓影者,预示患者近期易发生 ACS。

2.长期危险性评价因素

(1)年龄:年龄增长,冠心病的发生率增高,危险性也增大。老年 UAP/NSTEMI 患者发生心血管事件(死亡与心肌梗死)较年轻患者(>60 岁)增高了 3 倍。

(2)既往病史:若既往有心肌梗死、严重的心绞痛发作、伴有糖尿病或曾行 PCI 或冠脉旁路移植术(CABG)病史,提示这类 UAP/NSTEMI 患者是高危人群,对其远期预后有明显影响。

(3)左室心功能状态:左心功能减退是影响 ACS 患者临床预后的独立预测因素;伴有左室

射血分数(LVEF)≤40%者的心血管事件发生率较 LVEF 正常者明显增高。

(4)C-反应蛋白(CRP):CRP 增高反映 ACS 冠脉斑块不稳定有活动性炎症,CRP 浓度增高主要与患者远期预后密切相关。在有心肌缺血损伤或肌钙蛋白升高的患者,CRP 增高对预后的预测价值显著增强。

(二)UAP/NSTEMI 的早期危险评分

UAP/NSTEMI 的临床危险性随疾病的发展及其相应的治疗而变化,危险分层也应在疾病的发生发展过程中做动态分析。早期危险评估,由患者入院时的第一手资料予以判断,并依此拟定早期最佳治疗方案。

ACS 患者的基础临床特征与心血管事件(包括死亡、非致命性心肌梗死)发生率相关,如年龄、收缩压、心率、ST 段压低、心力衰竭、既往冠心病史及心脏损伤标志物升高等。

心肌梗死溶栓试验(TIMI)研究小组分析入选 TIMI ⅡB 试验的 UAP/NSTEMI 患者的临床变量及其与 14 天内死亡、非致命性心肌梗死或严重缺血需血运重建的复合终点事件的关系,建立了简易实用的床旁 TIMI 危险评分系统。该系统包括对不良事件有预测价值的 7 个变量:①年龄≥65 岁;②3 个或以上的危险因素;③冠状动脉狭窄≥50%;④ST 段变化;⑤24h 内有 2 次心绞痛发作;⑥近 1 周内服用过阿司匹林;⑦心脏损伤标志物升高。每 1 变量计 1 分,最多为 7 分。TIMI 危险评分用于 TIMI ⅡB 和 ESSENCE 试验中入选患者的危险分层证明是有效的,积分较高的患者可从低分子肝素——依诺肝素治疗中获益。在缺血性综合征以血小板受体拮抗剂治疗(PRISM-Plus)试验用 TIMI 危险评分能很好地预测 14 天内发生终点事件的危险性大小,随着评分值的递增(从 1 分→7 分),复合终点事件(死亡、非致命性心肌梗死、严重缺血发作)发生率也逐渐增加(从 7.7%→30.5%,P<0.001),且对于≥4 分的高危人群,GPⅡb/Ⅲa 受体拮抗剂 tirofiban 治疗能明显降低心脏的复合终点事件。此外,TIMI 危险评分系统用于 TAC-TICS-TIMI18 试验的人选患者的危险评价也有重要的指导意义,并提示评分高危的 UAP/NSTEMI 患者行早期有创治疗较早期保守治疗获益更大。

TIMI 危险评分操作方便,在入院时即可获得,不需要复杂仪器检测,便于推广,对筛出高危患者,及时启动有效治疗,防止或减少心脏不良事件有重要价值。但该评分系统仍有局限,如尚未包括左室心功能状况等重要因素,且属于非动态观察等,因此有待更大规模的国际性合作,以建立一个共用的、犹如 TIMI 危险评分系统方便实用的危险分层模型应用于临床。

五、ACS 的处理对策

ACS 不论何种表现形式,有许多治疗是共通的,如抗心肌缺血、抗栓治疗、PCI、早期血脂干预等,有些则为针对性的,如溶栓主要用于 STEMI 患者,抗心肌缺血指根据适应症及反指症可应用硝酸酯类药物。β受体阻滞剂,或钙通道阻滞剂。硝酸酯类及钙通道阻滞剂均有静脉剂型。这方面临床医生均很熟悉,就不再多说。

(一)TEMI 的溶栓治疗

STEMI 是急性血栓闭塞,心肌灌注突然中断达 1h 以上,心肌透壁坏死的结果,此种血栓以"红血栓"为主,适用溶栓治疗,其目的是使梗死相关血管早期(30～90min)、完全(血流达

TIMI3 级)及持续开放,从而缩小心梗范围,改善心肌功能,患者住院期间并发症(心衰,恶性心律失常,室间隔破裂,心源性休克等)减少,出院后,运动耐量及生活质量提高。

1.栓治疗的适应症

(1)两个或两个以上相邻导联 ST 段抬高(胸道≥0.2mV,肢体导联≥0.1mV 或提示 AMI 病史拌左束支传导阻滞(影响 ST 段分析),起病时间<12h,年龄<75 岁(ACC/AHA 指南列为Ⅰ类适应症)。对前壁心肌梗死,低血压(SBP<100mmHg)或心率增快(>100 次/min)的患者治疗意义更大。

(2)T 段抬高,对年龄≥75 岁的患者溶栓治疗降低死亡率的程度低于 75 岁以下患者,治疗相对益处降低,但对年龄≥75 岁的 AMI 患者溶栓治疗每 1000 例患者仍可多挽救 10 人生命。因此,慎重权衡利弊后仍可考虑溶栓治疗(ACC/AHA 指南列为Ⅱa 类适应症)。

(3)ST 段抬高,发病时间 12～24h,溶栓治疗收益不大,但在有进行性缺血性胸痛和广泛 ST 段抬高并经过选择的患者,仍可考虑溶栓治疗(ACC/AHA 指南列为Ⅱb 类适应症)。

2.溶栓治疗的禁忌症

(1)高危心肌梗死就诊时 SBP>180mmHg 和/或 DBP>110mmHg,颅内出血危险性较大,应认真权衡利弊。

(2)近期(2～4 周)活动性内脏出血。

(3)可疑夹层动脉瘤。

(4)严重且未控制的高血压(>180/110mmHg)或慢性严重高血压病史。

(5)目前正在使用治疗剂量的抗凝剂[国际标准化比率(INR)2.0～3.0]。

(6)近期(2～4 周)创伤史,包括头部外伤,创伤性心肺复苏或较长时间(>10min)的心肺复苏。

(7)近期(<3 周)外科大手术。

(8)近期(<2 周)在不能压迫部位的大血管穿刺。

(9)曾使用链激酶(尤其 5 天～2 年内使用者)或对其过敏的患者,不能重复使用链激酶。

(10)妊娠。

(11)活动性消化性溃疡。

3.对溶栓治疗的评估

(1)评价再通主要用无创方法,如溶栓 2h 后,胸痛明显减轻或消失,ECGST 段下降≥50%,出现再灌注心律失常,心肌酶峰提前等

(2)溶栓治疗开始前,医生对溶栓是否必定成功并无确切把握,溶栓药物目前已从第一代的尿激酶(UK)链激酶(SK)及第二代的重组组织型纤溶酶原激活物(rt-PA)等进展至第三代 reteplase(rPA),lanoteplase(nPA),tenecteplase(TNK-PA),及葡激酶(SAK)等,新型的溶栓药物,即使再加上低分子肝素或 GPⅡb/Ⅲa 受体阻滞剂,虽然梗死相关冠状动脉开通率增高,达到 TIMI3 级的比率也增高,但仍不能保证必然开通,因此对于高危患者,溶栓同时应准备 PCI,一旦溶栓失败,可直接 PCI 治疗。在急诊科与心脏内外科关系协调得好的医院,ACS 患者的处理也就更合理化。有溶栓指征者应立刻先溶栓,自静脉给药到血管开通还有一定时间,故应抓紧,同时心内科导管室人员应尽快集中,如果非得等导管室人员到齐,这之前适宜溶栓

者也不溶栓,让时间白白浪费掉,心肌渐渐坏死,是不可取的。

(3)哪些患者溶栓得益高? 影响溶栓疗效的因素较多,有治疗开始时间,年龄,心梗部位,有无糖尿病,血压心率等。溶栓早,年龄<55岁,有束支传导阻滞,前壁心梗,STEMI 及有糖尿病者,溶栓病死率低,就诊时 SBP<100mmHg 者疗效亦较好。

(4)溶栓应有抗凝治疗辅助,已众所周知,要强调的是,AMI 急性期,阿司匹林剂量应达到150~300mg/d,3d 后改为 50~150mg/d,首次服用应为水溶性阿司匹林,肠溶阿司匹林应嚼服,噻氯匹定作用开始慢,不适合急需抗血小板治疗的临床情况。

(5)溶栓治疗的并发症,主要有三点:①过敏,一年内接触过链球菌或链激酶者,用链激酶有可能产生过敏反应;②出血,颅内出血最危险,一般认为,在临床试验中,其发生率<1%,可以接受,而>1%则不能接受。由于 tPA 对陈旧性的止血栓子作用更强,使老年人脑出血的风险增加。使颅内出血危险增加的临床因素为:高龄(>65岁),低体重(<70kg),女性,高血压,中风病史等;③溶栓治疗的早期危险,即指溶栓治疗的病人在第一天内,比对照组死亡率增加,但第一天后,溶栓治疗能更多地防止病人死亡,抵消了早期的死亡增多,第 35 天后,病死率降低 18%左右。其机制可能是多方面的,如心肌破裂危险增加,致死性颅内出血,心肌再灌注损伤等等。

(三)UAP/NSTEMI 的抗栓治疗

1.抗栓不溶栓

UAP/NSTEMI 患者冠脉内血栓主要为富含血小板的"白血栓",纤溶药物溶不了反而会激活血小板与凝血酶,促进凝血系统作用,使原来尚未完全闭塞的血栓转为完全闭塞性血栓,阻塞血管,TIMI-ⅢB 试验已证明心肌梗死或死亡率有增高的趋势。这类患者应当用抗血小板和抗凝血酶的抗栓治疗。

2.抗凝治疗及其临床评价

低分子肝素在 ACS 患者抗凝治疗方面提供了比普通肝素更强的临床效果。其抗凝治疗时的缺血事件反跳、血小板减少症或骨质疏松并发症明显较少。目前临床常用的低分子肝素有依诺肝素(enoxaparin,商品名"克塞")、达肝素(dalteparin,商品名"法安明")及速避林(Nadroparin 或 Fraxiparin)。一项随机、双盲比较 Nadroparin 与普通肝素治疗非 ST 段抬高 ACS 的临床试验-FRAXIS,显示其疗效至少等同于普通肝素,但延长速避林应用时间,不仅不能更多获益,出血事件反而相应增多。法安明与普通肝素的比较研究结果亦相似。相比之下,依诺肝素的抗凝效果较普通肝素更为稳定,临床预后有明显改善。ESSENCE 试验随机入选 3000 余例患者,比较两者的有效性,治疗 2~8 天,依诺肝素组 30 天或 1 年随访时、其复合终点(死亡、心肌梗死、心绞痛复发)均明显低于普通肝素组,且 1 年时需再次血运重建者也减少。TIMI-ⅡB 试验结论相似。

3.抗血小板治疗及其临床评价

无论是冠脉不稳定性斑块的自发性破裂或介入治疗的机械性损伤,血管内膜下基质暴露,使血小板粘附、激活与聚集,首先形成富含血小板的动脉血栓,因而抗血小板治疗在 ACS 中很重要。阿司匹林作为 ACS 基础抗栓治疗已广泛用于临床,它主要通过抑制环氧化酶,减少血小板的血栓素 A_2(TxA_2)的生成而发挥血小板抑制作用。TxA_2 有强力血管收缩,促进血小板聚集的作用。大量资料证明阿司匹林显著降低 ACS 患者的心血管事件。

阿司匹林的抗血小板作用较温和,对 ADP 受体或血小板 GPⅡb/Ⅲa 受体介导的血小板效应无抑制作用。氯吡格雷,作为 ADP 受体拮抗剂与阿司匹林合用可发挥协同的抗血小板效应。氯吡格雷预防 UAP 复发缺血事件(CURE)研究显示非 ST 段抬高的 ACS 患者联合应用阿司匹林及氯吡格雷,主要心血管不良事件能进一步降低。

GPⅡb/Ⅲa 受体拮抗剂因能阻断血小板活化、粘附、聚集的最后通路,抗栓作用更强。这类药物有阿昔单抗、小分子多肽如 tirofiban;eptifibatide 和 lamifiban,多项临床研究显示用于无 ST 段抬高的 ACS 患者,在降低死亡率和非致命心肌梗死事件方面有肯定疗效。与肝素,阿司匹林甚至低分子肝素等联合应用,效果可能更佳。

(四)UAP/NSTEMI 的早期有创治疗

1.早期有创策略与早期保守策略的理论基础

早期有创策略是指 UAP/NSTEMI 患者无论有无明显缺血证据,只要无明显血运重建禁忌证者,均于早期常规进行 CAG 并作合适的血运重建治疗。早期保守策略是指患者早期治疗以药物保守治疗为主,而 CAC 仅用于经强化药物治疗后,仍有反复心肌缺血发作(休息或轻微活动时 ST 段变化)或有强阳性负荷试验结果的患者。

坚持早期有创策略者认为早期 CAG 能为患者的危险分层提供重要的资料;造影发现患者若为左主干病变或严重的三支病变或左室功能减退者,考虑系高危病人,CABG 可能改善患者的预后,若冠状动脉无明显狭窄性病变,属于低危人群,可减少或不需用药,提前出院,降低医疗费用;早期明确罪犯血管,并及早干预,也可减少药物治疗,并可避免心脏不良事件的发生。而坚持早期保守策略者则认为一般的临床评估与无创检查可以筛选出大多数高危且需行有创检查和治疗的患者;一些低危的患者不一定能从常规有创策略中获益;而且有创检查与治疗存在一定的风险,因此认为早期应予以抗栓或抗缺血治疗以稳定病情是必要的。

2.早期有创策略与早期保守策略的临床评价

近 10 年来,对 UAP/NSTEMI 患者在干预对策上是早期有创治疗或早期保守治疗,一直存在着争论,有关临床试验结果相差甚大,有些学者认为两者在复合事件(死亡,心肌梗死及症状限制性运动试验阳性)方面无显著性差异,如 TIMI-ⅢB 和 VANQWISH 试验等,新近较多论文则倾向早期有创治疗效果较好,如 FRISC-Ⅱ,TACTICS-TIMI18 等试验,6 个月复合终点事件发生率显著较早期保守治疗降低。而且,从 ACS 动态过程看,有创治疗开始得越早越好,前两个试验有创治疗于入院 48h 进行,最近的 VINO 试验于入院第一天即开始,效果更令人满意。对于临床试验结论的不一致,分析原因,可能有多种因素:其一,药物的进步,早期试验用普通肝素,近期用低分子肝素。抗血小板药物早期仅用 ASA,近期则用上 GPⅡb/Ⅲa 受体拮抗剂。其二,治疗设备的变化,早期仅采用单纯 PTCA,近期则多数置入支架,可见,强化抗栓治疗或支架置入术的应用或支架置入与新型抗血小板制剂的联合治疗在 UAP/NSTEMI 患者的早期有创治疗中起重要作用。其三,治疗时间提前,研究表明在入院后更早期内即行冠脉造影,以及造影结果指导下的 PCI 能较早期保守治疗明显降低 NSTEMI 患者的死亡率或再次心肌梗死发生率。VINO 研究病例数偏少,但该试验随机对照研究严密,仍有重要价值。

总之,UAP/NSTEMI,尤其是有高危特征的患者,应积极开展有创检查与强化抗栓治疗。

但溶栓及有创治疗毕竟费用昂贵,有适应症固然要应用,如果轻易扩大适应症,如小范围梗塞,且梗塞后再无心绞痛,甚至梗塞早期运动试验运动量较大亦无症状者,或梗塞时间已长者,意义就不大了,在经济尚不发达的我国,不足取之。

(五)UAP/NSTEMI 的早期血脂干预

在 UAP/NSTEMI 病理生理机制中,冠脉斑块的不稳定性、炎症激活、血栓形成、血管内皮功能异常等占有重要地位,近年来,他汀类药物的一些非调脂功能,如稳定斑块、抗炎、改善内皮功能等已被认识和更加关注,这推动了他汀类药物在 ACS 患者中的积极应用。例如,MIRACL 试验发现早期应用他汀类药物能减少 UAP/NSTEMI 患者的死亡率或反复缺血事件发生率。另一项大规模心脏保护试验也证实了他汀类药物对 ACS 高危患者的保护作用,因此,可以相信 ACS 患者住院早期即开始应用他汀类药物,与其他治疗会有很好的协同作用。

六、ACS 的分流处理

对疑诊缺血性胸痛的患者,入院后除询问病史、查体外应尽快(10min 内)行 12 或 18 导联 ECG 及心脏标志物检测。

ACS 在理论和实践上已取得很大的发展,许多大规模临床试验相继完成,由于冠心病是危害当代人类生命与健康的重要疾病,因此,医学界还会投入大量资本和人力,ACS 的研究一定会不断有新的发展。

(徐法志)

第五节　缺血性心肌病

缺血性心肌病是指由于冠状动脉粥样硬化所致长期心肌缺血引起的以弥漫性纤维化为主的心肌病变,亦称为心肌硬化或心肌纤维化。缺血性心肌病者冠状动脉粥样硬化严重,多为多支病变,心脏逐渐扩大,左室功能明显受损,左室射血分数多≤35%。临床主要表现为心律失常和心力衰竭,因此也称心律失常型和心力衰竭型冠心病。

【病因】

本病大多数属冠状动脉严重粥样硬化性病变,偶为冠状动脉痉挛、冠状动脉栓塞、先天性冠状动脉畸形或冠状动脉炎症所引起。

【病理】

心脏增大,重量增加,可达 450~830g,心室壁厚度与心脏增大不成比例,厚、薄交错不均匀。心腔以左心室扩大为主,严重者双心室均扩大,心脏外形呈球状。冠状动脉多呈广泛而严重的粥样硬化。组织学检查见心肌弥漫性纤维化伴有肥大、萎缩的心肌细胞,电镜检查显示心肌有较广泛的损害,在毛细血管和心肌细胞之间有线粒体损害、肌原纤维继裂、分离和较多胶原沉着。

【诊断要点】

1.临床表现

(1)症状:此病的临床特点是以心力衰竭和心律失常为主要临床表现。患者有心绞痛或心肌梗死的病史,常伴有高血压。部分患者可有明显的心绞痛或心肌梗死病史。心力衰竭的表现多逐渐发生,大多先出现左心衰竭,随着病情的发展,继而发生右心衰竭,患者则出现呼吸困难、水肿等相应的症状。此类患者可出现各种心律失常,心律失常一旦出现,常持续存在,其中以期前收缩(室性或房性)、心房颤动、病态窦房结综合征、房室传导致阻滞多见,阵发性心动过速亦时有发生。

(2)体征:心脏增大为本病的重要体征。心脏逐渐增大,以左心室增大为主,后期则两侧心脏均明显增大。心力衰竭和心律失常则出现相应的体征。

2.特殊检查

(1)心电图:部分患者可见陈旧性心肌梗死图形,冠状动脉供血不足的变化常见,包括 ST 段下降(ST segment depression)、T 波平坦或倒置等。可见各种心律失常,其中以期前收缩(室性和房性)、心房颤动、病态窦房结综合征、房室传导阻滞和束支传导阻滞多见。

(2)胸部 X 线检查:可见心影增大和不同程度的肺血增多,胸部 X 线检查发现冠状动脉钙化,则提示有缺血性心肌病的可能。

(3)超声心动图:可明确心脏扩大的某些原因,以期除外冠心病并发症(室壁瘤、室间隔穿孔和乳头肌功能不全等),以及其他心脏病或其他原因引起的心脏扩大和心力衰竭。二维超声心动图显示局部室壁运动异常,呈节段运动减弱,对缺血性心肌病的诊断有重要价值。

(4)放射性核素心肌显影:^{201}TI 心肌显像示灌注缺损,如发现固定性灌注缺损超过左室壁的 40%,高度提示缺血性心肌病。

(5)选择性冠状动脉造影:可确立对本病的诊断。它即可判断冠状动脉狭窄的程度和受损的部位,也可明确有否其他冠状动脉疾患。

3.诊断标准　根据典型临床表现(心脏扩大、心力衰竭和心绞痛)和明确的冠心病史,摒除其他引起心脏扩大、心力衰竭和心律失常的原因,诊断本病并不困难。选择性冠状动脉造影可帮助确诊。

(1)Yatteau 等于 1974 年提出缺血性心肌病诊断标准为:

1)心室造影提示左室收缩功能普遍性降低,LVEF<25%,排除心室局部疾病和室壁瘤。

2)主要冠状动脉一支或多支显著粥样硬化。

3)无并存的其他疾病。

(2)张放于 1989 年提出如下缺血性心肌病的临床诊断必须

具备三个肯定条件和两个否定条件。

1)肯定条件

①明确的冠状动脉疾病证据(心绞痛、心肌梗死、冠状动脉造影阳性)。

②明显心脏扩大。

③顽固性心衰。

2)否定条件

①除外冠心病并发症(室壁瘤、室间隔穿孔、乳头肌功能不全等)。

②除外其他心脏病或其他原因引起的心脏扩大和心力衰竭。

【鉴别诊断】

缺血性心肌病:尚需与心肌炎、高血压性心脏病、内分泌性心脏病等进行鉴别。

【治疗】

治疗目的是改善冠状动脉供血和心肌的营养,控制心力衰竭和心律失常,缓解症状,提高生活质量及延长寿命。

1.药物治疗 一般治疗包括限制体力活动和钠盐的摄入。充血性心力衰竭患者可使用小剂量洋地黄(如地高辛 0.125~0.25mg/d)和利尿剂。硝酸异山梨酯和肼屈嗪联合使用可改善心力衰竭患者的预后,延长其存活期。最近临床试验表明,血管紧张素转换酶抑制剂可长期改善患者的症状和血流动力学,且可延长患者的寿命。β 受体阻滞剂的主要不良反应是减弱心肌收缩力,对存在心肌缺血、难以控制的窦性心动过速和快速心室率的心房颤动患者,在同时使用洋地黄和利尿剂的基础上应用小剂量 B 受体阻滞剂(如阿替洛尔 6.25~12.5mg,2 次/日或美托洛尔 12.2~25mg,2 次/日)可能对改善症状有益,合并心房颤动的患者应长期抗凝治疗。病态窦房结综合征和房室传导阻滞有阿.斯综合征发作者,须尽早安置永久性人工心脏起搏器。此类患者的 PTCA 治疗尚未肯定,因患者多为累及多支血管的弥漫性病变,并且左室功能差,如需急诊手术,风险极大,大多数患者不宜接受 PCI 治疗。

2.外科治疗 CABG 可明显改善心绞痛患者术后的症状。对充血性心力衰竭患者手术对症状的改善作用不大。因此,该手术适于以缺血心绞痛症状为主的患者。有的患者虽无明显的心绞痛发作,但有无症状心肌缺血亦同样适于冠状动脉旁路手术治疗。对于难以用药物控制的晚期心力衰竭患者,而无其他严重的全身性疾病和器官损害者可考虑心脏移植。

【预后】

缺血性心肌病的预后取决于冠状动脉病变范围和左 45%,后者较前者更为重要。总的 5 年和 7 年存活率分别为 45%和 34%。主要死因因为进行性心力衰竭、心肌梗死、心律失常和猝死,有报道心衰患者的 50%死于猝死及致命性室性心律失常(室速、室颤)。

(刘　亮)

第六节　冠心病猝死

猝死指自然发生、出乎意料的突然死亡。世界卫生组织规定发病后 6 小时内死亡者为猝死,多数作者主张定为 1 小时,但也有人将发病后 24 小时内死亡者也归入猝死之列。各种心脏病都可导致猝死,但心脏病的猝死中一半以上为冠心病所引起。猝死作为冠心病的一种类型,极受医学界的重视。

【诊断标准】

心脏性猝死的临床经过可分为四个时期,即前驱期、终末事件期、心脏骤停与生物学死亡。

猝死型冠心病以隆冬为好发季节,患者年龄多不太大,在家、工作或公共场所中突然发病,心脏骤停而迅速死亡;半数患者生前无症状。死亡患者发病前短时间内有无先兆症状难以了解。存活患者有先兆症状常是非特异性而且是较轻的,如疲劳、胸痛或情绪改变等,因而未引起患者的警惕和医师的注意。实际上有些患者平素"健康",夜间死于睡眠之中。部分患者则有心肌梗死的先兆症状。

【治疗原则】

1.急救措施

由于猝死可以随时随地发生,因此普及心脏复苏抢救知识,使基层医务人员和群众都能掌握这一抢救措施,一旦发现立即就地抢救,对挽救本型患者的生命有重大意义。

2.预防措施

冠心病猝死的预防,很关键的一步是识别出高危人群。注意减轻心肌缺血、预防心肌梗死或缩小梗死范围等措施应能减少心脏性猝死的发生率。β受体阻滞剂能明显减少急性心肌梗死、心梗后及充血性心力衰竭患者心脏性猝死的发生。血管紧张素转换酶抑制剂对减少心力衰竭猝死的发生也有作用。

3.埋藏式心脏复律除颤器

近年的研究已证明,埋藏式心脏复律除颤器(ICD)能改善一些有高度猝死危险患者的预后。伴无症状性非持续性室速的陈旧性心肌梗死患者,及非一过性或可逆性原因引起的室颤或室速所致心脏骤停的存活者,ICD较其他方法能更好地预防冠心病猝死的发生。

ICD的明确适应证如下。

(1)非一过性或可逆性原因引起的室性心动过速(简称室速)或心室颤动(简称室颤)所致的心脏骤停,自发的持续性室速。

(2)原因不明的晕厥,在电生理检查时能诱发有血流动力学显著临床表现的持续性室速或室颤,药物治疗无效、不能耐受、或不可取。

(3)伴发于冠心病、陈旧性心肌梗死和左心室功能不良的非持续性室速,在电生理检查时可诱发持续性室速或室颤,不能被 I 类抗心律失常药物所抑制。

ICD的随访:植入 ICD 后必须经常随诊,术后第一年每 2~3 个月随诊一次,此后可半年随诊一次。

4.常用药物

(1)肾上腺素:是抢救冠心病猝死的首选药物。可用于电击无效的室颤及无脉室速、心脏停搏或无脉性电生理活动。常规给药方法是静脉推注 1mg,每 3~5 分钟重复 1 次,可逐渐增加剂量至 5mg。血管升压素与肾上腺素作用相同,也可以作为一线药物,只推荐使用一次 40U 静脉注射。严重低血压可以给予去甲肾上腺素、多巴胺、多巴酚丁胺。

复苏过程中产生的代谢性酸中毒通过改善通气常可得到改善,不应过分积极补充碳酸氢盐纠正。心脏骤停或复苏时间过长者,或早已存在代谢性酸中毒、高钾血症患者可适当补充碳酸氢钠,初始剂量 1mmol/kg,在持续心肺复苏过程中每 15 分钟重复 1/2 量,最好根据动脉血气分析结果调整补给量,防止产生碱中毒。

(2)胺碘酮:给予 2~3 次除颤加 CPR 及肾上腺素之后仍然是室颤/无脉室速,考虑给予抗心律失常药。常用药物胺碘酮，胺碘酮首次 150mg 缓慢静脉注射（大于 10 分钟），如无效，可重复给药总量达 500mg，随后 10mg/（kg·d）维持静脉滴注；或者先按 1mg/min 持续静滴 6 小时，然后可 0.5mg/min 持续静滴，每日总量可达 2.2g，根据需要可维持数天。也可考虑用利多卡因，给予 1～1.5mg/kg 静脉注射，如无效可每 3～5 分钟重复一次，总剂量可达 3mg/kg。

（3）β 受体阻滞剂：对于一些难治性多形性室速、尖端扭转型室速、快速单形性室速或室扑（频率＞260 次/分）及难治性心室颤动，可试用静脉 β 受体阻滞剂。美托洛尔每隔 5 分钟，每次 5mg 静脉注射，直至总剂量 15mg；艾司洛尔 0.5mg/kg 静脉注射（1 分钟），继以 50～300μg/min 静脉维持。

（4）其他：由急性高钾血症触发的难治性室颤的患者可给予 10％的葡萄糖酸钙 5～20ml，注射速率为 2～4ml/min。异丙肾上腺素或心室起搏可能有效终止心动过缓和药物诱导的 TDP。当 VF/无脉 VT 心脏骤停与长 QT 间期的尖端扭转型室速（TDP）相关时，可以 1～2g 硫酸镁，稀释推注 5～20 分钟，或 1～2g 硫酸镁加入 50～100ml 液体中滴注。对缓慢性心律失常、心室停顿在给予基础生命支持后，应稳定自主心律，或设法起搏心脏。

（张曙霞）

第七节 无症状性心肌缺血

无症状性心肌缺血或称静息性心肌缺血是指冠心病患者有心肌缺血的客观证据，如心电图典型的缺血性 ST 段改变，放射性核素检查或超声心动图显示缺血心肌灌注异常或室壁运动异常、冠脉循环血流动力学异常等，而临床无心绞痛或心绞痛等同症状。

无症状性心肌缺血广泛存在于各种类型冠心病的病程中，Cohn 将其分为 3 种类型：Ⅰ型：临床完全无症状和冠心病病史的心肌缺血；Ⅱ型：急性心肌梗死后的无症状心肌缺血；Ⅲ型：心绞痛患者伴有的无症状心肌缺血发作。

【病因】

无症状性心肌缺血系冠状动脉粥样硬化造成冠状动脉狭窄和心肌供血不足。无症状性心肌缺血的发作与冠状动脉痉挛有密切的关系。

【诊断要点】

无症状性心肌缺血因无症状，故诊断必须依靠下述特殊检查：

1.运动心电图试验 诊断冠心病心肌缺血的敏感性为 47％～81％，特异性为 69％～96％，运动心电图的典型变化可提示诊断。

2.动态心电图 动态心电图是研究日常生活中心肌缺血唯一的方法。国内一组对经冠脉造影证实的冠心病患者进行动态心电图检测，发现其诊断冠心病心肌缺血的敏感性为 55％，特异性为 76.9％，其中 53.1％的心绞痛患者和 54％的心肌梗死患者可监测到无症状心肌缺血发作。诊断标准为 ST 段呈水平型或下斜型压低≥1mm，持续时间≥1 分钟，相邻两次 ST 段改变间隔时间≥1 分钟，又无心绞痛及等同症状者。

3.运动核素心肌显像 临床常用运动[201]TI 心肌断层显像或运动[99m]Tc-MIBI，是诊断心肌缺血较为敏感的方法。国外报道其诊断冠心病的敏感性为 70％～100％,特异性 75％～100％。运动心肌显像诊断冠心病心肌缺血的价值优于运动心电图试验及动态心电图检查,可提高无症状性心肌缺血的检出率。

无症状性心肌缺血缺乏临床表现,需要依靠辅助检查来做出诊断。可是上述方法诊断无症状性心肌缺血均有一定的假阴性和假阳性,反映心肌缺血的价值有一定的差异。因此,应结合临床其他情况(如冠心病危险因素)进行综合分析。上述几种方法可以相互补充印证,有利于确诊。特别是对临床完全无症状或"正常健康"人诊断无症状心肌缺血,需结合冠状动脉造影确诊。

【鉴别诊断】

1.自主神经功能失调　此类患者有肾上腺素能 β 受体兴奋性增高,心电图可出现 ST 段压低和 T 波倒置等改变。服普萘洛尔 10～20mg 后 2 小时,再做心电图检查,可见 ST 段和 T 波恢复正常,有助于鉴别。

2.其他　心肌炎、心肌病、其他心脏病、电解质紊乱及药物作用等引起的 ST 段和 T 波改变,根据其各自的临床表现不难作出鉴别。

【治疗】

1.对完全无症状心肌缺血(Ⅰ型)　一般采用消除危险因素,避免导致心血缺血的诱因,采用抗心缺血药物(硝酸酯类、β 受体阻滞剂)和阿司匹林进行预防性治疗。对多支冠脉病变或左主干病变,特别是伴有左室功能不全者,应采用 PCI 和冠状动脉旁路手术治疗。

2.心肌梗死后无症状性心肌缺血(Ⅱ型)　β 受体阻滞剂有心肌保护作用,抗心肌缺血药物和阿司匹林也有一定效果,可延长运动时间,减轻运动时发生的无症状左室功能异常及无症状心肌缺血。有手术指征者宜采用 PCI 或冠状动脉旁路手术治疗。

3.无症状性心肌缺血(Ⅲ型)　应积极采用抗心肌缺血药物治疗,控制心绞痛症状。由于无症状心肌缺血发作与冠脉痉挛有密切关系,因此药物治疗宜首选钙拮抗剂。根据患者冠脉造影结果和具体病情选用 PCI 和外科手术治疗。

【预后】

无症状性心肌缺血与心绞痛发作有同样的预后意义。同样可发生严重心律失常、心肌梗死以至猝死。由于无症状性心肌缺血不被患者察觉,又易被临床医师所疏漏,影响了冠心病的发现与治疗,预后甚至更为不良。

(刘　亮)

第八节　X 综合征

X 综合征(syndrome X)系指以劳力型心绞痛发作为突出症状,心电图运动试验阳性,冠状动脉造影正常,而又无冠状动脉痉挛现象的一类病征。缺血性胸痛和冠状动脉造影正常是 X 综合征的两个主要特征。

【病因及发病机制】

有关 X 综合征的病因及发病机制有很多假设,但确切的病因迄今尚未明了。综合文献报道可能与下列因素有关。

1.微血管病变:由于患者有心绞痛症状,而无肉眼可见的冠状动脉狭窄或痉挛,故有人认为引起心肌缺血的原因可能是冠脉分支的微血管病变,位于运输动脉与小动脉之间的管径在 $100\sim400\mu m$ 的前小动脉,由于局部缺乏血管介导的内皮衍生敏感而出现呈片状分布的异常收缩,远端局部心肌组织内因缺血而释放腺苷增多。腺苷是一种致痛性物质,作用于传入神经而引起胸痛(心绞痛),同时使受代谢调节的小动脉扩张,管腔内压降低,前小动脉与小动脉分支进一步缩窄,心肌组织间隙腺苷浓度进一步升高,从而导致持续性胸痛。

2.冠状动脉功能缺陷:如冠状动脉紧张度调节障碍,心外膜下冠状动脉和冠状动脉微血管内皮细胞功能不全。

3.痛觉感知异常:X 综合征患者在行心导管检查或心内电生理试验、心腔内快速注射生理盐水和快于基础心率起搏心室 5 次都可出现胸痛症状。因此,推测胸痛与患者心肌疼痛受体对一般生物化学刺激的反应性增高、痛觉感知异常有关。但这种设想不有解释患者疼痛时出现的心电图 ST-T 波变化。

4.由于血液因素异常引起心肌血液灌注不足,如血黏滞度增高和血小板聚集性增强。

5.心肌血液灌注正常时的心肌能量产生减少及交感神经系统过度激活(活性增高)。

【诊断要点】

1.临床表现 本征以前胸痛为突出的临床症状,女性多见,心绞痛发作多与劳力和情绪因素有关。疼痛可向肩部和左上肢放射,胸痛可因舌下含服硝酸甘油而缓解。但患者心绞痛的疼痛性质和程度通常不像冠心病心绞痛那样典型,疼痛持续时间多较长,可超过 30 分钟,甚至达 1 小时以上,心绞痛发作无明显诱因,对硝酸甘油疗效不明显。

2.特殊检查

(1)心电图检查

1)静息时心电图:部分患者心绞痛发作时可呈现缺血性 ST-T 改变。

2)心电图负荷度验:心电图运动试验阳性,运动后出现心绞痛和心电图 ST 段压低 $\geqslant1mm$。

3)动态心电图监测:24～48 小时动态心电图监测至少 1 次 ST 段压低幅度达 1mm 或 1mm 以上。

(2)冠状动脉造影:冠状动脉造影正常,且无自发和麦角新碱诱发的冠状动脉痉挛现象发生。

3.诊断标准

(1)有劳力型心绞痛症状。

(2)心电图运动试验阳性,或 24～48 小时动态心电图监测出现至少 1 次 ST 段压低达到或大于 1mm。

(3)冠状动脉造影和左室功能正常。无自发性或诱发(冠脉内麦角新碱激发试验阴性)冠脉痉挛表现。

【鉴别诊断】

1.冠心病心绞痛　一般劳力型心绞痛常有明显诱因,胸痛持续时间多在几分钟以内,舌下含服硝酸甘油后常迅即缓解。冠状动脉造影能显示动脉的狭窄性病变以及病变的范围和程度。

2.急性心肌梗死　急性心肌梗死患者胸痛程度较重,持续时间较长,可达数小时或数天。患者可出现烦躁不安、出汗、恐惧或濒死感。部分患者有频繁恶心、呕吐和上腹痛等胃肠道症状。严重者可发生心力衰竭或休克。血清心肌酶含量增高以及特征性的心电图和心电向量图改变,可资鉴别。

3.其他　应与胸壁、肺、胃肠及食管病变等引起的非心源性胸痛相鉴别,以及与心脏瓣膜病、心肌病、心包炎等明确病因的心源性疾病进行鉴别。

【治疗】

X综合征目前尚无公认、有效的治疗方法,主要是对症治疗。硝酸酯类药物、β受体阻滞剂和钙拮抗剂可使部分患者心绞痛发作次数减少或疼痛减轻,但疗效均不肯定。最近有人报告腺苷拮抗剂氨茶碱和茶碱对此症有较好疗效,可使患者症状明显减轻,且使心电图 ST-T 波变化得以纠正。

【预后】

X综合征患者一般预后良好。有人对本病追踪观察了 5~10 年,结果发现虽然心绞痛反复发作,可左心室功能一直良好,许多患者的心绞痛发作随着时间的推移而消失。即使持久反复发作心绞痛,亦未见引起心肌梗死和严重心律失常,绝大多数未丧失劳动能力。另一组对 30 例 X 综合征患者进行了 5.4~20.4 年随访,在此期间每半年进行 1 次健康状况评估,定期进行运动试验、24 小时动态心电图及超声心动图评估。所有患者均无严重的冠脉事件或心功能受损的情况发生,但有个别报道发现,少数病例在随访中出现心功能恶化。

(程玉臻)

第九节　冠状动脉造影

一、冠状动脉解剖

1.左冠状动脉　左主干(LMS)起源于升主动脉根部的左主动脉窦,然后分为前降支(LAD)和回旋支(Cx),偶尔也会分为三支,即在前降支和回旋支之间发出一个中间分支。前降支沿前室间沟下行为左心室前壁供血,沿途发出对角支至心室前壁,间隔支至室间隔前 2/3 及左束支,终末至心尖部并常绕过心尖至心室下壁。回旋支沿左房室(AV)沟走行向后为左心室后壁供血,沿途发出钝缘支至左心室侧壁。

2.右冠状动脉　右冠状动脉起源于右主动脉窦,沿右房室沟行走分布于心脏的下后方,沿途中发出圆锥支(供给右心室流出道)、锐缘支(供给右心室)、房室结支及大多数窦房结支(占60%)。右冠状动脉(RCA)走行终末发出左心室后支及后降支(PDA),分别为左心室下壁和室间隔的下1/3供血。

3.确定优势冠状动脉　根据后降支动脉(PDA)起源的不同来确定优势冠状动脉,85%的PDA起源于右冠状动脉(右优势型),8%的PDA起源于回旋支(左优势型),而另有7%的个体左右冠状动脉均发出PDA(均衡型)。

二、导管的选择

常规冠状动脉造影诊断使用的导管大小从4F到6F不等。导管越小所需的注射力量就越大,以便获得比较满意的影像质量。自动注射器可以实现理想的注射动力,保证更好的影像质量。并且导管越小其所需的鞘管也就越小,由于穿刺损伤减小,可允许患者早期活动,同时又减少了血管并发症。较小的薄壁导管,可以更多地活动和减少扭力。

1.左冠状动脉

(1)常规经股动脉或桡动脉的冠状动脉造影常使用Judkins导管。

(2)左Judkins(JL)导管的第一个弯曲为90°,第二个弯曲为180°,并且有不同头端长度的型号。

(3)常规情况下使用JL4导管。

(4)对于那些主动脉根部较窄、左主干开口较高的身材矮小患者或有前降支单独发出的患者,可选用短型号导管(JL3.5)。

(5)对于主动脉根部扩张或身材高大的患者可选用长型号导管(JL5或JL6)。

(6)对于主动脉窦扩张或冠状动脉窦位置特殊的患者可选用左Amplatz导管(AL)。

2.右冠状动脉

(1)右冠状动脉造影的标准导管是右Judkins4.0导管(JR4)。

(2)也可选用Williams导管(3DRC)和右Amplatz导管(AR)。

三、导管操作

(一)左冠状动脉造影导管到位

通常使用JL4导管到达左主干。JL导管特殊的设计使得仅通过细微操控便能使导管与冠状动脉同轴。通常使用后前位(PA)或左前斜位(LAO)投影成像。具体操作如下。

1.超滑导丝经过主动脉弓至升主动脉。

2.沿导丝送入导管至主动脉根部。

3.在荧光屏观察下并轻柔地撤回导丝。

4.回抽导管排空空气并连接测压装置。

5.回撤导丝时导管偶尔可立刻弹入左冠状动脉口,需仔细观察动脉压力波形排查阻抗。

6.如果导管回抽困难,可能是由于导管头部抵住主动脉壁或嵌入左主干,此时应轻轻回撤导管,直至回抽出血流。如果不经上述操作而直接注射造影剂会增加气栓的风险。

7.JL 导管需要轻柔操控并缓慢回撤后才能与左主干同轴。

8.期间偶尔也需要轻柔地向后顺时针旋转或向前逆时针旋转。

9.让患者深呼吸可以帮助导管与冠状动脉同轴。

10.试验性推注造影剂可帮助判断异常的冠状动脉起源和血管开口。

11.如果仍然难以发现左主干开口，可考虑更换不同大小或型号的导管。

压力衰减：压力衰减的主要原因是导管嵌顿，多由于导管直径较大或小血管造影。可见心室收缩压和舒张压的下降。与主动脉压力波形相比，其收缩期曲线上升较缓而舒张期曲线下降较快，呈 A 型压力波。

当有近端血管狭窄或深入远端分支时可能出现血流嵌顿。左主干插管时的嵌顿通常是由于左主干狭窄、导管进入血管后头部成角、血管痉挛或经短左主干选择性插管进入的前降支或回旋支所导致。此外，右冠状动脉插管时的嵌顿可能是选择性插入了圆锥支或小的非主干血管。中等程度的嵌顿即可导致室性心律失常。如果出现嵌顿需轻轻地回撤导管直到压力波形恢复正常。

（二）右冠状动脉造影导管到位

右冠状动脉造影常选用 JR4 或 3DRC 导管。JR 导管需要旋转和回撤使之与冠状动脉同轴。通常使用左前斜位（LAO）投影成像。具体操作如下。

1.超滑导丝经过主动脉弓至升主动脉。

2.沿导丝送入导管至主动脉根部。

3.在荧光屏观察下并轻柔地撤回导丝。

4.回抽导管排空空气并连接测压装置。

5.如使用 3DRC 导管，在回撤导丝时导管偶尔可立刻弹入右冠状动脉口，需仔细观察动脉压力波形排查嵌顿。

6.如果导管回抽困难可能是由于导管头部抵住主动脉壁或嵌入左主干，此时应轻轻回撤导管，直至回抽出血液。如果不经上述操作而直接注射造影剂会增加气栓的风险。

7.需要轻柔地顺时针旋转并回撤 JR4 导管可使之与右冠状动脉同轴。

8.导管头部可突然进入动脉，特别是大的主干血管。仔细观察动脉压力曲线。为了使导管头部与血管开口保持稳定，小心回撤导管的同时向相反方向旋转将导管稍微移出。

9.导管可偶尔选择性进入圆锥支。注意，如果此时推注造影剂可诱导发作室颤。

10.造影开始前先确认导管位置。如果过度旋转有时可使导管从冠状动脉脱出。

11.如果导管头部伸入冠状动脉过多可漏诊冠状动脉开口病变。如果有怀疑，可尝试于右冠状动脉窦造影。

12.右冠状动脉偶尔出现一个陡峭的垂直拐弯（羊钩样走向）。那么，可以尝试换用 AR、Amplatz 或 3DRC 导管。

圆锥支是右冠状动脉的第一个分支，为右心室流出道供血。在导管与右冠状动脉口的吻合过程中极容易插入圆锥支，导致压力迅速降低。在圆锥支内推注造影剂可导致血液迅速地累积在心肌组织而引起心肌充血，有可能会导致室颤的发作和心脏病理性充血。如果怀疑导管插入圆锥支应快速轻柔地回撤导管，再轻柔地旋转导管进入右冠状动脉。但有时也需更换其他导管。

四、冠状动脉成像

随着经皮冠状动脉介入治疗(PCI)的广泛开展,制定了一系列标准体位的冠脉成像,但对于冠状动脉狭窄病变明确的病例,可用较少的体位完成冠状动脉造影。并且一些心脏导管实验室将设置一系列常规成像来确定冠状动脉病变,多数术者也会有一系列他们所熟悉的特殊造影体位。

1.造影剂注射

(1)在造影前确保注射器及管道内没有空气。

(2)使注射器尾部倾斜抬高以减少栓塞的风险。

(3)在图像采集前试验性推注几毫升造影剂以确保影像学定位正确。

(4)一些单位采用自动压力注射器造影。

(5)推注造影剂的容量和速度要根据冠状动脉大小、患者的体型及并发症(如主动脉瓣膜病)来调整。

(6)较小的分支动脉和闭塞动脉造影时只需少量推注造影剂。

(7)推注造影剂时应嘱患者深吸气使膈肌下移,使心脏尽可能地保持不变。

(8)某些血管成像在呼气末时造影最优(如右冠状动脉远端血管造影采用左前斜位＋头位)。

(9)放射科技师们应根据远端血管位置来调整视角以便跟踪拍摄。

(10)如果造影发现特别感兴趣的地方,应调整焦距使图像清晰显示。

(11)检查侧支循环要延长采集时间。

2.图像存储 某些 X 线系统可数字化存储图像结果,对于某些有重要临床意义的成像结果出现,应在下次踏板透视前嘱放射科技师储存图像(如气泡栓塞)。

3.冠状动脉成像体位选择 不同的成像体位可用于检查不同的冠状动脉。近端血管足位成像清晰,而远端血管头位成像清晰(表 7-4)。

表 7-4 冠状动脉标准成像体位

	开口部位	中、远段血管
左主干	PA,LAO,LAO＋足位	PA,LAO,LAO＋足位
前降支、对角支	LAO＋头位,RAO＋足位	RAO＋头位,侧位
回旋支、钝缘支	RAO＋头位,RAO＋足位,LAO＋足位	LAO＋足位
右冠状动脉	LAO,RAO	侧位,LAO＋头位

五、硝酸酯类的使用

(一)简介

1.冠状动脉造影过程中硝酸酯类药物的使用是有效的或者说是必要的,因其能诱导冠状动脉扩张。

2.不管患者术前是否已经口服硝酸酯类药物,造影术中均可以继续给予,如果术前已经静脉给予,那么术中给予药物可能会使血管扩张效应相对迟钝。

3.硝酸酯类药物的使用有助于鉴别冠状动脉痉挛与梗阻性病变(尤其是开口病变)。另外,还可以更精确地估计真正的管腔直径。

(二)指征

1.常规给药

(1)一些术者造影时常规给予患者硝酸酯类药物以便获得最大血管扩张状态的图像。

(2)造影前,通常让患者舌下含服硝酸甘油。

2.术中给药　术中给予硝酸酯类药物可以治疗并且鉴别冠状动脉痉挛。

(三)给予途径

1.硝酸甘油或者异山梨酯(消心痛)可以重复给药,间隔1~2min给药可以发挥最大扩血管作用。

2.硝酸甘油也可以舌下含服。

3.其他更强的一些药物如硝普钠,除在治疗无复流现象外很少使用。另外,在处理比较棘手的冠状动脉痉挛时也可以用钙离子拮抗药(如维拉帕米)。

(四)冠状动脉痉挛及其鉴别

1.冠状动脉造影过程中冠状动脉痉挛可发生于存在基础病变的患者,也可能与造影操作相关。

2."造影导管尖端"(Catheter-tip)痉挛最常出现在导管到位开口后。一般来说,这时压力曲线出现左室化(提示血管闭塞),然后压力下降,导管撤除后压力回升。此情况在非右优势型冠状动脉及冠状动脉管腔直径比所用导管较小时最易出现(身材矮小的患者容易出现)。

3.小心地将导管撤除后再次插入冠状动脉口,并给予硝酸甘油可以区分痉挛与开口病变。

4.冠状动脉痉挛也出现在PCI过程中,尤其是当使用相对较坚硬的导丝顶到冠状动脉时。

5.其他导致冠状动脉痉挛的原因包括服用可卡因或安非他明衍生物等药品(可能导致顽固性痉挛,需要冠状动脉内给予维拉帕米)。

6.很少见的是,一些患者对造影剂过敏出现低血压及冠状动脉痉挛。

7.识别痉挛很重要,因为冠状动脉痉挛与管腔严重狭窄相似,如果怀疑痉挛可以冠状动脉内给予硝酸酯类药物。

8.冠状动脉痉挛时有必要将导管撤出冠状动脉口以缓解痉挛。

9.痉挛解除后造影以储存图像。

六、管腔狭窄的定量分析

掌握一些图像识别的基本原则很重要,它们可以帮助术者识别复杂结构的冠状动脉。例如,一处偏心病变在某个体位造影可能提示为比较严重的狭窄,但在另一体位可能看起来是正常的。因此,在评估病变严重性及识别血管重叠时,多体位造影是必要的。术后回顾图像以除外术中忽略的病变是非常重要的。

1.病变的影像

(1)为了更准确地对病变血管定量分析,在造影过程中充分的暴露病变部位是必要的。

(2)病变的影像应至少选择两个不同的造影体位,尤其是偏心病变。

(3)选择造影体位以避免血管短缩低估病变、病变血管与其他血管重叠。

2.狭窄程度的定量分析

(1)大多数操作者通过目测对病变定量分析,以管腔直径的狭窄率来表示(与邻近相对正常管腔相比)。

(2)由于造影图像非静止的图片,所以评估时本身就存在一定的误差:评估轻微病变及严重病变相对准确,但分析中等程度的病变就存在大约20%的误差。

(3)鉴于目测管腔直径狭窄率本身存在不准确性,所以操作者可以选择以下分级方式:轻微狭窄(<30%),中等狭窄(30%~70%),严重狭窄(>70%)。

3.冠状动脉造影定量分析(QCA)

(1)电脑软件已经可以协助评估冠状动脉病变的严重性,目前大多数导管室已经配备此项软件程序,许多时候允许在线分析。

(2)通常利用术中已知的导管直径对 QCA 软件进行校准。

(3)这种血管边缘测定法对病变边缘进行界定,比较病变与参考阶段血管的最小管腔直径,借以计算直径狭窄率、病变长度、血管直径及面积狭窄率。

4.冠状动脉造影的局限性

(1)术者自己及不同术者之间的变异。

(2)可能低估病变,一些特殊病变这一比例可以达到 50%之多,原因可能是造影体位不完全和(或)偏心病变。

(3)冠状动脉造影中病变的图像表现与实际的生理性狭窄不一致。

(4)病变部位的评估一般需要与正常参考节段相比较,然而多数粥样硬化血管病变比较弥漫,没有真正意义上的正常参考节段(导致血管看上去小于实际情况)。另外,血管正性重构的存在(导致血管看上去大于实际情况)。

(5)空间分辨率(区分小的邻近结构的能力)只有 0.2mm。

5.其他的图像获得方法　当冠状动脉造影不能明确病变的严重程度时,就要使用其他一些方法以获得更多的信息。以下两种方法经常使用。

(1)血管内超声比较直观的超声图像以分析血管内结构。

(2)压力导丝通过测量冠状动脉血流储备以获得进一步生理学信息。

上述两种方法可配合冠状动脉造影检查对病变做更深入的分析,但是在实际操作中时间和经济原因经常限制此二者的使用。

七、冠状动脉造影需掌握的内容

(一)定位及术语

1.经验少的操作者很难区分前降支与回旋支。最简单的原则是无论哪个体位,回旋支部更靠近脊柱。

2.在造影过程中,假如脊柱位于图像左侧,则造影体位为右前斜位;如果脊柱位于图像右侧,则造影体位为左前斜位。

3.在分析图像时,多体位造影很重要。例如,一个偏心性病变在一个体位显得很严重而在另一体位可能是正常的。

4.前降支向回旋支方向发出的分支称为对角支;向右心室方向发出的分支称为间隔支。

5.回旋支向前降支方向发出的边支称为钝缘支;回旋支有时还会发出向心脏根部房室沟的分支称为房室沟支。

6.右冠状动脉经常有一支或多支向前经过室间隔的右心室间隔支,主要供应右心室心肌。

7.反复在多体位识别同一血管,然后才能分析病变。

(二)正常血管解剖

1.前降支向远端延伸管腔逐渐变细,男性前降支近端管腔直径为 3.5～4.0mm,女性为 3.0～3.5mm。

2.回旋支向远端延伸,直到中部也就是第一钝缘支发出后才逐渐变细。

3.右冠状动脉的后降支与左心室侧支分叉之前的部分管腔基本保持一致,没有明显变细。

(三)异常解剖结构

(1)在所有造影患者中,解剖异常者占 1%～2%。

(2)最常见的解剖变异见于前降支与回旋支在左窦内分别开口,以及右冠状动脉开口向前。

(3)异常解剖包括冠状动脉起源、走行、分布异常以及瘘管的存在等。

(4)冠状动脉解剖异常是否重要因其结构而异,如变异相关血管的走行是否与冠状动脉病变相关等。有回旋支走行于主动脉与肺动脉之间而导致猝死的报道,可能原因是功能性压缩及缺血诱发心律失常。

1.回旋支起源异常

(1)为最常见的解剖异常(0.2%～0.7%)。

(2)回旋支起源于右冠状动脉近端,或者独立起源于右窦。

(3)可以依靠左心室造影诊断。

(4)如果造影未发现,可能会导致不完全再血管化或者在外科换瓣手术中将回旋支结扎。

2.异常冠状动脉起源

(1)存在各种冠状动脉起源异常。

(2)常见的包括右冠状动脉起源于左窦、左主干起源于右窦、冠状动脉开口于升主动脉。

(3)较少见的变异还包括左主干、前降支起源于肺动脉。

对于异常冠状动脉选择性造影的几点建议如下。

①对于异常冠状动脉选择性造影,选择什么样的导管比较适合造影并没有一定的规则可寻。

②通过主动脉造影,了解异常解剖血管的开口以及近端走行,借以选择合适的造影管。

③异常的血管起源于右窦可能可以用 JR4.0 导管,但是 AL 或者 AR 导管会用到。

④异常的血管起源于左窦可能可以用 JL 导管,有时需要一根不太常用型号的导管,或者一根 AL 造影管。

⑤多功能造影管有时也会用到,但是操作者应该小心,因为操作过程中大角度调整导管很可能导致夹层。

3.单支冠状动脉　非常罕见(<0.1%);具体分为以下几种不同形式。

(1)L-Ⅰ:左冠状动脉供应整个心脏,无右冠状动脉。

(2)L-Ⅱ:右冠状动脉起源于左冠状动脉。

(3)R-Ⅰ:右冠状动脉供应整个心脏。

(4)R-Ⅱ:左冠状动脉起源于右冠状动脉。

(5)R-Ⅲ:前降支、回旋支起源于右冠状动脉。

4.冠状动脉瘘

(1)通常出现在冠状动脉与肺动脉之间,较少见的也有出现在冠状动脉与心房之间。

(2)很少引起血流动力学不稳定。

5.心肌桥

(1)冠状动脉的一段血管走行于心肌内时会引起心肌桥。最常出现在前降支中段,在心脏收缩时可能会引起管腔功能性压缩。

(2)目前尚无比较充分的证据表明心肌桥远端心肌缺血,比较合适的治疗有减轻左心室肥厚以及减轻心肌收缩(β受体阻滞药、钙离子拮抗药)。

八、易犯的错误

经验少的操作者以及老式的设备容易导致评估不准确或造影数据不完全。

1.不充分/不正确的投照角度

(1)简单的标准体位往往不能完全反映病变。

(2)操作者应确保主要血管完全暴露,没有和其他血管及分支重叠。

(3)往往单纯的左前斜/右前斜体位不能完全暴露病变,需要加用头位或者足位,尤其在观察左冠状动脉病变时。

2.造影剂的使用不足

(1)造影剂注射量较少往往也不会获得满意的造影图像。一般来说,左冠状动脉造影一次注射造影剂 5~10ml,右冠状动脉则为 3~5ml,桥血管造影需要更多造影剂。

(2)注射造影剂时压力或者速度不够会在充盈的血液和未被充盈的血液之间出现层流现象,使得病变暴露不够准确。

(3)最理想的是使造影剂在三个心动周期内完全充盈血管,并且顺着导管逆流进入主动脉根部。

3.造影管导致的痉挛

(1)造影导管深插冠状动脉口会导致痉挛,尤其是右冠状动脉。

(2)一般来说,冠状动脉痉挛发生时心电监测的压力曲线会下降一会,这时需要将导管撤除,有必要的话给予硝酸甘油。

(3)目前已经很少于冠状动脉内给予麦角新碱诱发冠状动脉痉挛实验,因为其有导致心肌梗死的危险。

4.超选

(1)冠状动脉解剖异常、操作不熟练、导管深插等因素会导致超选,导管到位后少量注射造影剂可提示有无超选发生。

(2)如果左主干短或者不存在,那么JL导管很容易超选前降支,稍大一号的导管很容易超选回旋支。

(3)右冠状动脉超选一般是指导管进入近段的分支,这时如果大量注射造影剂很容易导致室颤的发生。

(刘国楼)

第十节　冠状动脉旁路移植术

心血管疾病是全人类,特别是发展中国家的主要死亡原因。急慢性冠心病导致了心肌的氧供应不足,随之引起氧代谢紊乱。冠状动脉血流对心肌细胞的灌注不足引起心绞痛发作,如果持续时间较长,将可能导致心肌细胞的坏死。解决冠状动脉血流中断最简单有效的方法是建立另一条通路作为替代途径,以绕过阻塞的冠状动脉,达到供应心肌血液的目的。正是基于这种认识,就产生了冠状动脉旁路移植术(CABG)。

一、适应证

对于急性冠状动脉综合征(ACS)来说,CABG只适合于那些血管解剖上不能行经皮冠状动脉介入治疗(PCI)或者PCI风险太高的患者,在这种情况下,CABG被广泛证明能减少死亡率、减少再住院率、改善生活质量。对于多支血管病变适合行PCI的患者来说,PCI和CABG都是合理的,多数研究均证实了PCI和CABG在住院期间死亡率和再梗死率是无显著差异的,但PCI术后再狭窄率显著高于CABG。CABG的适应证有:①药物治疗不能缓解或频发的心绞痛患者。②冠状动脉造影(CAG)证实左主干或类似左主干病变、严重三支病变。③稳定型心绞痛患者如存在包括左前降支近端狭窄在内的两支病变,若左心室射血分数(LVEF)<50%,或无创检查提示心肌缺血存在,也推荐行CABG。④不稳定型心绞痛患者在进行正规的抗凝、抗血小板及抗心肌缺血药物治疗后仍不能控制心肌缺血症状,且患者冠状动脉病变不适合行PCI或反复出现再狭窄者;如发生持续性胸痛或胸痛恶化,可行急诊CABG。⑤PCI不能进行或失败,当出现危险的血流动力学改变,患者有明显的心肌梗死的危险或导丝、支架误置到关键部位、导丝穿出、冠状动脉破裂者。⑥急性心肌梗死患者如在静息状态下有大面积心肌持续缺血和(或)血流动力学不稳定,非手术治疗无效者。⑦心肌梗死后出现急性机械性并发症(如室间隔穿孔、二尖瓣乳头肌断裂或游离壁破裂等)者,应急诊行CABG或全身状态稳

定后行 CABG。⑧室壁瘤形成可行单纯切除或同时行 CABG。⑨陈旧性较大面积心肌梗死但无心绞痛症状或左心功能不全、LVEF<40％的患者,应行心肌核素和超声心动图检查,通过心肌存活试验判定是否需要手术。如有较多的存活心肌,手术后心功能有望得到改善,也应行 CABG。

二、技术

1.手术时机　一旦明确了外科血运重建治疗的适应证,重点就集中在时机选择(紧急、限期或者择期)和手术方法的选择上。关于急性心肌梗死何时行 CABG 目前尚无定论。急诊 CABG 是相对于常规的 CABG 来说的,通常指患者在明确有手术指征后数小时内完成手术。急诊 CABG 死亡率高,特别是发病 6 小时内手术者,可高达 17.4％。但有些患者,如心肌梗死后并发机械并发症、行 PCI 失败或者出现意外,只有行急诊 CABG 才能挽救生命。对于那些 CAG 证实为冠状动脉闭塞并伴有血流动力学不稳定和(或)强化药物治疗后仍反复发生心肌缺血的患者,可以考虑紧急 CABG 术。对于那些稳定型心绞痛、血流动力学稳定、病变程度较轻的患者,可考虑择期手术。多因素分析显示:LVEF<0.30、年龄>70 岁、心源性休克及低心排状态均为 CABG 患者死亡的独立危险因子。因此,心内科医师和心外科医师应组建"心脏小组",针对每个患者手术时机进行商讨,共同决定冠心病患者的最佳治疗策略,以确保 CABG 能获得最大疗效。

2.手术方式　CABG 的金标准是实现完全的再血管化,这一点也是与 PCI 的重要区别。CABG 的手术方式主要有传统的心脏停搏、体外循环支持(CPB)和非体外循环的 CABG(OP-CABG)。一般搭桥的顺序是先做心脏背侧,即左侧边缘支,再做右冠状动脉,最后做前降支。如果先做前降支,再做其他吻合,可能会损伤前降支;但如果用非体外循环,则可能先解决左心室缺血区域,即做完前降支,再做边缘支或右冠状动脉。桥血管分为动脉桥和静脉桥,前者主要有乳内动脉、桡动脉、胃网膜动脉和腹壁下动脉,后者主要是大隐静脉、小隐静脉和上肢头静脉。乳内动脉是最常用的动脉桥,吻合前降支年通畅率可达 95.7％,10 年通畅率在 90％以上,显著优于静脉桥。大隐静脉是最常用、最易取的静脉,长度长、口径大,但其 10 年通畅率在50％左右,长期效果不如乳内动脉。CABG 的核心是选择和找到正确的靶血管并在病变远端合适位置上做好端端吻合,高质量的血管吻合是保证近期和远期通畅率的最重要条件。

目前普遍使用的体外循环系统包括一个转动泵(大多是滚压泵)、一个膜氧合器和一个开放的贮存池。在停搏的心脏上操作允许术者仔细地检查病变血管,将移植血管与直径小到 1.5mm 的冠状动脉进行精细地吻合。传统的外科血运重建技术需要放置一个主动脉阻断钳在升主动脉上来控制手术区域。为了最大限度的减少心肌损伤,通常采用心肌灌注液和降低心脏温度以减少代谢的方法来保护心肌。在完成主动脉夹闭和灌注液的引导后,首先进行的是远端血管的吻合。最先吻合的是心脏下面的血管(右冠状动脉、后降支、左心室支),然后以逆时针方向依次吻合后缘支、中间的缘支、前面的缘支、中间支、对角支,最后为左前降支;最后进行左乳内动脉与前降支(或者其他最重要的远端血管)的吻合。按照动脉血管吻合方式,使用4mm 开孔器吻合桥血管与近端主动脉。如果升主动脉有严重动脉粥样硬化病变,则不主张放置主动脉阻断钳夹进行近段血管吻合,从而降低血栓或粥样斑块脱落的风险。许多外科医师在近端主动脉吻合口放置一个不锈钢垫圈(能被荧光透视法显像),以便于以后的 CAG 导管操作。近远段吻合都完成后,再次充盈主动脉和移植血管,随即去除阻断钳。此时,心肌开始得到再灌注,可以准备结束体外循环。常规体外循环下行 CABG,术野清晰,操作精确,吻合口通畅率高,是大多数外科医师常用的手术技术,尤其适用于血管条件较差、病变广泛弥漫的患者。

随着 CABG 技术的发展与手术器械的改进,OPCABG 逐渐被推广。与传统的 CABG 手术相比,OPCABG 可以免除体外循环对患者的不利影响,如代谢紊乱、体内血管活性物质的激活和释放、心肌顿抑、对肺功能和肾功能处于边缘状态患者的打击、出血和血栓形成等并发症;同时,还能减少手术创伤,缩短手术、气管内插管、术后监护和住院时间,节省医疗费用。但 OPCABG 的选择具有一定局限性,病变冠状动脉一般局限于前降支、对角支或右冠状动脉,也可以为多支病变。对于那些心脏显著扩大、心律失常、冠状动脉管腔小、管壁硬化严重或同时要做其他心脏手术的患者,宜行传统的 CABG。一项 Meta 分析结果表明,接受 OPCABG 患者的死亡率、脑血管意外和心肌梗死发生率低于接受常规 CABG 患者。近期的 PRAGUE-6 研究结果表明,对于高危患者(EuroSCORE 评分≥6 分),OPCABG 比传统停跳 CABG 近期获益更多。

无论在体外循环下还是非体外循环下行 CABG,围术期的处理、术中麻醉和体外循环均很重要,要维持好血压和心率。停体外循环和心脏复跳后,要密切观察血流动力学变化和心电图改变,必要时采用左心辅助措施,如及早使用主动脉内球囊反搏(IABP)等。由于 OP-CABG 应用时间尚短,与常规体外循环下的 CABG 的长期疗效比较有待继续观察随访。

微创外科手术是近年来另一种常用的技术。简单地说,这种方法就是 OPCABG 和小切口技术的结合。采用左前侧切口从第 4 肋间进入而不需切开或切除肋骨。打开心包后,将靶冠状动脉与周围的组织分离,将吻合口前后一小段血管缝住后悬吊至一片心包组织上,使血流暂时中断。如果心功能保持稳定,可在不应用体外循环的情况下进行吻合,用稳定装置固定吻合口局部。这种方法手术视野小,不适用于血流动力学不稳定和多支血管病变的患者。因为移植血管只能取自胸内的动脉,一般只用于单支病变血管,特别是左前降支的血运重建。

3.围术期处理　围术期处理的中心是心肌保护,术前心肌保护主要在于保护心肌储备,包括减少活动、控制血压和心率、防治心律失常,对于危重患者可行 IABP。术中正确控制好心肌缺血的时间。术后维持好血压和心率,保护好心功能。

(1)循环稳定:一旦决定行 CABG,应就地开始准备,维持循环稳定。术前或者术中循环不稳定者应及时放置 IABP 或使用正性肌力药物。IABP 能增加冠状动脉血流和心排血量,改善其他脏器灌注,同时降低心脏前负荷和心肌氧耗量。

(2)药物调整:应予以阿司匹林 100～325mg/d,可持续到术前。通常在术后 6 小时内即开始使用阿司匹林,这可以提高大隐静脉移植物的通畅率。剂量<100mg 的阿司匹林虽然对冠状动脉疾病患者有效,但维持大隐静脉通畅的效果较差。对于稳定、择期的患者,最好在 CABG 前 5 天停用 P2Y12 受体阻滞剂,如氯吡格雷和替卡格雷;但对于血栓前状态和需要接受急诊手术的不稳定患者,可持续到术前 24 小时;普拉格雷则应在术前至少 7 天就停用。所

有患者在围术期都应该接受他汀类药物治疗。研究表明,没有接受他汀类药物治疗的患者CABG后出现心血管并发症的几率较高。围术期使用β受体阻滞剂可以降低CABG相关房颤的发生率及其影响。短期或长期使用β受体阻滞剂还能降低缺血和死亡风险。

(3)血糖控制:糖尿病患者术后应接受胰岛素持续输注,以便将血糖控制在10mmol/L以下。就目前而言,还不太清楚将血糖控制在7.8mmol/L目标水平的价值到底有多大。

(4)术后管理:术后常规送ICU加强监护,积极防治并发症,包括控制感染、营养支持、维持水电解质及酸碱平衡等。急诊CABG比择期CABG术后行机械通气时间长,因此,应注意呼吸道管理,避免肺部感染。对于所有CABG患者,只要符合条件均要进行心脏康复指导,包括早期步行等适当锻炼、家庭宣教等。

4.术后并发症及处理　CABG对手术操作要求轻巧、快捷,吻合要精确、严密。同时手术本身带来创伤较大,并发症多,如处理得好,绝大多数患者可顺利康复。CABG术后常见并发症如下:

(1)心律失常:CABG术后最常见的心律失常是心房纤颤,发生率可达20%～30%,多发生在术后1～3天,常为阵发性。术前不停用及术后尽早应用B受体阻滞剂可有效减少心房纤颤的发生。治疗的原则是先控制心室率,然后进行复律。可选用B受体阻滞剂、钙拮抗剂、胺碘酮等。

(2)术后出血:是CABG术后最常见的并发症之一,发生率1%～5%,常发生在术后24小时内。当胸腔引流量＞200ml/h,并持续4～6小时,24小时＞1500ml,或者出现心包填塞时,应尽早转回手术室开胸探查。同时应检测ACT,防止凝血功能障碍引起的出血。

(3)低心排综合征:CABG术后发生低心排的原因主要有:低血容量、外周血管阻力增加导致的心脏后负荷过重和心肌收缩不良等。表现为低血压、心率快、四肢厥冷、少尿或无尿等。应用温血停跳液及正性肌力药物可减少术后低心排综合征的发生。如由于心肌收缩不良引起,可使用正性肌力药物,如多巴胺、多巴酚丁胺等。当正性肌力药物剂量过大,血压仍偏低者,可行IABP植入。

(4)术后再发心肌梗死:CABG患者本身血管条件差,术后可再发心肌梗死,发生率2.5%～5.0%,原因可能有:心肌再血管化不良、术后血流动力学不稳定、桥血管出现问题等。通过心电图及心肌酶谱可及时诊断。应采用及时的血流动力学支持、药物治疗以及维持水、电解质、酸碱平衡,必要时可采取急诊介入治疗或外科手术。

(5)感染:CABG术创伤大,感染几率较高,纵隔感染的发生率为1%～4%,是CABG术后死亡的主要原因之一。研究表明,术前使用抗生素可明显降低CABG术后感染。在胸骨深部感染尚轻时,应积极外科清创,并采用肌瓣移植覆盖创面,早期恢复血运。

(6)肾衰竭:急性肾衰竭是CABG术后常见的并发症,为CABG死亡的独立危险因素。

(7)脑血管意外:患者高龄、脑动脉硬化或狭窄,或有高血压、脑梗死病史,手术时肝素化和体外循环对动脉压力和血流量的影响,都可加重脑组织损害;术中循环系统气栓以及各种原因的脑血栓、栓塞或脑出血,均可引起术后患者昏迷,应对症处理。个别患者有精神症状,如烦躁、谵妄等,口服奋乃静治疗,一般3天内可恢复。良好的麻醉和体外循环技术是避免脑部并发症的关键。

5.疗效

(1)早期疗效

1)手术死亡率:目前在西方发达国家,CABG死亡率降到2%以下。近期住院死亡率不仅受到病例选择、医院条件、手术时间、手术技术的影响,而且与高龄、女性、既往CABG、急诊手术、左心功能不全、左主干病变、冠心病严重程度等因素有关。尽管我国患者就医和手术时间晚、病程长、病情重、血管条件差的病例多,但是如能提高手术技术,可获得同发达国家相近的疗效。

2)心绞痛缓解:CABG可有效缓解心绞痛,疗效肯定,已被全世界所公认。90%～95%的患者心绞痛完全缓解,5%～10%的患者症状明显减轻或减少用药。症状缓解与否的相关因素为:手术技术、是否完全血管化、冠状动脉移植血管有无再狭窄、患者病变范围以及血管远端条件。

(2)远期疗效

1)远期生存率:不同研究组的报告大致相似,1个月生存率为94%～99%,1年为95%～98%,5年为80%～94%,10年为64%～82%,15年以上为60～66%。这不仅与患者年龄、病情轻重、术后自我保护意识增强与否有关,还受患者本身血管病变以及冠状动脉移植血管是否发生再狭窄等因素的影响。手术6年后死亡率逐渐增加,患者多死于心脏原因,其他原因死亡者约占25%。近期研究表明,对于不需要急诊治疗的多支血管病变的老年患者,CABG治疗会比PCI治疗得到更长的生存期。

2)症状缓解:CABG术后,患者心绞痛症状缓解,心功能改善,生活质量提高;1年后,除年老体弱者外,大部分患者均可恢复工作能力。手术后3个月和4年是心绞痛可能复发的两个关键时期,远期心绞痛缓解率为90%左右。

3)再手术:静脉桥由于在取材过程中受到牵拉、内膜损伤等原因易造成内膜增厚,10年通畅率较动脉桥显著降低,发生再狭窄的几率显著增高,静脉桥狭窄或阻塞5%～10%发生于1年内。吻合不良、血管损伤、血流量低、病变进展都会引起血管狭窄,静脉瓣对此可能亦有影响;静脉桥长度不够或过长,导致血管扭曲、内皮损伤,引起血栓形成,这些情况都需要再手术治疗。根据不同的报告,97%的患者5年内免于再手术,90%和65%的患者分别在10年和15年内免于再手术。乳内动脉的使用使再手术率有所下降,但年轻患者再手术率增加。再手术危险性是第1次手术的2倍,冠状动脉左主干受累、三支以上血管狭窄和左心室功能不全是最重要的危险因素。

4)再梗死:除了发生围术期心肌梗死外,有学者报告96%的患者术后5年和64%的患者术后10年不会发生再梗死。

5)左心室功能:65%的患者术后左心室功能明显改善,缺血心肌得到血液供应,顿抑和冬眠心肌功能恢复,节段心肌收缩能力增强,左心室舒张功能在手术后改善更快。1年后,这些疗效会更明显。但是如果再血管化不完全或吻合口不通畅,将会影响心功能恢复。

三、展望

人工智能技术、非体外循环下多支血管旁路移植术以及不开胸的 CPB 技术的不断发展使得人们开始尝试远程 CABG 技术。一项研究比较了 PCI 和小切口 OPCABG 治疗左前降支近段病变患者的疗效,结果显示了这种微创杂交技术的优势。智能 CABG 的最终目标是在不切除胸骨甚至是小切口开胸条件下运用不停跳技术实现多支血管的血运重建。这种手术要求移植血管的分离和准备,靶血管的准备、控制,以及吻合均由术者在控制单元内远程操作。在欧洲虽然已成功地用这种方法实现了两支血管的旁路移植,但仍存在着很多局限。要真正实现可视智能多支血管的 CABG,需要发展更方便的吻合装置、综合的实时影像系统和指导控制系统。

(宋立忠)

第十一节　经皮冠状动脉介入治疗

一、历史

首例经皮冠状动脉腔内成形术(PTCA)于 1977 年 9 月 16 日在苏黎世由瑞典心脏病专家 Andreas Gruentzig 完成,此事件在心血管介入治疗发展史上具有里程碑意义。在这之前,Gruentzig 进行了多年的开创性的工作,发展了适用于冠状动脉内扩张的聚氯乙烯球囊,先后将其应用于动物实验、尸体标本,并最终应用于人体。

人类首例血管成形术施行于外周血管(使用的是微型球囊),随后在冠状动脉旁路移植术中对冠状动脉也进行了血管成形术。但是 Gruentzig 所获得的工作成就应该感激 Charles Dotter 和 Melvin Judkins 在 19 世纪 60 年代中期所做的工作,他们报道了使用更大的同轴鞘管对下肢动脉患有静息痛的患者成功进行血管扩张术。然而,Gruentzig 认识到,作用于血管壁的径向力相对于纵向来说为球囊成形术中扩张狭窄部位提供了更好的机械手段。事实上,真正的现代心血管介入诊疗术由此诞生了。

(一)首例 PTCA

患者是 38 岁的保险推销员,主诉为劳力性心绞痛,冠状动脉造影检查提示左冠状动脉前降支严重病变。球囊导管沿着病变部位推进,并无不良事件发生,之后扩张 2 次以减轻跨病变部位的压力阶差。让所有人惊喜的是,这一过程圆满成功并提供了优质的造影结果,而且患者并没有出现胸痛,心电图未出现 ST 改变或者心律失常。

(二)随后的发展

在首例 PTCA 完成后的 30 年间,技术的进步使得心血管介入领域取得了很大的发展:PTCA 演变为 PCI(经皮冠状动脉介入治疗),包括球囊扩张,冠状动脉内支架置入术,辅助治疗和影像技术,本章节将对上述内容做进一步的介绍。

　　冠状动脉内支架置入术,可以防止血管突然闭塞,特别是支撑球囊扩张后引发的冠状动脉夹层,整个实践过程已经发生了革命性的变化,同时操作过程的安全性也得到了加强。这一设备的普及应用(当今时代对于 PCI 的应用将近 100%)能减少紧急的外科冠状动脉旁路移植术,而且手术过程的死亡率<1%。

二、PCI 适应证

　　PCI 通常适用于缓解心绞痛症状,到目前为止,并无研究对 PCI 的预后情况进行明确的阐述(针对于多支血管病变和左主干病变所施行的冠状动脉旁路移植术相比较)。

　　1.Gruentzig 制定的血管成形术的最初入选标准要求患者符合以下情况。

　　(1)稳定型心绞痛。

　　(2)有功能试验依据的缺血。

　　(3)单支血管病变(近端、非闭塞、非钙化病变)。

　　(4)除外急诊冠状动脉旁路移植术外,也没有以下情况:恶性肿瘤、严重的左心室功能不全和肺部疾病等。

　　尽管按照当今的标准来看,以上这些标准可能显得很保守,然而毫无质疑的是这些患者不仅仅非常适合于 PCI,而且将会获得满意的结果,其并发症发生的风险也较低。

　　2.介入技术的进展会引发损伤,而且在处理亚组患者时的复杂性会增加,具体包括如下内容。

　　(1)“不稳定”的患者

　　①急性心肌梗死的急诊 PCI。

　　②急性冠状动脉综合征的 PCI。

　　③心源性休克的 PCI。

　　(2)多支血管病变。

　　(3)分叉病变。

　　(4)左主干开口病变。

　　(5)静脉桥病变。

　　(6)视为不适用于冠状动脉旁路移植术者。

　　3.行 PCI 建议:所有行 PCI 术的患者应该具备以下条件。

　　(1)内科保守治疗后仍存在的与心肌缺血相一致的症状(胸痛,呼吸困难)。

　　(2)心肌缺血的证据,如急性的心电图改变的表现或者影像资料显示阳性结果。

　　(3)合适的冠状动脉解剖。

　　(4)手术操作过程的知情同意。

三、病变成像

对于任何成功完成的 PCI 手术过程来说,靶病变的充分成像很重要。术前需仔细观察冠状动脉的解剖,术后评估最后的效果。病变部位的血管造影图像分析是必要的,但是辅助技术(如血管内超声,压力导丝)的使用越来越多,它们可以进一步提供解剖和功能方面的信息,尤其是当狭窄的严重程度存在质疑时。

1.诊断性血管造影检查与经皮冠状动脉支架置入术。

2.诊断性冠状动脉造影

(1)显示冠状动脉病变范围及严重程度。

(2)给治疗提供策略,根据病变决定行内科介入、外科手术或者内科保守治疗。

相比之下,在行 PCI 治疗时,必须关注血管造影所获得的信息,更多地重视冠状动脉解剖不连续部分(靶病变),同时应该确定以下信息:①病变长度;②病变任意侧的正常血管参考直径;③提示操作过程复杂性的特征,包括侧支近端,血管弯曲以及钙化或者管腔内血栓形成。

3.放射线照像的体位:靶病变成像应该注意以下内容。

(1)至少进行两次放射线投影,以右侧体位为优(直角)。

(2)避免其他冠状动脉血管的重叠。

(3)尽量减少透视时间(如果 X 线投射未达到 90°的话,病变就显得较短,较严重)。

(4)有时,由于靶病变所处的位置,需要采用单独的体位以便对病变的近端和远端范围进行充分显影。

①操作者应该了解对患者以及她/他(本人)所使用的放射剂量,对于延长的手术操作过程,应该变换放射线照射的视角,以减少对患者造成放射性灼伤的可能性。许多新的成像系统包括皮肤放射剂量测定器,当接受的暴露射线超量时,会做出指示。

②PCI 的合适体位因人而异,并且依据操作者的喜好。

四、病变分型

目前,临床上用来描述病变复杂程度,预测 PCI 成功和手术并发症可能性的病变分级系统是多样的。现应用最广泛的是美国心脏病学院/美国心脏协会(ACC/AHA)分型系统,最初制定于 1988 年,修订于 1990 年。

(一)美国心脏病学院/美国心脏协会分型

1.这一系统评估了病变的 11 种特征,将病变分为 3 型(A,B,C)。

2.1990 年的修订版依据具备的"B"型特征的数目将 B 型病变分为 2 个亚组:B1(含 1 个特征)或者 B2(含 2 个及其以上特征)。

3.需要强调的是这一系统制定并生效于经皮冠状动脉腔内成形术和普通的只仅球囊血管成形术时代,尽管它在当代使用广泛,但自从支架置入开展以来,逐渐更新的分级系统在评估手术成功率与预后方面更加准确。

4.现有的证据表明：手术成功率在 A 型病变为 99%，B 型病变为 92%，C 型病变为 90%（普通的只仅球囊血管成形术时代对各型病变成功率初始的估计分别为＞85%，60%～85%，＜60%）。引起手术失败的多因素包括：慢性完全闭塞性病变(CTO)，无保护左主干病变，长病变，明显的血栓形成。

5.主要心血管不良事件的风险通常很低：在 A 型病变＜1%，B 型病变 2%～5%，C 型病变5%～7%。

（二）心血管造影及介入协会分型

1.此分型由心血管造影及介入协会(SCAI)出版于 2000 年，较美国心脏病学院/美国心脏协会(ACC/AHA)分型简化，并且提出的手术预后和并发症之间的关联性更可靠。

2.SCAI 分型根据 ACC/AHA 分型中的 C 型病变标准和把血管开通情况进行病变的分型。

3.现有的证据表明在 I 型至 IV 型病变手术成功率波动于 80.2%～98.3%，并发症的发生率在 I 型病变将近 2.3%，而在 IV 型病变超过 10%。

五、指引导管

（一）简介

尽管诊断用冠状动脉造影导管在许多方面都类似，但是用于 PCI 的指引导管在功能和设计上是不同的。

1.诊断用导管为注入造影剂使血管显影而设计。

2.指引导管需要为球囊、扩张导管等相对较大和较硬的器械支撑一个通道，使之能够通过一些高度阻塞性病变，而不被钙化部位扭曲、折角或硬折。

（二）技术改良

早期的导管都是大口径(10F 或 11F)，而且很少根据扭矩和形状记忆性能设计，这些原因使得多层结合指引导管得到发展，具体包括如下内容。

1.聚亚氨酯外涂层保持导管不变形。

2.中间编织网层加固导管。

3.聚四氟乙烯内涂层减少摩擦力。

4.柔软导管头预防医源性冠状动脉夹层。

5.管壁厚度的减少，其意味着 6F 指引导管内径可增加至 0.71mm，大概可以同时容纳两个球囊或扩张导管。

6.常规使用小口径导管(常规使用 6F 指引导管已司空见惯，但 5F 指引导管，特别是做桡动脉路径的并不多见)可以提高操作技巧并减少导管进入部位的并发症。

7.许多诊断用导管可用于指引导管。

8.一些导管形状专为 PCI 设计，使之可以进一步增强支撑力，提高导管的稳定性(如EBU/XB)。

（三）指引导管的选择

选择一个合适的指引导管是非常重要的，差的、不合适导管可以使一个简单的 PCI 变得困难，相反，好的、合适的导管可以使复杂的过程简单容易。指引导管的选择应该基于支撑力度，而支撑力度也同时取决于导管正确的形状和合适的口径。

1.指引导管支撑力

（1）指引导管的支撑或支持力指的是放置好的指引导管保持其位置不动，同时为导丝、球囊或扩张导管在冠状动脉内定位提供支撑的能力。

（2）当冠状动脉解剖结构纤曲和（或）有钙化时，对指引导管支撑力要求更高。当把器械向前送时，向后的摩擦力很容易使指引导管从冠状动脉口脱出，这会使血管解剖结构不易显示，并且导致所有 PCI 器械从目标血管向后脱出。

2.导管形状

（1）做 PCI 和做冠状动脉造影用的导管形状大同小异。然而，在需要更多支撑力的地方，一些导管的形状有独特的优点，通常是通过支撑在升主动脉的相对侧壁实现的。

（2）术者对于特殊形状的导管会逐渐有自己的个人偏好。

3.导管口径/大小　　总体来说，大口径导管（8F＞7F＞6F）可以为 PCI 提供更强支撑力。进行 PCI 方案的制订和潜在风险的估计都需要一个大口径导管。而像旋切、复杂和双支架置入等技术则可以使术者在 PCI 术中避免更换指引导管的麻烦。

六、血管成形术指引导丝

放置好指引导管后，导丝必须被放置在冠状动脉远端，使球囊、支架和其他介入器械能够到达靶病变部位。

（一）指引导丝结构

大多数血管成形术导丝直径为 0.014 英寸，多层的结构。

1.轴心成分（通常为不锈钢、合金钢或镍钛合金）：从尾端到头端为渐细锥形，并由不同成分构成，可使整个导丝分为不同硬度。

2.末端弹簧圈部分（通常由 30mm 长，不透光材料制成，如铂/铱合金）：十分柔软灵活，可使导丝头端按要求成形。

3.涂层：绝大多数导丝有聚硅铜或四氟乙烯涂层，帮助导丝更易于前进。有些导丝为亲水聚合物涂层，当导丝接触液体时，该涂层可减少管壁摩擦，增加导丝顺滑性。

（二）指引导丝性能

导丝结构会影响以下性能。

1.推送力　　导丝在冠状动脉内传递向前运动的能力。

2.扭力　　传递导丝旋转运动的能力。

3.支撑力　　可使球囊导管通过而不弯曲/扭折导丝的机械力。

4.柔韧性　　导丝抵抗弯曲而保持其形状的能力。

5.可视度　并不是所有的导丝都不透 X 线,因此有些导丝在 X 线透视屏幕中很难显示。一些轴心部分延长(核心到尖端设计)的导丝硬度会更大,从而加强其推送力、扭力和支撑力。相反,那些锥形管更长,而轴心没有到达尖端的导丝[末端部分称为"塑形带"]会比较软,所以推送力和支撑力会减小,但灵活性更好,也因此更不易损伤血管。

(三)指引导丝的选择

每个制造商都会生产一系列可用于不同情况下的导丝,而术者根据实际情况会逐渐有个人习惯使用的导丝。

1.常用导丝　大多数术者会在处理绝大多数病变时,一般会选择常用导丝,因为此类导丝的末端的硬度、支撑力和柔软度比较均衡。

2.硬导丝　对纡曲、钙化的冠状动脉解剖结构提供更多的支撑力。

3.软导丝　在血管易受到损伤时用处较大(如穿过一个分叉病变时)。

4.涂层导丝　亲水涂层可减小摩擦,从而帮助导丝穿过闭塞靶血管。

(四)准备和放置指引导丝

1.导引导丝的头端应根据靶血管和需要穿过病变部位的弯曲角度塑形。

(1)塑形后,导丝即沿着指引导管进入冠状动脉,导丝在持续 X 线透视下进入靶血管,确保其不进入边支、不被闭塞病变扭曲。

(2)导丝应随头端的不断运动(反复小幅度的转动导丝杆)而慢慢前进,以保证头端不会嵌入病变部位或血管壁从而造成医源性夹层。

(3)一些术者发现用旋转器(一种小塑料手柄)帮助导丝旋转很有用。

(4)一些导丝有已定好形的头端,如我们所知的"J 形头端",这种导丝在使用前不需要再塑形。

2.指引导丝的最优放置:导引导丝应尽可能的放到靶血管的末端,因为大多数导丝有不同的硬度,这样做可以在通过球囊、支架导管时在病变处提供额外支撑力。同时减少通过病变部位时导丝后退移位,从而不得不让导丝再次穿过病变的概率。当亲水涂层导丝过于接近冠状动脉末端时,要注意避免血管穿孔。

七、血管成形术球囊

像 PCI 用的其他器械一样,如今使用的球囊导管不再像 Gruentzig 时代那么笨重和功能有限。

1.球囊导管结构　球囊导管在 PCI 器械中举足轻重,主要用于在导丝引导下,运送其本身的核心成分(球囊)到达靶病变。球囊导管包括如下结构。

(1)短外径中心腔,与供压设备连接。

(2)单轨部分。

(3)有不透光标记的球囊,在 X 线下可见。

(4)倒棱锥形设计,防止损伤血管。

2.快速交换型球囊与整体交换型球囊

（1）快速交换型球囊导管：几乎所有的球囊导管常规都选用快速交换型（monorail）球囊技术。只有在短的单轨部分，导丝才穿过球囊导管，这样可以使术者更方便地更换球囊和支架导管，而不用麻烦地用长导丝整体交换。

（2）整体交换型（OTW）球囊导管：导丝穿过整个球囊导管长度，要更换球囊或支架需要通过整个导管的交换长度。这种球囊现在通常只在 CTO 病变时做 PCI 才使用。

3.球囊顺应性　球囊通常由聚乙烯聚合物制成，其特性主要取决于制作材料，具体分为以下几种。

（1）顺应性：随压力增大球囊扩张，是用于预扩张病变部位的标准类型。高压力下其扩张度不可预测。

（2）非顺应性：到达预定直径后随压力增大球囊几乎不扩张，用于后扩张定位好的支架。

（3）半顺应性：其顺应性可控，相对于顺应性球囊，它在高压力下的扩张度可以预测。

4.球囊扩张　扩张设备通过中心腔输送压力，使球囊扩张。随压力增大，球囊的外径也会增大，其扩张度由球囊顺应性决定。以下两种级别的压力应注意。

（1）命名压：使球囊扩张至标签标识直径的压力。例如：一个标识 2.5mm 直径的球囊在给予正常压力后，其外径应该达到 2.5mm。

（2）爆破压：超过球囊承受力的压力，可能引起球囊破裂，甚至血管破裂。

5.球囊大小　球囊的大小和长度多种多样，其具体型号的选择应根据病变特点而定。在支架置入前估计靶病变的最大直径并扩张是很重要的，放入支架后再想撑开一个严重狭窄病变是很困难的。

（1）球囊直径：应不大于靶病变血管直径。过大直径的球囊会导致血管夹层或破裂，而过小则不能够撑开病变。

（2）球囊长度：应适应靶病变长度。如果球囊太短，其扩张时会发生"瓜子现象"（在病变处来回移动），如太长，则易损伤邻近病变部位的血管壁。

6.切割球囊导管血管成形术　切割球囊导管的外表面纵向附着一个或多个刀片，球囊扩张时，刀片会切割钙化病变，使其顺利扩张。刀片比手术刀更锋利，所以容易造成穿孔，如果撤出前没有彻底缩小，还可能损伤冠状动脉血管。

八、冠状动脉内支架

1.支架历史　冠状动脉内支架最初是用来避免由血管成形术所致的靶病变夹层引起的血管急性闭塞后的外科旁路移植术。虽然最初支架需要手工捏合塑形于相对现在较大的球囊导管上，但其非常有效，并且相对只仅球囊扩张（POBA）可以减少再狭窄率。

2.支架结构和特点　自从第一种 Palmaz-Schatz 支架出现之后，支架设计迅速发展，最初的支架模型多为闭环设计。

支架设计比较复杂，随着技术的不断发展，设计目标都是改善支架的物理特性，包括：可控性、输送性、弹性回缩性、柔顺性、径向支撑力、可视性等。暂时还没有各方面均足够理想的设计,最重的特性取决于支架的材料和设计。

(1)支架材料:一般的支架材料都是 316L 不锈钢,现多用钴铬合金、钴镍合金或其他金属。目前正在进行类金属和带涂层的可吸收支架的研究。

(2)支架设计:支架设计分为三种结构设计。

①管状闭环型:由不锈钢小管激光切割成形,并压至球囊上。典型的闭环设计,金属覆盖病变比例较高,支撑力好,但是柔顺性差。

②开环连接型:由反复的设计单元激光切割,骨架经焊接连接,开环设计。金属覆盖比例小,尤其是焊接处,有很好的柔顺性,对分叉病变有益。

③缠绕型:由 2 条金属线圈全程缠绕而成,可以最大限度减少金属覆盖,保持柔顺同时有很好的支撑力。

3.支架输送　支架预先安装于单轨球囊上,便于快速交换,球囊扩张直径长度决定支架大小。虽然自膨胀支架在外周血管介入治疗应用广泛,但由于较高的再狭窄率,其逐渐被取代。

4.支架应用　随着可充分选择的大量支架广泛应用,患者死亡、心肌梗死和急诊旁路移植比例逐渐降低。与 POBA 比较的亚组分析显示支架可以显著降低再狭窄率。

5.支架厚度　经随机试验证实,支架厚度是裸支架再狭窄的重要决定因素,支架越薄再狭窄率越低。

九、支架内再狭窄

支架内再狭窄为现代 PCI 的难题。

1.定义　在成功支架置入术后的部位出现再次狭窄。

2.病理生理学　包括 3 个不同的过程。①即刻效应:弹性回缩。②数周至数月后:炎症、内膜增生。③数月至数年:负性重构。

(1)冠状动脉内支架置入后弹性回缩及负性重构发生明显减少。但仍存在导致内膜增生的炎症级联反应,支架骨架间可以发生内膜增生使支架置入处血管发生再次狭窄。

(2)炎症与内皮增生

①球囊扩张与支架置入引起的血管损伤可以导致血小板活化。局部形成血栓,细胞因子和生长因子诱导中性粒细胞、单核细胞、淋巴细胞聚集。

②活化的白细胞和血小板产生的炎症因子刺激平滑肌细胞增殖,导致内膜增生,血管再狭窄。

(3)由于 PCI 过程中的损伤时间、范围不同,这一过程持续的时间和范围也因人而异。

3.流行病学

(1)球囊成形术时代再狭窄发生较常见,PCI 术后 6 个月发生率为 30%~60%,裸支架(BMS)出现后再狭窄率降至 10%~15%。

(2)支架再狭窄多发生在长病变、小血管病变、复杂病变、合并糖尿病和肾功能不全者。

(3)血管造影发现的再狭窄要高于有临床症状的再狭窄。有临床症状的再狭窄率在 10%左右。

（4）血管造影发现的再狭窄是否作为临床试验的终点还存在争议。尤其是造影随访时发现支架内再狭窄而患者并没有症状,但导致再血管化比例增加。

4.预防

（1）PCI 技术规范化,包括支架型号选择,适当地释放压力及完全覆盖病变非常重要。

（2）应用血管内超声指导支架扩张可以降低再狭窄。

（3）合理的药物治疗也可以预防支架内再狭窄。

5.治疗

（1）应用切割球囊可能影响球囊血管成形术内皮反应。

（2）冠状动脉内照射治疗曾用来替代置入药物洗脱支架（DES）。

（3）血管内超声在指导支架内再狭窄治疗时,对评估原支架扩张情况和决定新支架置入策略有重要地位。

（4）严重弥漫病变反复出现再狭窄是 CABG 的指征。

十、药物洗脱支架

1.历史　随着支架的应用消除了弹性回缩及负性重构的即刻效应,人们开始研究如何防止内皮增生引起的再狭窄。新生内皮细胞内的平滑肌细胞迅速增生与恶性肿瘤细胞的相似性使人们对抗肿瘤和免疫调节剂产生兴趣。

2.药物载体

（1）为了有目的性降低内皮增生,限制潜在的系统毒性,支架是承载药物的理想载体。

（2）一般应用生物相容性的涂层与药物混合后涂在支架表面。这种涂层还要能够使药物逐渐洗脱,确保其在内皮增生高峰相应释放。

3.抗增生介质　人们研究了多种介质,但可应用于药物洗脱支架并在临床上有效的介质只有几种。目前药物洗脱支架载药为细胞毒性药物（紫杉醇）或细胞抑制药（西罗莫司或其衍生物）可以杀死增殖细胞或抑制细胞复制。

（1）紫杉醇:从一种太平洋红杉树皮中提取,可以稳定微管系统,有潜在的细胞毒性效应。

在评估紫杉醇洗脱支架（PES）安全性、有效性方面开展了大量研究。紫杉醇洗脱支架可显著降低主要不良心血管事件（MACE）,尤其是降低再狭窄率后降低了靶病变血运重建（TLR）需要。

（2）西罗莫司:又名雷帕霉素,广泛用于肾移植或其他器官移植术后抗排斥反应。后发现其有抗有丝分裂能力。

一些积累的临床试验证实其在减少主要不良心血管事件和靶病变血供重建方面有相似的安全性和有效性。

（3）西罗莫司衍生物:最新的西罗莫司衍生物佐它莫司、依维莫司成功应用于支架平台,尚在不断地积累临床证据。

4.应用指征

（1）应用于再狭窄风险高的病变。

（2）治疗再狭窄病变。

（3）美国国家临床卓越研究所（NICE）建议管腔直径＜3mm 和（或）病变长度＞15mm 者使用药物洗脱支架。

5.相应问题

（1）费用较高。

（2）安全性、有效性数据相对时间较短。

（3）不同药物洗脱支架联合使用效果不确定。

（4）可能出现支架血栓危害。

6.不同药物洗脱支架之间的区别　　哪种支架更有优势仍存在争议，临床医师也需要评估这种优势。

大量的关于紫杉醇洗脱支架（PES）与西罗莫司洗脱支架（SES）的证据（包括随机研究及注册研究）表明两种药物支架均能减少靶病变血供重建（＜10％）和主要不良心血管事件。虽然没有显著减少靶病变血供重建（＜10％）和主要不良心血管事件并且真实世界中有更复杂的病变，两者的效果接近。

虽然目前为止西罗莫司洗脱支架和紫杉醇洗脱支架相比临床终点无显著差异，通过冠状动脉造影或血管内超声（IVUS）评估的再狭窄方面两者还是有区别的。

另外一种评估药物洗脱支架（DES）有效性的方法是晚期管腔丢失（LLL），一般在随访造影结果后期处理测得。在与裸支架比较的研究中，LLL 可以预测与临床事件相关的造影再狭窄与临床再狭窄。随机临床研究表明，一般西罗莫司洗脱支架相对紫杉醇洗脱支架的晚期管腔丢失优势尚不能反映出临床事件的差异。

十一、支架内血栓

1.定义　　冠状动脉内置入支架后支架内形成血栓。

2.病理生理学　　目前尚无单一明确的病理生理学机制，为多种因素共同作用。

最近关于药物涂层支架置入后极晚期血栓的发生的关注越来越多，有时即使患者长期持续双联抗血小板治疗仍然会出现支架内血栓。对此的解释是为了预防支架内再狭窄而置入药物涂层支架，此类药物也因此阻断了血管的再内皮化，而血管的再内皮化是预防支架内固有血栓的机制。

目前，正在进行的大规模药物洗脱支架的长期随访研究或许会给我们提供更多信息。

导致支架内血栓的因素主要有如下几种。

（1）间断停用双联抗血小板药物或者单独使用氯吡格雷。

（2）支架贴壁不良或者支架过小。

（3）在复杂病变（包括分叉病变）中置入药物涂层支架。

（4）急性心肌梗死的 PCI 治疗。

（5）糖尿病。

（6）肾功能不全。

3.流行病学

(1)支架内血栓不常发生但却是致命的。

(2)支架内血栓不只发生在药物涂层支架,金属裸支架也时有发生。

(3)支架内血栓的发病率很难估计,原因是不统一的定义以及有限的随访研究。

(4)2006年ARC组织在爱尔兰首都都柏林开会时对支架内血栓做出了统一的定义。

(5)新近的研究表明,当在非复杂病变中置入支架后,金属裸支架4年内血栓的发病率<1%,而药物涂层支架在同一时期的发生率接近1.2%~1.3%。

4.预防

(1)重点放在PCI技术操作上,包括正确的支架直径选择和必要的后扩张以及血管内超声的应用,以避免支架贴壁不良。

(2)双联抗血小板治疗是必须的。

(3)目前对于行择期或急诊的患者,停用抗血小板药物以使用肝素或者低分子肝素替代治疗尚无明确证据。

十二、PCI过程

1.患者的选择与准备

(1)做好术前患者的选择与准备可以避免PCI过程中出现的大多数问题。

(2)术前准备包括仔细回顾病史、造影特征、是否需要特殊器械及术前药物治疗。

2.知情同意

(1)术前要评估患者PCI成功率及相关风险。

(2)患者应该被告知手术相关并发症及风险,具体风险如下。

①血管并发症(出血、假性动脉瘤)3%~5%。

②脑卒中0.1%。

③急性心肌梗死(Q波型和非Q波型)0.5%~1.0%。

④急诊旁路移植0.2%。

⑤死亡0.5%~0.8%。

(3)造影剂过敏反应及肾衰竭的发生因患者而异。

(4)风险评估要根据每位患者的个人情况,尽管目前有多个风险评估系统,但没有哪一个适合所有患者。

3.到达病变部位

(1)沿着动脉入路,选择合适的指引导管,就可以进入升主动脉。

(2)受过专业训练的人都深有体会,PCI的指引导管和造影导管使用起来不太一样,造影导管相对较细及支撑力小。

(3)PCI时,指引导管同轴很重要。

4.病变的准备

(1)对于大多数病变来说,除了球囊预扩张之外没有什么可准备的,有时术者甚至把这步也省略而直接释放支架。

（2）病变准备的目的是确保支架球囊顺利到达靶病变而不引起并发症，当支架释放时，支架球囊会高压膨胀。病变准备对于钙化及血栓负荷较重的病变尤为重要。

（3）根据病变的性质，可以使用其他一些技术与器械，包括旋磨（切）术、切割球囊成形术、使用远端保护装置、血栓抽吸装置以及血管内超声及压力导丝辅助操作。

5.支架释放

（1）准确的支架定位是关键：球囊导管上面的标记表示支架的两端。

（2）支架释放时压力不应该小于其命名压，应该以足够的压力释放支架使得整个支架完全膨胀。通常支架释放的瞬间术者会留下图像备用。

（3）如果支架未完全膨胀，使用半顺应性或者非顺应性球囊扩张是必要的。一般来说，单独使用支架球囊高压扩张不但很难达到预期效果，而且球囊末端可能会缠绕在支架网眼上，引起邻近正常血管及靶血管损伤。

6.最终结果

（1）最终结果应该等指引导丝撤离冠状动脉口后至少两个体位造影来判定，以防血管纤曲及"假像"。

（2）PCI成功一般以冠状动脉造影的最终管腔直径狭窄率＜20％为标准。

十三、血管内超声

1.原理　血管内超声成像技术是通过超声波在血管内所反馈的信息，而形成的血管管腔与管壁的图像。血管内超声导管使电子通过压电晶体产生高频（40MHz）的超声波。血管内超声（IVUS）的空间分辨率：轴向 $80 \sim 100 \mu m$，侧向 $200 \sim 250 \mu m$。成像与组织结构的密度相关。

（1）低密度表现为黑色。

（2）高密度表现为白色或灰色。

（3）极高密度则表现为亮白色，有时伴有黑色声影。

2.设备

（1）血管内超声的导管与球囊导管类似，有一个短的单轨部分，它经过导丝进入动脉血管。

（2）造影前后应使用硝酸甘油，以减少血管痉挛。

（3）通过自动回撤系统成像（25mm/s），在结束后存储在硬盘上。

（4）通过电脑辅助测量评价血管和管腔面积、病变的长度和血管直径。

3.适用指征

（1）解剖学上很难判定血管狭窄程度，若平均管腔面积＜4mm²（左主干除外），则认为心外膜血管狭窄，可致局部缺血。

（2）可以辅助评估不明确的解剖结构：如动脉瘤，充盈缺损，分叉病变，重度钙化的血管，以及一些模糊的病变。

（3）可精确评估支架内再狭窄。

(4)它可以测量血管情况(管腔直径,病变范围)。

(5)应用于复杂 PCI 治疗,如左主干、分叉病变,以及支架内狭窄。

4.伪影

(1)血液光斑,超声由缓慢流动的血液反射,可能导致血液光斑的形成,冲洗导管可能能改善。

(2)导丝伪影:金属导丝导致声影。

(3)运动伪影:由于传感器旋转与血管扭曲,以及导管在冠状动脉内随心动周期轴向运动。

5.并发症

(1)血管痉挛:发生率<3%;冠状动脉内注入硝酸甘油常可缓解。

(2)主要并发症:很少见(<0.3%),包括夹层、血管内血栓形成和支架骨架嵌顿导管。

6.应用

(1)血管内超声图像较单纯冠状动脉造影能提供更多的病变信息,血管内超声指导的 PCI 被证实能够改善预后。

(2)操作时间延长、经费及操作培训限制其应用。

(3)推荐应用:解剖关系不明了,支架内狭窄和 LM 病变。

7.影像学发展

(1)随着血管内超声技术发展,分辨率增高,不仅根据组织之间的密度差异成像,现在更可以通过不同的颜色进行区分。

(2)光学层析成像技术(OCT)利用近红外线代替超声,这样可以提高空间分辨率,但为得到精确的血管成像需要无血液环境(盐水灌注血管)。

(3)弹力图和搏动图成像,通过超声和接触评价血管壁的弹性及机械特性。

十四、压力导丝

1.原理

(1)血流储备分数(FFR)是通过测量冠状动脉狭窄最大血流量时的压力计算出的。

(2)FFR 是在狭窄病变的最大血流与无病变部位的最大血流之比。

(3)FFR 可提供有关狭窄的重要生理学信息,排除观察者的偏倚和血管造影的不确定性。

2.设备

(1)压力导丝是一种远端尖端带有压力传感器的冠状动脉导丝。

(2)随着管径变化,导丝头端与导管口部压力随之变化。

(3)FFR 是当经静脉注射或冠状动脉内弹丸注射腺苷后在最大血流量下测得的远端与近端压力比值。

(4)当血管有多处病变时,导丝应缓慢拉出,而且测量需要个体化。

3.指征

(1)对临界病变与模糊不确定病变进行生理学评估,当 FFR<0.75 时,提示这种病变血流

受限。

(2)对单支血管的多处狭窄进行评估。

(3)评价多支血管病变中相对哪处病变更重要。

4.并发症

(1)腺苷可引起面部潮红,胸部紧缩感。哮喘或服用双嘧达莫的患者禁用。

(2)压力导丝自身很少会引起冠状动脉夹层。

5.临床应用

(1)FFR 测量可以指导 PCI 与延迟 PCI,当 FFR>0.75,延迟 PCI 会有更好的临床结果。

(2)确定多支病变的靶病变,仅对 FFR<0.75 的狭窄进行 PCI,已经被证实可以减少冠状动脉旁路移植术(CABG)的需要,而不会影响患者的预后。

十五、抗血小板与抗凝血治疗

PCI 是一个血栓产生的过程,主要因为以下几种原因。

①球囊扩张使内膜撕裂,暴露出趋化血栓形成的斑块脂质核,暴露出组织因子,释放出血管假性血友病因子(vWF)等,均可使血小板活化。

②血管成形术器械在动脉循环操作中可能导致血栓附着。

③如果抗凝不充分,支架在冠状动脉内释放后可能因血栓形成而堵塞。

④可能需要针对血栓形成及凝血的不同级联反应联合应用不同的药物。

1.阿司匹林

(1)阿司匹林从第一次血管球囊成形术后就被广泛运用,用以减少术后心肌梗死(MI)的发生率。

(2)药理学:环加氧酶抑制药。

(3)剂量:负荷量 300mg,而后 75mg,1/d;现在没有明确的证据支持更大剂量有效。

2.氯吡格雷

(1)不论是否进行 PCI 治疗,氯吡格雷会改善急性冠状动脉综合征的预后。其与阿司匹林的联合使用的双重抗血小板治疗,在 PCI 术后的治疗中是安全可行的。

(2)药理学:血小板 ADP 受体拮抗药。

(3)剂量:75mg/d,PCI 术前 72h 应给予负荷量 300mg,如果时间不足可以给予 600mg 负荷量。

(4)氯吡格雷治疗的持续时间仍有争议,尤其是考虑到支架内血栓形成问题。氯吡格雷置入在裸支架(BMS)后最少使用 4 周,在置入药物洗脱支架后至少使用 12 个月。目前许多中心推荐 12 个月或更长时间,尤其是复杂 PCI 术后患者。

3.肝素

(1)肝素是早期球囊血管成形术围术期标准抗凝血药,目前趋向使用低剂量来减少出血并发症,同时保障充分抗凝作用。

(2)机制:灭活凝血酶,抗 Xa 因子,抗凝血酶Ⅲ活性。

(3)剂量:根据术者要求不同。通常 70～100U/kg 于动脉给药。

(4)术者通常将凝血活化时间(ACT)控制＞250～300s。

(5)近期研究证明,低分子肝素和 Xa 因子拮抗药(磺达肝葵钠)可以减少出血并发症。

4.糖蛋白Ⅱb/Ⅲa 受体拮抗药

(1)通过抑制血小板糖蛋白Ⅱb/Ⅲa 受体阻止血小板凝集并且可能会减少血小板聚集。

(2)在非 ST 段抬高心肌梗死治疗,急性冠状动脉综合征患者 PCI 手术中,尤其是有血栓形成与合并胰岛素治疗的糖尿病治疗中,糖蛋白Ⅱb/Ⅲa 受体拮抗药(GPI)已成为治疗基础。

(3)糖蛋白Ⅱb/Ⅲa 受体拮抗药与肝素联合应用。

(4)阿昔单抗:一种单克隆抗体片段,引起非竞争性不可逆血小板阻断。根据体重给予负荷量,随后 12h 维持用药。

(5)替罗非班,依替巴肽:一种小分子 GPI,在其半衰期内可以竞争性可逆的阻止血小板聚集。

(6)出血是常见并发症,尤其是用阿昔单抗时可能需要输注血小板。

(7)研究发现口服 GPI 的效果不令人满意。

5.比伐卢定

(1)最新数据表明比伐卢定与肝素合用 GPI 相比有相似的抗凝效果,在择期或急诊 PCI 中能够减少缺血事件,同时减少出血并发症。

(2)机制:直接的凝血酶抑制药,阻止血栓形成及血小板活化。

(3)剂量:在操作过程根据千克体重给予负荷量(0.75mg/kg),随后术中维持用药[1.75mg/(kg·h)]。

(4)比伐卢定作为抗凝药通常是单一使用,但推荐与 GPI 合用。

6.普拉格雷

(1)普拉格雷是一种新的噻吩吡啶类药物,已在行冠状动脉疾病和 PCI 治疗的患者中研究。

(2)剂量:可以经口服 60mg 负荷量后,10mg/d 口服。

(3)初步研究表明与氯吡格雷相比,它能够减少更多的缺血事件同时减少出血风险。

十六、复杂 PCI 的特殊技术

在一般的 PCI 治疗中无论病变类型或分类,一些病变会带来一些特殊问题。

1.导致 PCI 术复杂化的情况

(1)手术成功但可能影响临床结果。

(2)并发症风险高。

(3)针对性治疗或需要特殊技术。

(4)长期无事件生存率预期可能较低。

2.复杂 PCI 还可能受病变因素或患者因素影响

(1)病变因素

①不同的解剖结构,包括冠状动脉异常。

②美国心脏病学院/美国心脏协会(ACC/AHA)分型 C 型病变,或心血管造影与介入治疗协会(SCAI)分型Ⅲ/Ⅳ型病变。

③血管钙化。

④血栓病变。

⑤分叉病变。

(2)患者因素

①患病情况,如急诊手术或择期手术。

②血流动力学不稳定或休克。

③合并糖尿病。

④左心室功能不全。

⑤肾功能不全。

⑥血管入路困难或合并外周血管疾病。

⑦其他明显的并发症。

十七、急性心肌梗死的 PCI 治疗

1.机制　当一例患者发生急性心肌梗死,我们的首要目的就是恢复梗死相关冠状动脉(IRA)前向血流,从而减少供血心肌总体缺血的时间。

(1)减少局部缺血的时间,意味着更少的心肌坏死,也就意味着减少心肌永久性的损伤和左心室功能异常。

(2)不论再灌注方式,开通 IRA 都意味着减少 50％的死亡率。

2.背景

(1)大多数的伴有 ST 段抬高的心肌梗死,多是由于斑块破裂,局部形成血栓引起的冠状动脉闭塞。

(2)溶栓治疗方案,已被证实可减少主要不良心血管事件,提高生存率,但这种治疗在 ST 抬高心肌梗死早期有明显获益,但随时间延迟,获益会明显下降。

(3)然而对于 12h 后,溶栓的出血危险会大于获益。

(4)早期的研究证明经皮冠状动脉腔内成形术(PTCA)能有效地开通梗死相关冠状动脉(IRA),此后的关于支架治疗的试验也证实 PCI 治疗是一种有效的方式。

3.PCI 治疗时机

(1)溶栓后心电图可能出现正常变化,但是梗死相关冠状动脉血流真正恢复的患者仅占 50％。

(2)这就要考虑是否进行急诊 PCI,通过基于导管技术的机械性开通血管。急诊 PCI 与早期(3h 内)溶栓获益相当。

(3)关于为改善 IRA 血流,使用溶栓药物或使用抗血小板、抗凝治疗患者,可以考虑易化 PCI。

（4）当经心电图证实溶栓失败后需要考虑是否行补救 PCI 治疗。

（一）急诊 PCI

1.背景　许多大规模试验和 Meta 分析已经证实,与溶栓相比,机械再灌注(急诊 PCI)可降低急性 ST 段抬高型心肌梗死的病死率。这种获益取决于"90 法则"。患者应在心肌梗死发生后 90min 内接受 PCI 治疗。介入中心的梗死相关冠状动脉的开通率应在 90% 以上。这严格限制了急诊 PCI 的中心,其应达到网络将患者直接分流到指定心脏中心,该中心可每天 24h,每周 7d 进行急诊 PCI,并具有有经验的介入中心团队。如果延误时机,则考虑溶栓治疗。当有溶栓禁忌时,也应考虑行急诊 PCI。此时出血风险,特别是卒中风险很高。

2.急诊 PCI 的技术方面

（1）二次转移（转院）

①尽量避免（延误再灌注的时间）。

②患者应直接转移至 PCI 中心,避免进一步延迟再灌注时间(最好是直接到达导管室)。

（2）知情同意

①如果患者死亡或接受阿片类镇痛药可能会出问题。

②任何行为都应使患者利益最大化和(或)取得代理人的同意。

（3）抗凝/抗血小板治疗

①每一例患者都应尽早实施。

②应包括阿司匹林 300mg,氯吡格雷 300～600mg,并通常给予肝素静脉推注和血小板糖蛋白受体拮抗药。

（4）单支和多支血管急诊 PCI

①手术应只处理罪犯血管。

②非靶血管 PCI 应择期处理,若有心源性休克则应立即处理。

（5）预防心源性休克

①所有可能的靶血管应给予再血管化处理,以改善心肌的灌注和功能。

②应用主动脉内球囊反搏术以维持血流动力学稳定。

（6）防止血栓

①尽管予足够的抗血小板/抗凝血治疗,血栓仍可常见。

②血栓末梢栓塞的风险。

③无复流现象的风险。

④应用末梢保护或血栓切除术装置并无随机试验的证据显示可改善预后。

（二）易化 PCI

1.早期药物治疗及后续急诊 PCI 的治疗策略是急性心肌梗死患者的最佳选择。

2.然而,单独或联合应用溶栓剂及糖蛋白受体拮抗药的试验未证实明显获益,并且一些试验证实其可增加主要不良心血管事件发生率。易化 PCI 成为一种常规手段之前尚需更多临床实验数据。

（三）补救 PCI

对于溶栓治疗失败的患者应接受补救 PCI。REACT 研究证实心电图变化提示溶栓失败的患者行补救 PCI 有明显获益。

满足下述条件的患者应行补救 PCI。

1.溶栓后 90min 相应导联 ST 段回落<50%。

2.适合行 PCI。

3.可快速转运至心导管室。

十八、多支血管 PCI

1.背景　尽管 Gruentzig 最初认为 PCI 应仅被用于处理单支血管病变,但影像学、设备、操作技术的进步提高了治疗的安全性,使多部位多支血管病变在一次或分次手术中完成成为可能。

2.完全再血管化治疗

(1)受累区域的完全再血管化治疗可以改善生存率,因此,传统意义上认为旁路移植手术是多支血管病变再血管化治疗的金标准。

(2)真实世界注册(认为是一项随机试验)资料显示,仅有 30%～70% 的患者接受 PCI 这种解剖完全再血管化治疗。

(3)用压力导丝测量血流储备分数,指导 PCI 行功能再血管化治疗显示有益,但仍需随机试验数据的支持。

3.PCI 与旁路移植手术比较

(1)早期球囊血管成形术对比旁路移植手术(BARI,EAST)证实了在死亡和心肌梗死的发生率方面具有类似结果,但接受多次介入治疗的患者不良事件发生率会有所增加。

(2)支架时代的研究显示,多次 PCI 组不良事件发生率下降(SoS,ARTS);和历史数据相比,药物洗脱支架与旁路移植手术无差异(ARTS-Ⅱ)。

(3)正在进行的随机试验(SYNTAX,FREEDOM)将解决多支血管药物洗脱支架和旁路移植手术的优劣问题。

4.多支血管 PCI 技术

(1)如果适合行旁路移植术,应向患者建议并知情同意。

(2)术者不应一次处理所有病变,特别是一支或多支慢性闭塞性病变或分叉病变等。建议行择期手术。

(3)术者可决定处理病变血管:许多术者选择首先处理最有挑战性的病变,若不成功则选择旁路移植手术,而非对患者行部分再血管化治疗。

5.并发症

(1)同一般 PCI 术并发症。

(2)多支血管狭窄的患者术中靶血管闭塞则会增加低血压或血流动力学障碍的风险。

(3)增加支架数目或应用长支架可能增加支架内再狭窄和支架血栓的风险。

6.糖尿病患者的 PCI 术

(1)糖尿病患者的再血管化治疗是一项特殊的挑战。他们发生弥漫多支小血管病变、左心室功能下降、脑血管疾病和肾损害的风险都高。

(2)回顾性研究多选择旁路移植手术行再血管化治疗,因为旁路移植手术显示可降低糖尿病患者的病死率。

下述条件应考虑优先行旁路移植手术:

①术前有较好的血糖控制(糖化血红蛋白≤7%)。

②前期给予他汀类药物降低胆固醇以减少围术期心肌坏死。

③对于已有肾功能损害的患者给予术前水化和 N-乙酰半胱氨酸,减少造影剂用量。

④对于用胰岛素治疗的糖尿病患者应给予糖蛋白受体拮抗药。

⑤对于糖尿病支架内再狭窄高危风险的患者应使用药物洗脱支架。

十九、分叉病变

1.背景

(1)PCI 手术的靶血管有 15% 属于分叉病变。

(2)分叉病变的 PCI 治疗,由于其高的围术期风险,使其成为有挑战性的一项操作。在不同的病例中可能使用不同策略。

2.分叉病变的分类　根据主支血管和分支血管病变的位置分类(Medina 分类)。

3.分支血管的保护

(1)保护分叉病变的分支血管(球囊预扩张或单纯导丝)的策略选择取决于分支血管的直径、病变范围和口部受累程度。

(2)分支血管直径<2.0mm 一般不考虑处理。

(3)处理前口部狭窄<50%很少发生分支血管闭塞。

4.分叉病变的治疗方法　治疗分叉病变的几种方法,很少有证据表明任何一个方法优于相对简单的必要时 T 支架置入术,主支血管置入支架同时球囊扩张分支血管,当血管受累时才置入其他支架。

(1)对吻挤压技术:最终同时对吻挤压,不论分支是否病变置入支架,同时在主支血管和分支血管行球囊扩张,确保支架扩张良好和分叉隆突形成。这项技术已被证实可以改善预后。

目前使用的大多数 6F 导管可容纳对吻挤压时两个球囊导管。

(2)分叉病变 PCI 技术:分叉病变技术有很多种。

(3)必要时 T 支架术:这种术式指的是主支预扩及支架置入,分支开口不干预或仅球囊扩张,当分支持续受压时才考虑置入支架。

(4)Crush 术式:当管腔直径较大的分支严重受压时考虑使用 Crush 及改良的 Crush 术式。

①两个支架分别到位,就像要做对吻扩张一样贴近,分支支架释放,分支导丝撤出。

②之后主支支架释放,挤压分支支架的尾端。

③分支重新进入导丝后进行对吻扩张。

④改良术式：反向 Crush 和"微小挤压(miniCrush)"。

(5)V 支架术

①两个支架不重叠，分别伸入主支远端及分支近端。

②改良术式：对吻支架术(支架重叠处)。

(6)裤裙式支架术

①主支先置入支架，分支进入导丝后，另一支架经导丝置入主支并伸入分支近端。

②重新进入导丝后进行充分对吻扩张，以防支架贴壁不良，因为在主支近端有双层支架。

5.药物支架在分叉病变的应用

(1)由于大量金属裸支架置入分叉病变，那么再狭窄发生率如此高就不足为奇。

(2)这种情况下置入药物洗脱支架可以减少再狭窄率，但当置入两个及两个以上药物洗脱支架会增加 5％以上的支架内血栓风险。

(3)新近的资料提示，置入西罗莫司洗脱支架后只要分支血流还算可以，通常没必要干预。

二十、左主干 PCI 相关技术

1.背景

(1)明显的累及左主干的病变一般是外科旁路移植的适应证。

(2)因为左主干血管管腔较大、血管走形相对较直，左主干病变逐渐成为 PCI 的适应证。

(3)关于金属裸支架的注册研究数据表明其置入左主干后围术期并发症较低，中期血管开通率相对较高(随访 3 年)。

(4)最近关于药物洗脱支架的研究数据提示其具有相对较高的无主要不良心血管事件生存率，但目前临床随访有限。

2.适应证

(1)紧急情况。

(2)PCI 过程中左主干夹层或其他并发症。

(3)ST 段抬高型心肌梗死急诊 PCI。

(4)择期：左主干择期 PCI 仍然有争议。

(5)有保护的左主干病变。

(6)拒绝行冠状动脉旁路移植的患者。

(7)旁路移植手术的高风险人群。

(8)临床试验以确定最佳治疗方案。

3.技术要点

(1)PCI 前应该使用血管内超声测量参考管腔直径、评估病变长度，PCI 后还可以使用其以确保支架扩张良好。

(2)对于左心室功能受损的患者可以考虑置入主动脉内球囊反搏，左心室功能正常的患者一般可以很好耐受左主干体部球囊扩张。

（3）急诊数据提示，左主干支架置入应该将支架近端贴近左主干开口，否则可能出现支架内再狭窄。

（4）处理左主干末端分叉病变可能用到分叉病变相关支架置入技术。

（5）左主干再狭窄是致命的，因此有必要 PCI 术后 3~6 个月复查造影。

4.并发症

（1）支架贴壁不良：因为低估了参考管腔直径，所选支架型号偏小导致支架内再狭窄及支架内血栓。血管内超声可协助解决上述情况。

（2）主要分支受压：依支架术不同而策略有所差异，前降支、回旋支开口可能受压。额外的支架置入可能会提高造影效果，但同样会增加再狭窄及血栓风险。

（3）血流动力学不稳定：短时间球囊扩张和置入 IABP 是明智的。

二十一、慢性完全闭塞性病变的 PCI

1.背景

（1）慢性完全闭塞性病变（CTO）定义为冠状动脉完全闭塞超过 3 个月，目前慢性完全闭塞性病变的介入治疗仍然是介入心脏病学"最后的堡垒"。

（2）冠状动脉解剖及闭塞时间长短制约 PCI 手术的成功率：一般来说，闭塞时间较短、闭塞长度较短、闭塞段相对于周边分支较远的病变成功率较高。另外，侧支循环较好的病变手术成功率较高。

2.CTO 病变的 PCI 技术

（1）指引导管良好的支撑力是非常必要的。

（2）运用特殊设计的更加坚硬的非亲水涂层导丝，防止导丝顶端偏离其原有方向和便于更加容易穿透慢性完全闭塞性病变的顶端。一部分导丝被亲水高分子聚合物包裹，但此类导丝容易导致血管穿孔，造成心脏压塞。

（3）运用 OTW 球囊可增加远端支撑力，防止导丝顶部的方向偏离。

（4）如果导丝走行前方未见血流，可以通过 OTW 球囊注射造影剂明确导丝是否位于真腔。

（5）在某些情况下，双侧造影可使靶血管显影。

3.并发症

（1）指引导丝进入假腔：导丝在心动周期中的异常摆动或出现室性期前收缩常常提示指引导丝进入假腔。

（2）血管穿孔：造影剂从血管内流出造成心包腔的积液量增多。心脏压塞是常见并发症，快速的心包穿刺，抽出心包积液，在穿孔处延长球扩时间都将使患者生命体征趋于稳定。停用肝素和应用鱼精蛋白，及时的置入覆膜支架也是必要的。

（3）再狭窄或再闭塞：即使 PCI 术成功有效，再狭窄及再闭塞率仍很高。药物洗脱支架置入可减少再狭窄率。

4.慢性完全闭塞性病变 PCI 术的进展

(1)逆向法:可使导丝反向穿过冠状动脉到达慢性完全闭塞性病变。例如:右冠状动脉近端慢性完全闭塞性病变可通过左前降支间隔支到达。

(2)利用超声波及激光技术的指引导丝:通过超声波或激光产生的能量通过特制的指引导丝可通过长的慢性闭塞部位。

(3)钝性剥离:特制导管装置可钝性剥离闭塞部位,帮助导丝顺利通过。

二十二、静脉桥血管的 PCI

1.背景　大隐静脉移植早期被应用于冠状动脉旁路移植术是不成功的,50%～60%患者在外科术后 10 年内发生闭塞,并且大多数患者的冠状动脉残端闭塞率仍很高。

由于血管尺寸及自然属性,大隐静脉移植术受到严重挑战。

一种替代的治疗方式是对原发病变进行 PCI 治疗,其中既包括慢性完全闭塞性病变,又包括有保护的左主干病变。

2.大隐静脉移植术(SVG)PCI 技术

(1)一般来讲,JR4 或 LCB、RCB 指引导管应用于大隐静脉移植术 PCI 术。

(2)根据大隐静脉精确的解剖位置及开口(一般来说因人而异),选用 JR、Amplatz 或多功能导管较好。

(3)移植的大隐静脉较冠状动脉血管脆性大,并且具有高度的血栓栓塞风险。因此,远端血栓保护装置的使用是必要的。

(4)随机对照实验显示使用远端保护装置明显获益,因此这些装置应尽可能使用。

(5)尽管血栓形成易致无复流及其他并发症的发生,但在大隐静脉移植术 PCI 中应用糖蛋白Ⅱb/Ⅲa受体拮抗药还未被证实明显获益。

3.并发症

(1)并发症发生率较高,报道证实住院死亡率超过 5%,围术期心肌梗死发生率 2%～5%,并且大多数情况下 PCI 术的风险低于重新冠状动脉旁路移植术。

(2)无复流现象。

(3)远端血栓:通过远端保护装置预防。血栓切除装置没有显示出明显保护作用。

(4)再狭窄:尽管置入支架直径较大(至少 3.5mm,通常 4mm 或更大),再狭窄仍是个重要的问题。近期文献报道证实药物洗脱支架再狭窄率较低并且 TVR 率较低。

4.远端保护装置

(1)远端保护装置保护远端冠状动脉循环避免血栓栓塞,可以减少"无复流"现象的发生,从而降低大隐静脉移植术 PCI 无复流及不良事件的发生。

(2)远端闭塞球囊:通过指引导丝至病变的远端扩张。

(3)滤过装置:多种多样的滤过装置,由筛孔或金属篮固定于靶血管远端以滤过血栓,装置于 PCI 术成功后通过鞘回收。

二十三、"无复流"现象

1.背景 尽管对患者靶血管进行成功的 PCI 治疗,但开放血管未必会使下游心肌得到正常灌注。"无复流"发生于心肌灌注不充分,但血管无机械阻塞,即血流可通过靶病变处但不能灌注心肌。导致此现象的原因有如下几种。

(1)微血管功能障碍导致局部缺血及再灌注损伤。

(2)血栓或动脉粥样硬化的栓子造成末端栓塞。

无复流可发生于球囊预扩后,但通常发生在支架释放或后扩张后。无复流会增加短期与长期死亡率。

2.诊断与临床表现

(1)PCI 术后造影显示靶血管内血流缓慢,或无前向血流(TIMI 0 或 1 级)。

(2)靶血管供应的局部心肌区域缺少心肌组织染色证据。

(3)症状上伴有胸痛和 ST 段的抬高,某些情况下可有低血压。

3.预防

(1)要考虑到无复流可能与大块血栓堵塞血管有关,特别是在大隐静脉移植术或急诊直接 PCI 的血管内。

(2)发现血栓后进行血栓抽吸。

(3)在大隐静脉移植术血管损伤处并可见血栓形成,打开远端保护装置。

(4)术前给予糖蛋白 Ⅱb/Ⅲa 受体拮抗药可减少血栓栓塞风险。

(5)术前给予血管扩张药可减少血管痉挛导致的微血管损伤。

(6)预扩或后扩时间要短。

4.处置

(1)一旦确诊"无复流",治疗十分困难。因此,保护具有潜在风险的靶血管至关重要。给予上述药物对预防可能有效。

(2)避免重复向靶血管注射造影剂,这可导致进一步的心肌缺血。通常血流改善要有一定的时间和血管扩张药物的使用。

(3)一旦出现低血压,主动脉内球囊反搏可使冠状动脉灌注压达到最大化。

5."无复流"中血管扩张药的应用

血管扩张药作为预防用药,一旦确定为"无复流",前向血流消失,立即经指引导管注入血管扩张药。血管扩张药通过 OTW 球囊或多功能造影导管,尽可能到达闭塞血管的远端。常用药物包括如下几种。

(1)维拉帕米:100～500μg 缓慢冠状动脉内注入(可重复给药)。禁忌:右冠状动脉及哮喘或服用双嘧达莫禁用。

(2)腺苷:30～50μg 冠状动脉内注射(可重复给药)。

(3)硝普钠:50～100μg 冠状动脉内给药(可重复给药)。

硝酸甘油和其他硝酸类药物对于"无复流"无效。

二十四、旋磨（切）术

1.背景

（1）动脉粥样硬化斑块切除术（切除粥样斑块）是一项先于血管成形或支架置入前使狭窄的冠状动脉血管容积得到改善。

（2）早期直接冠状动脉粥样斑块切除术，着重于在平面装置剪除冠状动脉血管内的纤维变性碎片。

（3）旋磨（切）术较先前直接斑块切除是一项变革。着重在于放支架前用旋磨钻头高速切割严重钙化病变或者其他扩张不开的病变。

2.适应证

（1）钙化或无法通过球囊扩张的病变处。

（2）弥漫性病变。

3.禁忌证

（1）血管纡曲（血管相对笔直，装置可直达靶病变处）。

（2）冠状动脉夹层（可能由医源性原因造成）。

4.旋磨（切）技术

（1）粥样硬化切除用旋磨小钻高速反复穿过靶病变处，注意避免将小钻嵌顿入狭窄处（避免过热造成的制动效应或其至撕裂冠状动脉）。

（2）通常情况下，弹性组织一般不会穿破，除非偏离了小圆锯的路径。

（3）相对于介入处理而言，冠状动脉解剖十分复杂，并且随着钙化病变逐渐增长的老年人的增多，此项技术的运用是十分必要并且其用途将会进一步扩大。

（4）斑块旋磨（切）术后冠状动脉内置入支架后，运用糖蛋白Ⅱb/Ⅲa受体拮抗药逐渐增多。

5.并发症

（1）冠状动脉穿孔。

（2）无复流。

（3）心脏传导阻滞。

（邹子扬）

第十二节　冠状动脉并发症

一、并发症的风险

心导管检查是一种有一定风险的有创性检查。这种风险随患者年龄和合并的疾病增加而增加。尽管血管并发症（尤其是血肿形成）和血管迷走神经反射较为常见，但冠状动脉造影和冠状动脉成形术的严重并发症的风险是很低的。

1.死亡,0.1%。

2.心肌梗死,0.1%。

3.肺水肿,0.1%。

4.卒中,0.1%。

5.心脏压塞,0.1%。

6.造影剂反应,0.4%。

7.血管迷走神经反应2%~3%。

8.心律失常,0.4%。

(1)心室颤动(VF)。

(2)室性心动过速(VT)。

(3)心房颤动(AF)。

(4)室上性心动过速(SVT)。

(5)传导阻滞。

9.血管并发症,1%~2%。

(1)出血。

(2)假性动脉瘤。

(3)动静脉瘘。

(4)感染。

10.冠状动脉夹层,0.1%。

11.空气栓塞,0.4%。

12.肾衰竭,0.7%。

13.脂肪栓塞,1.4%。

二、死亡

死亡是心导管检查的并发症之一,发生率低(1‰)。因此,心导管检查前的知情同意书中应提及有死亡风险。

1.心导管检查的死亡风险会随着以下因素而增加

(1)年龄。

(2)冠状动脉左主干狭窄。

(3)冠状动脉三支病变。

(4)心室功能受损。

(5)心力衰竭(心功能Ⅳ级)。

(6)主动脉瓣病变。

2.在导管室的意外死亡 意外死亡是在导管室最严重的并发症之一。原因有急性血管闭塞,冠状动脉夹层(偶可发生在冠状动脉造影正常的患者),大量空气栓塞,顽固性室性心律失常和心脏压塞。

3.告知亲属　尽力联系死亡患者的家人和(或)亲属,向他们解释死亡事件的发生过程。有效的沟通常能避免被投诉和诉讼。如果出现了医源性并发症需告知科室主任并按医院规定上报不良事件。适当的隐私保护下遵循死者家属意愿可准予查看遗体。注意有无特殊的宗教要求。

4.死亡报告　应尽早通知相关医护人员,以便他们做好安抚死者家属的工作。应组织死亡讨论,如果死亡原因不清楚,尸检医师也需要参加讨论。

5.死亡记录　清晰准确的记录事件发生的过程对所有工作人员都十分重要,包括死亡事件的确切时间、参与人员、设备使用及死亡原因。若已联系患者亲属需记录相关告知内容。

6.相关人员(包括自己)　心导管室的死亡往往涉及长时间的心脏复苏和大量的工作人员,它也是生理和心理的需要。负责处理死亡病例的医师应确保工作人员有时间与家属进行谈话,如果有必要,应取消或推迟接下来的手术。一些医院还提供与处理死亡相关的辅导咨询服务。

三、心肌梗死

心导管检查中发生的 ST 段抬高性心肌梗死的概率很低(0.1%),这与夹层所致血管闭塞、空气栓塞、血栓或动脉粥样硬化斑块相关。

经皮冠状动脉介入治疗(PCI)后的心肌酶(尤其是 CK-MB 和肌钙蛋白)需要规律监测。如果有轻微的酶学升高可诊断为围术期心肌梗死,应用新的定义将其归入 4a 类心肌梗死。这类心肌梗死通常无明显心电图异常,但增加了远期死亡或心肌梗死的风险。

1.诊断和表现

(1)血管闭塞通常在血管造影时即可迅速诊断。

(2)患者常诉胸痛,伴脸色苍白及大汗。

(3)常见低血压,心动过缓,室性快速型心律失常。

(4)心电图显示闭塞血管对应导联 ST 段抬高。

2.治疗

(1)确保气道通畅,并给予吸入 100%氧气。

(2)立即应用心导管技术进行再血管化治疗。

(3)如果发生心源性休克需行主动脉内球囊反搏术。

(4)如果不能实施血运重建可采用保守治疗措施(如正性肌力药)。

(5)通常在这种情况下不推荐溶栓。

(6)如所在医院没有介入支持,需考虑紧急转移至可行血运重建的医院。

四、肺水肿

1.病因　肺水肿通常由于心导管术中对下列患者使用大剂量造影剂所致。

(1)左心功能不全的患者。

（2）左心室舒张末压增高（LVEDP）的患者。

（3）主动脉瓣和二尖瓣重度狭窄患者。

（4）肾衰竭透析的患者。

（5）肺水肿，也可能是造影剂反应的表现，或由于心肌缺血所致。

2.治疗

（1）高流量吸氧。

（2）让患者取坐位。

（3）静脉注射襻利尿药（如呋塞米 80～100mg）。

（4）如口服收缩压＞100mmHg，静脉输注硝酸酯类药物（如硝酸异山梨酯 2～10mg/h）。

（5）持续气道正压辅助通气对急性肺水肿非常有效。

（6）考虑行主动脉内球囊反搏术。

（7）密切监测和进一步治疗。

五、卒中

1.病因　心导管术中的卒中（1‰）通常由于动脉粥样硬化斑块从主动脉壁脱落或血栓栓塞。

对于动脉粥样硬化或既往有卒中史的老年患者、肾衰竭、糖尿病、高血压和主动脉瓣病变患者发生卒中的风险更高。卒中的其他病因包括：

（1）空气栓塞。

（2）颈动脉或椎动脉夹层［尤其是在左侧内乳动脉（LIMA）插管时］。

（3）栓子来自已存在的血栓（如左心室血栓）或导管和导丝操作过程中形成的血栓。

（4）颅内出血。

2.避免卒中　在术前请仔细检查所有导管、注射器有无气泡。使用肝素生理盐水冲洗所有的导管和导丝。通过导丝更换导管减少动脉粥样硬化斑块破裂的风险。高危患者需进行系统抗凝血治疗并监测出凝血时间。

3.诊断和表现

（1）患者可能只有轻度症状，但可以进展为包括偏瘫、失语、昏迷等严重症状。

（2）最常见的症状包括视力障碍，肢体无力，失语，精神状态改变。

（3）几乎 50％患者表现为椎-基底动脉供血不足。

（4）晚期血栓可能在术后数小时才出现症状。

4.治疗

（1）确保气道、呼吸、循环和相应的治疗。

（2）停止手术并撤出所有导管。

（3）进行完整的神经系统检查并在病历中做好记录。

（4）考虑患者的抗凝状态，评估是出血还是栓塞事件。

（5）安排 CT 扫描以排除出血。

（6）已经有病例报道全身和局部溶栓在广泛栓塞性卒中的成功使用。

（7）大多数神经系统症状在 24h 内可完全缓解。

（8）请神经科专家协助康复治疗（如卒中科）。

六、低血压

低血压在心导管检查术前、术中及术后都很常见。患者往往因空腹轻度脱水，同时联合使用降压药物有关。通常需要缓慢静脉输液。

低血压也可能由一些可逆的原因造成，若不及时治疗可危及生命。

1.心脏压塞。

2.造影剂反应。

3.血管迷走性反射。

4.心肌缺血。

七、心脏压塞

1.病因　心脏压塞是心导管术中一个潜在的灾难性的并发症，在以下情况易发生。

（1）PCI，通常因冠状动脉穿孔所致。

（2）左心室造影，由于心肌内注射。

（3）操作导管和右心室起搏导线（右心室相对薄壁）。

2.诊断和表现

（1）临床症状恶化迅速，在几分钟之内发生心动过速，低血压和晕厥。

（2）在血管造影时，常在心脏周围的心包空间看到造影剂。

（3）超声心动图可以确诊，但如果临床高度怀疑，应立即行心包穿刺术。

3.治疗

（1）早期诊断很重要。

（2）行心包穿刺并留置引流管，直到出血停止（这可能需要几天时间）。

（3）评估患者的抗凝状态，考虑使用鱼精蛋白中和肝素，并监测血小板和凝血因子。

鱼精蛋白硫酸盐：具有逆转肝素的作用，高剂量时具有抗凝作用。10min 以上缓慢静脉滴注（最多 50mg），1mg 鱼精蛋白硫酸盐可中和 80～100U 的肝素（在给予肝素 15min 内）。肝素可以快速排出体外（半衰期为 60～90min），因此如果使用肝素时间超过 15min 应使用更低剂量。有变态反应的报道，特别是在接受中性低精蛋白锌胰岛素的糖尿病患者。

（4）可能的话纠正病因（例如使用带膜支架或 Coils 封堵冠状动脉穿孔）。

八、造影剂反应

由于使用了非碘低渗造影剂，目前造影剂变态反应在冠状动脉造影中不常见（0.4%）。不过,一旦发生,患者情况可以迅速恶化,表现为持续低血压和呼吸道阻塞。这种反应属于Ⅰ型lgE介导的高敏性反应。

1.避免造影剂过敏

(1)有过敏反应病史,造影剂反应,过敏体质及哮喘的患者风险最高。

(2)有造影剂反应的患者,术前应口服氯苯那敏(扑尔敏)10mg(或类似的抗组胺药),并于术前静脉滴注氢化可的松100mg,或者在术前地塞米松10mg静脉注射。

2.诊断和表现

(1)症状通常在第一次使用造影剂15min内出现。

(2)症状和体征包括瘙痒、潮红、青紫、皮疹、气喘和血管性水肿。

(3)可出现心动过速和低血压。

3.治疗

(1)早期识别很重要。

(2)保持气道通畅,给予100%氧气。

(3)静脉滴注氢化可的松200mg,口服抗组胺药(如氯苯那敏10mg)。

(4)肌内注射肾上腺素0.5mg。

(5)雾化吸入支气管扩张药(沙丁胺醇5mg)。

(6)静脉输注0.9%生理盐水。

(7)如果有肥大细胞脱颗粒,血清类胰蛋白酶水平升高。

(8)变态反应:在发生严重过敏性休克患者应静脉注射肾上腺素0.1mg。患者可以迅速发展为无脉性持续性低血压。在这种情况下,需要胸外按压和气道辅助通气治疗。

九、血管迷走神经反应

在进行心导管术时晕厥是常见的(2%~3%)。情绪高度紧张、脱水、饥饿以及疼痛刺激容易造成神经血管迷走性晕厥(心率减慢及血压下降)。年轻焦虑男性更易出现。术前的静脉留置针操作、术中动脉穿刺,穿刺后压迫止血均可发生迷走反射。

1.诊断和表现　患者主诉一般为非特异性的不适,如乏力、恶心和呕吐等。在血压下降前常出现心率变慢,脸色发白、晕厥和逐渐有濒死感。需要确认诊断是正确的,因为心脏压塞常出现类似的症状但一般伴有心动过速。不肯定时,立即行心脏超声检查。

2.相应处理

(1)早期认识可避免晕厥。

(2)如果可能让患者躺下并抬高下肢。

(3)连接心电图并开始定时监测血流动力学(如血压)。

(4)立即静脉给予阿托品0.5~1.0mg。

(5)快速输入0.9%生理盐水。

(6)一般几分钟内症状会改善,否则需要排查其他低血压的原因,如心肌梗死、心脏压塞和腹膜后出血。

十、心律失常

在心导管术中常会出现短暂的良性心律失常，主要是室上性心动过速、室性期前收缩和窦性心动过缓。现将恶性心律失常讨论如下。

1.心室颤动

(1)常发生于以下情况：在狭窄的冠状动脉开口处进行导管操作，堵塞冠状动脉(如中间支)，超选右冠圆锥支注射，或由于其他并发症导致的冠状动脉缺血(如冠状动脉夹层或空气栓塞)。

(2)心室颤动时需要立即按心肺复苏指南除颤。

(3)如果除颤无效，应胺碘酮300mg静脉注射，并换一台除颤仪。

(4)纠正可逆因素，纠正低钾、低镁血症。

2.室性心动过速

(1)诱因与心室颤动类似。另外，室性心动过速还可在右心导管术(尤其是右室流出道部位)及左室导管术中发生。

(2)血流动力学不稳定的室性心动过速应在镇静或一般麻醉状态下立即给予同步直流电复律(200～360J，或使用等量双向电流)。

(3)若血流动力学稳定，则应考虑大静脉使用β受体阻滞药(如美托洛尔注射液5mg，静脉注射)或胺碘酮150mg静脉注射，通常在10min以上。可重复给药。

(4)严密监测血压，若出现低血压，立刻通知麻醉师，并准备直流电复律。

(5)若血压稳定，可考虑给予利多卡因50mg，静脉注射2min以上，每5min可重复给药1次，极量200mg。

(6)稳定的单形室性心动过速可能用超速起搏治疗有效。

(7)如果是顽固性室性心动过速，应在镇静或一般麻醉状态下行同步直流电复律(200～360J，或使用等量双向电流)。

(8)超速起搏

①80%～90%的持续性单形室性心动过速病例可通过超速起搏终止。

②经静脉将起搏电极置于右心室，设置起搏频率比室性心动过速快15～20次/分。

③很多临时起搏器的操作面板上有一个"×3"就是设置超速抑制心率的。

④需要5～10V高压输出。

⑤室性心动过速夺获表现为QRS波形改变及心电监测上心率的增快。

⑥起搏在心室夺获5～10s后突然终止。

⑦室性心动过速频率的增加可能导致无脉室性心动过速或心室颤动，此时医务人员必须准备立即除颤。

⑧一旦恢复窦性心律，持续90～110次/分的起搏可预防折返性室速复发，尤其是在室性心动过速发生于停搏或心动过缓时。

3.室上性心动过速

(1)通常发生于右心房、右心室导管术中，且患者有心动过速易感因素(如有旁路)。

（2）房室结双径路和房室旁路可诱发窄 QRS 波心动过速。

（3）若存在束支传导阻滞或频率相关的差异性传导（如右束支或左束支传导阻滞），则室上性心动过速可表现为宽 QRS 波心动过速。

（4）刺激迷走神经——按摩颈动脉窦、Valsalva 动作、按压眼睛、敷冰袋。

（5）腺苷 6～18mg 溶解于生理盐水后静脉注射。

（6）若使用腺苷后室上性心动过速立即复发，则应给予维拉帕米 5～10mg 缓慢静脉注射，对左心室功能减低或显著低血压的患者应避免使用，因其会使血压进一步降低。

（7）急诊处理中还可使用的药物有氟卡尼、艾司洛尔或索他洛尔，建议在专家指导下使用。

（8）若药物治疗无效，则应用直流电复律（200～360J）。

（9）首次发作后通常不需要预防性药物治疗。

（10）是药物治疗还是行射频消融术，取决于症状发作时的频率、持续时间及症状严重程度。

4.心房颤动

（1）心导管术中心房颤动常发生于下列情况：如右心导管术中刺激心房、心肌缺血或心包炎。

（2）患者可能无症状，也可有心悸、胸痛、呼吸困难，晕厥先兆、晕厥、肺水肿等症状。

（3）多数心房颤动发作可自行终止。

（4）如果心房颤动导致严重的血流动力学不稳定，如心室率＞150 次/分，低血压及灌注不足，意识障碍，肺水肿，心肌缺血），则行以下治疗措施。

①高流量吸氧。

②肝素 5～10000U，静脉注射。

③立即准备心脏电复律：在镇静或一般麻醉状态下行同步直流电复律（360J 单向或 200J 双向电流）。

（5）如果心房颤动仅仅引起轻中度血流动力学不稳定症状，如心室率＜150 次/分，气短和（或）轻度低血压，则行以下治疗措施。

①肝素（5～10000U，静脉注射），若心房颤动持续存在，按体重给予相应剂量的低分子肝素，皮下注射。

②若患者血流动力学稳定，无肺水肿，无结构性心脏病（先前无缺血性心脏病或瓣膜病，经食管超声心动图正常），给予氟卡尼 2mg/kg（极量 150mg），静脉滴注 30min 以上。若药物治疗 2～3h 后仍无效，则应考虑电复律。

③药物转复心律还可考虑应用胺碘酮（尽管效果不佳），静脉推注 150～300mg 后，静脉滴注 Img/min8h，然后 0.5mg/min3d；也可用口服药物：0.293/d，连用 7d，0.292/d，连用 7d，0.2g 1/d，用 2 个月。

5.心动过缓和心脏传导阻滞

短暂的心动过缓或交界性心律在冠状动脉造影术中常见，这些通常能够自行终止或在给予阿托品 0.5～1mg 静脉注射后很快恢复。

心动过缓可能是血管迷走反射的表现，并且可导致血压进行性降低。

在心脏导管术中,高度的房室阻滞通常发生于已有传导阻滞的患者,无论是对束支(通常为右束支)直接的机械性损伤还是由于心肌缺血(右冠状动脉常见)所致。

传导阻滞通常在数分钟内即可恢复,除非存在持续的心肌缺血。

一度及二度Ⅰ型传导阻滞通常不需要紧急干预。二度Ⅱ型及三度房室传导阻滞则需急诊行临时起搏器置入术。

阿托品(1mg,静脉注射)可能有助于改善房室结传导。

静脉给予异丙肾上腺素(静脉注射25～50mg,静脉滴注5～10mg/min)或其他兴奋交感神经药物,虽对传导作用较小,但可增加窦房结自律性。

十一、血管并发症

1.出血和血肿

(1)动脉穿刺处出血通常表现为不断加重的肿胀及血肿形成。

(2)这可引起剧烈疼痛,甚至会出现迷走反射导致血压、心率突然下降。

(3)腹股沟、大腿及腹部皮肤的颜色会随着时间的延长而变色。

(4)亦有股神经受压及大腿无力的报道。

(5)失血可能相当多,因此应化验血细胞数量,并做好输血准备。

(6)给予抗凝、溶栓、糖蛋白Ⅱb/Ⅲa受体拮抗药治疗的患者存在更高的出血风险。

腹膜后血肿的相应情况如下。

①腹膜后出血发生于高位股动脉穿刺(腹股沟韧带之上),其可导致出血不止,甚至死亡。

②患者可出现进行性血压下降或心源性休克。

③偶可见侧腹处青紫。

④腹部CT可以确诊。

⑤手法按压无效。

⑥处理方法是快速补液输血,停止抗凝.甚至外科行动脉修补术。

处理血肿应用力压迫,使用机械压迫器检查肢体末端动脉搏动,并听诊有无杂音(如是否有动静脉瘘)。大的血肿应仔细检查以除外假性动脉瘤。必要时行超声检查。

2.假性动脉瘤

(1)假性动脉瘤是血液从动脉漏入穿刺处周围组织,形成假腔,血液通过一通道(瘤颈)从动脉向假腔流进及流出。表现为局部血肿。确诊有赖于多普勒超声。

(2)处理方法为超声引导下按压或于假腔内直接注射凝血酶,若这些方法无效,则可以考虑行外科修补或血管内支架封堵术。

注射凝血酶的具体操作如下。

①使用一支小注射器将5000U牛凝血酶溶解于5ml0.9%氯化钠注射液中,即1000U/ml。

②在超声引导下,将针头穿入假性动脉瘤内。

③若穿刺处疼痛明显,应给予局部麻醉。

④先小剂量注入凝血酶有助于针尖定位。

⑤一般剂量为 500～1000U(0.5～1ml)。

⑥随着缓慢注射凝血酶,可看到腔内的血液迅速化为"烟雾",形成血凝块。

⑦形成血凝块的假性动脉瘤可逐渐被机体吸收,一般需要 5～6 周。

⑧罕见凝血酶渗漏入血液循环。

3.动静脉瘘　若穿刺时同时穿入动脉及静脉就会形成动静脉瘘,血液从动脉流向静脉。单纯穿刺针和鞘管从一支血管穿入另一支血管时亦可发生。通常与穿刺处低于常规股动脉穿刺点有关。处理方法通常是行外科手术。

4.感染　血管穿刺处感染并不常见,通常是金黄色葡萄球菌感染。患者可出现疼痛、红肿、伤口化脓、发热。处理方法为抗感染(根据分泌物培养结构),极少数患者需行脓肿引流术。

十二、冠状动脉夹层

冠状动脉夹层是冠状动脉血管壁层之间的病理性分离,通常是内膜与中膜分离。在冠状动脉造影术中通常是由于注入造影剂所致,在 PCI 术中则通常发生于操作导丝或球囊扩张时。

1.避免夹层

(1)常规冠状动脉造影术的冠状动脉夹层风险很小。

(2)当指引导管及导丝遇阻力时,切勿继续粗暴前进。

(3)应轻轻注入造影剂来检查位置。

(4)左侧内乳动脉开口处夹层较常见,因此要加倍小心导管的操作手法。

(5)注入造影剂前要注意确保是在正常压力曲线情况下,这样能够降低夹层发生的概率。

(6)切勿在压力衰减时或心室化压力曲线情况下注入造影剂,因其表明导管尖已顶至血管壁或斑块。

(7)当导管进入冠状动脉开口处时,要避免移动导管,特别是当其已顶住斑块时切勿继续伸进导管。

2.诊断和临床表现　冠状动脉夹层在冠状动脉造影时表现为即刻发生的冠状动脉内壁或外层造影剂线形滞留。患者通常无症状,除非夹层大到影响了冠状动脉血流。在某些情况下,冠状动脉夹层可导致剧烈胸痛,引起迷走反射症状。

3.处理

(1)一旦发生夹层,切勿再继续注入造影剂。

(2)若冠状动脉血流受影响,则可行以下措施。

①给予高流量吸氧及镇痛,缓解冠状动脉缺血。

②冠状动脉内给硝酸酯类药物以缓解血管痉挛。

③安排急诊 PCI 术置入支架或冠状动脉旁路移植(CABG)。

(3)小的无症状夹层可保守治疗。建议患者数月后到介入中心复查造影。

十三、空气栓塞

冠状动脉空气栓塞的发生率约为 0.4％。其与操作相关,在 PCI 术中更易出现。空气栓子的大小不等,从可被抽吸出来的微小气泡到注满整管注射器的气泡。

1.诊断和临床表现

(1)无症状患者的诊断有时只能依靠术后影像回放发现。

(2)血管栓塞与否取决于栓子的大小,主要是远端小血管受累情况。

(3)小血管栓塞通常会出现胸部不适、面色苍白、恶心等症状。

(4)冠状动脉主支栓塞则会导致 ST 段抬高型心肌梗死,心源性休克及室性心律失常。

2.相应处理　基于有限的病例报道、病例数和一些其自身对并发症危险因素的干预,现将处理原则总结如下,必要时请专家指导。

(1)高流量、100％浓度吸氧,以加快栓子的重吸收。

(2)无症状患者通常无需进一步处理。

(3)缺血性疼痛可给予镇痛药,如吗啡。

(4)导管抽吸尝试将气泡抽出。

(5)冠状动脉内注入硝酸酯类药物可缓解伴随的冠状动脉痉挛。

(6)使用血管成形术导丝及专用的抽吸导管将栓子机械捣碎并吸出有一定的成功率。

(7)若血管仍然闭塞,则按心肌梗死治疗。

(8)心源性休克时建议行主动脉内球囊反搏术。

(9)必要时行急诊冠状动脉旁路移植术。

十四、冠状动脉穿孔

常规诊断性心脏导管术中尚未有冠状动脉穿孔的报道,而在 PCI 术过程中则有 0.3％的发生率。穿孔在复杂病例(CTO 病变,开口病变,血管纡曲)和包括斑块旋切过程(动脉粥样硬化斑块旋切术)的 PCI 术中常见。50％病例与导丝操作相关。

1.诊断和临床表现

(1)通常在造影中发现造影剂泄露于血管外即可诊断。

(2)然而有些病例表现为回病房后隐匿的进行性血压下降和心脏压塞。

(3)出血至心包可迅速导致心脏压塞及心源性休克。应立即行心包穿刺术。

2.处理

(1)如果穿孔在 PCI 术中即被发现,应立即用球囊压迫罪犯血管穿孔处,阻止进一步出血。

(2)可能需要长时间球囊压迫,利用灌注球囊可减轻下游血管缺血。

(3)如果患者已给予抗凝血治疗,则建议使用鱼精蛋白拮抗肝素化,若已给予糖蛋白Ⅱb/Ⅲa 受体拮抗药阿昔单抗,则应输注予血小板治疗。

(4)使用带膜支架封堵穿孔部位。

(5)弹簧圈栓塞可成功堵住小血管漏孔。

十五、肾衰竭

心导管术并发肾衰竭通常是由于造影剂肾病所致,亦可由胆固醇栓塞或其他肾毒性药物(如氨基糖苷类)的使用引起。在冠状动脉介入术中,约15%的患者合并短暂的肾功能不全。7‰的患者因发展成急性肾衰竭而需要肾脏替代治疗。

十六、造影剂肾病

造影剂肾病通常无症状。造影剂肾病定义为:术后 $24\sim48h$ 后血清肌酐升高 $44\mu mol/L$($0.5mg/dl$),或较基线水平升高 25% 以上。使用造影剂后肌酐浓度在 $4\sim5d$ 达峰值,因此仅依赖于术后48h的肾功能结果可能会漏诊造影剂肾病。

1.**造影剂肾病**　造影剂肾病在既往有肾功能不全及糖尿病病史的患者中容易发生。高危因素如下。

(1)高龄。

(2)高血压。

(3)低血容量。

(4)充血性心力衰竭。

(5)外周血管疾病。

(6)高造影剂用量。

2.**避免造影剂肾病的发生**

(1)确定患者是否存在危险因素。

(2)水化:手术前后12h分别使用 0.9% 生理盐水以 $1ml/(kg \cdot h)$ 速度静脉滴注。

(3)尽可能不使用肾毒性药物。

(4)减少术中造影剂用量。

(5)建议使用双平板成像,从而减少造影剂用量。

(6)建议使用非离子型低渗或等渗造影剂。

(7)严重肾功能不全的患者应在术前1d开始给予对乙酰半胱氨酸 600mg 1/12h(基础剂量)。

(8)术前1h开始给予碳酸氢钠注射液可作为替代药品。

3.**注意**

(1)肾功能通常于1周后逐渐恢复至基线水平。只有不到 1% 的患者发展成为不可逆的透析依赖性肾衰竭。

(2)肌酐轻微升高的意义尚未被证实。

(3)造影术后需要透析的急性肾衰竭患者有很高的死亡率(1年病死率为 35%)。

（4）肌酐升高 25% 以上的患者即使无急性肾衰竭，死亡风险也会增加，同时还可显著增加败血症和出血风险。

（5）然而，目前预防造影剂肾病的方法尚未能证实可以降低这些风险。

十七、胆固醇栓塞

从破裂的脂质斑块脱落的胆固醇晶体会到血管远端，从而导致如脑、眼、肾及肢体末端等系统性并发症。典型的病例一般发生于导管在布满脂质的主动脉操作时，在主动脉瘤和脑血管病患者更常发生。在临床实践中，胆固醇栓塞常被低估。前瞻性系列研究提示在常规诊断性冠状动脉造影时其发生率高达 1.4%。

1.避免胆固醇栓塞　栓塞的机制是机械性损伤并斑块破裂，在主动脉仔细轻柔操作导管及使用指引导丝交换导管可减少栓塞的发生。用软头导管并避免对着血管壁高压注射。

2.诊断和临床表现

（1）皮肤症状和体征，如网状青斑、蓝趾综合征、指（趾）坏疽。

（2）视野不清及神经缺失。

（3）肾功能损害（持续 2 周）。

（4）嗜酸性粒细胞急性升高。

（5）组织坏死则表明胆固醇晶体堵塞了小动脉。

3.处理

（1）处理要积极。

（2）仔细水化和控制血压。

（3）远端缺血罕见，需外科补救。

（4）严重肾功能不全要咨询肾病专家。

（5）使用抗凝药物及他汀类药物，甾体类药物有争议。

（6）多系统胆固醇栓塞患者预后不良（3 个月内最高 90% 死亡）。

（程玉臻）

第十三节　冠心病的康复治疗

冠心病康复起始于急性心肌梗死康复（1949 年），国际上已成为冠心病治疗的基本组成部分，美国列入各种医疗保险覆盖的范围。大量研究证明冠心病康复治疗后心肌梗死的致死性发作率降低 25%，患者的日常生活质量提高，病态降低，医疗的总体费用反而降低。目前公认的康复治疗方法主要包括：医疗性运动（有氧训练、力量训练等）、心理治疗、作业治疗、行为治疗、危险因素纠正等。

冠心病康复一般分为 3 期：住院期康复（Ⅰ期）、出院后康复（Ⅱ期）、慢性冠心病或慢性期康复（Ⅲ期）。冠状动脉分流术和腔内成形术住院期及出院后的康复治疗也可参照上述分期。

一、冠心病Ⅰ期康复

Ⅰ期康复指急性心肌梗死2周以内,CABG或PTCA术后早期康复,美国AMI的住院时间已经缩短到3～7d。因此Ⅰ期康复的实际时间是发病后住院期间。

(一)康复治疗原理

通过适当活动,减少或消除绝对卧床休息所带来的不利影响,这些不利影响包括:

1.血容量减少,每搏量和心输出量降低,代偿性心率加快。

2.回心血量增加,心脏前负荷增大,心脏射血阻力相对增高,心肌耗氧量相对增加。

3.血流较缓慢,血液黏滞性相对增加,增加发生静脉血栓和栓塞的机会。

4.横膈活动降低,通气及换气功能障碍排痰功能障碍,容易发生肺炎和肺栓塞等合并症。

5.运动耐力降低,最大吸氧量每天降低约0.9%。

6.胰岛素受体敏感性降低,葡萄糖耐量降低。

7.患者恐惧和焦虑情绪增加,肾上腺皮质激素分泌增高。

(二)适应证

患者生命体征稳定,无明显心绞痛,安静HR<110min,无心衰、严重心律失常和心源性休克,血压基本正常,体温正常。

(三)禁忌证

不稳定性心绞痛血流动力学不稳定,包括血压异常,严重心律失常,心衰或心源性休克严重合并症,包括体温超过38℃,急性心肌炎或心包炎,未控制的糖尿病,新近的血栓或栓塞手术切口异常,出现新的心电图心肌缺血改变,患者不理解或不合作康复治疗。

(四)康复治疗目标

低水平运动实验阴性,可以按正常节奏连续行走100～200m或上下1～2层楼而无症状和体征。运动能力达到2～3METS,能够适应家庭生活,使患者理解冠心病的危险因素及注意事项,在心理上适应疾病的发作和处理生活中的相关问题。

(五)康复治疗方案

以循序渐进地增加活动量为原则,生命体征一旦稳定,无合并症时即可开始。康复治疗方案很多,其基本原则是根据患者的自我感觉,尽量进行可以耐受的日常活动。康复治疗普遍采用团队合作模式,即由心脏科医师、康复科医师、康复治疗师(物理治疗、作业治疗、心理治疗等)、护士、营养师等共同工作。

1.床上活动

活动一般从床上的肢体活动开始,包括呼吸训练。肢体活动一般从远端肢体的小关节活动开始,从不抗阻引力的活动开始,强调活动时呼吸自然、平稳,没有任何憋气和用力的现象。在不抗阻运动没有问题的情况下,可以逐步开始抗阻活动。抗阻活动可以采用捏气球、皮球,或拉皮筋等,一般不需要专用器械。徒手体操十分有效。吃饭,洗脸、刷牙、穿衣等日常生活活动可以早期进行。

2.呼吸训练

呼吸训练主要指腹式呼吸。腹式呼吸的要点是在吸气时腹部浮起,让膈肌尽量下降,呼气时腹部收缩,把肺的气体尽量排出。呼气与吸气之间要均匀连贯,可以比较缓慢,但是可憋气。

3.坐位训练

坐位是重要的康复起始点,应该从第一天开始。开始坐时可以有依托,如把枕头或被子放在背后,或将床头抬高。有依托坐的能量消耗与卧位相同,但是由于上身直立体位使回心血量减少,同时射血阻力降低,心脏负荷实际上低于卧位。在有依托坐适应之后,患者可以逐步过渡到无依托独立坐。

4.步行训练

步行训练从床边站立开始,以先克服体位性低血压。在站立无问题之后,开始床边步行,以便在疲劳或不适时能够及时上床休息。此阶段开始时最好进行若干次心电监护活动。此阶段患者的活动范围明显加大,因此监护需要加强。要特别避免上肢高于心脏水平的活动,如患者自己手举盐水瓶上厕所,此类活动有心脏负荷增加巨大,常是诱发意外的原因。

5.大便

患者大便务必保持通畅,卧位大便时由于臀部位置提高,回心血量增加,使心脏负荷增加,同时由于排便时必须克服体位所成的重力,所以需要额外的用力,因此卧位大便对冠心病患者不利。而在床边放置简易的坐便器,让患者坐位大便,其心脏负荷和能量消耗均小于卧床大便,也比较容易排便,因此应该尽早让患者坐位大便,但是禁忌蹲位大便或在大便时过分用力。如果出现便秘,应该使用通便剂。患者有腹泻也需要注意严密观察,因为过分的肠道活动可以诱发迷走反射,导致心律失常或心电不稳。

6.上楼

上下楼的活动是保证患者出院后在家庭活动安全的重要环节。下楼的运动负荷不大,而上楼的运动负荷主要取决于上楼的速度。必须保持非常缓慢的上楼速度,一般每上一级需要稍微休息片刻以保持呼吸平稳、没有任何症状。

7.心理康复与常识宣教

此阶段心理治疗和冠心病常识的宣教是常规内容,患者在急性发病后,往往有显著的焦虑和恐惧感。护士和康复治疗师必须安排对患者的医学常识教育,使其理解冠心病的发病特点,注意事项和预防再次发作的方法。特别强调戒烟、低脂低盐饮食、规律的生活、个性修养等。

8.康复方案调整与监护

如果患者在训练过程中没有不良反应,运动或活动时 HR 增加<10min,次日训练可以进入下一阶段;运动中 HR 增加在 20/min 左右,则需要继续同一级别的运动;HR 增超过 20/min,或出现任何不良反应,则应退回到前一阶段运动,甚至暂停运动训练。为保证活动的安全性,可在医学或心电监护下开始所有的新活动。在无任何异常情况下,重复性的活动不一定要继续监护。

9.出院前评估及治疗策略

当患者顺利完成第七步训练后,可让患者进行症状限制性或亚极量心电运动实验.或在心电监护下进行步行.确认患者可连续步行动 200m 无症状和无心电图异常,可以安排出院。患者出现合并症或运动实验者则需要进一步检查,并适当延长住院时间。

10.Ⅰ期康复的发展趋势

由于患者住院时间的日益缩短,国际上主张 3～5d 出院,所以Ⅰ期康复趋向于具有合并症及较复杂的患者。早期出院患者的康复治疗不一定完全遵循固定的模式。运动实验的应用日益广泛,以减少不必要的心导管检查、核素检查和其他手术治疗。

二、冠心病Ⅱ期康复

Ⅱ期康复指自患者出院开始,至病情稳定性完全建立为止,时间为 5～6 周。

(一)康复治疗机制

设立Ⅱ期康复是基于心肌梗死瘢痕形成需要 6 周左右的时间,而在心肌瘢痕形成之前,患者病情仍然有恶化的可能性,进行较大强度的运动危险性较大。因此患者在此期主要是要保持适当的体位活动,逐步适应家庭活动等待病情完全稳定,准备参加第Ⅲ期康复锻炼。从积极的角度,也有的康复中心在Ⅱ期开始进行心电监护下的运动锻炼,其实际效益尚有待论证。

(二)适应证与禁忌证

适应证与禁忌证与住院期相似。

(三)康复治疗目标

逐步恢复一般日常生活活动能力,包括轻度家务劳动、娱乐活动等,运动能力达到 4～6METS,提高生活质量。对体力活动没有更高要求的患者可停留在此期。

(四)康复治疗方法

室内外散步,医疗体操(如降压舒心操、太极拳等)、气功(以静功为主)、家庭卫生、厨房活动、园艺活动或在邻近区域购物、作业治疗。活动强度为 40％～50％HRmax,活动时 PRE 不超过 13～15。一般活动无需医务检测,在进行较大强度活动时可采用心电图监护系统监测,或由有经验的康复治疗人员观察数次康复治疗过程,以确立安全性。无并发症的患者可在家属帮助下逐步过渡到无监护活动,可以参考Ⅱ期康复程序。注意循序渐进,禁止过分用力,活动时不可有气喘和疲劳。所有上肢超过心脏平面的活动均为高强度运动,应该避免或减少。训练时要注意保持一定的活动量,但日常生活和工作时应采用节能量的策略,比如制定合理的工作或日常活动程序,减少不必要的动作和体力消耗等,以尽可能提高工作和体能效率。每周需要门诊随访一次。任何不适均应暂停运动,及时就诊。

1.康复治疗机制

(1)外周效应:指心脏之外的组织和器官发生的适应性改变。

①肌肉适应性改善:肌肉毛细血管密度和数量增加,运动时毛细血管开放的数量和口径增加。肌肉运动时血液—细胞气体交换的面积和效率相对增加,外周骨骼肌氧摄取能力提高,动静脉氧差增大,定量运动时减少外周肌群的血供需求,从而减轻心脏负荷,降低心肌耗氧量。

②运动肌氧利用能力和代谢能力改善:肌细胞线粒体数量、质量和氧化活性增高,骨骼肌氧利用率增强。肌细胞胰岛素受体开始开放数量增加,从而运动能量代谢率增加,血流需求相

对减少。

③交感神经兴奋性降低,血液儿茶酚胺含量降低。

④肌肉收缩效率提高,能量消耗相对减少。

⑤最大运动能力提高,较少产生疲劳。外周效应需要数周时间才能形成,停止训练可重新丧失,因此训练必须持之以恒。

(2)中心效应:指训练对心脏的直接作用,主要为心脏侧支循环形式,冠状动脉供血量提高,心肌内在收缩性相应提高,但是此效应目前尚有待进一步研究证实。

(3)冠心病危险因素控制:①改善脂质代谢异常。②改善高血糖及糖耐量异常。③控制高血压。④改善血液高凝状态。⑤帮助戒烟。

2.适应证与禁忌证

(1)适应证:临床病情稳定者,包括:陈旧性心肌梗死,稳定型劳力性心绞痛,隐性冠心病,冠状动脉分流术和腔内成形术后,心脏移植术后安装起搏器后。过去被列为禁忌证的一些情况如病情稳定的心功能减退、室壁瘤等现正在被逐步列入适应证的范畴。

(2)绝对禁忌证:主要为临床情况不稳定的患者,包括:未控制的心力衰竭或急性心衰,严重左心功能障碍,血流动力学不稳的严重心律失常(室性或室上性心动过速,多源性早室,快速型房颤、Ⅲ度房室传导阻滞等),不稳定型或加剧型心绞痛,急性心包炎、心肌炎、心内膜炎,严重的未控制的高血压(安静时血压>210/110mmHg),急性肺动脉栓塞或梗死,肺水肿,全身急性炎症、发热、传染病和下肢功能障碍,确诊或怀疑主动脉瘤,严重主动脉瓣狭窄或主动脉瓣下狭窄(压力阶差>50mmHg),血栓性脉管炎或心脏血栓,精神疾病发作期间或严重神经官能症。

(3)相对禁忌证:严重高血压(安静时血压>180/100mmHg),运动时低血压或其他严重血压反应异常,明显心动过速或过缓,中度瓣膜病变和心肌病(中度动脉瓣狭窄,压力阶差25~50mmHg),肺动脉高压,心脏明显扩大或代偿心衰,高度房室传导阻滞及高度窦房阻滞,严重冠状动脉左主干狭窄或类似病变(安静时ST压低>0.2mV),严重肝、肾、甲状腺疾病及严重糖尿病,电解质紊乱,慢性感染性疾病,运动会导致恶化的神经肌肉疾病、骨骼肌肉疾病或风湿性疾病,晚期妊娠或有合并症者,重症贫血,明显骨关节功能障碍,运动受限或可能由于运动而使病情恶化,明显情绪应激或压抑。

3.训练安全性

与运动危险有关的主要因素为:年龄,心脏病病情和运动强度。冠心病训练时发生猝死的随机率预计为每年1~16万。步行、骑车和活动平板时心源性猝死率最低。慢跑时猝死率较高,与运动强度有关。所有的人参加超过步行强度的运动锻炼时,均应经过全面体格检查,冠心病患者以及40岁以上正常人必须进行分级心电运动实验,以确立训练安全性。训练时心血管意外大部分发生在准备活动和结束活动时,对此应该有足够的认识。

4.康复治疗目标

巩固Ⅱ期康复成果,控制危险因素,改善或提高体力活动能力和心血管功能,恢复发病前的生活和工作。

5.康复训练的基本原则

(1)个体化原则:因人而异地制定康复方案,包括:①年龄、性别。②疾病诊断和病情。

③康复治疗目标。④过去的生活习惯和爱好。

(2)循序渐进原则:遵循学习适应和训练适应机制。学习适应指掌握某一运动技能时由不熟悉至熟悉的过程,是一个由兴奋、扩散、泛化,至抑制、集中、分化的过程,是任何技能的学习和掌握都必须经历的规律。训练适应是指人体运动效应提高由小到大,由不明显到明显,由低级到高级的积累发展过程。

(3)家务:可以洗碗筷、蔬菜、铺床、提 2.1kg 左右的重物,短时间园艺工作。

(4)娱乐:可以打扑克、下棋、看电视、阅读、针织、缝纫、短时间乘车。

(5)需要避免的活动:提举超过 2.1kg 的重物,过度弯腰,情绪沮丧,过度兴奋、应激等,洗澡水过热,也要避免气温过冷过热的环境。

出院后的家庭活动可以分为以下 6 个阶段:

第一阶段

(1)活动:可以缓慢上下楼,但要避免任何疲劳。

(2)个人卫生:可以自己洗澡,但要避免洗淋浴。

第二阶段

(1)个人卫生:可以外出理发。

(2)家务活动:可以洗小件衣服或使用洗衣机(但不可洗大件衣物),晾衣服,坐位熨小件衣物,使用缝纫机,掸尘,擦桌子,梳头,简单烹饪,提 4.1kg 左右的重物。

(3)娱乐活动:可以进行有轻微的体力活动的娱乐。

(4)性生活:在患者可以上下楼或可以步行 1km 而尤任何不适时,患者可以恢复性生活,但是要注意采取相对比较放松的方式。性生活之前可以服用硝酸甘油类药物,必要时可以先向有关医生咨询。适当的性生活对恢复患者的心理状态有重要作用。

(5)需要避免的活动:长时间活动,烫发之类的高温环境,提举超过 4kg 的重物,参与涉及经济或法律问题的活动。

第三阶段

(1)家务活动:可以长时间熨烫衣物,铺床,提 4.5kg 左右的重物。

(2)娱乐活动:轻度园艺工作,在家练习打高尔夫球,桌球,室内游泳(放松性),短距离公共交通,短距离开车,探亲访友。

(3)步行活动:连续步行 1km,每次 10~15min,每天 1~2 次。

(4)需要避免的活动:提举过重的物体,活动时间过长。

第四阶段

(1)家务活动:可以与他人一起外出购物,正常烹饪,提 5kg 的重物。

(2)娱乐活动:小型油画制作或机械制作,家庭小修理,室外打扫。

(3)步行活动:连续步行每次 20~25min,每天 2 次。

(4)需要避免的活动:提举过重的物体,使用电动工具,如电钻电锯等。

第五阶段

(1)家务活动:可以独立外出购物(使用手推搬运重物),短时间拖地,提 5.5kg 的重物。

(2)娱乐活动:家庭修理,性活动,钓鱼。

(3)步行活动：步行每次 25～30min，每天 2 次。

(4)需要避免的活动：提举过重的物体。

第六阶段

(1)家务活动：清洗浴缸、窗户，可以提 9kg 左右的重物（如果没有任何不适）。

(2)娱乐活动：慢节奏跳舞，去影院和剧院。

(3)步行活动：每次 30min，每天 2 次。

(4)需要避免的活动：剧烈活动如举重、锯木、攀高等，以及竞技性活动，如各种比赛。

三、冠心病Ⅲ期康复

处于较长期稳定状态的患者，包括陈旧性心肌梗死、稳定型心绞痛及隐性冠心病。康复程序为 2～3 个月，自我锻炼应持续终生。

（一）康复治疗机制

1.外周效应

外周效应指心脏之外的组织和器官发生的适应性改变。

(1)肌肉适应性改善：肌肉毛细血管密度和数量增加，运动时毛细血管开放的数量和口径增加，肌肉运动时血液-细胞气体交换的面积和效率相对增加，外周骨骼肌氧摄取能力提高，动静脉氧差增大，定量运动时减少外周肌群的血供需求，从而减轻心脏负荷，降低心肌耗氧量。

(2)运动肌氧利用能力和代谢能力改善：肌细胞线粒体数量、质量和氧化活性提高，骨骼肌氧利用率增强。肌细胞胰岛素受体开放数量增加，葡萄糖进入细胞的速率和数量增加，从而运动能量代谢效率增加，血流需求相对减少。

(3)交感神经兴奋性降低，血液儿茶酚胺含量降低。

(4)肌肉收缩效率提高，能量消耗相对减少。

(5)最大运动能力提高，较少产生疲劳。外周效应需要数周时间才能形成，停止训练可重新丧失，因此训练必须持之以恒。

2.中心效应

中心效应指训练对心脏的直接作用，主要为心脏侧支循环形成，冠状动脉供血量提高，心肌内在收缩性相应提高，但是此效应目前尚有进一步研究证实。

3.冠心病危险因素控制

①改善脂质代谢异常。②改善高血糖及糖耐量异常。③控制高血压。④改善血液高凝状态。⑤帮助戒烟。

（二）适应证与禁忌证

1.适应证

临床病情稳定者，包括：陈旧性心肌梗死，稳定型劳力性心绞痛，隐性冠心病，冠状动脉分流术和腔内成形术后，心脏移植术后，安装起搏器后。过去被列为禁忌证的一些情况，如病情稳定的心功能减退、室壁瘤等，现在已被逐步列入适应证的范畴。

2.绝对禁忌证

主要为临床情况不稳定的患者,包括:未控制的心力衰竭或急性心衰,严重左心功能障碍,血流动力学不稳的严重心律失常(室性或室上性心动过速,多源性室早,快速型房颤、Ⅲ度房室传导阻滞等),不稳定型或增剧型心绞痛,急性心包炎、心肌炎、心内膜炎,严重的未控制的高血压(安静时血压>210/110mmHg),急性肺动脉栓塞或梗死,肺水肿,全身急性炎症、发热、传染病和下肢功能障碍,确诊或怀疑主动脉瘤,严重主动脉瓣狭窄或主动脉瓣下狭窄(压力阶差>50mmHg),血栓性脉管炎或心脏血栓,精神疾病发作期间或严重神经官能症。

3.相对禁忌证

严重高血压(安静时血压>180/100mmHg),运动时低血压或其他严重血压反应异常,明显心动过速或过缓,中度瓣膜病变和心肌病(中度主动脉瓣狭窄,压力阶差25~50mmHg),肺动脉高压,心脏明显扩大或代偿期心衰,高度房室传导阻滞及高度窦房阻滞,严重冠状动脉左主干狭窄或类似病变(安静时 ST 压低>0.2mV),严重肝、肾、甲状腺疾病及严重糖尿病,血电解质紊乱,慢性感染性疾病,运动会导致恶化的神经肌肉疾病、骨骼肌肉疾病或风湿性疾病,晚期妊娠或妊娠有合并症者,重症贫血,明显骨关节功能障碍,运动受限或可能由于运动而使病变恶化,明显情绪应激或压抑。

(三)训练安全性

与运动危险有关的主要因素为:年龄、心脏病病情和运动强度。冠心病训练时发生猝死的随机发生率预计为每 8 万~16 万运动小时 1 例。步行、骑车和流动平板时心源性猝死率最低。慢跑时猝死率较高,与运动强度有关。所有参加超过步行强度的运动锻炼(如慢跑)时,均应经过全面体格检查。冠心病患者以及 40 岁以上正常人必须进行分级心电运动实验,以确立训练安全性。训练时心血管意外大部分发生在准备活动和结束活动时,对此应该有足够的认识。

(四)康复治疗目标

巩固Ⅱ期康复成果,控制危险因素,改善或提高体力活动能力和心血管功能,恢复发病前的生活和工作。

(五)康复训练的基本原则

1.个体化原则

因人而异地制定康复方案,包括:①年龄、性别。②疾病诊断和病情。③康复治疗目标。④过去的生活习惯和爱好

2.循序渐进原则

遵循学习适应和训练适应机制。学习适应指掌握某一运动技能时由不熟悉至熟悉的过程,是一个由兴奋、扩散、泛化,至抑制、集中、分化的过程,是任何技能的学习和掌握都必须经历的规律。训练适应是指人体运动效应提高由小到大,由不明显到明显,由低级到高级的积累发展过程。

3.持之以恒原则

训练效应是量变到质变的过程,训练效果维持同样需要长期锻炼。一般认为,额定训练时间产生的训练效应将在停止训练类似的时间后消失。运动训练没有一劳永逸的效果。

4.兴趣性原则

兴趣可以提高患者参与并坚持康复治疗的主动性和顺应性。如果康复运动治疗方法单一，又不注意定时定期改变方法或采取群体竞赛的形式，穿插一些活动性游戏，则病人常感到参加运动治疗枯燥无味，长期后就成为负担，导致不少病人中途退出的现象。

5.全面性原则

冠心病患者往往合并有其他脏器疾病和功能障碍，同时患者也常有心理障碍或工作、娱乐、家庭、社会等诸方面的问题，因此，冠心病的康复绝不仅仅是心血管系统的问题。对于患者要从整体看待，进行全面康复。

（六）运动处方的制定与实施

运动处方的内容与药物处方的原则相似，包括运动方式、运动量（强度、时间、频率）及注意事项。

1.运动方式

包括有氧训练、力量训练、柔韧性训练、作业训练、医疗体操、气功等。运动形式可以分为间断性和连续性运动。间断性运动指基本训练期有若干次高峰强度，高峰强度之间强度降低。其优点是可以获得较强的运动刺激，同时时间较短，不至于引起不可逆的病理性改变。主要缺点是需要不断调节运动强度，操作比较麻烦。连续性运动指训练的靶强度持续不变，这是传统的操作方式，主要优点是简便，患者相对比较容易适应。

2.运动量

运动量要达到一定的阀值才能产生训练效应。每周的总运动量（以热量表达）应在 2928～8368J（700～2000cal），相当于步行或慢跑（10～32km）。运动量小于 2928J 只能维持身体活动水平，而不能提高运动能力。运动总量无明显性别差异。METS 消除了体重影响，比热量在计算上更为实用。

合适运动量的主要标志：运动时稍出汗，轻度呼吸加快但不影响对话，早晨起床时感舒适，无持续的疲劳感和其他不适感。

运动量的基本要素为：强度、时间和频率。

（1）运动强度：运动训练所规定达到的强度称之为靶强度，可用 HR、HR 储备、METS、RPE 等方式表达。靶强度与最大强度的差值是训练的安全系数。靶强度一般为 40%～85% VO_{2max} 或 METS，或 60%～80%HR 储备。靶强度越高，产生心脏中心训练效应的可能性就越大。

运动实验方式：靶强度主要根据心电运动实验中出现缺血症状、心电图异常、血压异常或达到最大运动时的 HR，METS 和 RPE 来计算。

年龄预计方式：靶 HR（次/分）=170（180）－年龄（岁）。其中 170 适用于病后恢复时间较短者，或病情有反复，体质较弱者；180 适用于已有一定锻炼基础，体质较好的康复患者和老年人。

HR 储备方式：HR 储备=年龄预计 HR_{max}－安静 HR 靶

$$HR（次/min）=HR 储备×安静 HR。$$

METS 方式：取运动实验最大 METS 作为训练强度。采用这一方式的原因是由于心血管活性药物广泛应用，HR 已经难以反映真正的心血管运动反应，同时在运动中监测 HR 比较困难，采用多种运动方式时，监测 HR 及靶 HR 更加困难。由于 METS 已经有较充分研究，各种活动时的 METS 值已经求出，容易灵活选择，所以近年来得到广泛应用。

RPE 方式：对于无监护性运动，RPE 一般为 11～13，对于有心电监护者，强度可以在 13～15。

（2）运动时间：指每次运动锻炼的时间。靶强度运动一般持续增长 10～60min。在额定运动总量的前提下，训练时间与强度成反比。准备活动和结束活动的时间另外计算。

（3）训练频率：训练频率指每周训练的次数。国际上多数采用 3～5d 的频率。

3.主要注意事项

（1）选择适当的运动，避免竞技性运动。

（2）只在感觉良好时运动。感冒或发热后，要在症状和体征消失 2d 以上才能恢复运动。

（3）注意周围环境因素对运动反应的影响，包括：寒冷和炎热气候要相对降低运动量和运动强度，训练的理想环境是 4℃～28℃，空气＜6％，风速不超过 7m/s；避免在阳光下和炎热气温时剧烈运动；穿戴宽松、舒适、透气的衣服和鞋；上坡时要减慢速度；饭后不作剧烈运动。

（4）患者需要理解个人能力的限制，应定期检查和修正运动处方，避免过度训练。药物治疗发生变化时，要注意相应地调整运动方案。参加训练前应该进行尽可能充分的身体检查。对于参加剧烈运动者尽可能先进行运动实验。

（5）警惕症状：运动时如发现下列症状，应停止运动，及时就医。上身不适（包括胸、臂、颈或下颌可表现为酸痛、烧灼感缩窄感或胀痛）、无力、气短、骨关节不适（关节痛或背痛）。

（6）训练必须持之以恒，如间隔 4～7d 以上，再开始运动时宜稍减低强度。

4.训练实施

每次训练都必须包括准备活动、训练活动和结束活动。

（1）准备活动：主要目的是预热，即让肌肉、关节、韧带和心血管系统逐步适应训练期的运动应激。运动强度较小，运动方式包括牵拉运动及大肌群运动，要确保全身主要关节和肌肉都有所活动，一般采用医疗体操、太极拳等，也可附加小强度步行。

（2）训练活动：指达到靶训练强度的活动，中低强度训练的主要目的是达到最佳外周适应。高强度训练目的在于刺激心肌侧支循环生成。

（3）结束活动：主要目的是冷却，即让高度兴奋的心血管应激逐步降低，适应运动停止后血流动力学改变。运动方式可以与训练方式相同，但强度逐步减小。

充分的准备与结束活动是防止训练意外的重要环节，训练时的心血管意外 75％均发生在这两个时期。此外，合理的准备与结束活动对预防运动损伤也有积极的作用。

（七）有氧训练

有氧训练指可以提高机体运动时氧化代谢能力的训练方法，又称为耐力性运动。耐力为运动强度与运动时间或重复次数的乘积。有氧训练是冠心病康复治疗的主要方法。

心肺及骨骼肌功能是决定身体有氧能力的主要因素。有氧训练一般为中等强度，即 50％～80％VO_{2max} 或 60％～90％HR_{max}；每次运动持续时间 5～60min，每周训练 3 次以上；运动方式均为大肌群（上、下肢大肌群）周期性（即肢体往返式运动，如走路等）的动力性运动。参与运动的肌群越多越大,训练效应就越显著。非周期性动力性运动(如各种球类运动)如果达到一定的运动强度和持续时间,也属于耐力运动。耐力训练的主要作用为:消除制动或不运动所导致的不利影响,增强心肺功能和体力活动能力,提高体质,改善机体代谢状态和心理状态,减少心血管风险因素和心血管疾病发作,提高生活质量等。

运动方式:步行、慢跑、游泳、骑车、登山、滑雪、划船、郊游、登楼、各种舞蹈(中、快节奏)以及各种娱乐体育活动,如网球、保龄球、门球、桌球、排球、乒乓球等。气功中的动功也属于此列。

1.步行

步行是最常用的有氧训练方式,其主要优点是容易控制运动强度和运动量,训练方法简单易学,运动损伤较少。缺点是训练过程相对比较单调和枯燥,不易激发患者的训练兴趣。此外,运动强度相对较小,训练耗时较长,对于需要较高强度训练者往往不能达到训练目标。步行的运动强度一般较低,可以作为各种运动训练的准备和(或)结束活动,较高强度的步行也可作为训练的基本部分。对于体弱者或心肺功能衰竭者,缓慢步行即可达到良好的训练效果。快速行走可达到相当高的训练强度,在步行中增加一定的坡度有助于增加训练强度。

步行训练可以在室内采用活动平板训练,其优点是运动强度和时间可以精确地控制,运动中可以进行心电和血压监测,因此安全性好,工作人员易于操作;缺点是活动比较枯燥,需要一定的设备,费用较高。室外步行简便易行,不需要特殊设备,在风景优美的地方步行可以大大增加患者的兴趣,提高继续锻炼的积极性;缺点是运动强度相对不易掌握,监测较困难。此外,室外运动时容易受外界环境(气温、风、温度、空气污染、噪声、地面条件等)的影响,实际运动强度有可能发生改变,在制定运动处方和操作实施时必须加以注意。

步行强度现多采用 METS 来表示,可以根据靶 METS 来选择合适的运动速度和(或)坡度。运动速度和坡度的选择需要因人和因地而宜。因人而宜是指根据患者的病情、最大运动能力、运动时的监测条件和患者对运动的理解程度选择合适的靶运动强度。因地而宜是指根据患者实际可训练的场地选择合适的坡度或速度。

2.健身跑

健身跑是指以提高身体健康程度为主要目的的跑步活动,需要持续一定的时间,一般在 $10\sim30min/$次。任何跑均有双足腾空的动作,能耗较大,因此均属于高强度运动,一般可达到 $8\sim16METS$。健身跑的优点是运动强度较大,训练耗时较短,适用于体质较好的患者。跑时要求全身放松,呼吸匀称,先足后跟着地,然后前脚掌着地,速度和坡度选择原则与步行相似。健身跑训练前后必须要有适当的准备和结束活动(如步行)。健身跑在足跟着地时由于重力作用对下肢关节(特别是膝、踝关节)和相关的肌肉及韧带的负荷明显增大,因此属于高损伤性运动,容易发生骨关节合并症,所以近年来应用明显减少,对于老年人、关节病变、肥胖和病情较重者尤为慎用。由于健身跑属于高强度运动,因此建议 40 岁以上患者在参加训练之前,应该常规进行心电运动实验,以确定患者的心血管状态,选择恰当的运动的运动强度。活动场地可以在室内(活动平板)或室外进行,其优缺点类似于步行训练。

3.骑车

骑车可以分为室内和室外两大类。室内骑车主要是采用固定功率自行车方式,骑车的负荷可以通过电刹车或机械刹车方式调节。室外骑车包括无负重和负重骑车。室内骑自行车的主要优点是不受气候和外界环境影响,运动时可以方便地监测心电图和血压,安全性好,运动负荷容易掌握和控制表面性;缺点是比较单调和枯燥,兴趣性差。室外骑车的兴趣性较好,特别是在风景优美的区域骑车可以带来良好的心理和生理享受;缺点是负荷强度不易准确节制,容易受外界环境的影响或干扰,发生训练损伤或意外的概率或意外的概率较高,运动中难以进行监测。室外无负重骑车的强度较低,往往不能达到耐力训练的要求,所以往往需要在自行车上增加必要的负重,即负重骑车,以增加运动强度。对于下肢功能障碍者,可以采用手臂功率车的方式进行上肢耐力性锻炼,也可将上下肢训练结合进行,效果更好。训练时踏板转速滑40～60周/min时肢体的机械工作效率最高,因此建议作为骑车训练对于踏板转速的基本要求。

4.游泳

游泳是最好的训练方式之一,其主要优点在于:①运动时由于水的浮力,对皮肤、肌肉和关切有很好的安抚作用,对关节和脊柱也没有任何重力,所以可以用于骨关节疾病患者和脊柱病患者的运动锻炼,运动损伤也很少。②由于运动时水对胸腔的压力,有助于增强心肺锻炼的效果。③水温一般低于体温,所以在运动时体温的散发高于陆上运动,有助于肥胖患者进行减肥训练时消耗额外的能量。④温水游泳池的水温及水压对于有肢体痉挛者有良好的解痉作用,因此这类患者尽管在陆上无法训练,但在水中仍然有可能进行耐力训练。缺点是需要一定的运动条件(包括场地和技术),运动强度变异较大,所以运动时要特别注意观察患者的反应。游泳运动前应该在陆上有充分的准备活动,以使肌肉,骨关节及心血管系统有充分的应激适应。

5.动气功

气功根据有无形体动作分为静气功和动气功两大类。动气功的形体动作在达到一定强度水平并持续足够时间时,可以列入耐力运动训练范围内。

6.有氧舞蹈

有氧舞蹈指中、快节奏的交谊舞(中、快三步或四步等)、迪斯科、韵律健身操等,运动时的活动强度可以达到3～5METS。有氧舞蹈作为耐力训练的优点是兴趣性好,患者容易接受并坚持。缺点是由于情绪因素较明显,所以运动强度有时难以控制,对于心血管患者必须加强监护。

(八)力量训练

力量训练是运动员最常用的训练方法之一,在冠心病康复中的应用起始于1986年。目前投入使用的主要为循环力量训练(CWT)。CWT是指一系列中等负荷、持续、缓慢、大肌群、多次重复的抗阻力训练,以增加肌力,并可能增强心血管素质。其代谢的主要途径介于有氧和无氧代谢之间。

CWT方法:运动强度为40%～50%最大一次收缩,每节在10～30s内重复10～15次收缩,各节运动间休息15～30s,10～15节为一循环,每次训练可2～3个循环(20～25min),每周训练5次。逐步适应后可按30%的增量逐渐增加运动量。训练应以大肌群为主,如髋关节肌群、大腿和小腿肌群、躯干肌群、肩关节和肘关节肌群。强调单侧缓慢的全关节范围的抗阻活动,避免两侧肢体同时运动,以减少过分的心血管反应。采用单侧肢体轮流进行抗阻运动,还可以有效地使运动后的肌肉得到充分恢复,避免乳酸积累,从而有利于进一步运动。运动训练时主张自然呼吸,不要憋气。训练后可以有一定程度的肌肉酸胀,但必须在次日清晨全部恢复。

临床研究已经证实 CWT 对冠心病患者安全,对增强肌力和有氧运动能力均有一定效果。在国际上逐步成为全面冠心病康复的基本组织部分。

单纯等长收缩运动目前尚未正式在冠心病康复临床应用,但是基础研究提示其运动反应在安全范围之内,有可能成为今后的研究方向。

(九)作业治疗

作业治疗的核心是通过各种有意义的日常生活、工作和娱乐活动,使患者得到功能训练,并逐步恢复合理的生活自理能力和社会自立能力。在活动训练时的注意事项与运动治疗相似,在方式上强调采用日常生活工作和娱乐设备而不是专用的体力锻炼设备。

以下是一套作业治疗方案。

用具:①重物:吸尘器、垃圾桶、打字机、砖头、椅或凳、桌子、不同重量的沙袋、重杆(500g～6kg)。②容器:篮子、盒子、购物袋、手推车、手提箱。③四层搁架,每层长 2m,高 1/2m。④组合台阶。

1.第一阶段——轻度活动(各活动开始时间为 1min)

(1)室内单臂提篮步行 2 周(第 2 周时换手),共计 55m。

(2)双手捧一容器按上述距离步行 2 周,每周将容器放在地上再拿起反复 4 次。

(3)坐位双手握重杆,然后站起,将重杆前举至肩水平,手臂伸直,再收回手臂,坐下,如此反复。

(4)在桌子上将重物移向左侧,再移向右侧,反复进行。

(5)在桌子上将重物移向地下,再搬回桌上,反复进行。

(6)站立,双手握重杆,将杆前举至头上,手臂伸直,再放下手臂,如此反复。

(7)上下台阶。

2.第二阶段——重度活动(各活动开始时均为 1min)

(1)室内单臂提装载重物的篮子步行 2 周(第 2 周时换手),并上下楼梯。

(2)双手捧装载重物的容器按上述距离步行 2 周,每周将容器放在地上再拿起反复 4 次。

(3)坐位双手握重杆,然后站起,将重杆前举至肩水平,手臂伸直,再收回手臂,坐下,如此反复。

(4)在桌子上将重物移向左侧,再移向右侧,反复进行。

(5)在桌子上将重物移向地下,再搬回桌上,反复进行。

(6)站立,双手握重杆,将杆前举至头上,手臂伸直,再放下手臂,如此反复。

(7)将装载重物的容器放进搁架的低层,然后拿出移至较高的一层,直至最高一层,再按相反顺序将重物移至最低一层。

(8)提垃圾箱靠在一侧腿上,沿室内步行。

(9)在桌面上以对角线的方向推拉重物(重量是提物重量的 2 倍)。

(10)提一重物通过弹簧门。

（11）上下楼梯。

3.注意事项

（1）所进行的活动尽可能与病人日常活动接近。

（2）所持重物从 1kg 开始，在无不良反应后可逐步增加重每次增加的重量不可超过 1kg。

（3）有骨关节疾病者活动时应以无痛为原则。

（4）最终训练目标的活动量以病人在日常生活中可能遇到的最大量为度。

（5）其他注意事项与有氧训练相同。

（6）恢复工作的时机：文职工作在心肌梗死后 4～6 周。劳工或心理应激强烈的工作在心肌梗死后 8～12 周。

（十）应激治疗

1.定义

应激指身体或情绪劳累对生理或心理的刺激，生理应激包括：噪声、光线、极端的温度、孤独、工作条件不良；心理应激包括：时间压力、对其他人的责任心、与土司或同事关系不好、家庭压力、过于自尊、矛盾未解决、对自己的能力缺乏自信心等。

2.应激症状

头痛、躁动、失眠、持续性疲倦、情绪波动、气愤、皮肤损害、注意力不集中、皮肤冷、口干、姿势不良、便秘或腹泻、溃疡。

3.应激与心脏

应激可以造成心率、加快、血压升高、肌肉张力增加、呼吸加快、血凝时间延长、血糖增高。长时间处于应激状态可以造成器官（包括心脏）损害。

4.应激与个性

应激反应与个性有关。Friedman 和 Rosenman（1974）提出将行为类型分为 A、B 两类。

A 行为类型：易激惹（无端的敌意）、情绪易波动、主动、有进取心和雄心、富于挑战性和竞争性、缺乏耐心、同一时间往往想做两件以上的事（时间紧迫感）、做事严格按时间表完成。A 行为类型应激反应较强烈，心血管发病的危险较大。

B 行为类型：平易近人、耐心、充分利用业余时间放松自己，不受时间驱使、无过度竞争性。

5.常用应激治疗技术

（1）Jacobsom 技术：患者取舒适的坐位或卧位，宽松衣服，去除眼镜，全身放松，肢体对称，闭上眼睛，注意呼吸，于呼气时放松，并默念"放松"，逐渐将注意力集中于身体的不同部位。逐放松全身的肌肉，一般从头开始，然后由颈至肩、臂、手、躯干、臀、腿和足。在患者呼气时可以重复单字、短语或声音以帮助患者排除杂念，或集中注意力于某一颜色，场地或物体（如烛光），也可以默念从 10～1，反复进行。在治疗结束时缓慢睁开眼睛，休息数分钟，然后缓慢起身。

（2）对比放松技术：其生理依据是肌肉强力收缩后，通过诱导的原理，可以使同一肌肉产生相同程度的松弛。通常从远端肌群开始，逐步引向近端从一侧肢体开始，再至对侧。如用力握拳、放松用力屈或伸肘、放松用力外展或外旋肩关节、放松以后整个上肢一起用力、再放松。下肢和躯干也同此。此时最好同时配合深呼吸，即用力时吸气，放松时呼气。对有高血压患者则在用力时呼气，放松时吸气。

（3）暗示放松技术：要求有一温暖、通风良好的房间，非常舒适的床位，轻软的被褥，柔和的光线。治疗者用平静、催眠似的语调，要求患者思想集中于身体某一部位。如果使某一肢体放松，先要想到它"很重"，并重复数位，直到该部显示松弛，此时即令患者抬起该肢体，但患者已无法移动它，似感觉它在漂浮一样，即已达松弛的目的。

（4）气功：气功流派颇多，各具特色但基本锻炼方法和要领有其共同之处，例如，调身——调整体态，放松自然调息——高速呼吸，柔和匀畅，以横膈呼吸为主；调心——调整神经、精神状态以诱导入静。在练功过程中还要求精、气、神的统一。据认为"精"指生长信息，"气"指功能信息，"神"指思维信息。经久锻炼有利于这些信息的互相促进、调整和提高，从而有利于强身、治病。适用于减轻精神应激的功法通常为静松功，常取卧位或坐位，呼吸采用自然呼吸法，意念即把思想寄托在身体的某一部分，若有若无地想着它，以排除杂念。可沿着身体各部位进行依次思念，例如，从头、颈、肩、臂、手、胸、腹、背、腰、大腿、小腿至足，与此同时，相应地使该部的肌肉放松，如此反复。吸气时意念静，呼气时放松相应部位肌肉，以至完全放松。以后可意守丹田穴或膻中穴、命门穴、涌泉穴等。每次 30min 左右，每天 1～2 次。

（十一）康复治疗与药物治疗的关系

康复训练和临床药物治疗是心脏病康复中相辅相成的两个主要方面，适当的药物治疗可以相对增强患者的运动能力，提高训练水平和效果。同时运动训练的有效应有助于逐步减少用药量，有的患者甚至可以基本停止用药。因此，在制定运动处方的时候，必须要慎重考虑药物的作用。

1. 硝酸甘油

代表药品为硝酸甘油和消心痛。这一类药物有较强的扩张管的作用，通过降低心脏的前后负荷，降低心肌耗氧量，从而提患者的运动能力。在使用此类药物时应注意少数患者可产生过分的血管扩张，导致直立性低血压。运动训练的准备和结束活动要充分。扩张性头痛是常见的不良反应。

2. β 受体阻滞剂

β 受体阻滞剂包括：心得安、美多心安、氨酰心安等，其药理作用主要是通过减慢心率和降低心肌收缩力，降低心肌耗氧量，从而提高运动能力。在运动训练时，患者的心率增加可明显减小，因而所能达到的靶心率可能低于不用药时。在制定运动处方时可以参考患者在用药状态下心电运动实验的结果，或以 RPE 来作为尺度。在调整药物剂量时，应相应地改变靶心率或运动强度。在必须停止用药或降低药物剂量时应注意防止撤药综合征。一般应在 2 周左右的时间逐渐减少并停止用药。

3. 钙拮抗剂

钙拮抗剂包括心痛定、异搏停和硫氮革酮。其主要作用为降低外周血管阻力和心肌的收缩性，从而降低心肌耗氧量，增强运动能力。使用硫氮革酮可轻度减慢心率，而在使用心痛定期间，心率可有所加快，因此训练时应注意病人的心率反应。这类药物的典型不良反应与血管扩张有关，包括头痛、颜面潮红以及头晕。踝部水肿和心悸也是常见的不良反应，应与心源性症状鉴别。

4.肾素-血管紧张素转换酶抑制剂

肾素-血管紧张素转换酶(ACE)抑制剂目前在高血压、心衰和冠心病病人的应用日趋广泛,其主要的不良反应是直立性低血压。在运动时要密切注意患者的血压反应,特别是在合并使用血管扩张剂或β受体阻滞剂时,要有适当和充分的准备和结束活动。该药的另一不良反应是干咳,原因目前尚不明了。

(十二)性功能障碍及康复

患者遭受心脏意外事件后的康复治疗中,恢复正常性功能常是其目标之一。有两项间接实验,可以了解患者有无能力:①上二层楼实验(尽可能快地上二层楼梯,可同时作心电监测),通常性生活中心脏排血量比安静时提高,这和快速上二层楼梯的反应性相似。②观察患者能否完成5～6METS的活动,因为性生活时最高能量消耗相当于4～5METS,事实上在日常生活中,看一场精彩球赛电视转播时的心率,已可能超过性生活中的最高心率。但应注意大量进食后不宜做爱,并劝导至少在心梗6周后。良好的康复治疗效应可降低性生活时最高心率5.5%。

(孙　帅)

第八章　高血压

第一节　概况

一、高血压治疗获益的证据

（一）流行病学证据

大量流行病学研究证明心血管病发病和死亡的危险与血压水平呈正相关。Lewington 等报告了 61 个关于血压与死亡率的前瞻性研究的结果。共计 958074 名研究对象,随访时间平均 12 年。共发生脑卒中死亡 11960 例,缺血性心脏病死亡 32283 例,其他心血管病死亡 10092 例,非心血管病死亡 60797 例。结果表明,从 40 岁到 69 岁,收缩压每增加 20mmHg 或舒张压每增加 10mmHg,缺血性心脏病死亡率增加 2 倍,脑卒中死亡率增加 2 倍以上。结论是:从长期结果看,收缩压每增加 10mmHg 或舒张压增加 5mmHg,脑卒中死亡危险增加 40%,缺血性心脏病死亡危险增加 30%。另一项重要研究是美国著名的弗莱明翰心脏研究。该项研究对不同基线血压水平(理想:<120/80mmHg;正常:120～129/80～84mmHg;正常高值:130～139/85～89mmHg)的男性进行 12 年的跟踪观察,结果表明随着基线血压水平的增加,心血管事件的累积发病率明显上升。

（二）血压进行性升高可以通过治疗延缓进展并加以阻止

Miall 等在英国进行的为期 15～17 年的前瞻性随访及 Oberma 等对美国飞行员进行为期 24 年的随访观察表明,随着年龄的增加,血压呈进行性增加以及高血压会导致血压更高。即血压越高,血压升高的速率越快,形成一种恶性循环。如能使血压保持稳定,维持在较低水平,则可以打断这一恶性循环。例如,在多项安慰剂对照的高血压治疗研究中观察到,在安慰剂组中约有 10%～17% 的人舒张压升高并超过 110mmHg,而在治疗组中血压超过 110mmHg 的不到 3%,有明显的差异。因此高血压的进行性升高可以延缓血压增高的进展。

（三）人体"自然实验"的证据

单侧肾动脉狭窄、主动脉缩窄和肺动脉高压是三种观察血压水平升高引起血管损伤的人体"自然实验",机制如下:

1.单侧肾动脉狭窄 狭窄侧的肾脏内血流灌注压力低于非狭窄侧肾脏。非狭窄侧肾动脉粥样硬化较狭窄侧肾严重。

2.主动脉缩窄 缩窄的远侧血管内血压高于缩窄近侧血管内血压。结果缩窄远侧血管的动脉粥样硬化病变较近侧严重。

3.肺动脉高压 正常人肺动脉压较主动脉压低,故无明显损害。当肺动脉压明显升高时(二尖瓣狭窄或先心病引起),肺动脉内发生明显粥样硬化或坏死。

人的体动脉系统中血压与血管损伤的关系与上述三种"自然实验"的机制是一样的。可见只要血压不升高,就可以避免发生血管损伤。

(四)动物实验的证据

许多动物实验研究一致表明,在同样饮食条件下,高血压动物的动脉粥样硬化程度明显高于正常血压的动物。如果用药物降低血压,则可以预防动脉粥样硬化病变的发生或阻止其进一步发展。

(五)抗高血压治疗临床试验的证据

近半个世纪以来,由于口服降压药物的不断问世及降压疗效的不断改进,开展了大量的抗高血压治疗的临床试验。这些研究的结果对高血压要不要治疗、什么时候开始治疗以及怎样治疗等重要问题提供了最重要的科学依据。Psaty 等及 Staessen 等对几乎所有良好设计的对照研究进行 Meta 分析,得出了以下的重要结论:抗高血压临床药物试验结果只能由各随机分组的血压水平差异来解释。所有抗高血压药物具有相似的长期效果和安全性。分析结果表明,尽可能降低血压是取得最大程度减少心血管并发症的最理想的手段。

即抗高血压临床试验的最重要的结论是:血压越低,血管保护作用越大。

(六)卫生经济学研究的证据

高血压治疗的成本-效益研究表明,治疗高血压是预防可避免的死亡的最好的措施之一。近年卫生经济学的分析证明,增加同样的质量-调整生命年(QALYs),抗高血压治疗明显少于血脂异常和糖尿病的治疗。Marshall 在一次分析中估算,即使是强化的抗高血压治疗(利尿剂,β 阻滞剂和 ACEI),其费用仅为采用他汀类的降脂治疗的 1/3。Murray 等估算,有效的高血压治疗可以使全世界人口每年增加 63000000 个 QALY。另外,2002 年美国的一项研究指出,对糖尿病合并高血压和血脂异常者,采用一般性高血压控制和严格血糖控制,则增加 1 个 QALY 的费用是 41384 美元。严格控制血脂时增加 1 个 QALY 的费用是 51889 美元。如在严格控制血糖和血脂的基础上,把一般性控制高血压改成严格的血压控制,则增加 1 个 QALY 的费用不但没有增加,反而减少了 1959 美元。因此从成本-费用分析的角度看,高血压治疗对于无合并症的患者预防心血管病事件是一项高成本-效益的干预措施。对于有合并症或靶器官损害的患者,有效的抗高血压治疗的成本-效益更高。

二、开始有效药物治疗的血压水平和目标

(一)开始(启动)药物治疗的时机

什么时候开始药物治疗? 要回答这一问题前必须明确血压是否真正升高。一般的原则是,除了急性的明显的血压升高(180mmHg 以上)及有靶器官损害的患者需要尽快降压处理

外,一般性的血压升高要根据至少 3 次不同周日测量的血压来确定有无血压升高后才决定要不要治疗。

过去的策略(或指南)仅根据血压水平来决定是否开始治疗。这种策略有许多不合理和不一致的地方。例如,一个 60 岁的女性,舒张压 100mmHg,无其他危险因素,她的 10 年心血管病发病绝对危险是 10%。如按血压水平,她应该治疗。另外一个 70 岁的男性,有多项危险因素,但他的舒张压为 90mmHg(边缘值)。他的 10 年心血管病发病绝对危险约为 40%。如按血压水平,他还不到必须治疗的水平。按照有效的降压治疗可以降低发病绝对危险的三分之一来计算,前者接受降压治疗后绝对危险从 10% 降至 7%,而后者从 40% 降至 26%。后者降压治疗的获益绝对值比前者大将近 5 倍。

美国弗莱明翰研究对队列人群进行长期的随访观察,结果表明,在同样血压水平时,随着其他并存的危险因素的数量和危险程度增加心血管病发病危险也增加。近年来广泛开展了对于多种危险因素聚集(包括代谢综合征)致心血管病作用的研究,加深了对心血管病发病绝对危险的重要性的认识。另外,研究还表明,不同心血管病发病绝对危险的人血压降低同样水平时获益不一。绝对危险越高的人获益更多、更快。因此高血压治疗的策略已从单纯根据血压水平转变到根据心血管病发病绝对危险。

根据以上心血管病发病绝对危险的概念,2003 年国际上制定的四种高血压防治指南对不同危险水平者规定了不同的开始治疗的血压阈值。

尽管国际上对于高血压开始治疗的阈值水平仍有一些分歧,但决定开始治疗必须根据心血管发病绝对危险水平进行综合定量评估这一点现已达成了共识。欧洲 2003 指南已对危险因素水平及其分层作出了详细描述和规定,使临床人员可对危险分层作出半定量和接近定量的估算。因此这些规定已越来越被广大临床和防治工作人员所采用,也被各国的高血压指南所采用。可以预见,随着心血管危险检测方法越来越简便可靠,这种根据综合危险评估来决定是否开始治疗一定会成为高质量高血压治疗的常规和主流。国际上有的专家甚至认为"高血压"和"高血脂"等名词将从医学词汇中消失,下一代的临床医生只治疗"危险"而不治疗"危险因素"。但是实践告诉我们,要从"仅根据血压水平"转变到"根据综合危险"还需要有一个过程。要做到这一转变,需要不断教育广大基层临床人员,提高对于综合危险重要性的认识,尤其要克服"越简单越好",不愿意接受新概念的惰性和"血压值决定一切"的片面观点。仅根据血压值决定治疗当然很简便,但从病人利益考虑不尽恰当,有时甚至是危险的。过去的经验证明,掌握危险综合评估和分层并不难。鉴于这是提供高质量治疗的基础,根据危险分层决定高血压治疗策略应该成为临床医师资格考核的重要内容。

(二)现今的高血压开始治疗的阈值(140/90mmHg)**是否合理**

现今多数高血压指南确定 140/90mmHg 为开始治疗的阈值是基于大多数高血压患者的综合危险偏高这一事实。对于"很低"和"低危"的血压正常高值的人要不要进行积极的药物治疗一直有不同的看法。在高血压药物治疗的副作用较为普遍的年代,多数人倾向于不用药物治疗。近年来随着高血压药物副作用的减少和观察到降压药的"降压外"保护血管内皮功能和动脉功能以及其他的益处,已有不少作者提出降低开始治疗的阈值以达到预防高血压发生和血管损伤的目的。Harrap 等在一项动物实验中观察到自发性高血压大鼠中,如在高血压出现前用 ACEI 可以明显减轻血压升高的程度。美国弗莱明翰研究长期随访结果表明,正常高值者心血管病发病危险明显增加(与正常血压者相比男性增加 2.5 倍,女性增加 1.6 倍)。Julius 认为,尽管还缺乏关于正常高值者长期随访结果的证据,高血压治疗应该开始得更早些。由 Julius 领导的 TROPHY 研究似乎提供了对正常高值者进行常规药物降压治疗可获益的证据,但该项研究的设计和方法学以及成本-效益等受到广泛质疑。因此,到目前为止,关于要不要将高血压治疗目标值前移仍处于热烈的争论之中,还没有定论。相信随着研究的深入会对这一问题得出科学和客观的结论。

(三)高危患者的治疗目标

1.高血压合并糖尿病和慢性肾病

大量观察性研究和实验研究证明,高血压合并糖尿病和慢性肾病者心血管病发病危险增加。因此现在除了英国的指南外,几乎所有其他指南都建议高血压合并糖尿病和慢性肾病患者降压治疗的目标值应降低至 130/80mmHg。但这一目标值是否合理现在还缺乏足够的证据,特别是大规模临床试验的佐证。例如 UKPDS 和 HOT 研究证明高血压合并糖尿病患者降低血压有较好的血管保护作用,但前者只观察到平均血压为 144/82mmHg 组较平均血压为 154/87mmHg 组好,后者只观察到平均血压为 140/81mmHg 组较平均血压为 144/85mmHg 组好。两项研究均无平均血压在 130/80mmHg 以下患者是否获益的数据。又例如,高血压合并慢性肾病患者,多数研究显示对尿蛋白>1g/d 者血压降至 130/80mmHg 以下能获益,而尿蛋白<1g/d 者未能获益。Jafar 等还观察到对尿蛋白<1g/d 者,即使收缩压从 160mmHg 降至 110mmHg,也未显示降压的心血管保护作用。在一项美籍非裔高血压和肾病的研究(AASK)中,Wright 等观察到,目标血压为 128/78mmHg 组与 141/85mmHg 组相比,肾动脉硬化的进展程度无明显差异。

总之,高血压合并糖尿病和慢性肾病的高危患者降压治疗的目标值(定为 130/80mmHg 或 130/85mmHg)现在还缺乏足够的循证医学证据。另外,由于要达到更低的目标值必须增加药物的种类和用量,药物的副作用和费用也相应增加。因此尽管现在大部分指南对这部分高危患者的降压目标值作了规定,但提出这一规定的证据水平还不够,需要在今后开展更多的研究。

2.高血压合并冠心病

高血压是冠心病的主要危险因素之一。确诊高血压患者(≥140/90mmHg)进行降压治疗能明显降低冠心病的发病危险,这一点已毋庸置疑。但冠心病患者降压目标值是否应该低于一般目标值,这一点目前还没有定论。CAMELOT 研究对 2000 余名冠心病患者(平均血压 129/70mmHg)进行降压随机对照研究,经过 2.2 年随访,平均血压下降 4.8/2.5mmHg。结果表明,用氨氯地平治疗组心血管事件比对照组降低 31%,而用依那普利组心血管事件仅降低 19%,无显著性差别。因此,现在对于高血压合并冠心病的患者降压目标值是否应该更低还没有足够的临床试验证据。目前各指南对于这部分患者的目标值仍定为小于 140/90mmHg。

(四)血压是否越低越好

高血压降压治疗开展以来的临床实践的结果充分证明了降压治疗的益处。同时降压目标也从 160/110mmHg 降至 140/90mmHg 以下(某些病人为 130/80mmHg)。因此多数人相信

"血压越低越好"。但是近年许多观察性研究表明血压并非是越低越好。1979年Stewart报告舒张压低于90mmHg者心肌梗死发生率是舒张压大于90mmHg者的5倍。但此项结果一直未被引起重视。直至1987年Cruickshank报告了同样的结果时，血压下降引起心肌缺血的现象才被重视。Boutitie等在一项Meta分析中观察到，老年单纯收缩期高血压患者的舒张压越低心血管病发病危险越高。Farnett等和Samuelsson等对长期舒张期高血压降压效果分析发现，舒张压从100mmHg降至85mmHg时心血管并发症减少，但低于85mmHg后并发症增加。Kannel等观察到收缩压高于140mmHg的高血压患者中舒张压＜80mmHg者的心血管事件危险高于＞80mmHg者。Somes等对单纯收缩期高血压患者治疗发现，如舒张压降到65mmHg以下，则脑卒中发病危险增加。INVEST研究对于22000名高血压合并冠心病患者进行降压治疗发现，与舒张压为70～90mmHg者相比，舒张压为60～70mmHg者心肌梗死发病率增加2倍，舒张压＜60mmHg者，发病率增加4倍。根据以上研究结果，有些作者提出血压水平与心血管事件发病之间存在一种J型曲线关系，即血压（收缩压或舒张压）降低到一个临界水平以下时心血管事件发生率反而增加。但是，另一些研究的结果不支持J-曲线的观点。Yusuf等观察到左心功能不良，血压偏低的患者在接受ACEI治疗后血压进一步降低（降到"临界"水平以下），冠心病事件死亡率下降。Boutitie等对7项临床随机对照研究共40233名患者资料进行Meta分析后，虽然发现血压低的患者心血管事件危险增加，但进一步分析后认为：①这种增加与降压治疗无关；②心血管事件率与血压水平无明显相关；③低血压者死亡事件增加是因为健康条件差所致，并非是低血压本身所造成。总之，现在关于血压是否越低越好和血压水平与心血管事件之间的J曲线关系还有很多争论，尚未有定论。美国冠心病指南指出：稳定型心绞痛的患者舒张压不应低于60mmHg。

（五）目前国际上关于降压治疗的共识

综上所述，现在国际上关于降压治疗最佳目标比较公认的意见如下：

1.收缩压和舒张压均增高的非高危患者，治疗目标值为140/90mmHg。如舒张压能进一步降低至80～85mmHg则获益更多。再进一步降低是否能更多获益现在还没有证据。

2.老年单纯收缩期高血压患者收缩压的目标值为140～145mmHg。如舒张压低于65mmHg则必须高度警惕。在这种情况下，有效降低收缩压必须和过度降低舒张压带来的危害综合考虑。

3.强化降压治疗（目标值低于140/90mmHg）在下列情况下可能更有效：①糖尿病患者；②进行性慢性肾病，尿蛋白＞1g/d；③冠心病患者（证据还不够充分）；④特殊种族人群（如黑人）。

4.强化降压治疗带来的副作用和费用增加必须与降压治疗的效果综合考虑，找到一个平衡点。

三、高血压生活方式干预治疗

现代高血压治疗的主要措施有两种：药物治疗和非药物治疗。非药物治疗中最重要的方法是改变（不良）生活方式（以下简称LM）。现今所有权威性的高血压防治指南均推荐LM作为预防和治疗高血压的重要措施或一线治疗。各指南推荐的LM措施十分相似，主要包括以下 6 个方面：①成人保持正常体重（BMI 18.5～24.9kg/m²）；②钠的摄入＜100mmol/d（约 6g 氯化钠或 2.4g 钠）；③经常（每周大部分天数）参加有氧运动，如走路，至少 30 分钟/天；④男性饮酒量每天不超过 30ml 酒精，相当于 720ml 啤酒或 300ml 葡萄酒或 50ml 白酒或 60ml 的 100 相对强度（100-proof）的威士忌酒。女性及低体重的人每天不超过 15ml 酒精；⑤保持饮食中有适量的钾［3500mg/d（90mmol/d）］；⑥饮食中水果和蔬菜要足量，有适量的低脂乳制品，减少饱和脂肪和总脂肪摄入量。

尽管 LM 已成为现代高血压防治的重要手段，但在实际防治工作中开展 LM 仍有很多困难，主要是医患双方及社会各界对 LM 的有效性认识不足和实际工作中有许多困惑。以下简述 LM 的有关问题。

（一）LM 可以有效降低血压从而减少心血管事件

许多严格设计和实施的研究都证明：①LM（特别是综合 LM 措施）可以降低血压从而减少心血管事件；②在无高血压的人群中 LM 可以预防或延迟高血压的发生；③LM 加强降压药物的降压作用。比较有说服力的研究及其主要结果如下：

1.对于血压正常高值者开展的三项对照研究证明，LM 可以有效减少高血压的发生率。

2.老年人非药物干预试验（TONE）：该研究人选 975 名 60～80 岁的男性高血压患者，分成四组（①减盐＋减重；②减盐；③减重；④无干预）。用一种药物将血压控制至正常范围。3 个月后全部停用降压药，继续监测血压水平。30 个月后，无干预组中仅有 16% 保持正常血压，而在减盐＋减重组（盐摄入平均减少 40mmol/d，体重平均下降 4.7kg）中有 43.6% 保持正常血压。两组有明显差异。

3.Sacks 等在一项严格控制饮食的研究中对 412 名成人（平均年龄 48 岁，收缩压 120～159mmHg，舒张压 80～95mmHg）进行观察。随机分成两组，对照组吃典型美国饮食，干预组吃 DASH 饮食（足量水果、蔬菜和低脂乳制品）。盐摄入分为 3 个层次（高：150mmol/d；中：100mmol/d；低：50mmol/d）。30 天后干预组（在每个盐摄入层次组）收缩压都有明显下降。干预组和对照组随着盐摄入下降，收缩压也下降。舒张压也有类似的下降趋势。另外，在不同血压水平、不同性别和不同种族人群中均观察到上述的结果。

4.希腊成人严格采用"地中海"饮食（低饱和脂肪，多水果蔬菜，多橄榄油，适当量葡萄酒和鱼类）者比未采用者心血管病死亡率下降 25%。

5.欧洲 70～90 岁老年人吃"地中海"饮食，参加体力活动，少量饮酒和不吸烟者心血管病死亡率下降 50%。

6.严格遵循健康生活方式的美国"第 7 降临日基督徒"的期望寿命比非教徒长 7～10 年。

从以上各项研究结果看，LM 的确能使血压下降，从而减少心血管事件的发生。但是这些研究都是规模较小，在严格管理和监督之下完成的。现在还没有大人群更接近自然状态下 LM 能预防心血管事件的直接证据。LM 降低心血管事件主要是基于这样一个逻辑推理：LM →血压降低→心血管危险降低。LM 减少心血管病发病和死亡危险的主要机制是减少炎症因子，降低胰岛素抵抗及减轻代谢综合征危险组分的致病作用。

（二）LM 在实践中的困惑

尽管 LM 是一种有效的降压措施,且无副作用,无须支付额外的费用,因此看起来十分诱人。但是在实际生活中很难予以实施。例如,研究证明 DASH 饮食有明显的降压作用,但在实际生活中很难推广。Appel 等在一项综合 LM 措施降压效果研究(PREMIER 研究)中对干预组要求采用 DASH 饮食,但让受试者自己烹调食物。6 个月后,受试者基本上没有遵循 DASH 饮食的要求,血压也没有明显下降。又例如,许多研究证明减重和长期参加体力活动有明显的降压和降血糖作用。但是能够自觉长期坚持此项措施的人寥寥无几。戒烟和减少饮酒的干预更难实施。产生这些困惑的原因:第一是 LM 单项措施的降压效果较弱,需要长期坚持才能有较显著的效果。这对于急于求成的人来说很难做到。第二,要改变长期养成的不良生活习惯十分困难。另外,卫生服务提供者(临床和防治工作人员)往往不能提供有效的指导和随访。原因之一是工作太忙,没有时间;二是 LM 效果不能立竿见影。因此,在药物治疗盛行的今天很多有危险因素的患者总想把希望寄托于"神奇的药片",以为只要吃了药就可以百无禁忌,照样可以无节制地吃饭、喝酒、抽烟,享受人生的"快乐"。大部分临床医生尽管知道 LM 的效果和优点,但为了节省诊治时间,也为了显示自己的医术水平或避免医疗纠纷往往采用效果比较明显的药物治疗。这样也正满足了患者急于求成的心理。

由此看来,尽管各种指南都把 LM 作为高血压防治的"十分重要"的、"不可缺少"的一线治疗措施,但在实际工作中很难有效实施。也就是说"理论"和"实践"之间存在一个很大的鸿沟。维多利亚宣言提出的"平衡膳食、戒烟限酒、适当运动和减轻压力"健康的四大基石已得到社会公认。这四项措施都与生活方式有关。但是要贯彻这四大基石还要走很长的路。各国的经验证明 LM 在疾病的一级预防和二级预防中的确有不可替代的作用,但要有效地发挥它的作用必须动员全社会的力量,包括政府、医务人员、患者和社会各界的大力倡导和支持,营造一个"健康"的社会环境。药物治疗很重要,但从防病角度看,改变不良生活方式更重要。要根本解决高血压和心血管的问题必要要"药物"和"非药物"措施"两手抓,两手都要硬"。另外要特别重视"从小抓起",因为许多不良的卫生习惯都是从小养成的。鉴于卫生工作者的特殊指导作用,一定要教育和鼓励他们宣传和推广 LM 措施。把在医疗实践中采用 LM 提高到合格医师必备条件的高度并把它作为医师资格考核的标准之一。

（三）常用的 LM 措施

1.控制吸烟

停止吸烟是减少心血管危险最有效和最直接的措施。但过去有很多研究并没有观察到吸烟与血压升高有关。同样年龄性别组的吸烟者的平均血压甚至比不吸烟者要低,因为吸烟者的平均体重比不吸烟者轻。另外,吸烟的升压作用不容易被观察到,因为吸烟后的直接升压作用只持续 15～30 分钟,而常规测血压要求不吸烟一段时间后(一般超过 1 小时)再测量,此时吸烟的升压作用已消失。但在采用动态血压后已明确观察到吸烟的升压作用。此外,Kawachi 等还观察到吸烟降低降压治疗的效果。

毫无疑问,必须重复劝说吸烟的高血压患者停止吸烟。但实践告诉我们教育吸烟者戒烟难度很大。需要指出的是戒烟不但是一种生理矫正,更是一种行为心理矫正。因此必要时需得到心理咨询医师的帮助。医务工作者由于其特殊的工作性质,劝说患者不吸烟十分有效。

因此医务工作者,尤其是从事高血压和心血管病防治的人员有不可推卸的责任。应该做到:①自己不吸烟,以能起到表率作用;②利用一切场合和机会教育和帮助患者不吸烟。

2.减重(控制肥胖)

(1)体重与血压的关系:超重和肥胖导致一系列代谢和生理障碍,其中最重要的是引起血压升高和胰岛素抵抗增加。Willett 等对 85000 名护士进行长期随访发现,基线 BMI $26kg/m^2$ 以上者比 BMI $21\sim25kg/m^2$ 者高血压发生率高 3 倍,糖尿病发病率高 6 倍。减重的短期效果不太明显,约为每公斤体重下降使血压下降 1.1/0.9mmHg。长期效果也不太明显,约为每公斤体重下降使血压下降 0.6/0.46mmHg。尽管如此,控制体重仍被认为是一项控制血压和血糖水平的重要措施。在一项对照研究中观察到,对正常高值血压者采用严格的减重措施可以使高血压发生率明显下降。减重降压的机制主要为:①改善胰岛素抵抗;②降低交感神经兴奋性;③降低肾素-血管紧张素醛固酮活性;④降低血清瘦素水平;⑤降低炎症因子;⑥改善内皮功能;⑦减低动脉硬度。

(2)减重的方法:减重的最好方法是科学节食和运动,两者相辅相成,互相协同。所谓科学节食就是保持原有的饮食次数(一般为一日三餐),但采用营养素足够的低能量饮食。要避免短时间内大幅度节食和减少饮食次数。运动除了有消耗热量的作用外,还有一系列保护心血管的作用。在减重取得成功后节食会导致机体静息代谢率降低,此时必须要维持足够的运动量(30 分钟/天以上的中等以上运动量)来抵消这种降低,否则体重会反弹。

(3)肥胖的预防:肥胖的预防和治疗:迄今为止还没有一种既有效又没有副作用的减肥药。如副作用是使血压升高,那么用药就更得不偿失了。对于严重肥胖者,现在可以采用一些外科手术方法减重(如去脂术和胃旁路手术等)。这种手术有一定的减重效果,但对血压下降效果不大。超重和肥胖现已成为全球的公共卫生问题。由于减重及其维持十分困难,因此最好的办法是预防超重和肥胖的发生。为此要教育广大群众认识到肥胖的危害,尤其要教育青少年从小养成良好的饮食习惯和参加运动的习惯。政府部门在控制市场上不健康的(高热量、高饱和脂肪和高生糖指数)的食品销售方面有重大责任,但我国在这方面的工作还十分薄弱。

3.减少钠盐摄入

早在 1948 年 Kempner 等就观察到严格地控制盐摄入(所谓的米饭疗法)可以有效降低血压。但在 20 世纪 50 年代广泛应用噻嗪类利尿剂降压药后,医生和病人对控制盐摄入的重视程度越来越减少。但以后的观察又发现高盐饮食会降低噻嗪类利尿剂的降压作用和导致尿中钾丢失增加。因此减盐降压的重要性重新得到重视。

(1)减盐降压的程度和限度:近半个世纪以来开展了大量关于盐和高血压关系的研究,内容涉及流行病学、临床和基础研究。绝大多数的研究均证明盐摄入量与血压升高成正比;盐摄入量下降后血压成比例地下降。He 等对 26 项持续 4 周的减盐试验的分析以及 Geleijnse 等对 40 项持续 2 周的减盐试验分析,均显示盐摄入下降后血压也下降。这种效果在高血压人群中比正常血压人群中更显著。但是 Hooper 等对一些持续半年以上的减盐试验分析后发现,减盐措施不能很好地长期坚持,血压下降的程度随着随访时间的延长变得越来越不明显。

以上结果提示,要取得长期减盐的降压效果必须不断教育患者和营造一个"低盐"的饮食环境,包括家庭、餐厅(食堂)和其他用餐场所。另外食品供应商提供有标签的低盐食品也十分重要。

（2）减盐降压的机制：已开展了大量关于减盐的降血压机制方面的研究，但没得到非常明确的结果，大致归纳如下：

1）减低心排出量。

2）改善大动脉顺应性。

3）减少血浆心房心钠素水平。

4）改善β肾上腺素的反应性。

5）长期减盐后心脏和肾脏的结构和功能改善。

（3）关于盐敏感性：不少研究发现相同盐摄入水平增加或下降引起个体血压变异程度不一致。近年引入了盐敏感性的概念。血压的盐敏感性是指饮食中盐摄入下降后引起的血压下降程度。在同样盐摄入量下降情况下，血压下降幅度越大，盐敏感性越高。盐敏感性在高血压的致病作用中有一定的重要性：盐敏感性高者夜间血压下降程度比盐不敏感者低。夜间血压下降程度低与靶器官损害增加有关。尽管盐敏感性在盐与高血压的关系中有一定的重要性，但由于测定方法的标准化和准确性差，限制了其在实际防治工作中的应用。

综上所述，高盐饮食是一种有害健康的饮食习惯。根据 Law 的估算，如能将盐摄入从150mmol/d 降至 100mmol/d，可使脑卒中发病率下降 22%，冠心病发病率下降 16%。在人群中长期降低盐摄入量虽然难度很大，但完全能做到。例如 Joossens 等观察到，在比利时通过有效的健康饮食的教育，从 1966 年至 1988 年，人均盐摄入从 203mmol/d 下降到 144mmol/d，下降幅度达 60mmol/d。盐摄入下降后减少了人群脑卒中死亡率，延缓了随着增龄血压升高的趋势以及降低了医疗费用。因此，无论对个人还是对群体，减盐是一项值得大力倡导和推广的费用-效益很高的公共卫生措施。

4.参加体力活动

（1）运动降低血压的证据：已有大量研究证明，经常参加体力活动不仅可以有效降低心血管病和其他疾病的死亡率，而且有预防或延缓高血压发生的作用。芬兰的一项前瞻性研究对12000 名成人进行 11 年随访，结果显示，经常参加体力活动者与不参加者相比，男性高血压发生率下降 28%，女性下降 35%。许多生理学和临床研究也证明了参加体力活动的降压效果，比较重要的研究及其结果如下：

1）在 50% 最大耗氧量的条件下进行 30 分钟有氧运动后，血压保持较低水平达 24 小时；在 75% 最大耗氧量条件下进行同样运动后，血压下降水平更显著。

2）根据 54 项研究（共 2479 人）进行的 Meta 分析显示，经常参加有氧运动者比不参加者平均血压下降 3.8/2.6mmHg。在高血压患者或运动时间更长的人中血压下降更明显（达 4.9/3.7mmHg）。

3）中等运动量的体力活动获益最大。

（2）（有氧）运动降低血压的机制

1）增加 NO 的产生，从而增加内皮依赖的血管扩张。

2）降低交感神经活性。

3）降低动脉僵硬度。

4)增加胰岛素敏感性。

5)减少腹部脂肪(独立于减重的作用)。

(3)推荐的运动强度和频度:各国高血压和心血管病防治指南推荐的常用的运动强度有两种:①低运动量,每周4～5次,每次耐力训练持续20～30分钟;②中等运动量,每周3次以上,每次耐力训练可持续40～60分钟。一般不推荐高强度运动。

运动强度可以主观判定,但精确性较差。常用的较为可靠简便的方法是通过监测脉搏率来判定。在起始阶段,达到各年龄段每分钟最大脉率的60%就达到了训练目的。在适应后,对于心血管病发病危险较小的人,可以把目标逐步提高到最大脉率的75%。运动量是否合适一般是通过主观感觉和心率恢复正常所需的时间来判断。在锻炼时轻微的呼吸急促应在休息后约4分钟内明显减轻,心率恢复(减慢)到或接近正常,否则应考虑运动量过大。心血管病患者或高危者目标脉率应适当降低。

高血压患者运动时要注意:①运动量增加要循序渐进,逐步加量;②考虑到血压在早上睡眠醒来后上升较快(晨峰),容易发生心血管事件,因此晨练时间不要太早,最好在服降压药后血压平稳时进行锻炼;③冬天运动时一定要注意保暖。有明显寒流来临时可以暂停。

(4)实际工作中的困难:迄今为止的研究表明,参加体力活动是所有LM措施中健康效果最好的保健措施。但在实际执行和推广中仍有很大的困难。主要有四方面的原因:①自动化和机械化的发展,许多体力劳动被脑力劳动取代,减少了个体的常规(基础)运动量;②人的喜静厌动的惰性;③群众缺乏运动保健的知识;④卫生服务人员很少为病人进行关于运动的咨询。近年来国家倡导"全民健身运动",这是一项很有创意的公共卫生措施,现已取得了一定的成果。但是要让广大群众和高血压患者真正自觉地采用"运动降压"和"运动保健"还要付出更大的努力。

5.限酒

(1)饮酒与血压的关系:酒类品种繁多,酒精含量及其他成分含量不同以及个人饮酒习惯也不同,因此个体酒精摄入量的变异很大,很难对饮酒和血压的关系作出精确的评估。过去一些研究的主要结果是:①少量饮酒后1～5小时内血压下降4/4mmHg,但6小时后血压又升高7/4mmHg;②正常健康男性每天少量饮酒(红葡萄酒或啤酒)4周后血压平均上升3/2mmHg。长期少量饮酒者血压也有轻度升高;③重度饮酒者血压明显上升,但不饮后血压又下降;④不伴餐饮酒血压升高的程度高于伴餐的饮酒。

(2)饮酒与心血管病和其他疾病的关系:许多研究都显示,饮酒量与心血管病及其他"不良事件"呈J-曲线关系,即与不饮酒和重度饮酒者相比,少量饮酒(20g酒精/天以下)者心血管病和其他"不良事件"发生率低。这些"不良事件"包括总死亡率、冠心病死亡率、心肌梗死、缺血性脑血管病、外周血管病、肾衰竭、2型糖尿病、骨质疏松症、认知功能受损和老年痴呆等。现在认为少量饮酒的保护作用的主要机制是:①血清HDL-胆固醇升高;②抑制血小板聚集;③增加胰岛素敏感性;④改善动脉僵硬度等。另外,有一些研究发现红葡萄酒中含有较多的异黄酮和酚类等植物雌激素样物质,而白色酒类不含或少含这些物质,故推测红酒类的保护作用与此有关,但现在还没有充分的证据说明这一点。

另外有一些研究发现年轻女性长期少量饮酒者乳腺癌发病率上升,少量至中等量饮酒者结肠癌和缺血性脑卒中增加。

（3）关于饮酒的忠告：随着经济发展，人群饮酒量上升是不可阻挡的趋势。因此没有必要劝说少量饮酒者戒酒。鉴于少量饮酒的"保护"作用，有没有必要鼓励大家饮酒呢？这个问题现在还有很大争论。关于饮酒的总的指导原则是：

1）首先要对饮酒量作出比较精确的评估（自报饮酒量往往低估）。

2）经常少量饮酒者可保持原有饮酒习惯，但年轻女性最好少饮。

3）酗酒者一定要减量或戒酒。

4）不要"干"饮，饮酒要伴餐。

5）不提倡用少量饮酒预防心血管病，也不提倡在无饮酒习惯的地区或人群中鼓励饮酒。

6）饮酒量的限制：男性不超过 30ml 酒精/天（相当于 720ml 啤酒；300ml 葡萄酒；50ml 白酒；或 60ml 威士忌）。女性及低体重者＜15ml 酒精/天。

（王守东）

第二节　原发性高血压

高血压是以动脉收缩压和（或）舒张压持续升高为主要表现的临床综合征，是最常见的心血管疾病。在未服药情况下，成年人（年龄大于 18 岁）收缩压≥18.7kPa（140mmHg）和（或）舒张压≥12kPa（90mmHg）为高血压。高血压不仅患病率高，而且是脑卒中、冠心病、心、肾功能衰竭最主要的危险因素。我国流行病学调查表明，其患病率在北方高于南方，东部地区高于西部地区，并且随年龄增长，35 岁以后增长的幅度较大，性别差异不明显。1979～1980 年增加了50％，预计全国约有高血压患者 9000 万左右，但知晓率仅 25％、治疗率 12.5％、控制率仅 3％。

【病因】

原发性高血压的病因比较复杂，目前虽未完全明了，但流行病学研究表明与以下一些因素相关。

1.遗传因素　很可能是多遗传因子，父母均为正常血压者，其子女患高血压的概率明显低于父母均为高血压者。

2.不良的生活方式

（1）膳食不合理，高脂、高钠饮食，微量元素缺乏等。

（2）吸烟。

（3）饮酒。

（4）缺少体力劳动。

3.精神神经因素　情绪紧张、创伤与原发性高血压的发生有一定的关系。有人认为原发性高血压的基础是调节动脉压的神经装置的高级部分的神经官能症。

总之，原发性高血压的发病因素是复杂的，它可能是在一定的内环境如遗传缺陷、神经类型或内分泌特点的基础上，加以一定的外因如精神、神经因素、环境因素等，使正常血压调节机制失代偿所致。

【病理】

左室和血管的重构是高血压损害靶器官及发生并发症的重要病理基础。

1.血管　血管平滑肌细胞增生,细胞外基质成分增加。

2.心脏　左室向心性肥厚及离心性肥厚,病情进展可出现心力衰竭。

3.脑　脑小动脉硬化常见,如伴有血管痉挛或脑梗死,可造成脑软化,痉挛处血管壁可发生营养性坏死而形成微小动脉瘤,破裂则引起脑出血。

4.肾　肾细小动脉硬化,肾小球入球细动脉玻璃样变和纤维化,引起肾单位萎缩、减少,病变严重者导致肾衰竭。

【诊断要点】

1.临床表现

(1)症状:一般起病级缓慢,早期多无症状。偶尔在体检时发现血压升高,少数患者则在发生心、脑、肾等并发症后才被发现。高血压患者可有头痛、头晕、眼花、耳鸣,亦可有心前区不适、心悸等。症状与血压水平并不一定呈正相关。

(2)体征:血压升高,主动脉瓣第2音亢进。随病情进展,可有心、脑、肾等靶器官受损的征象,如心、肾衰竭,脑血管意外等。

2.并发症　血压持续升高可有心、脑、肾等靶器官受损。

(1)心:持续高血压可致左室肥厚、扩大,最终导致充血性心力衰竭。高血压可促使冠状动脉粥样硬化的形成及发展并使心肌氧耗增加,可出现心绞痛、心肌梗死及猝死。

(2)脑:长期高血压可形成小动脉瘤,血压骤然升高可引起破裂而致脑出血。高血压也促进脑动脉粥样硬化发生,可引起短暂性脑缺血发作及脑动脉血栓形成。血压极度升高可发生高血压脑病,表现为严重头痛、恶心、呕吐及不同程度的意识障碍。

(3)肾:长期持续高血压可致进行性肾动脉硬化,可出现蛋白尿、肾功能损害。

(4)血管:除心、脑、肾血管病变外,严重高血压可促使形成主动脉夹层并破裂。

3.实验室检查

(1)血常规、尿常规、肝及肾功能、电解质、血脂、血糖、尿微蛋白量测定、葡萄糖耐量试验和血胰岛素浓度测定等。

(2)偶测血压:偶测或办公室血压的测量有严格的要求。目前采用美国心脏协会专家委员会提出并被WHO确认的测量方法:诊断高血压时应使用标准的血压测量工具,目前仍以符合计量标准的水银柱式血压计作为最基本、最可靠的测量工具。测量血压前患者需静坐5～10分钟,30分钟前禁止吸烟、饮酒或茶、咖啡等兴奋性食品饮料。气囊袖带一般为宽13～15cm,长30～35cm。测量时患者取坐位,其肘关节应与心脏位于同一水平,收缩压为Korotkoff音开始时的读数,舒张压为Korotkoff音消失时读数,连续测量两次,间隔时间2分钟,取两次平均值。如果2次测量的收缩压或舒张压读数相差>0.667kPa(5mmHg),则相隔2分钟后再次测量,然后取3次读数的平均值。

(3)24小时动态血压监测:24小时动态血压监测(24h ABPM)是近几年来迅速发展的诊断新技术,它克服了观察误差,有助于鉴别"白大衣效应",从而对已有的高血压概念、诊断、治疗决策和疗效判断进行再评价。其优点有:①在反映血压水平、昼夜节律与心、脑、肾靶器官损害程度之间有较好的相关性。血压节律分为勺型[夜间血压均值与白天均值差＞1.33kPa(10mmHg)或10％]和非勺型,非勺型者靶器官损害较勺型者严重,尤其在妇女。②对于轻型高血压的诊断可提供帮助,避免假阳性。③无"白大衣效应"和安慰剂反应,可正确地评价治疗过程中休息、活动状况下血压总体水平和昼夜节律,以及药物作用的持续时间,并可根据血压高峰和低谷时间,选择作用于时间长短不一的降压药物,更有效地控制血压,减少药物不良反应。鉴于目前仪器本身及诊断标准尚不统一,还不能完全取代偶测血压。

(4)其他:胸片、心电图、超声心动图等。

【诊断标准】

目前,我国采用国际统一的 WHO/ISH 分类方法,根据非药物状态下患者收缩压和(或)舒张压水平,将之分为理想血压,正常血压、1 级高压压、2 级高血压、3 级高血压、单纯收缩期高血压等(表 8-1):

表 8-1　血压水平的定义和分类(WHO/ISH)

类别	收缩压 kPa(mmHg)	舒张压 kPa(mmHg)
理想血压	＜16(120)	＜10.7(80)
正常血压	＜17.3(130)	＜11.3(85)
正常高值	17.3～18.6(130～139)	11.3～11.9(85～89)
1 级高血压(轻度)	18.7～21.2(140～159)	12～13.2(90～99)
亚组:临界高血压	18.7～19.9(140～149)	12～12.5(90～94)
2 级高血压(中度)	21.3～23.7(160～179)	13.3～14.5(100～109)
3 级高血压(高度)	≥24(180)	≥14.7(110)
单纯收缩期高血压	≥18.7(140)	＜12(90)
亚组:临界高血压	18.7～19.9(140～149)	＜12(90)

如果患者既往有明确的高血压病史,现在正在服用降压药物治疗者,即使血压正常亦应诊断为高血压。

【危险分层】

流行病学研究表明,高血压对人体造成的危害除取决于血压本身外,还取决于其他危险因素,如糖尿病、吸烟、高血脂、年龄(女性＞65 岁,男性＞55 岁)、早发心血管疾病家庭史(发病年龄男性＜55 岁,女性＜65 岁)。高血压患者合并上述情况时,其危险性则增加。我国新的指南根据患者血压水平、危险因素及靶器官受损情况将患者分为低、中、高和极高危险组。

低危组:高血压 1 级,不伴有上述危险因素。

中危组:高血压 1 级伴有 1～2 个上述危险因素,或高血压 2 级不伴或伴有 1～2 个上述危险因素。

高危组:高血压 1～2 级伴至少 3 个上述危险因素。

极高危组:高血压 3 级或高压压 1～2 级伴靶器官损害及相关的临床疾病(包括糖尿病)。

【鉴别诊断】

原发性高血压的鉴别诊断,最重要的是排除继发性高血压。较常见的继发性高血压有:

1.肾实质性病变

(1)慢性肾小球肾炎。

(2)糖尿病肾病。

(3)慢性肾盂肾炎。

(4)其他:结缔组织病以系统性红斑狼疮性肾炎为多见,硬皮病和结节性多动脉炎、多囊肾、肾移植术后亦可发生高血压。

2.肾动脉狭窄　指单侧或双侧肾动脉主干或分支狭窄引起的高血压,是继发性高血压中最常见的一种。病变性质可为先天性、炎症性或动脉粥样硬化,后者见于老年人,前两者主要见于青少年。

3.原发性醛固酮增多症　主要临床表现为高血压的同时伴有低血钾。实验室检查发现血钾低,而尿钾高,血浆肾素活性低,醛固酮高为其主要表现。

4.嗜铬细胞瘤　表现为持续性或阵发性高血压。在血压增高时测定血或尿中儿茶酚胺及其代谢产物香草基杏仁酸(VMA)明显增高。

5.皮质醇增多症　高血压的同时有向心性肥胖、满月脸、血糖增高等特征性表现。

6.妊娠高血压综合征　多发生于妊娠后期3～4个月,分娩期或产后48小时内,以高血压、水肿和蛋白尿为特征。

7.主动脉缩窄　主要表现为上肢血压明显高于下肢,腹主动脉、股动脉和其他下肢动脉搏动减弱或不能解及。

【治疗】

1.降压治疗的基本原则　高血压的治疗应结合其分级、危险分层、危险因素及已经出现的靶器官损害等确定合理的治疗方案。新指南方案如下:

低危组:以改善生活方式为主,如6个月后无效,再给予药物治疗。

中危组:首先积极改善生活方式,同时观察患者的血压及其他危险因素数周,进一步了解情况,然后决定是否开始药物治疗。

高危组:必须立即给予药物治疗。

极高危组:必须立即开始对高血压及并存的危险因素和临床情况进行强化治疗。

2.高血压治疗的目标

(1)防治并发症:一般来说,高血压程度与并发症发生呈正相关。如果不治疗或治疗不及时,最终可导致动脉硬化、冠心病、脑血管意外、心力衰竭和肾功能不全,乃至死亡。

(2)提高患者生活质量。

(3)消退危险因素:原发性高血压患者合并有靶器官损害,除了与血压水平和高血压类型有关,还与存在高血压的危险因素有关。有危险因素者更容易引起或加重靶器官损害。这些危险因素包括高胆固醇血症、糖尿病的糖耐量低下、吸烟、饮酒、心电图左心室肥厚等。

3.高血压治疗的标准　掌握血压治疗水平,是有效防治高血压的一个重要问题。掌握治疗时机不仅降低高血压并发症和提高生活质量,而且明显地降低其死亡率。新指南建议:中青年高血压患者应降到 17.3/11.3kPa(130/85mmHg)以下。合并有靶器官损害和(或)糖尿病时,血压应降至 17.3/10.7kPa(130/80mmHg)以下;高血压合并肾功能不全、尿蛋白超过 1g/24h,至少应降至 17.3/10.7kPa(130/80mmHg),甚至 16.7/10kPa(125/75mmHg)以下。老年高血压患者的血压应控制在 18.7/12kPa(140/90mmHg)以下,尤其应重视降低收缩压。一般认为,对老年高血压的降压幅度要小一些,但这一观点已经被大量循证医学彻底否认。研究表明,严格控制老年人的血压可以获益而不增加不良反应的发生率。

4.血压的非药物治疗

(1)控制体重:减轻体重的方法之一是减少总热量的摄入,主要是减少脂肪并限制过多糖类的摄入。同时要加强体育锻炼,如慢跑、打太极拳、练健美操等。在减轻体重的同时必须积极纠正不良的生活习惯,如戒烟、酒等。

(2)合理膳食:主要限制钠盐摄入(每日不超过 6g),饮食应低盐、低脂肪、高维生素、高纤维,并摄入足量的蛋白质和钾、钙、镁。

(3)适量运动:以有氧运动为主,如慢跑、打太极拳,运动频率以每周 2~5 次,每次持续 20~60 分钟。

(4)保持健康心态:避免大喜大悲,保持宽松、平和、乐观的心态。

5.抗高血压药物的临床应用

(1)理想降压药物的特点:

1)降压作用稳定、持久,谷峰比大于 50%。

2)延缓或逆转靶器官的损害。

3)改善高血压患者的生活质量。

4)对机体代谢无不良影响。

5)半衰期长,服用方法简便,最好 1 日服用 1 次。

6)价格便宜。

(2)降压药物的分类和评价:临床上常用的降压药主要有六大类:利尿剂、β 受体阻滞剂、钙拮抗剂、血管紧张素转换酶抑制剂、血管紧张素 II 受体拮抗剂、α 受体阻滞剂。

1)利尿降压剂:这类药物主要是噻嗪类及与之有关的化合物,通过减少细胞外液容量、降低心排血量及利钠作用使血压下降。其降压作用温和、确切和持久,并能减轻其他降压药引起的水钠潴留,增加其降压效应,适用于轻、中度高血压,尤其是老年人收缩期高血压及心力衰竭伴高血压的治疗。可单独用,更适宜与各类降压药合用。常用的制剂有噻嗪类、袢利尿剂和保钾利尿剂三类。噻嗪类应用最为普遍,但长期应用可引起血尿酸和胆固醇增高、糖耐量和血钾降低,痛风患者禁用,高血脂和糖尿病患者慎用。保钾利尿剂可引起高血钾,不宜与血管紧张素转换酶抑制剂合用,肾功能不全者慎用。吲达帕胺 2.5mg,1 次/日,它不属噻嗪类,除有利尿作用外,尚有钙拮抗剂作用,不仅具有高效降压作用,而且又不影响机体代谢,并能持久减轻左心室肥厚,是一种较为理想的降压药物。

2)β 受体阻滞剂:通过减慢心率、降低心肌收缩力和心排血量、减低血浆肾素活动等多种机制发挥降压作用。其降压作用缓慢,1~2 周内起作用,主要用于轻、中度高血压,尤其是心率偏快的中青年患者或合并心绞痛、心肌梗死后的高血压患者。这类药物较多,常用剂型不下

10 余种,主要分为心脏选择性和非选择性,降压效果相仿。治疗高血压多选用具有心脏选择性和长效品种,如美托洛尔 2.5～5mg,2 次/日;或比索洛尔 5mg,1 次/日。但这类药物对脂代谢有不良影响,能增高三酰甘油和低密度脂蛋白,降低高密度脂蛋白,糖尿病和高脂血症患者慎用。房室传导阻滞、严重心动过缓、哮喘、慢性阻碍塞性肺病与周围血管病患者禁用。合并心力衰竭时的用法见"心力衰竭"。

3)钙拮抗剂:主要通过阻滞细胞膜的 L 型钙离子通道,抑制血管平滑肌和心肌钙离子的内流,从而使血管平滑肌松弛,心肌收缩力降低,使血压下降。钙拮抗剂降压迅速,作用稳定,适用于中、重度高血压,尤其是老年收缩期高血压。剂型有维拉帕米、地尔硫卓及二氢吡啶类。前两类药物除抑制血管平滑肌外,还抑制心肌的收缩性、自律性和传导性,因此不宜在心力衰竭、窦房结功能低下或房室传导阻滞患者中应用。短效二氢吡啶类因引起反射性交感神经兴奋,有增加心血管病死亡率的可能性,不提倡使用。不稳定性心绞痛和急性心肌梗死不宜使用短效二氢吡啶类钙拮抗剂。但在各种抗高血压药物中,长效钙拮抗剂仍被推为第一线药物,其降压作用明显,常常不需其他的降压药物就可达到理想的降压效果,并且对脂、糖代谢无影响,并能防止和逆转左心室肥厚和血管平滑肌增生的作用,减少高血压心脑并发症。其不良反应偶有面部潮红、头痛和踝部水肿,这些不良反应易被发现,且是暂时的,随着用药,这些反应逐渐减轻和消除。尤其是近年来二氢吡啶类缓释、控释或长效制剂的临床应用,使上述副作用明显减少,可长期应用。如硝苯地平控释片 30mg,1 次/日;或氨氯地平 5mg,1 次/日;或非洛地平缓释片 5mg,1 次/日。

4)血管紧张素Ⅱ转换酶抑制剂(ACEI):血管紧张素Ⅱ转换酶抑制剂是治疗高血压的重大突破,是近年来进展最为迅速的一类药物。该药物的降压作用是通过抑制 ACE 使血管紧张素Ⅱ生成减少,同时抑制激肽酶使缓激肽降解减少,两者均有利于血管扩张,使血压下降。它的优点是不引起水钠潴留的反射性交感神经兴奋,对脂、糖代谢无不良影响,改善高血压患者存在的胰岛素抵抗,逆转左心室和血管壁肥厚,并增加肾血流量和减少肾血管阻力,在抗高血压同时保护靶器官,对各种高血压均有一定的降压作用,特别适用于高血压合并心力衰竭、左室肥厚、心肌梗死后、糖耐量降低或糖尿病肾病蛋白尿等。第一代血管紧张素转换酶抑制剂有卡托普利 25mg,3 次/日。目前,新的品种不断出现如依那普利 10mg,1 次/日。以上药物均能 24 小时有效,稳定控制血压,尤其是以舒张压增高为主的患者,94% 可得到满意控制。其最常见的不良反应是咳嗽,其二为舌溃疡,但停药后即可消失。妊娠、双侧肾动脉狭窄、肾功能衰竭(血肌酐>265μmol/L 或 3mg/dl)者禁用。

5)血管紧张素Ⅱ受体拮抗剂:降压机制是通过拮抗血管紧张素Ⅱ受体,较 ACEI 更充分有效地阻断血管紧张素Ⅱ受体对血管的收缩、水钠潴留及细胞增生而实现。适应证与 ACEI 相同,但不引起咳嗽反应。一般临床上用于 ACEI 不能耐受者。如氯沙坦 50mg,1 次/日或缬沙坦 80mg,1 次/日。

6)α 受体拮抗剂:可阻断突触后 α 受体,对抗去甲肾上腺素的缩血管作用。降压效果较好,但因易引起体位性低血压及耐药性,近年来应用在逐渐减少。

(3)降压药物的联合应用:小剂量联合应用不同种类降压药是一明智的选择,较为理想的联合方案有:ACE 抑制剂(或 ACE 紧张素Ⅱ受体拮抗剂)与利尿剂;钙拮抗剂与 β 受体阻滞剂;AcE抑制剂与钙拮抗剂;利尿剂与β受体阻滞剂;α受体拮抗剂与β受体阻滞剂。

(4)特殊人群的高血压治疗

1)老年高血压的治疗原则:一系列的大型临床研究表明`积极的降压治疗同样可以使老年高血压患者获益。因此,老年人降压目标应该在18.7/12kPa(140/90mmHg)以下,但老年人常伴有多器官疾病,肝肾功能不同程度地减低,药物耐受性相对差。在药物的选择上要避免使用强利尿剂、神经节阻滞剂、α受体拮抗剂等,以免发生脑供血不足。利尿剂、长效二氢吡啶类、β受体阻滞剂、ACE抑制剂等均为比较好的选择。

2)妊娠高血压:其降压的原则与一般高血压基本相同,但选择药物时应考虑对胎儿的影响。一般认为,ACE抑制剂可能引起胎儿生长延缓、羊水过少或新生儿肾衰、畸形,不宜选用。

3)脑血管病:高血压是出血或缺血性脑卒中最危险因素。在早期急性缺血性脑卒中,除非血压很高[≥24/14kPa(180/105mmHg)],一般认为应停用降压药,以免脑血流量的进一步减少。出血性脑卒中,应先降颅内压,若血压仍在26.7/16kPa(200/120mmHg)也需降压治疗。对既往有脑血管病史患者的血压降至18.7/12kPa(140/90mmHg)以下或更低。

4)糖尿病:合并糖尿病的高血压患者,降压目标应该更为严格,一般认为在17.3/10.7kPa(130/80mmHg)以下,或患者能够耐受的最低水平。药物选择以ACE抑制剂、血管紧张素Ⅱ受体阻滞剂、长效二氢吡啶类为宜。

5)肾功能不全:合并肾功能不全的高血压患者在不使肾功能恶化的前提下,应降至17.3/10.7kPa(130/80mmHg)以下,若蛋白尿>1g/d,应降至16.7/10kPa(125/75mmHg)。ACE抑制剂、血管紧张素Ⅱ受体拮抗剂、长效二氢吡啶类均有肾保护作用,若血肌酐超过265μmol/L,应禁用ACE抑制剂、血管紧张素Ⅱ受体拮抗剂。

【疗效标准及预后】

判断疗效应以24小时ABPM结果为准。如果是偶测血压,应在1天的不同时间反复多次测量。预后与血压控制水平密切相关。

(张曙霞)

第三节　继发性高血压

【概述】

继发性高血压又称症状性高血压,是指由某些确定疾病或病因引起的血压升高,约占所有高血压的5%,虽其比例不高,但绝对人数仍相当多,部分病例如原发性醛固酮增多症、嗜铬细胞瘤、肾血管性高血压等,可被手术治愈,即使不能手术治愈,也能针对病因进行正确合理的治疗,从而减少致残率及病死率。此外,只有在除外继发性高血压的前提下,原发性高血压的诊断才能成立,因此对继发性高血压的病因诊断和治疗是非常有意义的。

【诊断步骤】

(一)病史采集要点

1.高血压家族史。

2.高血压患病时间、最高、最低及平时血压水平。30岁前出现中、重型高血压,中老年后

(有时50岁左右)病情进展迅速,而无原发性高血压病史者,应高度怀疑有无引起继发性高血压的病因。

3.高血压类型(持续型或阵发型)。

4.夜尿增多及周期性麻痹史。

5.多汗、心悸及面苍白史。

6.尿痛、尿急及血尿史。

7.贫血及浮肿史。

8.高血压患者对不同类型降压药的反应。降压药物治疗效果差或无效,或在血压控制良好的患者短期内血压又升高,也应排除继发性高血压。

9.避孕药服用史及第二性征发育史,包括月经来潮史等。

(二)体格检查要点

1.立卧位血压测定。

2.四肢血压及血管搏动情况。

3.体型、面色及四肢末梢温度。

4.皮肤多汗及毛细血管情况。

5.面部及下肢有无浮肿。

6.第二性征的发育情况,包括阴毛、乳房发育等。

7.心率及心脏杂音。血管杂音包括锁骨上、颈部、耳后、眼部、胸部、上腹部、腰背部及髂窝。

8.眼底检查。

(三)门诊资料分析

常规实验室检查包括:

1.血常规检查。

2.尿常规检查。

3.生化检查

包括血钾、钠、尿素氮、肌酐、空腹血糖、总胆固醇、甘油三酯。

4.心电图检查

必要时行超声心动图检查。

【诊断对策】

(一)诊断要点

首先必须掌握继发性高血压常见的病因分类,然后结合临床采集到的线索,采取有针对性地进一步实验室检查帮助明确诊断。继发性高血压常见病因分类如下:

1.肾源性高血压

肾实质性疾病(急性与慢性肾小球性肾炎、慢性肾盂肾炎、巨大肾积水、先天性多囊肾、肾肿瘤、肾结石、肾结核等)。

肾动脉疾病(肾动脉狭窄、硬化、栓塞、系统性红斑狼疮、结节性动脉周围炎、低血钠高血压综合征、过敏性紫癜等)。

肾周围疾病(肾周围炎、肿瘤等)。

继发性肾脏病变(糖尿病肾病、结缔组织病、肾淀粉样变等)。

2.心血管疾病

主动脉瓣关闭不全。

主动脉缩窄。

主动脉血栓性狭窄。

动脉导管未闭。

围产期心肌病。

3.内分泌障碍性疾病

甲状腺功能亢进症。

甲状旁腺功能亢进。

嗜铬细胞瘤。

原发性醛固酮增多症。

皮质醇增多症(Cushing 综合征)。

先天性肾上腺皮质增生。

肢端肥大症。

4.神经系统疾病

脑肿瘤。

脑外伤。

脑干感染。

睡眠呼吸暂停综合征。

5.其他

妊娠高血压综合征。

红细胞增多症。

药物(糖皮质激素、拟交感神经药、环孢素 A 等)。

(二)鉴别诊断要点

1.肾实质性高血压

(1)慢性肾小球肾炎:这是一组肾小球疾病,其共同临床表现为:①有肾炎既往史,可有水肿、贫血;②尿常规检查有异常发现,肾功能受损直至尿毒症;③转归主要为肾衰竭。

慢性肾小球肾炎继发高血压,需与原发性高血压继发肾损害相鉴别。前者年轻(20～30岁),尿异常先于高血压,水肿、贫血较常见,尿蛋白量较多,镜检常见红细胞和管型。后者一般在 40 岁以上,出现蛋白尿前一般有 5 年以上的高血压病史,水肿、贫血少见,蛋白尿一般为轻中度,镜检有形成分少、罕见红细胞管型。此外,在原发性高血压,左室肥厚多见,肾小管功能损害早于肾小球功能损害,往往常先有夜尿增多的表现,病程进展较慢,转归主要为心脑血管事件;在慢性肾炎,左室肥厚较少见,病程进展较快,转归主要为慢性肾衰竭,必要时可做肾穿刺进行鉴别。

急性肾炎多见于青少年,起病前有链球菌感染史,有水肿、血尿、蛋白尿,可并发高血压脑病,眼底检查可见视网膜动脉痉挛。

慢性肾盂肾炎,女性多见,有轻度蛋白尿和高血压,有反复尿路感染史,尿异常先于高血压,尿中有蛋白、红细胞、脓细胞、尿细菌培养阳性,静脉肾盂造影有肾盂、肾盏扩张和畸形,抗感染有效。在40岁以上女性,需注意慢性肾盂肾炎和原发性高血压两者可并存。

多囊肾常有家族史,肾区扪及肿大肾脏,超声检查可明确诊断。

(2)糖尿病肾病:早期可有微量蛋白尿,此时血压可轻度升高,进展为显性糖尿病肾病,甚至终末期肾衰时,可发生严重高血压。根据血糖和糖耐量试验做出糖尿病诊断,微量蛋白尿是诊断早期糖尿病肾病的重要指标。

2.肾血管性高血压

指一侧或双侧肾动脉主干或分支狭窄、阻塞所造成的高血压。其常见病因有多发性大动脉炎,肾动脉纤维肌性发育不良和动脉粥样硬化,前两者主要见于青少年,后者见于老年人。肾动脉狭窄性高血压常有如下临床表现:病史较短,突然发生明显的高血压,或原有高血压突然加重,无高血压家族史,降压药物疗效不佳,上腹部或腰部脊肋区可闻及血管杂音,腰部外伤史,进一步检查可做静脉肾盂造影,放射性核素肾图,肾静脉肾素活性测定,确诊依靠肾动脉造影。治疗上用经皮腔内肾动脉血管成形术、放置支架或手术等方法,解除动脉狭窄或阻塞后,高血压可以逆转或减轻。

3.嗜铬细胞瘤

起源于肾上腺髓质、交感神经节和体内其他部位嗜铬组织,肿瘤间歇或持续释放过多肾上腺素、去甲肾上腺素与多巴胺。临床表现变化多端,当患者血压升高而且波动大,同时出现怕热、多汗、面色苍白、四肢发凉时,应首先想到嗜铬细胞瘤的可能,为了定性诊断,需查血浆儿茶酚胺浓度。如血浆儿茶酚胺浓度明显增高(静息状态下或发作间歇期),则嗜铬细胞瘤的诊断可以成立,进一步定位诊断则需通过:①腔静脉分段取血查血浆儿茶酚胺浓度;②按腔静脉分段取血的儿茶酚胺的峰值水平查CT和(或)MRI以明确定位诊断;③核素MIBG显像。以上3项只需查1~2项,多可定位明确。

4.原发性醛固酮增多症

是由于肾上腺皮质增生或肿瘤,分泌醛固酮增多引起的综合征。本病多见于成年女性,长期血压升高伴以顽固性低血钾是最主要的临床表现,常见症状有乏力、周期性麻痹、烦渴、多尿,血压中、轻度升高。服用螺内酯如能明显改善症状,血压下降,则有助于诊断。实验室检查有低血钾、高血钠、代谢性碱中毒、血浆肾素活性降低的证据。超声、CT等可对病灶做定位诊断。

5.Cushing综合征

又称皮质醇增多症,由于肾上腺皮质增生或肿瘤,分泌糖皮质激素过多所致。主要表现为水钠潴留而致血压升高,向心性肥胖,满月脸,多毛,性功能紊乱,皮肤细薄及紫纹,血糖升高。有以上特殊表现,一般诊断不难,要确诊本病尚需进一步证明皮质醇分泌过多或失去其正常的昼夜节律,即晨间分泌高于正常,晚上及午夜的分泌不低于正常或高于午后的分泌水平。24h尿中17酮类固醇增多,地塞米松抑制试验及促肾上腺皮质激素兴奋试验阳性,部分增生型病例的X线颅骨检查可见蝶鞍扩大,肾上腺CT、放射性核素肾上腺扫描可确定病变部位。

6.主动脉缩窄

多为先天性,少数为多发性大动脉炎所致。主动脉缩窄多见于青少年,男性多于女性。临床表现主要有上肢血压增高,下肢血压明显低于上肢,形成反常的上高下低现象。腹主动脉、股动脉和其他下肢动脉搏动减弱或不能触及,肩胛间区、腋部等部位或因侧支循环形成而使动脉搏动明显并伴有震颤和闻及血管杂音、左心室肥大和扩大等征象。主动脉造影可明确诊断。

【治疗对策】

(一)治疗原则

1.病因治疗

与原发性高血压不同,多数继发性高血压是可以根治的。确诊的继发性高血压患者应尽可能行手术或介入治疗。

2.降压治疗

降低过高的血压,也是改善继发性高血压患者的生活质量,提高生存率的基本措施。除了限制食盐摄入外,控制血压主要依赖长期服用降压药。

有效的降压治疗必须使血压降至正常范围($<140/90$mmHg)。对于中青年患者(<60岁)或有肾实质病变者,血压应降至$130/85$mmHg以下。

(二)治疗方案的选择

1.肾实质损害致高血压伴轻、中度肾功能不全者可选用 ACE 抑制剂与长效钙拮抗剂合并,严重的肾实质病变伴肾衰竭宜采取透析疗法,甚至肾移植。

2.肾血管性高血压的治疗除了控制高血压外,还要维持肾功能。治疗应根据肾动脉狭窄的部位、范围及基础病性质,通过经皮腔内血管成形术和(或)外科手术进行血运重建。部分不适于手术的患者仅能给予药物治疗,手术治疗前后(未达治愈标准时),某些患者也需药物配合治疗。双侧肾动脉狭窄或孤立肾肾动脉狭窄者禁用 ACEI 类药物,但单侧肾动脉狭窄者并非用药禁忌,应小量开始,逐渐加量,并监测血肌酐。

3.嗜铬细胞瘤大多为良性,约 10% 嗜铬细胞瘤为恶性,手术切除效果好。手术前或恶性病变已有多处转移无法手术者,选择 α、β 受体阻滞剂联合降压治疗。

4.原发性醛固酮症增多症的治疗主要是根据不同的型别采取相应的治疗方案。肾上腺皮质腺瘤和单侧肾上腺增生首选治疗方法为一侧肾上腺切除术,腹腔镜下肾上腺切除是一种理想的手术方式。对于无法手术或手术效果不理想的患者,选择醛固酮拮抗剂螺内酯和长效钙拮抗剂进行降压治疗。

5.皮质醇增多症病因治疗是关键,可采用手术、放射和药物方法根治病变本身,降压治疗可采用利尿剂或与其他降压药物联合应用。

(刘　亮)

第四节　高血压急症

一、概述

高血压病根据病因可分为原发性高血压与继发性高血压两类。继发性高血压是指高血压由某些特异原因引起，如肾性高血压，包括急慢性肾炎、肾盂肾炎、多囊肾、肾性分泌病、肾血管纤维肌性结构不良、动脉硬化、大动脉炎致肾动脉狭窄，以及创伤造成的肾周血肿、血栓、动脉夹层动脉瘤等；内分泌性高血压，如甲亢、甲减、肾上腺增生、腺瘤、嗜铬细胞瘤、原发性醛固酮增多症、柯兴氏征、脑垂体性肢端肥大症、甲状旁腺功能亢进症等；其他如铅、铊中毒、儿茶酚胺类药物、避孕药、大剂量激素的应用等。

原发性高血压病是指未能查明特定原因的高血压，一般为隐匿起病，缓慢进展，可无临床症状或症状轻微。但也可因各种诱因导致血压在短时间急剧升高，引起心、脑、肾等器官功能损害或衰竭。一般说，继发性高血压病比原发性高血压起病快、症状多、进展快、发生高血压危象的相对较多，但是原发性高血压病因为人数多，因而发生高血压危象的绝对数则多于继发性高血压病。欧美成人高血压患病率超过 20％，我国 1991 年统计高血压发病率为 11.88％。依据发病趋势，则是有增无减，由于高血压发病率高，高血压所致靶器官如脑、心、肾功能损害的发病率也高。因此，内科急危重症很多与高血压有关，高血压病是名副其实的罪魁祸首。

关于高血压急症的描写，许多教科书不尽相同，引用的专业名词也不够统一。如高血压危象、高血压急症、急进性高血压、恶性高血压等。虽然专家们对某一名词的界定都有特定含义，但作为急诊临床指南，要求简单明了，不宜烦琐。目前国际学者大多同意采用根据病人心、脑、肾等重要靶器官是否有急性或进行性损害来区分高血压病人是急症或次急症。关于高血压危象一词，顾名思义，危象是危及生命之象。对于神经系统、心血管及肾脏而言，则不仅表示高血压已累及上述脏器，有急性或进行性损害，而且表示已有急性功能衰竭，危及生命。例如严重高血压伴有急性左心衰竭、或急性冠状动脉综合征或急性主动脉夹层；高血压引起急性肾功能衰竭，或急性脑卒中伴有意识障碍等（不包括一过性脑缺血发作）。因此，高血压危象不应是一个独立疾病的概念，只宜看做一种临床征象或急危程度的描述。

Zimmerman 提出高血压急症（Emergencies）包括下列几种疾病：

高血压脑病

急性心肌缺血综合征（急性冠脉综合征）

不稳定型心绞痛

心肌梗死

急性左心功能不全

急性主动脉夹层

急性肾功能衰竭

急性颅内血管意外

出血性脑血管意外

血栓性脑血管意外

蛛网膜下腔出血

高儿茶酚胺状态

嗜铬细胞瘤

单胺氧化酶抑制剂与酪胺的相互作用

停用抗高血压药物

对待高血压急症必须在短时间内(一小时)迅速降低血压,一般均采用静脉注射降低血压药物。以减低高血压对器官功能的损害。而高血压次急症因不伴有新的进行性的心、脑、肾等器官功能损害,允许在 24h 左右降低血压,一般均采用口服降压药物,不用静脉注射。

二、病理生理

心排量及外周血管阻力是形成血压的决定因素。而心排量则由心率、充盈压(前负荷)、心肌收缩力及后负荷等因素决定。心动过速对高血压影响不大,而过度容量负荷有可能促发高血压危象,尤其危重病人排钠及水的能力有限更需注意,外周血管阻力增加被认为是诱发高血压危象的决定因素。高血压危象病人大多原有高血压病基础,初期可能因为没有明显症状未被诊断或未接受合理的治疗,或自行中断治疗,致使高血压未能得到有效控制,动脉压升高,增加了肾脏血液灌注,可引起压力钠利尿反应,导致相对低血容量,多数高血压急症病人均有此表现。由于动脉血容量降低,刺激了压力感受器,进而激活肾素-血管紧张素-醛固酮(RAAS),使 α 肾上腺能及 β 肾上腺能的张力增加,血压升高,形成恶性循环。此时,如遭遇各种应激状况,如情绪过度紧张兴奋,或遭遇创伤手术或其他刺激,血压急剧升高,诱发高血压危象。

高血压脑病过去认为是由于弥漫性脑血管痉挛及脑实质的缺血所致,现在认为是过高血压突破脑血管的自动调节机制,脑血流灌注过多,引起颅内高压脑水肿。正常人平均动脉压在 $50\sim150\mathrm{mmHg}$ 范围内可维持脑血流量的恒定,即维持 50ml/分/100g 组织。这一自动调节是通过脑的小动脉收缩或舒张来实现的。

当血压急剧升高,平均动脉压高出自动调节的极限,这一调节机制也就不再能发挥作用。另外,平均动脉压与脑血流量的相关曲线,在有慢性高血压的病人或患有其他疾病的老年病人身上,由于阻力血管发生结构改变,曲线右移(见示意图)。了解这一特点,对这些病人合理进行降压治疗至关重要。也就是说,对慢性高血压病人或患其他疾病的老年人需要维持较高水平的平均动脉压,才能保持脑血流量的恒定,因此,在对他们进行降压治疗时如降压幅度过大,会导致脑血流量减少,引起脑缺血症状,冠状动脉及肾脏也会发生相应改变。

高血压急症的其他临床类型,大多属于高血压引起终末器官损害的结果,如脑血管意外,急性冠状动脉综合征,及心、肾功能不全等。

三、诊断与鉴别诊断

诊断高血压急症的血压标准是指短时间内（数小时至数日）血压急剧升高，舒张压＞120mmHg，收缩压＞200mmHg，一般说，多数高血压急症患者的舒张压大都超过120mmHg，但是临床医师不能仅根据血压升高的水平来判断是否属于高血压急症。因为原来血压正常与原有高血压病的病人，他们发生高血压急症时的临床表现不尽相同，原来血压正常的，当发生短时间内血压急剧升高时临床症状比较严重，舒张压达到110mmHg时，可能已有高血压危象出现，反之，原有慢性高血压者，即使舒张压升至120mmHg甚至130mmHg时，也可能没有高血压急症的表现。因此，在作出高血压急症诊断时应参考过去病史、原来基础血压、血压上升速率及上升幅度，结合临床表现进行综合评估。

高血压脑病的临床表现与颅内压增高或脑水肿有关，主要表现头痛、呕吐、视力模糊、意识障碍或抽搐，视神经乳头水肿、出血及渗出等改变，一般无明确定位体征。及早作CT检查，有助明确诊断。

高血压引起心血管损害：高血压可引起急性左心衰竭，如呼吸困难、端坐呼吸、肺部锣音，有奔马律，心动过速；或有急性冠状动脉综合征表现，有不稳定性心绞痛或急性心梗表现；如并发主动脉夹层，临床有胸背撕裂痛，脉搏缺失，主动脉瓣关闭不全等，及时作CT检查可明确诊断。

高血压引起肾功能损害：注意蛋白尿、血尿、管型、尿素氮、肌肝、电解质的检测，对肾功能损害作出评估。

急进性高血压是指起病急、进展快，舒张压常超过130mmHg，眼底出血、渗出，但无乳头水肿，如不及时治疗，可因尿毒症或卒中而死亡。

继发性高血压常见病因的鉴别诊断

肾动脉狭窄脐周或一侧腹部听到性质粗糙的血管杂音，持续时间较长，腰腹部有外伤史，舒张压升高特别明显，降压治疗效果欠佳，无明显高血压家族史。快速静脉肾盂造影或核素肾血流图有助鉴别，确诊必须进行腹主动脉造影或选择性肾动脉造影。

嗜铬细胞瘤阵发性血压急剧升高，伴有怕热多汗，不明原因体温升高、休克或昏厥，年龄小，血压很高，无肾性高血压表现，降压药效果不佳，用β受体阻滞剂血压反而更高。测24h尿儿茶酚胺及其代谢产物（VMA）或血浆儿茶酚胺测定，以及B超、CT检查有助诊断。国外有报告"10%规律"，即10%肿瘤在肾上腺外，10%为多发性，10%为恶性。上海瑞金医院经手术证实的43例患者中，3例恶性，2例为多个性，8例在肾上腺外。

原发性醛固酮增多症血压很高，四肢无力或下肢瘫痪，心电图示低钾，血钾低而尿钾排出增多，血及尿醛固酮增多，B超及CT检查有助肿瘤的定位，原醛虽可能引起高血压急症，但也有血压正常的。

四、治疗

（一）高血压急症治疗原则

1.高血压急症

血压短时间内急剧升高,达到或超过 200/120mmHg,出现新的或进行性的心、脑、肾单个或多个器官功能损害,应急诊收住入院并立即给予静脉用药,迅速降低血压,几小时内使血压降低到安全范围,一般使平均动脉压降低 20%～25%,或舒张压降至 100～110mmHg,为避免降血压速度过快或幅度过大而引起的副作用,要求收缩压下降不低于 160mmHg,舒张压不低于 100mmHg,最初 24～48h 不要求血压降至正常。尤其对老年病人更应注意,与中青年比较,他们必须保持略高于正常的血压,才能维持正常的脑血流量。动脉降压起效后,一般在 12～24h 左右加用口服降压药,并逐步减少及停止静脉用药。

2.高血压次急症

血压明显升高,但未出现新的或进行性心脑肾等器官功能损害,尚无危及生命之虞,应按一般高血压急诊治疗,多采用口服降压药物,不用静脉降压药,给予短时间急诊观察,一般不需住院治疗。

（二）降压药物选择与应用

药物选择应结合临床症状的缓急程度,心、脑、肾受累程度以及个体差异决定。另一方面还应注意降压药物产生作用、作用高峰及作用持续时间,注意药物可能有的副作用,各种中枢神经及植物神经对心肌或平滑肌可能产生的副作用,有无影响心排量或心动过速等,在应用快速利尿类降压药时还应注意有无低容量情况。

1.硝普纳

高血压危象首选药物,作用快,持续时间短,剂量容易控制,直接扩张静脉和动脉,降低心脏前、后负荷,降压作用快速,效果显著。

硝普纳 50mg 加入 250～500mg 葡萄糖液中静滴,起始剂量为 $0.3\mu g/kg/分$（或 $15\mu g/分$）,如有注射泵,则更容易控制。用药时,需对血压进行监测,如无监护仪,则每二三分钟应测血压一次,直至药物剂量与血压控制达到稳定。临床有效剂量范围,一般在 $50\sim150\mu g/分$,最大剂量可用到 $500\mu g/分$,但最多持续时间不超过 10min。NTP 应用不超过三天或最大剂量不超过 $150\mu g/分$,一般不会引起中毒症状。

NTP 的副作用与它的代谢有关,NTP 与血红蛋白结合形成氰化正铁血红蛋白及氰离子。主要存在于肝细胞微粒体内的硫氰酸酶可分解氰化物与硫代硫酸钠,产生硫氰酸盐并由尿排泄。过量硫氰酸盐与细胞色素结合并抑制氰化代谢。肝肾功不全容易发生硫氰酸盐毒性反应。氰化物毒性常有乳酸性酸中毒,意识障碍,血流动力学异常等。硫氰酸盐毒性反应有腹痛、谵妄、头痛、恶心、肌肉痉挛、烦躁不安等。停用 NTP,或用硫代硫酸钠,或用羟钴胺可防止毒性反应。

2.硝酸甘油

较大剂量硝酸甘油不仅使静脉扩张,同时扩张动脉,降低外周血管阻力,减轻心脏前、后负荷,对高血压心脏病伴有心绞痛或急性左心衰竭尤为适用。高血压危象在应用硝普纳时间过长或剂量过大时,易发生毒性反应者,可用硝酸甘油替代,硝酸甘油 30～40mg 加入 500ml 葡萄糖液中,开始 30～50μg/分静滴,根据血压降低情况调整剂量,硝酸甘油可引起头痛及心动过速,持续给药 12～24h 后可产生耐药现象,可通过增加剂量或更换其他药物解决。

3.柳胺苄心定(Labetalol,拉贝洛尔)

是 α 肾上腺能及 β 肾上腺能(非选择性)阻断剂,可以注射,也有口服药物,降低外周血管阻力,较少影响心排量及心率,静脉注射后,降低血压作用较平稳,不会因为药物峰值作用或停止注射导致血压较大波动。给药方法,一次静脉注射 50mg,以 5mg/分的速率注射,在 5～10min 内,出现明显降压效应,可以依据病人血压变化,每隔 15min 重复注射,总剂量不超过 150mg(极量不超过 300mg)。对高血压脑病,主动脉夹层,嗜铬细胞瘤,子痫等均适用。对有心衰,心动过缓,Ⅰ度以上房室传导阻滞宜慎用。本药副作用较轻,可有恶心、呕吐、麻木感、头痛或注射部位疼痛。

4.尼卡地平

尼卡地平是二氢吡啶类短效钙通道阻滞剂,用于静脉注射,直接作用于血管平滑肌,使外周动脉包括冠状动脉扩张,适用于心脏或非心脏手术,围手术期高血压,伴椎基动脉或冠状动脉供血不足。降压作用快速有效,较少有毒性反应。副作用可有心动过速、潮红、头痛、恶心、呕吐等。用法:将 10～20mg 尼卡地平溶于葡萄糖液 100ml,以 0.5～6μg/Kg/分的速率静脉滴注,5min 即可出现降压作用,30～60min 时出现峰值效应,在高血压急症治疗中,有时可用尼卡地平代替硝普钠。

5.酚妥拉明

酚妥拉明是 α 肾上腺能阻断剂,特别适用于儿茶酚胺浓度升高引起的高血压危象,如嗜铬细胞瘤,单胺氧化酶抑制剂危象以及抗高血压药物突然中断等。本药降压作用迅速,30s 至 2min 起作用,持续时间短暂,停药后作用持续最多 15min。用药方法为酚妥拉明 5～10mg 加于葡萄糖液中静脉注射,注射时密切监测血压,当血压明显下降,接近 160/100mmHg 时,可用静脉点滴维持,0.2～1mg/分,根据血压调整用量,静脉注射速度过快可致休克反应,立即停止用药,必要时可临时加用多巴胺或去甲肾上腺素。目前硝普钠应用较广泛,常用以代替酚妥拉明。酚妥拉明副作用有血压过低,心动过速,呕吐,头痛,心绞痛等。

6.依那普利拉

该药是 ACEI 的静脉用药,是口服药依那普利的活性代谢产物,抑制 ACE,减少血管紧张素Ⅱ的血管加压活性,血管扩张,同时减少醛固酮分泌。低肾素高血压患者用此药有效。采用静脉注射,每次 0.625～1.25mg。副作用有:低血压(多见于低钠、低容量时)、血管性水肿、肾功损害、高血钾、咳嗽等。

7.乌拉地尔

是苯哌嗪取代的尿嘧啶衍生物,具有阻断外周血管 α 肾上腺能受体和兴奋中枢与 5-羟色胺受体的双重作用,能显著降低外周血管阻力,减轻心脏负荷,对心率影响小,在降压同时维持心、脑、肾重要脏器血液供应,可用于治疗高血压急症和充血性心衰,控制围手术期高血压。开始时将 12.5～25mg 乌拉地尔溶于 10ml 生理盐水作静脉注射,然后改为 100～400μg/分静脉点滴维持,5min 降压作用显现。此药不能与碱性溶液混合。

8.樟脑磺酸三甲噻方,又称阿方拉特

是神经节阻断剂,已很少用于常规降压治疗,但对主动脉夹层则是最优选择,它在降低平均动脉压的同时,能降低血压上升最大速率。

用法:必须连续静脉滴注,0.5～1mg 加于 500～1000ml 溶液中,以 1～4mg/分速率滴注,5～10min 后血压开始下降,停药后降压作用仅能维持 5～10min,由于此药同时阻断交感与副交感神经,可致直立性低血压,肠道及膀胱肌张力低下,致排便排尿困难,偶尔发生呼吸麻痹。

（李　新）

第九章　血脂异常

第一节　血脂与脂蛋白

血脂是血浆中的胆固醇、甘油三酯（TG）和类脂如磷脂等的总称。与临床密切相关的血脂主要是胆固醇和 TG，其他还有游离脂肪酸（FFA）和磷脂等。在人体内胆固醇主要以游离胆固醇及胆固醇酯形式存在。TG 是甘油分子中的三个羟基被脂肪酸酯化而形成。循环血液中的胆固醇和 TG 必须与特殊的蛋白质即载脂蛋白（apo）结合形成脂蛋白，才能被运输至组织进行代谢。

应用超速离心方法，可将血浆脂蛋白分为：乳糜微粒（CM）、极低密度脂蛋白（VLDL）、中间密度脂蛋白（IDL）、低密度脂蛋白（LDL）和高密度脂蛋白（HDL）。此外，还有一种脂蛋白称为脂蛋白（a）[Lp(a)]。

1.CM　CM 是血液中颗粒最大的脂蛋白，含 TG 近 90%，因而其密度也最低。正常人空腹 12h 后采血时，血清中无 CM。餐后以及某些病理状态下血液中含有大量的 CM 时，因其颗粒大能使光发生散射，血液外观浑浊。将含有 CM 的血清放在 4℃静置过夜，CM 会漂浮到血清表面，状如奶油，此为检查有无 CM 存在的简便方法。

2.VLDL　VLDL 是由肝合成，其 TG 含量约占 55%，胆固醇含量为 20%，磷脂含量为 15%，蛋白质含量约为 10%。由于 CM 和 VLDL 中都是以含 TG 为主，所以将其统称为富含 TG 的脂蛋白。在没有 CM 存在的血清中，其 TG 的水平主要反映 VLDL 的多少。由于 VLDL 分子比 CM 小，空腹 12h 的血清清亮透明，当空腹血清 TG 水平＞3.39mmol/L（300mg/dl）时，血清才呈乳状光泽直至浑浊。

3.LDL　LDL 由 VLDL 转化而来，LDL 颗粒中含胆固醇酯 40%、游离胆固醇 10%、TG6%、磷脂 20%、蛋白质 24%，是血液中胆固醇含量最多的脂蛋白，故称为富含胆固醇的脂蛋白。血液中的胆固醇约 60% 是在 LDL 内，单纯性高胆固醇血症时，血清胆固醇浓度的升高与血清 LDL-C 水平呈平行关系。由于 LDL 颗粒小，即使 LDL-C 的浓度很高，血清也不会浑浊。LDL 中载脂蛋白 95% 以上为 apo B_{100}。根据颗粒大小和密度高低不同，可将 LDL 分为不同的亚组分。LDL 将胆固醇运送到外周组织，大多数 LDL 是由肝细胞和肝外的 LDL 受体进行分解代谢。

4.HDL　HDL 主要由肝和小肠合成。HDL 是颗粒最小的脂蛋白，其中脂质和蛋白质部分几乎各占一半。HDL 中的载脂蛋白以 apoA Ⅰ 为主。HDL 是一类异质性的脂蛋白,由于 HDL 颗粒中所含的脂质、载脂蛋白、酶和脂质转运蛋白的量和质均不相同,采用不同分离方法,可将 HDL 分为不同的亚组分。这些 HDL 亚组分在形状、密度、颗粒大小、电荷和抗动脉粥样硬化特性等方面均不相同。HDL 将胆固醇从周围组织(包括动脉粥样硬化斑块)转运到肝进行再循环或以胆酸的形式排泄,此过程称为胆固醇逆转运。

5.Lp(a) Lp(a)是利用免疫方法发现的一类特殊的脂蛋白。Lp(a)的脂质成分类似于 LDL,但其所含的载脂蛋白部分除一分子 apo B_{100} 外,还含有另一分子 apo(a)。有关 Lp(a)合成和分解代谢的机制目前了解尚少。

(张学正)

第二节 血脂检测及临床意义

临床上检测血脂的项目较多,血脂的基本检测项目为 TC、TG、高密度脂蛋白胆固醇(HDL-C)和 LDL-C。其他血脂项目如 apo A Ⅰ、apo B、Lp(a)等的检测属于研究项目,不在临床基本检测项目之列。

1.TC TC 是指血液中各脂蛋白所含胆固醇之总和。影响 TC 水平的主要因素有:①年龄与性别。TC 水平常随年龄而上升,但到 70 岁后不再上升甚或有所下降,中青年期女性低于男性,女性绝经后 TC 水平较同年龄男性高。②饮食习惯。长期高胆固醇、高饱和脂肪酸摄入可造成 TC 升高。③遗传因素。与脂蛋白代谢相关酶或受体基因发生突变,是引起 TC 显著升高的主要原因。

2.TG 临床上所测定的 TG 是血浆中各脂蛋白所含 TG 的总和。TG 水平也受遗传和环境因素的双重影响。与 TC 不同,同一个体的 TG 水平受饮食和不同时间等因素的影响较大,所以同一个体在多次测定时,TG 值可能有较大差异。人群中血清 TG 水平呈明显的正偏态分布。

3.HDL-C 基础研究证实,HDL 能将外周组织如血管壁内胆固醇转运至肝进行分解代谢,提示 HDL 具有抗动脉粥样硬化作用。由于 HDL 所含成分较多,临床上目前尚无方法全面地检测 HDL 的量和功能,故通过检测其所含胆固醇的量,间接了解血浆中 HDL 的多少。

4.LDL-C LDL 代谢相对较简单,且胆固醇占 LDL 重量的 50% 左右,故目前认为,LDL-C 浓度基本能反映血液 LDL 总量。LDL-C 增高是动脉粥样硬化发生、发展的主要脂质危险因素。一般情况下,LDL-C 与 TC 相平行,但 TC 水平也受 HDL-C 水平的影响,故最好采用 LDL-C 取代 TC 作为对冠心病及其他动脉粥样硬化性疾病的危险性评估。上述影响 TC 的因素均可同样影响 LDL-C 水平。

5.apo A Ⅰ 正常人群血清 apo A Ⅰ 水平多在 1.2~1.6g/L 范围内,女性略高于男性。HDL 颗粒的蛋白质成分(载脂蛋白)约占 50%,蛋白质中 apo A Ⅰ 占 65%~75%,其他脂蛋白极少,所以血清 apo A Ⅰ 可以反映 HDL 水平,与 HDL-C 呈明显正相关,其临床意义也大体相似。但是,HDL 是一系列颗粒大小与组成不均一的脂蛋白,病理状态下 HDL 亚组分及其组成成分常会发生变化,故 apo A I 的升、降也可能与 HDL-C 变化不完全一致。

6.apo B　正常人群中血清 apo B 多在 0.8～1.1g/L 范围内。正常情况下,每一个 LDL、IDL、VLDL 和 Lp(a)颗粒中均含有一分子 apo B,因 LDL 颗粒占绝大多数,大约 90% 的 apo B 分布在 LDL 中。apo B 有 apo B_{48} 和 apo B_{100} 两种,前者主要存于 CM 中,后者主要存在 LDL 中。除特殊说明外,临床常规测定的 apoB 通常指的是 apo B_{100}。血清 apo B 主要反映 LDL 水平,它与血清 LDL-C 水平呈明显正相关,apo B 水平高低的临床意义也与 LDL-C 相似。在少数情况下,可出现高 apo B 血症而 LDL-C 浓度正常的情况,提示血液中存在较多小而致密的 LDL(aLDL)。

7.Lp(a)　血清 Lp(a)浓度主要与遗传有关,基本不受性别、年龄、体重、适度体育锻炼和大多数降胆固醇药物的影响。正常人群中 Lp(a)水平呈明显偏态分布,虽然个别人可高达 1000mg/L 以上,但 80% 的正常人在 200mg/L 以下,文献中的平均数多在 120～180mg/L,中位数则低于此值。通常以 300mg/L 为重要分界,高于此水平者患冠心病的危险性明显增高。临床上用于 Lp(a)检测的方法尚未标准化。

8.sLDL　血浆中 LDL 的颗粒大小不均,每一个体都有大、中、小颗粒 LDL。已证明血浆 TG 水平与 LDL 颗粒结构有关。当 TG<1.70mmol/L(150mg/dl)时,大而轻的 LDL 较多,血浆电泳时 LDL 谱呈"A"型;当 TG>1.70mmol/L 时,sLDL 水平升高,LDL 谱呈"B"型,并伴随血浆 apo B 水平升高,HDL-C 及 apo A I 水平降低。目前认为 sLDL 具有很强的致动脉粥样硬化作用。但是,临床上尚无简便可靠的实用方法检测 sLDL。

上述 8 项血脂检测项目中,前 4 项即 TC、TG、HDL-C 和 LDL-C 是基本的临床实用检测项目。对于任何需要进行心血管危险性评价和给予降脂药物治疗的个体,都应进行此 4 项血脂检测。有研究结果提示,TC/HDL-C 比值可能比单项血脂检测更具临床意义,但相关的临床研究结果报道并不多,尚需进行更多的研究,尤其是需要直接比较 TC/HDL-C 比值与 LDL-C 或 HDL-C 单项检测的临床预测价值。

血脂异常引起动脉粥样硬化的机制是目前研究的热点。现有研究结果证实,高胆固醇血症最主要的危害是易引起冠心病及其他动脉粥样硬化性疾病。以下领域的研究已证实高胆固醇血症与动脉粥样硬化间的关系:①动物实验。②人体动脉粥样斑块的组织病理学研究。③临床上冠心病及其他动脉粥样硬化性疾病患者的血脂检测。④遗传性高胆固醇血症易早发冠心病。⑤流行病学研究中的发现。⑥大规模临床降脂治疗试验的结果。

LDL 是致动脉粥样硬化的基本因素。LDL 通过血管内皮进入血管壁内,在内皮下滞留的 LDL 被修饰成氧化型 LDL(OxLDL),巨噬细胞吞噬 Ox-LDL 后形成泡沫细胞,后者不断地增多、融合,构成了动脉粥样硬化斑块的脂质核心。大量研究提示,在动脉粥样硬化形成过程中,持续发生一系列的慢性炎症反应。所以,有研究认为,动脉粥样硬化是一种慢性炎症性疾病。然而,LDL 可能是这种慢性炎症的始动和维持的基本要素。

HDL 被视为是人体内具有抗动脉粥样硬化的脂蛋白。因为 HDL 可将泡沫细胞中的胆固醇带出来,转运给肝进行分解代谢。也有研究提示,HDL 还可能通过抗炎、抗氧化和保护血管内皮功能而发挥其抗动脉粥样硬化作用。大量的流行病资料表明,血清 HDL-C 水平与冠心病发病呈负相关。流行病学资料发现血清 HDL-C 每增加 0.40mmol/L(15mg/dl),则冠心病危险性降低 2％～3％。若 HDL-C＞1.55mmol/L（60mg/dl）被认为是冠心病的保护性因素。HDL-C 的高低也明显受遗传因素的影响。严重营养不良者，伴随血浆 TC 明显降低，HDL-C 也低下。肥胖者 HDL-C 也多偏低。吸烟可使 HDL-C 下降；而少至中量饮酒和体力活动会升高 HDL-C。糖尿病、肝炎和肝硬化等疾病状态可伴有低 HDL-C。高甘油三酯血症患者往往伴有低 HDL-C。

虽然继发性或遗传性因素可升高 TG 水平，但临床中大部分血清 TG 升高主要见于糖尿病和代谢综合征。TG 轻至中度升高常反映 CM 和 VLDL 残粒增多，这些残粒脂蛋白由于颗粒变小，可能具有直接致动脉粥样硬化作用。但是，多数研究提示，TG 升高很可能是通过影响 LDL 或 HDL 的结构，而具致动脉粥样硬化作用。调查资料表明，血清 TG 水平轻至中度升高者患冠心病的危险性增加。当 TG 重度升高时，常可伴发急性胰腺炎。

apo B 反映血液中 LDL 的数量。有研究结果提示，血清 apo B 浓度升高与冠心病发生危险性呈明显正相关。当高甘油三酯血症时（VLDL 高），sLDL（B 型 LDL）增高，与大而轻 LDL（A 型 LDL）相比，则 apo B 含量较多而胆固醇较少，故可出现 LDL-C 虽然不高，但血清 apo B 增高的所谓"高 apo B 脂蛋白血症"，它反映 B 型 LDL 增多。所以 apo B 与 LDL-C 同时测定有利于临床判断。

apo A I 反映血液中 HDL 的数量。apo A I 浓度与冠心病发生危险性呈负相关。家族性高甘油三酯血症患者 HDL-C 往往偏低，但 apo A I 不一定低，不增加冠心病危险；但家族性混合型高脂血症患者 apo A I 与 HDL-C 都会下降，冠心病危险性高。apo A I 缺乏症（如 Tangier 病）、家族性低 α 脂蛋白血症、鱼眼病等血清中 apo A I 与 HDL-C 极低。

apo B/apo A I 比值对于预测冠心病可能更有价值。有关 apo B 和 apo A I 测定方法虽已国际标准化，但其可靠性和准确性都不十分令人满意。同时，测定结果的临床价值尚需更大规模的研究证实。

有调查资料显示，Lp(a) 升高者发生冠心病危险性增加，提示 Lp(a) 可能具有致动脉粥样硬化作用，但尚缺乏临床研究的证据。此外，Lp(a) 增高还可见于各种急性时相反应、肾病综合征、糖尿病肾病、妊娠和服用生长激素等。由于目前尚无公认的血清 Lp(a) 测定的参考方法，其临床价值难以确定。

近年来非高密度脂蛋白胆固醇（非 HDL-C）受到临床重视。非 HDL-C 是指除 HDL 以外其他脂蛋白中含有胆固醇的总和，主要包括 LDL-C 和 VLDL-C，其中 LDL-C 占 70％以上。计算非 HDL-C 的公式如下：非 HDL-C＝TC-HDL-C。非 HDL-C 可作为冠心病及其高危人群防治时降脂治疗的第二目标，适用于 TG 水平在 2.27～5.64mmol/L（200～500mg/dl）时，特别适用于 VLDL-C 增高、HDL-C 偏低而 LDL-C 不高或已达治疗目标的个体。

致动脉粥样硬化脂蛋白谱是指一组血脂异常，包括 TG 升高、HDL-C 低和 sLDL 颗粒增多。这 3 种血脂异常共同存在，常是糖尿病和代谢综合征所伴随的血脂异常的特征。由于这 3 种血脂异常同时存在时，发生冠心病的危险性明显增加，因而在临床上引起了重视。

各血脂项目测定数值法定计量单位为 mmol/L，国际上有些国家用 mg/dl。TC、HDL-C、LDL-C 的换算系数为 mg/dl×0.0259＝mmol/L；TG 的换算系数为 mg/dl×0.0113＝mmol/L。

（张学正）

第三节　血脂异常分类

血脂异常通常指血浆中胆固醇和(或)TG升高,俗称高脂血症。实际上高脂血症也泛指包括低高密度脂蛋白血症在内的各种血脂异常。分类较为繁杂,归纳起来有三种。

一、继发性或原发性高脂血症

继发性高脂血症是指由于全身系统性疾病所引起的血脂异常。

可引起血脂升高的系统性疾病主要有糖尿病、肾病综合征、甲状腺功能减退症,其他疾病有肾功能衰竭、肝疾病、系统性红斑狼疮、糖原累积症、骨髓瘤、脂肪萎缩症、急性卟啉病、多囊卵巢综合征等。此外,某些药物如利尿剂、β受体阻滞剂、糖皮质激素等也可能引起继发性血脂升高。在排除了继发性高脂血症后,即可诊断为原发性高脂血症。已知部分原发性高脂血症是由于先天性基因缺陷所致,例如LDL受体基因缺陷引起家族性高胆固醇血症等;而另一部分原发性高脂血症的病因目前还不清楚。

二、高脂蛋白血症的表型分型法

世界卫生组织(WHO)制定了高脂蛋白血症分型,共分为6型,如Ⅰ、Ⅱa、Ⅱb、Ⅲ、Ⅳ和Ⅴ型。这种分型方法对指导临床上诊断和治疗高脂血症有很大的帮助,但也存在不足之处,其最明显的缺点是过于繁杂。从实用角度出发,血脂异常可进行简易的临床分型(表9-1)。

表9-1　血脂异常的临床分型

分型	TC	TG	HDL-C	相当于WHO表型
高胆固醇血症	增高			Ⅱa
高甘油三酯血症		增高		Ⅳ、Ⅰ
混合型高脂血症	增高	增高		Ⅱb、Ⅱ、Ⅳ、Ⅴ
低高密度脂蛋白血症			降低	

三、高脂血症的基因分型法

随着分子生物学的迅速发展,人们对高脂血症的认识已逐步深入到基因水平。已发现有相当一部分高脂血症患者存在单一或多个遗传基因的缺陷。由于基因缺陷所致的高脂血症多具有家族聚积性,有明显的遗传倾向,故临床上通常称为家族性高脂血症(表9-2)。

表 9-2 家族性高脂血症

疾病名称	血清 TC 浓度	血清 TC 浓度
家族性高胆固醇血症	中至重度升高	正常或轻度升高
家族性 apo B 缺陷症	中至重度升高	正常或轻度升高
家族性混合型高脂血症	中度升高	中度升高
家族性异常 β 脂蛋白血症	中至重度升高	中至重度升高
多基因家族性高胆固醇血症	轻至中度升高	正常或轻度升高
家族性脂蛋白(a)血症	正常或升高	正常或升高
家族性高甘油三酯血症	正常	中至重度升高

第四节 血脂异常治疗

一、血脂异常的治疗原则

血脂异常治疗最主要目的是为了防治冠心病,所以应根据是否已有冠心病或冠心病等危症以及有无心血管危险因素,结合血脂水平进行全面评价,以决定治疗措施及血脂的目标水平。

由于血脂异常与饮食和生活方式有密切关系,所以饮食治疗和改善生活方式是血脂异常治疗的基础措施。无论是否进行药物调脂治疗都必须坚持控制饮食和改善生活方式。根据血脂异常的类型及治疗需要达到的目的,选择合适的调脂药物。需要定期进行调脂疗效和药物不良反应的监测。

在决定采用药物进行调脂治疗时,需要全面了解患者患冠心病及伴随的危险因素情况。在进行调脂治疗时,应将降低 LDL-C 作为首要目标。临床上在决定开始药物调脂治疗以及拟定达到的目标值时,需要考虑患者是否同时并存其他冠心病的主要危险因素(即除 LDL-C 以外的危险因素)。分析这些冠心病的主要危险因素将有助判断罹患冠心病的危险程度,由此决定降低 LDL-C 的目标值。不同的危险人群,开始药物治疗的 LDL-C 水平以及需达到的 LDL-C 目标值有很大的不同,主要结合我国人群的循证医学的证据制定这些数值。

血清 TG 的理想水平是<1.70mmol/L(150mg/dl),HDL-C≥1.04mmol/L(40mg/dl)。对于特殊的血脂异常类型,如轻、中度 TG 升高[2.26~5.63mmol/L(200~500mg/dl)],LDL-C 达标仍为主要目标,非 HDL-C 达标为次要目标,即非 HDL-C＝TC-HDL-C,其目标值为 LDL-C 目标值＋0.78mmol/L(30mg/dl);而重度高甘油三酯血症[≥5.65mmol/L(500mg/dl)],为防止急性胰腺炎的发生,首先应积极降低 TG。

二、治疗性生活方式改变(TLC)

(一)基本原则

TLC是个体策略的一部分,是控制血脂异常的基本和首要措施。近年的临床干预试验表明,恰当的生活方式改变对多数血脂异常者能起到与降脂药相近似的治疗效果,在有效控制血脂的同时可以有效减少心血管事件的发生。TLC是针对已明确的可改变的危险因素如饮食、缺乏体力活动和肥胖,采取积极的生活方式改善措施,其对象和内容与一般保健不同。

(二)主要内容

1.减少饱和脂肪酸和胆固醇的摄入。

2.选择能够降低LDL-C的食物(如植物甾醇、可溶性纤维)。

3.减轻体重。

4.增加有规律的体力活动。

5.采取针对其他心血管病危险因素的措施如戒烟、限盐以降低血压等。

上述1~4项措施均能够起到降低LDL-C的作用。减少饱和脂肪酸和胆固醇的摄入对降低LDL-C作用最直接,效果最明显,也最容易做到。在有条件的人群,选用能够降低LDL-C的膳食成分(如植物固醇、可溶性纤维)也有明显效果。达到降低LDL-C的效果后,TLC的目标应逐步转向控制与血脂异常相关的并发临床情况如代谢综合征和糖尿病等。应用减轻体重治疗和增加体力活动的措施可以加强降LDL-C效果,还可以获得降低LDL-C之外进一步降低缺血性心血管病危险的效益。针对其他心血管病危险因素的TLC(包括戒烟、限盐、降低血压等)虽然不直接影响LDL-C水平,但临床上遇到吸烟的患者和合并高血压的患者时则必须积极进行,以便进一步控制患者的心血管病综合危险。

(三)健康生活方式的评价

饮食治疗的前3个月优先考虑降低LDL-C。因此,在首诊时医生应通过询问和检查了解患者在以下几方面是否存在问题:①是否进食过多的升高LDL-C的食物。②是否肥胖。③是否缺少体力活动。④如肥胖或缺少体力活动,是否有代谢综合征。

为了解和评价患者摄入升高LDL-C食物的状况,推荐使用高脂血症患者膳食评价表。该表虽然不能取代营养师所作的系统性膳食评价,但可以帮助临床医生发现患者所进能升高LDL-C的食物,以便有效指导下一步的干预。

(四)TLC实施方案

首诊发现血脂异常时,除了进行上述的健康生活方式评价外,应立即开始必要的TLC。如前所述,首诊开始的TLC主要是减少摄入饱和脂肪和胆固醇,也鼓励开始轻、中度的体力活动。

在TLC进行6~8周,应监测患者的血脂水平,如果已达标或有明显改善,应继续进行TLC。否则,可通过如下手段来强化降脂。首先,对膳食治疗再强化。其次,选用能降低LDL-C的植物固醇(但目前国内尚无上市产品)。也可以通过选择食物来增加膳食纤维的摄入。含膳食纤维高的食物主要包括：全谷类食物、水果、蔬菜、各种豆类。

　　TLC 再进行 6～8 周，应再次监测患者的血脂水平，如已达标，继续保持强化 TLC，如血脂继续向目标方向改善，仍应继续 TLC，不应启动药物治疗。如检测结果表明不可能仅靠 TLC 达标，应考虑加用药物治疗。

　　经过上述 2 个 TLC 疗程后，如果患者有代谢综合征，应开始针对代谢综合征的 TLC。代谢综合征一线治疗主要是减肥和增加体力活动。

　　在达到满意疗效后，定期监测患者的依从性。在 TLC 的第 1 年，每 4～6 个月应随诊 1 次，以后每 6～12 个月随诊 1 次。对于加用药物治疗的患者，更应经常随访。

（五）降脂效果

　　医生对于启动和维持 TLC 均起着至关重要的作用。医生的知识、态度和说服技巧决定了 TLC 能否成功。医生需具备评价缺血性心血管病危险、评价膳食是否合理、制定和解释治疗计划的能力。应向患者说明 TLC 的多重效益，并强调说明即使使用药物仍需要 TLC。

　　尽管目前有了多种有效改善血脂的药物，医生不应忽视 TLC 降低心血管病危险的能力。

（六）TLC 与缺血性心血管病的一二级预防

　　由于 TLC 具有明显的降脂效果，在依从性良好的情况下效果可与他汀类药物相媲美，并具有更好的成本效果，无论对于缺血性心血管病的一级预防还是二级预防，TLC 均应作为所有血脂异常患者的首选治疗措施。

三、血脂异常的药物治疗

　　临床上供选用的调脂药物可分为 6 类：①他汀类。②贝特类。③烟酸类。④树脂类。⑤胆固醇吸收抑制剂。⑥其他。

（一）他汀类

　　他汀类也称 3 羟基 3 甲基戊二酰辅酶 A（HMG-CoA）还原酶抑制剂，具有竞争性抑制细胞内胆固醇合成早期过程中限速酶的活性，继而上调细胞表面 LDL 受体，加速血浆 LDL 的分解代谢，此外还可抑制 VLDL 的合成。因此他汀类药物能显著降低 TC、LDL-C 和 apo B，也降低 TG 水平和轻度升高 HDL-C。此外，他汀类还可能具有抗炎、保护血管内皮功能等作用，这些作用可能与冠心病事件减少有关。近二十年来临床研究显示他汀类是当前防治高胆固醇血症和动脉粥样硬化性疾病非常重要的药物。

　　1.循证医学证据　　20 世纪后期 4S、CARE、ILIPID、WOSCOPS 和 AFCAPS/TexCAPS 等 5 项大规模临床试验相继发表，为他汀类药物防治冠心病提供了坚实的证据，这 5 项大规模临床试验被认为在冠心病防治史上具有里程碑式的意义，其共同特点是这些试验都证实他汀类药物降低 TC、LDL-C 和 TG 水平，升高 HDL-C 水平，其中特别显著的是 LDL-C 水平大幅度降低；冠心病死亡率和致残率明显降低，尤其是总死亡率显著降低而非心血管病死亡率（如癌症、自杀等）并未增加。研究结果一致肯定了用他汀类药物进行降脂治疗在冠心病的一级和二级预防取得益处，并表示该类降脂药物长期应用的良好安全性。随后 AVERT、MIRACL、

LIPS、HPS、PROSPER、ASCOT、PROVE-IT、TNT 和 IDEAL 等一系列临床试验更广泛、更深入地探讨了他汀类药物在不同阶段不同范围冠心病的临床应用。试验结果使他汀类药物的用途从稳定性冠心病的二级预防扩展到冠心病急性发作时，以及不同危险的人群。试验还探讨对高危冠心病患者积极进行降脂治疗的可能性和价值。本世纪初，使血清 LDL-C 降至 2.59mmol/L已完全可能并证明即使高危患者也受益确实，因而此水平被定为防治的目标值。新的他汀类药物问世使 LDL-C 降到更低水平成为可能。冠状动脉旁路移植术后试验（Post-CABG）、AVERT、MIRACL、PROVE-IT、TNT 和 IDEAL 研究结果均显示积极降脂治疗，使 LDL-C 降至 2.0mmol/L 左右可获得更大的临床益处。因此 2004 年后认为对极高危人群，将 LDL-C 降至更低的水平也是一种合理的临床选择。

2.降脂疗效　国内已上市的他汀类药物有：洛伐他汀、辛伐他汀、普伐他汀、氟伐他汀和阿托伐他汀。已完成临床试验的有瑞舒伐他汀，正在进行临床研究的有匹他伐他汀。他汀类药物使 LDL-C 降低 18%～55%；HDL-C 升高 5%～15%；TG 降低 7%～30%。5 种在我国已上市他汀类药物降低 TC、LDL-C 和 TG 以及升高 HDL-C 的不同剂量疗效比较。他汀类药物降低 TC 和 LDL-C 的作用虽与药物剂量有相关性，但不呈直线相关关系。当他汀类药物的剂量增大 1 倍时，其降低 TC 的幅度仅增加 5%，降低 LDL-C 的幅度增加 7%。

另外，国产中药血脂康胶囊含有多种天然他汀成分，其中主要是洛伐他汀。常用剂量为 0.6g，2 次/d。可使 TC 降低 23%，LDL-C 降低 28.5%，TG 降低 36.5%，HDL-C 升高 19.6%。

3.临床应用注意事项及安全性评价　大多数人对他汀类药物的耐受性良好，副作用通常较轻且短暂，包括头痛、失眠、抑郁以及消化不良、腹泻、腹痛、恶心等消化道症状。有 0.5%～2.0% 的病例发生肝转氨酶如丙氨酸氨基转移酶（ALT）和天冬氨酸氨基转移酶（AST）升高，且呈剂量依赖性。由他汀类药物引起并进展成肝功能衰竭的情况罕见。减少他汀类药物剂量常可使升高的转氨酶回落；当再次增加剂量或选用另一种他汀类药物后，转氨酶常不一定再次升高。胆汁郁积和活动性肝病被列为使用他汀类药物的禁忌证。

他汀类药物可引起肌病，包括肌痛、肌炎和横纹肌溶解。肌痛表现为肌肉疼痛或无力，不伴肌酸激酶（CK）升高。肌炎有肌肉症状，并伴 CK 升高。横纹肌溶解是指有肌肉症状，伴 CK 显著升高超过正常上限的 10 倍［即 10×ULN（ULN，表示酶学指标的正常上限升高倍数）］和肌酐升高，常有褐色尿和肌红蛋白尿，这是他汀类药物最危险的不良反应，严重者可以引起死亡。在安慰剂对照试验中，不同他汀类药物的肌肉不适发生率不同，一般在 5% 左右。有些患者无肌肉不适而有轻至中度的 CK 升高，由于 CK 升高不具特异性，与药物的关系须仔细分析后判定。接受他汀类药物治疗的患者出现严重的肌炎（以肌肉疼痛、触痛或无力，通常伴 CK 水平高于 10×ULN 为特征）可导致横纹肌溶解、肌红蛋白尿和急性肾坏死，威胁生命。过去曾上市的西立伐他汀因严重肌炎和横纹肌溶解发生较多而不再被应用。肌炎最常发生于合并多种疾病和（或）使用多种药物治疗的患者。单用标准剂量的他汀类药物治疗，很少发生肌炎，但当大剂量使用或与其他药物合用时，包括环孢霉素、贝特类、大环内酯类抗生素、某些抗真菌药和烟酸类，肌炎的发生率增加。多数他汀类药物由肝脏细胞色素（CYP450）进行代谢，因此，同其他与 CYP 药物代谢系统有关的药物同用时会发生不利的药物相互作用。联合使用他汀类和贝特类有可能会增加发生肌病的危险，必须合用时要采取谨慎、合理的方法。他汀类药物忌用于孕妇。

　　吉非贝齐通过抑制 CYP450 酶升高他汀浓度,还能抑制他汀的葡糖醛酸化,从而导致副作用发生危险增加。他汀类药物与非诺贝特联合应用发生相互作用的危险较其与吉非贝齐联合应用要小。

　　为了预防他汀类药物相关性肌病的发生,应十分注意可增加其发生危险的情况:①高龄(尤其＞80 岁)患者(女性多见)。②体型瘦小、虚弱。③多系统疾病(如慢性肾功能不全,尤其由糖尿病引起的慢性肾功能不全)。④合用多种药物。⑤围手术期。⑥合用下列特殊的药物或饮食,如贝特类(尤其是吉非贝齐)、烟酸(罕见)、环孢霉素、吡咯抗真菌药、红霉素、克拉霉素、HIV 蛋白酶抑制剂、奈法唑酮(抗抑郁药)、维拉帕米、胺碘酮和大量西柚汁及酗酒(肌病的非独立易患因素)。⑦剂量过大。

　　在启用他汀类药物时,要检测肝转氨酶(ALT、AST)和 CK,治疗期间定期监测复查。轻度的转氨酶升高(少于 3×ULN)并不看做是治疗的禁忌证。无症状的轻度 CK 升高常见。

　　建议患者在服用他汀类药物期间出现肌肉不适或无力症状以及排褐色尿时应及时报告,并进一步检测 CK。如果发生或高度怀疑肌炎,应立即停止他汀类药物治疗。其他情况的处理如下:①如果患者报告可能的肌肉症状,应检测 CK 并与治疗前水平进行对比。由于甲状腺功能低下患者易发生肌病,因此,对于有肌肉症状的患者,还应检测促甲状腺素水平。②若患者有肌肉触痛、压痛或疼痛,伴或不伴 CK 升高,应排除常见的原因如运动和体力劳动。对于有上述症状而又联合用药的患者,建议其适度活动。③一旦患者有肌肉触痛、压痛或疼痛,CK高于 10×ULN,应停止他汀类药物治疗。④当患者有肌肉触痛、压痛或疼痛,CK 不升高或中度升高(3～10×ULN),应进行随访、每周检测 CK 水平直至排除了药物作用或症状恶化至上述严重程度(应及时停药)。如果患者有肌肉不适和(或)无力,且连续检测 CK 有进行性升高,应慎重考虑减少他汀类药物剂量或暂时停药。然后决定是否或何时再开始他汀类药物治疗。

　　4.他汀类药物疗效与安全性总评价　他汀类药物治疗在降低高危患者的主要冠状动脉事件、冠状动脉手术和卒中的发生率方面所起的作用十分肯定。目前,这些作用尚未得到充分的发挥,许多高危险的患者未接受这些药物的治疗。因此,应该积极在临床上推广使用他汀类药物。他汀类药物随剂量增大,降脂作用增大,但另一方面不良反应也会增多。因此,不宜为片面追求提高疗效而过度增大剂量。为了安全应用他汀类,上述的参考意见可能有帮助。我国已有个别因他汀类药物不良反应而造成死亡的事件。这说明在积极推广应用他汀类药物的同时,需要按规定进行严格监测,谨慎使用以达到安全。作为东方人,治疗用的合适剂量甚至药代学与西方人会有所不同,今后要继续探索不同他汀类药物在我国人群中最合适的治疗剂量,包括疗效和安全性。

　　5.他汀类药物临床应用的具体建议　根据患者的心血管疾病和等危症、心血管危险因素、血脂水平决定是否需要用降脂治疗,如需用药,先判定治疗的目标值。根据患者血中 LDL-C 或 TC 的水平与目标值间的差距,考虑是否单用一种他汀类药物的标准剂量就可以达到治疗要求,如可能,按不同他汀类药物的特点(作用强度、安全性和药物相互作用)及患者的具体条件选择合适的他汀类药物。如血 LDL-C 或 TC 水平甚高,估计单用一种他汀类药物的标准剂量不足以达到治疗要求,可以选择他汀类药物与其他降脂药合并治疗。如用他汀类药物后发生明显的不良反应,例如肌痛,CK 或 ALT、AST 超越安全限度,则停用他汀类药物,改用其他降脂药。

(二)贝特类

亦称苯氧芳酸类药物,此类药物通过激活过氧化物酶增生体活化受体 α(PPARα),刺激脂蛋白脂酶(LPL)、apo AⅠ and apo AⅡ基因的表达,以及抑制 apo CⅢ基因的表达,增强 LPL 的脂解活性,有利于去除血液循环中富含 TG 的脂蛋白,降低血浆 TG 和提高 HDL-C 水平,促进胆固醇的逆向转运,并使 LDL 亚型由小而密颗粒向大而疏松颗粒转变。

临床上可供选择的贝特类药物有:非诺贝特(片剂 0.1g,3/d;微粒化胶囊 0.2g,1/d);苯扎贝特 0.2g,3/d;吉非贝齐 0.6g,2/d。贝特类药物平均可使 TC 降低 6%～15%,LDL-C 降低 5%～20%,TG 降低 20%～50%,HDL-C 升高 10%～20%。其适应证为高甘油三酯血症或以 TG 升高为主的混合型高脂血症和低高密度脂蛋白血症。

临床试验包括赫尔辛基心脏研究(HHS)、美国退伍军人管理局 HDL-C 干预试验(VA-HIT)、苯扎贝特心肌梗死预防研究(BIP)、DAIS 和非诺贝特在糖尿病患者干预预防事件试验(FIELD)等证实,贝特类药物可能延缓冠状动脉粥样硬化的进展,减少主要冠状动脉事件。HHS 证实,吉非贝齐降低 TG43%,也降低冠心病事件发生率。VA-HIT 以低 HDL-C 水平为主要的血脂异常的冠心病患者为研究对象,其目的是观察应用药物升高 HDL-C 和降低 TG 能是否减少冠心病事件的发生率。结果表明,吉非贝齐治疗 5 年后 TG 降低 31%,HDL-C 升高 6%,LDL-C 无明显变化;非致死性心肌梗死或冠心病病死(一级终点)发生的相对危险率下降 22%;同时发生卒中的危险性下降;但死亡的危险性下降未达到统计学意义;无自杀、癌症死亡的危险性增加。BIP 对有心肌梗死或心绞痛史者,苯扎贝特治疗 6.2 年,与安慰剂组比较,致死性和非致死性心肌梗死/猝死(一级终点)相对危险性降低 9%(P>0.05);亚组分析表明,基线 TG>2.26mmol/L(200mg/dl)者,苯扎贝特治疗组一级终点的相对危险性降低 40%(P<0.05)。在 FIELD 中,低危糖尿病患者用非诺贝特治疗 5 年,与安慰剂组比较,非致死心肌梗死和总心血管事件显著减少,但死亡率减低未达到统计学意义。

此类药物的常见不良反应为消化不良、胆石症等,也可引起肝血清酶升高和肌病。绝对禁忌证为严重肾病和严重肝病。吉非罗齐虽有明显的调脂疗效,但安全性不如其他贝特类药物。由于贝特类单用或与他汀类合用时也可发生肌病,应用贝特类药时也须监测肝酶与肌酶,以策安全。

(三)烟酸类

烟酸属 B 族维生素,当用量超过作为维生素作用的剂量时,可有明显的降脂作用。烟酸的降脂作用机制尚不十分明确,可能与抑制脂肪组织中的脂解和减少肝中 VLDL 合成和分泌有关。已知烟酸增加 apo AⅡ和 apo AⅡ的合成。

烟酸有速释剂和缓释剂两种剂型。速释剂不良反应明显,一般难以耐受,现多已不用。缓释型烟酸片不良反应明显减轻,较易耐受。轻中度糖尿病患者坚持服用,也未见明显不利作用。烟酸缓释片常用量为 1～2g,1/d。一般临床上建议,开始用量为 0.375～0.5g,睡前服用;4 周后增量至 1g/d,逐渐增至最大剂量 2g/d。烟酸可使 TC 降低 5%～20%,LDL-C 降低 5%～25%,TG 降低 20%～50%,HDL-C 升高 15%～35%。适用于高甘油三酯血症,低高密度脂蛋白血症或以 TG 升高为主的混合型高脂血症。

临床试验包括冠心病药物治疗方案(CDP)、降低胆固醇和动脉硬化研究(CLAS-1)、家族性粥样硬化治疗研究(FATS)、高密度脂蛋白粥样硬化治疗研究(HATS)、降胆固醇治疗时观察动脉生物学(ARBITER2)等证实,烟酸能降低主要冠状动脉事件,并能减少总病死率。CDP 的入选患者经过 6 年治疗,单用烟酸治疗与安慰剂组相比,可降低非致死性心肌梗死的危险达 27%;随访 15 年,烟酸组与安慰剂组相比,总病死率降低 11%。冠状动脉血管造影显示,烟酸能延缓冠状动脉粥样斑块的进展。在 CLAS-I 中,两年的烟酸/考来替泊联合治疗明显减缓其进程,并促使冠状动脉斑块消退,治疗组斑块消退 16.2%,而对照组为 2.4%。继续治疗两年(CLAS II)试验。也证实这些益处,治疗组只有 14%,而对照组有 40% 发生新的冠状动脉斑块;已存在冠状动脉斑块的患者治疗组斑块消退者有 18%,而对照组只有 6%。在 FATS 中,对照组中 46% 受试者冠状动脉病变有进展,11% 有斑块消退,而烟酸/考来替泊联合治疗组 25% 有进展,39% 有斑块消退。在 HATS 中,治疗 3 年后,安慰剂组平均冠状动脉狭窄进展 3.9%,而烟酸加辛伐他汀治疗组消退 0.4%,临床事件相对减少 60%。一项使用高分辨率磁共振的研究显示,与对照组相比,烟酸治疗组的颈动脉斑块脂质核心区域变小,脂质成分减少。

在 ARBITER2 研究中,对伴有低 HDL-C 水平的冠心病患者,在已常规使用他汀类药物的基础上,加用缓释烟酸治疗,检测颈动脉内中膜厚度(CIMT)变化来评估粥样硬化进程。加用中量烟酸(1g/d)治疗 12 个月后,HDL-C 水平提高了 21%(39～47mg/dl),对照者的平均 CIMT。增长明显(0.044mm ± 0.100mm),而联合治疗组 CIMT 无改变(0.014mm + 0.104mm)。结果表明,联合烟酸治疗减缓了 CIMT 即动脉粥样硬化发展进程。

烟酸的常见不良反应有颜面潮红、高血糖、高尿酸(或痛风)、上消化道不适等。这类药物的绝对禁忌证为慢性肝病和严重痛风;相对禁忌证为溃疡病、肝毒性和高尿酸血症。缓释型制剂的不良反应轻,易耐受。

(四)胆酸螯合剂

主要为碱性阴离子交换树脂,在肠道内能与胆酸呈不可逆结合,因而阻碍胆酸的肠肝循环,促进胆酸随大便排出体外,阻断胆汁酸中胆固醇的重吸收。通过反馈机制刺激肝细胞膜表面的 LDL 受体,加速 LDL 血液中 LDL 清除,结果使血清 LDL-C 水平降低。

常用的胆酸螯合剂有考来烯胺(每日 4～16g,分 3 次服用),考来替泊(每日 5～20g,分 3 次服用)。胆酸螯合剂可使 TC 降低 15%～20%,LDL-C 降低 15%～30%;HDL-C 升高 3%～5%;对 TG 无降低作用甚或稍有升高。临床试验证实这类药物能降低主要冠状动脉事件和冠心病死亡。

胆酸螯合剂常见不良反应有胃肠不适、便秘,影响某些药物的吸收。此类药物的绝对禁忌证为异常 J3 脂蛋白血症和 TG>4.52mmol/L(400mg/dl);相对禁忌证为 TG>2.26mmol/L(200mg/dl)。

(五)胆固醇吸收抑制剂

胆固醇吸收抑制剂依折麦布口服后被迅速吸收,且广泛地结合成依折麦布-葡萄糖苷酸,作用于小肠细胞的刷状缘,有效地抑制胆固醇和植物固醇的吸收。由于减少胆固醇向肝的释放,促进肝 LDL 受体的合成,又加速 LDL 的代谢。

常用剂量为 10mg/d,使 LDL-C 约降低 18%,与他汀类合用对 LDL-C、HDL-C 和 TG 的作用进一步增强,未见有临床意义的药物间药代动力学的相互作用,安全性和耐受性良好。最常见的不良反应为头痛和恶心,CK 和 ALT、AST 和 CK 升高超过 3×ULN 以上的情况仅见于极少数患者。考来烯胺可使此药的曲线下面积增大 55%,故二者不宜同时服用,必须合用时须在服考来烯胺前 2h 或后 4h 服此药。环孢素可增高此药的血药浓度。

(六)其他调脂药

1.普罗布考　此药通过掺入到脂蛋白颗粒中影响脂蛋白代谢,而产生调脂作用。可使血浆 TC 降低 20%~25%,LDL-C 降低 5%~15%,而 HDL-C 也明显降低(可达 25%)。主要适应于高胆固醇血症尤其是纯合子型家族性高胆固醇血症。该药虽使 HDL-C 降低,但可使黄色瘤减轻或消退,动脉粥样硬化病变减轻,其确切作用机制未明。有些研究认为普罗布考虽然降低了 HDL-C 水平,但它改变了 HDL 的结构和代谢功能,提高了 HDL 把胆固醇运载到肝进行代谢的能力,因此更有利于 HDL 发挥抗动脉粥样硬化的作用。普罗布考尚有抗氧化作用。常见的副作用包括恶心、腹泻、消化不良等;亦可引起嗜酸细胞增多,血浆尿酸浓度增高;最严重的不良反应是引起 QT 间期延长,但极为少见,因此有室性心律失常或 QT 间期延长者禁用。常用剂量为 0.5g,2/d。

2.n-3 脂肪酸　n-3(ω-3)长链多不饱和脂肪酸主要为二十碳戊烯酸(EPA,C20:5n-3)和二十二碳已烯酸(DHA,C22:6n-3),二者为海鱼油的主要成分,制剂为其乙酯,高纯度的制剂用于临床。n-3 脂肪酸制剂降低 TG 和轻度升高 HDL-C,对 TC 和 LDL-C 无影响。当用量为 2~4g/d 时,可使 TG 下降 25%~30%。主要用于高甘油三酯血症;可以与贝特类合用治疗严重高甘油三酯血症,也可与他汀类药物合用治疗混合型高脂血症。n-3 脂肪酸还有降低血压、抑制抗血小板聚集和炎症的作用,改善血管反应性。GISSI 预防研究对心肌梗死后患者用 n-3 脂肪酸(800mg/d)治疗 3.5 年,与安慰剂组比较,全因病死危险降低 20%,冠心病病死危险降低 30%,猝死危险减少 45%。该类制剂的不良反应不常见,有 2%~3%服药后出现消化道症状如恶心、消化不良、腹胀、便秘;少数病例出现转氨酶或 CK 轻度升高,偶见出血倾向。有研究表明,每日剂量高至 3g 时,临床上无明显不良反应。与他汀类药物或其他降脂药合用时,无不良的药物相互作用。n-3 脂肪酸制剂(多烯酸乙酯)中的 EPA+DHA 含量应>85%,否则达不到临床调脂效果。n-3 脂肪酸制剂的常用剂量为 0.5~1g,3/d。近来还发现 n-3 脂肪酸预防心律失常和猝死的作用。

(七)调脂药物的联合应用

为了提高血脂达标率,同时降低不良反应的发生率,不同类别调脂药的联合应用是一条合理的途径。由于他汀类药物作用肯定、不良反应少、可降低总病死率以及有降脂作用外的多效性作用,联合降脂方案多由他汀类药物与另一种降脂药组成。

1.他汀类与依折麦布联合应用　已有较多的临床试验观察了依折麦布与他汀类药物联合应用的降脂效果和安全性。10mg/d 依折麦布与 10mg/d 阿托伐他汀或辛伐他汀联合应用,降低 LDL-C 的作用与 80mg/d 阿托伐他汀或辛伐他汀相当,使降月旨达标率由单用他汀的 19%提高到合用的 72%。依折麦布与其他他汀类药物合用也有同样效果。合用并不增加他汀类药物的不良反应。因此,依折麦布与低剂量他汀联合治疗使降脂疗效大大提高,达到高剂量他汀类药物的效果,但无大剂量他汀类药物发生不良反应的风险。因此,在大剂量使用他汀类药物仍不能达标时,加用依折麦布也不失为当前的最佳选择。依折麦布不良反应小,联合使用他汀类药物和依折麦布治疗的患者耐受性好。联合治疗不增加肝毒性、肌病和横纹肌溶解的发生。

2.他汀类与贝特类药物联合应用　此种联合治疗适用于混合型高脂血症患者,目的为使TC、LDL-C 和 TG 的水平明显降低,HDL-C 的水平明显升高。此种联合用药适用于有致动脉粥样硬化血脂异常的治疗,尤其在糖尿病和代谢综合征时伴有的血脂异常。联合治疗可明显改善血脂谱。由于他汀类和贝特类药物均有潜在损伤肝功能的可能,并有发生肌炎和肌病的危险,合用时发生不良反应的机会增多,他汀类和贝特类药物联合用药的安全性应高度重视。因此,开始合用时宜都用小剂量,采取早晨服用贝特类药物,晚上服用他汀类药物,避免血药浓度的显著升高。密切监测 ALT、AST 和 CK,如无不良反应,可逐步增加剂量。治疗期间继续注意肌肉症状,监测 ALT、AST 和 CK。对于老年、女性、肝肾疾病、甲状腺功能减退的患者,慎用他汀类和贝特类联合治疗,并尽量避免与大环内酯类抗生素、抗真菌药物、环孢素、HIV蛋白酶抑制剂、地尔硫卓、胺碘酮等药物合用。贝特类药中,吉非贝齐与他汀类合用发生肌病的危险性相对较多,但其他贝特类如非诺贝特与他汀类合用时,发生肌病的危险性较少。

3.他汀类与烟酸类药物联合应用　在常规他汀类药物治疗的基础上,加用小剂量烟酸是一种合理的联合治疗方法,其结果表明联合治疗可显著升高 HDL-C,而不发生严重的不良反应。高密度脂蛋白动脉粥样硬化治疗研究(HATS)发现烟酸与他汀类联合治疗可进一步降低心血管死亡、非致死性心肌梗死和血管重建术的比例。缓释型烟酸与洛伐他汀复方制剂的临床观察证实其疗效确切、安全,更利于血脂全面达标。

联合使用他汀类和烟酸缓释剂的患者中,仍有 6% 因潮红难以耐受而停药。目前的研究并未发现他汀类药物和烟酸缓释剂联用增加肌病和肝毒性的发生。但由于烟酸增加他汀类药物的生物利用度,可能有增加肌病的危险,同样需要监测 ALT、AST 和 CK,指导患者注意肌病症状,一旦发现征兆,及时就诊。联合治疗较单用他汀类治疗有升高血糖的危险,但缓释制剂使这一问题大为减轻,糖尿病也并非是这种合用的禁忌证。在联合使用他汀类和烟酸时,应加强血糖监测。

4.他汀类与胆酸螯合剂联合应用　两药合用有协同降低血清 LDL-C 水平的作用。他汀类与胆酸螯合剂联用可增加各自的降脂作用,并且研究还表明,两者联用可延缓动脉粥样硬化的发生和发展进程,可减少冠心病事件的发生。他汀类与胆酸螯合剂合用并不增加其各自的不良反应,且可因减少用药剂量而降低发生不良反应的风险。由于胆酸螯合剂具体服用的一些不便,此种联合方案仅用于其他治疗无效或不能耐受者。

5.他汀类与 n-3 脂肪酸联合应用　他汀类药物与鱼油制剂 n-3 脂肪酸合用可用于治疗混合型高脂血症。临床观察辛伐他汀(20mg/d)联合应用 n-3 脂肪酸可进一步降低 TG、TC 和apo E。他汀类药物同 n-3 脂肪酸制剂合用是临床治疗混合型高脂血症有效而安全的选择。他汀类药物与鱼油制剂联合应用并不会增加各自的不良反应。由于服用较大剂量的 n-3 多不饱和脂肪酸有增加出血的危险,并且对糖尿病和肥胖患者因增加热卡的摄入而不利于长期应用。

四、血脂异常治疗的其他措施

其他调脂治疗措施有外科手术治疗、透析疗法和基因治疗等。外科手术治疗包括部分小肠切除和肝移植等,现已基本不用。基因治疗对单基因缺陷所致的家族性高胆固醇血症是一种有希望的治疗方法,但目前技术尚不成熟。

透析疗法是一种通过血液体外转流而除去血中部分 LDL 的方法,能降低 TC、LDL-C,但不能降低 TG,也不能升高 HDL-C。这种措施降低 LDL-C 的作用也只能维持 1 周左右,故需每周重复 1 次。每次费用昂贵,且是有创性治疗,甚至可能同时移出血液中的某些有益成分。因此不适用于一般的血脂异常治疗,仅用于极个别的对他汀类药物过敏或不能耐受者或罕见的纯合子家族性高胆固醇血症患者。

五、治疗过程的监测

饮食与非调脂药物治疗 3～6 个月,应复查血脂水平,如能达到要求即继续治疗,但仍须每6 个月至 1 年复查 1 次,如持续达到要求,每年复查 1 次。药物治疗开始后 4～8 周复查血脂及AST、ALT 和 CK,如能达到目标值,逐步改为每 6～12 个月复查 1 次,如开始治疗 3～6 个月复查血脂仍未达到目标值,则调整剂量或药物种类,或联合药物治疗,再经 4～8 周复查。达到目标值后延长为每 6～12 个月复查 1 次,TLC 和降脂药物治疗必须长期坚持,才能获得临床益处。对心血管病的高危患者,应采取更积极的降脂治疗策略。

降脂药物治疗需要个体化,治疗期间必须监测安全性。依据患者的心血管病状况和血脂水平选择药物和起始剂量。在药物治疗时,必须监测不良反应,主要是定期检测肝功能和血CK。如 AST 或 ALT 超过 3×ULN,应暂停给药。停药后仍需每周复查肝功能,直至恢复正常。在用药过程中应询问患者有无肌痛、肌压痛、肌无力、乏力和发热等症状,血 CK 升高超过5×ULN 应停药。用药期间如有其他可能引起肌溶解的急性或严重情况,如败血症、创伤、大手术、低血压和抽搐等,应暂停给药。

六、特殊人群的血脂异常治疗

(一)糖尿病

1.糖尿病合并血脂异常的机制　　心血管疾病是 2 型糖尿病患者死亡的主要原因。与非糖尿病患者相比,糖尿病患者发生心血管疾病的危险性更大,后果更严重。在血清 TC 水平相当的情况下,糖尿病患者患心血管疾病的危险性是非糖尿病患者的 2～4 倍。这种危险性增加内在的机制不仅与高血糖有关,也涉及其他重要危险因素,如脂类代谢紊乱和高血压。糖尿病合并血脂异常与胰岛素抵抗有着密切关系。

糖尿病血脂异常的特征是 TG 升高,HDL-C 降低,LDL-C 升高或正常,sLDL 升高,即致粥样硬化血脂异常。临床病例中单纯性血脂紊乱(特别是单纯低高密度脂蛋白血症)很少,高

TG 合并低 HDL-C 较为多见,最常见的是 TC 和 TG 水平都显著升高。

糖尿病的病理生理机制是胰岛素抵抗和胰岛素分泌缺乏,二者都可引起脂类代谢紊乱导致血脂异常。2 型糖尿病患者易发生致动脉粥样硬化性血脂异常,这与 2 型糖尿病多伴发中心性肥胖及胰岛素抵抗有关。当脂肪组织数量增多,尤其腹内脂肪细胞肥大时,脂肪细胞内的 TG 易分解形成游离脂肪酸,循环中常出现高游离脂肪酸血症,并使 TG 以及肝内 VLDL、apo B_{100} 等富含 TG 的脂蛋白合成增加,且对其清除也减弱,因此可发生严重的高甘油三酯血症。在胆固醇酯转运蛋白的作用下,LDL 中的胆固醇酯与脂蛋白中的 TG 可进行交换,将脂蛋白中的 TG 转运给 LDL,形成富含 TG 的 LDL,后者在肝脂肪酶(HL)的作用下分解其中的 TG,最终形成含胆固醇相对较多的 sLDL。sLDL 易被氧化而产生过氧化脂质,并不易被经典的 LDL 受体途径代谢,从而被单核细胞-巨噬细胞的清道夫受体识别、吞噬,形成泡沫细胞,促进动脉粥样硬化的发生。与此同时,在高极低密度脂蛋白/高甘油三酯血症时,HDL 经胆固醇转运蛋白及肝脂肪酶作用后易崩解。因此,血脂紊乱者呈现高甘油三酯血症时多伴有低高密度脂蛋白血症。在上述过程中,肝脂酶活性的增加和脂蛋白脂酶活性降低起重要作用。此外,机体长期处于高血糖状态致使 apo B 的糖化率增加,使 LDL 与受体的结合能力下降,从而延缓了其在血浆中的清除,增加巨噬细胞对其摄取,进一步促进泡沫细胞的形成。

糖尿病血脂异常合并其他动脉粥样硬化危险因素时,危险因素的叠加会使发生冠心病的危险大大增加。这类动脉粥样硬化危险因素为:年龄大、高血压、吸烟和糖尿病、女性绝经期后、冠心病家族史等。危险因素越多,发病的可能性越大。

2.糖尿病合并血脂异常的治疗　　血脂异常是糖尿病人群的常见并发症以及心血管病的主要危险因素,必须进行治疗。临床试验已经证明调脂治疗可以显著降低糖尿病患者发生心血管事件的风险。

(1)糖尿病血脂紊乱的治疗原则:①高脂血症治疗用于冠心病预防时,若对象为临床上未发现冠心病或其他部位动脉粥样硬化性疾病者,属于一级预防,对象为已发生冠心病或其他部位动脉粥样硬化性疾病者属于二级预防。②一级预防要根据对象有无其他危险因素及血脂水平分层防治。③以饮食治疗为基础,根据病情、危险因素、血脂水平决定是否或何时开始药物治疗。

(2)非药物治疗措施:包括饮食和其他治疗性生活方式的调节,用于预防血脂代谢紊乱,也是血脂异常治疗的基础。①饮食调节。其目的是保持合适的体重,降低过高的血脂水平,兼顾其他不健康的饮食结构,如限制食盐量。可采用的方式有:控制摄入总热卡量,特别强调减低脂肪,尤其胆固醇和饱和脂肪酸的摄入量;适当增加蛋白质和碳水化合物的比例;减少饮酒或戒烈性酒。②其他非药物治疗措施:包括运动锻炼和戒烟。

(3)药物治疗措施:适用于治疗性生活方式干预后疗效不满意者,冠心病发病危险较高或已有冠心病者。

3.LDL-C 作为首要治疗目标　　现有证据表明,要达到防治缺血性心脑血管疾病的目的,首先要考虑降低 LDL-C。LDL-C 目标水平依心血管疾病危险程度而定。①糖尿病伴心血管病患者为极高危状态。对此类患者不论基线 LDL-C 水平如何,均提倡采用他汀类治疗,将 LDL-C 降至 2.07mmol/L(80mg/dl)以下或较基线状态降低 30%～40%。②大多数糖尿病患者即使无明确的冠心病,也应视为高危状态。流行病学研究和临床试验显示在这些患者心血管事件的危险大致相当于有确立心血管病而无糖尿病者。这两类患者均得益于降 LDL-C 治疗,治疗目标为 LDL-C<2.59mmol/L(100mg/dl)。治疗首选用他汀类药物。③无心血管病的糖尿病患者其基线 LDL-C<2.59mmol/L(100mg/dl)时,是否起用降 LDL-C 药必须结合临床判断。

他汀类药物治疗在糖尿病患者的心血管病二级预防中的作用十分明确。LDL-C 明显升高者他汀类药物是首选治疗。LDL-C 轻、中度升高的糖尿病人群的临床研究也显示出他汀类药物可以显著降低包括非致死性心肌梗死或冠心病死亡的主要冠心病事件的发生率。在高危或中高危患者使用降 LDL-C 药物时,建议治疗强度应达到 LDL-C 水平降低 30%~40%。他汀类药物使用有禁忌者可用胆酸隔置剂或胆固醇吸收抑制剂。

4.高甘油三酯血症作为治疗目标　①血清 TG 水平临界升高在 1.70~2.25mmol/L(150~199mg/dl)时,治疗措施是:非药物治疗,包括治疗性饮食、减轻体重、减少饮酒、戒烈性酒等。②如血清 TG 水平在 2.26~5.65mmol/L(200~499mg/dl)时,可应用贝特类药物。

贝特类药物的临床试验 HHS、VA-HIT、DAIS、FIELD 均证明能改善糖尿病患者的血脂状况,防止粥样硬化的发生与发展。

降低 TG 还有另外的作用:①降低 TG 纠正脂毒性可减轻机体的胰岛素抵抗和保护胰岛素 β 细胞功能,这两点都有益于阻止糖耐量恶化。②在 TG≥5.65mmol/L(500mg/dl)者易反复发生胰腺炎,不仅会使糖尿病恶化还可能因胰腺炎的并发症危及生命,此时应首先考虑使用贝特类药物迅速降低 TG 水平。

5.低高密度脂蛋白血症作为治疗目标　HDL-C 低于 1.04mmol/L(40mg/dl)是冠心病的独立预测因素。HDL-C 低的患者如果 LDL-C 水平较高,治疗的首要目标是 LDL-C。LDL-C 达标后,当有高甘油三酯血症时,下一个目标是纠正低 HDL-C。低 HDL-C 与胰岛素抵抗密切相关,因此能改善机体胰岛素敏感性的 TLC(如减肥和增加体力活动)和药物(如胰岛素增敏剂)都有助于提高血 HDL-C 水平。使 HDL-C>1.04mmol/L(40mg/dl)应作为已有心血管疾病或尚无心血管疾病但已是高危患者的治疗目标。TLC 包括戒烟、减轻体重、减少饱和脂肪和胆固醇摄入和增加不饱和脂肪摄入、规律运动,有助于升高 HDL-C。TLC 未能达标时加用药物治疗,选用贝特类或烟酸类。VA-HIT 研究证明,对于 HDL-C 低、LDL-C 不甚高的患者,给予贝特类药物治疗有益,对此类患者推荐用贝特类药物。烟酸缓释制剂能较好地升高 HDL-C,可视情况选用。

(二)代谢综合征

1.代谢综合征的脂质代谢紊乱　代谢综合征的血脂异常表现为 TG 水平高、HDL-C 水平低、sLDL 增多。代谢综合征患者肥胖呈内脏型,内脏脂肪细胞的代谢比皮下脂肪活跃。脂肪细胞释放游离脂肪酸增多。FFA 为 TG 的合成原料,肝内对 VLDL、apo B_{100} 等富含 TG 的脂蛋白合成增加而清除减弱。血循环中 TG 增高。许多非脂肪组织器官如肝、骨骼肌、胰腺等出现 TG 沉积,从而引起肝及外周组织的胰岛素抵抗。

2.代谢综合征的治疗　防治代谢综合征的主要目标是预防临床心血管病以及 2 型糖尿病的发病,对已有心血管疾病者则要预防心血管事件再发。积极持久的生活方式治疗是达到上述目标的重要措施。原则上应先启动生活方式治疗,如不够,再用针对个别危险因素异常的药物治疗。代谢综合征时调脂的目标是较为一致的,即 TG<1.70mmol/L(150mg/dl)、HDL-C≥1.04mmol/L(40mg/dl)。具体如下:

(1)基本危险因素的治疗。长期预防心血管病与防治糖尿病。①腹部肥胖。通过生活方式改变使体力活动增加和限制摄入饮食的热卡量,使体重在 1 年内减轻 7%~10%,争取达到 BMI 和腰围正常化。②体力活动。推荐规则的中等强度体力活动。每周 5~7d 有每天 30~60min 步行以上轻或中等强度运动。对有心血管病者,在危险评估和运动试验后指导其运动量。③控制饮食。推荐饮食中饱和脂肪<7%总热卡,胆固醇<200mg/d,总脂肪占 25%~35%总热卡。饮食调整中除热量摄入限制外,要多食全谷类及纤维素食品。根据标准体重及平时体力活动情况将热卡限制在一定范围内。保持饮食中的碳水化合物(55%~65%)、脂肪(20%~30%)、蛋白质(15%左右)的合理比例。对于 TG 水平特别高者应将碳水化合物的比例进一步减少,增加蛋白质的比例。

(2)血脂异常的治疗。按危险程度和血脂异常的类型决定治疗目标和措施。①低度危险。坚持 FLC。如仍 LDL-C≥4.92mmol/L(190mg/dl),加用药物治疗,LDL-C 4.14~4.92mmol/L(160~189mg/dl)者,根据临床考虑是否加用药物治疗。治疗目标为 LDL-C<4.14mmol/L(160mg/dl)。②中度危险。基线 LDL-C≥3.37mmol/L(130mg/dl)者给予 TLC,必要时加用药物治疗;如 LDL-C≥4.14mmol/L(160mg/dl),TLC 同时加用药物治疗。基线 LDL-C 2.59~3.34mmol/L(100~129mg/dl)而主要危险因素控制不好者,可考虑启用降脂治疗。治疗目标为<3.37mmol/L(130mg/dl)。③高危患者。TLC 加降 LDL-C 药物。基线 LDL-C≥2.59mmol/L(100mg/dl)者即用降脂药物;已治疗而 LDL-C 仍≥2.59mmol/L(100mg/dl)者,加强降 LDL-C 治疗。基线 LDL-C<2.59mmol/L(100mg/dl)者,按临床判断用药。治疗目标为<2.59mmol/L(100mg/dl),如属于极高危,治疗目标为<2.07mmol/L(80mg/dl)。④非 HDL-C 升高者。对高危患者,或是积极降脂并使 LDL-C 已达标,但非 HDL-C 仍高者,加用贝特类(非诺贝特优先)或烟酸。如 TG≥5.65mmol/L(500mg/dl)应及早启用贝特类或烟酸治疗。⑤HDL-C 低者:强化 TLC,减低体重,增加体力活动。

(3)高血压的治疗:血压≥140/90mmHg 的非糖尿病患者,用降压药使血压达到 140/90mmHg 以下;血压≥130/80mmHg 的糖尿病患者用降压药使血压达到 130/80mmHg 以下。在降压治疗的同时要强调 TLC 的重要性。

(4)高血糖的治疗:对血糖调节异常者,可采取饮食控制、增加体力活动、减低体重,使血糖恢复正常;已有糖尿病者,在生活方式的干预下,加用降糖药物,使糖化血红蛋白(HbA1c)<6.5%。在此,可以考虑合理应用改善胰岛素敏感性利于调脂的药物如:①噻唑烷二酮类药:该类药物可激活细胞内过氧化酶增殖体激活体-γ(PPAR-γ),从而促进细胞内胰岛素受体底物活性而增加胰岛素敏感性,减少肝糖异生和肝糖输出。其次,能够通过增加葡萄糖转运体 4 和 1 的作用而改善骨骼肌和脂肪组织对胰岛素介导的葡萄糖摄取和利用。研究证实该类药物能降低游离脂肪酸、LDL-C、TC,增大 LDL 体积,升高 HDL-C。②二甲双胍:能抑制葡萄糖吸收,减少肝糖异生和输出,还有降低游离脂肪酸、LDL-C、TG,升高 HDL-C 的作用;此外,尚可显著降低体重。

（5）促栓状态：高危患者启用低剂量阿司匹林，已有粥样硬化心血管病而对阿司匹林禁忌者用氯吡格雷。中度高危者考虑低剂量阿司匹林预防。

（6）促炎状态：生活方式治疗。

（三）其他

1.急性冠状动脉综合征时的降脂治疗　因急性冠状动脉综合征或行 PCI 收住院治疗的患者，应在住院后立即或 24h 内进行血脂测定，并以此作为治疗的参考值。急性冠状动脉综合征属于极高危，无论患者的基线 TC 和 LDL-C 值是多少，都应尽早给予他汀类药物治疗。原已服用降脂药物者，发生急性冠状动脉综合征时不必中止降脂治疗，除非出现禁忌证。急性冠状动脉综合征时，他汀类药物的剂量可以较大，如无安全性方面的不利因素，可使 LDL-C 降至＜2.07mmol/L（80mg/dl）或在原有基线上降低 40％以上。在住院期间开始药物治疗有明显的益处：调动患者坚持降脂治疗的积极性，使医生和患者自己更重视出院后的长期降脂治疗。

2.重度的高胆固醇血症　如空腹血清 TC≥7.76mmol/L（300mg/dl）或 LDL-C≥5.18mmol/L（200mg/dl），常见于明显基因异常者，如单基因型家族性高胆固醇血症（FH）、家族性载脂蛋白 B 缺陷症和多基因型高胆固醇血症等。对于这些情况，无论患者是否有冠心病或危险因素，都应积极进行治疗。对于 FH 患者，能有效降低胆固醇的药物首推普罗布考。对严重的高胆固醇血症患者，也可考虑联合用药措施，如他汀类药物加普罗布考、胆酸螯合剂、依折麦布、烟酸、贝特类等，以达到治疗的目标值。

3.中度以上的高甘油三酯血症　大规模流行病学调查资料进行综合分析的结果提示，TG 升高是冠心病的独立危险因素。在临床实践中，TG 升高最常见于代谢综合征患者。部分富含 TG 的脂蛋白具有致动脉粥样硬化作用，这部分主要是残粒脂蛋白（即部分降解的 VLDL）。

对于 TG 升高治疗的策略取决 TG 升高原因和严重程度。为了防治冠心病，对于临界或轻中度高甘油三酯血症者，首要目标仍是降低 LDL-C，并使其达到目标值。TG 水平在 1.70～2.26mmol/L（150～199mg/dl）者，主要采取非药物治疗措施，减轻体重，增加体力活动。如 TG 水平在 2.26～5.65mmol/L（200～499mg/dl）者，非 HDL-C 成为治疗的次级目标。为了达到非 HDL-C 的目标值（LDL-C 的目标值＋0.78mmol/L），需要药物治疗，加用烟酸类或贝特类。TG≥5.65mmol/L（500mg/dl）时，首要目的是通过降低 TG 来预防急性胰腺炎的发生，治疗选用贝特类或烟酸类。

4.低高密度脂蛋白血症　对于冠心病患者或心血管疾病高危人群，在常规进行血脂检测时应包括 HDL-C 的测定。这不仅有助于分析个体发生冠状动脉事件的危险性，而且有益于制定心血管病防治的具体措施。推荐 HDL-C＜1.04mmol/L（40mg/dl）作为已有心血管疾病的患者，以及虽无心血管疾病临床表现而有多重危险因素聚集的高危患者的治疗起始值。具有致粥样硬化血脂异常的 2 型糖尿病患者或代谢综合征的患者，腹型肥胖伴空腹高胰岛素血症的患者是主要的防治对象。提高 HDL-C 水平是继 LDL-C 后未来治疗的另一个方向。推荐：①对于单纯低 HDL-C 的个体，应首先采用改善生活方式的措施，鼓励进行生活方式的改变包括戒烟、减轻体重、增加不饱和脂肪酸摄入、规律运动以及适量饮酒，以达到升高 HDL-C 的目标。②对低 HDL-C、低危 LDL-C 患者，或用他汀类药物后 HDL-C 仍低者，给烟酸类或贝特类治疗。低危 LDL-C 定义为 LDL-C 低于现有临床指南所推荐的药物治疗界限。烟酸类或贝特类可中度升高 HDL-C,且同时能降低非 HDL-C 和 TG。这一推荐适用于不需要他汀类药物降低 LDL-C 的患者,以及按照指南已应用他汀类药物治疗的患者。③对低 HDL-C 且属高危者,宜用他汀类药物合并烟酸或贝特类药。

下列措施对升高 HDL-C 具有非常重要的作用:①减轻体重。肥胖常伴有血清 HDL-C 水平降低。弗莱明汉子代研究资料表明,8 年期间体重每增加 2.25kg,血清 HDL-C 水平即下降5%。临床试验已显示,减轻体重明显升高 HDL-C。②适量运动。弗莱明汉的研究表明,即使是轻微运动亦有升高血清 HDL-C 水平的效应。每周运动 1h 以上者比运动少于 1h 者的血清HDL-C 浓度高 0.15～0.21mmol/L(6～8mg/dl)。③戒烟。多数研究资料显示,吸烟者比不吸烟者的血浆浓度低于 0.08～0.13mmol/L(3～5mg/dl)。有人认为可能还低估了吸烟的影响,因为吸烟与饮酒常常相伴随,而饮酒与血清 HDL-C 水平正相关。④适量饮酒。适度饮酒可升高 HDL-C,但这取决于肝能正常合成 HDL。长期大量饮酒可损害肝功能,反而会造成血清HDL-C 水平下降。少量长期饮酒者,血清 HDL-C 水平相对较高,患冠心病的危险性也低于不饮酒者。

5.混合型血脂异常的治疗　　混合型血脂异常[高低密度脂蛋白血症伴高甘油三酯血症和(或)低高密度脂蛋白血症]和严重的高、低密度脂蛋白血症是常见的血脂异常类型,治疗上使用一种降脂药难以使血脂水平满意达标,常需要联合作用机制不同的降脂药物。联合降脂药物治疗具有如下优点:①相当一部分患者使用单一降脂药物不能达标时,联合用药可提高血脂水平的达标率。②联合用药充分发挥药物互补协同作用,有利于全面调整血脂异常。③避免增大一种药物剂量而产生不良反应。因此,在以他汀类药物作为大多数血脂异常患者的首选治疗药物的基础上,联合另一种降脂药以全面改善血脂异常,或增强安全性,旨在进一步降低心血管病的危险。

高、低密度脂蛋白血症伴高甘油三酯血症患者,LDL-C 水平达标是首要的治疗目标,然后根据 TG 水平来选择治疗措施,即逐渐增加他汀类药物剂量以进一步降低 LDL-C 和使非HDL-C 达标,然后加用另一种降脂药以降低 TG。如 LDL-C 已降至其目标水平,但 TG 水平>5.65mmol/L(500mg/dl),通常需要小心加用一种烟酸或贝特以尽快降低 TG。如患者血清TG 水平>2.26mmol/L(200mg/dl),但<3.39mmol/L(300mg/dl),可鼓励患者积极控制饮食,增加体力活动以及减轻体重等,或增加他汀类药物剂量以进一步降低 LDL-C 水平,可使非HDL-C 达标。一般来说,混合型血脂异常患者,如果 TG 水平>2.26mmol/L(200mg/dl)但<4.52mmol/L(400mg/dl)时,首先使用他汀类药物,可使 TG 水平约降低 30%,在 LDL-C 达标后再根据血脂指标的变化选择单药治疗或联合药物治疗。在有动脉粥样硬化性心血管疾病伴严重高甘油三酯血症患者,通常需要联合他汀类与贝特类药物或他汀类与烟酸类药物。

高 LDL-C 伴显著低 HDL-C 患者,LDL-C 仍为达标的首要目标。在此基础上根据 HDL-C 水平首先以生活方式改变为主,必要时合用可升高 HDI-C 的贝特类或烟酸类,特别是存在代谢综合征时。

他汀类与贝特类或烟酸类药物合用有增加肌病的危险,应特别注意安全性。他汀类与贝特类药物合用以非诺贝特为首选,以小剂量开始,在安全性监测下逐步调整剂量。

6.老年人血脂异常的治疗　　PROSPER 研究与其他大规模的临床试验证实,调脂治疗防治冠心病的临床益处不受年龄的影响,对于老年心血管危险人群同样应进行积极的调脂治疗。由于老年人罹患心血管病的绝对危险度高于一般成年人,其调脂治疗的收益可能较好。在肝肾功能正常的老年人采用的调脂药物的剂量一般无需特别考虑。但由于老年人常患有多种慢性疾病需服用多种药物治疗,加之有不同程度的肝肾功能减退及药物的代谢动力学改变,易于发生药物相互作用和不良反应。因此,降脂药物剂量的选择需要个体化,起始剂量不宜太大,在监测肝肾功能和 CK 的条件下合理调整药物用量。在出现肌无力、肌痛等症状时需与老年性骨、关节和肌肉疾病鉴别,及时复查血清 CK 水平。

（许金鹏）

第十章　心力衰竭

第一节　慢性心力衰竭

心力衰竭（心衰）是一种复杂的临床症状群，为各种心脏病的严重阶段，其发病率高，有临床症状患者的 5 年存活率与恶性肿瘤相仿。近期内心衰的发病率将继续增长，正在成为 21 世纪最重要的心血管病症。

据国外统计，人群中心衰的患病率为 1.5%～2.0%，65 岁以上可达 6%～10%，在过去的 40 年中，心衰导致的死亡增加了 6 倍。我国对 35～74 岁城乡居民共 15518 人随机抽样调查显示，心衰患病率为 0.9%，心衰患者约为 400 万，其中男性为 0.7%，女性为 1.0%，女性高于男性（P<0.05），不同于西方国家的男性高于女性。这种差异可能和我国女性风湿性瓣膜病心衰发病率较高有关。随着年龄增高，心衰的患病率显著上升，城市高于农村，北方明显高于南方。这种城乡比例和地区分布，与我国冠心病和高血压的地区分布相一致，而这两种疾病是心衰的主要病因。据我国 42 家医院在 1980、1990、2000 年 3 个全年段对部分地区心衰住院病例共 10714 例所作的回顾性调查，冠心病由 1980 年的 36.8% 上升至 2000 年的 45.6%，冠心病居各种病因之首；高血压病由 8.0% 上升至 12.9%；而风湿性心瓣膜病则由 34.4% 下降至 18.6%。此外，各年龄段心衰死亡率均高于同期心血管病住院的死亡率，3 个年段分别为 15.4%、8.2%、12.3% 比 5.6%、6.2%、2.6%，提示心衰的预后严重。心衰的死亡原因依次为：泵衰竭（59%）、心律失常（13%）和猝死（13%）。

心衰是由于任何原因的初始心肌损伤（如心肌梗死、心肌病、血流动力学负荷过重、炎症等）引起心肌结构和功能的变化，最后导致心室泵血和（或）充盈功能低下。主要表现是呼吸困难、无力和液体潴留。心衰是一种进行性的病变，一旦起始，即使没有新的心肌损害，临床亦处于稳定阶段，仍可通过心肌重构不断发展。

目前已明确，导致心衰发生发展的基本机制是心肌重构。心肌重构是由于一系列复杂的分子和细胞机制造成心肌结构、功能和表型的变化。其特征为：①伴有胚胎基因再表达的病理性心肌细胞肥大，导致心肌细胞收缩力降低，寿命缩短；②心肌细胞凋亡是心衰从代偿走向失代偿的转折点；③心肌细胞外基质过度纤维化或降解增加。临床上可见心肌肌重和心室容量的增加以及心室形状的改变，横径增加呈球状。

在初始的心肌损伤以后，交感神经系统和肾素-血管紧张素-醛固酮系统（RAAS）兴奋性增高,多种内源性的神经内分泌和细胞因子激活。其长期、慢性激活促进心肌重构,加重心肌损伤和心功能恶化,又进一步激活神经内分泌和细胞因子等,形成恶性循环。因此,治疗心衰的关键就是阻断神经内分泌的过度激活,阻断心肌重构。

慢性心衰的治疗在 20 世纪 90 年代以来已有了非常值得注意的转变:从短期血流动力学/药理学措施转为长期的、修复性的策略,目的是改变衰竭心脏的生物学性质。心衰的治疗目标不仅仅是改善症状、提高生活质量,更重要的是针对心肌重构的机制,防止和延缓心肌重构的发展,从而降低心衰的死亡率和住院率。2001 年美国心脏病学院/美国心脏学会(ACC/AHA)、欧洲心脏病学会(ESC)和 2002 年中国的心衰指南都确立了以神经内分泌抑制剂为基础的治疗原则;2005 年的 ACC/AHA、ESC 心衰指南,以及 2006 年的加拿大心血管学会(CCS)、美国心衰学会(HFSA)指南中,神经内分泌抑制剂如血管紧张素转换酶(ACE)抑制剂(ACEI)和 β 受体阻滞剂等仍是基本治疗(Ⅰ类,A 级)。

本指南包括收缩性和舒张性慢性心衰。急性心衰未包括在内,但有慢性心衰急性发作的专节。

本指南的重点是慢性心衰的药物治疗。非药物治疗仅作简要介绍。

瓣膜性心脏病所致心衰,主要的治疗是手术修补或置换瓣膜。由于该病的临床特殊性,应用神经内分泌抑制剂治疗慢性心衰的长期临床试验均未入选此类患者。本指南仅在专节中作简要阐述。某些特殊人群,如并存其他疾病(高血压病、糖尿病、冠心病、心律失常、贫血、肾功能不全等)的心衰,本指南均列专节介绍。

本指南采用国际通用的方式,对每种诊疗措施均标明了推荐类别和证据水平的分级,以利于在临床实践中正确应用。

推荐类别:Ⅰ类:已证实和(或)一致认为某诊疗措施有益、有用和有效。Ⅱ类:关于某诊疗措施有用性和有效性的证据尚不一致或存在不同观点。其中Ⅱa类指有关证据和(或)观点倾向于有用和(或)有效;Ⅱb类指有关证据和(或)观点尚不能充分说明有用和有效。Ⅲ类:已证实或一致认为某诊疗措施无用和无效,在有些病例中可能有害,不推荐使用。

证据水平的分级:A 级为证据来自多项随机对照临床试验或多项荟萃分析,B 级为证据来自单项随机对照临床试验或非随机研究,C 级为专家共识和(或)证据来自小型研究。

一、心衰各阶段的防治措施

根据心衰发生发展的过程,从心衰的高发危险人群进展成器质性心脏病,出现心衰症状直至难治性终末期心衰,可分成 A、B、C、D 四个阶段,从而提供了从"防"到"治"的全面概念。这四个阶段不同于纽约心脏学会(NYHA)的心功能分级,是两种不同的概念。

(一)阶段 A

为"前心衰阶段",包括心衰的高发危险人群,但目前尚无心脏的结构或功能异常,也无心衰的症状和(或)体征。这一人群主要指高血压病、冠心病、糖尿病等,也包括肥胖、代谢综合征等最终可累及心脏的近年流行病,此外还有应用心脏毒性药物的病史、酗酒史、风湿热史或心肌病家族史等患者。

这一阶段应强调心衰是可以预防的。60%～80%的心衰患者有高血压。根据弗明翰心脏研究,高血压导致 39%男性心衰和 59%女性心衰;而控制高血压可使新发心衰的危险降低约50%。糖尿病患者每年有 3.3%发生心衰;50 岁以上、尿白蛋白>20mg/L 的患者中,4%发生心衰,其中 36%死亡;女性发生心衰的危险较男性高 3 倍。UKPDS 试验表明,伴高血压的糖尿病患者应用 ACEI、β 受体阻滞剂,新发心衰可下降 56%。

治疗应针对控制危险因素和积极治疗高危人群原发病:如积极治疗高血压、降低血压至目标水平,戒烟和纠正血脂异常,有规律的运动,限制饮酒,控制代谢综合征等;有多重危险因素者可应用 ACEI(Ⅱa 类,A 级);血管紧张素Ⅱ受体拮抗剂(ARB)也可应用(Ⅱa 类,C 级)。

(二)阶段 B

属"前临床心衰阶段"。患者无心衰的症状和(或)体征,但已发展成结构性心脏病,例如:左室肥厚、无症状瓣膜性心脏病、以往有心肌梗死史等。这一阶段相当于无症状性心衰,或NYHA 心功能Ⅰ级。由于心衰是一种进行性的病变,心肌重构可自身不断地发展。因此,这一阶段患者的积极治疗极其重要,而治疗的关键是阻断或延缓心肌重构。

治疗措施:①包括所有阶段 A 的措施。②ACEI、β 受体阻滞剂可用于左室射血分数(LVEF)低下的患者,不论有无心肌梗死史(Ⅰ类,A 级)。③心肌梗死后伴 LVEF 低,不能耐受 ACEI 时,可应用 ARB(Ⅰ类,B 级)。④冠心病合适病例应做冠状动脉血运重建术(Ⅰ类,A级)。⑤有严重血流动力学障碍的瓣膜狭窄或反流的患者,可做瓣膜置换或修补术(Ⅰ类,B级)。⑥埋藏式自动复律除颤器(ICD)可应用于心肌梗死后、LVEF≤30%、NYHA 心功能分级Ⅰ级、预计存活时间大于 1 年者。

其他治疗:心脏再同步化治疗(CRT)的推荐尚无证据。不需应用地高辛(Ⅲ类,C 级)。不用心肌营养药(Ⅲ类,C 级)。有负性肌力作用的钙拮抗剂(CCB)有害(Ⅲ类,C 级)。

(三)阶段 C

为临床心衰阶段。患者已有基础的结构性心脏病,以往或目前有心衰的症状和(或)体征;或目前虽无心衰的症状和(或)体征,但以往曾因此治疗过。这一阶段包括 NYHA 心功能分级Ⅱ、Ⅲ级和部分Ⅳ级患者。

阶段 C 的治疗包括所有阶段 A、B 的措施,并常规应用利尿剂(Ⅰ类,A 级)、ACEI(Ⅰ类、A 级)、β 受体阻滞剂(Ⅰ类,A 级)。为改善症状可加用地高辛(Ⅱa 类,A 级)。醛固酮受体拮抗剂(Ⅰ类,B 级)、ARB(Ⅰ类或Ⅱa 类,A 级)等可应用于某些选择性患者。CRT(Ⅰ类,A级)、ICD(Ⅰ类,A 级)可选择合适病例应用。

(四)阶段 D

为难治性终末期心衰阶段。患者有进行性结构性心脏病,虽经积极的内科治疗,休息时仍有症状,且需要特殊干预(例如:因心衰需反复住院且不能安全出院、需长期在家静脉用药、等待心脏移植、应用心脏机械辅助装置者,也包括部分 NYHA 心功能分级Ⅳ级)的患者。这一阶段患者预后极差,平均生存时间仅 3～4 个月。

阶段 D 的治疗包括所有阶段 A、B、C 的措施,并可应用以下手段:心脏移植、左室辅助装置、静脉滴注正性肌力药以缓解症状;如果肾功能不全严重,水肿又变成难治性,可应用超滤法或血液透析。应注意并适当处理重要的合并症,如睡眠障碍、抑郁、贫血、肾功能不全等。

二、心衰患者的临床评估

(一)临床状况评估

1.心脏病性质及程度判断

收缩性心衰的临床表现为:①左室增大、左室收缩末期容量增加及 LVEF≤40%;②有基础心脏病的病史、症状及体征;③有或无呼吸困难、乏力和液体潴留(水肿)等。

(1)病史及体格检查:可提供各种心脏病的病因线索,如冠心病、瓣膜性心脏病、高血压病、心肌病和先天性心脏病。应询问吸烟、血脂异常、睡眠呼吸障碍、胸部放射史、接触心脏毒性药物(包括抗肿瘤药物,例如蒽环类抗生素或大剂量环磷酰胺等)病史。询问有关违禁药物使用史和酒精摄入量。应特别关注非心脏疾病,例如结缔组织病、细菌性或寄生虫感染、肥胖、甲状腺机能亢进或减退、淀粉样变以及嗜铬细胞瘤等病史。根据临床症状及体征可判断左心衰竭、右心衰竭或全心衰竭。

(2)二维超声心动图及多普勒超声:可用于①诊断心包、心肌或瓣膜疾病;②定量或定性房室内径、心脏几何形状、室壁厚度、室壁运动以及心包、瓣膜和血管结构,定量瓣膜狭窄、关闭不全程度,测量 LVEF、左室舒张末期和收缩末期容量;③区别舒张功能不全和收缩功能不全;④估测肺动脉压;⑤为评价治疗效果提供客观指标。

推荐采用二维超声心动图的改良 Simpson 法测量左室容量及 LVEF,与造影或尸检比较其相关性较好。由于超声检查简便、价廉、便于床旁检查及重复检查,故左室功能的测定还是以此法最为普遍。

(3)核素心室造影及核素心肌灌注显像:前者可准确测定左室容量、LVEF 及室壁运动。后者可诊断心肌缺血和心肌梗死,并对鉴别扩张型心肌病或缺血性心肌病有一定帮助。

(4)X 线胸片:提供心脏增大、肺淤血、肺水肿及原有肺部疾病的信息。

(5)心电图:提供既往心肌梗死、左室肥厚、广泛心肌损害及心律失常信息。有心律失常时应做 24h 动态心电图记录。

(6)冠状动脉造影:适用于有心绞痛或心肌梗死、需血管重建或临床怀疑冠心病的患者,也可鉴别缺血性或非缺血性心肌病,但不能用来判断是否有存活心肌。

(7)心肌活检:对不明原因的心肌病诊断价值有限,但有助于明确心肌炎症性或浸润性病变的诊断。

2.心功能不全的程度判断

(1)NYHA 心功能分级:Ⅰ级,日常活动无心衰症状;Ⅱ级,日常活动出现心衰症状(呼吸困难、乏力);Ⅲ级,低于日常活动出现心衰症状;Ⅳ级,在休息时出现心衰症状。反映左室收缩功能的 LVEF 与心功能分级症状并非完全一致。

(2)6min 步行试验:此方法安全、简便、易行,已逐渐在临床应用,不但能评定患者的运动耐力,而且可预测患者预后。SOLVD 试验亚组分析,6min 步行距离短和长的患者在 8 个月的随诊期间,死亡率分别为 10.23% 和 2.99%(P=0.01);心衰的住院率分别为 22.16% 和 1.99%(P<0.0001)。6min 步行距离<300m,提示预后不良。根据美国的卡维地洛研究设定的标

准:6min步行距离＜150m为重度心衰;150～450m为中重度心衰;＞450m为轻度心衰,可作为参考。

3.液体潴留及其严重程度判断

液体潴留对决定利尿剂治疗十分重要。短时间内体重增加是液体潴留的可靠指标。每次随诊应记录体重,注意颈静脉充盈程度、肝颈静脉回流征、肺和肝充血的程度(有无肺部啰音、肝脏肿大),检查下肢和骶部水肿,腹部移动性浊音,以发现腹水。

4.其他生理功能评价

(1)有创性血流动力学检查:主要用于严重威胁生命并对治疗无反应的泵衰竭患者,或需对呼吸困难和低血压休克做鉴别诊断的患者。

(2)血浆脑利钠肽(BNP)测定:BNP测定有助于心衰诊断和预后判断。慢性心衰包括症状性和无症状性左室功能障碍患者血浆BNP水平均升高。伦敦一项心衰研究证实,BNP诊断心衰的敏感性、特异性、阴性预测值和阳性预测值分别为97%、84%、97%和70%。血浆BNP可用于鉴别心源性和肺源性呼吸困难,BNP正常的呼吸困难基本可除外心源性。血浆高水平BNP预示严重心血管事件,包括死亡的发生。心衰经治疗,血浆BNP水平下降提示预后改善。大多数心衰导致呼吸困难患者的BNP在400ng/L以上。BNP＜100ng/L时不支持心衰的诊断;BNP在100～400ng/L还应考虑其他原因,如肺栓塞、慢性阻塞性肺部疾病、心衰代偿期等。

NT-proBNP是BNP激素原分裂后没有活性的N-末端片段,比BNP半衰期更长、更稳定,其浓度可反映短暂时间内新合成的而不是贮存的BNP释放,因此更能反映BNP通路的激活。正常人血浆BNP和NT-proBNP的浓度相似。在左室功能障碍时,血浆NT-proBNP的水平超过BNP水平可达4倍。血浆NT-proB-NP水平与年龄、性别和体重有关,老龄和女性升高,肥胖者降低,肾功能不全时升高。血浆NT-proBNP水平也随心衰程度加重而升高,在伴急性冠状动脉综合征、慢性肺部疾病、肺动脉高压、高血压、心房颤动(房颤)时也会升高。BNP亦有类似改变。50岁以下的成人血浆NT-proBNP浓度450ng/L诊断急性心衰的敏感性和特异性分别为93%和95%;50岁以上者的血浆浓度900ng/L诊断心衰的敏感性和特异性分别为91%和80%。NT-proBNP＜300ng/L为正常,可排除心衰,其阴性预测值为99%。

心衰治疗后NT-proBNP＜200ng/L提示预后良好。肾功能不全、肾小球滤过率＜60ml/min时,NT-proBNP 1200ng/L诊断心衰的敏感性和特异性分别为85%和88%。

(3)心脏不同步:心衰常合并传导异常,导致房室、室间和(或)室内运动不同步。房室不同步表现为心电图中PR间期延长,使左室充盈减少;左右心室间不同步表现为左束支传导阻滞,使右室收缩早于左室;室内传导阻滞在心电图上表现为QRS时限延长(＞120ms)。以上不同步现象均严重影响左室收缩功能。

(二)心衰治疗评估

1.治疗效果的评估

(1)NYHA心功能分级:可用来评价心衰治疗后症状的变化。

(2)6min步行试验:可作为评估运动耐力的客观指标,或评价药物治疗效果。

2.疾病进展的评估

综合评价疾病进展包括以下方面：①症状恶化（NYHA 心功能分级加重）；②因心衰加重需要增加药物剂量或增加新药治疗；③因心衰或其他原因需住院治疗；④死亡。其中，住院事件在临床和经济效益方面最有意义。死亡率是临床预后的主要指标，大型临床试验设计均以存活率来评价治疗效果，已对临床实践产生重要影响。猝死是心衰死亡的常见原因。

3.预后的评定

多变量分析表明，以下临床参数有助于判断心衰的预后和存活：LVEF 下降、NYHA 分级恶化、低钠血症的程度、运动峰耗氧量减少、血球压积容积降低、心电图 12 导联 QRS 增宽、慢性低血压、静息心动过速、肾功能不全（血肌酐升高、估计肾小球滤过率降低）、不能耐受常规治疗以及难治性容量超负荷均是公认的关键性预后参数。

4.根据循证医学，对于初诊和随访时临床评价的分类和证据等级，建议如下

（1）初诊时的临床评价：①采集完整的病史和进行全面体格检查，以评价导致心衰发生和发展的心源性和非心源性疾病或诱因（Ⅰ类，C 级）；②仔细询问饮酒史、违禁药物或化疗药物应用史（Ⅰ类，C 级）；③评估心衰患者耐受日常生活和运动的能力（Ⅰ类，C 级）；④所有患者检测血和尿常规、肝和肾功能、血清电解质、空腹血糖、血脂，检查甲状腺功能、12 导联心电图及X 线胸片（Ⅰ类，C 级）；⑤所有患者行二维和多普勒超声心动图检查，评价心脏大小、室壁厚度、LVEF 和瓣膜功能（Ⅰ类，C 级）；⑥有心绞痛和心肌缺血的患者行冠状动脉造影检查（Ⅰ类，C 级）。

（2）随访时的临床评价：①日常生活和运动能力（Ⅰ类，C 级）；②容量负荷状况并测量体重（Ⅰ类，C 级）；③饮酒、违禁药物及化疗药物应用情况（Ⅰ类，C 级）。

三、心衰的一般治疗

（一）去除诱发因素

需预防、识别与治疗能引起或加重心衰的特殊事件，特别是感染。在呼吸道疾病流行或冬春季节，可给予流行性感冒和肺炎链球菌疫苗以预防呼吸道感染。肺梗死、心律失常特别是房颤合并快速心室率、电解质紊乱和酸碱失衡、贫血、肾功能损害等均可引起心衰恶化，应及时处理或纠正。

（二）监测体重

每日测定体重以早期发现液体潴留非常重要。如在 3d 内体重突然增加 2kg 以上，应考虑患者已有钠、水潴留（隐性水肿），需加大利尿剂剂量。

（三）调整生活方式

1.限钠　心衰患者的潴钠能力明显增强，限制钠盐摄入对于恢复钠平衡很重要。要避免成品食物，因为这种食物含钠量较高。钠盐摄入：轻度心衰患者应控制在 2～3g/d，中至重度心衰患者应<2g/d。盐代用品因常富含钾盐应慎用，与 ACEI 合用时可致高钾血症。

2.限水　严重低钠血症（血钠<130mmol/L）者，液体摄入量应<2L/d。

3.营养和饮食　宜低脂饮食,肥胖患者应减轻体重,需戒烟。对严重心衰伴明显消瘦(心脏恶病质)者,应给予营养支持,包括给予血清白蛋白。

4.休息和适度运动　失代偿期需卧床休息,多做被动运动以预防深部静脉血栓形成。临床情况改善后,应鼓励在不引起症状的情况下进行体力活动,以防止肌肉的"去适应状态",但要避免用力的等长运动。较重患者可在床边围椅小坐。其他患者可步行每日多次,每次5～10min,并酌情逐步延长步行时间。NYHA 心功能Ⅱ～Ⅲ级患者,可在专业人员指导下进行运动训练(Ⅰ类,B级),能改善症状、提高生活质量。

(四)心理和精神治疗

压抑、焦虑和孤独在心衰恶化中发挥重要作用,也是心衰患者死亡的主要预后因素。综合性情感干预(包括心理疏导)可改善心功能状态,必要时可考虑酌情应用抗抑郁药物。

(五)避免使用的药物(Ⅲ类,C级)

下列药物可加重心衰症状,应尽量避免使用:①非甾体类抗炎药和COX-2抑制剂,可引起钠潴留、外周血管收缩,减弱利尿剂和ACEI的疗效,并增加其毒性;②皮质激素;③Ⅰ类抗心律失常药物;④大多数CCB,包括地尔硫卓、维拉帕米、短效二氢吡啶类制剂;⑤"心肌营养"药,这类药物包括辅酶Q_{10}、牛磺酸、抗氧化剂、激素(生长激素、甲状腺素)、1,6-二磷酸果糖等,其疗效尚不确定且与治疗心衰的药物之间可能有相互作用,不推荐使用(Ⅲ类,C级)。

(六)氧气治疗

氧气用于治疗急性心衰,对慢性心衰并无应用指征(Ⅲ类,A级)。无肺水肿的心衰患者,给氧可导致血流动力学恶化,但对心衰伴睡眠呼吸障碍者,夜间给氧可减少低氧血症的发生。

四、心衰的药物治疗

心衰的常规治疗包括联合使用三大类药物,即利尿剂、ACEI(或 ARB)和β受体阻滞剂。为进一步改善症状、控制心率等,地高辛应是第4个联用的药物。醛固酮受体拮抗剂则可应用于重度心衰患者。

(一)利尿剂(Ⅰ类,A级)

利尿剂通过抑制肾小管特定部位钠或氯的重吸收,遏制心衰时的钠潴留,减少静脉回流和降低前负荷,从而减轻肺淤血,提高运动耐量。

1.在心衰治疗中的地位

在利尿剂开始治疗后数天内,就可降低颈静脉压,减轻肺淤血、腹水、外周水肿和体重,并改善心功能和运动耐量,但单一利尿剂治疗不能保持长期的临床稳定。至今尚无利尿剂治疗心衰的长期临床试验,不过多数心衰干预试验的患者均同时服用利尿剂。试图用ACEI替代利尿剂的试验皆导致肺和外周淤血。所有这些观察均证明,对有液体潴留的心衰患者,利尿剂是唯一能充分控制心衰患者液体潴留的药物,是标准治疗中必不可少的组成部分。

合理使用利尿剂是其他治疗心衰药物取得成功的关键因素之一。如利尿剂用量不足造成液体潴留,会降低对ACEI的反应,增加使用β受体阻滞剂的风险。另一方面,不恰当的大剂量使用利尿剂则会导致血容量不足,增加 ACEI 和血管扩张剂发生低血压的危险,增加 ACEI 和 ARB 出现肾功能不全的风险。所有这些均充分说明,恰当使用利尿剂应看作是各种有效治疗心衰措施的基础。

2.临床应用

(1)适应证:所有心衰患者有液体潴留的证据或原先有过液体潴留者,均应给予利尿剂,且应在出现水钠潴留的早期应用。阶段 B 的患者因从无水钠潴留,不需应用利尿剂。

(2)应用利尿剂后:即使心衰症状得到控制,临床状态稳定,亦不能将利尿剂作为单一治疗。利尿剂一般应与 ACEI 和 β 受体阻滞剂联合应用。

(3)利尿剂缓解症状最为迅速:数小时或数天内即见效,而 ACEI、β 受体阻滞剂则需数周或数月,故利尿剂必须最早应用。

(4)起始和维持:通常从小剂量开始,如呋塞米 20mg/d,或托塞米 10mg/d,氢氯噻嗪 25mg/d,并逐渐增加剂量直至尿量增加、体重减轻 0.5～1.0kg/d。一旦病情控制(肺部啰音消失,水肿消退,体重稳定),即以最小有效剂量长期维持。在长期维持期间,仍应根据液体潴留的情况随时调整剂量。每天体重的变化是最可靠的检测利尿剂效果和调整利尿剂剂量的指标。在利尿剂治疗的同时,应适当限制钠盐的摄入量。

(5)制剂的选择:常用的利尿剂有襻利尿剂和噻嗪类。襻利尿剂增加尿钠排泄可达钠滤过负荷的 20%～25%,且能加强游离水的清除。相反,作用于远曲肾小管的噻嗪类增加尿钠排泄的分数仅为钠滤过负荷的 5%～10%,并减少游离水的清除,且在肾功能中度损害(肌酐清除率＜30ml/min)时就失效。因此,襻利尿剂如呋塞米或托塞米是多数心衰患者的首选药物,特别适用于有明显液体潴留或伴有肾功能受损的患者。呋塞米的剂量与效应呈线性关系,故剂量不受限制。噻嗪类仅适用于有轻度液体潴留、伴有高血压而肾功能正常的心衰患者。氢氯噻嗪 100mg/d 已达最大效应(剂量-效应曲线已达平台期),再增量亦无效。

(6)对利尿剂的反应和利尿剂抵抗:对利尿剂的治疗反应取决于药物浓度和进入尿液的时间过程。轻度心衰患者即使用小剂量利尿剂也反应良好,因为利尿剂从肠道吸收速度快,到达肾小管的速度也快。随着心衰的进展,因肠管水肿或小肠的低灌注,药物吸收延迟,且肾血流和肾功能减低,药物转运受到损害。因而当心衰进展和恶化时常需加大利尿剂剂量,最终则再大的剂量也无反应,即出现利尿剂抵抗。此时,可用以下方法克服:①静脉应用利尿剂,如呋塞米静脉注射 40mg,继以持续静脉滴注(10～40mg/h);②2 种或 2 种以上利尿剂联合使用;③应用增加肾血流的药物,如短期应用小剂量的多巴胺 100～250μg/min。

非甾体类抗炎剂吲哚美辛能抑制多数利尿剂(特别是襻利尿剂)的利钠作用,并促进利尿剂的致氮质血症倾向,应避免使用。

3.不良反应

(1)电解质丢失:利尿剂可引起低钾、低镁血症,诱发心律紊乱,当 RAAS 高度激活时尤易发生。合用 ACEI 或给予保钾利尿剂(特别是醛固酮受体拮抗剂螺内酯)常能预防钾盐、镁盐的丢失。RALES 试验表明,小剂量螺内酯(25mg/d)与 ACEI 以及襻利尿剂合用是安全的。

出现低钠血症时应注意区别缺钠性低钠血症和稀释性低钠血症,二者治疗原则不同:前者发生于大量利尿后,属容量减少性低钠血症,患者可有体位性低血压,尿少而比重高,治疗应予补充钠盐;后者又称难治性水肿,见于心衰进行性恶化者,此时钠、水有潴留,而水潴留多于钠潴留,故称高容量性低钠血症,患者尿少而比重低,治疗应严格限制入水量,并按利尿剂抵抗处理。

(2)神经内分泌的激活:利尿剂的使用可激活内源性神经内分泌系统,特别是RAAS。长期激活会促进疾病的发展,除非患者同时接受神经内分泌抑制剂的治疗。因而,利尿剂应与ACEI以及β受体阻滞剂联合应用。

(3)低血压和氮质血症:过量应用利尿剂可降低血压,损伤肾功能,但低血压和氮质血症也可能是心衰恶化的表现。在后一种情况下,如减少利尿剂用量反而可使病情加剧。心衰患者如无液体潴留,低血压和氮质血症可能与容量减少有关,应减少利尿剂用量;如果患者有持续液体潴留,则低血压和氮质血症有可能是心衰恶化和外周有效灌注量降低的反映,应继续维持所用的利尿剂,并短期使用能增加终末器官灌注的药物(如多巴胺)。

(二)血管紧张素转换酶抑制剂(Ⅰ类,A级)

ACEI是RAAS抑制剂中研究得最多、最深入的药物,对心衰、冠心病、动脉粥样硬化、糖尿病等具有多种有益的机制。ACEI有益于慢性心衰主要通过两个机制:①抑制RAAS。ACEI能竞争性地阻断血管紧张素(Ang)Ⅰ转化为AngⅡ,从而降低循环和组织的AngⅡ水平,还能阻断Ang 1～7的降解,使其水平增加,进一步起到扩张血管及抗增生作用。组织RAAS在心肌重构中起关键作用,当心衰处于相对稳定状态时,心脏组织RAAS仍处于持续激活状态;心肌ACE活性增加,血管紧张素原mRNA水平上升,AngⅡ受体密度增加。②作用于激肽酶Ⅱ,抑制缓激肽的降解,提高缓激肽水平,通过缓激肽-前列腺素-NO通路而发挥有益作用。ACEI促进缓激肽的作用与抑制AngⅡ产生的作用同样重要。ACEI对心肌重构和生存率的有益影响在应用AngⅡ受体阻滞剂的动物实验中未能见到,且在合并使用激肽抑制剂时,ACEI的有利作用即被消除。临床长期应用ACEI时,尽管循环中AngⅡ水平不能持续降低,但ACEI仍能发挥长期效益。这些资料表明,ACEI的有益作用至少部分是由缓激肽通路所致。

1.循证医学证据

ACEI是证实能降低心衰患者死亡率的第一类药物,也是循证医学证据积累最多的药物,一直被公认是治疗心衰的基石。

Garg等对32项临床试验的荟萃分析包括AECI组3870例和安慰剂组3235例,结果ACEI降低总死亡率23%($P<0.01$),死亡或因心衰恶化住院率降低35%($P<0.01$)。左室功能不全的无症状患者应用。ACEI后较少发展为症状性心衰和因心衰恶化而入院(SOLVD预防研究,SAVE和TRACE试验)。对于症状性心衰患者,5项大型随机对照临床试验(共12763例)的荟萃分析表明,ACEI显著降低死亡率、因心衰住院和再梗死率,且此种有益作用独立于年龄、性别、左室功能状况,以及基线状态使用利尿剂、阿司匹林或β受体阻滞剂。最严重的心衰患者受益也最大。SOLVD试验的随访结果显示,心衰患者在ACEI治疗期间(3～4年)所得到的降低死亡率的效益在长达12年的随访期间继续存在,其中无症状左室功能异常患者的死亡率还有进一步降低。

2.临床应用

(1)适应证

1)所有慢性收缩性心衰患者,包括 B、C、D 各个阶段人群和 NYHA 心功能分级Ⅰ~Ⅳ级患者(LVEF<40%)都必须使用 ACEI,而且需要终身使用,除非有禁忌证或不能耐受(Ⅰ类,A 级)。

2)阶段 A 人群可考虑用 ACEI 来预防心衰。对这类患者的 HOPE,EUROPA 和 PEACE 试验都显示,ACEI 能降低心衰的发生率,但是该 3 项试验均未将心衰作为事先设定的一级或二级终点。因此,对于心衰高发危险人群,应用 ACEI 的推荐为Ⅱa 类,A 级。

3)医师和患者都应了解和坚信以下事实:①应用 ACEI 的主要目的是减少死亡和住院,症状改善往往出现于治疗后数周至数月,即使症状改善不显著,ACEI 仍可减少疾病进展的危险性;②ACEI,疗早期可能出现一些不良反应,但一般不会影响长期应用。

(2)禁忌证和须慎用 ACEI 的情况

1)对 ACEI 曾有致命性不良反应(如血管性水肿导致喉头水肿)的患者、无尿性肾衰竭患者或妊娠妇女绝对禁用。

2)以下情况须慎用:①双侧肾动脉狭窄;②血肌酐显著升高[>265.2μmol/L(3mg/dl)];③高钾血症(>5.5mmol/L);④有症状性低血压[收缩压<90mmHg(1mmHg=0.133kPa)],这些患者应先接受其他抗心衰药物治疗,待上述指标改善后再决定是否应用 ACEI;⑤左室流出道梗阻(如主动脉瓣狭窄、梗阻性肥厚型心肌病)的患者。

(3)制剂和剂量

1)制剂:目前已有的证据表明,ACEI 治疗慢性收缩性心衰是一类药物的效应。在已经完成的临床试验中,几种不同的 ACEI 并未显示对心衰的存活率和症状改善有所不同,也没有临床试验表明某些组织型 ACEI 优于其他 ACEI。然而,仍应尽量选用临床试验中证实有效的制剂(表 10-1)。

表 10-1　治疗慢性心衰的 ACEI 口服剂量及用法

药名	起始剂量及用法	目标剂量及用法
卡托普利	6.25mg,3/d	50mg,3/d
依那普利	2.5mg,2/d	10~20mg,2/d
福辛普利	5~10mg,1/d	40mg,1/d
赖诺普利	2.5~5.0mg,1/d	20~40mg,l/d
培哚普利	2mg,1/d	4~8mg,1/d
喹那普利	5mg,2/d	20mg,2/d
雷米普利	1.5~2.5mg,1/d	10mg,1/d
西拉普利	0.5mg,1/d	1.0~2.5mg,1/d
贝那普利	2.5mg,1/d	5~10mg,2/d

2)剂量:根据临床试验的结果,高剂量虽可进一步降低心衰住院率,但对症状与死亡率的益处则与低、中等剂量相似。因此,在临床实践中可根据每例患者的具体情况,采用临床试验

中所规定的目标剂量;如不能耐受,可应用中等剂量或患者能够耐受的最大剂量。更重要的是,切勿因为不能达到 ACEI 的目标剂量而推迟 β 受体阻滞剂的使用。ACEI 和 β 受体阻滞剂合用以后,还可以根据临床情况的变化分别调整各自的剂量。另一方面,临床上较常见的错误是剂量偏小,即给予起始剂量后,就不再递增。

(4)应用方法

1)起始剂量和递增方法:ACEI 应用的基本原则是从很小剂量开始,逐渐递增,直至达到目标剂量;一般每隔 1～2 周剂量倍增 1 次。剂量调整的快慢取决于每个患者的临床状况。有低血压史、糖尿病、氮质血症以及服用保钾利尿剂者,递增速度宜慢。ACEI 的耐受性约为 90%。

2)维持应用:一旦调整到合适剂量,应终身维持使用,以减少死亡或住院的危险性。突然撤除 ACEI 有可能导致临床状况恶化,应予避免。

3)目前或以往有液体潴留的患者,ACEI 必须与利尿剂合用,且起始治疗前需注意利尿剂已维持在最合适剂量;从无液体潴留者亦可单独应用。

4)ACEI 一般与 β 受体阻滞剂合用,因二者有协同作用。

(5)与阿司匹林合用问题:根据 6 项共 22060 例患者的长期随机试验,ACEI 与阿司匹林合用者复合终点的危险下降 20%,而未合用者降低 29%,二者差异无统计学意义。大多数专家认为,冠心病所致的心衰患者中,联合使用 ACEI 和阿司匹林总的获益远远超过单独使用其中一种药物。

3.不良反应

ACEI 有两方面的不良反应:①与 AngⅡ 抑制有关的不良反应,包括低血压,肾功能恶化、钾潴留;②与缓激肽积聚有关的不良反应,如咳嗽和血管性水肿。

(1)低血压:很常见,在治疗开始几天或增加剂量时易发生。防止方法:①调整或停用其他有降压作用的药物,如硝酸酯类、CCB 和其他扩血管药物。②如无液体潴留,考虑利尿剂减量或暂时停用。严重低钠血症(血钠<130mmol/L)者,可酌情增加食盐摄入。③减小 ACEI 剂量。首剂给药如果出现症状性低血压,重复给予同样剂量时不一定也会出现症状。

(2)肾功能恶化:肾脏灌注减少时,肾小球滤过率明显依赖于 AngⅡ 介导的出球小动脉收缩,特别是重度心衰 NYHA 心功能分级Ⅳ级、低钠血症者,易于发生肾功能恶化。心衰患者肾功能受损发生率高(29%～63%),且死亡率相应增加 1.5～2.3 倍,因而起始治疗后 1～2 周内应监测。肾功能和血钾,以后需定期复查。处理:①ACEI 治疗初期肌酐或血钾可有一定程度增高,如果肌酐增高<30%,为预期反应,不需特殊处理,但应加强监测;如果肌酐增高>30%～50%,为异常反应,ACEI 应减量或停用,待肌酐正常后再用。大多数患者停药后肌酐水平趋于稳定或降低到治疗前水平。②停用某些肾毒性药物如非甾体类抗炎药,钾盐和保钾利尿剂也应停用。③肾功能异常患者以选择经肝肾双通道排泄的 ACEI 为好。

(3)高血钾:ACEI 阻断 RAAS 而减少钾的丢失,可能发生高钾血症;肾功能恶化、补钾、使用保钾利尿剂,尤其合并糖尿病时易于发生高钾血症,严重者可引起心脏传导阻滞。处理:①应用 ACEI 不应同时加用钾盐或保钾利尿剂。②合用醛固酮受体拮抗剂时 ACEI 应减量,并立即应用襻利尿剂。③用药后 1 周应复查血钾并定期监测,血钾>5.5mmol/L 时应停用

ACEI。

(4)咳嗽:ACEI引起的咳嗽特点为干咳,见于治疗开始的几个月内,要注意排除其他原因尤其是肺部淤血所致的咳嗽。停药后咳嗽消失,再用药干咳重现,高度提示 ACEI 是引起咳嗽的原因。咳嗽不严重、可以耐受者,应鼓励继续用 ACEI;如持续咳嗽、影响正常生活,可考虑停用,并改用 ARB。

(5)血管性水肿:血管性水肿较为罕见(<1%),但可出现声带甚至喉头水肿等严重状况,危险性较大,应予注意。多见于首次用药或治疗最初 24h 内。疑为严重血管性水肿的患者,应终身避免应用所有的 ACEI。

(三)血管紧张素Ⅱ受体拮抗剂

ARB 在理论上可阻断所有经 ACE 途径或非 ACE 途径(如糜酶)生成的 AngⅡ与血管紧张素Ⅱ1型受体(AT_1)结合,从而阻断或改善因 AT_1 过度兴奋导致的诸多不良作用,如血管收缩、水钠潴留、组织增生、胶原沉积、促进细胞坏死和凋亡等,而这些都是在心衰发生发展中起作用的因素。ARB 还可能通过加强 AngⅡ与血管紧张素Ⅱ2型受体(AT_2)结合发挥有益效应。ARB 对缓激肽的代谢无影响,故一般不引起咳嗽,但也不能通过提高血清缓激肽浓度发挥可能的有利作用。

1.循证医学证据

治疗慢性心衰的 ELITEⅡ试验和针对心肌梗死后心衰的 OPTIMAAL 试验均未能证明氯沙坦与卡托普利作用相当。晚近的 CHARM 替代试验中,对不能耐受 ACEI 的 2028 例心衰患者换用坎地沙坦治疗,使主要终点心血管病死亡或心衰恶化住院率降低 23%(P=0.0004),证明坎地沙坦有效。Val-HeFT 试验(5010 例)显示,在 ACEI 基础上加用缬沙坦与安慰剂组相比,死亡和病残联合终点事件发生率降低 13%(P=0.009),并改善心功能分级,LVEF 和提高生活质量,且未用 ACEI 的亚组(336 例)死亡率亦下降。在急性心肌梗死后心衰的 VALIANT 试验也显示,缬沙坦与卡托普利有相等的降低死亡率的效益。ACEI 一直是治疗心衰的首选药物,而近年来随着 ARB 临床观察资料的积累,尤其是 CHARM 等试验的结果,提高了 ARB 类药物在心衰治疗中的地位。

2.临床应用

(1)适应证

1)对心衰高发危险的人群(阶段 A),ARB 有助于预防心衰的发生(Ⅱa 类,C 级)。

2)已有心脏结构异常但从无心衰临床表现者(阶段 B):①心肌梗死后 LVEF 低但无心衰症状者,如不能耐受 ACEI 可用 ARB(Ⅰ类,B 级)。②对有高血压伴有心肌肥厚者,ARB 有益(Ⅱa 类,B 级)。③对 LVEF 下降而无心衰症状的患者,如不能耐受 ACEI 可用 ARB(Ⅱa 类,C 级)。

3)已有心衰症状的患者(阶段 C):①ARB 可用于不能耐受 ACEI 的 LVEF 低下者,以减低死亡率和合并症(Ⅰ类,A 级)。②对轻、中度心衰且 LVEF 低下者,特别因其他指征已用 ARB 者,ARB 可代替 ACEI 作为一线治疗(Ⅱa 类,A 级)。③常规治疗后心衰症状持续存在且 LVEF 低下者,可考虑加用 ARB(Ⅱa 或Ⅱb 类,B 级)。

（2）应用方法

1）小剂量起用，在患者耐受的基础上逐步将剂量增至推荐剂量或可耐受的最大剂量。

2）ARB 应用的注意事项与 ACEI 相似，可能引起低血压、肾功能不全和高血钾等；在开始应用 ARB 及改变剂量的 1～2 周，应监测血压（包括体位性血压）、肾功能和血钾。

表 10-2　治疗慢性心衰的 ARB 口服剂量及用法

药名	起始剂量及用法	目标剂量及用法
坎地沙坦	4～8mg,1/d	32mg,1/d
缬沙坦	20～40mg,2/d	160mg,2/d
氯沙坦	25～50mg,1/d	50～100mg,1/d
厄贝沙坦	150mg,1/d	300mg,1/d
替米沙坦	40mg,1/d	80mg,1/d
奥美沙坦	10～20mg,1/d	20～40mg,1/d

注：所列药物中坎地沙坦和缬沙坦已有一些临床试验证实，对降低慢性心衰患者死亡率、病残率有益

（四）β 受体阻滞剂（Ⅰ 类，A 级）

慢性心衰时，肾上腺素能受体通路的持续、过度激活对心脏有害。人体衰竭心脏去甲肾上腺素的浓度已足以产生心肌细胞的损伤，且慢性肾上腺素能系统的激活介导心肌重构，而 β_1 受体信号转导的致病性明显大于 β_2、α_1 受体。这是应用 β 受体阻滞剂治疗慢性心衰的根本基础。

β 受体阻滞剂是一种很强的负性肌力药，以往一直被禁用于心衰的治疗。临床试验亦表明，该药治疗初期对心功能有明显抑制作用，LVEF 降低；但长期治疗（>3 个月时），则一致改善心功能，LVEF 增加；治疗 4～12 个月，能降低心室肌重和容量，改善心室形状，提示心肌重构延缓或逆转。这种急性药理作用和长期治疗截然不同的效应被认为是 β 受体阻滞剂具有改善内源性心肌功能的"生物学效应"。β 受体阻滞剂之所以能从心衰的禁忌药转而成为心衰常规治疗的一部分，就是因为走出了"短期""药理学"治疗的误区，发挥了长期治疗的"生物学"效应，是药物产生生物学效应的典型范例。

1.循证医学证据

迄今已有 20 个以上安慰剂对照随机试验，逾 2 万例慢性心衰患者应用 β 受体阻滞剂。入选者均有收缩功能障碍（LVEF<35%～45%），NYHA 分级主要为 Ⅱ、Ⅲ 级，也包括病情稳定的 Ⅳ 级和心肌梗死后心衰患者。结果一致显示，长期治疗能改善临床情况和左室功能，降低死亡率和住院率。此外，β 受体阻滞剂治疗心衰的独特之处就是能显著降低猝死率 41%～44%。根据 MERIT-HF 亚组分析，在 NYHA Ⅱ～Ⅳ 级患者中猝死分别占心衰死因的 64%、59% 和 33%。亚组分析表明，在不同年龄、性别、心功能分级、LVEF，以及不论是缺血性或非缺血性病因、糖尿病或非糖尿病患者，都观察到 β 受体阻滞剂一致的临床益处。黑人患者可能属例外，因在 BEST 试验中这一种族组未能从 β 受体阻滞剂治疗中获益。

这些试验都是在应用 ACEI 和利尿剂的基础上加用 β 受体阻滞剂。根据 39 项应用 ACEI 临床试验（8308 例心衰、1361 例死亡）的荟萃分析，死亡危险性下降 24%（95% CI 3%～

33%），而β受体阻滞剂时抑制 2 种神经内分泌系统可产生相加的有益效应。

2.临床应用

(1)适应证

1)所有慢性收缩性心衰、NYHA Ⅱ～Ⅲ级病情稳定以及阶段 B、无症状性心衰或 NYHA Ⅰ级(LVEF<40%)的患者均必须应用β受体阻滞剂，而且需终身使用，除非有禁忌证或不能耐受。NYHA Ⅳ级者需待病情稳定(4d 内未静脉用药、已无液体潴留并体重恒定)后，在严密监护下由专科医师指导应用。

2)β受体阻滞剂应尽早开始应用，不要等到其他疗法无效时才用，因患者可能在延迟用药期间死亡。β受体阻滞剂如能早期应用，有可能防止患者死亡。

3)应告知患者：①症状改善常在治疗 2～3 个月才出现，即使症状不改善，亦能防止疾病的进展；②不良反应常发生在治疗早期，但一般不妨碍长期用药。

4)一般应在利尿剂和 ACEI 的基础上加用β受体阻滞剂。

(2)禁忌证

1)支气管痉挛性疾病、心动过缓(心率<60/min)、二度及以上房室传导阻滞(除非已安置起搏器)者均不能应用。

2)心衰患者有明显液体潴留、需大量利尿者暂时不能应用，应先利尿，达到干体重后再开始应用。

(3)制剂的选择：三项经典的、针对慢性收缩性心衰的大型临床试验(CIBIs-Ⅱ、MERIT-HF 和 COPERNICUS)分别应用选择性 β_1 受体阻滞剂比索洛尔、琥珀酸美托洛尔和兼具 α_1 受体阻滞作用的β受体阻滞剂卡维地洛，结果死亡率相对危险降低分别为 34%、34% 和 35%。上述试验均因死亡率的显著下降而提前结束，提示选择性和非选择性β受体阻滞剂并无差别。卡维地洛与琥珀酸美托洛尔均用至目标剂量时，并无临床试验表明对生存率的优越性前者大于后者。因此，国际指南建议，选用临床试验证实有效的制剂：琥珀酸美托洛尔、比索洛尔或卡维地洛。

酒石酸美托洛尔平片与琥珀酸美托洛尔缓释片属同一种活性药物。应用美托洛尔平片治疗心衰的双盲、随机对照 MDC 试验入选 383 例 LVEF<40%的患者，主要终点(死亡或临床恶化需心脏移植)治疗组相对危险降低 34%，但因样本量太小，差异无统计学意义(P=0.058)；临床恶化需心脏移植者，治疗组较对照组显著减少；美托洛尔平片治疗组再住院率也显著降低。

自 2002 年中国慢性收缩性心衰治疗建议公布后，国内一直应用酒石酸美托洛尔平片治疗心衰。根据我国的研究和经验以及国内核心期刊 800 多例的报道，心衰患者能从治疗中获益，且耐受性良好。因此，结合我国的国情，仍建议酒石酸美托洛尔平片可以用来治疗心衰。

(4)剂量

1)目标剂量的确定：β受体阻滞剂治疗心衰的剂量并非按患者的治疗反应来确定，而是要达到事先设定的目标剂量。国际指南认为，应尽量达到临床试验推荐的目标剂量。但中国人和西方人不同，且个体差异很大，因此β受体阻滞剂的治疗宜个体化。根据 MERIT-HF 亚组分析，低剂量组(平均剂量 76mg)和高剂量组(平均剂量 192mg)同样能显著降低总死亡率、猝死率和住院率,而基础心率以高剂量组较快,但关键是二组达到了同样的目标心率67/min。提示每个心衰患者交感神经激活的程度不等,对β受体阻滞剂的耐受性亦不相同。心率是国际公认的β受体有效阻断的指标,因而剂量滴定应以心率为准;清晨静息心率55~60/min、不低于55/min即为达到目标剂量或最大耐受量。一般勿超过临床试验所用的最大剂量。

2)起始和维持:①起始治疗前和治疗期间,患者须体重恒定(干体重),已无明显液体潴留,利尿剂已维持在最合适剂量。如患者有体液不足,易于产生低血压;如有液体潴留,则增加心衰恶化的危险。②必须从极低剂量开始,如琥珀酸美托洛尔12.5~25mg、1/d,酒石酸美托洛尔平片6.25mg、3/d,比索洛尔1.25mg、1/d或卡维地洛3.125mg、2/d。如患者能耐受前一剂量,每隔2~4周将剂量加倍;如前一较低剂量出现不良反应,可延迟加量直至不良反应消失。起始治疗时,β受体阻滞剂可引起液体潴留,需每日测体重,一旦出现体重增加即应加大利尿剂用量,直至恢复治疗前体重,再继续加量。如此谨慎用药,则β受体阻滞剂应用早期即使出现某些不良反应,一般均不需停药,且可耐受长期使用,并达到目标剂量。临床试验中,β受体阻滞剂的耐受性约为85%。临床试验的最大剂量为琥珀酸美托洛尔200mg、1/d,酒石酸美托洛尔平片50mg、3/d,比索洛尔10mg、1/d,卡维地洛25mg、2/d。

3)与ACEI合用问题:①患者在应用β受体阻滞剂前,ACEI并不需要用至高剂量,因为在β受体阻滞剂的临床试验中大多数患者并未用高剂量ACEI。应用低或中等剂量ACEI加β受体阻滞剂的患者比增加ACEI剂量者对改善症状和降低死亡的危险性更为有益。②关于ACEI与β受体阻滞剂的应用顺序:CIBISⅢ试验比较了先应用比索洛尔或依那普利的效益,结果显示两组的疗效或安全性均相似。事实上,ACEI与β受体阻滞剂孰先孰后并不重要,关键是两药合用才能发挥最大益处。因而,在应用低或中等剂量ACEI的基础上,及早加用β受体阻滞剂,既易于使临床状况稳定,又能早期发挥β受体阻滞剂降低猝死的作用和两药的协同作用。两药合用以后,还可根据临床情况的变化,分别调整各自的剂量。

(5)不良反应的监测

1)低血压:应用含有α受体阻滞作用的β受体阻滞剂尤易发生,一般出现于首剂或加量的24~48h内,通常无症状,重复用药后常可自动消失。首先考虑停用硝酸酯类制剂、CCB或其他不必要的血管扩张剂。也可将ACEI减量,但一般不减利尿剂剂量。如低血压伴有低灌注的症状,则应将β受体阻滞剂减量或停用,并重新评定患者的临床情况。

2)液体潴留和心衰恶化:①起始治疗前应确认患者已达到干体重状态。如有液体潴留,常在β受体阻滞剂起始治疗3~5d,体重增加;如不处理,1~2周后常发心衰恶化;故应告知患者每日称体重,如在3d内增加>2kg,应立即加大利尿药用量。②如在用药期间心力衰竭有轻或中度加重,首先应加大利尿剂和ACEI用量,以达到临床稳定。③如病情恶化,β受体阻滞剂宜暂时减量或停用。应避免突然撤药,引起病情显著恶化。减量过程应缓慢,每2~4d减一次量,2周内减完。病情稳定后,需再加量或继用β受体阻滞剂,否则将增加死亡率。④必要时可短期静脉应用正性肌力药。磷酸二酯酶抑制药较β受体激动药更合适,因后者的作用可被β受体阻滞剂所拮抗。

3)心动过缓和房室传导阻滞:与β受体阻滞剂剂量大小相关,低剂量不易发生,但在增量过程中危险性亦逐渐增加。如心率低于55/min或伴有眩晕等症状或出现二至三度房室传导阻滞,应减量。此外,还应注意药物相互作用的可能性,停用其他可引起心动过缓的药物。

4)无力:本药应用可伴有无力,多数可在数周内自动缓解,某些患者可表现严重而需减量。如无力并伴有外周低灌注,则需停药,稍后再重新应用,或换用其他类型β受体阻滞剂。

(五)地高辛(Ⅱa 类,A 级)

长期以来,洋地黄对心衰的治疗均归因于正性肌力作用,即洋地黄通过抑制衰竭心肌细胞膜 Na^+/K^+-ATP 酶,使细胞内 Na^+ 水平升高,促进 Na^+-Ca^{2+} 交换,提高细胞内 Ca^{2+} 水平,从而发挥正性肌力作用。然而,洋地黄的有益作用可能部分是与非心肌组织 Na^+/K^+-ATP 酶的抑制有关。副交感传入神经的 Na^+/K^+-ATP 酶受抑制,提高了位于左室、左房与右房入口处、主动脉弓和颈动脉窦压力感受器的敏感性,抑制性传入冲动的数量增加,进而使中枢神经系统下达的交感兴奋性减弱。此外,肾脏的 Na^+/K^+-ATP 酶受抑制,可减少肾小管对钠的重吸收,增加钠向远曲小管的转移,导致肾脏分泌肾素减少。这些研究结果引出了一个假说,即洋地黄并非只是正性肌力药物,而是通过降低神经内分泌系统的活性起到一定的治疗心衰作用。

1.循证医学证据

一些安慰剂对照的临床试验结果显示,轻、中度心衰患者经 1～3 个月的地高辛治疗,能改善症状和心功能,提高生活质量和运动耐量;不论基础心律为窦性或房颤、缺血或非缺血性心肌病、合并或不合并使用 ACEI,患者均能从地高辛治疗中获益;停用地高辛可导致血流动力学和临床症状的恶化(PROVED 和 RADIANCE 试验)。

DIG 试验主要观察 NYHA Ⅱ～Ⅲ级的心衰患者,应用地高辛治疗 2～5 年,结果地高辛对总死亡率的影响为中性。但它是正性肌力药中唯一的长期治疗不增加死亡率的药物,且可降低死亡和因心衰恶化住院的复合危险。因此,地高辛用于心衰的主要益处与指征是减轻症状与改善临床状况,在不影响生存率的情况下降低因心衰住院的危险。其次,肯定了地高辛的长期临床疗效,特别是对重症患者,还进一步确定了对窦性心律患者的疗效。与医师的传统观念相反,地高辛是安全的,耐受性良好。不良反应主要见于大剂量时,但治疗心衰并不需要大剂量。

2.临床应用

(1)患者的选择

1)适用于已应用 ACEI(或 ARB)、β受体阻滞剂和利尿药治疗而仍持续有症状的慢性收缩性心衰患者。重症患者可将地高辛与 ACEI(或 ARB)、β受体阻滞剂和利尿药同时应用。

2)另一种方案是:先将醛固酮受体拮抗剂加用于 ACEI、β受体阻滞剂和利尿药的治疗上,仍不能改善症状时,再应用地高辛。

3)如患者已在应用地高辛,则不必停用,但必须立即加用神经内分泌抑制药 ACEI 和 β受体阻滞剂治疗。

4)地高辛适用于心力衰竭伴有快速心室率的房颤患者,但加用β受体阻滞剂对控制运动时的心室率效果更佳。

5)由于地高辛对心力衰竭死亡率无下降作用,故不主张早期应用。不推荐应用于 NYHAⅠ级心功能的患者。

6)急性心力衰竭并非地高辛的应用指征,除非伴有快速室率的房颤。急性心力衰竭应使用其他合适的治疗措施(常为静脉给药),地高辛仅可作为长期治疗措施的开始阶段而发挥部分作用。

(2)禁忌证和慎用情况

1)伴窦房传导阻滞、二度或高度房室传导阻滞患者,应禁忌使用地高辛,除非已安置永久性心脏起搏器。

2)急性心肌梗死后患者特别是有进行性心肌缺血者,应慎用或不用地高辛。

3)与能抑制窦房结或房室结功能的药物(如胺碘酮、β受体阻滞剂)合用时必须谨慎。奎尼丁、维拉帕米、胺碘酮、克拉霉素、红霉素等与地高辛合用时,可使地高辛血药浓度增加,增加地高辛中毒的发生率,需十分谨慎,此时地高辛宜减量。

(3)应用方法

1)制剂:地高辛是唯一经过安慰剂对照临床试验评估的洋地黄制剂,也是唯一被美国食品与药品监督委员会(FDA)确认能有效治疗慢性心衰的正性肌力药,目前应用最为广泛。地高辛为中速口服制剂,服用后经小肠吸收,2～3h血清浓度达高峰,4～8h获最大效应,85%由肾脏排出,半衰期为36h。连续口服相同剂量经5个半衰期(约7d)后,血清浓度可达稳态。

2)剂量:目前多采用维持量疗法(0.125～0.25mg/d),即自开始便使用固定的剂量,并继续维持。对于70岁以上或肾功能受损者,地高辛宜用小剂量0.125mg,1/d或隔日1次。如为控制房颤的心室率,可采用较大剂量0.375～0.500mg/d,但这一剂量不适用于心力衰竭伴窦性心率患者。

3)地高辛血清浓度与疗效无关,不需用于监测剂量。根据目前有限的资料,建议血清地高辛的浓度范围为0.5～1.0µg/L。

(4)不良反应:主要见于大剂量时,自从改用维持量疗法后,不良反应已大大减少。主要不良反应包括:①心律失常[早搏、房性心动过速伴房室传导阻滞,双向性室性心动过速(室速)和房室传导阻滞];②胃肠道症状(厌食、恶心和呕吐);③神经精神症状(视觉异常、定向力障碍,昏睡及精神错乱)。这些不良反应常出现在血清地高辛浓度>2.0µg/L时,但也可见于地高辛水平较低时。无中毒者和中毒者血清地高辛浓度间有明显重叠现象,特别在低血钾、低血镁、甲状腺功能低下时。

(六)醛固酮受体拮抗剂(Ⅰ类,B级)

醛固酮有独立于AngⅡ和相加于AngⅡ对心肌重构的不良作用,特别是对心肌细胞外基质。人体衰竭心脏中,心室醛固酮生成及活化增加,且与心衰严重程度成正比。虽然短期使用ACEI或ARB均可以降低循环中醛固酮水平,但长期应用时,循环醛固酮水平却不能保持稳定、持续的降低,即出现"醛固酮逃逸现象"。因此,如能在ACEI基础上加用醛固酮受体拮抗剂,进一步抑制醛固酮的有害作用,可望有更大的益处。

1.循证医学证据

RALES试验中入选NYHA心功能分级Ⅳ或Ⅲ级的近期住院患者1663例,在使用ACEI的基础上加用小剂量螺内酯(起始剂量12.5mg/d,最大剂量25mg/d),随访2年,死亡相对危险下降30%(P<0.001),因心衰住院率下降35%(P<0.0002)。

EPHESUS 研究对 LVEF≤40％、有临床心衰或糖尿病证据以及心肌梗死 14d 以内的患者共 6600 例,应用新一代选择性醛固酮受体拮抗剂依普利酮(起始剂量 25mg/d,最大剂量 50mg/d)治疗。结果显示,1 年时全因死亡率相对危险降低 15％(P＝0.008),心源性猝死降低 21％(P＝0.03),心血管死亡率和因心衰住院率降低 13％(P＝0.002)。亚组分析结果表明,心肌梗死后 3～7d 起始应用依普利酮组(n＝1793)与安慰剂组(n＝1804)相比,全因死亡率相对危险下降 23％(P＝0.003),心源性猝死降低 37％(P＝0.002),心血管死亡率或住院率下降 15％(P＝0.01),心血管死亡率下降 22％(P＝0.009)。而于 8～14d 起始应用依普利酮组,上述终点与安慰剂组差异均无统计学意义,提示于心肌梗死后 3～7d 早期应用依普利酮为宜。

2.临床应用

(1)病例选择:适用于 NYHAⅢ～Ⅳ级的中、重度心衰患者,急性心肌梗死后合并心衰且 LVEF＜40％的患者亦可应用。

(2)禁忌证和慎用情况:本药应用的主要危险是高钾血症和肾功能异常,伴有这两种状况的应列为禁忌,有发生这两种状况潜在危险者应慎用。国外一组报告,继发性高钾血症发生率高达 24％,其中 50％患者的血钾＞6mmol/L。另外,本药由于具有较弱的利尿作用,可致血容量降低,进一步增加肾功能异常和高钾血症的发生率。因此,应用醛固酮受体拮抗剂应权衡其降低心衰死亡与住院的益处和致命性高钾血症的危险。

为减少心衰患者发生致命性高钾血症的危险,人选患者的血肌酐浓度应在 176.8(女性)～221.0(男性)μmol/L(2.0～2.5mg/dl)以下,且近期无恶化;血钾低于 5.0mmol/L 且近期无严重高钾血症。在老年或肌肉量较少的患者,血肌酐水平并不能准确反映肾小球滤过率,后者或肌酐清除率应＞0.5ml/s。

(3)应用方法:螺内酯起始剂量 10mg/d,最大剂量为 20mg/d,有时也可隔日给予。依普利酮(我国目前暂缺)国外推荐起始剂量为 25mg/d,逐渐加量至 50mg/d。

(4)注意事项

1)开始治疗后,一般停止使用补钾制剂,除非有明确的低钾血症,并让患者避免食用高钾食物。

2)必须同时应用襻利尿剂。

3)同时使用大剂量 ACEI 可增加高钾血症的危险。因此,卡托普利应≤75mg/d,依那普利或赖诺普利≤10mg/d。

4)避免使用非甾体类抗炎药物和 COX-2 抑制剂,尤其是老年人,因为可以引起肾功能恶化和高血钾。

5)使用醛固酮受体拮抗剂治疗后 3d 和 1 周要监测血钾和肾功能,前 3 个月为每月监测 1 次,以后每 3 个月 1 次。如血钾＞5.5mmol/L,即应停用或减量。

6)及时处理腹泻及其他可引起脱水的原因。

7)螺内酯可出现男性乳房增生症,为可逆性,停药后消失。

(七)神经内分泌抑制剂的联合应用

1.ACEI 和 β 受体阻滞剂的联合应用　临床试验已证实二者有协同作用,可进一步降低慢性心衰患者的死亡率,已是心衰治疗的经典常规,应尽早合用。

2.ACEI 与醛固酮受体拮抗剂合用　醛固酮受体拮抗剂的临床试验均是与以 ACEI 为基础的标准治疗作对照,证实 ACEI 加醛固酮受体拮抗剂可进一步降低慢性心衰患者的死亡率（Ⅰ类、B 级）。

3.ACEI 加用 ARB　现有临床试验的结论并不一致。在 Val-HeFT 试验中,缬沙坦和 ACEI 合用不能降低死亡率,但使死亡和病残联合终点事件发生率降低 13%（P=0.009）。在 CHARM 合用试验中,坎地沙坦与 ACEI 合用使主要终点心血管病死亡或心衰恶化住院率降低 15%（P=0.011）,显示有效。在 VALIANT 试验中,缬沙坦与卡托普利合用的效益并不优于单用其中一种药物,而不良反应却增加。因此,ARB 是否能与 ACEI 合用治疗心衰,目前仍有争论;ESC 指南和 ACC/AHA 指南分别将其列为Ⅱa 类和Ⅱb 类推荐,B 级证据。根据 VALIANT 试验,急性心肌梗死后合并心衰的患者,不宜联合使用这两类药物。

4.ACEI、ARB 与醛固酮受体拮抗剂三药合用　虽然在 CHARM 合用试验中有 17% 的患者使用螺内酯,但专家一致认为,ACEI、ARB 和醛固酮受体拮抗剂合用的安全性证据尚不足,且肯定会进一步增加肾功能异常和高钾血症的危险,故不能推荐（Ⅲ类,C 级）。

由于 RAAS 抑制剂不能三药合用,因而 ACEI 只能与 ARB 或醛固酮受体拮抗剂合用,必须二者取其一。ACEI 与醛固酮受体拮抗剂合用的循证医学证据都是有利的,为Ⅰ类推荐。而 ACEI 与 ARB 合用,为Ⅱ类推荐。因此,ACEI 与醛固酮受体拮抗剂合用优于 ACEI 与 ARB 合用。

5.ACEI、ARB 与 β 受体阻滞剂三药合用　ELITE-Ⅱ和 Val-HelFT 试验曾经发现,在已经使用 ACEI 和 β 受体阻滞剂的患者中,加用 ARB 反而增加死亡率。但是随后的 OPTIMAL、VAL-IANT 和 CHARM 试验均未能重复上述发现。因此,不论是 ARB 与 β 受体阻滞剂合用,或 ARB+ACEI 与 β 受体阻滞剂合用,目前并无证据表明对心衰或心肌梗死后患者不利。

（八）其他药物

1.血管扩张剂

直接作用的血管扩张剂在慢性心衰的治疗中并无特殊作用（Ⅲ类,A 级）。也没有证据支持应用 α 受体阻滞剂治疗心衰（Ⅲ类,B 级）。

硝酸酯类常被合用以缓解心绞痛或呼吸困难的症状（Ⅱa 类,C 级）;至于治疗心衰,则缺乏证据。此类药为减少耐药性,二次给药应至少间隔 10h。近期报告硝酸酯类和肼屈嗪二者合用的 A-HeFT 试验显示,对非洲裔美国人有益,但不适于中国应用。

2.钙拮抗剂（Ⅲ类,C 级）

CCB 是一类特殊的血管扩张剂,具有扩张全身和冠状动脉循环阻力型动脉血管的作用。这些作用在理论上应可改善心脏做功和缓解心肌缺血,但对照的临床试验未能证实这些可能的有益作用。

（1）循证医学证据:临床上应用 CCB 未能改善收缩性心衰患者的症状或提高其运动耐量。很多 CCB 的短期治疗可导致肺水肿和心源性休克,长期应用则使心衰患者心功能恶化和死亡的危险性增加。这些不良反应被归因于可能是药物抑制心脏收缩和激活内源性神经内分泌系统的作用,但其真正的机制及临床意义仍不明确。使用缓释剂型或长效药物或血管选择性药物虽可减少心衰的恶化作用,但两者仍未能预防 CCB 相关的心血管合并症。现有的临床试验仅证实,氨氯地平和非洛地平长期治疗心衰具有较好的安全性(PRAISE Ⅰ、Ⅱ 和 V-HeFT Ⅲ)。有令人信服的证据表明,氨氯地平对生存率无不利影响,但不能提高生存率。

(2)临床应用

1)这类药物不宜用于治疗慢性收缩性心衰,这也包括氨氯地平和非洛地平,因为现有的临床试验仅证实这两种药物长期治疗心衰具有较好的安全性,对生存率无不利影响,但不能提高生存率(Ⅲ类,C 级)。

2)心衰患者即使合并高血压或心绞痛,也应避免使用大多数的 CCB(包括维拉帕米、地尔硫卓及短效二氢吡啶类药物),特别是维拉帕米和地尔硫卓还具有负性肌力作用,应避免与 β 受体阻滞剂合用。如需要应用 CCB,可选择有较好安全性的氨氯地平和非洛地平。

3)具有负性肌力作用的 CCB 对心肌梗死后伴 LVEF 下降、无症状的心衰患者可能有害,不宜应用(Ⅲ类,C 级)。

3.正性肌力药物的静脉应用(Ⅲ类,A 级)

这类药物系指环-磷酸腺苷(cAMP)依赖性正性肌力药,包括 β 肾上腺素能激动剂,如多巴胺、多巴酚丁胺以及磷酸二酯酶抑制剂,如米力农。

(1)循证医学证据:长期口服米力农的 PROMISE 试验和口服 ibopamine 的 PRIME Ⅱ 试验均因治疗组死亡率显著增加而提前终止。应用米力农长期间歇静脉滴注(每次 48～72h)的 OPTIME-CHF 试验,共入选 951 例 NYHA 心功能分级 Ⅲ 或 Ⅳ 级、平均 LVEF 为 23% 的患者。结果,治疗组较对照组住院死亡率和 60d 死亡率均有增加趋势,持续性低血压需治疗者和新的心律失常均显著增多;因而得出结论,慢性心衰发作加剧时不支持长期间歇静脉滴注米力农。

(2)临床应用建议:由于缺乏有效的证据并考虑到药物的毒性,对慢性心衰患者即使在进行性加重阶段,也不主张长期间歇静脉滴注正性肌力药。对阶段 D 难治性终末期心衰患者,可作为姑息疗法应用。对心脏移植前终末期心衰、心脏手术后心肌抑制所致的急性心衰,可短期应用 3～5d。

(3)应用方法:多巴酚丁胺剂量 $100～250\mu g/min$,多巴胺剂量 $250～500\mu g/min$,米力农负荷量为 2.5～3mg,继以 $20～40\mu g/min$,均为静脉给予。

4.抗凝和抗血小板药

心衰时,由于扩张且低动力的心腔内血液淤滞、局部室壁运动异常以及促凝因子活性的提高等,可能有较高血栓栓塞事件发生的危险,然而临床研究并未得到证实。实际上,心衰时血栓栓塞事件的发生率很低,每年 1%～3%,因而限制了抗凝/抗血栓治疗对心衰效益的评定。几项回顾性的分析也未得到一致意见。近期完成的一项随机对照研究,对心衰伴低 LVEF 者,分别应用阿司匹林,华法林或氯吡格雷;因入选例数过少,未能得出对心衰是否有益的肯定性结论,也没有证实哪一种治疗更优。

五、心衰的非药物治疗

(一)CRT 治疗(Ⅰ类,A 级)

NYHA 心功能分级Ⅲ～Ⅳ级伴低 LVEF 的心衰患者,其中约 1/3 有 QRS 时间延长>120ms,这种心室传导异常的心电图表现,常被用以确定心衰患者存在心室收缩不同步。心衰患者的左右心室及左心室内收缩不同步时,可致心室充盈减少、左室收缩力或压力的上升速度降低、时间延长,加重二尖瓣反流及室壁逆向运动,使心室排血效率下降。心室收缩不同步还会导致心衰患者死亡率增加。CRT 治疗可恢复正常的左右心室及心室内的同步激动,减轻二尖瓣反流,从而增加心输出量。

1.循证医学证据

迄今为止,已有 4000 多例心衰伴心室不同步患者在优化的药物治疗基础上加用 CRT 或 CRT+ICD 并与单独药物治疗做对比。药物治疗加用 CRT 或 CRT+ICD 组,均能显著改善生活质量、心功能分级和运动耐量。近期关于 CRT 治疗的荟萃分析表明,CRT 降低住院率 32%,降低总死亡率 25%,对死亡率的效益在治疗 3 个月时趋于显著。2005 年公布的 CARE-HF 为前瞻性、随机、多中心研究,入选 813 例 NYHA 心功能分级Ⅲ～Ⅳ级、LVEF<35%、QRS≥120ms 患者,实际入选者平均 QRS≥150ms,平均随访 29.4 个月。结果,CRT 组总死亡率降低 36%(P<0.001),死亡和住院的复合终点降低 37%(P<0.001)。基于这一结果,2005 年 ACC/AHA 以及 ESC 的慢性心衰指南均将 CRT 列为Ⅰ类推荐,A 级证据。

至于 CRT 对房颤伴有心室不同步的心衰患者是否有益的问题,目前仅有两项小型研究,总例数少于 100 例。因此,CRT 尚不适于推荐用于房颤患者。其他如"单纯"右束支阻滞、右室起搏伴心室不同步等,是否推荐应用 CRT,目前均不明了,必须等待临床试验的结果。

2.CRT 的临床应用

(1)适应证:凡是符合以下条件的慢性心衰患者,除非有禁忌证,均应接受 CRT:LVEF≤35%,窦性心律(窦律),左室舒张末期内径≥55mm,心脏不同步(目前标准为 QRS>120ms);尽管使用了优化药物治疗,仍为 NYHA Ⅲ～Ⅳ级(Ⅰ类,A 级)。

(2)处理要点:严格遵循适应证,选择适当的治疗人群,应用超声心动图技术更有益于评价心脏收缩的同步性;提高手术成功率,尽量选择理想的左室电极导线置入部位,通常为左室侧后壁;术后进行起搏参数优化,包括 AV 和 VV 间期的优化;尽可能维持窦律,实现 100%双心室起搏;继续合理抗心衰药物治疗。

(二)ICD 治疗

MERIT-HF 试验中 NYHA 分级不同患者的死因分析表明,中度心衰患者一半以上死于心律失常导致的猝死,因此 ICD 对预防心衰患者的猝死非常重要,推荐应用于全部曾有致命性快速心律失常而预后较好的心衰患者。

1.循证医学证据

MADIT-Ⅱ试验入选了心肌梗死后 1 个月、LVEF≤30%的患者心血管疾病防治指南与共识 1232 例,在平均随访 20 个月中,与常规药物治疗相比,ICD 可减少 31%的死亡危险性。

SCD-HeFT 试验共入选 2521 例中度心衰(NYHA 心功能分级Ⅱ~Ⅲ级)患者,其中接受 ICD、胺碘酮或安慰剂治疗各占 1/3。结果显示:接受 ICD 治疗的死亡率较未置入 ICD 下降 23%,而胺碘酮不能改善患者的生存率。为了验证联用 ICD 与 CRT 治疗是否使病死率进一步下降,COMPANION 试验入选 1520 例,为 NYHAⅢ~Ⅳ级并伴 QRS≥120ms 的心衰患者,随机分为药物治疗、CRT、CRT+ICD(CRT-D)3 组进行前瞻性随访。结果显示,CRT 与 CRT-D 均可减低联合终点事件(总死亡率和心衰入院率);CRT 治疗使病死率呈下降趋势(下降 24%);CRT-D 治疗使病死率显著下降(下降 36%)。上述临床试验显示 ICD 可以改善心衰患者的生存率,特别是中度心衰患者。

2.ICD 的临床应用

(1)适应证

1)心衰伴低 LVEF 者,曾有心脏停搏、心室颤动(室颤)或伴有血流动力学不稳定的室速,推荐置入 ICD 作为二级预防以延长生存(Ⅰ类,A 级)。

2)缺血性心脏病,心肌梗死后至少 40d,LVEF≤30%,长期优化药物治疗后 NYHA Ⅱ~Ⅲ级,合理预期生存期超过 1 年且功能良好,推荐置入 ICD 作为一级预防减少心脏性猝死,从而降低总死亡率(Ⅰ类,A 级)。

3)非缺血性心肌病,LVEF≤30%,长期最佳药物治疗后 NYHA Ⅱ~Ⅲ级,合理预期生存期超过 1 年且功能良好,推荐置入 ICD 作为一级预防减少心脏性猝死从而降低总死亡率(Ⅰ类,B 级)。

4)对于 NYHA Ⅲ~Ⅳ级、LVEF≤35%且 QRS>120ms 的症状性心衰,可置入 CRT-D 以改善发病率和死亡率(Ⅱa,B 级)。

(2)处理要点:心衰患者是否需要置入 ICD 主要参考发生心脏性猝死的危险分层以及患者的整体状况和预后,最终结果要因人而异。对于中度心衰患者,符合适应证,预防性置入 ICD 是必要的。重度心衰患者的预期存活时间和生活质量不高,不推荐置入 ICD。符合 CRT 适应证且为猝死高危人群,尤其是心肌梗死后或缺血性心肌病的心功能不全患者,有条件应尽量置入 CRT-D。

(三)心脏移植

心脏移植可作为终末期心衰的一种治疗方式,主要适用于无其他可选择治疗方法的重度心衰患者。尽管目前还没有对照性研究,但公认对于特定条件的患者而言,与传统治疗相比,它会显著增加生存率、改善运动耐量和生活质量(Ⅰ类,C 级)。除了供体心脏短缺外,心脏移植的主要问题是移植排斥,这是术后 1 年死亡的主要原因,长期预后主要受免疫抑制剂合并症影响。近年的研究结果显示,联合应用 3 种免疫抑制治疗,术后患者 5 年存活率显著提高,可达 70%~80%。

联合应用 ACEI 和 β 受体阻滞剂以及近年的 CRT 治疗,显著改善了重度心衰患者的预后与生活质量,使许多患者免于心脏移植。

六、难治性终末期心衰治疗

一部分心衰患者虽经内科优化治疗,但休息时仍有症状,患者极度无力、常有心源性恶病质且需反复长期住院,即为难治性心衰的终末阶段。在作出这一诊断时,必须首先肯定诊断的正确性,有无任何参与作用的情况,治疗措施是否均已恰当地应用等。治疗应注意以下几点。

1.控制液体潴留　这一阶段患者的症状常与钠、水潴留有关,因此控制液体潴留是治疗成功的关键(Ⅰ类,B级)。可加大呋塞米用量,或联用静脉滴注多巴胺或多巴酚丁胺,但可能会引起氮质血症恶化。如果肾功能不全严重,水肿又变成难治性,可应用超滤法或血液透析,患者有可能恢复对利尿剂的反应。

2.神经内分泌抑制剂的应用　此类患者对 ACEI 和 β 受体阻滞剂耐受性差,宜从极小剂量开始。ACEI 易致低血压、肾功能不全。β 受体阻滞剂易引起心衰恶化。如收缩压<80mmHg,则二药均不宜应用。如有显著液体潴留,近期内曾应用静脉注射正性肌力药者,则不宜 β 受体阻滞剂。ARB 是否与 ACEI 同样有效尚不清楚,但也容易引起低血压和肾功能不全。醛固酮受体拮抗剂的临床试验证据仅限于肾功能正常的人群。对肾功能受损的患者则可引起危险的高钾血症。

3.静脉应用正性肌力药或血管扩张剂　静脉滴注正性肌力药(如多巴酚丁胺、米力农)和血管扩张剂(如硝酸甘油、硝普钠)可作为姑息疗法,短期(3～5d)应用以缓解症状(Ⅱb类,C级)。一旦情况稳定,即应改换为口服方案。能成功中断静脉应用正性肌力药的患者,不推荐常规间歇静脉滴注正性肌力药(Ⅲ类,B级)。某些患者实在无法中断静脉治疗时,可允许持续静脉输注多巴酚丁胺、米力农,但通常多应用于等待心脏移植的患者。

4.机械和外科治疗　心脏移植适用于有严重心功能损害或依赖静脉正性肌力药的患者(Ⅰ类,B级)。左室辅助装置可考虑应用于内科治疗无效、预期 1 年存活率<50%且不适于心脏移植的患者(Ⅱa类,B级)。

七、舒张性心衰治疗

舒张性心衰是由于左心室舒张期主动松弛能力受损和心肌顺应性降低,亦即僵硬度增加(心肌细胞肥大伴间质纤维化),导致左心室在舒张期的充盈受损、心搏量(即每搏量)减少、左室舒张末期压增高而发生的心衰。舒张性心衰多见于老年女性、有高血压、糖尿病、左室肥厚者,并常有冠状动脉疾病或房颤。舒张性心衰可与收缩功能障碍同时出现,亦可单独存在。单纯性舒张性心衰占心衰患者的 20%～60%,其预后优于收缩性心衰。

(一)舒张性心衰的诊断

符合下列条件可作出诊断:①有典型心衰的症状和体征;②LVEF 正常(>45%),左心腔大小正常;③超声心动图有左室舒张功能异常的证据;④超声心动图检查无心瓣膜疾病,并可排除心包疾病、肥厚型心肌病或限制型(浸润性)心肌病等。

（二）辅助检查

超声心动图上左室舒张功能不全的 3 种形式主要表现为：①早期松弛受损型：表现为 E 峰下降和 A 峰增高，E/A 减小；②晚期限制型充盈异常：表现为 E 峰升高，E 峰减速时间缩短，E/A 显著增大；③中期假性正常化充盈：界于以上二者之间，表现为 E/A 和减速时间正常。松弛功能受损、假性正常化充盈和限制性充盈分别代表轻、中、重度舒张功能异常。

（三）循证医学证据

治疗舒张性心衰的随机临床研究迄今为止只有两项，即老年心衰培哚普利研究（PEP-CHF）和 CHARM 保留研究。前者显示培哚普利未能显著减少主要终点事件（死亡或与心衰相关的住院），但心功能显著改善、6min 步行距离显著增加。后者应用坎地沙坦，可以明显减少因心衰住院率，但没有降低心血管事件复合终点。2007 年 ACC 公布的 VALIDD 试验，比较了缬沙坦和其他降压药对轻度高血压患者伴舒张功能障碍的影响。治疗后 38 周，2 组血压均下降 10mmHg 以上，应用组织多普勒测定舒张期松弛速度，2 组均同样改善，提示降压治疗有益。

（四）治疗要点

1.积极控制血压　舒张性心衰患者的达标血压宜低于单纯高血压标准，即收缩压＜130mmHg，舒张压＜80mmHg（Ⅰ类，A 级）。

2.控制房颤心率和心律　心动过速时舒张期充盈时间缩短，心搏量降低。建议：①慢性房颤应控制心室率（Ⅰ类，C 级）；②房颤转复并维持窦律，可能有益（Ⅱb 类，C 级）。

3.应用利尿剂　可缓解肺淤血和外周水肿，但不宜过度，以免前负荷过度降低而致低血压（Ⅰ类，C 级）。

4.血运重建治疗　由于心肌缺血可以损害心室的舒张功能，冠心病患者如有症状性或可证实的心肌缺血，应考虑冠状动脉血运重建（Ⅱa 类，C 级）。

5.逆转左室肥厚，改善舒张功能　可用 ACEI、ARB、β 受体阻滞剂等（Ⅱb 类，C 级）。维拉帕米有益于肥厚型心肌病。

6.地高辛不能增加心肌的松弛性，不推荐应用于舒张性心衰（Ⅱb 类，C 级）。

7.如同时有收缩性心衰，则以治疗后者为主。

八、瓣膜性心脏病心衰治疗

瓣膜性心脏病患者主要问题是瓣膜本身有器质性损害，任何内科治疗或药物均不能使其消除或缓解。实验研究表明单纯的心肌细胞牵拉刺激就可促发心肌重构，因而治疗瓣膜性心脏病的关键就是修复瓣膜损害。国际上较一致的意见是：所有有症状的瓣膜性心脏病心衰（NYHA 心功能分级Ⅱ级及以上），以及重度主动脉瓣病变伴有晕厥或心绞痛者，均必须进行手术置换或修补瓣膜，因为有充分证据表明手术治疗是有效和有益的，可提高长期存活率，最新的国际指南更将手术治疗扩展应用于部分无症状的瓣膜性心脏病患者。应用神经内分泌抑制剂（如 ACEI、β 受体阻滞剂、醛固酮受体拮抗剂）治疗慢性收缩性心衰的长期临床试验均未将瓣膜性心脏病心衰患者入选在内;因此没有证据表明,上述治疗可以改变瓣膜性心脏病心衰患者的自然病史或提高存活率,更不能用来替代已有肯定疗效的手术治疗。

(一)二尖瓣狭窄(MS)

二尖瓣狭窄(MS)患者左心室并无压力负荷或容量负荷过重,因此没有任何特殊的内科治疗。内科治疗的重点是针对房颤和防止血栓栓塞合并症。β受体阻滞剂仅适用于房颤合并快速室率或有窦性心动过速时。MS主要的治疗措施是手术。

1.经皮二尖瓣球囊成形术(PMBV) 仍是重要的治疗手段,适用于:

(1)中、重度MS(二尖瓣瓣口面积<1.5cm^2)患者,瓣膜形态和结构适于PMBV;无左房血栓和(或)中、重度二尖瓣关闭不全(MR),NYHA心功能分级Ⅱ～Ⅳ级,有症状(Ⅰ类,A级)或无症状(Ⅰ类,C级)患者。

(2)中、重度MS患者,瓣膜不柔韧且钙化,NYHA心功能分级Ⅲ～Ⅳ级,不适于手术或手术高危者(Ⅱa类,C级)。

2.二尖瓣外科治疗的指征

(1)如二尖瓣显著钙化、纤维化或瓣下结构融合,不宜做PMBV,或因左房血栓、重度MR、PMBV禁忌时,可考虑外科治疗,应尽可能做瓣膜修补术(Ⅰ类,B级)。但伴中、重度MR者,需做二尖瓣瓣膜置换术(Ⅰ类,C级)。

(2)重度MS(二尖瓣瓣口面积<1.0cm^2)、重度肺动脉高压(>60mmHg)、NYHA心功能分级Ⅰ～Ⅱ级患者,不能做PMBV或手术修补者,需做二尖瓣瓣膜置换术(Ⅱa类,C级)。

(二)二尖瓣脱垂

二尖瓣脱垂不伴有MR时,内科治疗主要是预防心内膜炎和防止栓塞。β受体阻滞剂可应用于二尖瓣脱垂患者伴有心悸、心动过速或伴交感神经兴奋增加的症状以及有胸痛、忧虑的患者。

(三)二尖瓣关闭不全

无症状的慢性MR,左室功能正常时,并无公认的内科治疗。如无高血压,也无应用扩血管剂或ACEI的指征。主要的治疗措施是手术。

MR手术指征:①急性MR应尽早手术,内科治疗仅限于术前准备;②慢性、重度MR伴NYHA Ⅱ～Ⅳ级症状,但无重度左室功能不全(LVEF<30%)和(或)左室收缩末期内径>55mm(Ⅰ类,B级);③无症状的慢性、重度MR伴轻、中度左室功能不全(LVEF30%～60%)和(或)左室收缩末期内径≥40mm(Ⅰ类,B级);④大多数需手术患者,采用二尖瓣修补术优于二尖瓣置换术(Ⅰ类,C级)。

(四)主动脉瓣狭窄

无症状的主动脉瓣狭窄(AS)患者并无特殊内科治疗。有症状的AS则必须手术。ACEI具有血管扩张作用,应慎用于瓣膜狭窄的患者,以免前负荷过度降低致心输出量减少,引起低血压、晕厥等。AS患者亦应避免应用β受体阻滞剂等负性肌力药物。

重度AS手术指征:

1.所有有症状的重度AS(瓣口面积<1cm^2)患者(Ⅰ类,B级)。

2.无症状的重度 AS 患者,以下情况应予手术:①需施行冠状动脉旁路术、升主动脉或其他瓣膜手术者(Ⅰ类,C级);②LVEF<50%(Ⅰ类,C级);③仍在积极从事体力活动、运动试验中出现症状(Ⅰ类,C级)或出现血压降低者(Ⅱa类,C级);④瓣膜显著钙化、主动脉射血流速峰值每年增加≥0.3m/s(Ⅱa类,C级)。

重度 AS 患者应选用瓣膜置换术。经皮主动脉球囊成形术尚不成熟,仅适用于不能手术患者的姑息治疗。

(五)主动脉瓣关闭不全

有症状的主动脉瓣关闭不全(AR)患者必须手术治疗,而不是长期内科治疗的对象。血管扩张剂包括 ACEI 应用于慢性 AR 患者,目的是减轻后负荷,增加前向心输出量而减少反流,但是否能有效降低左室舒张末容量、增加 LVEF 尚不肯定。

1.血管扩张剂应用指征　①有症状的重度 AR,因其他因素而不能手术者(Ⅰ类,B级);②重度心衰和重度左室功能不全者,在换瓣手术前短期治疗以改善血流动力学异常(Ⅱa类,C级);此时,不能应用负性肌力药;③无症状 AR 患者,已有左室扩大而收缩功能正常,可长期应用,以延长其代偿期(Ⅱb类,B级);④已经手术置换瓣膜,但仍有持续左室收缩功能异常(Ⅱb类,B级)。

血管扩张剂对于无症状的轻、中度 AR 且左室功能正常的患者,为Ⅲ类即不推荐(B级)。因这类患者即使不治疗,预后也良好。血管扩张剂也不推荐应用于无症状的 AR 伴左室功能异常的患者(Ⅲ类,C级),因这类患者是手术的对象,而血管扩张剂不能替代手术。

2.重度 AR 手术治疗指征

(1)有症状(呼吸困难、NYHA 心功能分级Ⅱ～Ⅳ级或心绞痛)的 AR 患者(Ⅰ类,B级)。

(2)无症状重度 AR 伴以下情况应予手术:①静息 LVEF≤50%(Ⅰ类,B级);②施行冠状动脉旁路术、升主动脉或其他瓣膜手术者(Ⅰ类,C级);③静息 LVEF>50%伴重度左室扩大:左室舒张末期内径>70mm 或左室收缩末期内径>50mm(Ⅱa类,C级);④不论 AR 的严重性如何,但升主动脉明显扩张:马方综合征直径≥45mm(Ⅰ类,C级),二叶主动脉瓣直径≥50mm(Ⅱa类,C级),其他 AR 患者直径≥55mm(Ⅱa类,C级)。

(六)三尖瓣狭窄

三尖瓣狭窄(TS)的病因几乎均是风湿性,且多伴有左心瓣膜病。平均压力阶差>5mmHg 者有临床意义。

1.内科治疗　可用利尿剂,但作用有限。

2.外科治疗　经皮球囊成形术报道不多,常引起严重三尖瓣关闭不全。应同时检查瓣周与瓣下结构以及有无反流,以判断能否进行修补。对瓣膜活动严重障碍者应予置换瓣膜,宜选用生物瓣而不是机械瓣,因三尖瓣部位血栓发生率高。

(七)三尖瓣关闭不全

三尖瓣关闭不全(TR)大多为功能性,继发于右室压力或容量负荷过重所引起的瓣环扩大。

1.内科治疗　可用利尿剂。在无症状 TR、肺动脉压力<60mmHg、二尖瓣正常时,不需外

科治疗。

2.外科治疗　①三尖瓣修补术适用于重度 TR 伴二尖瓣病变需手术治疗者(Ⅰ类,B 级)。应选用人造瓣环,而不是缝合术。②三尖瓣置换术适用于重度 TR 伴三尖瓣结构异常、不能做瓣环成形术或修补者(Ⅱa 类,C 级),同样应选用生物瓣。③三尖瓣置换术或瓣环成形术适用于有症状的重度原发性 TR(Ⅱa 类,C 级)。

九、心衰合并心律失常治疗

心衰患者可合并不同类型心律失常。室上性心律失常中以房颤最多见且与预后密切相关;室性心律失常中可包括频发室性早搏(室早)、非持续性及持续性室速。

心衰合并心律失常的处理首先要治疗基本疾病,改善心功能,纠正神经内分泌过度激活如应用 β 受体阻滞剂、ACEI 及醛固酮受体拮抗剂等,同时积极纠正其伴同或促发因素如感染、电解质紊乱(低血钾、低血镁、高血钾)、心肌缺血、高血压、甲状腺功能亢进症等。

(一)合并室性心律失常

心衰伴快速室性心律失常死亡率高,急性发作的持续性室速、室颤可用电器械或(和)药物治疗,发作终止后,按个体化原则给予预防性药物治疗。心衰合并心脏性猝死占总死亡的 40%～50%,其中除由快速室性心律失常引起外,少数可能与缺血事件如急性心肌梗死、电解质紊乱、栓塞及血管事件有关。业已证明,β 受体阻滞剂可降低心衰患者的猝死率,并使总死亡率降低,有利于减少持续及非持续性心律失常发作。ICD 治疗可降低心脏性猝死发生,适用于所有曾有威胁生命的室性心律失常而总体预后相对较好的患者。

尚未证明抗心律失常药抑制室早和非持续性室速而改善生存率。多数药物[如Ⅰ_A 类(奎尼丁、普鲁卡因胺)、Ⅰc 类(氟卡尼、英卡尼)及某些Ⅲ类药物(如 d-索他洛尔)]有负性肌力及促心律失常作用(尤多见于心衰时),对生存终点有不利影响,应避免使用。对于非持续性、无症状室性心律失常,除了 β 受体阻滞剂,不建议用抗心律失常药物。

胺碘酮是唯一无负性肌力作用的抗心律失常药,用于心衰伴室性心律失常治疗,对生存终点呈中性作用,可用于心衰伴症状性快速室性心律失常。由于其心脏外不良反应,不宜常规或预防性应用于心衰伴频发室早或无症状性、非持续性室速治疗。

(二)合并房颤

慢性心衰患者中 10%～30% 可并发房颤,后者使心功能进一步恶化,并与心衰互为因果,使脑栓塞年发生率达 16%。有报告认为,转复心律(复律)并维持窦律可改善心脏功能、避免长期抗栓治疗,故主张积极复律治疗。进一步研究发现,心衰伴房颤即使复律为窦性,仍不能达到预期的获益;通常难以维持窦律,房颤复发率高,并且持续应用抗心律失常药对心衰、心电稳定及预后均有不利作用。

近年发表的临床研究显示,房颤患者采用积极节律控制治疗并不能改善患者病残率及死亡率,而频率控制治疗可减少住院率且药物不良反应较少。一项有关心衰伴房颤患者频率或节律控制的研究正在进行中(AF-CHF 试验),不同治疗策略的价值尚不明确。目前,控制心室率及预防血栓栓塞合并症是心衰伴房颤患者治疗的主要目标。

地高辛与 β 受体阻滞剂均普遍用于房颤心室率控制,地高辛对休息状态的心室率控制更有效,且在症状性心衰患者中为首选;β 受体阻滞剂对运动时心室率控制更好,二者可联合应用。维拉帕米、地尔硫卓也可降低心室率,但由于其对心功能的抑制,在心衰患者中不宜应用。如 β 受体阻滞剂无效或禁忌,可使用胺碘酮降低心室率。药物治疗无效也可考虑房室结消融治疗。不论何种干预方法,都应把心室率控制在休息状态时为 80~90/min 以下,中度运动时为 100~130/min 以下。

房颤使栓塞事件危险增加,但恢复窦律能否避免栓塞事件的发生尚不清楚,长期抗凝是心衰伴房颤患者基本且重要的治疗,可用华法林维持治疗,并调整剂量,使国际标准化比值在 2~3 之间。心衰伴房颤患者应用抗血小板药预防脑栓塞发生的价值尚未证实。鉴于无症状性房颤复发的比率高并伴栓塞危险,应对曾有房颤发作史的所有心衰患者(即使为窦律者)予以抗凝维持治疗。

肺静脉电隔离术在心衰伴发房颤患者中能否获益尚不清楚。

十、合并其他疾病的心衰治疗

慢性心衰患者常伴有心血管和非心血管疾病,其疾病过程或治疗可能加重心衰症状,恰当地治疗伴随疾病可带来临床益处。

(一)心血管疾病

高血压和糖尿病是心衰的主要危险因素,大约 2/3 的患者有高血压病史,约 1/3 有糖尿病病史。在患者未发生心衰之前,注意控制上述各种危险因素,可减少心衰的发生,例如有效降压可减少心衰的发生率达 50%。已发生心衰的患者,如伴有上述疾病应优先选用对二者均有益处的药物。如合并高血压的患者,应选择利尿剂、ACEI 和 β 受体阻滞剂,而应避免使用具有心脏抑制作用的大多数 CCB 或具有钠潴留作用的强效血管扩张剂(如 α 受体阻滞剂)。ACEI 和 β 受体阻滞剂可防止所有心衰患者的心衰发展,对糖尿病患者也同样有效。因而,尽管 β 受体阻滞剂可掩盖降糖药所引起的低血糖症状或促发胰岛素抵抗,仍应将 β 受体阻滞剂应用于糖尿病患者。噻唑烷二酮类降糖药物可增加外周水肿,NYHA Ⅰ~Ⅱ级患者应在严密监测下使用,而 NYHA Ⅲ~Ⅳ级心衰患者不建议使用这类降糖药物。

冠心病是心衰最常见病因,可因为引起心绞痛而限制运动耐量,也可因为发生心肌梗死而导致进一步的心肌损伤,故应根据相应的指南治疗基础冠心病,改善其预后。对于心衰伴心绞痛的患者,应强烈考虑冠状动脉血运重建(Ⅰ类,A 级),并选用能同时缓解心绞痛和控制心衰的药物,如 β 受体阻滞剂和硝酸酯类(Ⅰ类,B 级);应合用利尿剂充分控制液体潴留,减低心室容量和压力,以达到更好的抗心绞痛效果。大多数 CCB 应避免用于心衰患者。如是针对其合并的心绞痛或高血压,氨氯地平和非洛地平可缓解症状又对心衰患者的生存率没有不利影响。对于有心肌梗死病史但无心衰或心绞痛的患者,冠状动脉血运重建和 ACEI、β 受体阻滞剂、他汀类调脂药与抗血小板药物治疗可减少再梗死和死亡危险。

有心肌梗死病史并有心衰但无心绞痛的患者,ACEI 和 β 受体阻滞剂的使用同样减少再梗死和死亡的危险。但这类患者是否受益于阿司匹林和冠状动脉血运重建尚不十分明确。目前仍建议应用阿司匹林以减少冠状动脉事件的发生,也倾向于应用冠状动脉血运重建。一方面改善有存活心肌患者的心脏功能,另一方面可减少多支病变患者再次发生冠状动脉阻塞的危险。

(二)非心血管疾病

1.肾功能不全

心衰患者由于肾灌注不良、肾脏本身疾病或心衰治疗药物等原因,常伴有肾功能受损。在使用利尿剂或 ACEI 治疗的过程中,肾功能虽有可能恶化,但常是短期、无症状和可恢复的。多数心衰患者较易耐受轻至中度肾功能不全。这些患者血尿素氮和血肌酐的轻度改变通常无临床意义,不需停用改善心衰进展的药物。但如果血肌酐增至 $265.2\mu mol/L(3mg/dl)$ 以上,现有治疗的效果将受到严重影响,且其毒性增加;血肌酐 $>442.0\mu mol/L(5mg/dl)$ 时,可能需要血液过滤或透析以控制液体潴留,使尿毒症危险降至最低,并使患者能够对心衰的常规治疗药物有反应和耐受这些药物。存在肾脏低灌注或肾脏本身疾病时,患者对利尿剂和 ACEI 反应较差,也增加地高辛治疗发生不良反应的危险。持续或进行性肾功能不全常因基础肾脏疾病恶化所致,预后不良。

2.肺部疾病

由于心衰和肺部疾病均以呼吸困难为主要症状,鉴别这两种疾病以及当二者并存时判断心源性和肺源性成分的比例非常重要。在运动试验的同时进行气体交换检测或血气分析可能对此有帮助。也可检测血浆 BNP 水平。某些用于治疗心衰的药物可引起或加重肺部症状。ACEI 可引起持续干咳,可能与呼吸道感染相混淆,只有当呼吸道疾病被排除并且咳嗽在停药后消失、重新用药后再次出现时才能判断 ACEI 是咳嗽的原因。由于 ACEI 相关的咳嗽不代表任何严重病理改变,应鼓励患者去耐受该药。β受体阻滞剂可加重哮喘患者的支气管痉挛症状,但在慢性心衰患者中,伴有慢性阻塞性肺疾病而又无支气管哮喘者仍会从适当剂量的β受体阻滞剂治疗中获益。

3.其他疾病

(1)癌症:由于很多化疗药物特别是蒽环类抗生素、大剂量环磷酰胺和曲妥单抗具有心脏毒性,使得癌症患者有发生心衰的可能。接受强效心脏毒性药物治疗的癌症患者应密切监测心功能不全的发展,心衰可能在接触蒽环类抗生素很多年后才出现。右雷佐生可能对以蒽环类抗生素为基础的化疗患者带来一些心脏保护作用。由于大多数蒽环类抗生素所致的心肌病具有显著心动过速,很多专家认为β受体阻滞剂对这些患者的治疗起重要作用。化疗药物所致心衰的治疗同其他原因的心衰。化疗相关的心衰曾被认为是不可逆的,但仍然可因治疗而改善预后。

(2)甲状腺疾病:甲状腺功能亢进症和甲状腺功能减退症患者均可发展为心衰。对服用胺碘酮的患者应特别注意其甲状腺毒性。新发房颤或室性心律失常加重时应重新评价甲状腺功能。

(3)贫血:在无基础心脏疾病时贫血很少引起心衰。当贫血(如血红蛋白 $<50g/L$)作为高输出量心衰的唯一病因时,其程度肯定十分严重。另一方面,心衰患者由于各种原因常存在贫血,并可增加心衰严重程度和影响患者预后。一些小型研究提示,应用红细胞生成素和铁剂对

轻度贫血的心衰患者有益;但是否会增加血栓栓塞事件,尚需进一步研究。红细胞生成素的应用还需注意可能引起血容量增加的问题。在患有贫血的心衰患者中,加强红细胞生成的益处尚未完全明确(Ⅱb类,C级)。

十一、慢性心衰急性加重的治疗

(一)积极控制引起心衰恶化的原因

慢性心衰患者出现心衰的急性加重是急性心衰的一种表现形式。

与首次发作的急性失代偿性心衰不同,此种类型的患者常常伴有引起心衰恶化的原因,治疗首先要针对诱发心衰恶化的原因进行处理。常见引起心衰恶化的原因如下。

1.非心源性　①不遵从医嘱(盐、液体、药物摄入不当);②最近不适当的伴随用药(除胺碘酮以外的抗心律失常药、非甾体类抗炎药、维拉帕米、地尔硫卓);③感染;④酗酒;⑤肾功能不全(过量应用利尿剂);⑥肺栓塞;⑦高血压;⑧甲状腺功能不全(例如胺碘酮导致);⑨贫血。

2.心源性　①房颤;②其他室上性或室性心律失常;③心动过缓;④心肌缺血(通常无症状)包括心肌梗死;⑤新出现的或恶化的二尖瓣或三尖瓣反流;⑥过度的前负荷降低[例如利尿剂＋ACEI和(或)硝酸酯类]。

(二)氧疗与通气支持

尽管很少有证据显示,增加氧供量能改善预后,但对于伴有低氧血症的急性心衰患者,维持氧饱和度在95%~98%的水平有助于防止外周脏器衰竭。首先可通过增加吸氧浓度的方法,如效果不佳可考虑应用无创性通气或气管插管机械通气。

(三)加强利尿剂的应用

在发生急性加重症状之前,常有水钠潴留,因此对于慢性心衰患者应加强自我管理,监测体重变化。如3d内体重增加2kg以上,应及时加大利尿剂用量。多数患者经过上述相应处理,症状会迅速改善。对于慢性心衰急性加重时伴有液体潴留的患者适用利尿剂治疗;推荐静脉给予襻利尿剂,同时注意监测血钾。

(四)给予适当的静脉药物

需要强调的是,由于急性加重期患者消化道淤血会影响药物的吸收,因此建议此时应予静脉用药,以尽快达到疗效,但应尽量避免含钠的液体。

静脉用药的选择应根据收缩压和肺淤血情况,分别选用利尿剂、血管扩张剂和正性肌力药。①如收缩压>100mmHg,有肺淤血,可应用呋塞米加血管扩张剂(硝酸甘油、硝普钠)。②如收缩压85~100mmHg,有肺淤血,可应用血管扩张剂和(或)正性肌力药(多巴酚丁胺、磷酸二酯酶抑制剂)。③如收缩压<85mmHg,无肺淤血,也无颈静脉怒张,应予快速补充血容量。④如收缩压<85mmHg,有肺淤血,应在血流动力学监测下补充血容量(肺毛细血管楔压应≤18mmHg),应用正性肌力药和(或)多巴胺>250μg/min或去甲肾上腺素等。

1.硝酸酯类　此类药物可缓解肺淤血而不增加心肌耗氧量,应予首选(Ⅰ类,B级)。硝酸甘油与硝酸异山梨酯可以口服、吸入或静脉应用。有证据表明,用硝酸甘油和低剂量呋塞米优于单用高剂量呋塞米。硝酸甘油喷雾吸入的方法为 1 次/5～10min;静脉滴注剂量起始为 5～10μg/min,可递增至 100～200μg/min。硝酸异山梨酯剂量为 1～10mg/h 静脉滴注。需严密监测血压,收缩压降至 90～100mmHg 应予减量;如收缩压继续下降,则应停用。但一般应使平均动脉压下降 10mmHg。

2.硝普钠　适用于重度心衰伴高血压危象,或症状严重且原有后负荷增加的患者(Ⅰ类,C级)。静脉滴注剂量从 15～25μg/min 开始,仔细加量至 50～250μg/min。必须十分严密地监测血压,根据血压调整合适的维持量。急性冠状动脉综合征患者硝酸酯类优于硝普钠,因后者可能引起"冠状动脉窃血综合征"。

3.吗啡及其类似物(Ⅱb类,B级)　吗啡能扩张静脉,也能使动脉轻度扩张,并降低心率。可采用静脉注射 3mg,必要时重复应用 1 次。

4.CCB　不推荐应用于急性心衰,包括地尔硫卓、维拉帕米和二氢吡啶类药物。

5.正性肌力药物　外周低灌注的患者可联合使用正性肌力药物。但应注意其改善血流动力学参数的益处会被其增加心律失常的危险所抵消,故应谨慎短期应用。多巴酚丁胺或中等剂量的多巴胺均可用,但由于慢性心衰急性加重的患者多半已在使用 β 受体阻滞剂,因而更适于应用磷酸二酯酶抑制剂(Ⅱa类,C级)。如米力农,可先给予 2.5～3mg 的负荷量,继以 20～40μg/min 静脉滴注。洋地黄类主要适用于房颤合并快速室率诱发的慢性心衰急性失代偿,应用毛花苷丙可帮助尽快控制心室率,缓解症状。

(五)原有药物的维持应用和调整

1.ACEI 类　不建议此时的患者调整 ACEI 的剂量,但如患者出现低灌注导致的肾衰竭,可酌情减量或暂时停用。

2.β 受体阻滞剂　当患者发生心衰的急性加重时,应注意鉴别是否与 β 受体阻滞剂的应用相关。与 β 受体阻滞剂应用有关的心衰加重,常发生在起用或剂量调整时。如果患者临床症状较轻,可以增加利尿剂剂量而继续使用 β 受体阻滞剂;但是如果症状严重,需要静脉使用正性肌力药物,可酌情暂时减量或停用 β 受体阻滞剂,直到患者临床状况稳定。但病情稳定后即应继续服用 β 受体阻滞剂。因研究证实,长期停服和(或)减少 β 受体阻滞剂的用量会增加慢性心衰患者的心脏性事件发生率;而与 β 受体阻滞剂应用无关的心衰加重的患者,停止使用该类药物将增加临床失代偿的危险,至少不会减少其危险。急性心衰并非应用 β 受体阻滞剂的指征,除非患者有持续性胸痛且应用吗啡无效,或有进行性心肌缺血、心动过速,可予静脉注射美托洛尔(Ⅱb类,C级)。

(刘翠英)

第二节　急性心力衰竭

2010 年中国心衰指南定义为心衰的症状和体征急性发作和(或)加重的一种临床综合征。除传统定义的心脏急症,还包括:慢性心衰的急性发作或加重、急性发作与加重的右心衰竭,以及非心脏原因所致的急性心功能障碍。急性心衰通常危及患者生命,必须紧急实施抢救和治疗。对于慢性心功能不全基础上加重的急性心衰,若治疗后症状稳定,不应再称为急性心衰。

目前,我国急性左心衰的发病率、死亡率缺乏大型流行病调查的结果。根据发病原因急性左心衰可分为心源性和非心源性两个类型。

(一)心源性急性心衰

1.急性左心衰

临床常见的急性左心衰多为慢性心力衰竭急性失代偿,约占70%。另外可见于急性冠脉综合征、高血压急症、急性心瓣膜功能障碍(主动脉瓣或二尖瓣狭窄、急性缺血性乳头肌功能不全、感染性心内膜炎伴发瓣膜腱索损伤)、急性重症心肌炎、围产期心肌病、严重心律失常(快速型心房颤动或心房扑动、室性心动过速)等。

2.急性右心衰

常见病因包括急性右心室梗死、急性大块肺栓塞及右侧心瓣膜病伴发急性右心衰竭。

(二)非心源性急性心衰

无心脏病患者由于高心排出量状态(甲亢危象、贫血、感染性败血症)、快速大量输液导致容量陡增、急性肺静脉压显著增高(药物治疗缺乏依从性、容量负荷过重、大手术后、急性肾功能减退、吸毒、酗酒、哮喘、急性肺栓塞)等引起急性肺水肿。

【诊断标准】

1.临床诊断

根据急性呼吸困难的典型症状和体征、NT-proBNP升高,一般诊断并不困难。进一步检查明确病因诊断,有助于进行针对性治疗。

(1)临床常用的急性心衰严重程度分级

1)Killip分级:用于急性心肌梗死功能损伤的评价。具体分级方法是:Ⅰ级:无心衰;Ⅱ级:有心衰,肺部中下野湿性啰音(肺野下1/2),可闻及奔马律,X线肺淤血;Ⅲ级:严重的心衰,有肺水肿,满布湿啰音(超过肺野下1/2);Ⅳ级:心源性休克、低血压(收缩压≤90mmHg)、发绀、少尿、出汗。

2)Forrester分级:根据临床表现和血流动力学状态分级,主要用于急性心肌梗死患者,也可用于其他原因急性心衰评价。血流动力学分级根据肺毛细血管楔嵌压(PCWP)或平均肺毛细血管楔嵌压(mPCWP)及心脏指数(CI):Ⅰ级 $PCWP \leqslant 17mmHg$,$CI > 2.2L/(min \cdot m^2)$,无肺淤血及周围灌注不良;Ⅱ级 $PCWP > 17mmHg$,$CI > 2.2L/(min \cdot m^2)$,有肺淤血;Ⅲ级 $PCWP < 17mmHg$,$CI \leqslant 2.2U(min \cdot m^2)$,周围组织灌注不良;Ⅳ级 $PCWP > 17mmHg$,$CI \leqslant 2.2L/(min \cdot m^2)$,有肺淤血和组织灌注不良。

3)临床程度分级:根据皮肤的干湿冷暖和肺部是否有湿啰音分为四个等级:皮肤干暖,无肺部啰音(Ⅰ级);皮肤湿暖伴肺部啰音(Ⅱ级),患者有急性左心衰和肺淤血;皮肤干冷伴肺部啰音(Ⅲ级),患者有肺淤血或肺水肿,并有早期末梢循环障碍和组织脏器灌注不良。皮肤湿冷伴肺部啰音(Ⅳ级),此时患者有急性左心衰还有心源性休克或其前兆。

(2)临床表现

1)发病急剧,患者突然出现严重呼吸困难、端坐呼吸、烦躁不安、呼吸频率达30～40次/分,频繁咳嗽,严重时咳白色泡沫状痰或粉红色泡沫痰,患者有恐惧和濒死感。

2)患者面色灰白、发绀、大汗、皮肤湿冷。心率增快、心尖部第一心音减弱、舒张期奔马律（S_3）、P_2亢进。开始肺部可无啰音，继之双肺满布湿啰音和喘鸣音。或有基础心脏病相关体征。心源性休克时血压下降（收缩压＜90mmHg，或平均动脉压下降＞20mmHg）、少尿（尿量＜17ml/h）、神志模糊。

3)急性右心衰主要表现为低血压综合征，右心循环负荷增加，颈静脉怒张、肝大、低血压。

（3）实验室和辅助检查

1)心电图：主要了解有无急性心肌缺血、心肌梗死和心律失常，可提供急性心衰病因诊断依据。

2)X线胸片：急性心衰患者可显示肺门血管影模糊、蝶形肺门，重者弥漫性肺内大片阴影等肺淤血征。

3)超声心动图：床边超声心动图有助于评价急性心肌梗死的机械并发症、室壁运动失调、心脏的结构与功能、心脏收缩/舒张功能的相关数据，了解心包填塞。

4)脑钠肽检测：检查血浆 BNP 和 NT-proBNP，有助于急性心衰快速诊断与鉴别，阴性预测值可排除 AHF，诊断急性心衰的参考值：NT-proBNP＞300pg/ml；BNP＞100pg/ml。

5)心肌标志物检测：心肌肌钙蛋白（cTnT 或 cTnl）或 CK-MB 异常有助于诊断急性冠状动脉综合征。

6)有创的导管检查：安置 Swan-Ganz 漂浮导管进行血流动力学监测，有助于急性心衰的治疗（见 Forrester 分级）。急性冠状动脉综合征的患者酌情可行冠状动脉造影及血管重建治疗。

7)其他实验室检查：动脉血气分析：急性心衰时常有低氧血症；酸中毒与组织灌注不足可有二氧化碳潴留。常规检查：血常规、电解质、肝肾功能、血糖、高敏 C 反应蛋白（hs-CRP）。

2.鉴别诊断

急性心衰常需要与重度支气管哮喘鉴别，后者表现为反复发作性哮喘，两肺满布高音调哮鸣音，以呼气为主，可伴少许湿啰音。还需要与其他原因的非心源性休克相鉴别。根据临床表现及相关的辅助检查、BNP 或 NT-proBNP 的检测，可以进行鉴别诊断并作出正确的判断。心源性肺水肿与非心源性肺水肿鉴别诊断见表 10-3。

表 10-3　心源性肺水肿与非心源性肺水肿的鉴别诊断

参数	心源性肺水肿	非心源性肺水肿
病史	急性心脏病发作	近期没有心脏病史
潜在非心脏病疾病	通常缺乏	存在
体格检查		
S_3 奔马律	存在	无，脉搏有力
心排出量状态	低心排出量；皮肤湿冷	高心排出量；皮肤温暖
肺部啰音	湿性啰音	干性啰音
实验室检查		

参数	心源性肺水肿	非心源性肺水肿
心电图	心肌缺血/心肌梗死	正常
NT-proBNP	＞300pg/ml	＜100pg/ml
心肌标志物	增高	正常
胸片	肺门影扩大,可呈蝴蝶状	肺周围阴影
肺毛细血管楔嵌压(PCWP)	≥18mmHg	＜18mmHg

【治疗原则】

急性心衰因发病急,病情重,治疗上应短期内稳定生命体征,纠正血流动力学异常,避免心衰进一步恶化。另外应注意去除诱发急性心衰的诱因、尽早针对急性心衰的病因治疗。

急性心衰救治措施应重点减轻心脏前后负荷,纠正血流动力学异常。

1.初始治疗

(1)体位

取坐位,双脚下垂,减少静脉回心血量,减轻心脏前负荷。

(2)吸氧

开始氧流量为 2～3L/min,也可高流量给氧 6～8L/min,需要时予以面罩加压给氧或正压呼吸。应用酒精吸氧(即氧气流经 50%～70%酒精湿化瓶),或有机硅消泡剂,使泡沫表面张力降低而破裂,有利于肺泡通气的改善。吸氧后保持血氧饱和度(SaO_2)在 95%～98%。

(3)控制出入量

急性心衰患者应严格控制饮水量和输液量保持每天出入量负平衡约 500ml/d,严重肺水肿者可负平衡至 1000～2000ml/d,甚至达 3000～5000ml/d,但应注意复查电解质并注意有无低血容量。

(4)镇静

吗啡是治疗急性肺水肿极为有效的药物,吗啡通过抑制中枢性交感神经,反射性降低外周静脉和小动脉张力,减轻心脏前负荷。吗啡能降低呼吸中枢和咳嗽中枢兴奋性,减慢呼吸和镇咳,松弛支气管平滑肌,改善通气功能。中枢镇静作用还能减轻或消除焦虑、紧张、恐惧等反应。通常采用吗啡 3～5mg 静脉注射,必要时每隔 15 分钟重复一次,共 2～3 次,或 5～10mg 皮下注射。但应注意低血压或休克、慢性阻塞性肺部疾病、支气管哮喘、神志障碍及伴有呼吸抑制的危重患者禁用吗啡。吗啡的不良反应常见恶心及呕吐,如症状明显,可给予止吐剂。

(5)快速利尿

强效袢利尿剂可大量迅速利尿,降低心脏容量负荷,缓解肺淤血。呋塞米 20～40mg 或托塞米 10～20mg,或布美他尼 0.5～1mg 静脉注射,根据利尿反应调整剂量。若袢利尿剂疗效不佳,可加用噻嗪类和(或)醛固酮受体拮抗剂。

(6)解除支气管痉挛

地塞米松 10mg 静脉注射和(或)喘定 250mg 静脉注射,持续哮喘时可用氢化可的松或氨茶碱加入 5%葡萄糖溶液中静脉滴注,但急性心肌梗死时氨茶碱慎用。

2.血管活性药物的应用

（1）血管扩张剂

降低左、右室充盈压和全身血管阻力，减轻心脏负荷，缓解呼吸困难。但当患者收缩期血压＜90mmHg或存在严重的主动脉瓣及二尖瓣狭窄、肥厚性梗阻型心肌病时禁用。

硝酸酯类：不减少每搏心输出量和不增加心肌耗氧情况下能减轻肺淤血，常用硝酸甘油加入5％葡萄糖液静脉滴注，初始剂量5～20μg/min，最大剂量100～200μg/min，密切监测血压，应防止血压过度下降。

硝普钠：对于严重心衰患者和原有后负荷增加者（如高血压心衰或二尖瓣反流），推荐硝普钠从0.3μg/(kg·min)静脉滴注缓慢加量至1～5μg/(kg·min)。本药适应短期使用，长期应用可引起硫氰酸盐毒性。

（2）重组人脑钠肽（rhBNP，奈西立肽）

它通过血管环鸟苷-磷酸受体通路介导血管扩张，利钠、利尿，降低肺毛细血管楔嵌压和肺动脉压，能够适度抑制交感神经系统，醛固酮和内皮素等血管收缩神经激素，对于纠正急性心衰时血流动力学异常具有较好作用。通常负荷量1.5μg/kg静脉注射，再以维持剂量0.0075μg/(kg·min)静脉注射24小时，最常见不良反应为低血压。

（3）乌拉地尔

具有外周和中枢双重扩血管作用，可降低血管阻力，降低PCWP，缓解呼吸困难，降低后负荷，增加心输出量。根据患者血压情况给予负荷剂量静脉注射12.5～25mg，再以维持剂量25～400μg/(kg·min)维持。

3.正性肌力药物

适用于低心排综合征（如症状性低血压），或心排出量降低伴有淤血的患者，可减轻低灌注所致的症状，保证重要脏器的血供。

（1）多巴酚丁胺

在急性心衰中短期应用，主要是缓解症状。起始剂量2～3μg/(kg·min)，通常不需要负荷剂量，最大剂量可达20μg/(kg·min)，停药前应逐渐减量至停止。多巴酚丁胺可诱发室性或房性心律失常、心动过速，也可诱发冠心病患者胸痛或加重心肌缺血，使用过程中应注意观察。

（2）多巴胺

小剂量多巴胺[＜3μg/(kg·min)]可激活多巴胺受体，降低外周血管阻力，增强肾、冠状动脉和脑血流。中等剂量[3～5μg/(kg·min)]刺激β受体，直接或间接增加心肌收缩力及心排出量。大剂量[＞5μg/(kg·min)]则作用于α受体导致血管收缩和血管阻力增加，用于维持伴有低血压的心衰患者，但可增加心率，诱发心动过速或心律失常，应注意观察。

（3）磷酸二酯酶抑制剂

常用药物为米力农，首剂为25μg/kg，稀释后15～20分钟静脉注射，继之0.375～0.75μg/(kg·min)维持静脉点滴。临床也可以直接采用缓慢静脉滴注，尤其对低充盈压患者可避免低血压风险。

（4）毛花苷丙

如患者未长期服用地高辛等洋地黄类药物，可首剂给予0.4mg，以5％葡萄糖注射液稀释后缓慢注射,6～8小时后可根据需要再给予0.2mg静脉注射,但目前已不主张快速洋地黄化。洋地黄尤其适合于:①低心排量心衰;②心房颤动快速心室率心衰。使用过程中应注意:急性心肌梗死(发病24小时内)、急性心肌炎、低钾血症或Ⅱ度以上房室传导阻滞者禁用,甲状腺功能低下者也应慎用。

（5）其他

钙增敏剂左西孟旦,松弛素,血管加压素 V_2 受体拮抗剂,腺苷受体拮抗剂等需要更多临床证据的支持。

4.非药物方法的应用

（1）主动脉内球囊反搏

是一种有效的改善心肌灌注且同时降低心肌耗氧量,增加心排出量的治疗手段,适用于心源性休克、血流动力学障碍的严重冠心病(急性心肌梗死合并机械并发症)或顽固性肺水肿等。

（2）人工机械通气

急性心衰时由于肺淤血(水肿)、心功能损伤、组织灌注不良,患者会出现不同程度的低氧血症和组织缺氧,人工机械通气维持 SaO_2 在95%～98%,可以有效防止外周脏器和多器官功能衰竭。

无创通气治疗是一种无需气管插管、自主呼吸触发的机械通气治疗,包括两种方法:持续气道正压通气(CPAP)和双水平气道正压通气(BiPAP),可进一步较少呼吸做功和提高全身代谢需求。

气管插管机械通气治疗,是有创性机械通气,主要用于病情恶化,伴随发生Ⅰ型或Ⅱ型呼吸衰竭者,对无创机械通气无反应的患者,以及继发于ST段抬高型急性冠状动脉综合征所致的肺水肿。

（3）血液净化治疗

适于高容量负荷如肺水肿,且对袢利尿剂和噻嗪类利尿剂抵抗者,能够减轻肺水肿和外周水肿,改善血流动力学,且有助于恢复对利尿剂的治疗反应。

（4）病因治疗

首先寻找导致急性心衰的发病原因和诱发因素,从根本上缓解和治疗心衰。

1）急性冠状动脉综合征并发急性心衰:冠状动脉造影证实为严重左主干及多支血管病变且能够进行介入治疗者,尽早行急诊经皮冠状动脉介入治疗,血运重建可以明显改善心衰。

2）急性心脏机械并发症并发急性心衰:急性心肌梗死后并发心室游离壁破裂、室间隔穿孔、重度二尖瓣关闭不全;或由于心脏瓣膜疾病并发症,如腱索断裂,或感染性心内膜炎导致的瓣膜穿孔引起的急性心脏瓣膜关闭不全;主动脉瓣或二尖瓣的严重狭窄以及联合瓣膜病的心功能急性失代偿期,外科手术有助于改善病情。

【预防和预后】

急性心衰住院病死率约3%～4%,严重者达20%,而且出院后60天内因心血管事件导致的再住院率达到30%～50%。慢性心衰和非心源性急性心衰患者避免诱发因素,可以预防急性心衰的发生。急性心肌损害尽早针对病因治疗,可以减轻急性心衰的发生发展。在急性发作阶段改善患者症状,病情稳定后进行综合治疗措施,可以降低病死率。

（徐法志）

第三节 心源性休克

【概述】

休克是指各种原因,包括感染、出血、脱水、心力衰竭、过敏和严重创伤等强烈致病因素下,引起有效循环血量急剧减少,导致全身性微循环功能障碍,使脏器血流灌注不足,引起缺血、缺氧、代谢障碍及重要脏器细胞结构和功能损害,直至细胞死亡为特征的全身性病理生理综合征。

心源性休克则是心力衰竭的极期表现,由于心脏排血功能衰竭,不能维持最低限度的心排血量,导致血压下降,重要脏器和组织供血严重不足,引起全身性微循环功能障碍、多器官结构和功能损害为特征的病理生理综合征。心源性休克比心力衰竭更为严重,一般心衰不伴有低血压,且缺血症状和微循环障碍亦较轻,心脏指数(CI)多在 $2.2\sim2.5L/(min \cdot m^2)$,但心源性休克 CI 常 $<2.0L/(min \cdot m^2)$,且还伴有低血压和休克症状。引起心源性休克的病因很多,如各种原因造成心肌收缩力减弱、心室射血障碍、心室充盈障碍、严重心律失常、心脏直视手术后低排综合征等。由急性心肌梗死并发心源性休克的发生发展和发生机制是错综复杂,又相互影响,其中心肌大面积坏死致心脏舒缩功能障碍起了主导作用,若不及时改善心功能,尽可能缩小梗死范围,势必导致恶性循环,使休克难以逆转,最终可导致死亡。

【诊断步骤】

(一)病史采集要点

1.起病情况

心源性休克一般发生在大面积急性心肌梗死或多次心肌梗死的患者,80%在起病 24h 内发生,部分患者起病后即出现休克,临床上迅速出现心肌梗死和休克的双重症状。

2.主要临床表现

根据心源性休克发生发展过程,大致可分为早、中、晚 3 期。

(1)休克早期

此期机体处于应激状态,患者表现为烦躁不安、恐惧、精神紧张,但神志清醒,面色和皮肤稍苍白或轻度发绀,肢端湿冷,大汗,心率增快,可伴恶心和呕吐,血压正常甚至可稍高于或低于正常,但脉压变小,尿量减少。

(2)休克中期

随着休克症状进一步加重,患者表情淡漠,反应迟钝,意识模糊或欠清,全身软弱无力,脉搏细速或不能扪及。心率>120 次/min,收缩压<8.0mmHg,脉压<20mmHg,面色苍白、发绀、皮肤湿冷升值出现大理石样花纹。尿量<17mL/h 或无尿。

(3)休克晚期

此期属于休克的难治期。可出现弥散性血管内凝血(DIC)和多器官功能衰竭的症状。前者可引起皮肤、黏膜甚至内脏的出血,后者则表现为急性肝、肾和脑等重要脏器功能障碍及衰竭的相应症状。

3.既往病史

若发现可能致病的病因有较大意义。以急性心梗死为例,本病常发生在中老年人群,常有心前区剧痛,可持续数小时,可伴恶心和呕吐、大汗、严重心律失常和心功能不全病史,既往甚至因急性供血不足导致脑卒中等。少数患者有多次心肌梗死病史。

(二)体格检查要点

1.一般情况

休克早期神志清楚,烦躁不安,中、晚期意识模糊甚至嗜睡昏迷,表情淡漠,反应迟钝。软弱无力。

2.生命体征

血压正常,也可稍高于或低于正常,但脉压变小,中、晚期血压明显下降,收缩压＜80mmHg,甚至测不出,脉压＜20mmHg。脉搏细速或不能扪及,心率常超过 120 次/min。

3.皮肤、黏膜

面色苍白,口唇和肢端发绀,皮肤湿冷,当发展到弥散性血管内凝血(DIC)时,可有广泛皮肤、黏膜的淤点和淤斑。

4.心脏体征

心浊音界轻到中度扩大,第 1 心音低钝,可有第 3 或第 4 心音奔马律,若并发乳头肌功能不全或是腱索断裂,在心尖区可出现粗糙的收缩期反流性杂音;并发室间隔穿孔者,在胸骨左缘第 3、第 4 肋间出现响亮的收缩期杂音,双肺底可闻及湿啰音。

5.其他

当休克进展到重要器官功能障碍时,有相应的临床体征。

(三)门诊资料分析

1.血常规

白细胞增多,一般在(10～20)×10^9/L,中性粒细胞增多,嗜酸性粒细胞减少或是消失。血细胞压积和血红蛋白增高常提示血液浓缩。并发 DIC 时,血小板进行性降低,出、凝血时间延长。

2.尿常规和肾功能检查

尿量减少,可出现蛋白尿,红、白细胞和管型。并发急性肾功能衰竭时,尿比重先偏高后偏低,最后固定在 1.010～1.012 之间,血尿素氮和肌酐增高,尿/血肌酐比值常降至 10,尿渗透压降低,使尿/血渗透压之比＜1.5,尿/血尿素比值＜15,尿钠可增高。

(四)继续检查项目

1.心电图检查

心电图对急性心肌梗死的诊断帮助颇大,典型者常有病理性 Q 波,ST 段抬高和 T 波倒置。但应注意,约 20%～30%急性心肌梗死无上面的变化,须结合临床表现和其他有关检查作出诊断。一般认为,心电图对急性心肌梗死诊断的敏感度和特异度均为 80%左右,故凡遇到不明原因休克,均应常规做心电图检查,以排除心梗。

2.血清酶学检查

血清门冬氨酸氨基转移酶(AST)、LDH1、肌酸激酶(CK)及其同工酶(CK-MB)均明显增高,尤以 CK 和 CK-MB 的特异度和敏感度均极高,分别达 100％和 99％,其升高幅度和持续时间有助于判断梗死范围和严重程度。

3.心肌结构蛋白

血清肌红蛋白在发病 2～3h 内增高,对早期诊断心梗颇有价值,其增高幅度与梗死范围呈正相关。血清肌凝蛋白轻链Ⅰ和轻链Ⅱ在急性心肌梗死是明显增高。心肌特异性肌钙蛋白 cTnT 和 cTnI 在心梗早期(3～4h)即呈阳性,且持续 1～2 周,其值与梗死面积呈正比。

4.血清电解质、酸碱平衡及血气分析

血清钠可偏低,血清钾高低不一,少尿时血清钾可明显增高,休克早期可有代谢性酸中毒合并呼吸性碱中毒,中、晚期常为代谢性酸中毒合并呼吸性酸中毒。pH 降低,氧分压和血氧饱及度降低,二氧化碳分压增加,乳酸水平与缺氧程度呈正相关。

5.弥散性血管内凝血(DIC)检查

当休克晚期并发 DIC,血小板数量进行性下降,功能异常,凝血酶原时间延长,纤维蛋白原降低,全血凝固时间>10min,凝血因子Ⅰ、Ⅱ、Ⅴ、Ⅷ、Ⅹ、ⅩⅡ都减少。间接证据还有 FDP 测定、3P 试验、Fi 试验等。

6.微循环灌注情况检查

(1)皮肤和肛门的温差:分别测定皮肤和肛门的温度,正常情况下前者比后者低 0.5℃ 左右,休克时皮温下降,而肛温不下降甚至升高,二者温差增大,当温差>1.5℃,则往往表示休克严重,当>3℃时表示微循环已处于严重衰竭状态。

(2)眼底和甲皱检查:眼底检查可见小动脉痉挛和小静脉扩张,严重时出现视网膜水肿。甲皱检查可见毛细血管内充盈时间延长等。

(3)红细胞压积检查:当周围末梢血的红细胞压积比中心静脉红细胞压积高出 3％ 容积时,表明有外周血管明显收缩。

7.X 线检查

心肌梗死急性期冠状动脉造影的价值在于:①肯定胸痛的原因,约 10％～20％ 急性心肌梗死患者入院时心电图未能提供溶栓治疗的证据,此时,冠状动脉造影能显示某一心外膜冠状动脉主干血栓性阻塞,有助于肯定急性心肌梗死的诊断;②明确溶栓治疗后冠状动脉再通情况,后者难以用心电图和血清酶测定加以肯定;③指导机械性介入性疗法(直接 PCI 或溶栓无效后做补救 PCI),为溶衄栓疗法、经皮冠脉腔内成形术(PTCA)和冠脉搭桥术(CABG)提供资料。下列情况时主张行心肌梗死急性期冠状动脉造影:①心肌梗死诊断不肯定;②严重心肌梗死例如心源性休克,Killip 分级Ⅲ级、Ⅳ级;③持续性或复发性心绞痛;④溶性治疗反指征时;⑤计划行 PCI 疗法。计波摄影和选择性心室造影,对心梗的病情估计有一定帮助。此外,床旁 X 线向胸片可发现有无肺水肿、肺淤血征象,以评价心功能。近年来,通过其他现象技术,对心源性休克的病因鉴别颇有帮助。

8.血流动力学监测

由于泵衰竭的血流动力学改变出现于临床和 X 线改变之前,因此及时地监测可以得到各项精确的参数,为早期诊断和治疗提供依据。此外,也为治疗效果和估计预后提供依据。监测项目包括心率、呼吸、肺毛细血管楔压(PCWP)、尿量改变、心排血量、动脉压、中心静脉压等。

9.其他检查

视需要可做超声心动图、放射性核素心肌显像等有关检查。

【诊断对策】

(一)诊断要点

急性心肌梗死合并心源性休克的诊断主要根据临床表现及实验室有关检查。凡确诊为急性心肌梗死时,下列情况需考虑心源性休克:

1.非高血压患者收缩压<80mmHg,或高血压患者血压下降超过 80mmHg,收缩压<100mmHg持续 0.5h 以上。

2.出现周围循环衰竭的症状。皮肤湿冷、发绀、脉搏细弱或不能扪及和高乳酸血症等。

3.神志改变,出现意识模糊、嗜睡、烦躁不安或昏迷。

4.尿量<20mL/h。

5.纠正引起心输出量和高血压下降的因素,如低血容量、心律失常、低氧血症等后休克仍存在。

6.排除其他引起血压下降的原因,如严重心律失常、代谢性酸中毒、剧烈疼痛等。

(二)鉴别诊断要点

急性心肌梗死合并心源性休克应与下列疾病相鉴别。

1.迷走神经亢进综合征

多见于急性下壁心肌梗死,因为下壁心肌梗死 80%~90%为右冠脉根部闭塞,已发生窦房结缺血,从而导致迷走神经张力增高,出现心率下降、血压下降、面色苍白、大汗淋漓、恶心呕吐等一系列休克表现,往往静脉注射阿托品后得以治愈,阿托品无效时可以静脉点滴异丙肾上腺素。

2.代偿性低血压

急性心肌梗死有 1/3~1/2 的患者发病后血压下降,但血压下降的同时并无末梢循环不足,也无少尿等休克症状,此种低血压不能按休克处理,注意观察血压即可。其发生的机制尚不清楚。

3.低血容量性休克

患者由于呕吐、胆寒及不能进食,可以发生低血容量性休克,可以发生在发病的当时,但大多数发生在发病后 5~7d。治疗以补充血容量为主,但应掌握好补液的量。

4.心律失常引起的休克

阵发性室性心动过速常容易发生休克,此外心动过速和过缓都均可引起休克,此时应按照心律失常处理。

5.应用血管扩张药引起的低血压和休克

应该按照相应情况酌情处理。

(三)临床类型

按休克的严重程度临床上可分为轻、中、重和极重度休克。

1.轻度休克

表现为神志清楚,患者烦躁不安,面色苍白、口干、出汗、心率>100次/min,脉速有力,四肢尚温暖,但肢体稍发绀,发凉,收缩压<80mmHg,脉压<30mmHg。

2.中度休克

面色苍白,表情淡漠,四肢发冷,肢端发绀,收缩压在60～80mmHg左右,脉压<20mmHg,尿量明显减少(<17mL/h)。

3.重度休克

神志欠清,意识模糊,反应迟钝,面色苍白,发绀,四肢厥冷,皮肤出现大理石样花纹改变,心率>120次/min,心音低钝,脉细弱无力或稍加压后消失,收缩压降至40～60mmHg左右,尿量明显减少或者无尿。

4.极重度休克

神志不清,昏迷,呼吸浅而不规则,口唇皮肤发绀,四肢厥冷,脉搏极弱或扪不到,心音低钝或呈单音心律,收缩压<40mmHg,无尿,可有广泛皮下黏膜、内脏出血,多器官功能障碍。

【治疗对策】

(一)治疗原则

急性心肌梗死并心源性休克的诊断一旦确立,其基本治疗原则如下:

1.绝对卧床休息,立即吸氧,有效止痛,尽快建立静脉给药通道,尽可能迅速地进行心电监护和建立必要的血流动力学监测,留置尿管以观察尿量和加强支持治疗。

2.如有低血容量状态,先扩充血容量,若并代谢性酸中毒,及时给予5%碳酸氢钠150～300mL,纠正水电解质和酸碱平衡紊乱,根据心功能和血流动力学监测资料,估计输液量和输液速度,一般情况下每日补液量控制在1500～2000mL。

3.补足血容量后,若休克仍未纠正,应考虑血管活性药物,常用的有多巴胺、多巴酚丁胺、间羟胺、去甲肾上腺素、硝酸甘油和硝普钠等。

4.尽量缩小心肌梗死范围,挽救濒死和严重缺血的心肌,这些措施包括静脉或冠脉内溶栓治疗,施行紧急PTCA和冠脉搭桥术。

5.积极治疗并发症(如心律失常)和防止脑、肺、肝等重要器官功能衰竭,防止继发感染。

6.药物治疗的同时或者药物无效时,有条件单位可采用机械性辅助循环,如主动脉内球囊反搏术、左室辅助泵或双室辅助泵等。

(二)治疗计划

一般治疗措施:

1.止痛　止痛首选吗啡,但应注意使用的禁忌证,此时可改用哌替啶。止痛剂的剂量应根据疼痛程度、病情及个体情况差异而定。剧痛者可用吗啡3～5mg加于5%葡萄糖液20～40mL缓慢静注,必要时5～15min后重复上述剂量,有效后改为皮下或静脉滴注(500mL输液中加5～10mg);哌替啶剂量为25mg加于5%葡萄糖液20～40mL缓慢静注。一般疼痛采用皮下注射吗啡5～10mg,哌替啶50～100mg,必要时2～4h后重复。在应用止痛剂的同时,可酌情使用镇静剂如地西泮、苯巴比妥等。

2.供氧　常规吸氧,保持呼吸道通畅,建议使用40%浓度氧(流量约5L/min),对重度缺氧者可提高到 60%。当面罩或鼻饲导管供氧效果不佳时,宜及时做气管插管或气管切开行人工机械辅助呼吸。

3.补充血容量 休克患者通常都有血容量的绝对或相对不足,须迅速补充有效血容量。首选 6%低分子右旋糖酐 250～500mL 静脉滴注,扩容和改善微循环效果很好。还可选用 5%葡萄糖生理盐水或平衡液 500mL 静滴。补液时应尽量参照 PCWP 值。一般情况下急性心肌梗死并心源性休克 24h 输液量宜控制在 1500～2000mL。是否补液充足除根据 PCWP 值外,还可根据临床表现、颈静脉充盈度、血压、脉压、休克指数、尿量等指标综合分析。

4.血管活性药物和正性肌力药物的应用

①血管活性药物

血管活性药物只在补充血容量基础上,血压仍不能提升时或休克症状未见缓解时使用。紧急情况下,由于有效血容量难以一时补齐,可先用血管收缩药物暂时提升血压以保证重要器官的供血,一旦症状改善后迅速减量至停用。使用时必须及时纠正酸中毒,且剂量不宜过大,高血压患者收缩压维持在 100～120mmHg,而无高血压患者则维持在 90～100mmHg。根据血气分析及二氧化碳结合力等参数慎重补碱。常用药物可选多巴胺和间羟胺,剂量为 10～30mg 加于 5%葡萄糖液 250mL 内静滴。也可酌情使用其他血管扩张剂。

②正性肌力药物

上述治疗后休克仍控制不佳时,可考虑应用非洋地黄类正性肌力药物,至于洋地黄类强心剂,一般认为在心梗后 24h 内,尤以 6h 内应避免使用,因为洋地黄易诱发室性心律失常,早期患者对洋地黄耐受性差,副反应大。常用药物:β 受体兴奋剂如多巴胺和多巴酚丁胺,二者均需静脉内给药,新合成的具有多巴胺和 β_1 受体兴奋作用的制剂多培沙明,其强心和抗心泵衰竭的作用较多巴胺和多巴酚丁胺更为有效;双异吡啶类如氨力农和咪利酮。

(5)肾上腺皮质激素

心源性休克时应用肾上腺皮质激素,目前尚无统一意见,多数学者认为急性心肌梗死并心源性休克应使用激素,且主张早期使用(休克 4～6h 内),超过 9h 后往往无效。激素使用原则是大剂量短疗程,如氢化可的松 200～1600mg/d,或者地塞米松 20～100mg,分 4～6 次静脉推注或滴注。用药 1～3d,病情改善后迅速停药。注意副反应和病情变化。

(6)新型抗休克药

①纳洛酮:首剂 0.4～0.8mg 静注,必要时 2～4h 后再静注 0.4mg,继而 1.2mg 置于 500mL 输液中静滴;

②1,6-二磷酸果糖:10～30g/d,分 2～3 次静滴,可连用 2～7d。

(7)机械性辅助循环

主动脉内球囊反搏术,越早效果越好,该手段已成为紧急 PTCA 和冠脉搭桥术前、术中、术后维持循环的重要措施之一。

(8)病因治疗

病因治疗时心源性休克能否逆转的关键措施,以急性心肌梗死为例:

①急诊 PCI:在心源性休克中,急诊 PCI 完全再血管化可能挽救患者生命,该方法应当用于一切有条件开展该疗法的心导管室,尤其当存在溶栓治疗反指征或疗效不肯定(如老年患

者)时;

②心源性休克PCI:心源性休克是急性心肌梗死时PCI的重要应用指征之一,使患者的预后改善。常规治疗心源性休克时,死亡率高达80%～100%。约7.5%急性心肌梗死患者在病情演变中发生心源性休克。以往用PCI治疗急性心肌梗死早期心源性休克使死亡率降低为30%～55%(平均45%)。

【病程进展及监测】

心源性休克病情进展甚快,一般在出现后24h内死亡,为此应严密观察病情和不断根据患者的血流动力学、呼吸以及代谢状态制订合理的治疗方案。当前大多数冠心病监护病房(CCU)所用的是视力观测心电图或检测心律失常的自动心率仪,其效率仅约为65%。

1.血流动力学监测

中心静脉压、肺动脉舒张压、肺毛细血管楔压以及心排血管量。根据心排血量计算的各种指数,可用于估计病情预后,当心脏工作量>3.0kg/m² 时,预后较佳,低于此数值者预后差。

2.观察尿量的改变,对病情预后也是一项不可忽视的指标。

3.动脉血的常规气体分析,监测血氧含量及饱和度的变化。

4.常规进行血pH、二氧化碳以及重碳酸盐的监护测定。

【疗效判断】

心源性休克病情好转判断的主要指标:

1.皮肤变红转温,神志渐清醒,大汗停止。尿量增多(30mL/h 以上)。

2.血压维持在 90/60mmHg 以上,脉压在 30mmHg 以上。

3.CVP 在 10～20cmH_2O,PCWPd 22～27cmH_2O 左右。

4.CI 在 2.5～3.0L/(min·m²)以上。

【预后评估】

1.Killip 和 Kimball 以左室功能为依据分成 4 级

Ⅰ级:无第 3 心音(S_3)或肺湿啰音。病死率为 5%。

Ⅱ级:有 S_3 或(和)肺湿啰音(<50%肺野)。病死率 25%。

Ⅲ级:肺湿啰音>50%肺野,肺水肿。病死率 45%。

Ⅳ级:心源性休克。病死率 80%～100%。

2.目前心源性休克诊断基于动脉压降低、尿量明显减少、肺水肿和酸中毒,此时应做急诊冠状动脉造影,主动脉内气囊泵反搏以改善血流动力学,然后行 PTCA。临床上,单纯用药物治疗心源性休克,其病死率高达 80%,溶栓治疗不能显著降低病死率。所以当患者入院时处于心源性休克状态,不溶栓而直接将其送入心导管室,因为溶栓疗法并不给这些患者带来任何益处。一般 STEMI 通常在发病 12h 内选择急诊 PCI 且只处理梗死相关血管。合并心源性休克患者的急诊 PCI 时间窗较宽且不限于仅处理梗死相关血管。如果不能对多支病变进行相对完全的经皮血管重建,应考虑外科处理。无论采用何种血管重建方法,均推荐 IABP 支持。值得铭记的是,NSTEMI 和 STEMI 合并心源性休克的死亡率相似。尽管采用了 PCI 和 IABP 等积极干预措施,急性心肌梗死合并心源性休克的死亡率仍然很高。与以往的年龄上建议不同,新近的研究表明 75 岁以上的急性心肌梗死合并心源性休克患者仍可从急诊 PCI 获益,该指南推荐心源性休克作为急诊 PCI 的 I c 类指征。值得注意的是,指南并未推荐这类患者接受急诊 PCI 的确切时间窗,只是较笼统地指出时间窗放宽。可能是因为考虑到对这类患者目前没有更好的治疗策略,PCI 可能是唯一的希望而留有余地。

（杜伟远）

第四节　射血分数正常的心力衰竭

近年来 ACC/ESC 以 LVEF 作为划分心衰的依据,进一步将心衰分为射血分数正常的心力衰竭（HFNEF）及射血分数降低的心衰（HFREF）。

HFPEF/HFNEF 也就是既往我们所定义的舒张性心衰,大多数学者认为 HFPEF/HFNEF 是指患者存在心力衰竭症状体征,并除外二尖瓣狭窄、心包炎及非心源性疾病所致的呼吸困难、水肿、乏力等,超声诊断提示左室射血分数正常（EF＞50%）的一类心力衰竭。HF-PEF/HFNEF 存在心室舒张功能障碍、室壁松弛受损,心室壁顺应性降低,室壁僵硬等特点。

根据超声检查结果,目前由轻至重将 HFPEF/HFNEF 分为:弛缓受损、假性正常化、可逆性限制性充盈及不可逆性限制性充盈等四个等级。

在临床诊断心衰人群中,HFPEF/HFNEF 患病率从 20 世纪 80 年代的 37% 上升到 21 世纪初超过 50%,同时随着时间及检测手段的发展,其发病率存在逐年增高的趋势。其发病与年龄、性别（女性）、超重或肥胖、糖尿病、房颤、贫血、高血压、慢性肾功能衰竭、HIV 感染、缺血性心脏病等相关,其临床预后与射血分数降低的心力衰竭 HFREF 相似,5 年死亡率超过 65%。心衰 NYHA 分级（Ⅲ或Ⅳ）、女性、老年是死亡的重要预测因子。

【诊断标准】

1.主要标准

阵发性夜间呼吸困难、颈静脉怒张、肺部啰音、胸片提示心影扩大、急性肺水肿、S_3 奔马律、中心静脉压增高（右心房压力＞16cmH$_2$O）、肝颈静脉回流征、治疗后 5 天内体重减轻＞4.5kg。

2.次要标准

双侧踝部浮肿、夜间咳嗽、轻度活动后呼吸困难、胸腔积液、肺活量降低超过 1/3、心动过速（HR＞120 次/分）。同时存在 2 个主要诊断标准或是存在 1 个主要诊断标准＋2 个或以上次要标准被认为是存在心衰的症状体征。

【治疗原则】

当前 HFNEF 治疗的目标主要集中于:①缓解症状;②治疗原发病;③针对发病原因进行治疗。其治疗要点包括以下几方面。

1.纠正液体潴留

利尿剂可缓解肺淤血和外周水肿症状,但不宜过度,以免前负荷过度降低而致低血压。

2.逆转左室重构,改善心脏的舒张功能

(1)ACEI/ARB:肾素-血管紧张素系统(RAS)尤其血管紧张素Ⅱ,通过促进心肌肥厚和心肌纤维化进而影响心室舒张期的松弛调节,抑制左室松弛,增加左室的僵硬。基于上述作用机制,ACEI及ARB抑制RAS系统,调节心室与动脉压力,逆转左室肥厚和改善心肌及动脉弹性,在理论上能够改善心肌舒张功能。然而部分临床试验却未能达到预期的目标。

ACEI:超过50%的HFNEF患者应用ACEI类药物进行治疗。2006年,欧洲53个心脏中心同时进行的PEP-CHF研究,该试验入组850名患者(年龄≥70岁,EF>40%)安慰剂组与培哚普利2mg/d,治疗舒张性心衰,随访26.2个月,发现初级终点全因死亡率及意外心衰住院率无显著差异(培哚普利与安慰剂23.6%与25.1%;HR0.92;95% CI 0.70 to 1.21;P=0.545)。而次级终点:培哚普利能够改善NYHA分级(P<0.03),降低1年心衰住院率(P=0.033),增加52周6分钟步行试验的距离(P=0.011);但是超过1年,其降低心衰住院率的效果不再明显。本次因该试验人组人数未达到预定目标,35%的治疗组患者及37%安慰剂组患者服用知情的ACEI类药物,这使得培哚普利治疗HFNEF的最终结论具有更多的不确定性。Aronow WS,Kronzon I.选取42名患者(NYHAⅢ,既往存在心肌梗死病史,LVEF>50%),应用20mg依那普利联合呋塞米,对比单用呋塞米治疗合并缺血性心脏病病史的HFPEF(总共随访3个月),发现依那普利组NYHA分级改善,运动耐力提高,但是此试验样本量小,性别不均衡,非盲法研究,同时都存在缺血性心脏病的病史,使得结果推广受到限制。ZiM等选取74名患者(年龄≥65岁,NYHAⅡ~Ⅲ,EF>40%),应用40mg/d喹那普利与安慰剂治疗HFNEF,随访6个月,发现两组间6分钟步行试验,生活质量评分,NYHA分级改善情况无显著差异。此试验随访时间短,较高的脱落率,同时患者中复杂的合并症影响其最终结果分析,尤其是受到明显升高的血肌酐及血钾的影响使试验结果受到进一步的限制。

ARB:CHARM-Preserved研究(2003年),入选3023名NYHA(Ⅱ~Ⅳ),EF>40%,平均年龄67岁。患者随机双盲接受32mg/d坎地沙坦及安慰剂,随访中位数时间为36.6个月,22%的治疗组患者与24%的安慰剂患者经历了一级终点事件(心血管事件相关的死亡或是心衰住院)(HR 0.86;95% CI 0.74 to 1.00)。治疗组1次心衰住院率、心衰住院总人数及新发糖尿病患病率明显降低,而其他次级终点(如心血管事件死亡率,非致死性心梗或非致死性卒中的住院率或冠脉血运重建率)无明显差异,但是治疗组不良反应如肌酐升高、高血钾及低血压的发生率增高。坎地沙坦为治疗HF-NEF提供了中度有效的证据。

I-PRESERVE试验是一项人选4128名患者治疗HFNEF的长期随访、随机对照试验。患者NYHA分级Ⅱ~Ⅳ,EF>45%,平均年龄60岁,随访49.5个月,随机分为依贝沙坦300mg每日1次及安慰剂组,治疗组与安慰剂组一级终点全因死亡或住院率无明显差异(36%与37%,HR 0.95;95% CI 0.86 to 1.05;P=0.35)。次级终点如6个月明尼苏达心衰评分、混杂的血管事件、心血管死亡无明显差异,而治疗组肌酐及血钾增高明显。

对比ACEI及ARB作用,2008年香港选取年龄≥18岁,NYHAⅡ~Ⅳ具有临床心衰症状超过2个月,EF>45%患者,随机应用雷米普利10mg/d,依贝沙坦75mg/d及安慰剂3组,联合利尿剂治疗心衰,随访52周。3组间明尼苏达心衰生活质量评分,6分钟步行试验无显著差异。雷米普利或依贝沙坦联合标准的利尿剂治疗对比标准的利尿剂治疗在减轻心衰症状、改善运动耐量、降低再住院率间无明显差异。但是单用利尿剂能够改善患者 12、24、52 周的心衰症状,说明 HFNEF 多涉及到液体负荷过重的因素。

总的来说,对于 ACEI、ARB 治疗 HFNEF 的有效性还期待进一步多中心研究评估。

(2)β受体阻滞剂:随着神经内分泌学说的出现,β受体阻滞剂在心力衰竭中的治疗作用已引起国内外的重视。机制可能是:①降低心率可使舒张期延长,改善左室充盈和增加舒张终末期容量;②负性肌力作用可降低氧耗量,改善心肌缺血和心肌活动的异常非均一性;③抑制交感神经的血管收缩作用,降低心脏后负荷;④能阻止通过儿茶酚胺引起的心肌损害或灶性坏死。

评估奈比洛尔的全因死亡率及心血管事件的住院率的 SENIORS 研究,人组患者年龄≥70 岁,随访 21 个月,在亚组分析中发现奈比洛尔对于 EF＞40％的心衰与安慰剂比较一级终点无差异(HR 0.83;95％ CI 0.62 to 1.11;P＝0.203)。

Aronow WS 等选用平均年龄 82 岁,NYHA Ⅱ～Ⅲ,透壁心梗,EF≥40％的老年患者,随访 32 个月,普萘洛尔与安慰剂对比,全因死亡率(56％ vs 76％;P＝0.007),全因死亡联合非致死性心梗改善(59％ vs 82％;P＝0.002),1 年死亡率下降,但是 1 年心因性死亡率无差异。此实验由于入选人群存在心肌梗死等缺血性心脏病病史,因此实验结果的推广受到一定局限。

(3)钙通道阻滞剂:钙通道阻滞剂具有一定的负性肌力作用,可降低心肌耗氧量,延缓心肌细胞传导,改善心肌活动的异常非均一性,促进收缩和舒张的协调,通过扩张冠状动脉和外周血管,增加冠状动脉充盈,减轻心肌缺血,故可改善舒张功能和促进舒张期充盈,被认为最适用于治疗 HFNEF。Setaro 等评价维拉帕米治疗 20 例 HFNEF 男性患者(平均年龄 68 岁,EF＞45％),研究发现维拉帕米能够使患者运动耐量提高 33％(治疗后与治疗前 13.9 vs 10.7±3.4min),提高峰值心室充盈率 30％(2.29 vs 1.85 EDV/sec)(P＜0.05),但不影响左室射血分数。因此,维拉帕米有利于 HFNEF 治疗,但需要进一步的大样本多中心研究证实。

(4)地高辛:DIG 试验(2006 年)是一项随机、双盲、安慰一对照试验,入选 6800 名患者,随访 2～5 年,在其亚组实验中 988 名患者(EF＞45％),随机分组接受地高辛(地高辛又分为四个剂量组 0.125mg、0.25mg、0.375mg、0.5mg/d)及安慰剂治疗,随访 37 个月,治疗组(102 人)及安慰剂(119 人)一级终点全因死亡或住院率无明显差异(21％与 24％,HR 0.82;95％ CI 0.63～1.07;P＝0.136)。

3.积极控制血压

舒张性心衰的达标血压低于单纯高血压患者的标准,即收缩压＜130mmHg,舒张压＜80mmHg。

4.血运重建治疗

心肌缺血可以损害心室的舒张功能,冠心病患者若有症状性或可证实的心肌缺血,应考虑冠状动脉血运重建。

5.控制心房颤动心率和心律

心动过速时舒张期充盈时间缩短,心搏量降低。慢性心房颤动应控制心室率,心房颤动转复并维持窦性心律可能有益。

(刘　亮)

心血管疾病诊疗新进展

（下）

姜铁超等◎主编

吉林科学技术出版社

第十一章　心律失常

第一节　窦性心律失常

【概述】

正常心脏节律是由窦房结发放冲动所控制,冲动发放的频率为 60～100 次/min,冲动传出窦房结激动心房,再经房室结激动心室,心房→房室结→心室的电活动可通过心电图 P 波、QRS 波及 T 波来显示,因此窦性心律依赖于心电图的诊断。正常窦性心律心电图表现为 P 波在 II 导联直立,aVR 导联倒置,PR 间期 0.12～0.20s,P 和 QRS 频率 60～100 次/min,不同 P-P 间期的差异<0.12s。若窦房结发放或传出冲动异常即可出现窦性心律失常,包括窦性心动过速、窦性心动过缓、窦性停搏、窦房传导阻滞以及病态窦房结综合征等。

【诊断步骤】

(一)病史采集要点

1.窦性心律失常患者就诊的主诉症状常为心悸、胸闷、头晕、乏力等。

问诊时要突出以下要点:

(1)首发症状何时发生,症状发作持续最短与最长时间,最短与最长发作间歇时间。

(2)症状是否持续或偶发,有或无规律。

(3)症状是在静息状态下,抑或在运动或某种体位时发生或终止。

(4)症状发作时是否有黑矇、晕厥或抽搐。

(5)有无诱发症状的相关因素或疾病,如心肌缺血、缺氧、酸中毒、碱中毒、电解质紊乱、感染、甲状腺功能亢进、糖尿病、贫血、胆结石、精神刺激、过度饮酒、饮浓茶及吸烟等。

(6)药物治疗情况,如洋地黄、奎尼丁、胺碘酮、交感神经兴奋剂等。

(7)近期有无上呼吸道感染及腹泻史。

(8)过去有无类似症状,曾否做过心电图;有无心脏病的病史。

(9)注意伴随症状,因为这对提示原发病有重要意义。例如:

窦性心动过速伴随症状:

①窦性心动过速伴发热:常见于发热、甲状腺功能亢进症。

②窦性心动过速伴出汗:常见于甲状腺功能亢进症、低血糖、嗜铬细胞瘤。

③窦性心动过速伴呼吸困难:常见于心、肺功能不全。

④窦性心动过速伴发绀:常见于各种原因的缺氧。

⑤窦性心动过速伴面色苍白:常见于贫血。

⑥窦性心动过速伴低血压:常见于休克、心肌炎、心包压塞、肺栓塞。

⑦窦性心动过速伴高血压:见于嗜铬细胞瘤,亦见于应用升压药物。

窦性心动过缓伴随症状:

①窦性心动过缓伴低体温:见甲状腺功能减退。

②窦性心动过缓伴发热:常见于伤寒、白喉。

③窦性心动过缓伴低血压:常见于过量应用 β 受体阻滞剂。

④窦性心动过缓伴高血压:常见于颅内高压。

⑤窦性心动过缓伴心绞痛:常见于缺血性心脏病。

⑥窦性心动过缓伴异位心动过速:常见于慢-快综合征。

⑦窦性心动过缓伴昏迷:常见于甲状腺功能减退危象。

⑧窦性心动过缓伴乳头水肿:常见于颅内高压。

⑨窦性心动过缓伴小瞳孔:常见于吗啡中毒。

2.窦性心律失常患者起病情况

窦性心律失常起病的缓急主要依赖于继发疾病缓急。原发窦房结病变的窦性心律失常多数起病隐匿,病史较长,病情进展常缓慢。

3.窦性心律失常患者主要临床表现

①窦性心动过速心跳通常逐渐加快,并且逐渐减慢至正常,偶有持续性心跳加快。

②窦性心动过缓可无症状或出现心排血量不足症状,轻者乏力、头昏、眼花、失眠、记忆力差、反应迟钝或易激动等;重者为阿-斯综合征发作。

③窦性停搏和窦房传导阻滞造成长 RR 间期而无逸搏发生,可出现黑矇、短暂意识障碍或晕厥;严重时可出现阿-斯综合征或猝死。病态窦房结综合征除表现为窦性心动过缓、窦性停搏或窦房传导阻滞临床症状外,有时合并快速心律失常而表现为阵发性心悸、心慌和胸闷等。

(二)体格检查要点

1.注意血压变化、颈静脉搏动的频率是否与心室一致、心脏的大小、心尖部第 1 心音强度有无改变、心率的快慢、心律是否整齐、有无病理性杂音、有无贫血貌、有无甲状腺肿大、有无感染体征等。

2.窦性心动过速心率通常为 100～160 次/min,刺激迷走神经可使其频率逐渐减慢,停止刺激后又加速至原先水平。注意有无继发病的体征,如贫血貌、气促、发绀、四肢湿冷、甲状腺肿大、心脏增大和心脏杂音等。

3.窦性心动过缓心率＜60 次/min,可伴有心律不齐。

4.窦性停搏和窦房传导阻滞通常伴心律不齐,有漏搏。

(三)门诊资料分析(心电图)

1.正常窦性心律

(1)窦性 P 波规律出现,P 波直立,P_{aVR} 倒置。

(2)P 波频率在 60～100 次/min。

(3)PR 间期≥0.12s。

(4)同导联 PP 及 RR 间距差<0.12s。

2.窦性心动过速

(1)具有正常窦性心律的特点。

(2)P 波频率>100 次/min。

3.窦性心动过缓

(1)具有正常窦性心律的特点。

(2)P 波频率<60 次/min,一般不低于 40 次/mm。

4.窦性停搏

(1)在一段长间歇内无 P、QRS、T 波,这段时间与正常 PP 间隔不成倍数关系。

(2)若停搏时间过长,可出现交界性或室性逸搏及其他节律来代替窦房结的激动。

5.窦房传导阻滞

窦房结发出激动后遇到阻滞,不能下传激动心房。

(1)Ⅱ度窦房传导阻滞(Ⅰ型与Ⅱ型)

1)Ⅰ型(文氏型)的特点:①PP 间隔进行性缩短,直至 P 波脱落出现长 PP 间歇;②脱落的长 PP 间歇前的 PP 间隔最短;③长 PP 间隔<最短 PP 间隔的 2 倍;④长间歇后的 PP 间隔>长间歇前的 PP 间隔;⑤PR 间期固定。

2)Ⅱ型:①表现在规则的 PP 间期中突然出现一长间歇,长间歇内一组 P-QRS-T 波群全部脱落,长间歇与其前后的 PP 间隔呈倍数关系;②可同时出现不同传导比例,2∶1、3∶2、4∶3,诊断时应注明其传导比例;③明显的窦性心动过缓(心率<40 次/min),PP 间距规则,应高度怀疑为 2∶1 窦房阻滞。

(2)高度窦房阻滞指连续两个以上的窦性激动不能传入心房。心电图表现如下:

1)长 PP 间隔为短 PP 间隔的 3、4 倍或 5 倍等。可分别诊断为 3∶1、4∶1 或 5∶1 的窦房阻滞,或统称为高度窦房阻滞。

2)高度窦房阻滞因连续两个以上的窦性激动不能传入心房,引起较长时间的心脏停搏,而产生逸搏或逸搏心律。如果出现结性逸搏,则较容易形成逸搏-夺获心律及反复心律。

3)阻滞时间过长时,应与窦性停搏相鉴别,一般的窦性停搏无明显规律性,长、短 PP 间距不存在倍数关系;而高度窦房阻滞时,不论其阻滞程度如何,长、短 PP 间距总是呈倍数关系。

(3)Ⅲ度窦房传导阻滞(完全性窦房阻滞):指窦性激动完全被阻滞不能传入心房。心电图表现如下:

1)窦性 P 波完全消失,须与窦性停搏相鉴别。在Ⅲ度窦房阻滞时可见到房性逸搏或房性逸搏心律;而窦性停搏时,低位节律点往往也受到抑制而不出现逸搏。

2)Ⅲ度窦房阻滞有时可通过阿托品试验得到证实。静脉注射阿托品后如窦房传导功能改善,由Ⅲ度阻滞转为Ⅱ度阻滞时,说明为窦房阻滞;窦房传导功能不改善者即为窦性静止。

(四)继续检查项目

1.动态心电图

若普通心电图未捕捉到的一过性、间歇性窦性心律失常,可考虑动态心电图检查,它能充

分反映临床症状与窦性心律失常之间的关系,有助于:

(1)检测有症状的窦性心律失常。

(2)对病态窦房结综合征的心律失常进行定量分析。

2.运动试验

若心率<60 次/min,可考虑运动试验,即半分钟内下蹲 15 次,心率<90 次/min 者为运动试验阳性,可初步筛选窦房结功能不全。

3.阿托品试验

静脉注射阿托品 2mg。在开始注射前、注射完毕及注射后 1min、3min、5min、7min、10min、15min 观察心率,有助于:

(1)诊断病态窦房结综合征

结果判断:

1)阳性:出现下列情况之一者。

①心率<90 次/min。

②心率虽>90 次/min,但系房室交界区节律,或出现窦性停搏、窦房阻滞。

2)阴性:出现下列情况之一者。

①心率>90 次/min。

②原有窦房阻滞、窦性停搏消失。

以上情况说明窦房结功能正常,而系迷走神经张力过高所致。

(2)鉴别窦性心动过缓与窦房传导阻滞

结果判断:

1)如为窦性心动过缓,则心率逐渐加快。

2)若为窦传导阻滞,则心率成倍增加,窦房传导阻滞消失,常见于Ⅱ度窦房传导阻滞。

4.固有心率(IHR)

测定固有心率指的是窦房结在没有自主神经作用下的自身节律。

Jose 建议以普萘洛尔(心得安)0.2mg/kg,每分钟 1mg 的速度静脉注射以阻断交感神经,10min 后再静脉注射阿托品(0.04mg/kg),在 2min 内注射完以阻断迷走神经。3～5min 后测得的心率即为实测窦房结的固有心率(IHRo)。

判断标准:

(1)IHRo<80 次/min,提示窦房结功能低下。

(2)因 IHR 的正常值随年龄增长而下降。Jose 提出下列公式预测不同年龄的 IHR。

其公式:预测的固有心率(IHRp)=118.5-0.57×年龄。IHRp 的 95％可信限为 IHRp±18％。若 IHRo 低于此限值,则可判断为窦房结功能低下。

5.窦房结恢复时间(SNRT)

测定窦房结恢复时间具体方法有两种:

(1)经食管心房调搏法:经鼻孔插入 6F 双极食管电极至食管中段,根据食管心电图 P 波形态调整电极位置,以双向 P 波定位。刺激仪发放脉冲宽度为 10ms,脉冲电压为 15～30V。

(2)经静脉心房调搏法:经右侧股静脉插入两条 6F 四极标测导管,一条位于右心房上部作为刺激电极;另一条位于希氏束部位,记录希氏束电图。不论用哪种方法,测定前都要至少停用所有影响心脏的药物5个半衰期。

心房调搏主要是利用较高频率起搏心房,窦房结由于受到快速频率的刺激而处于抑制状态。待快速起搏突然停止,假如窦房结功能不好,则恢复窦性起搏的时间较长。测量最后一个脉冲信号到下一个窦性搏动P波的起点即为SNRT。

常用S_1S_1分级递增法刺激,从稍高于自身频率开始,以10~20次/min逐级递增。刺激频率一般递增至160~180次/min。每次刺激30s,间隔2~3min后再行第二次刺激,测量最后一个刺激到第一个恢复窦性节律的P波起点即为SNRT。

判断标准:

(1)一般成人SNRT<1500ms为正常,>1500ms为异常;老年人>1600ms为异常。>2000ms对病态窦房综合征具有肯定诊断意义。

(2)继发性SNRT延长:即停止调搏后第2、第3个甚至第5个周期突然延长(>1450ms)或周期长度延长超过3个周期,对病态窦房结综合征具有诊断意义。

(3)交界区恢复时间:停止调搏后恢复时不是窦性心律,而是交界性逸搏心律,从最后一个脉冲信号至交界性逸搏之间的时间为交界区恢复时间。如>1500ms,对病态窦房结综合征具有诊断意义。

6.窦房传导时间(SACT)

目前常用的为Narula法:取比自身心率快10次/min的脉冲频率S_1-S_1连续起搏心房8次,使之夺获心房而不引起窦房结的抑制,但起搏脉冲将控制和重建窦房结的节律,测出最末一个起搏信号A_2到其后的窦性P波A_3的周期(A_2-A_3)。

$$SNCT=1/2[(A_2-A_3)-(A_1-A_1)]$$

为了避免刺激的影响,有人主张将Narula法改为

$$SACT=1/2[(A_2-A_3)-(A_3-A_4)]$$

A_1-A_1为起搏前窦性心律,A_3-A_4为起搏后第一个窦性心律。

SACT正常值<120ms,>120ms为延长,>200ms为显著延长。

【诊断对策】

诊断要点

1.窦性心动过速的诊断要点

(1)窦性心律心电图特征。

(2)窦性P波的频率>100次/min。

(3)其发生与终止以逐渐增快与逐渐恢复为其特征。

窦性心动过速频率通常为100~160次/min,心率150~160次/min时,窦性P波可与前面的T波重叠,分析时应与室上性心动过速鉴别。

特发性窦性心动过速诊断要点:

(1)临床表现

①休息或轻微活动时心率>100次/min;

②心动过速发作时有心悸、乏力、头晕和胸部憋闷相应症状;

③卧位心率相对较低,直立位明显增高;

④心动过速可表现为间发性或持续性;

⑤对β受体阻滞剂治疗反应差。

(2)心电图:P波形态为窦性。

(3)动态心电图:24h平均心率明显增高,心率趋势白天明显增高,夜间相对减低或正常。

2.窦性心动过缓诊断要点

(1)窦性心律心电图特征。

(2)窦性P波的频率<60次/min。

窦性心动过缓频率通常为40~60次/min,若<40次/min,则为严重窦性心动过缓,常伴有交界性逸搏,也可伴有室性逸搏。

3.窦性停搏诊断要点

(1)心电图特征:在较正常PP间期显著延长的PP间期内无窦性P波出现,且长PP间期与正常PP间期无倍数关系。窦性停搏常伴有交界性逸搏或逸搏性心律。

(2)可出现眩晕或短暂的意识丧失,甚至发生抽搐。

4.窦房传导阻滞诊断要点

(1)心电图特征:由于体表心电图不能直接反映窦房结的冲动,因此难以诊断Ⅰ度窦房阻滞。Ⅱ度Ⅰ型窦房阻滞表现为PP间期逐渐缩短,直到出现长的PP间期,该长的PP间期短于基本PP间期的2倍。Ⅱ度Ⅱ型窦房阻滞的长PP间期为基本PP间期的2倍。Ⅲ度窦房阻滞临床症状和体表心电图表现常不易与较长时间的窦性停搏鉴别,窦房阻滞常伴有房性交界性或室性逸搏。

(2)可出现心悸、胸闷、头晕、乏力、眼黑矇、一过性意识障碍及晕厥等症状。

5.病态窦房结综合征诊断要点

凡具有下述1条或1条以上者,可考虑为病窦综合征:

(1)持久而严重的窦性心动过缓。

(2)窦性停搏,短期内无逸搏心律出现,或停搏稍久后才由房性或交接区性心律取代。

(3)窦性停搏持久而无新起搏点出现,或继之以室性心律失常出现。

(4)由窦性停搏而致的慢性心房颤动,心室率缓慢(非药物所致)提示窦房结和房室结双结病变。

(5)心房颤动经电击后较长时间不能恢复窦性心律。

(6)非药物引起的窦房传导阻滞。

【治疗对策】

(一)窦性心动过速

1.治疗原则

窦性心动过速的临床意义及治疗主要取决于其基本病因,窦性心动过速本身大多无需特殊处理。病理情况下的窦性心动过速主要是针对病因治疗,非病理情况下的窦性心动过速往往通过休息、适当镇静即可缓解。少数症状明显者首选β受体阻滞剂治疗,若需迅速控制心室率,可选用静脉制剂,不能使用β受体阻滞剂时,可选用维拉帕米或地尔硫卓。

2.用药方案及处方

窦性心动过速主要针对病因治疗,在病因治疗的同时如心率控制欠佳,可加用β受体阻滞剂药。

处方一(可选用以下任一药物):

(1)普萘洛尔 10mg,3 次/d。

(2)阿替洛尔 12.5mg,2 次/d。

(3)美托洛尔 25mg,2 次/d。

(4)比索洛尔 5mg,1 次/d。

(5)卡维地洛 12.5～25mg,1 次/d。

处方二(可选用以下任一药物):

(1)维拉帕米 40～80mg,3 次/d。

或维拉帕米控释片 120～240mg,1 次/d。

(2)地尔硫卓 30～60mg,3 次/d。

若需迅速控制心室率,可选用以下任一药物:

(1)美托洛尔 2.5～5mg,静脉注射,根据需要可隔 5min 重复注射,直至生效,日总量为 10～15mg。

(2)艾司洛尔静脉注射每分钟 0.5mg/kg,1min 静注完毕后继以每分钟 0.05mg/kg 静脉注射维持 4min。

(3)维拉帕米静脉注射 5mg,必要时可重复使用。静脉滴注 5～10mg/h,1d 总量不超过 50mg。

(二)窦性心动过缓

1.治疗原则

窦性心动过缓无症状者无需处理,病理状态下的窦性心动过缓主要针对病因治疗。少数症状明显者可适当应用阿托品、麻黄碱、异丙肾上腺素等作为紧急对症处理,长期应用效果不好且副作用大。严重而持久的窦性心动过缓往往需要考虑起搏治疗。

2.用药方案及处方

窦性心动过缓本身一般不需处理,主要是针对病因治疗。若患者头晕等症状明显,且心率<40 次/mln 时,可用药物治疗。

处方一(可选用以下任一药物):

(1)阿托品 0.3mg,3 次/d。

(2)溴丙胺太林 15mg,3 次/d。

处方二(紧急情况使用,可选用以下任一药物):

(1)阿托品 0.5～1mg,静脉注射。

(2)异丙肾上腺素 1mg。

5%葡萄糖注射液 250mL,静脉滴注,1～2μg/min。

注意事项:

(1)异丙肾上腺素用于阿托品不能控制的患者。

(2)药物治疗无效,症状严重,可安装 AAI 或 DDD 起搏器。

(三)窦性停搏

治疗原则

窦性停搏治疗主要是针对病因,如纠正高钾血症,停用有副作用的药物。有明显症状者在治疗病因的同时可短时间内给予阿托品、异丙肾上腺素等药物治疗,如系病态窦房结综合征患者则需起搏器治疗。

(四)窦房阻滞

治疗原则

窦房阻滞无心脏病变者去除病因即可能缓解,有心脏病变者则要针对原发病治疗。阿托品及异丙肾上腺素可短时间内使用,以改善症状。若为病态窦房结综合征患者则需起搏器治疗。

(五)病态窦房结综合征

1.治疗原则

若患者无心动过缓有关的症状,不必治疗,仅定期随诊观察。对于有症状的病窦综合征患者,可药物治疗;药物效果不理想者,应接受起搏器治疗。对于心动过缓-心动过速综合征,药物治疗非常困难,因为心动过速时应用抗心律失常药物治疗,可能加重心动过缓;当心动过缓时,提高心率的药物又容易引起心动过速。必要时仅能选用少量洋地黄,它能防止或减少房性快速性心律失常的发作,即使发作亦可减慢心率。而小量洋地黄并不影响窦房结和房室传导系统。应用起搏治疗后,患者仍有心动过速发作,可同时应用抗心律失常药物。

2.用药方案及处方

(1)阿托品 0.3～0.6mg,1 次/4～6h,必要时可肌肉注射,每次 0.5～1mg。紧急情况下可静脉注射,每次 1～2mg,1 次/2～6h。

(2)异丙肾上腺素 10mg,舌下含服,1 次/2～6h。紧急情况下 1～2μg/min 静脉滴注。

(3)麻黄碱 25mg,3～4 次/d。

(4)烟酰胺 300～400mg,溶于 1% 葡萄糖溶液 250mL/静脉滴注,1 次/d,2 周为 1 疗程。

3.心脏起搏器

(1)临时起搏的指征

1)急性心肌炎(风湿、病毒、白喉等)引起的病窦综合征合并有晕厥先兆或阿-斯综合征,用药难以奏效者。

2)急性心肌梗死合并病窦综合征,临床上有明显症状且药物治疗不满意或不宜使用药物治疗者。

3)药物中毒或电解质紊乱(如洋地黄过量、β受体阻滞剂过量、高钾血症)引起窦房结功能障碍,临床上出现晕厥等症状而药物不能紧急解除者。

(2)永久起搏的指征

1)慢性病窦综合征伴有阿-斯综合征发作或有明显晕厥先兆症状者。

2)慢性病窦综合征因心动过缓而伴有心力衰竭或心绞痛发作者。

3)心动过缓-心动过速综合征伴有阿-斯综合征或晕厥先兆者。

4)慢性病窦综合征合并Ⅱ度Ⅱ型以上房室传导阻滞伴有阿-斯综合征或晕厥先兆者。

（3）起搏器的选择

1)如房室结功能正常,应选用 AAI 起搏器。

2)伴有房室结功能异常,选用 DDD 或 DDDR 起搏器。

3)伴有频发房性快速心律失常而心功能尚好者,选用 VVI 或 VVIR 起搏器。

（程玉臻）

第二节　房性心动过速

【概述】

房性心动过速(房速)是快速心律失常的常见类型,也曾归于室上性心动过速的范畴。房速起源于心房任一部位或与心房相连的解剖结构(如肺静脉、冠状静脉窦等),不涉及房室结。房速的频率多在 120～220 次/min,表现为短阵自限性、阵发持续性和持续无休止性心动过速。房速的病因常见有慢性阻塞性肺病、急性心肌梗死及其他心脏疾病,如风湿性心脏病、心包疾病、心肌炎、心肌病、先天性心脏病等。洋地黄中毒也是房速较为常见的病因之一。在慢性充血性心力衰竭、病态窦房结综合征、低氧血症、低钾血症及甲状腺功能亢进、心脏或胸腔外科手术后等情况下也可发生房速。房速也可见于正常成人。在健康青年人群,采用 24h 动态心电图记录,非持续性房速的发生率约为 2%。在老年人房速的发生率较高。在纽约 Bronx 老年人长期随访研究中,采用 24h 动态心电图记录,75～85 岁的老年人中,阵发性房速的发生率为 13%,高于心房颤动(4%)。

【诊断步骤】

(一)病史采集要点

1.房速症状的轻重取决于心动过速持续时间、心室率快慢及原发病的严重程度。房速可表现为短阵自限性、阵发持续性和持续无休止性心动过速。短阵房速大多无明显症状,频繁发作时可出现心悸。

2.阵发持续性房速可出现发作性心悸、头晕、气短、乏力,在合并缺血性心脏病的患者,如发作时心率快、持续时间长可出现心绞痛。

3.持续无休止性房速除心悸、气短等症状外,还可出现充血性心力衰竭。

(二)体格检查要点

房速当房室传导比率发生变动时,听诊心律不恒定,第 1 心音强度变化。颈静脉见 a 波数目超过听诊心搏次数。

(三)门诊资料分析

心电图:

①心房率通常在 120～220 次/min。

②P 波形态与窦性者不同。

③常出现Ⅱ度Ⅰ型或Ⅱ型房室传导阻滞,呈现 2:1 房室传导者亦属常见,但心动过速不受

影响。

④P 波之间存在等电线。

⑤紊乱性房速常有 3 种或 3 种以上的形态各异的 P 波,PR 间期各不相同。

(四)继续检查项目

1.动态心电图

如房速发作不很频繁,可使用动态心电图检查,可了解阵发性房速发作特点,评价抗心律失常药物或导管消融的疗效。

2.超声心动图和 X 线胸片检查

超声心动图可发现房速可能伴随的器质性心脏病。X 线胸片检查能评价心脏大小及肺脏情况。

3.心电生理检查特点

自律性的房速:

①心房刺激不能诱发、拖带和终止心动过速,但常能被超速起搏所抑制。

②心房激动顺序与窦性者不同。

③心动过速第一个 P 波与随后的 P 波形态一致。

④刺激迷走神经和静脉注射腺苷不能终止心动过速。

折返性房速:

①心房程序刺激能诱发和终止心动过速。

②心动过速开始前先发生房内传导延缓。

③心房激动顺序与窦性者不同。

④刺激迷走神经常不能终止心动过速,但可加重房室传导阻滞。

【诊断对策】

(一)诊断要点

房速的诊断主要依据体表心电图特点、心动过速对刺激迷走神经的反应及心内电生理检查特点。少数患者需与不典型的房室交界区折返性心动过速和慢旁路参与的房室折返性心动过速鉴别。

(二)鉴别诊断要点

根据电生理特点,房速与房室结折返性心动过速(AVNRT)和房室折返性心动过速(AVRT)的鉴别不十分困难,但对特殊部位的折返性房速,则有一定的困难。

1.慢-快型 AVNRT

AVNRT 伴 2:1 希氏束内传导阻滞时,容易误为近冠状窦口房速。区别如下:

①有房室结双径路。

②心动过速发作依赖于慢径路前传时临界的 A-H 间期。

③AVNRT 时,VA 间期为 $-40\sim+70$ms,希氏束电极、冠状窦电极及体表心电图可见 VA 重叠。

④消融阻断慢径路前传或快径路逆传,可终止心动过速。

2.快-慢型 AVNRT

心动过速时,R-P′/P′-R>1,期前刺激大多数不能检出房室结双径路,有时持续发作,与右房下部的房速难以区别。鉴别如下:

①逆向性房室结不应期呈双相曲线。

②心动过速发作依赖于慢径路逆传时临界的 A-H 间期。

③SVT 时冠状窦口出现最早逆向性心房激动。

④消融阻断慢径路前传和逆传可终止心动过速。

3.慢-慢型 AVNRT

①心房期前刺激可检出房室结三径路或四径路。

②AVNRT 发作仍依赖于慢径路前传时的 A-H 间期。

4.慢传导旁路介导的 AVRT

①心室起搏时,逆向夺获心房且与心动过速时心房激动顺序相同。

②心室起搏心动过速被拖带。

③AVRT 时希氏束不应期内,心室期前刺激引起心房提前激动时,房室结可前向阻滞而终止心动过速。

④较短配对的室性期前刺激导致旁路处于不应期而终止心动过速。

⑤刺激迷走神经或静脉注射影响房室结传导的药物,可终止心动过速。

⑥室性早搏终止心动过速。

(三)临床类型

房速分类的方法较多,缺乏一种简单而涵盖全面的分类方法,临床应用中应就具体患者综合考虑。根据临床发病特点可分为短阵性房速、阵发持续性房速、无休止性房速。根据发生机制可分为房内折返性、自律性和触发性房速。根据综合临床和心电生理特征可分为不适当窦性心动过速、窦房折返性心动过速、房内折返性心动过速、异位房性心动过速、多源性房性心动过速。上述 3 种分类方法从不同的角度考虑了房速的发病机制、心电图特点和对临床药物治疗的指导作用,但均难以全面包括临床上所有类型的房速,而且在临床上房速的机制常常是复杂而难以确定的,即便是通过电生理检查有时也颇为困难。2001 年 7 月,欧洲心脏病学会(ESC)和北美心脏起搏和电生理学会(NASPE)联合专家组,对房速提出了一个新分类法,它对指导和提高房性快速心律失常的预防和治疗有着重要意义。

1.局灶性房性心动过速

冲动起源自心房很小区域(局灶),然后冲动离心地扩布。最常发生局灶性冲动的部位是界嵴和肺静脉。可由于自律性增强、触发活动或微折返激动(即折返环非常小)。

2.不适当的窦性心动过速

是房速的一种,起源自界嵴上方(在窦房结区域内),频率超过生理范围,但与代谢或生理性需求无关。

3.大折返性房性心动过速

由固定的和/或功能性屏障形成的大折返环引起的一种房速。在心房起搏时这些折返环可被拖带,特征明确的大折返性房速有:

①典型心房扑动。

②反向的典型心房扑动。

③损害引起的大折返性心动过速(损害包括坏死性瘢痕、手术瘢痕、补片等)。

④较低环路房扑。

⑤双重波折返激动。

⑥左心房大折返性心动过速。

4.非典型心房扑动

仅是对房速的一个叙述性专业名词,心电图特征是波动起伏的心房波。与典型或反向典型房扑动不同在于,频率>240次/min,其发生机制不明。

5.未能被分类的

一些文献上出现过的专业名词(如Ⅱ型房扑、折返性窦性心动过速等),由于对其机制不了解,目前不能被分类。

【治疗对策】

(一)治疗原则

1.房速的病因多种多样,尽可能发现病因,并针对病因治疗。

2.根据房速的发作类型、持续时间和对血流动力学的影响选择治疗药物。

3.对持续性单源性房速,当药物治疗难以预防发作或不适合长期口服药物治疗者时,可选择射频消融治疗。

(二)治疗计划

1.药物治疗

抗心律失常药物仍是房速的主要治疗措施之一。药物治疗取决于心动过速的发作类型(短阵、阵发持续和无休止型)、持续时间和对血流动力学的影响。

偶尔短阵发作的房速患者多无明显的临床症状,不必给予药物治疗;频繁发作伴心悸等症状的短阵房速,主要以口服药物治疗为主,β受体阻滞剂、钙通道阻滞剂和洋地黄类药物对短阵发作的房速疗效尚不肯定,部分自律性异常(儿茶酚胺敏感)或以触发活动为机制的房速可能对β受体阻滞剂和钙通道阻滞剂有效,但总的有效率较低。ⅠA、ⅠC类和Ⅲ类抗心律失常药可明显减少短阵房速的发作次数,减轻或消除患者的症状。国内常用胺碘酮和普罗帕酮治疗。这些药物长期服用有一定的心脏或心脏外毒副作用,临床应用中应权衡药物治疗的利弊。多源性房速是一种不多见的紊乱性房性心律,常见于肺源性心脏病,治疗原发性疾病,改善通气,纠正低氧和平衡水电解质对控制房速有一定作用,必要时可选用钙通道阻滞剂和镁制剂以控制心动过速。

阵发持续性房速多有明显的症状,需要急诊治疗。总的治疗原则与其他类型的阵发性室上性心动过速相同,静脉注射抗心律失常药物以控制心室率或转复为窦性心律。快速静脉注射腺苷或三磷酸腺苷(ATP)对部分右心房房速有效,尤其起源于界嵴和间隔部的局灶性房速,静脉注射腺苷可成功终止其发作。β受体阻滞剂和钙通道阻滞剂对部分房速有效,但终止房速所需时间较长,对大多数房速而言,仅能通过抑制房室传导而减慢心室率。ⅠC类和Ⅲ类抗心律失常药对房速的转复有一定的疗效,国内多用普罗帕酮和胺碘酮,终止房速的成功率为

$40\% \sim 60\%$。

心动过速无休止性发作是房速的特殊表现,各种机制的房速均可无休止性发作。近年来经射频消融证实的无休止性房速中以局灶性为多,而且右心房房速更常见。无休止房速是心动过速依赖性心肌病的常见原因。无休止性房速常难通过药物转复窦性心律,I类和Ⅲ类抗心律失常药物仅对部分患者有效,多数患者需选择房室传导阻滞剂以有效控制心室率,对发生心动过速心肌病者应积极采用非药物治疗。

2.经导管射频消融治疗

射频消融是房性心动过速的主要非药物治疗方式,可用于临床症状明显、药物治疗效果欠佳的持续性和无休止性房速。局灶性房速多采用激动顺序标测确定消融靶点,消融疗效与心动过速的发生机制无关,主要取决于房速起源部位,右心房房速消融途径简单、临床疗效安全可靠;左心房房速消融治疗的成功率约为 60%,标测和消融方法尚有待改进。不适当窦性心动过速较为少见,消融治疗能有效地控制心率,主张选择性消融窦房结的头端,以心率下降 25%、心房最早激动点明显下移为消融终点。手术切口折返性心动过速有确切的解剖基础,消融的靶区为折返环的慢传导区(峡部),需综合激动顺序标测、拖带标测和电解剖标测确定慢传导区,线性消融峡部使心动过速终止,且完成消融线路后不再诱发心动过速为终点。手术切口折返性心动过速的机制较为复杂,采用三维标测系统(Carto 或 Ensite3000)指导消融,可提高成功率。

(三)治疗方案的选择

1.短阵房速发作频繁可选择副作用相对较小的抗心律失常药物,如β受体阻断剂或钙通道阻滞剂,临床症状较重且上述药物疗效欠佳者,可酌情选用I类和Ⅲ类抗心律失常药物治疗。

2.阵发持续性房速的治疗原则类同阵发性室上性心动过速,宜选用静脉制剂以有效控制心室率和转复窦性心律,常用维拉帕米、普罗帕酮腺苷或 ATP 快速静脉注射,对部分房速患者有效,可短时间内转复为窦性心律。少数患者需静脉注射胺碘酮以转复窦性心律。

3.无休止性房速常难以通过药物转复窦性心律,I类和Ⅲ类抗心律失常药物仅对部分患者有效,多数患者需选择房室结阻滞剂以有效地控制心室率,对发生心动过速心肌病者应积极采用非药物治疗。

4.持续性单源性房速,当药物治疗难以预防发作或不适合长期口服药物治疗者时,可选择射频消融治疗。

(王守东)

第三节 心房扑动

【概述】

心房扑动(以下简称房扑)是一相对常见的快速房性心律失常。随着心内标测和导管射频消融技术的发展,房扑已被确认是心房内折返激动造成的,且对其折返环路、缓慢传导区的部位等都有了较为透彻的认识。由于对房扑电生理机制的深入了解,为其临床处理创造了很好的理论基础,在治疗上取得了一次又一次的进步。房扑治疗上的突破首先是 20 世纪 60 年代的电转复;以后药物治疗飞速发展,随着 β 受体阻滞剂和钙拮抗剂的问世,房扑的心室率得以满意控制;新的抗心律失常药物的问世,使房扑的药物转复成为可能;介入治疗技术的发展是房扑治疗史上的一次飞跃,其中包括心内低能量电复律、快速心房起搏终止房扑、抗心动过速起搏治疗、射频消融控制房扑的心室率以及房扑的根治性导管消融。

【病理生理】

房扑的电生理机制是明朗的,即房扑是心房内大折返性心动过速,典型房扑的折返环是介于界嵴和三尖瓣环之间的闭合环路,其峡部位于下腔静脉口与三尖瓣环之间。非典型房扑也是心房内折返性心动过速,其折返环路与先天性解剖传导阻滞区有关,折返激动常围绕界嵴、腔静脉人口、卵圆窝、冠状静脉窦口、肺静脉入口以及二尖瓣环等折返,但在不同的患者其折返环路各不相同,其扑动频率较快,常为 340~433 次/min。

房扑的主要危害:

①失去心房辅助泵的功能。

②快速的心室反应。在有器质性心脏病的患者可使心功能不全症状加重,可出现心力衰竭的所有症状和体征。即使在无器质性心脏病患者,过快的心室率持续较长时间,也可使患者出现心脏扩大和心力衰竭。

③房扑易形成心房内血栓,产生体循环栓塞。

【诊断步骤】

(一)病史采集要点

1.房扑大多伴有器质性心脏病,因此其症状一方面取决于基础心脏病,另一方面取决于与房扑相关的症状,主要是由快速心室反应决定的,部分患者可蜕变成房颤,引起与房颤有关的症状和并发症。心室率过快时可出现心悸、头晕、气短、乏力甚至晕厥等症状。在合并缺血性心脏病的患者,还可出现心绞痛。

2.房扑患者可出现肺循环栓塞和体循环栓塞,多数是因为房扑蜕变为房颤的结果。房扑本身也可以形成心房内血栓,产生体循环栓塞,包括脑卒中。

(二)体格检查要点

房颤的体征:在颈静脉波中可见快速扑动波。心室的节律与频率取决于扑动波与下传的 QRS 波群的比例及其比例是否固定,如扑动波与下传的 QRS 波群的关系保持不变,则第 1 心音强度亦恒定不变;如扑动波与下传的 QRS 波群的关系不固定,则第 1 心音强弱不一致。

(三)门诊资料分析

心电图:心房扑动是指快速而规则的心房节律,心电图上表现为 P 波消失、代之以快速而规则的扑动波(FL),扑动波的频率为 250~350 次/min,其间常无等电位线。扑动波通常以等比例下传,表现为规则的 RR 间期,有时扑动波可不等比例下传,RR 间期呈不规则状。扑动波(FL)常常在下壁导联和 V$_1$ 导联比较明显。房扑时的房室传导多为 2∶1 或 4∶1,但也可以不规则下传,极少数情况下 1∶1 下传。房扑伴房室 1∶1 下传常见于合并预激综合征,但在短

PR 的患者也可出现 1：1 传导。另外,在运动或由于其他临床情况需要用拟交感类药物时也可出现 1：1 房室传导。

(四)继续检查项目

1.动态心电图

如房扑发作不很频繁,可使用动态心电图检查,可了解阵发性房扑发作特点,评价抗心律失常药物或导管消融的疗效。

2.超声心动图和 X 线胸片检查

超声心动图对发现房扑可能伴随的器质性心脏病、评价卒中的危险因素有意义。经食管超声心动图对于评价心脏结构、发现左心房血栓的敏感性高于经胸超声心动图。X 线胸片检查能评价心脏大小及肺脏情况。

【诊断对策】

(一)诊断要点

详细询问病史如患者有发作性心悸、乏力等症状,根据心电图上的房扑波常可明确诊断房扑。在常规心电图高度怀疑房扑但又不能确认时,可采用一些增加迷走神经张力的措施,如颈动脉按压和 Valsalva 动作,这可产生短暂的房室阻滞显示心房扑动波。如果上述方法失败,可继续采下列措施:

①放置心腔内或食管电极导管,记心房波。

②使用腺苷、艾司洛尔、维拉帕米等药物,促使产生房室阻滞,显示心房波。

对房扑患者的初次评价包括:明确房扑的类型、确定房扑的病因以及相关的心脏因素和其他因素。

(二)鉴别诊断要点

1.房性心动过速

房速时心房率通常<240 次/min,P′波之间存在等电位线;而房扑频率通常>240 次/min,波与波之间无等电位线。

2.心房颤动

在心房扑动房室传导比例不固定时引起心室率不规则,此时需与房颤鉴别,但房颤时 QRS 波绝对不规则,每个 QRS 波前均无规则的心房波,代之以振幅、形态、间距绝对不规则的颤动波,频率为 350~600 次/min,而房扑表现为 P 波消失、代之以快速而规则的扑动波,扑动波的频率为 250~350 次/min,其间常无等电位线。

(三)临床类型

房扑的分类和命名长期以来比较混乱,有的以心电图特征为主,有的以电生理特性为主,因此,有必要进行统一,且为临床医师和电生理医师共同接受。根据临床特征、心电图特点及电生理研究结果,中华医学会心电生理和起搏分会建议将房扑分为典型房扑和非典型房扑两大类。典型房扑包括顺钟向和逆钟向折返性房扑两类,其频率常为 240~350 次/min,逆钟向房扑表现为 Ⅱ、Ⅲ、aVF 导联的负向扑动波和 V₁ 导联的正向扑动波;顺钟向房扑表现为 Ⅱ、Ⅲ、aVF 导联的正向扑动波和 V₁ 导联的负向扑动波。非典型房扑的扑动波形与典型者有差异,频率常为 340~433 次/min。Ⅰ型和Ⅱ型房扑仅根据房扑是否被快速心房刺激终止而命名,对其电生理机制及临床特征分类并无指导意义。

【治疗对策】

(一)治疗原则

1.寻找和治疗病因。

2.积极控制心房扑动时的心室率。

3.及时终止心房扑动,维持窦性心律。

4.积极抗凝治疗,预防血栓栓塞事件发生。

5.经导管射频消融根治房扑。

(二)治疗计划

1.控制心房扑动时的心室率

对于大多数临床房扑,首要的治疗是控制其心室率,复律与否是次要的,除非伴血流动力学障碍。洋地黄类药物是控制心室率的首选药物,但单独使用常难以达到满意的效果,联合使用β受体阻滞剂或钙拮抗剂可使心室率达到满意控制。

2.心房扑动的终止

一般来说,典型房扑必须终止,有以下几种方法:

(1)抗心律失常药物复律:随着新的抗心律失常药物的问世,药物转复在临床上越来越受到重视。Ibutilide 转复房扑的成功率为 60%,但该药物延长心肌的复极时间,使 QT 间期延长,极少数患者可发生尖端扭转性室性心动过速。普鲁卡因胺、氟卡尼、普罗帕酮等转复房扑也有一定的成功率。使用这类药物时,房扑的频率可减慢,有时出现房室 1∶1 传导,使心室率加快,因此使用这类药物时剂量要足够,使其对房室传导有足够的抑制作用,避免 1∶1 房室传导的发生。在直流电转复和快速心房起搏前也可静脉给予抗心律失常药物,以提高转复的成功率和转复后维持窦性心律。

(2)快速心房起搏终止房扑:快速心房起搏能有效终止房扑。一般起搏部位选择高位右心房,起搏频率从快于心房频率 10~20 次/min 开始。当起搏至心房夺获后突然终止起搏,或突然降低心房起搏频率,常可有效地转复为窦性心律。当初始频率不能终止房扑时,在原起搏频率基础上再增加 5~10 次/min,重复上述步骤。终止房扑最有效的起搏频率是心房扑动频率的 120%~130%,利用心房起搏终止房扑时最好直接启用最适宜的频率,持续 15~30s。若在高位右心房起搏不能终止房扑,则可更换起搏部位。

在应用快速心房起搏时,还需注意下列问题:

①首先以较慢的频率起搏,确定无心室夺获。

②心房起搏频率快于 400 次/min 时有可能导致房颤。

③必须注意最佳起搏频率和最佳持续时间(平均 11s)。

④起搏强度从 10mA 开始,逐渐递增可达 20mA。起搏强度大,心房夺获的机会多,终止房扑的成功率高。经食管心房起搏时,强度至少在 20mA,但一般不超过 30mA,脉冲宽度至少 9~1ms。快速心房起搏终止房扑过程中,有发生房颤的可能性,房颤发生后或自行转成窦性心律、或又转变成房扑、或房颤呈持续倾向。发生房颤后,由于隐匿性传导的增加,心室率较

房扑时慢。另外,房颤时的心室率较易用药物控制。因此,药物治疗不能终止房扑,快速心房起搏复律失败时,促使房扑转为房颤心律不失为良策。

(3)直流电转复:经胸直流电转复房扑与转复房颤相比,具有能量低、成功率高、速度快的特点,一般推荐能量是50J。将两根电极导管分别置于高位右心房和冠状静脉窦能够成功进行心内转复,且所需能量低,一般2～3J,这一技术嗣后成功用于植入型心房复律除颤器。直流电转复取R波同步触发,以避开心室易损期,避免转复过程中诱发室颤。直流电转复房扑主要适用于房扑时心室率很快,伴有血流动力学紊乱或伴胸痛、心功能不全等严重症状时。

3.药物治疗维持窦性心律

房扑转复为窦性心律后,有复发倾向,或房扑发作后呈持续倾向,必须给予治疗,防止复发,维持窦性心律。药物治疗维持窦性心律的能力是有限的,即使是联合用药也比较难达此目的。评价一个药物对房扑的疗效,其重要指标就是房扑发作的频度。服用药物后房扑发作的间歇期较以往明显延长即可视为有效。

多年来,I_A类药物(奎尼丁、普鲁卡因胺)被用作预防房扑发作的标准治疗。但I_C类药物(氟卡尼、普罗帕酮)同样有效,而且I_C类药物具有副作用较小、耐受性较好的优点,近年来在临床上应用较为普遍。必须注意,I_C类药物在合并器质性心脏病,特别是缺血性心脏病的患者应慎用。莫雷西嗪,兼有I_A、I_B、I_C类药物的作用,对房扑的预防也有较好的作用。Ⅲ类药物(胺碘酮、索他洛尔)预防房扑的发作也有效,但它们能使QT间期延长,有导致尖端扭转型室速的顾虑(主要是索他洛尔),且胺碘酮还具有甲状腺、肺、肝等脏器的毒性作用,因此,此类药物不作为预防房扑发作的一线药物。

4.抗凝治疗

房扑与脑卒中的关系尚无大型前瞻性临床试验确认,但回顾性研究发现,持续性房扑的患者其脑血管栓塞发生率与房颤相似,而且房扑本身可蜕变成房颤,增加了脑血管栓塞的可能性。持续性房扑患者经食管超声和声学造影发现,心房内血栓形成有较高的发生率。因此,虽然没有明确的统计学结果,对于持续性房扑、反复发作的房扑以及房颤房扑相互转换者,用华法林抗凝,使凝血酶原时间国际标准化比值(INR)维持在2.0～3.0。

5.导管射频消融治疗

(1)典型房扑的射频消融:典型房扑的环形折返激动围绕三尖瓣环,其缓慢传导区位于三尖瓣环和下腔静脉入口之间的峡部,消融该关键峡部造成双向阻滞可阻止房扑的发生,成功率高达90%～95%,复发率低于5%。如在此处消融失败,在三尖瓣环和Eustachian嵴之间进行线形消融可进一步提高成功率。在窦性心律下即可进行线形消融右心房峡部形成双向阻滞,方法简单,容易掌握,并且成功率高,复发率低,已广泛应用于临床,成为典型房扑的一线治疗方法。

消融方法:主要采用解剖学影像指导下的右心房峡部线性消融。特点是操作过程简单、容易掌握,目的是产生1条能够阻断峡部传导的连续性损伤线径。首先经股静脉将消融电极导管送入右心室,取左前斜45°体位,消融电极导管回撤至冠状静脉窦口下方的三尖瓣环处,局部电图为小A波大V波。以此处作为消融线径的起点,输出功率30W或预设温度60～70℃(指温控消融导管),消融30～60s。然后在放电过程中,消融电极导管逐渐撤向下腔静脉。每次后撤 3～4mm,并消融 30s,直到消融导管顶端到达下腔静脉(消融线径的终点)。消融导管顶端撤到下腔静脉的标记是心房电位消失。分别刺激峡部两侧的右心房部位证实峡部形成双向阻滞为消融终点。

(2)非典型房扑的射频消融:由于非典型房扑的折返环路和缓慢传导区不十分恒定,利用常规标测和消融方法取得成功的报道不是很多。先天性心脏病修补术后的房扑,其折返激动围绕手术切口或补片周围。由于手术方法不尽相同,其折返激动的关键峡部也不恒定。此类房扑的患者必须在心动过速时行电生理标测,寻找其关键峡部,然后线形消融,使峡部两侧的传导屏障联为一体,阻止心动过速的发生。但常规方法很难找到折返环的确切位置,或不能找到其关键峡部,因此这种消融方法的成功率不十分令人满意,且操作费时、复发率高。三维标测系统 Carto 标测系统和 Ensite3000 标测系统可三维地显示冲动传导的走向,确定冲动传导的关键峡部,并可使峡部双向阻滞明确地显示出来,从而提高成功率,降低复发率。

(三)治疗方案的选择

房扑若伴血流动力学不稳定,首选电复律。体外直流电转复房扑具有所需能量低、成功率高、速度快的特点,一般推荐能量是 50J。I_A、I_C 类或Ⅲ类药物尽管可转复房扑,但转复能力有限。

临床上对房扑首先需要处理的是控制快速的心室率,常用药物为洋地黄类,但单独使用效果较差,需和 β 受体阻滞剂及钙拮抗剂合用。就心室率的控制而言,房扑常较房颤时难,药物剂量难以掌握。

对于持续房扑合并心房增大或心功能不全的患者,应予以华法林抗凝治疗,而对其他持续性房扑者,应做食管超声检查,如有心房内血栓,也应使用华法林抗凝治疗。

对于典型房扑,导管射频消融在三尖瓣环和下腔静脉入口之间的峡部造成双向阻滞可根治房扑,成功率高达 90%～95%,复发率低于 5%,因此已成为典型房扑的一线治疗方法。对非典型房扑的根治性消融成功率低,但对于心室率快、药物控制不满意的患者,用射频消融改良房室结,以控制心室率,仍然是一可行的治疗手段。

(潘　栋)

第四节　心房颤动

心房颤动(房颤)是以不协调的心房活动为特征的室上性心动过速,是最常见的持续性心律失常,大约占总人口的 1%～2%。在未来 50 年内,房颤的患病率将会至少升高 1 倍,主要与人口老龄化、慢性心脏病发病率增加以及先进的监测设备使得诊断率提高等有关。

房颤的患病率随年龄的增长而升高:在 40～50 岁的人群中,发病率低于 0.5%,而在 80 岁以上的老年人中发生率约为 5%～15%。男性的患病率高于女性。在 40 岁以上的人群中,房颤的终生风险约为 25%。房颤常常发生于器质性心脏病,但也有相当比例的房颤患者没有明显的心脏疾病。

一、病因和发病机制

房颤的发生与维持和各种心血管疾病相关。多种因素通过促进心房组织基质的改变,对房颤的发生和维持形成累加效应:①年龄增长增加房颤发生的风险,这可能是年龄依赖的心房肌损伤和相关的传导障碍引起的。②高血压是初次诊断的房颤和房颤相关并发症的危险因素,包括卒中和系统性血栓栓塞等。③30%的房颤患者有症状性心力衰竭,并且高达30%～40%的心力衰竭患者都合并房颤。心力衰竭既可能是房颤的结果,也可能是房颤的病因。④约30%的房颤患者合并瓣膜性心脏病。左心房扩张引起的房颤常在二尖瓣狭窄和(或)反流病程的早期可以看到,而主动脉瓣疾病则多在疾病后期阶段发生房颤。⑤心肌病,包括原发性心脏电传导疾病,发生房颤的风险升高,特别是在年轻患者中。10%的房颤患者中存在较为罕见的心肌病。⑥先天性心脏缺损包括房间隔缺损、单心室、大动脉转位性 Mustard 术后,或行 Fontan 术后的患者房颤的风险增加。约10%～15%的房颤患者存在房间隔缺损。

一些非心血管疾病与房颤的发生也有关系。严重的甲状腺功能障碍可以是房颤的唯一病因,也可能会促发房颤相关的并发症。近期调查显示,房颤人群中甲状腺功能亢进或减退等情况并不常见,但亚临床的甲状腺功能障碍可能会引起房颤。另外,肥胖、糖尿病、慢性阻塞性肺疾病、睡眠呼吸暂停、慢性肾脏病等与房颤的发生和维持均有一定关系。

部分房颤具有家族遗传特性,尤其是早发性房颤。在过去的数年中,发现了大量的与房颤相关的遗传性心脏综合征。短 QT 综合征、长 QT 综合征以及 Brugada 综合征等与包括房颤在内的多种室上性心律失常相关。

房颤患者的心房在组织学上被证实常有缓慢和进展性的结构重构,该过程的典型标志是成纤维细胞通过增殖和分化形成肌纤维母细胞,并增强结缔组织的沉积和纤维化。结构重构导致肌束间的电分离和局部传导的异质性,从而引发房颤并使其持续存在。该电解剖基质使得存在多个小的折返环路成为可能,后者可以使心律失常变得稳定。

房颤的发生和维持需要在解剖基质的基础上有触发事件。目前的资料支持两种关于房颤发生的学说:局灶机制和多子波假说。房颤的局灶起源学说得到认可,是因为房颤,特别是阵发性房颤常常可找到局灶源,消融该点后房颤能消除。由于有效不应期较短,以及心肌纤维方向的突然改变,肺静脉更可能会引发房颤并使其持续存在。对于阵发性房颤,消融肺静脉和左心房的交界处及其周围组织等主频较高的部位,可导致患者的房颤周长逐渐延长,并转复为窦性心律;而对于持续性房颤,主频较高的部位遍布整个心房,消融或转复为窦性心律会更加困难。多子波假说认为房颤持续的原因是数个独立子波以看似无序的方式沿着心房肌持续传导。颤动波阵面持续经受了波前-波后的相互作用,导致波裂并生成新的波阵面,而波阵面的阻滞、碰撞和融合趋向于使其数量减少。只要波阵面的数量不低于临界水平,那么多子波将会使心律失常持续存在。这些机制可能相互不是孤立的,在同一个患者可以共存。

房颤患者的血流动力学可以发生变化,其影响因素包括:心房协同收缩的丧失;快速的心室率;不规则的心室反应;心肌血流量减少;以及长期的变化,如心房和心室心肌病。房颤发作后,心房协同机械收缩功能的急性丧失导致心排血量降低5%～15%。对于心室顺应性降低的患者,如左心室肥厚或高血压等,由于心脏舒张期充盈主要依靠心房收缩,房颤时对心排血量的影响则更为明显。由于舒张间期缩短,因此过快的心室率限制了心室的充盈。心率相关的心室之间或心室内传导延迟可能会导致左心室的不同步和心排血量的进一步降低。此外,心室率持续性升高超过 120～130 次/分,可能导致心室心动过速性心肌病,控制心室率可能使这些心肌病的进程得到逆转,心室功能恢复正常,并防止进一步的心房扩张和损伤。

房颤使血栓性卒中的风险显著增加。左心耳处因缺乏机械收缩,血流缓慢;同时房颤时血液成分的改变,包括凝血和血小板的激活,以及炎症和生长因子异常等均导致血栓容易形成。房颤一般需持续约 48 小时才有血栓形成。即使房颤转复后,心房顿抑仍会持续 3～4 周,该时间取决于房颤的持续时间。

二、临床表现

房颤患者的临床表现多种多样,取决于有无器质性心脏病、心功能基础、心室率快慢及发作形式等。部分患者可以没有症状,多见于心室率不快时;也可有相关症状,包括病因相关的表现、心悸、气短、乏力和心前区不适感,尤其在初次发病和阵发性房颤患者明显,严重者可出现晕厥前兆、晕厥、急性肺水肿、心绞痛或心源性休克等。心脏听诊时可有心律绝对不规则、第一心音强弱不等等表现,同时由于部分心搏的心排血量较少,可致脉搏短绌、脉搏强弱不等和血压测量结果差异较大等。如心律变为规则时,应考虑患者是否恢复了窦性心律、转变为心房扑动(房室传导比例固定)、发生完全性房室传导阻滞、出现房室交界性或室性心动过速等。

房颤时发生动脉栓塞事件的风险明显增高,尤以脑卒中的发生率、致死率和致残率最高。其中风湿性心脏病二尖瓣狭窄伴房颤的患者最易发生脑栓塞,且有反复发作倾向。约有 1/5 的卒中是由房颤引起的。阵发性房颤具有与永久性或持续性房颤相同的卒中风险。小规模的观察性研究表明,在没有明显卒中的情况下,无症状栓塞事件可能会导致房颤患者的认知功能障碍。一般说来,房颤本身和引起卒中后导致的功能损害都显著地影响房颤患者的生活质量和运动能力。

三、诊断和鉴别诊断

体表心电图是诊断房颤的主要工具。房颤在体表心电图上具有以下特征(图 11-1):①"绝对"不规则的 RR 间期,即 RR 间期不遵循重复的模式。②体表心电图上没有 P 波,代之以一系列幅度、形态和时限各不相同的颤动波。这种表现常在 V_1 导联上较明显。有时可表现为似乎规律的心房电活动。③两次心房激动之间的间期(当可以看到时)通常是变化的,平均间期多小于 200 毫秒(频率＞300 次/分)。

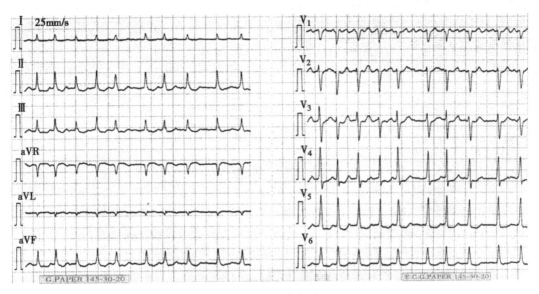

图11-1 心房颤动

临床上,根据心律失常的表现和间期将房颤分为5种类型:

1.**初次诊断的房颤** 对于首次出现房颤的患者,都被视为初次诊断的房颤患者,而不考虑心律失常的持续时间或者房颤相关症状的表现和严重程度。

2.**阵发性房颤** 房颤可自行终止,通常在48小时内。虽然阵发性房颤可能会持续长达7天,但48小时的时间点在临床上非常重要——超过该时间点,房颤自行转复的可能性不大,必须要考虑抗凝治疗。

3.**持续性房颤** 是指房颤发作持续时间超过7天,或者需要采用药物或直流电复律等方法进行心脏复律。

4.**持久性房颤** 是指房颤持续时间≥1年,并决定采用节律控制策略。

5.**永久性房颤** 是指患者(和医师)接受了心律失常的存在。因此,根据定义,对永久性房颤患者,没有采用节律控制干预。如果采用了节律控制策略,将重新被划分为"持久性房颤"。

隐匿性房颤是指无房颤相关的症状,但可能表现为房颤相关的并发症(如缺血性卒中或心动过速性心肌病),或者偶然通过心电图诊断。隐匿性房颤可能表现为任何一种时间形式的房颤。孤立性房颤多指经临床或心脏超声检查没有心肺疾病、高血压等证据的年轻房颤患者。

部分室上性心律失常可以表现为快速不规则的RR间期,酷似房颤,最常见的是房性心动过速和房扑,但也有罕见形式的频发心房异位搏动,或是前向性房室结双重传导。大多数房性心动过速和房扑都表现为较长的心房周长(≥200毫秒)。对于任何疑似房颤的发作,都应记录12导联心电图,并且应保证记录的时间(大于30秒)和质量,以便评估心房活动。当心室率较快时,Valsalva动作、颈动脉窦按摩或者腺苷静脉推注使得房室结阻滞可能会有助于分析心房的电活动。房颤的心室率取决于房室结的特性、自主神经张力、有无旁路,以及各种药物的作用。Holter记录检测或事件记录仪进行监测有助于房颤的检测和进一步了解房颤的特点。双腔起搏器和除颤器等植入式器械可以记录心内心房电图,从而可适当检出房颤,尤其是将心律失常间期≥5分钟作为临界值的情况下。房颤可以和其他心律失常如房扑或房速一起发生。

房颤的初次评价应包括发作的特点(如阵发性或持续性)、病因和相关的心脏或非心脏疾病,以及患者的耐受性。这些可通过病史、体格检查、心电图、超声心动图和甲状腺功能检查等来完成。全面的临床评估包括:发作时心脏节律的规整性;运动、情绪、饮酒等诱因;症状评估;发作的频度和持续时间;伴随疾病;酗酒史;房颤家族史等。

四、治疗和预后

房颤患者的治疗以减轻症状和预防房颤相关的并发症为目的,包括 3 个基本方面:心率控制、抗血栓治疗和节律控制。预防房颤相关并发症依赖于抗血栓治疗、心室率控制和伴随心脏疾病的治疗。这些治疗可能已经减轻症状,但有时还需要额外的心脏复律、抗心律失常药物治疗或消融治疗来进行节律控制。

(一)心率控制

对心室率的充分控制可保证心室有充足的充盈时间和避免心动过速性心肌病,减少症状和改善血流动力学状况。就发病率、死亡率、生活质量和症状而言,心率控制的最佳水平依然未知。RACE Ⅱ(永久性房颤的心率控制效果)试验和之前的非随机试验的观察结果提示,开始可采用宽松的心率控制治疗策略,目标达到静息心率<110 次/分。如果患者症状依然存在,特别是不适与心率过快或紊乱有关时,应该采取更严格的心率控制目标。心室率应降低到患者症状消失或达到症状可以耐受的程度,或者明确症状是由于基础疾病所引起而非心室率或节律所造成的。当采用严格的心率控制策略时(静息心率<80 次/分,中等运动时心率<110 次/分),必须进行 24 小时 Holter 监测来评估停搏和心动过速。如果症状是运动相关的,则必须进行运动测试。对于严格控制心率治疗后症状依然存在的患者,则需考虑进行节律控制。

房颤时心室率的主要决定因素是房室结的传导特性和不应期,以及交感和副交感神经的张力。延长房室结有效不应期的药物常能有效控制心室率。β受体阻滞剂、非二氢吡啶类钙拮抗剂(维拉帕米或地尔硫卓)和洋地黄是常用的药物。已有许多β受体阻滞剂被证明是有效的,包括美托洛尔、阿替洛尔、纳多洛尔、卡维地洛。对于射血分数减低的房颤伴心力衰竭患者,应慎用β受体阻滞剂。维拉帕米和地尔硫草也是有效的药物,由于有负性肌力作用,这些药物应避免用于收缩性心力衰竭(特别是左心室射血分数<40%)。不过,这些药物(除外β受体阻滞剂)建议用于患有支气管痉挛性疾病的患者。地高辛能有效降低静息时心率,但不降低运动时心率。另外,地高辛治疗窗较窄,有不少潜在副作用。因此,地高辛不作为心率控制的一线用药,除非该患者有严重的左心室功能不全或平时运动量很少。地高辛更适合作为附加药物,在已用β受体阻滞剂或钙拮抗剂后,患者心室率仍没有得到很好控制时应用。联合β受体阻滞剂和洋地黄对于心力衰竭患者是有益处的。胺碘酮有阻滞交感神经和钙通道的特性,对于病情危重或合并心力衰竭的患者,可选用胺碘酮控制心室率。尽管在控制房颤心室率时胺碘酮所用剂量较低,但胺碘酮长期应用时仍需权衡其副作用,包括甲状腺功能不全和肺纤维化等。房颤复发时,决奈达隆也可有效降低心率。

在不适宜用抗心律失常和负性变时药物,药物控制心室率无效,或者用药和(或)左心房消融进行节律控制无效的情况下,可选择房室结消融后行永久起搏器植入。对这类患者房室结消融能够改善生活质量,而在死亡率方面则与一般人群类似。

(二)预防血栓栓塞

流行病学研究表明,对于非瓣膜性房颤患者应行血栓形成的危险分层。从这些研究中提出了几种卒中风险评估方案,将患者分为高危或低危组等。其中较简易的是 CHADS$_2$。该风险分层框架将之前研究中的数个要素基于 5 个特点集中成风险指数:心力衰竭、高血压、年龄、糖尿病和卒中(2 倍)(表 11-1)。因此,有心力衰竭、高血压、糖尿病病史、年龄大于 75 岁分别记 1 分,有卒中或短暂性脑缺血发作者记 2 分,一个患者总分记在 0～6 分。用这个评分系统,CHADS$_2$ 评分为 0 分,年卒中风险为 1.9%,而 CHADS2 评分为 6 分,年卒中风险为 18.2%(表 11-1)。

表 11-1　CHADS$_2$ 评分和卒中发生率

CHADS$_2$ 评分	患者(n=1733)	校正卒中发生率(%/年)(95%置信区间)
0	120	1.9(1.2～3.0)
1	463	2.8(2.0～3.8)
2	523	4.0(3.1～5.1)
3	337	5.9(4.6～7.3)
4	220	8.5(6.3～11.1)
5	65	12.5(8.2～17.5)
6	5	18.2(10.5～27.4)

CHADS$_2$ 卒中危险分层应作为初始的评估卒中风险的方法。在 CHADS$_2$ 评分≥2 分的患者中,建议长期使用口服抗凝剂治疗,如维生素 K 拮抗剂,除非存在禁忌,通常经剂量调整使得 INR 值在 2.0～3.0。在 CHADS$_2$ 评分为 0～1 分的患者中,建议主要使用干预危险因素的方法,并结合其他血栓栓塞危险因素,如使用 CHA$_2$DS$_2$-VASc 评分系统。

CHA2DS2-VASc 评分系统将非瓣膜型房颤卒中和血栓栓塞的危险因素分为主要危险因素和临床相关非主要因素,也是以评分为基础的,其中卒中或短暂性脑缺血发作病史,或年龄≥75 岁定义为 2 分;年龄为 65～74 岁、高血压史、糖尿病、近期心力衰竭、血管疾病(心肌梗死、复杂主动脉斑块和 PAD,包括既往血运重建和因 PAD 截肢,或有 PAD 血管造影证据等)病史和女性定义为 1 分。根据评分选用抗栓治疗的方法。

(三)节律控制

多项随机临床研究比较了房颤患者应用心率控制＋抗凝治疗策略和节律控制(应用药物)＋抗凝治疗策略的结果。尽管理论上通过节律控制使心房和心室协调收缩可能有更多获益,但已有的研究并不支持这一假设:两者在总死亡率上没有差别,而且节律控制组住院率更高;这可能是因为节律控制所用的抗心律失常药物的副作用抵消了窦性节律的益处。然而,这些研究强调节律控制策略应是个性化的决定,取决于房颤相关症状的性质、强度和频率,患者的意愿和对治疗的反应。

症状性房颤患者应多考虑节律控制策略。对于反复发作的阵发性房颤患者，部分抗心律失常药物可能均有效。对于没有或很轻的器质性心脏病患者，普罗帕酮和索他洛尔推荐为起始治疗，因为这些药物耐受性好，副作用少。氟卡尼和普罗帕酮禁用于房颤合并冠心病和严重左心室肥厚（室间隔厚度＞1.3cm）的患者。肾功能不全的患者应慎用索他洛尔。如果这些药物不能耐受或无效，可用二线药物，如胺碘酮等。是否长期应用胺碘酮治疗应与患者讨论风险收益比。当一线药物无效时，可考虑导管或外科消融治疗。

近来决奈达隆被批准用于治疗复发性房颤。决奈达隆是一种胺碘酮的类似物，但没有胺碘酮的许多副作用。大规模的临床试验表明决奈达隆减少了房颤患者心血管住院的风险，但该药物禁用于严重心力衰竭患者。

对于持续性房颤患者，应首先尝试节律转复，特别是没有或仅有轻微心脏病的患者。在适度的镇静下予直流电转复能有效恢复窦性节律；有时用伊布利特或多非利特行药物转复也是较好的选择。如患者房颤持续48小时或更长时间（或房颤持续时间不详），推荐不管使用何种方法转复，至少在转复前3周和后4周行抗凝治疗（INR 2.0～3.0）。如经食管超声检查排除了左心房血栓的存在，则转复前的抗凝治疗不常规要求。然而，即使没有左心房血栓的患者，转复后的抗凝仍然是必要的。

如果持续性房颤患者房颤再发，抗心律失常药物可有效维持转复后的窦性心律。普罗帕酮和索他洛尔被推荐为没有或仅有轻微心脏病患者的起始治疗。索他洛尔推荐为有冠状动脉疾病患者的起始治疗。心力衰竭患者以选择多非利特和胺碘酮为宜。如果患者对一线药物没有反应，可以试用二线药物。也可以选择导管或外科消融。

外科消融是基于在关键部位阻滞心房传导可以预防持续性房颤。使用"切和缝技术"产生心房传导障碍被称为"迷宫"手术。迷宫手术尽管报道的成功率高，15年有75%～95%的房颤无复发；但手术复杂，存在死亡和严重并发症的风险，还没有被广泛接受，除非房颤患者因瓣膜病等需要行心脏手术。替代能源可以产生心房传导阻滞的迷宫线而无须手术切开，使操作更快、侵袭性更小且不需要心脏停搏。这些替代迷宫手术的方法包括双极射频、冷冻消融或高强度聚焦超声等。影响手术成功率的因素包括左心房大小、患者年龄、房颤的持续时间（是永久性还是阵发性房颤）、高血压和睡眠呼吸暂停等。

导管消融最初通过用射频消融的方法，在心房内膜产生线性的电隔离来效仿迷宫手术。随着观察到房颤常由肺静脉内异常电位所引起，房颤导管消融策略也发生较大的转变，多以环肺静脉的电隔离术为基础，联合应用其他方法如碎裂电位消融等。尽管房颤导管消融远期效果还有待进一步研究，但它仍是药物治疗无效患者的一个很有前景的治疗手段。

五、展望

新的抗凝药正在出现（如直接血栓抑制剂），如果证明其安全有效，将简化血栓的预防。导管消融技术正经历巨大的变化。未来，更精美的器械将使导管消融变得更简单、更安全，消融技术将可能增加疗效，可以完全消除房颤。这样消融将可能应用得越来越多，甚至覆盖到无症状的房颤患者。

（李　新）

第五节　室性期前收缩

【概述】

室性期前收缩，又称室性早搏、室性过早收缩，简称室早。是临床上常见的心律失常，其发生人群相当广泛，包括正常健康人群和各种心脏病患者。室性早搏的临床症状有很大的变异性，从无症状、轻微心悸不适，到早搏触发恶性室性心律失常致晕厥或黑矇，且其临床症状与预后并无平行关系。正常健康人群以及各种不同心脏病患者的室性早搏，其临床预后各不相同。

【诊断步骤】

（一）病史采集要点

1. 起病情况

室性早搏的发生有较大的昼夜变异，一般上午比夜间更多见，因此需记录24h的心电图，才可真正了解室性早搏的频繁程度。室性早搏在每24h或每小时的频繁程度是各不相同的。

2. 主要临床表现

室性早搏常无与之直接相关的症状，每一个患者是否有症状或症状的轻重程度与早搏的频发程度不直接相关。患者可感到心悸，类似电梯快速升降的失重感或代偿间歇后有力的心脏搏动。这主要是由于早搏后的心搏增强和早搏后的代偿间歇引起。有时患者会有心前区重击感及头晕等感觉。心悸往往使患者产生焦虑，而焦虑又可使儿茶酚胺增加，使室性早搏更为频繁，这就产生了恶性循环。如果室性早搏触发其他快速性心律失常则可出现黑矇及晕厥症状。

3. 既往病史

在正常人群中，室早可因一般的因素而诱发，例如吸烟、喝浓茶、饮酒、情绪紧张、过度疲劳、消化不良、血钾过低、甲状腺功能亢进、服用某些药物等，有的甚至查不到任何原因。在器质性心脏病中，最常见于冠心病、风湿性心脏病、高血压伴左室肥厚、心肌炎、心肌病及二尖瓣脱垂等。

（二）体格检查要点

1. 一般情况

无明确阳性表现。

2. 心脏听诊时

可闻及室性早搏后较长的停歇，室性早搏的第1心音较正常的第1心音响亮，第2心音微弱，或者听不到，这些特点与房性早搏相同，但室性早搏后的代偿间歇时间较长，属于完全代偿间歇。如果室早频繁发生，有时不易与心房颤动区别，可让患者活动一下，若体力活动后，患者心率加快，而节律趋于规则，则室性早搏的可能性较大，因为人体活动后，窦性频率增加，克服了异位心律的显示。如果每次正常心搏后均随一个室性早搏，则形成二联律，多见于洋地黄中毒，不是洋地黄中毒引起的二联律，常提示有器质性心脏病。室性早搏多见于正常人，要判断室早的性质，必须综合分析，如果早搏是由烟、酒等一些诱因引起，多属于功能性的，一般无需治疗。对于器质性病变引起的室早,要根据患者的具体情况给予治疗。

3.周围血管征

桡动脉搏动减弱或消失。颈静脉可见正常或巨大的 a 波。

(三)门诊资料分析

室性早搏诊断主要依靠心电图检查。心电图的特征如下:

1.提前出现的 QRS 波群,时限通常超过 0.12s、宽大畸形,ST 段及 T 波的方向与 QRS 波方向相反。

2.P 波可出现在 ST 段上或埋在 QRS、T 波内,R-P 时间常在 0.12～0.20s,P 波与提前的 QRS 波无关。

3.室性早搏与其前面的窦性搏动之间期(称为配对间期或联律间期)恒定。

4.室性早搏后出现完全性代偿间歇。

5.有时室早夹在两个连续窦性搏动之间,称为间位性或插入性室性早搏。

6.有时形成二联律、三联律,或室性早搏形成短阵室速。

7.在同一导联上,可见多源性室性早搏,室性早搏的形态不同。

【诊断对策】

临床类型:室性期前收缩可孤立或规律出现。二联律是指每个窦性搏动后跟随一个室性期前收缩;三联律是每两个正常搏动后出现一个室性期前收缩;如此类推。连续发生两个室性期前收缩称成对室性期前收缩。连续发生三个以上室性期前收缩称室性心动过速。同一导联内,室性期前收缩形态相同者,为单形性室性期前收缩;若室早联律间期相等形态不同者称多形性室性期前收缩;若联律间期不等的多形室性早搏为多源性室早。

室性并行心律:心室的异位起搏点规律地自行发放冲动,并能阻止窦房结冲动入侵。其心电图表现为:

①异位室性搏动与窦性搏动的配对间期不恒定;

②长的两个异位搏动之间距,是最短的两个异位搏动间期的整倍数;

③当主导心律(如窦性心律)的冲动下传与心室异位起搏点的冲动几乎同时抵达心室,可产生室性融合波,其形态介于以上两种 QRS 形态之间。

【治疗对策】

(一)治疗原则

治疗室性早搏依赖于是否有心律失常相关的症状及是否有器质性心脏病。对确有症状而无器质性心脏病者首先应予心理治疗,心理治疗无效者予以药物治疗,β 受体阻滞剂和钙拮抗剂由于负作用较小而作为最常用的一线药物,其治疗的主要目的在于减轻症状,而不是早搏的完全控制。如上述药物治疗无效可干脆放弃药物治疗。对于少数起源于特殊部位的早搏(如右室流出道),在一线药物治疗无效时可考虑射频消融治疗。无症状且无器质性心脏病患者的室性早搏及短阵性室性心动过速根本无需治疗。扩张性心肌病患者的室性早搏及短阵性室性心动过速,因药物治疗并不降低总体死亡率及猝死发生率,在无症状时也无需药物治疗。但如确有症状,应采用上述缓解症状的治疗原则。

心肌肥厚时,短阵性室性心动过速对预测猝死的发生有一定的意义,但其阳性预测率较低,且药物治疗并不能降低猝死发生率。因此,在心室肥厚伴频繁室性早搏及短阵性室性心动过速时,治疗仍以改善症状为主。

冠心病伴明显心功能不全者出现频繁或复杂的室性早搏以及短阵性室性心动过速,其猝死的危险性是较大的。此时应首先处理心肌缺血,包括药物和非药物措施。如纠正心肌缺血后心律失常仍然存在,则必须评价心功能。若射血分数≥40%,则无需进一步治疗;若射血分数<40%,则需做电生理检查指导治疗。电生理检查诱发出持续性室性心动过速,予以安置植入型心内复律除颤器(ICD)治疗。未诱发出持续性室性心动过速者予以药物治疗。β受体阻滞剂和血管紧张素转换酶抑制剂(ACEI)能降低总体死亡率,在无禁忌证时都应使用。对于这类患者,胺碘酮也是一安全有效的药物。

轻度心功能不全伴室性早搏及短阵性室性心动过速,其治疗重点在于改善心功能,抗心律失常治疗同无器质性心脏病患者。严重心功能不全伴上述心律失常且未排除缺血性心脏病,胺碘酮治疗可改善患者的长期预后。

(二)治疗计划

室性早搏的治疗涉及两个主要问题,即改善症状和改善患者的长期预后,因为所有治疗措施对这两个结果的影响并不是平行的。

1.缓解症状

对室性早搏和短阵性室性心动过速患者治疗的第一步是判断有无心律失常的相关症状,如果明确有心律失常相关的严重症状,不管有无器质性心脏病或何种器质性心脏病,给予适当治疗改善患者的症状是必需的,尽管该治疗不一定增加患者的存活率。临床上并没有专门的抗心律失常药物特异地用来治疗有症状的室性早搏或短阵性室性心动过速。Ⅰ类及Ⅱ类药物、β受体阻滞剂和钙拮抗剂各有不同的成功率。由于上述心律失常的症状大多是轻微的,应首先将心律失常的本质告诉患者,解除其焦虑状态,同时告诉患者药物治疗有可能出现的副作用,不首先应用抗心律失常药物治疗,除非该治疗能明确地改善生活质量。对确有症状需要治疗的患者,一般首先应用β受体阻滞剂或钙拮抗剂。在器质性心脏病患者,尤其是伴心功能不全者,由于Ⅰ类抗心律失常药物能增加患者的死亡率,此时常选用胺碘酮。

对于起源于右室流出道的频繁室性早搏和短阵性室性心动过速,β受体阻滞剂的有效率为50%。胺碘酮、普罗帕酮及钙拮抗剂的有效率相对较低。这类患者由于心律失常频繁发作,其药物效果可以通过动态心电图或电生理检查结果来判断。如果这类患者对β受体阻滞剂和钙拮抗剂的治疗不敏感,则应给予电生理检查和导管射频消融。导管消融这类心律失常风险很小,成功率在80%以上。

2.预防心源性猝死

对于器质性心脏病患者伴频繁室性早搏或短阵室性心动过速,其治疗的目的是预防心源性猝死的发生。此时,医生治疗的重点是预防猝死的发生而不是治疗室性早搏或短阵性室性心动过速本身,因为这种心律失常并不是致命性的,因此,治疗基础心脏病本身或治疗触发室性心动过速的机制比治疗室性早搏或短阵性室性心动过速更为重要。

(1)充血性心力衰竭:CHF-STAT 和 GESICA 是两个充血性心衰患者预防性使用抗心律失常药物的大型临床实验。由于两个入选患者的构成比不一样,其实验结果有差异。但综合分析提示,冠心病伴心功能不全者,预防性服用胺碘酮并不降低心源性猝死,而非冠心病患者伴心功能不全,预防性服用胺碘酮可降低患者的猝死发生率。13个有关胺碘酮的临床试验,包括6553例患者经荟萃分析发现,胺碘酮可使心功能不全患者的总体死亡率下降13%,而心律失常性死亡和猝死下降29%,且胺碘酮的作用并不受射血分数、心功能及是否存在无症状性的心律失常等因素影响。另一项覆盖15个临床试验,包括5864例患者的荟萃分析报道了类似的结果,且提示入选前有室性异位心律者比无室性异位心律者更受益。在胺碘酮治疗期间必须注意其副作用的发生。最常见的副作用是甲状腺机能减退(约5.9%),其次是肺间质纤维化(1%)。

(2)心肌肥厚:心肌肥厚伴室性早搏的抗心律失常治疗尚无大型临床试验的结果。但由于室性早搏并不直接增加心肌肥厚的总体死亡率和猝死发生率。因此,预防性使用抗心律失常药物尚无必要,但确有症状者应予以相应的药物治疗。

(3)冠心病和心肌梗死:心肌梗死近期出现室性早搏或短阵性室性心动过速,其药物治疗的目的在于降低心源性猝死的发生率。CAST试验的入选患者均在2年内有心肌梗死病史,Holter检测发现其每小时的室性早搏次数在6次以上,约20%的患者有短阵性室性心动过速。随机分成治疗组和安慰剂组,治疗组服用恩卡尼、氟卡尼或莫雷西嗪,结果显示治疗组随访10个月的猝死发生率是4.5%,而安慰剂组仅为1.2%。总体死亡率在治疗组也按相应的比例升高,且有短阵性室性心动过速的患者猝死发生率高于无短阵性室性心动过速者,短阵性室性心动过速多的患者猝死发生率高于短阵性室性心动过速少的患者。而安慰剂组却无差别。此结果使CAST试验被迫提前终止。改良后的CAST II试验,选用药物是莫雷西嗪,其结果与CAST试验相似。

另有两项试验是有关胺碘酮治疗梗死后室性心律失常的。EMIAT试验的入选者是近期心梗患者,其射血分数≤40%,心电监测无室性异位心律。CAMIAT试验的入选者为近期心梗患者,其室性早搏的发生率在10次/h左右或有短阵性室性心动过速,而射血分数不作为入选参考值。两试验的结果显示,胺碘酮不降低总体死亡率,但却降低心源性猝死的发生率。因此,胺碘酮对这一类患者,由于能降低猝死发生率,同时对其他的心律失常也有抑制作用,且对总体死亡率无负性影响,是一相对安全、有效的药物。

两个有关急性心肌梗死胺碘酮抗心律失常试验的荟萃分析显示了相类似的结果。其中之一包括8个临床试验,5000个以上的患者,结果显示服用胺碘酮的有效性不受左室射血分数、心功能状态及是否Holter检测到心律失常的影响。另一分析包括了15个临床实验,5864个患者,胺碘酮治疗降低总体死亡率、心源性死亡发生率及猝死发生率分别为21%、21%和38%,且在入选时已有心律失常发生的人群其死亡率的降低幅度最大。

(三)治疗方案的选择

1.无器质性心脏病

室性期前收缩不会增加此类患者发生心脏性死亡的危险性,如无明显症状,不必使用药物治疗。如患者症状明显,治疗以消除症状为目的。应特别注意对患者做好耐心解释,说明这种情况的良性预后,减轻患者焦虑与不安。避免诱发因素,如吸烟、咖啡应激等。药物宜选用β受体阻滞剂、美西律、普罗帕酮、莫雷西嗪等。

二尖瓣脱垂患者发生室性期前收缩,仍遵循上述原则,可首先给予β受体阻滞剂。

2.急性心肌缺血

在急性心肌梗死发病头24h内,患者有很高的原发性心室颤动的发生率。过去认为,急性心肌梗死发生室性期前收缩是出现致命性室性心律失常的先兆,特别是在出现以下情况时:频发性室性期前收缩(每分钟超过5次);多源(形)性室性期前收缩;成对或连续出现的室性期前收缩;室性期前收缩落在前1个心搏的T波上(R on T)。因而提出,所有患者均应预防性应用抗心律失常药物,首选药物为静注利多卡因。近年来研究发现,原发性心室颤动与室性期前收缩的发生并无必然联系。近年来对急性心肌梗死患者开展溶栓或直接经皮介入干预,早期开通梗死相关血管的实现,使原发性心室颤动发生率大大下降。目前,不主张预防性应用抗心律失常药物。若急性心肌梗死发生窦性心动过速与室性期前收缩,早期应用β受体阻滞剂可能减少心室颤动的危险。

急性肺水肿或严重心力衰竭并发室性期前收缩,治疗应针对改善血流动力学障碍,同时注意有无洋地黄中毒或低钾、低镁等电解质紊乱。

3.慢性心脏病变

心肌梗死后或心肌病患者常伴有室性期前收缩。研究表明,应用 I_A 类抗心律失常药物治疗心肌梗死后室性期前收缩,尽管药物本身能有效减少室性期前收缩,总死亡率和猝死的风险反而增加。原因是这些药物本身具有致心律失常作用。因此,应当避免应用 I 类药物治疗心肌梗死后室性期前收缩。目前认为此类患者如有频发室性期前收缩用胺碘酮治疗有效,其致心律失常作用甚低。β受体阻滞剂对室性期前收缩的疗效不显著,但能降低心肌梗死后猝死发生率、再梗死率和总死亡率。

(刘　亮)

第六节　室性心动过速

室性心动过速(简称室速)是指激动起源于希氏束分支以下的特殊传导系统和(或)心室肌,心率>100次/分的心脏节律。包括持续性室性心动过速和非持续性室性心动过速。非持续性室性心动过速是指连续3个或3个以上频率>100次/分,持续时间在30秒以内而自行终止的室性心律。持续性室性心动过速是指频率>100次/分,持续时间在30秒以上或持续时间虽不够30秒,但伴有血流动力学紊乱的室性心律。室速通常在心电图上表现为宽QRS波心动过速。尽管宽QRS波心动过速不一定都是室速,但约80%的宽QRS波心动过速被诊断为室速。

室速多发生于有器质性心脏病的患者,主要是冠状动脉缺血性疾病。室速发作时常常伴随着血流动力学不稳,引起症状,如胸痛、呼吸困难、心悸、晕厥,甚至导致心脏性猝死。症状的严重程度决定了治疗的紧迫性。心肌梗死后出现以下情况预示着该患者是发生室速或心脏性猝死的高危人群:左心室功能下降、非持续性室速、晕厥、信号平均心电图心室晚电位阳性、心率变异性降低、微伏T波电交替、电生理检查可诱发持续性室速。对器质性心脏病所致的室速,抗心律失常药物不作为首选。如果必须药物治疗,推荐应用胺碘酮或索他洛尔。植入埋藏式心律转复除颤器(ICD)是降低心律失常性死亡最有效的方法。近年来随着植入技术的改进,导线可经静脉植入,体积小的脉冲发生器可以埋藏在胸部,使其应用得到推广。

一、病因和发病机制

引起室性心动过速的病因很多,包括各种器质性心脏病、药物和毒物的作用、电解质紊乱和酸碱平衡失调及心脏传导系统异常等。室速的发病机制主要包括折返激动、触发活动和自律性增强。大多数室性心动过速属折返机制。

缺血性心脏病是室性心动过速最常见的原因。缺血心肌或心肌梗死后的瘢痕组织是导致室性心动过速发生和得以持续的解剖基础。供应心肌的动脉血流中断导致心肌梗死,但由于部分心肌纤维,特别是心内膜下和心肌表层的心肌纤维不完全死亡,存活的心肌纤维产生动作电位,造成低幅、延迟的碎裂电活动。另外,缺血心肌、坏死心肌和正常心肌间的电生理特性的不均一为折返的形成和持续提供了电生理基础——单向阻滞和缓慢传导。心肌缺血时,心肌细胞可发生电偶联中断或失去电活性,致使不应期延长及动作电位缩短;代谢方面的变化如细胞外高钾或酸中毒也可影响心肌细胞的电活性,从而诱发室性心动过速。

希氏束及其分支、浦肯野网和心肌形成了潜在的折返环。正常浦肯野系统具有传导快和不应期长的电生理特性,因而阻止了折返的形成和持续。当病变破坏了希氏束-浦肯野系统的电生理特性时,激动便可在这些折返环路上持续折返,形成束支折返性室性心动过速。后者在体表心电图上表现为左束支阻滞型或右束支阻滞型室性心动过速,在临床上常见于扩张型心肌病和缺血性心肌病。扩张型心肌病及致心律失常型右心室发育不良因局部心肌组织发生病变,与周围组织的传导速度和不应期不一致,可导致微折返性心动过速,也可因病变侵及传导系统而形成大折返性心动过速。与肥厚型心肌病、酒精性心肌病、甲状腺功能亢进性心肌病等有关的室速亦多属于折返性室性心动过速。

与触发机制相关的室性心动过速主要包括特发性右心室流出道室速、左心室流出道室速、尖端扭转型室速等。与自律性增强相关的室速常见于心肌急性缺血或损伤时,由交感肾上腺素能兴奋、组胺释放、坏死心肌蛋白或多肽的释放引起。急性心肌梗死后 24～48 小时内发生的自律性增加的室速是心脏性猝死的主要原因。自律性增强往往与伴有的触发活动和折返因素一起共同导致室性心动过速的发生和持续。

当室速发生于年轻人,尤其是竞技运动员时,应考虑与冠状动脉粥样硬化无关的几种冠状动脉疾病,包括冠状动脉解剖上的异常、冠状动脉痉挛、心内膜炎致冠状动脉栓塞等。部分室速发生于心脏结构相对正常的人群,包括先天性或获得性长 QT 间期综合征、Brugada 综合征、特发性室速等。

二、临床表现

室速临床表现的影响因素较多,包括室速的心率、室速持续时间、有无器质性心脏病、心功能状态和药物使用情况等。无器质性心脏病的患者在心动过速时可能完全没有症状。持续性室速可导致心动过速性心肌病。大多数有症状的室速患者,特别是年龄>40 岁的,多有缺血性心脏病。接下来最常见的是获得性或遗传性心肌病、瓣膜性心脏病、离子通道病和先天性心脏病。室速患者的血流动力学可以稳定,因此根据血流动力学进行诊断不可靠。正常心脏由运动诱发的室速可能比低射血分数患者(即使室速的心室率低)更好耐受。贫血或有直立性低血压史的室速患者常有早期血流动力学的变化。患者症状表现各异,包括心悸(规则或不规则)、头晕、气短、胸痛、先兆晕厥、晕厥、充血性心力衰竭,甚至心脏性猝死。其中,晕厥是心功能不良患者发生心脏性猝死的一个重要信号。35%的心功能不良患者晕厥的原因是室速;室速发生率与心功能不良严重程度相平行。

三、诊断和鉴别诊断

室速的诊断中最重要的是与其他宽 QRS 波心动过速相鉴别,如室上速伴室内差异性传导、经旁路前传的室上速或其他快速房性节律,或心室起搏心律等。

在血流动力学稳定的患者,一些动作有助于将室上速与室速区分。在心动过速时,颈动脉按摩或 Valsalva 动作增加迷走刺激,对于快速性室上性心律失常常很有效,而对室速多无效。迷走刺激可以延缓房室结的传导,因此能终止房室结折返性心动过速或房室折返性心动过速,或看到房扑的波形。尽管静脉用腺苷终止宽 QRS 波心动过速有助于诊断室上速伴差异性传导,有报道称正常左心室功能的患者有腺苷敏感性室速;因此,对腺苷有反应不能排除室速。相反,对腺苷无反应即诊断为室速也是错误的。腺苷未能终止腺苷敏感性心律失常最常见的原因是该药物在循环中已被灭活,使得到达心脏的剂量不够。而且,腺苷能促进病情危重患者的血流动力学恶化,促进室颤的发生,因此应慎用于很可能为室速的患者。

体表心电图检查是鉴别室速与其他宽 QRS 波心动过速的重要手段,其中 QRS 波形态特征和独立的 P 波活动是鉴别诊断中的两大要素。

(一)QRS 波群形态

室速时激动在室内传导顺序出现异常,引起 QRS 波群的增宽变形。唯有起源于希-浦系统的室速,QRS 形态时限近似正常。宽 QRS 波心动过速无任何背景,室速的可能性为 80%。如有心脏病史,则准确性高达 95%。

1.心动过速呈右束支阻滞图形时 QRS 波时限超过 140 毫秒,呈左束支阻滞图形其时限超过 160 毫秒,提示室速的诊断。一般说来,右束支阻滞图形的室速(V$_1$ 导联 QRS 波呈正向波)多起源于左心室,而左束支阻滞图形的室速(V$_1$ 导联 QRS 波呈负向波)多提示右心室起源。呈右束支阻滞图形的宽 QRS 波心动过速,V$_1$ 导联呈单向 R 波或 qR 波,V$_6$ 导联呈单向 R 波或 RS 波,但 R/S<1,强烈提示室速(图 11-2)。呈左束支阻滞图形时,若 V$_1$ 导联有宽大的 r 波(时限>30 毫秒),或 RS 时限>0.07 秒(RS 时间为自 R 波起点至 S 波最低点的时间),或 V$_6$ 导联有 Q 波,均有助于室速的诊断(图 11-3)。对于室上速伴(功能性)束支传导阻滞,其 QRS 波应呈典型的右束支或左束支阻滞图形。

2.宽 QRS 波心动过速时额面 QRS 电轴指向"西北区",即在−90°～−180°之间,高度提示室速(图 11-4)。

3.下壁导联负向波有助于室速的诊断(图 11-4、图 11-5)。

4.胸前导联 QRS 波均无 RS 波(图 11-6),或有 RS 波但(任意导联)RS 时限＞0.10(图 11-3、图 11-5)秒有助于室速的诊断。

5.宽 QRS 心动过速,若胸前导联 QRS 波均呈负向波,强烈提示室速的诊断(图 11-7)。若均呈正向波多数为室速,但应与左侧旁路前传的室上速相鉴别:窦性心律时心电图呈 W-P-W 综合征图形。

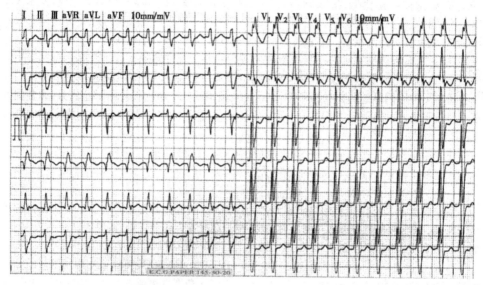

图 11-2　右束支阻滞型室速

V_1 导联呈 qR 波,V_6 导联呈 RS 波,但 R/S<1

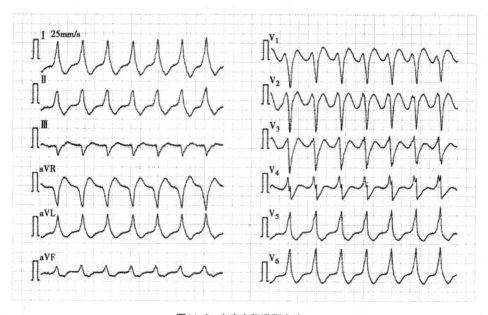

图11-3　左束支阻滞型室速

V_1 导联 r 波时限>30 毫秒,且 RS 时限>0.07 秒

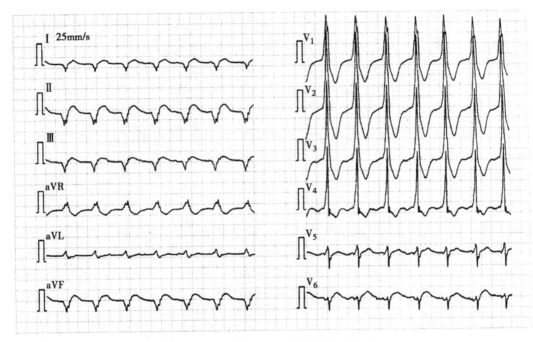

图11-4　电轴"西北区"室性心动过速

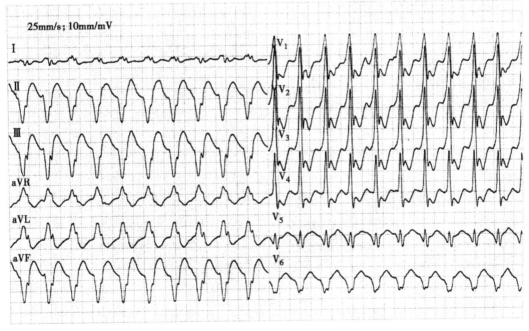

图11-5　室性心动过速
$V_1 \sim V_3$ 导联 RS 时限>0.10 秒

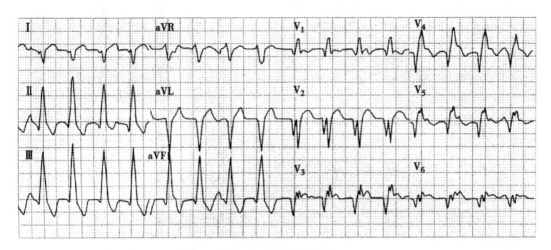

图11-6　室性心动过速

胸前导联($V_1 \sim V_6$)QRS波均无RS波

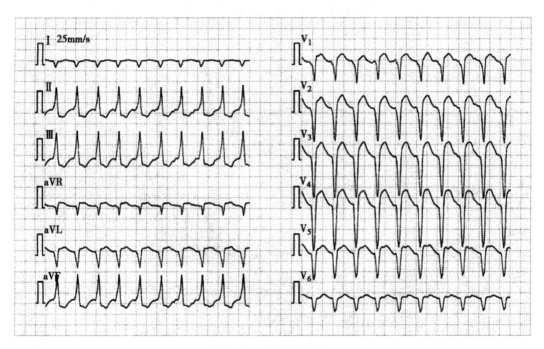

图11-7　室性心动过速

胸前导联($V_1 \sim V_6$)表现为QRS波群主波均向下

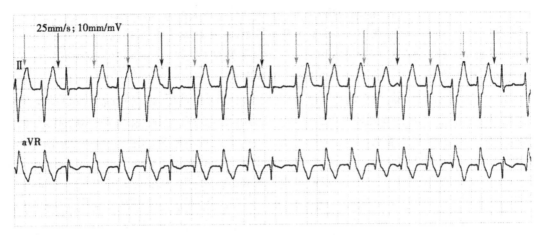

图11-8　室性心动过速

在该宽 QRS 心动过速中,可发现有成倍数关系的 PP 间期(箭头所示)。但多数窦性激动受室性激动不应期干扰而不能下传(灰色箭头),形成房室分离。少数 P 波巧遇应激期故下传夺获心室(黑色箭头)

(二)独立的 P 波活动

室性心动过速中有时可见独立的 P 波活动,即房室分离。P 波的频率常慢于 QRS 波的频率。P 波如来自于窦房结,常在 Ⅱ、V_1 导联表现清楚,某些 ST 段及 T 波形态的异常常提示 P 波存在。此时心电图上多可见心室夺获和室性融合波。

室性融合波是指室性冲动经房室结传导到心室时,心室起搏点也发出了激动,两者各自控制一部分心室肌,其形成的 QRS 波形态介于正常 QRS 波和室速 QRS 波之间。夺获是指心室激动由来自于房室结以上的激动"抢先"控制,心室激动前有相关 P 波且引起窄 QRS 波(有束支阻滞或室内传导阻滞者除外)。夺获和(或)融合波均提示房室分离。房室分离为鉴别室速与室上速最有用的指标,特异性为 100%,室上性宽 QRS 波心动过速绝对不会有房室分离的发生。但由于室速的频率常常过快或其他原因,房室分离多数难以辨别,只有 20%～50%的室速病例可以观察到房室分离。

(三)附加标准

有两种简化的方法可用于宽 QRS 波心动过速的诊断。一个方法是用束支图形标准,把室速作为默认诊断(而不是用其他标准判断室上速),发现其敏感性为 96%。另一个近来报道的算法(方法)是对 aVR 导联心电图进行分析。

四、治疗和预后

(一)急性期治疗

急性期治疗包括稳定患者,终止室速,而后行诊断性评价。如果患者短阵性室速但伴先兆晕厥、低血压,或严重的呼吸困难,患者应该在适当的镇静后予直接同步电复律。一般 10～50J 同步电复律即可终止室速。一旦室速终止,恢复成窦性心律,应着手采取措施防止复发。如果因宽 QRS 波使同步困难,应予非同步电除颤。如果患者室速持续和(或)无反应,应立即按高级心脏生命支持指南进行治疗,包括心肺复苏和高能量除颤。

如果室速发作时患者能够耐受,无血流动力学障碍,可以给予药物,如静脉应用普鲁卡因胺、利多卡因、胺碘酮、索他洛尔和镁剂。如果这些药物能够有效终止室速,可以继续静脉维持。除非室速发生于急性心肌缺血或心肌梗死,否则普鲁卡因胺比利多卡因更有效。胺碘酮常需要 24~48 小时起作用,很少能快速转复单形性室速。胺碘酮可在另一种药物(如普鲁卡因胺)转复心律后用于维持窦性心律,或与该药同时合用。对合并缺血性心脏病的室速,胺碘酮优于利多卡因。罕见静脉用胺碘酮引起窦性心动过缓或房室传导阻滞。静脉用胺碘酮引起低血压较少见,常发生于静脉推注较快时。尖端扭转型室速静脉用镁剂非常有效。如果室速用药后仍未能终止,应在患者适当的镇静后进行同步电复律。对于反复发作的室速,可用竞争性心室起搏的方法防止复发;无休止发作的室速,如条件许可,可行急诊导管射频消融。应当积极寻找诱发及维持室速的各种可能因素,如心肌缺血、充血性心力衰竭、低氧、电解质紊乱和(或)药物中毒等。应立即采血查全血细胞计数、电解质,包括镁、血尿素氮、肌酐、心肌标志物、血糖和毒理学筛查。必要时查动脉血气分析。随后室速患者的治疗取决于病因和有无可逆性诱因。

对于植入埋藏式心脏除颤器的患者,在心律失常开始后的 30 秒至数分钟内应给予治疗。对该仪器的程控常可获得足够的信息,明确心律失常是超速起搏引起的,还是真正的室速并对其进行了除颤;以及快速性心律失常的频率和治疗等信息。如果判断患者有室速,但没有触发 ICD 超速起搏或电转复,有几种可能:室速的心率低于设定的感知心率,或心律失常被 ICD 误认为室上速。如果 ICD 不能被有经验的人员紧急程控,该患者应作为没有植入 ICD 治疗。事后该 ICD 应尽早被评价。

总之,新发的任何宽 QRS 波心动过速,特别是合并血流动力学不稳定者,均应当按照室速处理;直到被证明为非室性心动过速;同时,应避免静脉用维拉帕米或地尔硫卓。这些药物可导致病情危重的患者血流动力学进一步恶化和促发室颤。任何房室结阻滞剂是绝对禁忌,除非高度怀疑是室上速。房室结阻滞剂治疗室速的后果可能是灾难性的。用治疗室速的抗心律失常药物治疗室上速则不会有危险。

(二)长期治疗

长期治疗以预防症状性室速的再发和心脏性猝死为目的,内容包括:危险分层、抗心律失常药物和(或)ICD 植入。

无症状性低危(左心室功能正常)非持续性室速(发作持续时间<30 秒)一般无须治疗。有症状性非持续性室速可选用 β 受体阻滞剂,常能有效预防复发。β 受体阻滞剂治疗无效的患者,胺碘酮、索他洛尔可能有效,但应注意药物潜在的延长 QT 间期的作用。有持续性室速和左心室功能减低病史的患者,以及有心脏骤停病史的患者可以从 ICD 植入中获益。如果 ICD 植入后室速仍反复发作,导致多次放电,可以用胺碘酮减慢室速周长,可能使 ICD 通过超速起搏来终止随后的发作。如果胺碘酮无效,可选择 β 受体阻滞剂、索他洛尔、普鲁卡因胺和美西律;但常常效果不如胺碘酮。药物无反应而血流动力学稳定的室速可进行电生理检查。通过电激动标测和三维电解剖图技术,对环路进行定位,并可行射频消融终止折返。缺血性心脏病或扩张型心脏病患者可以有数个环路,使射频消融很难消除室速。对于复杂的复发性室

速,血流动力学难以耐受的,在窦性心律时标测出瘢痕,在瘢痕之间进行线性消融,可能有效减少室速发作的频率,但多只能作为ICD的辅助治疗措施。

室速的类型、相关的病因和特点不同,长期治疗的方法也有所不同。

1.单形性室性心动过速 单形性室速是最常见的宽QRS波心动过速。通常是起源于心室的规则的持续性节律。多见于器质性心脏病,其中最常见的是冠心病;也可见于无器质性心脏病患者,称为特发性室速。其发生机制往往取决于潜在病因。

(1)冠心病:心肌梗死后持续性单形性室速常发生在急性心肌梗死后2周,局部瘢痕形成以后;在心肌梗死后数年,即使没有继续的心肌缺血,仍可发生室速,其发生率约为3%(多形性室速常见于此类患者,仍有心肌缺血或心肌梗死,在本章后面讨论)。瘢痕中活的心肌组织提供了缓慢传导的区域,这是室速折返环能维持的关键。室壁瘤也可引起室速。严重左心室功能不全和广泛瘢痕形成的患者中发生持续性单形性室速的风险较高。室速还与心肌缺血、充血性心力衰竭、浸润性心肌病和高儿茶酚胺状态有关。晕厥的发生、晚电位阳性、心率变异性降低、T波电交替、高位心室异位搏动、非持续性室速以及通过心室程序刺激可诱发出持续性室速,均可以预测临床是否会发生持续性室速。患有室速和冠心病的患者首先需要进行缺血评估,必要时行血运重建。可以行血运重建的患者,在血运重建后应评估植入ICD进行二级预防的必要性。在有冠心病和室速的患者中,ICD在降低死亡率上优于胺碘酮或其他抗心律失常药物。对于反复发生室速的患者,抗心律失常药物如胺碘酮或索他洛尔和(或)射频消融可以降低发作的频率。

(2)扩张型心肌病:目前约有60%的扩张型心肌病患者在尸检时发现左心室有因纤维化而产生的多路径区域,后者可引起心肌内折返性室速。应除外是否合并冠心病。多数扩张型心肌病不合并冠心病的患者应当植入ICD而无须进一步评估,因为在这类患者中行电生理检查无价值。ICD在延长扩张型心肌病患者生存期上也优于胺碘酮。

同时,扩张型心肌病患者中约40%的单形性宽QRS心动过速由束支折返环引起。束支折返性室速心室率常较快,频率约为200次/分,多数临床发作或程序刺激诱发表现为左束支传导阻滞图形的室速,仅个案报道是右束支阻滞型室速。束支折返性室速存在希氏束.浦肯野纤维系统功能异常和HV间期延长(从希氏束电图到最早记录到的心室激动的时间),冲动经左束支逆向传导,跨室间隔激动右束支形成折返环。尽管多数束支折返性室速患者需要植入ICD,射频消融右束支可能预防室速的复发,减少ICD的放电频率,延长ICD的使用寿命;部分患者可以通过射频消融治愈。

总之,扩张型心肌病患者(尤其是合并室速的患者),应当使用最大耐受剂量的B受体阻滞剂和ACEI。已植入ICD者使用胺碘酮或索他洛尔有助于控制反复发作的室速或房性心律失常。扩张型心肌病合并持续性房性心动过速,应考虑其诊断可能是心动过速诱发的心肌病。控制房性心律失常后可使左心室大小和功能恢复至正常或接近正常。

(3)肥厚型心肌病:肥厚型心肌病合并室速者需要植入ICD。SCD的危险因素有晕厥、非持续室速、SCD家族史、运动时血压反应不足、心脏超声示室间隔厚度>30mm。胺碘酮不改善死亡率,但能减少室性心律失常的发作。对ICD经常放电者使用胺碘酮、索他洛尔或多非利特可能减少放电。尽可能使用B受体阻滞剂,可改善左心室的舒张功能,缓解左心室流出道梗阻,改善心肌缺血。缓解左心室流出道梗阻的治疗方法还有室间隔外科手术治疗和酒精室间隔消融术。后者最主要的并发症是非靶区心肌梗死和三度房室传导阻滞;另外,它产生的室间隔瘢痕可能成为未来快速性心律失常的病灶。双腔起搏器治疗肥厚型心肌病的确切效果尚需进一步探讨。

(4)结节病:结节病是一种病因未明的全身性疾病,以局部或各器官累及的非干酪样肉芽肿为特征,心脏受累占 20%～27%。结节病可能浸润多处心肌组织,其临床特征是心力衰竭和心律失常。心律失常表现为严重的房室传导阻滞和室性心律失常,包括束支阻滞、完全性房室阻滞、室性心动过速和室颤等。心室肌的结节病可能成为异位自律性增高的兴奋点,或可干扰心室的去极化和复极化。局部的瘢痕组织可引起室速的反复发作。结节病引起的室速需要使用 β 受体阻滞剂和 ICD 治疗。

(5)致心律失常型右心室心肌病(ARVD):也称为致心律失常型右心室发育不良,右心室心肌组织节段或弥漫性被脂肪和纤维组织所代替。右心室游离壁多最先受累,右心室游离壁靠近心外膜的部位和中层心肌被脂肪组织替代最显著。病变可能向左心室进展,是常染色体显性遗传。ARVD 是引起心脏结构正常、伴有室速的年轻人心脏性猝死最重要的原因之一。由于心肌被纤维脂肪组织替代,正常心肌组织的连续性被破坏,使心肌除极碎裂并易于形成折返环,为室性心动过速的产生提供了解剖基础。心电图的经典表现为窦性心律时呈右束支图形,V_1～V_3 导联 T 波倒置,V_1～V_3 导联 QRS 波的终末部有切迹(ε 波)。回顾性研究资料显示,有晕厥病史、家族史、年轻、从事剧烈体育运动、电生理检查可诱发室速、药物治疗无效、右心室扩大以及左心室受累的 ARVD 患者发生心脏性猝死的风险似乎更大。QRS 离散度≥40 毫秒是 ARVD 发生心脏性猝死的强预测指标。

ARVD 引起的室速需要植入 ICD,长期使用 β 受体阻滞剂治疗对这些患者有益。由于右心室游离壁受侵害,因此 ICD 的电极导线应当置于右心室间隔,以免引起脂肪化右心室壁的心肌穿孔,以及由于此疾病进展而引起的感知和阈值的变化。考虑到心肌被替代的进展,射频消融的结果仍有争议。

(6)右心室流出道室性心动过速:是一种罕见的可为儿茶酚胺诱发的心动过速,多发生于心脏结构正常的年轻患者。心电图显示:Ⅰ 导联 QRS 波群振幅小,Ⅱ、Ⅲ、aVF 导联 R 波高大,胸导联表现类似左束支阻滞图形,电轴右偏或电轴正常(图 11-9)。

右心室流出道室速的发生机制可能是自律性增加或触发机制。此种类型的触发活动是由环磷酸腺苷的刺激所介导的,它可导致细胞内钙的增加以及钙从肌浆网中释放,钠钙交换产生一过性的内向电流及相应的延长后除极。右心室流出道室速对腺苷和 β 受体阻滞剂敏感,也是少数对维拉帕米敏感的室速,可以被心室起搏所终止和诱发。右心室流出道室速很少引起心脏性猝死,因此可以给予药物治疗。目前的抗心律失常药物几乎都可用来治疗右心室流出道室速,包括 β 受体阻滞剂、钙拮抗剂、Ⅰ类和Ⅲ类抗心律失常药物。对于反复发作室速者,可以进行电生理检查和射频消融治疗。在电生理检查中,常需要使用异丙肾上腺素诱发和(或)维持心动过速,以利室速起源点的标测。由于现在绝大多数右心室流出道室速都可被导管消融术治愈,因此可作为首选治疗。

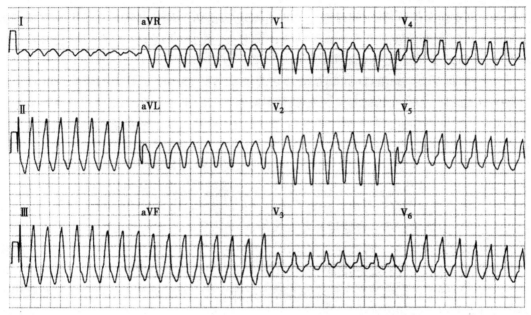

图11-9　右心室流出道室速
胸导联呈左束支阻滞图形,而电轴右偏

　　(7)左心室特发性室性心动过速:多见于年轻人,主要是男性,心脏结构正常,很少引起心脏性猝死。心电图显示右束支传导阻滞伴电轴左偏,QRS波一般比较窄,多在100~140毫秒之间。心室最早激动点常常在左心室心尖部或在心室左中间隔,少数位于左心室前外侧壁。标测过程中常可见到一个碎裂的电位。这类心律失常的发生机制可能包括折返机制、触发活动和自律性增高。对于左心室特发性室速的治疗,维拉帕米的有效性已众所周知;但偶尔也会遇到静脉推注维拉帕米无法终止室速的情况,多见于心动过速已持续了较长时间,并且已经产生了大量的儿茶酚胺代谢产物时,此时可考虑予普罗帕酮或胺碘酮静脉推注。此外,尽管维拉帕米治疗有效率很高,但只能由心脏电生理专家给予,因为维拉帕米禁忌用于其他类型的室速。如果患者有症状,除药物治疗外,还可考虑电生理检查,标测到激动最早起源点和碎裂电位,而后进行导管射频消融。由于射频消融可以根治左心室特发性室速,因此也可作为首选治疗方法。

　　(8)非持续性室性心动过速:又称短阵室速,是指持续3个或3个以上的室性搏动,频率>100次/分,持续时间<30秒(图11-10)。有些患者可无症状,有些患者可引起血流动力学变化。非持续性室速的症状包括心悸、呼吸困难、胸痛、头晕、晕厥前兆或晕厥。非持续性室速的治疗主要针对病因,由于可引起心脏性猝死,因此不容忽视。无症状的非持续室速患者,如没有器质性心脏病,不需要进一步评估。

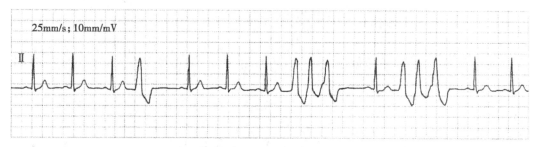

25mm/s；10mm/mV

II

图11-10　非持续性室性心动过速

冠心病合并非持续性室速的患者,应当评估心肌缺血的情况和是否需要进行心肌血运重建。停用任何可能导致心律失常的药物。如果没有发现可逆的室速的病因,进一步的治疗取决于LVEF。数个研究表明,左心室功能降低的非持续性室速患者常需要ICD植入治疗。LVEF<40%但>35%的患者,应根据个体总的风险情况进行个体化治疗。多中心非持续性室速试验(MUSTT)和多中心自动除颤器植入试验(MADIT Ⅰ)以射血分数≤35%～40%,电生理检查可诱发室速的非持续性室速的心肌梗死后患者为研究对象,对比抗心律失常药物与ICD植入的治疗效果。结果显示:后者使死亡率明显下降。MADIT Ⅱ试验研究了EF<30%的心肌梗死后患者。此类患者的室性期前收缩成对或每分钟室性期前收缩达10个以上,即使不进行电生理检查,也能从ICD植入中获益。对于扩张型心肌病(EF<36%)合并非持续性室速的患者,非缺血性心肌病除颤器治疗评估试验(DEFINITE)的结果表明ICD植入有生存获益。

对于有症状的患者,可用β受体阻滞剂和抗心律失常药物如索他洛尔或胺碘酮进行辅助治疗。氟卡尼禁用于冠心病患者,通常仅用于心脏结构正常的患者。对于心脏结构正常的非持续性室速患者,如果有症状但不能耐受药物,用三维的电解剖系统标测来进行射频消融也是一个有效的策略。

2.多形性室性心动过速　多形性室速是指室速的波形有2种或2种以上,其临床表现不一,从无症状到反复发作的晕厥,甚至心脏性猝死。可见于器质性心脏病、非器质性心脏病和非心脏情况,如代谢紊乱、电解质紊乱和药物过量等。急性心肌缺血引起的多形性室速,应立即处理心肌缺血,纠正电解质紊乱。尽管这类患者心电图上的QTc间期在正常范围内,但发生室颤的风险非常高,应当在冠心病监护室内监护。心肌血运重建后,应该使用β受体阻滞剂和ACEI类药物。如果仍有多形性室速发作,应考虑植入ICD并给予抗心律失常药物治疗。

扩张型心肌病、肥厚型心肌病、结节病或致心律失常型右心室发育不良合并多形性室速,即使无心肌缺血,其预后也非常差,常需要植入ICD,随后使用β受体阻滞剂或其他抗心律失常药物治疗。

心脏结构正常,不存在心肌缺血的患者,如果出现多形性室速应仔细评估心电图,以除外获得性或先天性长QT综合征。尖端扭转型室速是一种多形性室速,其心电图特点为:发作时QRS波群振幅和方向每隔3～10个心搏转至相反方向,似乎在环绕等电位线扭转;QRS波频率160～280次/分;易在长.短周期序列以后发作;U波常高大。最常见于QT间期延长者。应认真评价这些患者,是否存在可引起QT间期延长的代谢方面的问题(如低镁血症、低钾血症)或是否服用了可引起 QT 间期延长的药物(如Ⅲ类抗心律失常药物)。有心脏性猝死家族史的长 QT 综合征患者,如有症状,还应植入带有心房起搏功能的 ICD。长 QT 综合征 1 型的患者应加用 β 受体阻滞剂。

3.加速性室性自主心律 加速性室性自主心律是频率在 60～110 次/分之间的室性心律(图 11-11)。加速性室性自主心律最常见于急性心肌梗死再灌注治疗后,偶尔见于其他情况。其产生是因为室性异位兴奋点的自律性增加。这个异位兴奋点比窦性起搏点更早发放冲动。加速性室性自主心律一般预后好,耐受性好,无须治疗。如果加速性室性自主心律引起血流动力学紊乱,可考虑使用抗心律失常药物。增加窦性心律的激动频率可能会消除加速性室性自主心律,因此可使用阿托品或心房起搏治疗。加速性室性自主心律并不增加室颤的风险和死亡率。

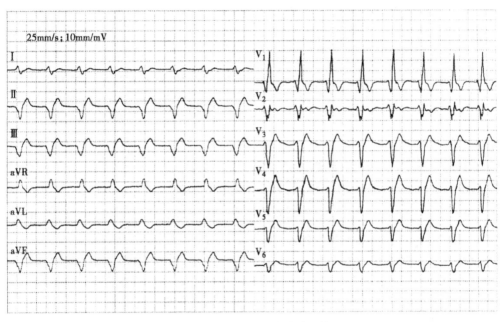

图11-11 加速性室性自主心律

4.早发室性综合波(室性期前收缩) 室性期前收缩是提前出现的起源于心室肌的 QRS 波。二联律指正常 QRS 波和提前出现的 QRS 波交替。三联律指每两个正常的搏动后出现一个期前收缩。出现室性期前收缩的患者常无症状,有些患者可出现心悸、咽部不适或有心搏增强感,基础左心功能不全者可诱发眩晕、黑矇或晕厥。一般需向患者讲明室性期前收缩可能是良性的,但也可能是潜在心脏疾病的提示,如冠心病、充血性心力衰竭、扩张型心肌病、肥厚型心肌病、浸润性疾病、结节病、致心律失常型右心室发育不良等。对于没有器质性心脏病的患者,偶发室性期前收缩或无明显症状,不必进行药物治疗;有症状的患者应解除患者的顾虑,纠正诱发因素,必要时可考虑使用镇静剂、β 受体阻滞剂等。对于有器质性心脏病的患者,应以病因治疗为主,如改善冠状动脉血运、改善心功能和控制高血压等;对于多形、成对、成串的复杂性室性期前收缩,可酌情选用 β 受体阻滞剂或胺碘酮等。动态心电图检测可记录室性期前收缩的负荷。室性异位搏动占记录心率的 20% 或以上的患者发生心动过速性心肌病的风险增加。对于症状持续存在,室性期前收缩频繁发作(大于记录心率的 5%),应考虑用胺碘酮或索他洛尔行药物治疗和(或)采用射频消融治疗。

五、展望

对于新发宽 QRS 波心动过速的患者,应根据心电图判断是室速还是室上性心动过速伴差异性传导或其他诊断。初始的治疗取决于患者的血流动力学是否稳定。大量的研究已确立了 ICD 在长期治疗中的地位。室速的患者多数有潜在的冠心病,因此血运重建(当有指征时)和危险因素的干预对于一级和二级预防都很重要。对于有室速风险的患者,器质性心脏病的存在仍是最好的预后指标,常需要用抗心律失常药物抑制症状性心律失常的复发。对于药物治疗无反应的室速,可考虑行导管射频消融。最后,药物遗传性的进展有助于提高人们识别那些可能从抗心律失常药物治疗中获益的人群。

(尹　霞)

第七节　心室扑动颤动

【概述】

心室扑动(简称室扑)和心室颤动(简称室颤)分别为心室肌快而微弱的收缩或不协调的快速乱颤,其结果是心脏无排血,心音和脉搏消失,心、脑等器官和周围组织血液灌注停止,阿-斯综合征发作和猝死。室颤是导致心源性猝死的严重心律失常,也是临终前循环衰竭的心律改变;而室扑则为室颤的前奏。

室颤的发生机制大多为心室内多个折返中心形成不协调的冲动,经大小、方向不一的传导途径到达心室各部,形成折返的基础为心肌细胞复极速度与不应期长短的不一致性明显加重,而心肌缺血、心肌坏死、严重心动过缓或中枢交感神经兴奋为常见诱因。

【诊断步骤】

(一)病史采集要点

1.起病情况

心肌急性缺血致局部电生理紊乱,是室扑或室颤发生的主要基质,此外,抗心律失常药物、室壁瘤、二尖瓣脱垂、肥厚型梗阻性心肌病、先天性心脏病以及中毒、脑血管意外、休克、溺水、电击等也可引发。患者可在住院期间发病,但多数在家、工作或公共场所发病,因心脏骤停而迅速死亡。半数患者生前无症状,发病前短时间内有无先兆尚不明了。应当指出,上述病因和诱因尽管均为临床中的急性、恶性事件,却多数具有逆转的机会和可能。

临终前室颤一般难以逆转,突然意外地发生于无循环衰竭基础的原发性室颤,可呈短阵或持久发作,给药及时且治疗恰当的,有长期存活的可能。

2.主要临床表现

对复苏成功而存活患者的调查表明,先兆症状常是非特异性而且较为轻微,如疲劳、胸痛或情绪改变等,部分患者可有心肌缺血的一般症状,病理检查显示这部分患者患有冠状动脉粥样硬化改变,但多数冠状动脉内并无血栓形成,也未完全闭塞,认为冠状动脉痉挛或微循环栓塞是其主要病理改变。

临床症状包括意识丧失、抽搐、呼吸停顿甚至死亡。听诊心音消失，脉搏触不到，血压亦无法测到。

3.既往病史

原发性室颤的常见病因：

①冠心病，尤其是发生不稳定型心绞痛、急性心肌梗死、心功能不全和（或）室壁瘤以及急性心肌梗死后 6 个月内的患者。据报道：心肌梗死后 6h 到 1 年内室颤的发病率为 5%～6%，因此有相当多急性心肌梗死患者的猝死，都是由于发生了室颤。某些患者在心肌梗死后给予溶栓治疗过程中，由于缺血的心肌得到再灌注，容易发生室性心动过速、室扑和室颤等再灌注心律失常。

②原发性扩张型和肥厚型心肌病。

③瓣膜病，尤其是主动脉瓣狭窄或关闭不全合并心绞痛或心功能不全的患者。

④原发性和继发性 Qr 间期延长综合征，后者大多由药物作用或电解质失调引起。

⑤病窦综合征或完全性房室传导阻滞所致严重心动过缓。

⑥电击或雷击。

⑦低温：心脏手术、心脏外伤或做心导管检查时。低温麻醉到一定温度时，也可发生室扑和室颤。

⑧药物诱发：其中最常见的是严重的洋地黄中毒，还有奎尼丁、普鲁卡因酰胺中毒等。

⑨少数预激综合征。

⑩少数二尖瓣脱垂综合征。

（二）体格检查要点

听诊心音消失，脉搏触不到，血压亦无法测到。

心电图检查心室扑动心电图特征：

①心室波明显增宽，呈规律连续大幅度的"正弦曲线"波形，QRS-T 不能区别。

②F-F 间无等电位线。

③频率在 150～250 次/min 之间。

④常与心室颤动相互转变。

心室颤动心电图特征：

①QRS-T 波消失，呈大小不等、形态不同的心室颤动波，常由室扑转变而来，波幅＞0.5mV 称粗波形心室颤动，＜0.5mV 称细波形心室颤动。

②f-f 之间无等电位线。

③频率在 250 次/min 以上。频率＞100 次/min 者称快速型心室颤动，频率＜100 次/min 者称慢速型心室颤动。

④如夹有心室扑动波则称之为不纯性心室颤动。

【诊断对策】

诊断主要依靠特征性的心电图表现。

【治疗对策】

心室扑动、颤动是极其严重的心律失常,如不及时抢救,它可能在数分钟内夺去患者的生命。心室扑动可直接转为颤动,因为单纯的心室扑动少见。心室颤动又称心室纤颤,纤颤往往是在临终状态下出现,也是猝死的常见原因。

临终前室颤一般难以逆转,突然意外地发生于无循环衰竭基础的原发性室颤,可呈短阵或持久发作,给药及时且治疗恰当的,有长期存活的可能。

1.复苏

此类患者的复苏应包括室扑、室颤的诊断,复律,临床全面诊断和并发症处理等多个环节。

(1)室扑、室颤的诊断

根据突然发病,意识丧失、抽搐、呼吸停止、心音及大动脉搏动消失的临床特点,结合心电图特征性改变,不难作出室扑或室颤的诊断。

(2)心肺复苏及复律

室扑或室颤的实质是心脏泵血功能的完全丧失。一旦发生,需要及时诊疗,否则,即使室扑、室颤的病因是可逆的,也会因长时间血液循环停止而变为不可逆;加以多器官的缺血性损伤,使复苏机会丧失。

另外,连缀现象是心律失常中的一个普遍法则,即指一种心律失常发生的同时,已为其再次、反复发生、持续稳定的存在或演化成慢性型提供重要条件。室颤引起的严重的血流动力学作用,可使心肌进一步缺血、损伤,还能引起心室肌电生理特点的急剧恶化,使室颤得以持续而难以复律,复律所需的电击除颤功率越来越高、药物剂量越来越大以及成功率越来越低。所以,室颤发生后,其持续时间的长短与其恢复窦律的可能性呈反比。一项研究显示,发病后3min内接受心肺复苏,并于6min内接受电除颤的患者的存活率为70%,而3min后接受心肺复苏、12min后接受电除颤的患者的存活率仅为22%。

由于多数患者在医院外发病,因此,普及心肺复苏抢救知识,使基层医务人员和群众都能掌握这项抢救措施,一旦发现立即就地抢救,对挽救此类患者的生命具有重要意义。

对突然出现意识丧失、抽搐、呼吸停止、心音及大动脉搏动消失的患者,无论有无心电图在内的其他证据,都应立即开始心肺复苏,同时调集急救人员和设备,经心电图证实为室扑或室颤后,应迅速给予电击除颤。除颤时,注意电极板放置的位置应使电流能最大范围地通过心脏,功率选择200～300W·s。一次电击不能成功时,应以更大的功率进行重复复律。复律后出现缓慢心律失常时,应立即于床边植入临时起搏器。有人强调,利多卡因等抗心律失常药物在复律后有维持窦律的作用,但重要的还取决于辅助呼吸、维持血压、纠正水电解质紊乱、针对病因的处理、监护等多种措施的应用。尤其尽早开放气道,辅助呼吸至关重要。

(3)全面诊断及相应处理

在心肺复苏及复律的同时,开始详细、全面地诊断。应根据已有的心电图、超声心动图、生化检查等资料做出病因学诊断。进行紧急或择期有针对性的治疗,如溶栓、血管重建术,中毒患者的解毒及透析、休克患者的相应处理等。

(4)并发症的处理

由于心脏泵血功能的突然丧失,包括心脏在内,肺、脑、肾等重要器官均会出现不同程度的并发症。这些并发症的处理恰当与否直接影响到复苏能否最终成功。心脏骤停导致全心缺血,即使进行了心肺复苏,冠脉内的血流量也不足以满足室颤中心脏的代谢需求。因此,复苏后早期的心功能往往明显下降,即使不合并心肌梗死,心功能的恢复也要几天至几周时间。常规的强心、利尿及减轻心脏负荷等治疗十分必要。另外,复苏后的室早、室速等比较常见,可与初次发病有关,也与心功能下降有关,一般选择β受体阻滞剂或胺碘酮治疗。

呼吸系统的常见并发症有肺炎、肺出血以及与人工心脏按压、气管插管相关的血气胸、肺挫伤、气道损伤等。复律后48h内的胸片有助于诊断及相应治疗的选择。

多数患者复律后处于昏迷状态,昏迷程度与脑缺血时间长短有关。昏迷时间超过3d者,意识恢复的可能性很小,清醒者也多有认知及运动等方面的功能障碍。昏迷者应给予冰帽及相应药物治疗。

2.复发的防治

部分复苏成功者可通过针对性的处理而彻底去除室扑、室颤复发的危险,如溺水、电击、中毒、休克、脑血管意外等引发的室扑及室颤,可随病因的去除而避免再次发生。预激综合征、病态窦房结综合征的患者则可通过射频消融术、起搏器植入术而彻底去除室扑、室颤的潜在威胁。但是,冠心病、长QT间期综合征、致心律失常性右室发育不良、肥厚型梗阻性心肌病等有基础心脏病的复苏成功者,则需要特殊处理,预防室扑、室颤的复发。

(1)危险度的评估

患者发生或再次发生室扑、室颤的危险度的评估主要依靠电生理检查,在心室腔内2个以上的部位给予超速刺激(S_1-S_1)及多个早搏刺激,根据恶性心律失常的诱发率,评估其临床危险度。还可进行药物试验,为抗心律失常药物的选择提供依据。电生理检查的时间应在病情稳定,并停用所有抗心律失常药物后进行。资料表明,因室颤而猝死并复苏成功的患者进行生理检查时,约1/5的患者并未诱发出恶性心律失常。

(2)防治

电生理检查中,30%～40%的患者对药物反应敏感,给药后,不再诱发严重的室性心律失常,这类患者可给予相应的药物治疗。药物不敏感的患者,选择ICD治疗。有冠心病或其他器质性心脏病基础,尤其伴有心功能不全时,室扑、室颤的再次发生率较高,对这类患者,除非初次室扑或室颤的发生有明确的可纠正的原因,否则,应选择ICD治疗。

近年来,冠心病患者室速的射频消融成功率大大提高,因此,对电生理检查中可诱发室性心动过速或室扑、室颤的复苏成功者,也可选择射频消融治疗。许多恶性心律失常都与长短周期现象有关,即心动周期的延长,对不同部位的心室肌纤维的电生理特性影响不同,并且,随着心动周期长度的增加,这种离散程度也相应增加,这种心室肌除极的不同步及复极的离散构成折返性心律失常的促发因素。资料表明,室速与室颤的发生常与长短周期现象相关,有人估计一半以上的心性猝死与该现象有关。因此,可通过植入普通起搏器,以较快的心室起搏频率消除长短周期现象,达到预防和治疗恶性心律失常的目的。

（刘翠英）

第八节　室上性快速心律失常

室上性快速心律失常是临床常见的心律失常,包括房室结折返性心动过速(AVNRT)、房室折返性心动过速(AVRT)、房性心动过速(房速)、心房扑动(房扑)和窦性快速心律失常。这类心律失常发作的频繁程度和持续时间在不同患者中有很大差异,同时患者的症状和临床表现与患者是否合并器质性心肺疾病及疾病的性质和严重程度密切相关。

大多数 AVNRT 的患者无器质性心脏病。AVRT 的患者也大多无器质性心脏病,但在婴儿预激综合征(预激)中,20%合并先心病,最常见的为 Ebstein 畸形,女性多于男性。房速的发病率随年龄增长而增加,老年人的患病率可高达 13%。在急性心肌梗死(AMI)、阻塞性肺部疾病、血电解质紊乱、药物中毒(如洋地黄中毒)等情况下,房速的发病率增加。房速也见于正常人,非持续性房速在正常青年人的发病率达 2%。房扑的发病率较低,一半以上房扑患者合并房颤。随着年龄增长,房扑的发病率增加。房扑可发生于心力衰竭、高血压、慢性肺部疾病及先天性心脏病(先心病)外科手术后的患者。相当一部分房扑由外科手术、肺炎、AMI 等诱发。

室上性快速心律失常的发病机制包括:

1.折返机制　心脏电生理学的研究结果证实,大多数室上速的机制为折返。它可由解剖上的折返环、功能上的折返环或两者同时存在,造成折返激动。常见的折返性室上性快速心律失常有 AVNRT、AVRT、持续性交界区折返性心动过速(PJRT)以及房扑等。

2.冲动起源异常　如原位的自律性增高引起不恰当性窦性心动过速(窦速),异位的自律性增高引起某些类型的房速。

3.触发活动　可引起多源性房速等。

(一)室上性快速心律失常的一般诊断思路

1.无心电图记录的心动过速的诊断思路

(1)病史和体检

室上性快速性心律失常患者在就诊时经常无症状,阵发性心悸是重要的诊断线索。这类心律失常见于各个年龄段,常常反复出现,除窦速外多数表现为突发突止。而窦速是非阵发性、逐渐加速和逐渐终止。有规律的、突发突止的阵发性心悸多见于 AVRT 和 AVNRT。

室上性快速性心律失常的症状取决于发作时心室率、潜在的心脏疾病、室上速的持续时间、患者的自我感觉等。在室上性心动过速(SVT)中,少数患者发生晕厥,常出现在快速室上速的起始后或心动过速突然终止时出现较长的心脏停搏间歇。晕厥也可因房颤通过旁路下传引起,或者提示患者伴有心脏结构的异常,如主动脉瓣狭窄、肥厚型心肌病或有脑血管疾病。持续数周、数月的室上速并伴有快速心室率者可以引起心动过速介导的心肌病。

(2)诊断思路

记录静息状态下 12 导联心电图可提供异常节律、预激、QT 间期延长、窦速、ST 段异常或潜在性心脏病的证据。有阵发性规律性心悸病史的患者,且静息心电图上出现预激图形,提示心悸为 AVRT 所致。预激患者出现无规律的阵发性心悸,强烈提示房颤,该类患者容易发生猝死,需要进行电生理评估。此外,在诊断时至少应记录到一次心动过速发作时的 12 导联心电图。对于已经确诊的持续性室上速,为了排除可能存在的器质性心脏病,除常规体格检查和记录 12 导联心电图外,还应进行心脏超声检查。

对于频发(如每周几次)短暂心动过速的患者应行 24h Holter 心电图检查。对于发作次数少的患者,可考虑采用事件记录器或可携带循环记录器。对于发作少(如每个月<2 次),但发作时伴有严重血流动力学障碍的患者,可选择埋置型循环记录器以记录心律失常事件。运动试验很少用于诊断,除非心律失常明显与运动有关。如果临床病史不充分或采用其他措施未能证实的心律失常患者,可选择经食管心房起搏进行诊断。对于有明显阵发性规律性心悸的病例,可进行有创心内电生理检查以明确诊断。

2.有心电图记录的心动过速的诊断思路

描记完整的窦律时和心动过速时 12 导联心电图对心动过速诊断非常重要。对于血流动力学不稳定、需要紧急电转复者,可通过除颤电极板尽可能记录下心动过速心电图。

(1)窄 QRS 心动过速

心动过速时体表心电图 QRS 波宽度<120ms 为窄 QRS 心动过速。窄 QRS 心动过速一般为室上速,可以有多种发病机制。诊断应记录 12 导联心电图,必要时经食管导联描记 P 波,分析 P 波与 R 波关系;观察腺苷和颈动脉窦按摩反应有助于窄 QRS 心动过速的鉴别诊断。

1)RR 间期规则,且心电图未见明显 P 波,则 AVNRT 可能性最大。AVNRT 时,P 波可部分隐藏在 QRS 波内,使 QRS 变形,在 V1 导联上呈"伪 r 波",下壁导联(Ⅱ、Ⅲ、aVF)呈"伪 s 波"。

2)若 P 波重叠在 ST 段,RP>100ms,支持 AVRT。

3)若 RP 长于 PR,可能的机制是房速、非典型 AVNRT 或 PJRT。

(2)宽 QRS 心动过速

心动过速时体表心电图 QRS 波宽度≥120ms 为宽 QRS 心动过速。诊断宽 QRS 心动过速首先应考虑室性心动过速(室速)的诊断,但也不能除外某些特殊类型的室上速。

1)室速多种心电图特征有助于室速的诊断。

①房室分离:宽 QRS 心动过速伴房室分离且室率快于房率,支持室速的诊断。但房室分离现象只见于约 30% 的室速患者。有时宽 QRS 心动过速时心电图上 P 波识别困难,可考虑使用食管电极导联记录 P 波,帮助鉴别诊断;

②融合波:心室融合波是诊断室速的一个重要依据;

③QRS 宽度:QRS 宽度在右束支传导阻滞(RBBB)图形时超过 0.14s,左束支传导阻滞(LBBB)时超过 0.16s,支持室速的诊断。但室上速经旁路前传、室上速合并原已存在的束支阻滞或室上速使用 I$_A$、I$_C$ 类抗心律失常药物治疗后,QRS 波也可在 0.14s 以上;

④心动过速时 QRS 图形特征:V$_1$ 和 V$_6$ 导联的形态对鉴别室上速和室速有帮助。支持室速诊断的心电图特征为:胸前导联上 RS 宽度>100ms(R 起始到 S 低点);胸前导联上 QRS 均为负向,呈 QS 型(若为正向一致性,有可能是经左后旁路前传的 AVRT)。QR 型提示心肌瘢痕,见于大约 40% 的心肌梗死(MI)后室速患者。QRS 宽度及形态标准的特异性在服用抗

心律失常药和高血钾症及严重心衰患者中会受影响。

2)室上速合并束支阻滞或差异传导:束支阻滞可以是在窦律下就已存在,或在心动过速时才出现的,是由于心室率过快在束支系统产生差异传导。大多数差异传导不仅仅只与频率过快有关,也可由于长短周期现象引发。发生旁路同侧束支差异传导,可使心动过速频率相应减慢。

3)室上速合并旁路前传:多种室上速可合并旁路前传,如房速、房扑、房颤等。

(二)室上性快速心律失常的一般处理方法

1.无心电图记录的心动过速的处理

对有症状但未经心电图证实的患者(如阵发性心动过速),在排除明显的心动过缓(＜50次/min)后,可根据经验应用β阻滞剂。由于Ⅰ类和Ⅲ类抗心律失常药物存在促心律失常的危险,故在没有明确诊断之前,不应使用这类药物。

2.有心电图记录的心动过速的处理

根据病史及心电图资料,一旦诊断明确,应针对其机制及伴随的血流动力学状态采取相应的急、慢性治疗措施。无论是室速或是室上速,若血流动力学不稳定,最有效的处理方法是直流电转复。

(1)窄 QRS 心动过速的急性期处理

1)迷走神经刺激:规则的窄 QRS 心动过速一般为室上速,迷走神经刺激(如颈动脉窦按摩)可终止心动过速或影响房室传导。

2)抗心律失常药:血流动力学稳定的窄 QRS 心动过速可选用静脉抗心律失常药。腺苷或非二氢吡啶类钙拮抗剂(如维拉帕米、地尔硫卓)为首选。腺苷具有起效快和半衰期短的优点,但须注意应快速推注,有哮喘病史者不选用;同时使用茶碱类药物者,腺苷应增量;腺苷作用会被双嘧达莫加强;腺苷有诱发短暂房颤(1%～15%)的可能,对预激患者使用有风险。静脉推注非二氢吡啶类钙阻滞剂、普罗帕酮或β受体阻滞剂,起效较慢但维持时间长,对抑制触发室上速的房性及室性早搏有作用,可减少室上速复发,但应注意观察是否发生低血压和心动过缓等副作用。

3)直流电复律:对血流动力学不稳定的室上速患者,可立即行直流电转复治疗。

4)监测和记录心电图:任何治疗过程中,包括迷走刺激或静脉给药均应监测和记录心电图,一方面观察是否终止,另一方面观察心律反应,帮助进一步诊断。心动过速终止在 QRS 波之后无 P波,支持 AVRT、AVNRT 的诊断;终止在 P 波后无 QRS 波,支持房速的诊断。持续心动过速合并房室传导阻滞(AVB),支持房速和房扑,可以排除 AVRT,而 AVNRT 的可能性也很小。

(2)宽 QRS 心动过速的急性期处理

1)直流电复律:对血流动力学不稳定的心动过速应立即行直流电复律。对不规则的宽 QRS 心动过速(房颤合并预激)建议电转复。若血流动力学尚稳定,可试用抗心律失常药物。

2)抗心律失常药物:对于无器质性心脏病和血流动力学稳定的宽 QRS 心动过速可选用普罗帕酮、胺碘酮、索他洛尔和普鲁卡因胺。对左室功能损害或有心衰征象者,胺碘酮更为安全。对血流动力学稳定、诊断为室上速者,则按窄 QRS 心动过速处理。

3)经旁路前传的宽 QRS 心动过速可按室上速处理,但不能使用影响房室结传导的药物。洋地黄过量的室速主要针对洋地黄过量处理。

一、房室结折返性心动过速

【概述】

房室结折返性心动过速（AVNRT）是临床上较常见的阵发性室上速，频率一般为 140～250 次/min，多发生于无器质性心脏病的患者，女性多于男性，通常在 40 岁以前发病。阵发性心悸、头晕和四肢乏力是常见的临床表现。AVNRT 的折返环位于房室交界区，由房室结自身和房室结周围心房肌构成的功能相互独立的快径路和慢径路组成。前者位于 Koch's 三角的顶部而邻近希氏束，后者位于 Koch's 三角的底部，沿三尖瓣环隔侧缘分布，向后下延伸至房室结及邻近冠状静脉窦。

典型的 AVNRT 以慢径路（α 径路）前向传导、快径路（β 径路）逆向传导，故称为慢-快型 AVNRT。窦性心律时，心房激动通过传导较快的 β 径路传导，产生一个 QRS 波。心房激动同时也下传至 α 径路，在希氏束除极后不久抵达希氏束，且隐没在 β 径路下传的激动所产生的不应期内。当一个房性期收缩传导时，由于 β 径路不应期长，激动阻滞在 β 径路，而循 α 径路下传，从而产生一个较长的 P-R 间期。如果冲动在 α 径路内传导足够慢，以至于 β 径路从不应期恢复传导，这样就可产生一个房性回波。可是，如果 α 径路没有及时地恢复应激，则只产生一个房性回波。一个较早的房性期前收缩也被阻滞在 α 径路内，但是，在 α 径路内传导更加缓慢，较晚到达并逆向激动 β 径路，产生一个回波。由于顺传时间足够长，α 径路有足够的时间恢复至应激状态，即发生持续性 AVNRT。少见的情况下，β 径路的不应期可能短于 α 径路，与前述相反，激动从快径路顺传，而从慢径路逆传，产生少见的快-慢型 AVNRT。

由于快径路逆向传导至心房的时间较短，心电图上 P 波多位于 QRS 波群中或紧随 QRS 波群之后（RP 间<70ms），而在 V₁ 导联上显示"伪 r 波"，在下壁导联（Ⅱ、Ⅲ、aVF）上显示"伪 s 波"。5%～10% 的 AVNRT 其折返运行方向与上述类型相反，以快径路前向传导，慢径路逆向传导，亦称为快-慢型 AVNRT。慢径路逆向传导时间较长，心电图上 P 波位于下一个 QRS 波群之前，表现为长 RP 心动过速。少数情况下，AVNRT 的折返环由两条传导速度较慢的径路组成，亦即慢-慢型 AVNRT；心电图上 P 波位于 QRS 波群之后，RP>100ms。

【诊断步骤】

（一）病史采集要点

应注意询问患者是否有阵发性心悸；心悸是否是突然发生、突然终止，还是呈非阵发性，逐渐加速和逐渐终止；发作时是否伴有头晕、四肢无力、胸闷、休克等症状。询问患者是否有发作时记录到的心电图，这对明确诊断非常有帮助。

（二）体格检查要点

绝大多数 AVNRT 患者不合并器质性心脏病，就诊时如不发作，体格检查一般无阳性体征。如患者发作期间来诊，体检时可发现心率快、节律齐，心尖区第一心音强度一致。少部分患者发作时可能出现低血压。

（三）门诊资料分析

发作时记录到的心电图对诊断非常有帮助。

（四）继续检查项目

如患者有阵发性心悸，但未记录到心悸时的 12 导联心电图，可行食管心房调搏检查，诱发并记录心动过速时的心电图,帮助诊断。另外,应常规行心脏超声(UCG)、血生化、出凝血功能等检查。有明显阵发性心悸而诊断不明时亦可直接行心内电生理检查。

【诊断对策】

(一)诊断要点

患者有阵发性心悸,突发突止。发作时一般为窄 QRS(QRS<120ms)心动过速,RR 间期规则,心电图通常无明显 P 波或 P 波部分隐藏在 QRS 波内,使 QRS 变形,在 V1 导联上呈"伪r 波",下壁导联(Ⅱ、Ⅲ、aVF)呈"伪 s 波"。确诊依赖心内电生理检查。AVNRT 的电生理诊断标准见表 11-2。

表 11-2 房室结折返性心动过速(AVNRT)的电生理诊断标准

典型的房室结折返(慢-快型)

①房性、室性期前刺激,或房室结文氏周期时心房起搏可诱发和终止室上速(SVT)

②房室结不应期对房性期前刺激或心房起搏的反应曲线呈双相

③发作依赖于慢径路传导时临界的 A-H 间期

④逆向性的心房激动在房室连接区最早出现(V-A,−42～+70ms)

⑤逆向性 P 波重叠在 QRS 波中或其终末部

⑥心房、希氏束和心室不是折返所必需,兴奋迷走神经可减慢,然后终止 SVT

不典型的房室结折返(快-慢型)

①房性或室性期前刺激,或逆向性房室结文氏周期时心室起搏可诱发和终止 SVT

②逆向性房室结不应期呈双相曲线

③发作取决于慢径路逆向传导时临界的 H-A 间期

④冠状窦口最早出现逆向性心房激动

⑤逆向性 P 波的 R-P 长

⑥心房、希氏束和心室不是折返所必需,兴奋迷走神经可减慢,然后终止 SVT,且均阻滞于慢径路的逆向传导时

【治疗对策】

(一)药物治疗

急性期终止 AVNRT 发作类同阵发性室上速处理。远期药物防治一般仅适用于AVNRT 反复发作而不愿接受导管消融治疗的患者。

1.预防性治疗药物

口服非二氢吡啶类钙拮抗剂、β受体阻滞剂和地高辛是 AVNRT 预防性治疗的常用药物。已有的研究提示,维拉帕米(480mg/d)、普萘洛尔(240mg/d)和地高辛(0.375mg/d)减少AVNRT 发作的次数和缩短发作时间的疗效相似,增加用药剂量虽可提高疗效,但副作用也增加。地高辛更适合于有心脏结构和功能异常的患者。其他钙拮抗剂(如地尔硫卓)和β受体阻滞剂也有相似的治疗效果。

(1)Ⅰ类抗心律失常药物(如氟卡尼和普罗帕酮)可作为无器质性心脏病的 AVNRT 预防复发的二线药物。研究表明,氟卡尼 200～300mg/d 可有效预防 65% 的患者心动过速复发。长期服用约 7.6% 的患者因疗效不好、5% 的患者因心脏外副作用(多为中枢神经系统不良反

应)而停药。普罗帕酮预防 AVNRT 的疗效与氟卡尼相似,口服 300mg/d 可使多数患者 AVNRT 发作次数明显减少或发作持续时间缩短。这类药物禁用于有心脏结构和功能异常的患者。

(2)Ⅲ类抗心律失常药物(如胺碘酮、索他洛尔、多非利特)虽能有效预防 AVNRT 复发,但因胺碘酮的心外副作用和其他Ⅲ类药物的促心律失常不良反应(如扭转型室速)而不宜常规应用。而在器质性心脏病、左室肥大、左室功能不全、慢性心衰患者,预防 AVNRT 发作只能选择胺碘酮。

2.单剂口服治疗

单剂口服药物治疗适用于 AVNRT 发作不频繁,但发作后持续时间长、血流动力学状态稳定、不容易自发终止、刺激迷走神经不敏感的患者。没有心脏结构和功能异常的青少年和成年人单剂口服氟卡尼(3mg/kg)或普罗帕酮(6mg/kg)可使部分 AVNRT 终止或频率明显减慢。心功能不全、窦性心动过缓患者不宜接受这一治疗方法。

(二)导管消融治疗

沿三尖瓣环后间隔区域消融慢径路极少并发房室传导阻滞。消融靶点在右前斜 30°(RAO30°)透视下通常位于希氏束与冠状静脉窦口中点偏下,部分患者位于冠状静脉窦口下方。理想靶点图通常呈小 A 波(宽而碎裂)和大 V 波,A/V<1/4。虽然快径和慢径消融都能有效地根治 AVNRT,但是慢径消融所致的Ⅲ度 AVB 并发症低(1%~8%),又保持正常的 PR 间期,不影响心脏功能,因此慢径消融是首选途径,只有在慢径消融失败后才选用快径消融。快-慢型 AVNRT 的消融靶点仍为慢径路,可在 AVNRT 发作时以标测慢径路传导的心房出口为消融靶点。慢-慢型 AVNRT 的逆传支可能涉及房室结向间隔左侧延伸的部分,AVNRT 时在冠状静脉窦口内标测最早逆传心房激动部位为消融靶点,可安全有效地阻断慢径逆传而根治心动过速。

导管消融成功的标准是:房室结双径路传导现象消失,并且不能诱发 AVNRT;如房室结双径路传导现象未消失,但使用异丙肾上腺素后仍不能诱发 AVNRT 也视为成功。

有阵发性室上速的症状和心电图表现,而电生理检查有房室结双径传导或心房回波,但不能诱发 AVNRT,这类患者可酌情消融慢径路,其消融终点为消融中出现交界心律,消融后房室结双径传导消失。

北美心脏起搏和电生理学会及中国心脏起搏和心电生理学会的注册资料中,AVNRT 消融的成功率分别为96.1%和98.8%,并发房室传导阻滞的发生率分别为1.0%和0.6%。术后复发率分别为3.0%和2.3%。

导管消融治疗 AVNRT 的适应证取决于每 1 个患者的临床情况和患者的选择。导管消融可为 AVNRT 发作频繁患者的一线治疗方法。但是,任一接受导管消融治疗的患者,必须承担与消融有关的发生房室传导阻滞和置入心脏起搏器的潜在危险。

二、房室折返性心动过速

【概述】

房室折返性心动过速(AVRT)的典型旁路是房室结外连接心房和心室肌的径路。旁路的分类是基于沿着二尖瓣和三尖瓣的部位不同而定,旁路通常显示为快的、非递减传导,类似存在于正常希-浦系组织和心房或心室肌的传导,大约8%的旁路显示递减的前向或逆向传导。旁路具有前向或逆向传导性能或兼而有之。PJRT是少见的临床症候群,通常是由位于右后间隔区域的、具有缓慢和递减传导特性的旁路参与,其特点是无休止的室上速,通常在Ⅱ、Ⅲ、aVF导联P波倒置,RP间期延长(RP>PR)。

旁路如只具有逆向传导功能,则称为"隐匿性";而具有前向传导功能的旁路,则称为"显性",显性旁路在心电图上表现为有预激图形。预激程度取决于经由房室结、希氏束和旁路传导的程度。有些患者的旁路前向传导只在靠近心房插入处起搏时才明显。显性旁路通常同时具有前向和逆向传导功能,只有前向传导功能的旁路较少见。

当同时有预激图形和快速心律失常时,则可诊断为预激。AVRT是预激综合征常见的心律失常,95%的患者可发生这一类型的折返性心动过速。

预激综合征又称Wolf-Parkinson-White综合征(WPW综合征),是指心电图呈预激图形,临床上有心动过速。发生预激的解剖学基础是在房室特殊传导组织外,还存在一些由普通工作心肌组成的肌束,最常见的为连接心房和心室之间的房室旁道(Kent束),少见的旁路有:房-希氏束、结室纤维、分支室纤维。

AVRT根据房室结的传导方向分为前向和逆向AVRT。在前向AVRT,折返激动的传导是经房室结前传心室,经旁路逆传心房。在逆向AVRT,折返激动传导的方向与上述相反,前传经旁路到心室,逆向经房室结或第二条旁路到心房。逆向AVRT发生于5%~10%的预激患者。

预激伴房颤(图11-14)是一种潜在危及患者生命的心律失常。如果旁路的前向不应期短,心室率可以极快,从而导致室颤。已经明确约1/3的预激患者合并房颤,患者多数年纪较轻和无器质性心脏病,射频消融旁路或外科为根治旁路的方法。

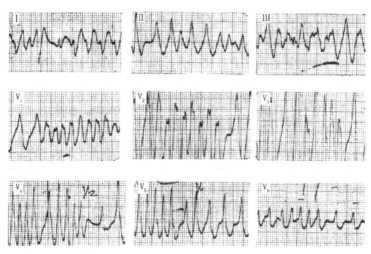

图11-14 预激综合征伴房颤,呈宽QRS心动过速

【诊断步骤】

(一)病史采集要点

应注意询问患者是否有阵发性心悸;心悸是否是突然发生、突然终止,还是呈非阵发性,逐渐加速和逐渐终止;发作时是否伴有头晕、四肢无力、焦虑不安、胸闷、休克、晕厥等症状。注意窦律时心电图是否存在预激图形及是否有发作时记录到的心电图,这对明确诊断非常有帮助。

(二)体格检查要点

大多数 AVRT 患者不合并器质性心脏病,就诊时如不发作,体格检查一般无阳性体征。如患者发作期间来诊体检时可发现心率快、节律齐,心尖区第一心音强度一致。少部分患者发作时可能出现低血压。儿童应注意是否有先心病,特别是 Ebstein 畸形。

(三)门诊资料分析

窦律时心电图存在预激图形对诊断非常有帮助。

(四)继续检查项目

常规行 12 导联心电图检查。如患者有阵发性心悸,但未记录到心悸时的 12 导联心电图,可进行食管心房调搏检查,诱发并记录心动过速时的心电图,帮助诊断。另外,常规应进行心脏超声(UCG)、胸片、血生化、出凝血功能等检查。有明显阵发性心悸而诊断不明时亦可直接进行心内电生理检查。

【诊断对策】

(一)诊断要点

AVRT 患者有阵发性心悸,突发突止。发作房室结前传,旁道逆传的正向 AVRT 时,RR 间期规则,多数情况下心电图可见逆行 P 波在 ST 段上或重叠在 T 波上,RP<PR,RP>70ms。如发作少见的旁道前传、房室结逆传的逆向 AVRT 时,则呈宽 QRS(QRS>120ms)心动过速,RP>PR。确诊依赖心内电生理检查。

1.房室旁路(Kent 束)典型预激心电图表现

①窦性心律时 PR<0.12s。

②QRS≥0.12s。

③QRS 波群起始部分粗钝,即出现 delta 波。

④ST-T 波呈继发性改变,T 波与 QRS 波主波相反。

2.AVRT 的电生理诊断标准见表 11-3

表 11-3　房室折返性心动过速(AVRT)的电生理诊断标准

①房性、室性期前刺激或起搏可诱发和终止

②房性期前刺激或起搏诱发 SVT 依赖于临界的 A-V 间期。延缓可发生于房室结、希-浦系、心室或多个部位

③室性期前刺激或心室起搏诱发 SVT 依赖于正常通道的逆向阻滞

④P 波呈逆传型,R-P 间期固定,与具有同样 QRS 波的 SVT 的周长无关

⑤心房与心室均参与 SVT 的发作与维持,逆向性心房激动呈偏心型

⑥旁道同侧束支传导阻滞可使 V-A 间期增加,并减慢 SVT 的心率

⑦SVT 时,希氏束处于不应期发放室性期前刺激可预激心房和/或终止 SVT。兴奋迷走神经可阻滞 A-V 结,减慢并突然终止 SVT

【治疗对策】

(一)预激并宽 QRS 心动过速患者的特殊处理

对逆向 AVRT 患者,药物治疗是针对旁路或房室结,因为这两条途径都是心动过速折返的组成部分。假如心动过速是在两条旁路间折返,房室结仅是心动过速中的旁观者,则抑制房室结传导的药物也就无效。腺苷的应用也需慎重,因为它能诱发房颤伴快速心室率。依布利特、普鲁卡因胺、氟卡尼、普罗帕酮和胺碘酮能够减慢旁路传导,常被选用。预激患者发生房速或房扑,可经旁路 1:1 传导,不能使用房室结抑制性药物,因此应该选用具有抑制旁路传导作用的药物,即使这些药物不能转复房性心律失常,也能减慢心室率。预激伴房颤宜静脉注射依布利特、氟卡尼、普鲁卡因胺、普罗帕酮或胺碘酮。若血流动力学不稳定,最有效的处理方法是直流电转复。

(二)长期的药物治疗

抗心律失常药物可用于治疗旁路参与的心律失常,但近年来已逐渐被导管射频消融所替代。用于改变房室结传导的药物有地高辛、维拉帕米、β 受体阻滞剂、腺苷和地尔硫卓;用于抑制旁路传导的抗心律失常药物有Ⅰ类(普鲁卡因胺、丙吡胺、普罗帕酮和氟卡尼)和Ⅲ类抗心律失常药物(依布利特、索他洛尔和胺碘酮)。

1.预防性治疗药物

(1)普罗帕酮对儿童和成年人都有效,可阻断旁路双向传导,也可单向阻断旁路逆传。但它的有效性有限,在服药期间仍可有复发。普罗帕酮加用 β 受体阻滞剂可减少 AVRT 的复发。

(2)氟卡尼口服和静脉治疗 AVRT 都有效,口服剂量 200~300mg/d,加用 β 受体阻滞剂可进一步减少复发率。氟卡尼的电生理作用部分可被异丙肾上腺素对抗。

(3)索他洛尔口服预防 AVRT 只有少数报道,预激患者静脉注射索他洛尔后,电生理刺激仍可诱发 AVRT。但长期口服治疗,似能减少 AVRT 发作。

(4)胺碘酮防治旁路参与心动过速的疗效已多有报告,这些研究未能证实胺碘酮优于Ⅰc类抗心律失常药物或索他洛尔。另外,胺碘酮还有较多的心外副作用,因此并不推荐作为远期防治预激并 AVRT 的药物。

(5)维拉帕米用于远期预防 AVRT 也有少数报道,口服维拉帕米并不能防止电生理刺激诱发 AVRT。在房颤发作时,静脉注射维拉帕米可使血流动力学恶化。因此,维拉帕米和地尔硫卓不能单独用于旁路患者,地高辛也不宜选用。

2.单剂口服治疗或随身备用药物

对于心动过速发作不频繁的患者,可以采用单剂口服药物治疗的方法,在心动过速发作时服用。这种方法适用于心电图上无 delta 波的患者。心动过速发作不频繁、血流动力学稳定的患者,可口服地尔硫卓(120mg)加普萘洛尔(80mg),约有 80% 的患者在 2h 内心动过速可以终止。

(三)导管消融

旁路的电生理检查和导管消融可同时完成。电生理检查的目的是为了证实旁路的存在和确定其传导特点以及在心律失常中的作用。旁路被标测定位后,采用可操纵的消融导管进行消融。导管消融旁路的成功率在 95％左右。导管消融左游离壁的成功率略高于其他位置的旁路。复发率约为 5％。旁路复发通常能成功地通过第二次消融解决。

左侧游离壁旁道可行逆主动途径在二尖瓣环心室侧（常用）和心房侧进行消融，在某些情况下也可经穿刺房间隔途径在二尖瓣心房侧进行消融。在心室侧消融时最好以最早前向心室激动点为靶点，在心房测消融最好以最早逆行心房激动点为消融靶点，或在消融导管记录到 AV 融合处消融。右侧游离壁旁道多是显性旁道，标测消融时使用 Swartz 鞘管（SRO 常用）支撑有利于消融导管稳定帖靠于靶点部位。理想靶点图是标测到最早前向心室激动点（VA 一般融合）或最早逆向心房激动点（AV 融合）或记录到旁道电位。

间隔旁道分为前间隔旁道、中间隔旁道和后间隔旁道。前间隔旁道又称希氏束旁旁道，是指位于最大希氏束电位记录部位上方或下方 5mm 之内的旁道。后间隔旁道分为左后间隔旁道和右后间隔旁道，前者位于左室后内侧二尖瓣环心内膜或少数位于邻近冠状窦或心中静脉开口处心外膜，右后间隔旁道位于冠状窦口旁三尖瓣环。从 X 线影像上来分左后间隔旁道指位于冠状窦口 1.5cm 以内的旁道，右后间隔旁道指位于冠状窦口上缘至三尖瓣环最低点之间的旁道。中间隔旁道指位于希氏束与冠状窦口上缘之间的旁道，包括左中间隔旁道和右中间隔旁道。

(1)右前间隔旁道消融的靶点：在前间隔旁参与的正向前传型 AVRT(OAVRT)时消融导管记录到 A 波＜V 波，逆行心房激动最早处或旁道电位处且希氏束电位振幅尽可能小的部位；或在窦律时（右前间隔显性旁道）消融导管记录到 A 波＜V 波，且 V 波最提前处；或在心室起搏时记录到 A 波＜V 波，且逆行 A 波最早处或有旁道电位处。左前间隔一般无旁道分布。

(2)后间隔旁道的标测与消融：通常采用经右股静脉途经三尖瓣环右后间隔部位标测右后间隔旁道，采用逆主动脉途经在二尖瓣心室侧左后间隔部位标测左后间隔，消融靶点均是在房室环记录到最早逆行心房激动点，最早前传心室激动点和（或）记录到旁道电位处。导管消融旁路的并发症主要与血管穿刺（如血肿、动-静脉瘘、气胸、动脉穿孔、深静脉血栓形成）、导管操作（如瓣膜损伤、微栓塞、冠状窦或心肌壁穿孔、冠状动脉撕裂、血栓形成）或射频损伤（如房室传导阻滞、心肌穿孔、冠状动脉痉挛或堵塞、一过性缺血发作或脑血管意外）等原因有关。旁路导管消融中Ⅲ度房室传导阻滞发生率为 0.2％～1.0％，多数发生于靠近房室连接的间隔旁路消融。心脏填塞的发生率为 0.1％～1.1％。

（四）无症状旁路患者的处理

偶尔也可见到无症状但心电图有预激图形的患者，电生理检查的意义和导管消融对这类患者存在争议。1/3 无症状者年龄＜40 岁，而在 40 岁后出现症状。大多数无症状的预激患者预后良好。有创电生理检查对无症状患者阳性预测值很低。对于高风险职业的患者则必须予以消融治疗，如飞行员、高空作业和水下作业人员等，这项推荐不应受电生理检查结果而改变。电生理检查对无症状的预激患者预测阳性事件的指标为：①诱发 AVRT 或房颤；②检出多条旁路。电生理检查的潜在价值是证实高危险并从导管消融中受益的患者。

预激患者特别是在心律失常发作时血流动力学不稳定者，应该把导管消融作为一线治疗。室上速发作不频繁、症状轻微，又没有证实有预激者，可采用其他方法治疗。隐匿性旁路可参照 AVNRT 进行治疗。患者的选择是决定治疗的重要参考因素。无论首选药物治疗有副作用的病例，或是在药物治疗后心律失常复发者，都宜接受导管消融治疗。

三、交界性心动过速

1.非阵发性交界性心动过速

非阵发性交界性心动过速是一种良性心律失常,但起源是病理性的,发作时 QRS 波窄,心率 70～150 次/min。其发生机制可以是高位交界区自律性增高或者触发机制,有典型的心动过速发作时逐步加快、终止时逐步减慢现象,不能被起搏终止。这种心动过速最重要的意义是它可能提示存在严重的病理状态,如洋地黄中毒、低血钾、心肌缺血或出现于心脏手术之后,还可能在慢性阻塞性肺病伴低氧血症及炎症性心肌炎时出现。持续交界区心律是窦房结功能不良的表现。刺激交感神经增加房室交界区的自律性也可导致交界区节律。交界区节律超过窦性心律时,有时会由于房室交界区激动后逆传心房,心房在房室瓣关闭时收缩,引起类似"起搏器综合征"的表现,可见"大炮 A 波"或出现低血压。

与频率较快的局灶性交界性心动过速不同,非阵发性交界性心动过速常有 1:1 的房室关系。在某些情况下,尤其是洋地黄中毒时,可能见到房室结前传的文氏现象。

(1)诊断:通常根据心律失常发作的临床特点及心电图表现就可明确心律失常的发生机制。但有些病例只能通过心脏电生理检查才能确诊。需要与其他窄 QRS 心动过速相鉴别,包括房速、AVNRT 和 AVRT 等。

(2)治疗:治疗非阵发性交界性心动过速主要是要纠正基础病因。洋地黄中毒引起非阵发性交界性心动过速时应及时停药。如果洋地黄中毒伴有室性心律失常或高度房室传导阻滞,可以考虑使用洋地黄抗体片段。房室结自律性的频率超过窦性心律频率引起房室失同步的情况并不少见,可视为生理状态,无需治疗。非阵发性交界区心动过速持续发作可以使用 β 受体阻滞剂或钙拮抗剂治疗。

2.局灶性交界性心动过速

局灶性交界性心动过速亦称交界性异位心动过速、自发性交界性心动过速。

(1)临床特征:局灶性交界性心动过速是一种非常少见的心律失常,带有原发或先天的性质,如发生于儿科患者的先天性和手术后交界性异位心动过速。发生于成年人的局灶性交界性心动过速通常是儿童时期"先天性交界性异位心动过速"延伸到成年后的表现,这种心律失常多与运动或应激有关且比儿童型良性,患者心脏结构多正常或有先天性心脏结构异常,如房间隔缺损(房缺)或室间隔缺损。这类患者常常症状明显,如果不治疗,尤其是心动过速发作无休止时可能出现心衰。

(2)诊断:局灶性交界性心动过速起源于房室结或希氏束,心房及心室均不参与。心电图特征为:心率 110～250 次/min,窄 QRS 或典型的束支传导阻滞图形;常常存在房室分离,但也可看到 1:1 逆传的现象。电生理检查显示每次心室除极前均有希氏束波。根据其对 β 受体阻滞剂和对钙拮抗剂的反应,提示这类心律失常的电生理机制可能是异常自律性或触发活动。

(3)治疗:快速局灶性交界性心动过速对抗心律失常药物反应的相关资料较少。患者一般

对 β 受体阻滞剂有一定的效果。静脉注射氟卡尼可以减慢或终止心动过速,长期口服治疗也有一定的疗效。药物疗效不一致,导管射频消融可以根治。但是,消融房室结附近的局灶起源点有导致房室传导阻滞的危险(5%～10%),也有一定的复发率。

(孙　帅)

第九节　心脏传导阻滞

冲动在心脏传导系统的任何部位传导时均可发生减慢甚至阻滞。根据发生阻滞的不同部位,可分为窦房传导阻滞、房内传导阻滞、房室传导阻滞以及室内传导阻滞。传导阻滞首先需区别于干扰现象。干扰是指两个激动在心脏的某一部位相遇,先到达的激动使该部位发生兴奋,然后到达的激动适逢该部位生理性不应期,从而导致该激动不能下传,或虽可通过但传导时间延长。干扰是正常的生理现象,而传导阻滞是病理性的。

一、房室传导阻滞

【概述】

房室传导阻滞(AVB)是指房室交界区脱离了生理不应期后,心房冲动传导延迟或不能传导至心室。发生阻滞的部位包括房室结、希氏束以及束支等不同部位。

【诊断步骤】

(一)主要症状

Ⅰ度房室传导阻滞患者通常无症状。

Ⅱ度房室传导阻滞的症状轻重不一。轻者仅引起心悸与心搏脱漏感,重者可有短暂头晕,甚至晕厥。

Ⅲ度房室阻滞的症状取决于心室率和基础心脏情况。多数患者休息时无症状,但在体力活动时可出现心悸、头晕、乏力、气促。如心室率过缓,尤其是并发于广泛急性心肌梗死或严重急性心肌炎者,可出现心力衰竭或脑供血不足等症状。如心室停顿 3～5s,可感头晕、黑矇和全身无力;停搏 5～10s 常可引起晕厥;停搏持续 15s 以上可以发生典型的阿-斯综合征,严重者猝死。

(二)体征要点

Ⅰ度房室传导阻滞听诊时,可有第 1 心音减弱。这是因为 PR 间期延长,则二尖瓣在心室收缩前已接近关闭,所以心室收缩时二尖瓣关闭幅度减小,听诊第 1 心音明显减弱。

Ⅱ度房室传导阻滞时,可发现在一系列规则的心脏搏动中间歇性出现心搏脱漏,但第 1 心音强度恒定。

Ⅲ度房室传导阻滞时,第 1 心音强度经常变化,偶可出现大炮音,即响亮清晰的第 1 心音。第 2 心音正常,亦可反常分裂。另外,由于心室率缓慢,心室舒张期延长,每搏输出量增加,可出现收缩压增高、脉压增大等。

(三)辅助检查

ECG 为简便而有效的诊断手段。

Ⅰ度房室传导阻滞的特点是每一个窦性 P 波都能下传产生 QRS 波群,而 PR 间期＞0.20s (14 岁以下者＞0.18s)。

PR 间期的长短受到心率影响。正常情况下,PR 间期一般不会改变;心率明显增快时 PR 间期缩短;而在病理(心脏)情况下,心率明显增快反而使 PR 间期延长。当同一个人在不同时候的心电图上,心率没有明显改变而 PR 间期增加了 0.04s 以上,应考虑Ⅰ度房室传导阻滞;同样,心率增快时,若 PR 间期不缩短,反而比原先延长 0.04s 以上,也要考虑Ⅰ度房室传导阻滞。另外,当 PR 间期大于正常最高值(视心率而定)时,也应该考虑Ⅰ度房室传导阻滞。

Ⅱ度房室传导阻滞的特点是激动自心房传至心室过程有部分传导中断,即有心室脱漏现象,伴或不伴房室传导延迟(PR 间期延长)。可进一步分为莫氏Ⅰ型(文氏现象)和莫氏Ⅱ型两种。

莫氏Ⅰ型表现为 PR 间期逐步延长,直到 P 波不能下传,发生一次 QRS 波脱漏。心搏脱漏后的第一个搏动的 PR 间期缩短,随后,PR 间期有进行性延长,如此不断重复。典型 ECG 还具有以下特点:尽管 PR 间期进行性延长,PR 间期的"增量"却是逐渐减少的,最大的"增量"一般发生在文氏周期的第二个下传搏动;在规则窦性心律时,RR 间期呈逐渐缩短;另外,包含脱漏心搏的长间歇小于任何两个间隔之和。

莫氏Ⅱ型的特点是心搏脱漏前后的所有下传搏动的 PR 间期都是恒定的。下传的 QRS 波群可正常,也可呈束支或分支阻滞图形。

Ⅲ度房室传导阻滞又称为完全性房室传导阻滞,指所有来自心房以上的激动都不能下传,引起完全性房室分离,这是最严重的房室传导阻滞。典型 ECG 可见完全性房室脱节,心房率快于心室率;心室率缓慢而规则,通常在 30～45 次/min;心房率常为窦性或房颤。

希氏束电图有助于判断房室传导阻滞的部位,评估心电稳定型。但是,由于该方法为有创性检查,临床应用较少。

【诊断对策】

(一)诊断要点

根据典型的 ECG 表现,房室传导阻滞不难诊断。完整诊断不仅要包括房室阻滞的程度,还应判断房室阻滞的部位。通过分析 QRS 波群形状和阻滞类型这两项 ECG 指标,综合基础病因和患者对药物的反应可粗略估计阻滞的位置;但准确定位仍需依靠电生理检查。

(二)鉴别诊断要点

Ⅰ度房室传导阻滞需要与发生较早的房性早搏鉴别。

莫氏Ⅰ型应与窦性心律不齐、Ⅱ度Ⅰ型窦房传导阻滞等鉴别;莫氏Ⅱ型需要与窦性心律过缓、Ⅱ度Ⅱ型窦房传导阻滞、未下传的房性期前收缩等相鉴别。

Ⅲ度房室传导阻滞应与完全性干扰性房室脱节鉴别。前者的 RR 间期长于 PP 间期;而后者正好相反,即 PP 间期长于 RR 间期。两者的预后完全不同。

（三）临床类型

1.按阻滞程度分类

最常用，详见上文诊断要点。

2.按阻滞部位分类

通过希氏束电图检查，可分为希氏束以上、希氏束以内、希氏束以下等 3 大类。该方法有助于评估预后，有一定预后价值。但毕竟是有创技术，临床应用难以普及。

3.按 QRS 波形态分类

A 型指 QRS<0.11s，而 B 型 QRS>0.12s。然而，此方法对阻滞部位判断不够准确，尚不足以取代传统分类方法。

4.高度房室传导阻滞

是Ⅱ度 AVB 的特殊类型。指房室传导阻滞比例超过 3∶1 以上，容易发展为完全性 AVB。所下传的 QRS 波通常是宽的，阻滞部位多在房室结以下，经常发生室性逸搏。

【治疗对策】

（一）治疗原则

关键是保证血流动力学稳定型。具体包括病因治疗、药物治疗和起搏治疗。

（二）治疗计划

1.病因治疗

药物中毒所致者，应立即停用相关药物，并注意有无电解质紊乱等加重因素，需同时予以纠正。若为急性心肌损伤所致，除给予相关病因治疗外，可考虑试用糖皮质激素，如氢化可的松 200～300mg/d 或地塞米松 10mg/d 静脉滴注 3～7d，减轻传导系统的炎症反应，同时促进传导功能的恢复。

2.药物治疗

对于心室率<40 次/min 或伴有症状的房室传导阻滞，尤其是急性心肌梗死或急性心肌炎所致者，可先试用阿托品、异丙肾上腺素或氨茶碱等药物。

阿托品 0.5～1mg 静注，必要时 4h 重复 1 次，若有效可改为静滴维持；亦可用山莨菪碱 5～10mg 静注，必要时 4h 重复 1 次。此类药物适用于阻滞部位在希氏束以上，尤其是伴有迷走神经张力增高者。

异丙肾上腺素 1～2mg 溶于 250～500mL 液体中静脉滴注，从 0.5μg/min 开始，逐渐增量至心室率达 60～70 次/min 为止。此类药物适用于心脏任何部位传导阻滞者。应该指出，该药用量过大时，可增加耗氧量，且增加心肌兴奋性，从而导致室性心律失常。因此，冠心病尤其是急性心肌梗死者，不宜使用。

另外，亦可将氨茶碱 250mg 加入 500mL 液体中静滴。应该指出，临床应用此法甚少。

3.起搏治疗

包括临时性和永久性两种。

对于急性高度或Ⅲ度房室传导阻滞，心室率缓慢而影响血流动力学，药物治疗无效者，应尽早安装临时心脏起搏器，待患者度过急性期之后，房室传导阻滞可能减轻，甚至消失。

如为慢性或持续性高度或Ⅲ度房室传导阻滞，伴有心、脑供血不足的症状，或曾有阿斯综合征发作者，需安装永久性心脏起搏器。

二、室内传导阻滞

【概述】

室内传导阻滞又称室内阻滞,是指希氏束分叉以下部位的传导阻滞。室内传导系统包括3个部分,即右束支、左前分支和左后分支。室内传导系统的病变可波及单支、双支,甚至三支。

【临床表现】

单支、双支阻滞通常无临床症状;若出现症状,多为原发病症状。体查偶尔可闻及第1、第2心音分裂。

完全性三分支阻滞的表现与完全性 AVB 相同。

【心电图】

1.完全性右束支传导阻滞

(1)QRS 波群时间延长,>0.12s。

(2)QRS 波群形态改变:V_1、V_2 呈 rsR 型,或呈宽大并有切迹的 R 波;其余导联的终末部分增宽。

(3)ST-T 改变:V_1、V_2 的 ST 段压低,T 波倒置;V_5、V_6 的 ST 段抬高,T 波直立。

不完全性右束支传导阻滞:ECG 图形类似于完全性右束支传导阻滞,但是 QRS 波群<0.12s。

2.完全性左束支传导阻滞

(1)QRS 波群时间延长,>0.12s。

(2)QRS 波群形态改变:V_1、V_2,甚至 V3 呈 rS 型,或呈 QS 型;V_5、V_6 的 R 波有切迹,但一般无 q 波,亦很少有 S 波;Ⅰ、aVL 导联波形大致与 V_5、V_6 相同。

(3)ST-T 改变:V_1、V_2 的 ST 段抬高,T 波直立;而 V_5、V_6 的 ST 段压低,T 波倒置。

不完全性左束支传导阻滞:图形类似于完全性左束支传导阻滞,而 QRS 波群<0.12s。

3.左前分支阻滞

(1)QRS 电轴左偏,为 $-30°\sim-90°$。

(2)Ⅰ、aVL 的 QRS 波群呈 qR 型,q 波<0.02s;下壁导联的 QRS 波群呈 rS 型。

(3)QRS 波群时间正常或轻度增宽。

4.左后分支阻滞

(1)QRS 电轴右偏,在 $+110°$ 以上。

(2)Ⅰ、aVL 的 QRS 波群呈 rS 型,下壁导联的 QRS 波群呈 qR 型。

(3)QRS 波群时间正常。

5.双束支阻滞

临床上最常见的双束支阻滞是右束支传导阻滞合并左前支阻滞。其特点是 QRS 电轴左偏,为 $-30°\sim-90°$;QRS 波群时间>0.12s;V_1 呈 rsR 型,或宽大带切迹的 R 波。

右束支传导阻滞合并左后支阻滞。其特点是 V_1 呈 rsR 型，或 R 波；QRS 电轴右偏，为＋90°～＋130°；Ⅰ导联的 QRS 波群呈 rS 型，下壁导联的 QRS 波群呈 qR 型。

【鉴别诊断】

右束支传导阻滞需与预激综合征、右心室肥厚以及肺栓塞等鉴别；左束支传导阻滞应与左心室肥厚、预激综合征相鉴别；左前分支阻滞应与肺气肿所致的"假性"电轴左偏鉴别。

【治疗原则】

慢性单支阻滞的患者如无症状，无需接受治疗。

双分支与不完全性三分支阻滞不必常规安装起搏器。但是，对于急性前壁心肌梗死，或伴有晕厥甚至阿-斯综合征发作的患者，有指征行起搏器治疗。

【预后评估】

室内传导阻滞的预后主要取决于症状和原发病，同时与阻滞部位、阻滞程度等也相关。临床上右束支阻滞远较左束支阻滞常见，但前者常为生理性；而后者多为病理性。

（刘翠英）

第十节　心脏性猝死

心脏性猝死（SCD）是指心脏原因引起的、短时间内发生的（一般在症状出现后 1 小时内）、以突发性意识丧失为前驱症状的意外性自然死亡。发生的时间及形式通常不可预知，患者可以有或无已知的心脏病史或临床症状。SCD 的确切发生率尚不清楚。美国每年大约有 20 万～45 万人发生 SCD，发病率约为每年 0.1%～0.2%，在 30 岁以上的人群中，SCD 年发病率随年龄增加而升高。男性高于女性。中国 SCD 流行病学调查显示 SCD 年发病率为 41.84/10万，占总死亡的 9.5%，以 13 亿人口推算，中国猝死总人数约为 54.4 万/年。绝大多数 SCD 病例发生在院外，往往难以进行及时有效的治疗。猝死事件一旦发生，存活比例很低，抢救成功率世界平均水平低于 1%。

一、病因和发病机制

SCD 的主要机制是致命性心律失常，主要为致命性的快速性心律失常（室性心动过速或心室颤动），严重缓慢性心律失常、心脏停搏及无脉性电活动也是 SCD 的重要原因，少数 SCD机制为非心律失常性，如心脏破裂、心包填塞、心内机械性梗阻、主动脉破裂等。致命性快速性心律失常的发生是触发事件与易感心肌相互作用的结果。缓慢性心律失常的机制则主要是窦房结和房室结失去正常功能，而其他自律性组织不能进行逸搏，严重器质性心脏病可引起浦肯野纤维弥漫性损害，多表现为缓慢性心律失常、心脏停搏。无脉性电活动，即电机械分离，指心脏存在规律电活动现象，但无有效的机械收缩。原发性无脉性电活动见于严重器质性心脏病，如心肌缺血、严重心力衰竭等，常为严重心脏病终末期表现，继发性无脉性电活动可见于心脏静脉回流突然中断，如大面积肺栓塞、大失血、人工瓣膜急性功能不全、心包填塞等。

SCD 发生涉及其触发机制。绝大多数 SCD 发生在有器质性心脏病的患者中，结构异常基础上的功能改变常可导致电活动不稳定,甚至发生致命性的快速性或缓慢性心律失常。心肌一过性缺血与再灌注对心脏电生理有重要影响,心肌缺血影响心肌传导速度、方式和不应期,导致电活动不稳定,易于发生折返性心律失常;再灌注引起心肌细胞钙超载并触发后除极,血流恢复后缺血心肌恢复程度不同,容易产生折返。室性期前收缩可增加不同心肌间复极离散度,导致室性心动过速或心室颤动。代谢因素,如低氧、酸碱失衡、电解质紊乱等可诱发心律失常,药物也可能存在致心律失常作用。心功能恶化血流动力学不稳定也与心律失常发生相关。未显示心脏结构异常的患者受限于当前的检测方法,也可能发生 SCD。自主神经系统失衡也是 SCD 十分重要的触发机制。交感神经张力增加能够降低心室颤动阈值,促进斑块破裂,促进血小板聚集,而迷走神经可通过拮抗交感神经作用,对其诱发致命性心律失常具有预防和保护效应。此外 SCD 可能存在遗传因素,一方面是由于一些遗传性疾病可出现 SCD,另一方面也可能为相似的环境因素,如饮食、精神等因素。

  SCD 有很多可能的病因(表 11-2)。SCD 患者常有潜在的器质性心脏病,在各种器质性心脏病中,冠状动脉粥样硬化性疾病(冠心病)仍为最常见的原因,特别是大于 35 岁的人群。其次是扩张型心肌病和肥厚型心肌病。心脏瓣膜病、先天性心脏病、电生理异常、急性心包填塞以及中枢神经系统疾病、代谢紊乱引起电活动不稳定等均可引起 SCD。

表 11-2 心脏性猝死的主要病因

冠状动脉异常

  冠状动脉粥样硬化(心肌缺血、急性心肌梗死等)

  先天性冠状动脉异常(起源异常、冠状动静脉瘘、冠状动脉发育不全、冠状动脉.心内分流等)

  冠状动脉炎(结节性多动脉炎、系统性硬化症等)

  冠状动脉栓塞(血栓、赘生物、羊水、空气等)

  冠状动脉阻塞(机械性阻塞如冠状动脉夹层动脉瘤,功能性阻塞如冠状动脉肌桥、痉挛等)

心肌病与心力衰竭

  遗传性原发性心肌病(肥厚型心肌病、致心律失常型右心室心肌病、心室肌致密化不全等)

  混合性原发性心肌病(扩张型心肌病、限制型心肌病)

  获得性原发性心肌病(病毒性心肌炎、围生期心肌病、心内膜弹力纤维增生症)

  继发性心肌病(心肌淀粉样变、血色病性心肌病、酒精性心肌病、结节病性心肌病、嗜铬细胞瘤性心肌病、Emery-Dreifuss 肌营养不良、强直性肌营养不良、神经纤维瘤病、系统性硬化症等)缺血性心肌病、高血压性心肌病等

电生理异常

  长 QT 间期综合征、Brugada 综合征、儿茶酚胺敏感多形性室性心动过速、短 QT 间期综合征、特发性心室颤动、遗传性病态窦房结综合征、早期复极综合征、希氏束-浦肯野系统纤维化(Lenegre 病、病毒感染后传导系统纤维化等)、异常传导通道(房室旁路传导)、心震荡

  先天性心脏病(法洛四联症、Ebstein 畸形、大动脉转位、主动脉狭窄等)

  心脏瓣膜病(主动脉瓣狭窄/关闭不全、二尖瓣脱垂、二尖瓣断裂、人工瓣膜异常等)

其他

  机械性原因(急性心包填塞、心内血栓、心脏肿瘤、主动脉夹层、心脏破裂、肺栓塞等)、中毒/代谢性紊乱(电解质紊乱、低温、药物、代谢紊乱等)、中枢神经系统疾病(过度激动、心理压力等)、婴儿猝死综合征、极度体力活动时猝死等

(一)电生理异常

电生理异常主要疾病为心脏离子通道病,又称原发性心电疾病,心脏离子通道病是由于基因突变导致心肌离子通道数量、结构、功能异常,造成离子流改变,从而引起心律失常,临床未能发现解剖学异常,表现为各种室性心律失常(室性心动过速、尖端扭转型室性心动过速、室颤),甚至发生猝死。主要包括长 QT 间期综合征、Brugada 综合征、儿茶酚胺敏感性多形性室性心动过速、短 QT 间期综合征、特发性心室颤动等。

1.长 QT 间期综合征 长 QT 间期综合征(LQTS)又称长 QT 综合征、QT 间期延长综合征,指以体表心电图 QT 间期延长,易产生室性心律失常,尤其是尖端扭转型室性心动过速(TdP)、晕厥和猝死为临床特征的一组综合征,约占 SCD 的 5%～10%。可以是先天性的或获得性的;先天性 LQTS 分为 Romano-Ward 综合征(RWS)和 Jervell-Nielsen 综合征(JLNS)。RWS 为常染色体显性遗传,至少与 12 个不同的基因相关。其中 LQTS1、LQTS2、LQTS3 占90%。LQTS1 由 KCNQ1 基因突变导致,该基因编码电压门控钾通道的 α 亚基,与缓慢激活延迟整流钾电流 I_{Ks} 相关,由于其为肾上腺素能敏感性钾通道,所以 LQTS1 患者的心脏事件通常发生在剧烈运动中或运动后,特别是游泳诱发,所有因游泳诱发心脏事件的 LQTS 患者中LQTS1 占 99%,部分因情绪激动(如恐惧、害怕、受惊吓和生气等)诱发,安静状态下心电图表现为平滑、基底部较宽的 T 波,对 β 受体阻滞剂治疗反应好。LQTS2 由 KCNH2 基因突变导致,与快速激活延迟整流钾电流 I_{Kr} 相关,心肌复极延迟,QTc 延长。安静状态下心电图常见低振幅和有切迹的 T 波,惊吓或情绪激动往往诱发心脏事件,大部分由情绪应激诱发,突然的声音刺激对 LQTS2 患者非常危险,13% 的心脏事件发生在运动时。β 受体阻滞剂对 LQTS2 疗效低于 LQTS1,对 LQTS2 更应强调补钾、补镁。I_{Kr} 对药物敏感,是绝大多数获得性 LQTS 的靶通道。LQTS3 是由于心脏钠通道基因 SCN5A 突变所致,造成晚钠电位 I_{Na-L} 反复开放、延迟电流衰退,动作电位平台期延长,SCN5A 通过功能放大机制(突变通道功能正常,但热性改变)引起 LQTS3,这种情况在慢频率下尤其明显,所以 LQTS3 患者存在心动过缓依赖性 ST 段延长,晚发 T 波和 QTc 延长,且 LQTS3 患者心脏事件常发生在睡眠或休息时,只有少许发生在运动时,静息心电图更突出地以延迟出现的高尖 T 波为特征,β 受体阻滞剂对 LQTS3 疗效欠佳,钠通道阻滞剂美西律能够缩短延长的 QT 间期,对 LQTS3 可能有一定疗效。JLNS 是LQTS 伴耳聋的亚型,由 KCNQ1 或 KCNEI 突变引起,过去认为是常染色体隐性遗传,最新研究发现 JLNS 是一种常染色体隐性(伴耳聋)和显性(LQTS)遗传相结合的遗传类型,多数心脏事件由情绪波动或体力紧张而诱发,β 受体阻滞剂仅能提供中等程度保护。

长 QT 间期是指 QTc 间期>440 毫秒,其发生室速和 SCD 的风险增加。LQTS 患者 SCD年发生率为 1%～2%,伴有晕厥的患者约为 9%。威胁生命的心律失常表现为尖端扭转型室速和室颤。尖端扭转型室速,或"点扭转",是一种多形性室速,与延长的 QT 间期、R on T 的室性期前收缩和长-短 R-R 间期有关。尖端扭转型室速的诱因可能有二:①伴 QT 间期显著延长的心动过缓;②窦性心动过速加上交感神经张力亢进。

获得性 LQTS 是由于继发性原因导致的可逆性 QT 延长,药物是最常见的诱因,尤其是抗心律失常药物,任何破坏复极电流的药物都可能增加服用阻滞 IKr 的药物时促发 TdP 的可能性。现在认为所谓获得性 LQTS 可能就是一些携带沉默基因突变的先天性 LQTS 患者,他们在没有触发因素时无症状,直到某些因素进一步破坏了复极才有外显症状。

2.Brugada 综合征 Brugada 综合征是以心电图上特征性的 Brugada 波,即右胸前 V_1 ~ V_3 导联 ST 段穹隆型抬高为特征,伴致死性室性心律失常或 SCD 或家族史,并具有遗传异质性的心脏电紊乱性疾病。所有猝死病例的 4%~12% 和心脏结构正常年轻人中猝死病例的 20% 由此引起。Brugada 综合征呈常染色体显性遗传,目前发现 8 个相关基因,SCN5A 基因突变占 15%。目前确定 3 种心电图类型:1 型特征为 ST 段起始部分显著抬高:J 点或 ST 段抬高(≥2mV),形成穹隆型 ST 段,继以倒置 T 波,无明显的等电位线,类似右束支阻滞图形(图 11-12);2 型称为马鞍型,ST 段起始部位显著抬高,抬高的 J 点(≥2mV)后为逐渐下降的抬高的 ST 段(比基线抬高≥1mV),继以正向或双向的 T 波;3 型为穹隆型或马鞍型,ST 段抬同< 1mV。Brugada 综合征患者可反复发生室速或室颤,发生率高达 40%~60%。SCD 多在休息、睡眠、夜间环境下,以及温度升高时发生(如发热性疾病或热水浴),多见于男性。目前 ICD 是唯一有效的治疗措施。有症状患者,1 型心电图出现过心搏骤停,无须电生理检查,必须 ICD 治疗。无症状患者,对自发或应用钠拮抗剂后出现 1 型心电图表现,如有 SCD 家族史且怀疑 Brugada 综合征所致,行电生理检查,电生理检查诱发室性心律失常,植入 ICD。无症状且无 SCD 家族史,仅在使用钠拮抗剂后出现 1 型心电图表现,严密随访。

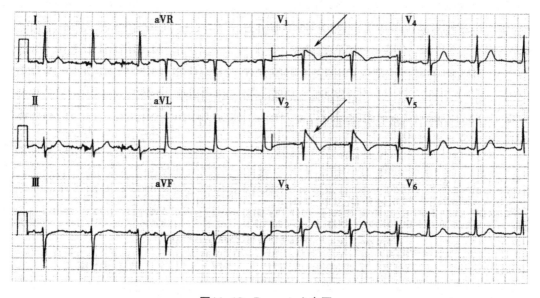

图11-12 Brugada心电图

3.儿茶酚胺敏感性多形性室性心动过速 儿茶酚胺敏感性多形性室性心动过速(CPVT)多发生于心脏结构及 QT 间期正常的儿童和年轻人,以运动或情绪激动时出现双向或多形性 VT、导致晕厥和猝死为特征。分为两种类型,CPVT1 为常染色体显性遗传,RyR2 为基因突变所致,CPVT2 为常染色体隐性遗传,CASQ2 基因突变所致。CPVT 患者临床特点如下:①发病年龄轻,多见于儿童、青少年;②有反复发作 VT 和晕厥甚至猝死;③由交感神经系统激活诱发,包括情绪激动、运动或给予外源性儿茶酚胺等;④心脏结构和功能正常且 QTc 间期正常;⑤有学者报道,CPVT 与心房颤动的发生相关,电生理检查研究发现,CPVT 患者窦房结恢复时间延长,容易诱发心房颤动和心房扑动,病变并不局限于心室,而是影响到窦房结和心房肌的功能。本病预后较差,30 岁以下病死率高达 30%~50%,β 受体阻滞剂为有效治疗 CPVT 的药物。服用 β 受体阻滞剂时出现晕厥的 CPVT 患者应植入 ICD;既往心脏骤停 CPVT 患者也应联合 ICD 和 β 受体阻滞剂治疗。

4.短 QT 间期综合征 短 QT 间期分为特发性和继发性,特发性短 QT 间期中将以短 QT、房颤和(或)室性心动过速、室颤及 SCD 为特征而心脏结构正常的称为短 QT 间期综合征(SQTS)。患者高发 SCD,诊断标准未统一,以 QTc≤360 毫秒可能比较合理。目前发现的 SQTS 致病基因有 KCNH2、KCNQ1、KCNJ2、CACNA1、CCACNB2。继发性 SQTS 则可由发热、高钙血症、高钾血症、洋地黄中毒、酸中毒、急性心肌梗死超急性期、甲状腺功能亢进、心动过速、自主神经张力失衡、运动员、早期复极综合征等引发。ICD 是最有效的治疗方法,奎尼丁是治疗 SQTS 较有效的药物,普罗帕酮是治疗 SQTS 合并房颤较有效的药物,对 QT 间期无影响。

5.早期复极综合征 早期复极综合征(ERS)已经发现了几十年,并且既往认为其是一种正常的心电图表现,常见于年轻人、男性、运动员等。心电图表现为 J 点抬高＞0.1mV,明显 J 波,下壁导联和(或)侧壁导联多见,伴或不伴有 ST 段抬高与 QRS 波异常,通常 T 波高耸直立。ERS 在人群中有较高的发生率,但其中绝大多数终身可无症状,在报道其与特发性室颤相关后,ERS 受到了重视。ERS 与恶性心律失常的关系也通过实验室研究得到了证实,这为 J 点抬高及其致心律失常机制提供了细胞和离子基础。遗传性 ERS 是一种与离子通道异常有关的原发性心电疾病,也属 SCD 高危人群。有症状且曾有 SCD 史的 ERS 患者应植入 ICD;有晕厥、抽搐或夜间濒死性呼吸等症状,排除非心脏原因后应植入 ICD;无症状患者如有 SCD 家族史,应进行电生理检查;无症状,无 SCD 家族史,可行电生理检查,如诱发出室性心律失常,应植入 ICD。

6.Lenegre 病 Lenegre 病又称为原发性房室传导阻滞、原发性双侧束支硬化症、SCN5A 等位基因性心律失常等。常染色体显性遗传,致病基因为 SCN5A,但本病随年龄增长逐渐恶化,可能为基因突变与年龄相关退行性病变共同作用的结果。病理表现为传导系统进行性纤维化。心电图表现为进行性加重的传导阻滞,起初为右束支,逐渐发展为双束支,最后为完全性房室传导阻滞,可发生于新生儿期、青春期或中年期,临床表现为心悸、黑矇、晕厥,70% 猝死,但仅少数死于心率过慢,多死于慢性心律失常诱发的快速室性心律失常,室性期前收缩或短阵室速是猝死前兆,ICD 治疗更为合适。本病应与 Lev 病鉴别,Lev 病表现为传导系统进行性纤维化,出现束支或房室传导阻滞,但中老年多见,无家族史,病变局限,主要累及左束支近端及邻近的希氏束。

7.房室旁路传导预激综合征时房颤或房扑经旁路快速前传可引起快速心室率和室颤(图 11-13)。有多条旁路,或者房颤伴预激的 RR 间期短于 250 毫秒的预激综合征患者发生 SCD 的风险更高。

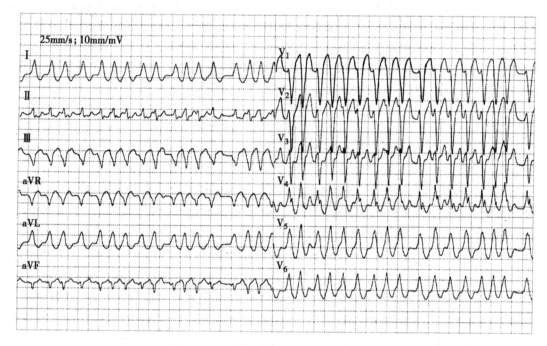

图11-13 预激综合征合并房颤时心电图

8.心震荡　心震荡发生在心脏无结构异常的个体,胸部受到钝击造成 SCD,胸骨、肋骨和心脏未发生刨伤性损害。胸部撞击发生在 T 波波峰前 15～30 毫秒可诱发室颤。在一个以猪为模型的试验中,发现撞击越剧烈,越能可靠地诱发出室颤。心震荡的总体生存率不到 25％。一个研究发现,在心震荡事件发生 3 分钟后才开始心肺复苏的患者(38 例),生存率仅为 3％。防止此类事件发生的最佳策略是配备运动防护器械、安全操作和快速心肺复苏(包括立即进行自动体外除颤)。

(二)婴儿猝死综合征

婴儿猝死综合征(SIDS)指貌似健康的 1 岁以内的婴儿或新生儿(常发生于出生后 3 周至 8 个月)在睡眠中突然发生的,或通过病史、环境调查和尸检等仍不能明确病因的意外死亡。发病突然,男婴高于女婴,2～4 个月为高峰,多在睡眠中,50％～80％发生于午夜至清晨 6 点之间,高峰季节为冬季,尤其是 1 月份,生前无特异性表现,临床症状容易被忽视,主要特征有:对环境反应差;在喂养时易有呼吸暂停或衰竭,有异常的啼哭声;睡眠中发生呼吸停顿,早期可仅为呼吸不规则,偶有暂停,严重者呼吸长时间停止,并可有突然发紫;轻度呼吸道感染症状,有些可分离出柯萨奇病毒、埃可病毒、呼吸道合胞病毒;睡眠中脉搏不规则,缓慢或停顿,并可出现青紫或苍白现象;四肢软瘫、肌张力减退等。病因不明,俯卧位睡眠、感染及胃食管反流所致呼吸障碍、心脏病变、代谢障碍、中枢神经系统病变、遗传因素等是可能的病因。

二、临床表现

SCD 的临床过程可分为 4 个时期:前驱期、发病期、心脏停搏期和生物学死亡期。

（一）前驱期

在心脏停搏前数天至数月，有些患者可出现胸痛、气促、疲乏、心悸等不适，或者原有的心绞痛、心力衰竭等症状加重。这些前驱表现多为非特异性的，仅提示有发生心血管病的危险，而不能预测心脏性猝死的发生。有些患者无明显前驱表现，而突发心搏骤停。

（二）发病期

是指心血管状态出现急剧变化到心搏骤停发生前的一段时间，通常不超过1小时。由于SCD的原因不同，发病期的临床表现各异。典型表现包括：严重胸痛、急性呼吸困难、突发心悸或眩晕等。若心脏骤停为突发，事前无明显预兆，则多数为心源性。从SCD者所获得的连续心电图记录中可见在猝死前数小时或数分钟内常有心电活动的改变，其中以心率增快和室性期前收缩的恶化升级最常见。猝死于心室颤动者，常先有一阵持续的或非持续的室性心动过速。这些以心律失常发病的患者，在发病前大多清醒并在日常活动中，发病期短。心电图异常大多为心室颤动。另有部分患者以循环衰竭发病，在心搏骤停前已处于不活动状态，甚至已昏迷，其发病过程相对较长。

（三）心脏停搏期

该期以意识完全丧失为特征。如不立即抢救，一般在数分钟内进入死亡期。心搏骤停的症状和体征依次出现：意识突然丧失或伴有短阵抽搐，抽搐常为全身性，多发生于心脏停搏后10秒内，有时伴有眼球偏斜；脉搏扪不到、血压测不出；心音消失；呼吸断续，呈叹气样，以后即停止，多发生于心脏停搏后20～30秒；昏迷，多发生于心脏停搏30秒后；瞳孔散大，多在心脏停搏后30～60秒出现。此期尚未到生物学死亡，如给予及时恰当的抢救，尚有复苏的可能。

（四）生物学死亡期

从心脏骤停到发生生物学死亡时间的长短取决于原发病的性质，以及心搏骤停至复苏开始的时间。心搏骤停发生后，大部分患者将在4～6分钟开始发生不可逆脑损害，随后经数分钟过渡到生物学死亡。心脏骤停发生后立即实施心肺复苏和尽早除颤，是避免发生生物学死亡的关键。心肺复苏成功后死亡的最常见原因是中枢神经系统损伤，其他常见原因有继发感染、低心排血量以及恶性心律失常等。

三、诊断

主要根据临床表现迅速作出判断，心电图有助于进一步确定心脏骤停的临床类型并指导治疗。心脏骤停主要临床表现：意识突然丧失；呼吸停止或断续；心音、大动脉（颈动脉、股动脉）搏动消失，血压测不出；瞳孔散大；皮肤苍白或发绀；短阵抽搐和大小便失禁，伴有口眼歪斜，随即全身松软。其中早而可靠的表现是意识突然丧失伴大动脉搏动消失。心电图表现为心室颤动、无脉性室性心动过速、心室静止、无脉性电活动（电，机械分离）。早期反应是关键，开始抢救的注意事项如下：不要等待反复静听心音有无；不要等待反复测量血压有无；不要等待以上各项临床表现均具备；不要等待心电图检查；不要等待静脉、动脉抽血检查及用药。

心脏骤停早期诊断实施方法要简捷实用。早期快速识别基于判断有无反应及是否存在正常呼吸：①判定意识丧失：采用动作和声音刺激来判断意识，拍患者肩部和呼叫（呼喊姓名、命令动作等），观察患者有无语言或动作反应，如无反应可判定意识丧失，需与熟睡或感觉受损相鉴别；同时可采用疼痛刺激（刺激皮肤、压眶、捏人中等）观察有无反应。②观察呼吸：呼吸停止或无正常呼吸。如果患者无反应且无呼吸或无正常呼吸，应当启动抢救程序。③判定动脉搏动消失：检查动脉搏动往往较困难，非医务人员不再强调检查动脉搏动，医务人员检查动脉搏动时间要少于 10 秒，如果在时限内无法明确感觉动脉搏动，就要开始胸外按压。检查颈动脉搏动时，示指、中指指尖触及气管正中，以喉结为标志，示指、中指沿甲状软骨向侧下方滑动 2～3cm，至胸锁乳头肌前缘凹陷处，进入颈动脉三角区，触摸有无搏动。触摸颈动脉搏动的注意事项：当脉搏慢而不规律、快而细弱、血压 60～80mmHg 时，颈动脉搏动难触摸；触摸时不能用力过大，以免推移颈动脉，妨碍正常观察；不可同时触摸两侧颈动脉；检查时间不能过长，不要超过 10 秒；不能压迫气管；可能出现触摸感觉错误，将检查者自己手指搏动感觉误认为患者的动脉搏动。

四、预测与预防

SCD 具有发病突然、进展迅速、病死率高的特点，临床上需争取做到早期预测、加强预防、快速识别、及时救治，从而降低死亡率。

（一）SCD 预测指标

SCD 预测的关键是高危患者的识别，寻找有效预测指标是一项具有挑战性的课题。进行 SCD 预测需要全面认识 SCD 的病因，进行危险因素评估，联合多项预测指标进行综合分析。

1.临床指标　器质性心脏病病史、个人史、家族史结合各种检测方法有助于高危人群的识别。冠心病是 SCD 最常见的原因，冠状动脉多支病变或主干病变、急性心肌梗死、不稳定型心绞痛、有心脏骤停复苏病史、冠心病伴心力衰竭等均具有较高的风险。此外如合并存在一些加重心肌缺血或降低室颤阈值的因素，如吸烟、酗酒、情绪激动、寒冷、应激、过度体力活动、电解质紊乱、突然停用心血管用药、服用致心律失常或加重缺血药物等均可能诱发 SCD。心肌梗死是独立危险因素，急性心肌梗死可致致命性心律失常，也可导致急性心功能不全、心源性休克、心脏破裂。心肌梗死后心室重构，LVEF＜40％，伴非持续性或可诱发、药物不可抑制的室性心动过速的患者，SCD 风险明显较高。既往有过心脏骤停复苏史的患者是 SCD 的高危患者，首次 SCD 事件后 1 年内再次发生 SCD 的风险高。扩张型心肌病患者如左心室内径增大、左心室射血分数下降、束支阻滞、非持续性/持续性室速等猝死风险增加。肥厚型心肌病患者如有晕厥病史、猝死家族史、左心室流出道梗阻、年龄较轻、有胸部症状者猝死风险增加。多种心脏疾病最终可能出现心力衰竭，随着 NYHA 心功能分级增加、心功能恶化，SCD 危险增加。合并晕厥的心力衰竭患者常伴有心律失常，SCD 风险高。高血压患者如伴有严重左心室壁肥厚、血压高而未得到控制、情绪激动等猝死风险也较高。

2.无创性检查

（1）心脏超声：LVEF 用于评价左心室功能不全程度，是心力衰竭患者短期及长期 SCD 危险预测的指标。左心室舒张末内径（LVEDD）联合 LVEF 是多种心脏病患者发生室性心律失常的独立预测因子,其结果与心内电生理检查结果高度一致。心力衰竭患者左心室射血分数越低,发生 SCD 的危险性也越大。心肌肥厚是 SCD 的危险因素,左心室质量增加者发生心血管事件的风险随之逐步升高,通过超声可测量左心室壁厚度并计算左心室质量。心脏超声还是诊断先天性心脏病和心脏瓣膜病的重要检查方法。

(2)心电图

1)室性期前收缩:器质性心脏病患者如发现无症状室性心动过速则发生猝死风险增加。室性期前收缩需要进行危险分层。Lown 分级适用于急性心肌梗死患者。

0 级:无室性期前收缩。

1 级:偶发、单个出现室性期前收缩<30 个/小时。

2 级:频发、单个出现室性期前收缩≥30 个/小时。

3 级:多源、多形性室性期前收缩。

4A 级:连发成对的室性期前收缩。

4B 级:室性期前收缩连续 3 个以上。

5 级:R on T 现象室性期前收缩。

Lown 分类的临床意义有限。室性期前收缩指数[室性期前收缩联律间期(RR')/QT 间期]0.60~0.85 时,室性期前收缩落在易损期诱发室颤风险增大。室性期前收缩易损指数[基础 QT 间期×前一心动周期(RR)/室性期前收缩联律间期(RR')]1.1~1.4 时室性期前收缩易诱发室速,>1.4 时易促发室颤。运动试验过程中频发室性期前收缩的患者死亡率增加。分析室性期前收缩形态,有以下特征者 SCD 风险增加:①QRS 波群不光滑,有明显的切迹或顿挫;②QRS 振幅<1mV,③QRS 时间>160 毫秒;④ST 段有水平段,或 T 波与 QRS 主波方向相同,且 T 波变尖并双肢对称;⑤多源性、多形性或 RonT 型;⑥不同类型期前收缩同时存在和(或)传导阻滞并存;⑦室性期前收缩形态呈完全性右束支阻滞型。

2)其他心电指标和心电现象:①心室晚电位(VIP)是位于 QRS 波终末部分的高频低幅碎裂电位,梗死或瘢痕区心室肌激动传导的延迟使 QRS 波后持续存在低幅的电活动,这种电活动的存在预示心肌内存在形成折返的基质,发生室速、室颤的概率大。②心率变异性(HRV)是指心率快慢随时间发生的变化,HRV 缩小提示心脏自主神经受损,恶性心律失常和 SCD 发生几率增大,是 SCD 独立预测指标,但主要用来预测自主神经调节障碍有关的心律失常事件。③QT 离散度(QTd)指标准 12 导联心电图最大 QT 间期与最小 QT 间期之差,代表心室肌复极的不均一性。心室的除极时间短,复极时间长,因此当复极时间延长时容易出现电活动的折返,容易产生恶性心律失常。④QT 间期是心室除极和复极的整个过程,QT 间期延长可能与遗传、电解质紊乱、药物等有关,与 SCD 发生密切相关。⑤T 波电交替(TWA)指 T 波或 T、U 波形态、幅度甚至极性发生交替改变,而不伴有 QRS 波形态和心动周期明显改变。发生机制可能为心肌细胞复极不一致及与心肌细胞离子通道功能障碍有关。有资料提示,T 波电交替对 SCD 的危险分层有帮助。微伏级 T 波电交替检测技术更灵敏,在缺血性心脏病伴发心律失常的预测中有较高价值。⑥早期复极综合征存在潜在致心律失常性,与 SCD 有关。⑦QRS 波时限是指激动在心室内的传导时间,可作为一项简单判断室内、室间是否存在传导延迟的指标,QRS 波的时限与心脏收缩功能存在关系,当其时限增宽时,提示心室内存在传导延迟现象,心室肌的收缩不同步,致心功能下降。QRS时限>120毫秒是SCD高危患者的筛选指标。⑧Tp-Te/QT反映室壁不同层心肌细胞复极的离散度占心室总不应期的百分比,其比值不易受心率及体重等外界因素的影响,且与恶性室性心律失常关系显著。⑨压力反射敏感性(BRS)与室性心律失常的发生风险密切相关,对于预测SCD有一定价值,和HRV、EF值联合应用时价值更高。⑩心率震荡(HRT)是指一次室性期前收缩后心率的特征性双相式涨落现象,即一次室性期前收缩后心率先加速,随后发生减速。它能反映迷走神经功能状态,当HRT正常存在时,提示迷走神经的这种保护性机制完整;当其减弱或消失时可能提示这种保护机制已被破坏,预示SCD的危险性将会增加。HRT是心肌梗死后患者发生SCD的独立预测指标。

(3)基因检测:所有遗传性心脏病患者及亲属应进行遗传咨询,包括临床和基因检测风险、获益及可行性。明确诊断先从系统的临床检查开始,然后可进行有目标的基因检测以核实诊断。对于无临床表现的家族成员,进行基因检测的意义需根据不同疾病而定。不过治疗决策不能只依赖于基因检测结果,而应基于全面的临床评估。

(4)其他:CT显示冠状动脉及其管腔,评估心功能,心包、左心房的解剖结构,诊断先天性心脏病、肺动静脉和主动脉疾病,可用钙化积分量化冠状动脉钙化的密度和体积,钙化积分是独立于其他传统心血管危险因子的心血管事件预测因子,是诊断冠心病和预测心血管事件的主要指标。心脏磁共振可评估瓣膜病、复杂先天性心脏病、心内外占位和心包疾病,同时也可以测量血流速度,通过灌注显像提供心肌组织学特点,以及非侵入性血管造影。BNP水平预测SCD和室性心律失常的价值较好,是SCD独立预测因子。

3.有创性检查　电生理检查是评估和预测恶性心律失常相对科学的方法,能否诱发出室性心律失常可作为早期预测及危险分层的指标,在心脏骤停幸存者中常诱发出致命的心律失常,在使用抗心律失常药物的情况下仍能诱发出持久不变的室速或室颤,预后不良。但电生理检查为有创方法,对SCD预测价值仍有待于进一步研究。SCD最常见的病因为冠心病,冠状动脉造影可直接观察冠状动脉解剖及病变情况,仍是诊断冠心病的重要方法。

(二)一级预防和二级预防

一级预防是指对未发生过但可能发生SCD的高危人群采取积极有效的措施,以预防及减少SCD的发生。二级预防是针对心脏骤停幸存者采取措施,防止心脏骤停再次发生。

1.避免诱因　对高危人群进行适当的医学知识教育,既能引起患者重视,又要注意避免增加其心理负担。避免吸烟、酗酒、暴饮暴食、寒冷刺激、过度体力活动、情绪激动或过度兴奋紧张等因素,服用心血管药物的患者应当避免非医嘱性的突然停药、增减药物,注意监测内环境,避免出现低氧血症、电解质紊乱。

2.治疗原发疾病　SCD常见于器质性心脏病,冠心病治疗终点是预防或减轻心肌缺血,应当评估是否需要心肌血运重建,并综合采用药物治疗方法,包括阿司匹林、ACEI、他汀类药物、β受体阻滞剂等,均是改善生存的药物。心力衰竭患者更强调ACEI及β受体阻滞剂等药物改善心肌重构、提高生存率,β受体阻滞剂可降低猝死发生率。心脏再同步化治疗(CRT)对严重心力衰竭而双室不同步患者能够改善心功能、降低总体死亡率。预激综合征合并房颤则强调射频消融治疗旁路。起搏器则是治疗严重缓慢性心律失常唯一有效的方法。严重先天性心脏病及心脏瓣膜病则有赖于手术治疗严重结构异常而改善生存。

3.抗心律失常药物　β受体阻滞剂是能够降低总体死亡率、心血管病病死率、SCD发生率的抗心律失常药物,具有抗心律失常、抗心肌缺血、改善心功能的作用。胺碘酮临床应用广泛,具有抗室性心律失常作用,但对总体死亡率影响仍需进一步研究。

4.ICD　ICD具有支持性起搏、抗心动过速起搏、低能量心脏电转复和高能量电除颤等作用。大规模、多中心、随机化的临床试验为ICD临床应用提供了充分的循证医学证据。ICD一级预防研究包括MADIT-Ⅰ、MUSTT、MADIT-Ⅱ、CABG-Patch、DINAMIT、COMPANION、SCD-HeFT、IRIS、BEST、CAT、AMIOVIRT、DEFINTE等,ICD二级预防研究包括AVID、CIDS、CASH、MAVERIC等。研究充分证实ICD是防止SCD的最有效方法,优于抗心律失常药物,并且明确了ICD的适应证。笔者参与的小样本量SCD一级预防研究也发现ICD具有降低死亡率和心脏性再住院率的倾向。

(1)2008年ACC/AHA/HRS心脏节律异常器械治疗指南的ICD适应证如下:

Ⅰ类适应证

1)非可逆性原因引起的室颤或血流动力学不稳定的持续室速所致的心脏骤停幸存者(证据水平:A)。

2)伴有器质性心脏病的自发持续性室速患者,无论血流动力学是否稳定(证据水平:B)。

3)原因不明的晕厥,心电生理检查诱发有血流动力学不稳定的持续性室速或室颤(证据水平:B)。

4)心肌梗死所致左心室射血分数<35%,且心肌梗死后40天以上,NYHA心功能Ⅱ级或Ⅲ级(证据水平:A)。

5)NYHA心功能Ⅱ级或Ⅲ级,左心室射血分数≤35%的非缺血性心肌病患者(证据水平:B)。

6)心肌梗死所致左心室射血分数<30010,且心肌梗死后40天以上,NYHA心功能Ⅰ级(证据水平:A)。

7)心肌梗死所致非持续性室速,左心室射血分数<40%且心电生理检查能诱发出持续性室速或室颤(证据水平:B)。

Ⅱ类适应证

Ⅱa类

1)原因不明的晕厥,伴有明显左心室功能障碍的非缺血性扩张型心肌病(证据水平:C)。

2)心室功能正常或接近正常的持续性室速(证据水平:C)。

3)存在一项以上主要心脏性猝死的危险因素的肥厚型心肌病患者(证据水平:C)。

4)存在一项以上主要心脏性猝死的危险因素的致心律失常型右心室发育不良/心肌病患者(证据水平:C)。

5)服用β受体阻滞剂期间发生晕厥和(或)室速的长QT间期综合征患者(证据水平:B)。

6)等待心脏移植的非住院患者(证据水平:C)。

7)有晕厥史的Brugada综合征患者(证据水平:C)。

8)未发生心脏骤停而有明确室速记录的Brugada综合征患者(证据水平:C)。

9)服用β受体阻滞剂期间有晕厥发作和(或)记录到持续性室速的儿茶酚胺敏感性多形性室速患者(证据水平:C)。

10)心脏结节病、巨细胞性心肌炎或 Chagas 病患者(证据水平:C)。

Ⅱb 类

1)左心室射血分数≤35%且 NYHA 心功能Ⅰ级的非缺血性心肌病患者(证据水平:C)。

2)有心脏性猝死危险因素的长 QT 间期综合征患者(证据水平:B)。

3)有晕厥和严重器质性心脏病,有创和无创性检查不能明确原因者(证据水平:C)。

4)有猝死史的家族性心肌病患者(证据水平:C)。

5)左心室致密化不全患者(证据水平:C)。

Ⅲ类适应证

1)即使符合上述Ⅰ、Ⅱa、Ⅱb 类适应证,但预期寿命短于 1 年(证据水平:C)。

2)无休止的室速或室颤患者(证据水平:C)。

3)存在明显的精神疾病,可能被器械植入术加重,或不能进行系统随访(证据水平:C)。

4)NYHA 心功能Ⅳ级,不适合行心脏移植或 CRT-D 治疗、药物难以控制的充血性心力衰竭患者(证据水平:C)。

5)原因不明的晕厥,既没有可诱发的室性快速性心律失常,也不合并器质性心脏病者(证据水平:C)。

6)经手术或导管消融可治愈的室速或室颤(如合并预激综合征的房性心律失常、右心室或左心室流出道室速、特发性室速或无器质性心脏病的分支相关性室速)(证据水平:C)。

7)没有器质性心脏病,有完全可逆病因(如电解质紊乱、药物或创伤)导致的室性快速性心律失常者(证据水平:B)。

(2)2008 年 ACC/AHA/HRS 心脏节律异常器械治疗指南 ICD 在儿科患者和先天性心脏病患者中的治疗建议如下:

Ⅰ类适应证

1)病因明确且排除其他可逆原因的心脏骤停幸存者(证据水平:B)。

2)血流动力学和电生理检查评估存在症状性持续性室速的先天性心脏病患者,部分患者可考虑导管消融或手术修补(证据水平:C)。

Ⅱ类适应证

Ⅱa 类

原因不明的反复晕厥,伴心室功能异常或电生理检查诱发室性心律失常的先天性心脏病患者(证据水平:B)。

Ⅱb 类

反复晕厥伴复杂先天性心脏病和严重心室功能障碍,有创和无创性检查不能明确原因者(证据水平:C)。

Ⅲ类适应证

所有"ICD 应用建议(见上)"中的Ⅲ类适应证同样适用于儿童患者和先天性心脏病患者(证据水平:C)。

此外在公共场所合适位置配备自动体外除颤仪（AED）有利于缩短心跳骤停后至除颤的间隔时间。美国 FDA 批准 AED 用于高风险遗传性心律失常，如 LQTS 或 HCM 患者的家庭应用。穿戴式自动除颤仪可用于等待心脏移植、近期心肌梗死、因感染而移除 ICD 等患者。

（张学正）

第十一节　心脏起搏器和心脏转复除颤器

由于技术的进步，使得治疗心律失常的植入装置在最近 60 余年内迅速发展，心脏起搏器已从最初非同步心室起搏救治阿斯综合征患者开始逐渐发展为可进行血流动力学监测和严重心律失常、心力衰竭治疗的植入型心脏转复除颤器（ICD）和心脏再同步治疗（CRT）。

一、起搏器代码

心脏起搏技术的发展使起搏器的工作方式或类型不断增加，功能日趋复杂，为便于从事心脏起搏工作的医师和其他人员识别起搏器的类型和功能，北美与英国心脏起搏和电生理学会先后制订出起搏方式和起搏名称的三位字母和五位字母代码并于 2002 年进行重新修订，增加了"普通代码"以便于表示多部位起搏。表 11-4 是起搏代码的说明。

表 11-4　NASPE/BPEG 抗缓慢性心律失常普通起搏代码

位数	I	II	III	IV	V
类别	起搏心腔	感知心腔	起搏后反应	频率适应性	多部位起搏
	0：无	0：无	0：无	0：无	0：无
	A：心房	A：心房	T：触发	R＝频率适应性	A：心房
	V：心室	V：心室	I：抑制		V：心室
	D：心房＋心室	D：心房＋心室	D：触发＋抑制		D：心房＋心室

注：NASPE，北美起搏和电生理学会；BPEG，英国心脏起搏和电生理专业组

通过起搏器代码就可得知该起搏器的类型与功能，例如 AAI 起搏器代表该起搏器起搏部位在心房，并感知心房自身激动，感知到心房自身激动后的反应是抑制脉冲发生器发放一次脉冲；DDD 起搏器表示心房、心室均具有起搏与感知功能，感知心房心室自身激动后的反应方式是抑制或触发脉冲发生器发放一次脉冲；VVIR 起搏器表示起搏的部位是心室，感知心室的是自身信号，感知自身信号后的反应是抑制脉冲发生器发放一次脉冲，除此以外，该起搏器尚具有频率适应性起搏功能；DDDRV 起搏器的第五位"V"表示多部位起搏的腔室是心室，其表示双心室同步起搏的双腔频率适应性起搏。

二、心脏节律异常器械治疗适应证

（一）心脏起搏治疗适应证

症状性心动过缓和变时功能不全患者，临床治疗必须用药导致的有症状的窦房结功能异

常者必须植入永久性心脏起搏器。在清醒时心率<40次/分,有心动过缓的相关症状(头晕、乏力或晕厥甚至心跳骤停),需植入永久性心脏起搏器;无心动过缓的相关症状,不应植入永久性心脏起搏器。对有不能解释的晕厥患者,临床上或电生理检查发现显著的窦房结功能异常,需考虑植入永久性心脏起搏器。房室结及房室结以下传导系统的功能障碍也会产生心动过缓,其原因主要是由于如感染、药物、电解质紊乱或甲状腺疾病导致传导系统纤维化或梗死,在患者植入器械治疗之前必须排除潜在的可逆性疾病的影响。

(二)CRT 的机制与适应证的选择

心力衰竭患者往往合并传导异常,导致房室、室间和(或)室内运动不同步。房室不同步常表现为 PR 间期延长,左心房收缩结束与左心室收缩开始不协调,左心房收缩提前到心室快速充盈期,使左心室充盈减少。PR 间期延长及左心室充盈减少引起二尖瓣功能障碍,导致二尖瓣反流、心排血量下降。左右心室间不同步往往表现为左束支阻滞(LBBB),右心室收缩早于左心室,其收缩产生的压力使得室间隔左移,左心室收缩延迟,心肌激动时室间隔处于舒张期,此时左心室收缩产生的压力使室间隔右移,导致室间隔的矛盾运动,有效心排血量减少。心力衰竭时左心室扩张导致室内传导延迟,引发左心室的室内运动不同步。提前激动的心肌产生的收缩力较小,不能形成足够的压差而不能有效射血;延迟激动心肌收缩产生的压力与已开始舒张的心肌(提早激动)产生矛盾运动,导致收缩力减弱,心排血量下降,同时舒张末容积增加,舒张亦不同步。

CRT 是在传统右心室起搏基础上增加了经左心室心外膜冠状静脉的分支植入左心室起搏电极,以恢复房室、室间和室内运动的同步性(图11-15)。设定适当的房室间期可实现房室的同步运动,减少二尖瓣反流,延长左心室充盈时间,恢复心房收缩对左心室充盈的贡献。设定适当的室间间期,纠正左、右心室收缩的时差,从而避免室间隔矛盾运动,增加心排血量。通过刺激左心室较晚激动部位的心肌,CRT 可使左心室心肌同步收缩,协调的向心运动以提高心脏的排血效率,同时改善左心室舒张功能。长期应用还可改进神经激素环境、逆转心肌重构。

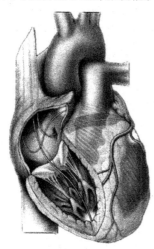
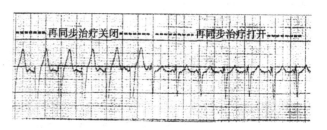

图11-15 再同步治疗
再同步治疗时分别放置右心房电极、右心室心尖部电极及左心室心外膜电极,
再同步治疗后 QRS 波群时限明显缩短

CRT 植入的适应证为最佳药物治疗基础上 NYHA 心功能Ⅲ级或Ⅳ级的心力衰竭患者，符合 LVEF≤35％、QRS 时限≥120 毫秒，呈左束支阻滞图形伴窦性心律，如患者为房颤心律，也应考虑植入 CRT。

（三）ICD 植入适应证的选择

缺血性心肌病、非缺血性心肌病或肥厚型心肌病等器质性心脏病患者既往有心跳骤停史或有过室性心动过速发生或未来可能发生心跳骤停及室性快速性心律失常高危者需考虑植入 ICD。具有遗传性心律失常疾病，如长 QT 间期综合征、Brugada 综合征等即使心脏结构正常但存在发生快速性室性心律失常高危的患者需考虑植入 ICD。

ICD 脉冲发生器包括微处理器、储存器、电池和电路等各个部件，高压电容器可使电池电压在起搏时 1V 到除颤时 750V 之间进行转换，而高压除颤电极是与右心室心内膜电极整合在一起。所有的 ICD 均拥有心动过缓的心室起搏和抗心动过速起搏、除颤功能，其使用寿命取决于放电次数、依赖起搏的程度及其他程控功能，但一般大多使用 5 年。

ICD 识别恶性室性心律失常首先根据预先程控设定的心率，其次根据相关心房激动的频率、是否具有突发性（与窦性心动过速区分）、心室活动的规则性（区分房颤伴快速心室率）和心室电活动的多形性等方面判定心动过速是否为致命性室性心动过速。一旦室速识别，ICD 即可启动治疗程序，如抗心动过速起搏、低能量心律转复或高能量除颤等治疗（图 11-16）。

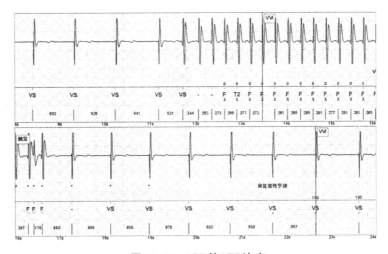

图11-16　ICD的ATP治疗

三、器械植入技术

心脏起搏器系统由脉冲发生器（即起搏器）和电极导线组成。目前几乎所有的起搏器和除颤器均是经静脉植入的，可供选择的静脉使用最多的是锁骨下静脉、头静脉。心脏再同步治疗或双心室起搏时左心室电极是经冠状静脉的侧支植入左心室起搏电极。将电极导线经周围静脉导入，置于相应的心腔如右心房、右心室并紧贴心内膜，其尾部与起搏器的连接孔相连，并将起搏器埋植在胸大肌前方的皮下组织中。整个过程需局部浸润麻醉，一般为 1~2 小时。

电极导线的顶部及体部有起搏和感知的金属电极，负责起搏器的脉冲发放和对心脏电活动的感知。起搏电极导线有单极与双极之分,单极电极导线的顶部电极(作为阴极)与起搏器的金属壳(作为阳极)组成单极起搏与感知;双极电极导线的顶部电极(作为阴极)与体部的环状电极(作为阳极)组成双极起搏与感知。

植入脉冲发生器后应拍摄后前位、左前斜位 45°和右前斜位 30°胸片,以排除气胸并检查导线位置是否合适。出院前测试起搏和感知阈值以程控合适而安全的起搏感知参数,如果起搏器带有频率适应性模式,应进行正式或非正式运动以判断频率反应是否合适。

四、起搏器相关并发症

植入起搏器的患者多数早期会感伤口不适,伤口周围经常会有轻度的瘀斑。锁骨下静脉穿刺可能引起的相关并发症主要包括:创伤性气胸和血气胸、穿刺动脉、气体栓塞、动静脉瘘、胸导管损伤、皮下气肿和臂丛神经损伤等。

植入起搏器电极时应注意导线穿孔的可能,尤其是因各种原因导致心室扩大、室壁变薄的患者,确定诊断最重要,胸片、心电图和床旁超声均可提示心室穿孔。穿孔最严重的后果是心包填塞,但有时患者可能没有任何症状,测试时电极阻抗和阈值升高,还有可能出现肋间肌肉或膈肌刺激、心包炎等。一旦确诊为穿孔,回撤导线重新定位即可。如果出现心包填塞应进行相关治疗。

电极导线相关的并发症包括导线脱位、导线与起搏器连接处松动、导线断裂和导线绝缘层断裂。心室电极脱位的发生率小于 1%,而心房电极脱位的发生率约为 2%～3%。导线脱位有时在 X 线上即可发现,多数则为微脱位,仅在患者有症状进行程控测试或常规程控检查中发现。导线与起搏器连接处松动表现为间歇性或完全丧失脉冲输出,通常由于安置过程中没有可靠地连接导线所致。在安置过程中连接起搏器后注意验证即可避免此类并发症的发生。导线断裂或导线绝缘层断裂在临床上并不常见,主要表现为感知和(或)起搏异常,通常是由于挤压所致,特别是经锁骨下穿刺送入电极导线在胸锁间隙处易发生。在电极植入过程中会出现室性或室上性心律失常,通常持续时间较短,不会造成临床后果。

其他少见的并发症,包括起搏器囊袋感染、局部皮肤破溃等,为手术局部的并发症。

五、起搏器程控

目前植入的起搏器均有多项参数可供程控,以获得最佳起搏效果和监测起搏器的工作状态。

1.脉宽和电压幅度　起搏输出是起搏器程控重要的和常规的检查项目。输出应保证合适的安全起搏范围,同时尽可能延长起搏器使用寿命。强度时间曲线绘制出电压和脉宽阈值,可决定核实的数值保证在安全范围,通常认为电压为阈值的 2 倍,脉宽为阈值的 3 倍,输出为测定阈值的 3 倍。目前有些智能起搏器可自动确定输出值而不需人工程控。

2.频率适应性参数　频率适应性起搏是为了更好地达到变时功能,而为更好的设置频率适应性参数,必须进行一些特定的运动。在确定合适的心率反应时应考虑患者的年龄和日常运动情况。对于某些仅限于日常生活体力活动的患者,一些非正式的运动,如步行和在医院走廊或门诊快步行走已足够。如果日常生活中运动较多的患者则需进行正式的运动试验,变时性运动评估方案中速度和坡度应逐渐上升以更好地模拟日常生活活动。

3.房室间期的设定　为使起搏得到最佳的血流动力学效果,选择合适的房室间期至关重要,目前为避免不必要的右心室起搏潜在的不良影响,在条件许可的情况下应程控较长的房室间期以保证自身的心室激动。

4.模式转换　在心房频率不恰当的过快时具有模式转换功能的起搏器可以自动地从一种功能转换为另一种功能,特别适合有阵发性室上性心动过速的患者。在双腔起搏模式时,发生快速性室上性心律失常起搏器感知过快的房性心律会导致快速的心室起搏,进行模式转换可避免过快的心室跟踪频率,就可以避免上述缺陷。

六、术后注意事项和长期随访

术后7～10天需保持局部切口清洁、干燥,避免感染;植入器械侧肩部以下手臂活动受限、避免举重物3个月以免发生电极移位;有驾驶习惯的患者术后驾驶限制3～6个月;起搏器植入术后每年进行随访以了解起搏器及电极工作状态是否正常,ICD植入患者每6个月进行随访以评估心动过速发作时心电图记录及器械工作状态。

ICD放电会使患者产生紧张的情绪,但单次ICD放电不需要急诊就诊,除非患者需确认发作时心律失常的类型和再次评估。如果放电与严重的症状,如晕厥、气短、持续心悸或胸痛等相关或短时间内ICD多次放电则需急诊专科就诊。对于使ICD放电的事件应根据ICD的记录评价治疗是否合适,同时确定是否需优化ICD治疗程序、使用抗心律失常药物或进行导管消融、治疗潜在的可逆性病因如电解质紊乱等。

电磁波会干扰起搏器的正常功能,对于植入起搏器的患者避免电磁干扰是非常重要的。首先,家用电器,如微波炉、电视、收音机或电热毯没有电磁干扰,不需限制使用;其次,金属探测仪并不会影响起搏器或ICD的功能,但建议患者不要接触便携式金属探测仪或扫描棒,患者可随身携带器械植入卡片通过安检;手提电话不受限制,但建议使用电话时距离器械超过10cm,不要将其放在植入侧上衣胸部的口袋内;电子防盗系统不会对植入器械产生不良影响,只要患者不太靠近该系统或长时间滞留,患者可以正常步行通过该系统。

医源性电磁干扰包括磁共振扫描、放疗、经胸电复律和使用电刀。对植入器械患者来说磁共振扫描通常是禁忌的;放疗部位如果位于器械植入部位则不能进行该项治疗,如果确有必要,可考虑将器械移至对侧相应位置;进行电复律前后应评估器械功能,在前后位进行电复律时电极片应至少距离植入器械5cm以上;外科手术使用电刀的电流输出会使ICD在正常心律时错误放电治疗,因此在进行任何手术或操作需使用电刀时应提前调整ICD的相关工作参数。电刀也会干扰起搏器的感知抑制输出,所以起搏依赖的患者需将起搏模式更改为非按需起搏,另外,如果起搏器具有频率适应性起搏,则应关闭该项功能。在术后应重新进行起搏器功能测定以确保起搏器的各项参数合适及起搏感知功能正常。

七、展望

起搏器、CRT、ICD 技术的进步已经使心律失常患者改善预后和提高生活质量。未来以网络为基础的远程监控系统的发展和广泛应用可使患者更多的从植入器械中获益。

（宋立忠）

第十二节　心律失常导管消融治疗

最近 30 年心脏电生理学蓬勃发展的是导管消融术治疗心律失常。心脏导管术的临床应用、心脏程序刺激技术和心内电图的结合使临床心电生理学产生了质的发展和飞跃。心内膜标测技术可以确定旁路的位置和室上性心动过速的发生机制，使得先前需要应用潜在的致心律失常药物和（或）外科手术治疗的心律失常逐渐采用导管消融的方法治疗。目前该方法已经取代外科手术成为一线治疗方法来"根治"大多数室上性和室性心动过速，包括房室结折返性心动过速、经隐匿性或显性旁路的房室折返性心动过速、房性心动过速、峡部依赖的房扑、有/无器质性心脏病伴发的室性心动过速以及心房颤动。

一、导管消融的能源

最早应用直流电作为消融能源，在消融开始阶段产生蒸汽泡，随后膨胀并离子化最终产生弧光。弧光伴有极度的高温并爆裂，导致导管完整性破坏和局部心肌病理性损伤，其后直流电消融被射频消融所取代。

射频能量是一种频率为 300～750kHz（范围 100～2000kHz）的交流电流（在消融导管和皮肤电极板之间产生的），由于心肌组织对射频能量传导很差，射频能量转变为与导管顶端紧密接触的细胞加热，当局部组织温度超过 50℃并持续超过 10 秒可对细胞和组织产生不可逆的破坏和损伤。射频能量持续加热区域向外形成直径 3～5mm 的心肌凝固性坏死区域。当局部组织温度加热到 100℃时会产生蒸汽，可能导致心肌破裂并引发心包填塞。经过对导管进行改良，进行射频消融时可产生符合治疗需要的损伤灶，同时患者无明显的疼痛感。对固有的自律性组织，如希氏束、自律性心动过速的起源部位行射频消融治疗导致节律加速，而对折返性心律失常射频治疗时可减慢或终止心律失常。由于射频能量的安全性和有效性，其已成为首选的和应用最广泛的消融能源。

激光消融、超声消融、冷冻消融等消融能源尚处于开发阶段或临床早期试用阶段，在本章不做赘述。

二、房室结折返性心动过速导管消融术

房室结折返性心动过速(AVNRT)是最常见的阵发性室上性心动过速类型之一,占总数的一半以上,其确切的病理生理机制仍不明确,尚需进一步研究。通常的观点认为房室结内至少存在2条或2条以上的传导速度和不应期不同径路,一条为缓慢传导的α径路,不应期短,另一条为快速传导的β径路,不应期长。当一个适时的期前收缩发放时,因为β径路不应期长,激动在β径路上发生阻滞,激动则由α径路缓慢下传。如果通过α径路下传时间延长到足以使已处于不应期的β径路恢复兴奋性逆向激动β径路,同时产生一个回波。当前向传导时间足够长使α径路有更长的时间恢复兴奋性即可产生持续的心动过速。也有人认为房室结的后部和Koch三角后部的移行组织平行与三尖瓣环形成纵向排列,这种解剖学特点具有不均一的各向异性特征,其对期前收缩的反应可产生功能性的纵向分离和持续的折返。

AVNRT最常见的类型是慢快型AVNRT,约占80%～90%,其折返环可能为经房室结快径逆传后,经左侧房间隔或左心房传导至冠状窦近端,通过冠状窦与右心房结周心房组织相连接,再经慢径传至房室结。快慢型AVNRT约占所有AVNRT患者的5%～10%,折返环为房室结快径前传而慢径逆传,而慢慢型AVNRT可能与存在多条功能上和解剖上各异的慢径有关。

由于AVNRT是一种一般耐受较好且通常无生命危险的良性心动过速,经导管消融有一定并发症,故消融治疗前应进行临床评估并取得患者的知情同意。对于发作时心率快伴有低血压、心绞痛或晕厥等严重症状的患者,对于发作频繁药物不能完全控制的患者,对于不愿长期服药或因药物副作用不能耐受的患者均应进行导管消融治疗。从消融房室结传导改为房室结改良、从快径改良转向慢径改良等消融技术的进步,使AVNRT行射频消融治疗已成为一线的治疗方案,通常慢径改良治疗的成功率超过95%,发生不可逆性房室传导阻滞的风险较低,一旦出现这一并发症可能需进行永久起搏器治疗。最初快径消融由于邻近房室结和希氏束,出现房室传导阻滞几率高,通常5%左右,最高22%。其后采用慢径消融,不但提高了成功率,而且由于其解剖位置远离房室结和希氏束,大大降低了发生房室传导阻滞的风险,使AVNRT的射频消融治疗变得安全而有效。标测慢径时可选择影像解剖法和(或)电解剖法确定消融靶点,必要时也可联合应用两种方法对消融靶点进行精确定位,通常采用右前斜位使Koch三角的轮廓充分展开,消融导管首先跨过三尖瓣,以后逐渐后撤直至记录到希氏束电位,再将顶端电极轻轻弯向下后方,同时带轻度顺钟向旋转后侧导管使导管顶端紧贴三尖瓣环,标测到心房电图起始部尖锐、高频的电位为消融靶点,进行消融,每次有效放电后诱发AVNRT以判断消融是否成功。消融多采用在窦性心律时放电,在成功消融慢径部位90%～95%以上出现交界区心律。如果在消融过程中持续10～15秒未出现交界区心律,应终止该部位的消融。在消融过程中若出现交界区心律频率过快,提示消融部位邻近快径或希氏束,易发生室房传导阻滞,应立即停止放电,并在较低部位标测和消融。在消融过程中若出现交界区心律时VA间期延长或A波脱落或窦性心律时PR间期延长说明消融慢径的同时阻断了快径,是发生房室传导阻滞的先兆,应立即停止放电以免造成不可逆性损伤。

三、房室旁路导管消融术

房室旁路是房室折返性心动过速的主要电生理基础。有房室旁路的患者激动可以通过房室旁路和房室结前传，导致不同程度的 QRS 融合波，或仅通过房室旁路（完全预激）。有的房室旁路不具有前传功能而只有逆传功能，心电图无预激图形，但可与房室结匹配形成心动过速而称为隐匿性旁路。旁路多数位于心内膜连接心房和心室，位于左侧或右侧的游离壁或间隔部，间隔部旁路又进一部分为前间隔、中间隔和后间隔。少数旁路位于心外膜或非常规部位，如 Mahaim 纤维、束室纤维。

房室折返性心动过速占阵发性室上性心动过速的 60%～70%，其中最常见的是顺向型房室折返性心动过速，即房室结作为环形折返的前传支而房室旁路则作为折返的逆传支，表现为窄 QRS 波心动过速。逆向型房室折返性心动过速房室旁路作为前传支，房室结作为逆传支，表现为宽 QRS 波心动过速。

预激综合征（旁路具有前向传导功能，WPW）合并心房扑动和（或）心房颤动会导致室性快速性心律失常、心室颤动和猝死，属潜在的威胁生命的心律失常，首选行射频消融治疗。伴有症状的房室折返性心动过速，药物治疗无效或不能耐受或患者不希望长期用药亦首选射频消融治疗。对于无症状性 WPW 患者则需进行风险评估。

WPW 患者猝死发生率约为 0.15%～0.39%，无症状的 WPW 患者据研究报道发生猝死的风险约为 4.5 例/1000 人·年，原因为房扑和房颤的快速传导，进而引起室颤。儿童无症状WPW 患者猝死风险可能较成年人更高。可通过体表心电图、动态心电图、运动试验、药物试验结合病史等无创方法，初步进行 WPW 患者的危险分层。年纪较轻（<30 岁）、男性、房颤病史、晕厥史、合并先天性或其他心脏疾病以及家族性 WPW、运动员和高风险职业者如飞行员等为可能发生猝死的高危人群，旁路前传功能不应期短、多旁路存在是发生猝死的高危因素。先天性心脏病（如 Ebstein 畸形）的 WPW 患者风险大，需要进行相对积极的消融治疗。对于成人无症状 WPW 患者，应进行危险分层和预防性消融；儿童患者存在特殊性，手术并发症风险相对较高，特别在体重<10kg 的儿童中发生率更高，需要谨慎地选择治疗策略。对于婴儿和较小儿童进行射频消融术的适应证更加保守，对无症状患儿通常不推荐进行危险分层及消融治疗。所有合并 WPW 的运动员均应接受包括电生理检查在内的全面风险评估，如果不存在前述危险因素可不进行预防性消融。

目前由于射频消融治疗成功率高，达到 95% 以上，复发率约为 5%，并发症少（发生率 4%～5%），其已成为根治旁路的首选方案。WPW 旁路定位可根据 12 导联体表心电图预激波（δ波）的形态来确定，隐匿性旁路根据心动过速发作的心电图逆行 P 波在各导联的极性进行定位，但旁路的精确定位则需在心内电生理检查时确定。电生理检查可以明确心动过速的机制、证实旁路参与心动过速构成折返环的一部分并且研究旁路的电生理特点，以此来决定是否行旁路消融治疗。

左侧旁路消融可经逆行跨主动脉或穿间隔途径，两者成功率相同。如果是显性房室旁路，可在窦性心律下标测到局部心室激动领先于体表心电图 δ 波 10～35 毫秒为消融靶点；如果是隐匿性房室旁路,可在心室起搏或心动过速发作时标测到经旁路逆传的最短室房间期的位置为消融靶点(通常<60毫秒)。消融成功的标志是:①体表心电图 δ 波消失;②消融时心动过速终止;③消融时腔内图提示室房分离。

四、房性心动过速的射频消融治疗

房性心动过速(简称房速)是指起源于心房,QRS 波群前有可辨认的和(或)较一致的、规律的 P' 波,节律规则的异位快速性心律失常,约占室上速的 10%～15%,多发生于有器质性心脏病的患者。其发生机制为局灶性快速放电和折返两种。任何类型的房性心动过速均可进行射频消融治疗,局灶性房速可以通过导管消融灶性起源点而得到根治,已成为持续性房速首选的治疗方法。折返性房速如果药物治疗无效或不能耐受或患者不希望接受长期药物治疗,可进行射频消融治疗。

局灶性房速消融成功率在 80%～95% 之间,折返性房速初次消融成功率较高,但约 20% 的患者复发需接受药物治疗或再次消融,并发症发生率较低,在 1%～2% 之间,如膈神经受损、急性心包填塞、心脏传导阻滞。

房速进行消融治疗前应首先根据体表心电图初步确定 P' 波的形态,初步判断其起源部位。消融时采用激动标测和起搏标测结合的方法寻找理想的消融靶点,在心动过速时放电,出现心动过速周期增加、减少或出现窦性心律被认为是有效放电,放电 10 秒心动过速不终止需重新标测。

五、心房扑动的射频消融治疗

房扑分为典型房扑和不典型房扑,这两种类型的心律失常为下腔静脉-三尖瓣峡部依赖的房扑。典型房扑的体表心电图特点为 Ⅱ、Ⅲ、avF 导联可见负向锯齿波,频率约为 300 次/分,折返环位于右心房,激动沿右心房间隔部上行,再沿右心房游离壁下行,其中经过下腔静脉口和三尖瓣环之间的心房组织构成的峡部,为折返环上相对狭窄区,可作为消融靶区域。不典型房扑的体表心电图下壁导联 Ⅱ、Ⅲ、avF 可见正向扑动波,折返环沿右心房游离壁上行,再沿右心房间隔部下行,消融靶区域与前者相同。

房扑反复发作,药物治疗无效或不能耐受或患者不愿意接受长期药物治疗,需行射频消融治疗。如在房扑心律下消融则为房扑终止不能诱发,之后验证三尖瓣峡部形成双向阻滞。如在窦性心律下消融终点为峡部双向阻滞。消融成功率超过 90%,复发率较低,并发症少。

六、房颤的射频消融治疗

房颤的射频消融治疗需根据房颤的类型、左心房大小、症状严重程度、伴发心血管疾病的严重程度等因素综合考虑,进行导管消融的医疗中心和手术医师的经验对房颤导管消融成功率和并发症会有影响,同时患者的意愿也是应考虑的重要影响因素。目前根据房颤发作的时间和特点分为初发房颤、阵发性房颤、持续性房颤、永久性房颤和长期持续性房颤 5 类。对于症状严重、抗心律失常药物治疗失败，且不合并严重器质性心脏病的阵发性房颤，应首先考虑导管消融治疗；在有经验的电生理中心，导管消融治疗可以作为无器质性心脏病的症状性阵发性房颤患者的一线治疗手段，但需充分考虑患者的意愿和术者的经验；对于症状性阵发性房颤伴心房显著增大或严重左心室功能不全的患者以及症状性长期持续性房颤患者也可考虑导管消融治疗。

房颤的导管消融治疗得益于人类对房颤机制认识的进步，1998 年 Haissaguerre 等关于肺静脉内异常电活动在房颤触发中作用的研究成为了房颤导管消融治疗的重要里程碑，此后肺静脉在房颤触发机制中的作用日益得到重视，针对肺静脉内触发灶的消融方法，如局灶性消融、肺静脉开口部节段消融以及肺静脉前庭部电隔离。由于肺静脉开口部阶段性消融可能导致肺静脉狭窄的并发症，其后发展为三维标测系统指导下左心房环肺静脉线性消融，达到肺静脉完全电隔离，推动了房颤导管消融术的技术进步。目前环肺静脉消融已经成为导管消融治疗阵发性房颤的主流术式。对于持续性和慢性房颤，由于其发生和维持机制的多样性，环肺静脉消融电隔离应需要结合其他消融方法，如复杂碎裂电位消融、左心房附加线性消融（包括左心房顶线、二尖瓣峡部线）、三尖瓣峡部线性消融，此外，尚有迷走神经节消融等不同的消融策略，但是肺静脉电学隔离是基础和最重要的。

（一）环肺静脉消融电隔离

经股静脉途径进行房间隔穿刺后放置环状标测导管和消融电极导管，完成房间隔穿刺后要及时静脉注射肝素并根据 ACT 调整剂量。通过选择性肺静脉造影和非选择性左心房造影，可了解肺静脉的大小和开口部位，对环肺静脉消融时确定消融线很有帮助。造影后根据肺静脉开口部的直径，选择合适的环状标测电极导管。首先应用三维标测系统进行左心房解剖重建，然后结合造影、导管走向以及电位特征确定肺静脉开口位置，并在确定的开口部位心房侧 0.5～1.0cm 处行环同侧肺静脉的逐点消融和标记，积点成线，连线成环。消融过程中在完成预设消融环后可通过环形标测电极（可采用单根或两根）判断同侧上、下肺静脉的电位变化，以证实是否达到肺静脉与左心房的完全电隔离，即消融环内的肺静脉电位完全消失。如仍有肺静脉电位存在，需继续补充消融，直至达到肺静脉电位完全消失的消融终点。

（二）房颤导管消融的成功率和并发症

房颤的类型、相关伴随疾病的严重程度及术者经验等因素影响房颤导管消融治疗的成功率，阵发性房颤环肺静脉消融术后平均随访 6 个月时的成功率高达 95%，即使对于电复律无法转复的永久性房颤，中期随访的结果亦在 80% 以上，但其中约有 20% 的患者进行了 2 次消融。消融手术相关的主要并发症为房性心律失常，其原因多与左心房内消融线不完整有关。此外尚有房间隔穿刺所致心包压塞的风险。

七、室性心动过速的射频消融治疗

室速的射频消融治疗由于受心内膜标测困难、术中是否能诱发、患者是否耐受持续的室速发作及消融等因素的影响，成功率远低于房室结折返性心动过速和房室折返性心动过速的消融。

无器质性心脏病的特发性室速,反复发作、有症状的持续性室速,药物治疗无效或不能耐受药物治疗或患者不希望长期接受药物治疗,可行射频消融治疗;器质性心脏病的束支折返性室速、持续性单形性室速已行最佳药物和器械治疗仍不能控制发作者可考虑行射频消融治疗;非持续性室速、频发室性期前收缩伴有严重症状亦可考虑行射频消融治疗。发作频率非常快、多形性室速、发作较少的非持续性室速不考虑行射频消融治疗。

对于特发性室速,可采用激动标测和起搏标测两种方法定位室速的起源。激动标测时,在心动过速发作情况下标测导管记录到某一部位的激动早于体表心电图 QRS 波,提示此部位接近室速的起源。起搏标测是指在心室不同部位做电刺激,看诱发出的 QRS 波群形态是否与特发性室速的 QRS 波群形态相似,以此来确定心动过速的起源部位。记录到振幅很低的舒张中期电位,即浦肯野纤维电位,提示为最佳的消融靶点,消融成功率高。器质性心脏病患者室速由于解剖和电生理基础不同,其起源定位更为困难,起搏标测的敏感性和特异性低于特发性室速,患者对心律失常耐受力差或不能诱发持续性心动过速,不能进行激动标测和拖带,可进行基质标测,如通过电压标测找到低电压区或窦性心律时延迟电位区或起搏标测时可诱发和既往 12 导联心电图相似的室速均可作为消融靶区域进行消融治疗。

八、展望

近 20 年来射频消融治疗取得了巨大的进步,心血管影像设备的更新、标测软件的进步、导管的推陈出新甚至机器人操作系统的出现使心律失常的消融治疗出现了新的变革。复杂心律失常如房颤消融治疗时间明显缩短,器质性室速消融也取得了初步成效,未来需进一步提高消融成功率。

(刘国楼)

第十三节　快速性心律失常的外科手术治疗

外科治疗快速性心律失常的目的在于切除、隔置、离断参与心动过速生成、维持与传播的组织,从而终止快速心律失常,恢复正常窦性心律,改善心脏功能。自 20 世纪 70 年代开始,逐步开始通过外科对各种快速心律失常的病灶和折返环进行标测和消融,切除致心律失常性病灶,治愈心动过速,恢复窦性心律。外科治疗心律失常由于创伤大、手术复杂、费用高昂,不可能常规地广泛应用于临床。特别是心脏介入性治疗迅速发展的今天,心律失常外科手术治疗的领域已逐渐被射频消融治疗所取代。但是,外科手术对于某些介入治疗难以奏效的病例,仍可作为一种最后的选择。对于一些本来需要行心脏外科手术同时合并难治性快速性心律失常的患者,可以同时进行心律失常的外科治疗,如需外科干预的先天性心脏病,严重的冠状动脉粥样硬化性心脏病或心脏瓣膜性疾病等同时合并难治性心律失常。此外,有些外科手术方法,为介入治疗的开展奠定了一定的理论基础,如心房射频线性消融根治房颤的机制,就是根据心房迷宫手术的原理逐步发展而来。

【适应证】

目前能够通过心外科治疗的快速心律失常主要有以下几种。

（一）室上性快速性心律失常

1.房室结内折返性心动过速

主要行房室结周间隔冷冻切除术。由于射频消融技术迅速发展以及治疗此类心律失常极高的成功率,绝大多数患者选择导管消融治疗,手术治疗现已很少采用。

2.房室旁路参与的房室折返性心动过速

主要行房室间旁路切断术,根据房室旁路部位的不同,分别有左侧游离壁房室旁路切断术,右侧游离壁房室旁路切断术、后间隔房室旁路切断术和前间隔房室旁路切断术四种。目前大多数房室旁路可经射频消融治愈,仅有极少数旁路所处位置深藏或位于心外膜,反复导管消融失败,或合并先天性心脏病或后天性心脏或瓣膜疾病需要手术治疗者,可考虑采用外科方法切断。

3.房性心动过速

主要行心房隔离术,在目前三维电解剖标测时代,通过心内膜激动标测,能精确定位房速的起源点或折返环,导管消融治愈率极高,已很少需要外科干预。

（二）心房颤动

对于持续性心房颤动,主要行改良的迷宫手术,多在患者同时合并有需要心脏外科干预的情况下采用,需要外科开胸。对于无合并需心脏外科手术干预情况下的阵发性房颤,在考虑导管消融的同时也可以考虑采用微创胸腔镜技术的 Wolf-Mini-Maze 手术治疗,临床疗效也不错,且可明显减少手术创伤。

（三）室性心动过速

最常见于冠心病心肌梗死后,室性心动过速的起源点大多位于左室或室间隔左室面的缺血坏死区域。多在尝试心内膜及心外膜消融无效,充分药物治疗的情况下,患者反复发作危及生命的室性心动过速,植入 ICD 频繁放电者,或者室壁瘤合并左室射血分数降低及室壁瘤内血栓形成等情况下,可以考虑手术切除室壁瘤及相应的致心律失常病灶。另外长 QT 间期综合征的患者可以考虑行胸交感神经切断术。

（四）终末期心衰的患者合并快速心律失常

可以考虑心脏移植,缺血性心肌病及致心律失常右室心肌病终末期心衰合并室速等快速心律失常可以考虑进行心脏移植。

【禁忌证】

通常能够采取常规非外科手术干预方法处理的心律失常,不建议外科手术干预,因为外科手法干预对患者创伤较大。

【方法】

1.旁路切断术

手术在低温体外循环下进行,采用胸骨正中切口。术者需戴手术放大镜,根据心外膜标测结果进行手术。

2.心梗后室速的手术方式

大致分为间接和直接两种，间接手术方式如胸交感神经切断术、冠状动脉旁路移植术、室壁瘤切除术等，可获得一定的成功率。直接手术方式包括病灶切除与消融两种。伴室壁瘤的患者通常有室壁瘤切除＋心内膜环状切除术；室壁瘤切除＋局部心内膜切除术；室壁瘤切除＋广泛纤维化心内膜切除几种治疗方式。手术成功的关键在于能否准确定位。术前与术中应作心电生理检查，发作室性心动过速时记录到最早电活动的部位，通常认为是心动过速的起源点，借助标测引导施行心内膜切除（包括心内膜冷冻或激光技术），尽量保留心肌收缩功能，提高手术治疗的成功率。非冠心病引起的室性心动过速的起源点可位于左心室或右心室，取决于原有心脏病变。例如致心律失常型右室心肌病可引起右心室起源的室性心动过速，手术治疗方式包括单纯病灶切除或将右心室游离壁与心脏的其余部分隔离，但因此类疾病多呈进展性，故目前通常不主张行此类手术。

3.心房颤动的手术方式

目前已较少采用最初的切割和缝合方式行迷宫术，而是采用射频、冷冻或高能聚焦超声等能源拟迷宫手术的切割与缝合造成的透壁性损伤，现多采用射频能源。手术方式分为2种，一种是开胸射频消融手术治疗房颤，通常适于合并其他需外科开胸干预心脏疾病的持续性心房颤动患者；另一种是 Wolf 微创迷宫手术，通过胸腔镜行双侧肺静脉隔离，左心耳切除及心外膜的部分去迷走神经化治疗，通常适用于无明显器质性心脏病的阵发房颤患者。左心耳血栓形成无法行射频消融时，也可考虑行外科房颤消融。

（宋立忠）

第十二章　感染性心内膜炎

一、概述

(一)定义和分类

感染性心内膜炎(IE)为微生物感染心脏内膜面,伴赘生物形成。赘生物为大小不等、形状不一的血小板和纤维素团块,其内含有大量微生物和少量炎症细胞。瓣膜为最常受累部位,但感染也可发生在间隔缺损部位、腱索或心壁内膜。动静脉瘘、动脉瘘(如动脉导管未闭)或主动脉缩窄的感染虽属动脉内膜炎,但临床与病理和心内膜炎类似。

按照感染部位及是否存在心内异物将感染性心内膜炎分为 4 类:①左心自体瓣膜感染性心内膜炎;②左心人工瓣膜感染性心内膜炎(瓣膜置换术后<1 年发生称为早期人工瓣膜感染性心内膜炎,术后>1 年发生称为晚期人工瓣膜感染性心内膜炎);③右心感染性心内膜炎;④器械相关性感染性心内膜炎(包括发生在起搏器或除颤器导线上的感染性心内膜炎,可伴或不伴有瓣膜受累)。

根据感染来源分为社区获得性感染性心内膜炎、医疗相关性感染性心内膜炎(院内感染和非院内感染)和经静脉吸毒者的感染性心内膜炎。

(二)流行病学

感染性心内膜炎的年发病率为 3～10 例/10 万。以往多见于年轻心脏瓣膜病(风湿性心脏病为主)患者,目前多见于无明确瓣膜疾病、但与医疗活动有关的老年患者及人工心脏瓣膜置换者。随着年龄增长,其发病率逐渐增加,并在 70～80 岁时达到最高,约为 14.5 例/10 万。男女比例为 2∶1。女性患者预后差、接受瓣膜置换术的概率相对小。最新资料显示,人工心瓣膜病、二尖瓣脱垂并发感染性心内膜炎的发生率不断增加,而风湿性疾病相关感染性心内膜炎发病率不断下降。一些新的发病因素如心瓣膜修补术后、退行性瓣膜钙化、静脉注射吸毒等也不断增加,而这些多与临床侵入性医疗操作导致的菌血症有关。

二、诊断

(一)临床表现

急性感染性心内膜炎典型的临床表现为高热、寒战、身体虚弱,病情进行性加重,而亚急性者表现较为隐匿,这些患者通常有类似于感冒的症状如发热、寒战、肌痛/关节痛、乏力,但临床表现差别很大。患者也有以胸痛为主要表现,原因是胸膜炎、心包炎或冠状动脉栓塞所致的心肌梗死。心脏表现有新出现的杂音、原有杂音突然加重或瓣膜破坏,心力衰竭加重。心外表现有栓塞和血管现象。患者可出现没有任何神经定位体征的头痛,也可能发生脑梗死、局限性脑炎、脑出血或形成真菌性动脉瘤,以及假性脑膜炎,只有少数患者脑脊液培养为阳性。有时可出现栓塞性梗死,引起胁肋部或左肩部的疼痛,有时可引起脓肿。其他血管现象有瘀点、瘀斑、片状出血、Osler 结节、Janeway 损害、杵状指等。出现以下表现要高度怀疑感染性心内膜炎(表 12-1)。

表 12-1　感染性心内膜炎的临床表现

1.新出现的心脏杂音

2.来源不明的血栓事件

3.来源不明的脓毒血症

4.发热:是感染性心内膜炎最常见的临床表现,出现以下和发热相关的情况要怀疑感染性心内膜炎

①心内人工材料(如人工瓣膜、起搏器、可植入式除颤器、外科导管和补片)

②既往有感染性心内膜炎病史

③既往有瓣膜病或先天性心脏病

④免疫功能低下者或静脉注射药物滥用者

⑤近期正在治疗的菌血症

⑥充血性心力衰竭表现

⑦新发的传导阻滞

⑧血培养典型感染性心内膜炎致病菌阳性或 Q 热病原体培养阳性

⑨血管炎性免疫反应:可出现在任何部位的瘀点、指(趾)甲下线状出血、Roth 斑、Osler 结节、Janeway 损害

⑩非特异性的神经系统症状和体征

⑪肺栓塞表现

⑫不明原因的脓肿(肾、脾、脑、脊髓)

(二)实验室检查

1.一般实验室检查　患者通常有轻度至中度正常细胞正常色素性贫血,符合典型的慢性疾病贫血的特点。许多急性和亚急性感染性心内膜炎患者白细胞轻度升高,但并不特异。约有 90% 的患者血沉加快,波动范围很大,平均 65mm/h。50% 的患者尿常规见镜下血尿和微量蛋白尿。出现免疫复合物性肾小球肾炎的患者尿中偶尔可见红细胞管型和严重蛋白尿。非特异血清学异常多见,特别是类风湿因子,可见 30%～40% 的亚急性感染性心内膜炎的患者,多克隆 γ-球蛋白增多是活动性心内膜炎的特征性表现。

2.血培养　血培养阳性是诊断感染性心内膜炎的基石,可获得病原学诊断,在诊断感染性心内膜炎时具有决定性的作用,药敏试验结果也为治疗提供依据。

诊断感染性心内膜炎需要多次血培养的阳性结果一致。感染性心内膜炎时的菌血症持续存在,无需在发热高峰抽取血标本。应在 24h 内分别采血 3 次,且不应经输液通道采血,因为可能已被污染。连续 2 次培养获得同一菌种者诊断意义极大。如果需紧急进行抗生素治疗,则可在采血后即开始给予经验性治疗。血培养阴性者 2.5%～31%,常见原因是临床已用抗生

素治疗。如结果不明且患者病情允许,可考虑暂停抗生素至少3d再重复血培养。血培养应包含需氧菌和厌氧菌培养,每瓶应有50ml培养液。在每瓶中至少要收集10ml静脉血,儿童为1～5ml。10ml足可检测最低数量的微生物。需氧菌需在37℃培养5～6d,加入特殊培养液可促进需特殊营养的细菌生长,置于37℃再培养2～3d。

近年来病原菌学有了变化,葡萄球菌位居首位,链球菌已退至第二位,其次为肠球菌。该变化在不同地区可能不同,发展中国家的变化较小,发达国家如美国的葡萄球菌性心内膜炎增长较快。长期血液透析、糖尿病、血管侵入性检查、静脉注射吸毒是金黄色葡萄球菌性心内膜炎的主要因素。

(三)超声心动图检查

超声心动图有经胸超声心动图(TTE)和经食管超声心动图(TEE)两种,对于感染性心内膜炎的诊断、处理以及随访均有重大价值。

TTE/TEE的适应证包括:①一旦怀疑患者有感染性心内膜炎可能,首选TTE,应尽早检查(Ⅰ类推荐,B级证据);②高度怀疑感染性心内膜炎而TTE正常时,推荐TEE(Ⅰ类推荐,B级证据);③TTE/TEE阴性但临床仍高度怀疑感染性心内膜炎者,应在7～10d后再行TTE/TEE检查(Ⅰ类推荐,B级证据);④感染性心内膜炎治疗中一旦怀疑出现新并发症(新杂音、栓塞、持续发热、心力衰竭、脓肿、房室传导阻滞),应立即重复TTE/TEE检查(Ⅰ类推荐,B级证据);⑤抗生素治疗结束时,推荐TTE检查以评价心脏和瓣膜的形态学及功能(Ⅰ类推荐,C级证据)。

诊断感染性心内膜炎的超声心动图三项主要标准:①赘生物;②脓肿;③人工瓣膜裂开(超声表现为瓣周漏,可伴或不伴瓣膜的摇摆运动)。TTE诊断感染性心内膜炎的敏感性为40%～63%,TEE为90%～100%,TEE的敏感性和特异性均高于TTE,有助于检出脓肿和准确测量赘生物的大小。大多数疑似感染性心内膜炎患者都可考虑接受TEE检查,包括TTE结果已呈阳性者(Ⅱa类推荐,C级证据)。但是,TTE/TEE结果阴性不能完全排除感染性心内膜炎,因为在有严重瓣膜病变(二尖瓣脱垂、退行性钙化、人工瓣膜)、赘生物很小(<2mm)、赘生物已脱落或未形成赘生物者中,超声不易或不能检出赘生物。超声心动图也可能误诊感染性心内膜炎,因为有多种疾病可显示类似赘生物的图像,如风湿性瓣膜病、瓣膜黏液样变性、瓣膜血栓、腱索断裂、系统性红斑狼疮患者的利-萨病变(Libman-Sacks lesions,一种非细菌性心内膜炎,常累及二尖瓣)、心腔内小肿瘤(如纤维弹性组织瘤)等。此外,如何诊断局限于心腔内器械表面的感染性心内膜炎,以及如何早期准确检出小型脓肿,也是较棘手的问题。

(四)诊断标准

改良杜克(Duke)标准可用于诊断感染性心内膜炎(表12-2)。但在血培养阴性、感染累及人工瓣膜或起搏器导线、右心感染性心内膜炎等情况下,杜克标准敏感性下降,诊断感染性心内膜炎主要依靠临床判断。

表 12-2　感染性心内膜炎 Duke 诊断标准

主要标准	1.血培养阳性（至少符合以下 1 项标准） ①2 次不同时间的血培养检出同一典型的感染性心内膜炎致病微生物（如草绿色链球菌、链球菌、金黄色葡萄球菌） ②多次血培养检出同一感染性心内膜炎致病微生物（2 次或至少间隔＞12h 的血培养阳性、所有 3 次血培养均为阳性、或≥4 次血培养中多数为阳性） ③Q 热病原体 1 次血培养阳性或 IgG 抗体滴度＞1∶800 2.心内膜受累证据（符合以下至少 1 项标准） ①超声心动图异常（赘生物、脓肿、人工瓣膜裂开） ②新发瓣膜反流
次要标准	①易患因素：易患感染性心内膜炎的心脏病变、经静脉药物滥用 ②发热：体温＞38℃ ③血管现象：大动脉栓塞、脓毒性肺梗死、细菌性动脉瘤、颅内出血、结膜出血及 Janeway 损害 ④自身免疫现象：肾小球肾炎、Roth 斑、Osler 结节及类风湿因子 ⑤致病微生物学证据：血培养阳性但不符合主要标准或有感染性心内膜炎致病微生物活动性感染的血清学证据

　　确诊的感染性心内膜炎：符合 2 项主要标准、1 项主要标准＋3 项次要标准或 5 项次要标准；可能的感染性心内膜炎：符合 1 项主要标准＋1 项次要标准或 3 项次要标准

（五）鉴别诊断

　　由于感染性心内膜炎临床表现可涉及全身多脏器，既多样化又缺乏特异性，故需与之鉴别较多，如急性风湿热、左心房黏液瘤、淋巴瘤腹腔内感染、系统性红斑狼疮、结核病、金黄色葡萄球菌、淋球菌、肺炎球菌和革兰阴性杆菌所致败血症等。

三、治疗方案

（一）抗微生物药物治疗

　　抗生素是治疗本病的唯一重要药物。用药原则：①尽早应用，在连续送 3～5 次血培养后即可开始治疗；②用药要充分，抗生素应选用杀菌药，大剂量（一般为体外杀菌浓度的 4～8 倍）和长疗程，目的是为了消灭赘生物内的致病菌；③静脉用药为主，保持高而稳定的血药浓度；④已分离出致病微生物时，应根据其对药物的敏感程度选择抗微生物药物；⑤病原微生物不明时，可根据经验性给药。

　　1.经验性治疗　在病原菌尚未培养出时，经验性治疗取决于以下几点：①患者此前是否接受过抗生素治疗；②感染累及自身心瓣膜或人工瓣膜；③细菌流行病学资料，特别是耐药菌、血培养阴性菌。

　　自体瓣膜心内膜炎：方案一，奈夫西林 1.5～2g 静脉注射或静脉滴注，每 4 小时 1 次，加青霉素 300 万 U 每 4 小时 1 次，加庆大霉素 1mg/kg 静脉注射，每 8 小时 1 次；方案二，万古霉素 15.0mg/kg 静脉注射，每 12 小时 1 次，加庆大霉素 1mg/kg 静脉注射，每 8 小时 1 次。人工瓣

膜心内膜炎:万古霉素 15.0mg/kg 静脉注射,每 12 小时 1 次,加利福平 300～450mg 口服或静脉注射,每 8 小时 1 次,加庆大霉素 1mg/kg 静脉注射,每 8 小时 1 次。

2.常见病原菌的药物治疗方法

(1)口腔链球菌和 D 组链球菌导致的感染性心内膜炎:①青霉素敏感[最低抑菌浓度(MIC)<0.125mg/L]性链球菌的给药方法。4 周疗法:成年人,青霉素 1200 万～1800 万 U/d,静脉滴注,分 6 次给药,或阿莫西林 100～200mg/(kg·d),静脉滴注,分 4～6 次给药,或头孢曲松 2g/d,静脉滴注或肌内注射,1 次给药。儿童,青霉素 20 万 U/(kg·d),静脉滴注,分 4～6 次给药,或阿莫西林 300mg/(kg·d),静脉滴注,分 4～6 次给药,或头孢曲松 100mg/(kg·d),静脉滴注或肌内注射,1 次给药。2 周疗法:成年人,青霉素、阿莫西林剂量及给药次数同 4 周疗法;奈替米星 4～5mg/(kg·d),静脉滴注,1 次给药,或头孢曲松 2g/d 与庆大霉素 3mg/(kg·d)联用,静脉滴注或肌内注射,1 次给药。儿童,青霉素、阿莫西林剂量及给药次数见 4 周疗法;庆大霉素 3mg/(kg·d),静脉滴注或肌内注射,分 1～3 次给药。②对青霉素不完全耐药菌[最低抑菌浓度(MIC)0.125～2mg/L]的给药方法。4 周疗法:青霉素 2400 万 U/d,静脉滴注,分 6 次给药,或阿莫西林 200mg/(kg·d),静脉滴注,分 4～6 次给药,并联用 2 周庆大霉素 3mg/(kg·d),静脉滴注或肌内注射,每日 1 次。③β 内酰胺类过敏者的给药方法。4 周疗法:成年人,万古霉素 30mg/(kg·d),静脉滴注,分 2 次给药,并联用 2 周庆大霉素 3mg/(kg·d),静脉滴注或肌内注射,每日 1 次。儿童,万古霉素(4 周)40mg/(kg·d),静脉滴注,分 2～3 次给药,联合庆大霉素(2 周)3mg/(kg·d),静脉滴注或肌内注射,每日 1 次。

(2)肺炎链球菌及 β 溶血性链球菌(A、B、C 及 G 组):肺炎链球菌导致的感染性心内膜炎现已少见,多与抗生素应用有关,其中 30% 与脑膜炎有关,部分对青霉素耐药者需特殊治疗。青霉素敏感菌株[最低抑菌浓度(MIC)≤0.1mg/L]的治疗与口腔链球菌相似;合并脑膜炎者,应避免使用青霉素,可改用头孢噻肟、头孢曲松联用万古霉素。A 组溶血性链球菌多数对 β 内酰胺类敏感,其他血清型可能对其耐药。B 组链球菌引起的感染性心内膜炎以往多见于围生期,目前也可发生于其他成年人及特殊老年人。B、C 及 G 组链球菌和米勒链球菌可能产生脓肿,需手术治疗。B 组中人工瓣膜心内膜炎(PVE)死亡率较高,建议手术。

3.特殊病原菌的治疗

(1)金黄色葡萄球菌和凝固酶阴性葡萄球菌:氨基糖苷类对金黄色葡萄球菌性感染性心内膜炎的疗效不明显,但可用于自体瓣膜性感染性心内膜炎的初期治疗。与自体瓣膜性心内膜炎(NVE)相比,金黄色葡萄球菌性人工瓣膜感染性心内膜炎死亡风险高(>0.45%),疗程长,常需早期瓣膜置换。人工瓣膜感染性心内膜炎外科、介入修补术后为预防其再感染,需长期加用氨基糖苷类、利福平。

(2)耐甲氧西林葡萄球菌(MRSA)与耐万古霉素性葡萄球菌:MRSA 对大多数 β 内酰胺交叉耐药且通常多重耐药,严重感染时仅能用万古霉素。近年,万古霉素高度耐药金黄色葡萄球菌已从感染者体内分离出来并用新的方法治疗。新肽达托霉素[6mg/(kg·d),静脉注射]最近被批准用于金黄色葡萄球菌菌血症和右心感染性心内膜炎。研究表明,左心感染性心内膜炎也可用达托霉素,但其疗效有待证实。另外,其他治疗方案如奎奴普丁/达福普汀单用或联合 β 内酰胺类、β 内酰胺类加噁唑烷酮类、β 内酰胺类加万古霉素等也可选用。

（3）肠球菌属：肠球菌感染性心内膜炎主要由乳酸球菌（占90％）引起，粪肠球菌或其他菌种少见。肠球菌对抗生素（如氨基糖苷类）可能高度、多重耐受，常需联用具协同杀菌作用的细胞壁抑制药（如β-内酰胺类和万古霉素），并且给药时间足够长（6周左右）。

（4）革兰阴性菌：包括HACEK（嗜血杆菌，放线杆菌，人心杆菌，啮蚀艾肯菌，金氏杆菌属）相关菌及非HACEK相关菌。产生β内酰胺酶的HACEK杆菌对头孢曲松、其他第三代头孢菌素及喹诺酮类敏感，而氨苄西林并非首选。其常用治疗方案为头孢曲松钠2g/d，持续4周。不产生内酰胺酶的HACEK杆菌可静脉滴注氨苄西林（12g/d，分4或6次给药）加庆大霉素［3mg/（kg·d），分2或3次给药］，持续4周，而不建议选择环丙沙星（800mg/d，静脉滴注，或1000mg/d，口服）。国际心内膜炎合作组织报告2761例感染性心内膜炎患者中，49例（1.8％）发现非HACEK革兰阴性杆菌。此类患者建议早期手术，并长（6周）联用β内酰胺类与氨基糖苷类治疗，有时尚需联合喹诺酮类药物或复方新诺明（复方磺胺甲噁唑）。体外杀菌试验和血抗生素浓度监测可能有助于治疗。

（5）真菌类：真菌感染常见于人工瓣膜感染性心内膜炎和感染性心内膜炎，静脉药瘾者（IVDAs）及免疫力低下者多见。真菌性感染性心内膜炎死亡率高（＞50％），常需双重抗真菌药及瓣膜置换。大多数病例可选两性霉素B单用或联用唑类抗真菌药。口服唑类需要长期甚至终身应用。

4.感染性心内膜炎的门诊静脉抗生素治疗　在美国，每年约25000名感染性心内膜炎患者在门诊接受静脉抗生素治疗。其主要用于感染及并发症控制后的继续巩固疗效。一般分为两个阶段：第一阶段为前2周；第二阶段为2周后。但是一定要掌握好门诊用药指征，强调对患者教育、增加其依从性、监测疗效及不利影响，如有意外及早处理。

肾功能不全时，抗生素剂量应酌情减少。

抗生素疗效观察主要根据临床表现，一般用药3~5d常有临床上的改善，如体温下降，上升的白细胞有所回降及心率变慢等；必要时可抽血送血清杀菌效价测定，即取患者血清2倍稀释，加入患者本人培养出来的细菌，如1：8或更高滴效无细菌生长，则表示所有的抗生素有效且剂量已够大。抗生素应用4~6周。但时间越长，特别是广谱抗生素，越有增加二重感染的危险。

（二）感染性心内膜炎并发症的治疗

1.充血性心力衰竭是本病最常见的并发症。早期不发生，但在以后瓣膜被破坏并穿孔，以及其支持结构如乳头肌、腱索等受损，发生瓣膜功能不全，或使原有的功能不全加重，是产生心力衰竭的主要原因。严重的二尖瓣感染引起乳头肌败血性脓肿或二尖瓣环的破坏导致连枷样二尖瓣，造成严重二尖瓣反流，或病变发生在主动脉瓣，导致严重的主动脉瓣关闭不全时尤易发生心力衰竭。另外，感染也可影响心肌，炎症、心肌局部脓肿或大量微栓子落入心肌血管，或较大的栓子进入冠状动脉引起心肌梗死等均可引起心力衰竭。其他少见的心力衰竭原因为大的左向右分流，如感染的瓦氏窦瘤破裂或室间隔被脓肿穿破。此时需争取时间，尽早手术。

2.栓塞现象是仅次于心力衰竭的常见并发症。发生率为20％~40％。抗生素治疗的头几天最易发生栓塞，而在治疗2周后栓塞发生率降低。大脑、脾、肾为三大常见栓塞部位，其次分别为肺周围动脉、冠状动脉与眼动脉等。多因素分析显示，赘生物＞10mm、赘生物活动度大为两个易发生新的栓塞事件的危险因素,而赘生物>15mm且活动度大者尤易并发栓塞。故为减少巨大赘生物促发新的栓塞并发症,在应用抗生素后应尽早手术治疗。

3.菌性动脉瘤以真菌性动脉瘤最为常见。菌性动脉瘤最常发生于主动脉窦,其次为脑动脉、已结扎的动脉导管、腹部血管、肺动脉、冠状动脉等。不压迫邻近组织的动脉瘤本身几无症状,可在破裂后出现临床症状。不能缓解的局限性头痛提示脑动脉有动脉瘤,局部压痛或有搏动性包块提示该处有动脉瘤存在。在有效抗菌治疗下,50%的细菌性动脉瘤可愈合。

4.神经系统并发症是继充血性心力衰竭之后引起感染性心内膜炎病人死亡的第二位原因。约有1/3患者有神经系统受累表现:①脑栓塞;②脑细菌性动脉瘤;③脑出血;④中毒性脑病;⑤脑脓肿;⑥化脓性脑膜炎。临床治疗的主要问题是瓣膜手术的合适时机。

5.迁移性脓肿多见于急性患者,多发生于肝、脾、骨髓和神经系统。在应用有效抗生素同时,宜及时做外科手术切除和修补。

另外还可引起肾损害,应及时给予对症处理。

(三)手术治疗

手术在感染性心内膜炎治疗中起着重要作用。约50%感染性心内膜炎患者须接受手术治疗。感染性心内膜炎患者自身抵抗能力极弱,战胜疾病主要依靠有效的抗微生物药物。对于抗生素治疗预期疗效不佳的高危患者,在感染性心内膜炎活动期仍在接受抗生素治疗时就可考虑早期手术干预。早期手术旨在通过切除感染物、引流脓肿和修复受损组织,避免心力衰竭进行性恶化和不可逆性结构破坏,预防栓塞事件。但在疾病活动期进行手术的风险很大,因此须掌握适应证,尽早请心外科医师会诊,为患者确定最佳治疗方案。

感染性心内膜炎患者早期手术的3大适应证是心力衰竭、感染不能控制、预防栓塞。早期手术按其实施的时间可分为急诊(24h内)、次急诊(几天内)和择期手术(抗生素治疗1~2周后)。

(四)预防

2009年欧洲心脏病学会感染性心内膜炎预防诊断指南,对于预防性使用抗生素来预防感染性心内膜炎有了很大修改,主要基于以下几点原因。

1.牙科操作后菌血症发生率可能与日常活动相似 据报道,牙科操作后一过性菌血症的发生率变化很大(10%~100%),其他类型医学操作后一过性菌血症发生率更不明确。但是,在日常生活中,刷牙、剔牙或咀嚼动作等常常会引起一过性菌血症。因而,感染性心内膜炎引发的菌血症很大比例可能是由上述日常活动引发的。另外,不注意口腔卫生者还可发生与操作无关的菌血症。因此,良好的口腔卫生习惯和定期的牙科检查或许能更有效地预防感染性心内膜炎。

2.预防性使用抗生素的获益一风险比不一定合理 这是因为:①牙科操作相关性感染性心内膜炎的发生率,在普通人群中为1/1400万,在既往有感染性心内膜炎病史的患者中约为1/9.5万。为了预防1例感染性心内膜炎,需要对相当大量的人群常规给予抗生素。②在大多数感染性心内膜炎患者中,未发现其发病前接受过可能与感染性心内膜炎相关的操作。因此,即使假设在操作前预防性使用抗生素的有效性为100%,也只能保护很小一部分患者。③使用抗生素有引起变态反应的危险,尽管文献中尚无为了预防感染性心内膜炎口服阿莫西林引起致死性过敏反应的报道。④广泛且经常不适当地使用抗生素,可能会导致耐药微生物产生。

3.预防性使用抗生素的有效性缺乏科学证据　迄今为止,没有任何研究显示,在任何一种医学操作后,减少菌血症的持续时间或频度能减少操作相关感染性心内膜炎的危险;没有足够的病例对照研究表明,预防性使用抗生素确有必要,即使严格遵循常规预防性使用建议,也对社区感染性心内膜炎患者总数影响不大;抗生素预防有效的概念本身从未接受过前瞻性、随机、对照临床试验的评价。

所以基于以上几点,为了避免过度和无证据使用抗生素,一方面继续认可易患感染性心内膜炎者在接受医学操作时需要考虑预防性使用抗生素的原则;另一方面,应该将使用抗生素的适应证严格限制在那些接受最高危操作的患者(表 12-3)。

表 12-3　需要进行预防性使用抗生素的高危患者

推荐预防性使用抗生素	推荐级别	证据水平
有人工瓣膜或者心脏瓣膜修补片的患者	Ⅱa	C
曾有感染性心内膜炎病史的患者	Ⅱa	C
先天性心脏病:①没有外科手术修补的发绀型先天性心脏病或者有残余瘘或者仅实施了姑息性修补术;②6 个月之内进行介入或外科根治性封堵术的先天性心脏病患者;③介入或外科修补术有残余瘘患者	Ⅱa	C

这里的最高危操作主要指的是一些牙科操作,对于呼吸道(支气管镜、喉镜检查、经喉或气管插管)、消化道(胃镜、结肠镜、膀胱镜检查,以及经食管超声)及皮肤软组织的操作,2009 年欧洲心脏病学会不推荐使用预防性抗生素。

对于接受高危牙科操作时需要使用抗生素预防感染性心内膜炎的最高危患者,主要的靶目标是口腔链球菌,推荐在操作开始前 30～60min 使用 1 剂以下抗生素:阿莫西林或氨苄西林,成年人,2g,口服或静脉给药;儿童,50mg/kg,口服或静脉给药。对青霉素或氨苄西林过敏的患者可用克林霉素,成年人,600mg,口服或静脉滴注;儿童,20mg/kg,口服或静脉滴注。

值得注意的是,最新指南将预防性使用抗生素的范围缩小,但是也要视情况而定,在使用或不使用抗生素之前要和患者进行沟通,讲清楚预防性抗生素的利与弊,如果患者坚持使用抗生素,应该尊重患者的选择。

(杜伟远)

第十三章　心肌疾病

第一节　原发性心肌病

　　1959年，Mathinly首次提出"原发性心肌病"的命名，是指特发于心肌的疾病，以区别因各种全身性疾病所继发的心肌病变。1996年，WHO/ISFC工作组公布了心肌病定义及分类报告：心肌病是心肌病变伴心功能障碍的疾病。原发性心肌病分为扩张型、肥厚型、限制型、致心律失常性右室心肌病和未分类心肌病。未分类心肌病包括不能分入任何组的少数患者（如弹力纤维增生症，未侵及心肌，收缩功能有障碍，只有轻度扩张，线粒体受波及）。

　　随着心脏分子遗传学的迅速发展，对心肌疾病发病机制研究的不断深入，美国心脏病学会于2006年推出了最新的心肌病定义和分类的专家共识。这一新的定义和分类从基因组及分子水平的高度揭示了心肌疾病的发病机制，体现了对心肌病的最新认识。最新的心肌病定义是：心肌病是由各种病因主要是遗传因素引起的一组非均质的心肌病变，包括心脏机械和电活动的异常，常常表现为心室不适当的肥厚或扩张。心肌病可以单纯局限于心脏，也可以是全身系统性疾病的一部分，最终导致心力衰竭或死亡。根据主要受累器官心肌病可分为两大组，原发性心肌病和继发性心肌病。原发性心肌病仅单独或主要累及心肌，继发性心肌病心肌病变是全身多个器官受累的一部分。

　　原发性心肌病包括遗传性、混合性（遗传性及非遗传性）、获得性。遗传性原发性心肌病有肥厚性心肌病（HCM）、致心律失常性右室心肌病（ARVC）、左室心肌致密化不全、糖原储积病、传导系统缺陷、线粒体肌病、离子通道病（长QT综合征、Brugada综合征、短QT综合征、儿茶酚胺性多形性室性心动过速、"突然不明原因夜间死亡综合征"）等。混合性原发性心肌病有扩张型心肌病（DCM）、限制型心肌病（非肥厚非扩张型）等。获得性原发性心肌病有炎症性心肌病（心肌炎）、应激诱发的心肌病（"Tako-Tsubo"心肌病）、围产期心肌病、心动过速性心肌病、胰岛素依赖性糖尿病母亲的婴儿的心内膜纤维弹性组织增生症等。

　　继发性心肌病种类则非常多，许多全身性疾病均可累及心脏，如淀粉样变、血色病、结节病、糖尿病、系统性红斑狼疮、皮肌炎、类风湿性关节炎、硬皮病等，其他如药物、重金属或化学物品中毒、放射治疗后、抗肿瘤化疗后等也可导致继发性心肌病。

一、扩张型心肌病

【概述】

扩张型心肌病(DCM)是指心室腔扩大收缩功能下降而左心室壁厚度正常的心肌病。以往曾认为病因不明,新的分类将扩张型心肌病归于混合性心肌病一类,病因主要是非遗传因素引起,少数与遗传有关。非遗传因素最常见的是病毒感染,如柯萨奇 A、B 病毒,腺病毒,流感病毒 A、B,脊髓灰质炎病毒,单纯疱疹病毒等,以柯萨奇病毒感染致心肌炎后发展为 DCM 最为多见。其他病原体还有细菌、真菌、立克次体、组织胞浆菌病以及寄生虫(如锥虫)等。另外,毒素、长期过量饮酒、化疗药物(如蒽环类)、重金属、自身免疫病、嗜铬细胞瘤、神经肌肉疾病、代谢性疾病、内分泌疾病、营养障碍均可引起扩张型心肌病。各年龄组均有发病,但以中、青年为多见,多呈散发流行,约 20%的 DCM 有心肌病家族史。美国 1970～1982 年 DCM 年发病率为 39.5/10 万,年病死率估计为 3.27/10 万,每年死亡约 10000 人。我国 DCM 年发病率为 13/10 万～84/10 万,男性:女性为 2.5:1。

【诊断步骤】

(一)病史采集要点

1.起病情况

通常起病缓慢,初期症状轻。有些患者在体格检查或其他疾病就诊时发现心脏扩大或心电图异常。有时心脏扩大几个月或几年患者尚无症状。

2.主要临床表现

DCM 以无明显原因的充血性心衰、心律失常、动脉栓塞及猝死为主要临床特征。疾病早期因心排血量降低,患者感到疲倦乏力,活动更加明显。随着病情进展,心功能衰竭进一步加重,可出现不同程度活动后心悸、气短以及呼吸困难,渐渐发生夜间阵发性呼吸困难、端坐呼吸以至肺水肿。约半数患者有胸部不适或胸痛,可能与心脏扩大致心包伸张、心肌缺氧缺血,或与心包本身病变、心动过速等有关。右心衰竭时,可出现肝脏肿大、肝区胀痛、下肢水肿及多浆膜腔积液。约有 1/3 的 DCM 患者有心律失常症状。栓塞发生于病程后期,可发生于肺、脑、肾及冠状动脉,产生相应的临床症状。猝死可能和心律失常及栓塞有关。

3.既往病史

病史问询中要注意有无病毒感染或高热病史;有无营养不良病史;有无心肌病家族史。为与继发性心肌病鉴别,应注意有无饮酒史;有无心肌毒性药物使用史;有无纵隔照射史;有无相关全身性疾病如结缔组织病、代谢疾病、恶性肿瘤等;有无缺血性心肌病史;女性患者妊娠情况是否有心脏扩大或心律失常;患者有无克山地区长期居留史也可为诊断提供重要线索。

(二)体格检查要点

1.一般情况

疾病早期无明显异常。当心脏扩大、心脏泵血功能明显下降后,可出现精神萎靡、气短及乏力。

2.皮肤、黏膜

35%DCM 患者颈静脉怒张,29%有下肢水肿,15%有皮肤黏膜紫绀。

3.肺部

肺淤血后可出现肺部湿啰音、哮鸣音及胸腔积液体征。

4.心脏

最重要的早期体征为出现明显的第3及第4心音。心脏扩大尤以左心扩大时,心尖向左向下移位,搏动呈弥漫或抬举性,心率增快,心尖部第1心音低钝,同时可闻及舒张期奔马律或重叠型奔马律。心尖区或三尖瓣区可有由于相对性二尖瓣或三尖瓣关闭不全引起的吹风样收缩期杂音,心功能改善后杂音可减轻。肺动脉压增高者,肺动脉瓣区第2心音亢进。发生心律失常时可闻及有期前收缩或房颤心律。

5.其他

右心衰竭时还可有肝脾肿大、腹水征。肺、脑、肾等重要脏器栓塞时可出现相应体征。

(三)门诊资料分析

1.实验室检查

属非特异性。血沉可增快,肝脏淤血可致球蛋白异常,偶有心肌酶活性增高。检测血清中脑钠素(BNP)或N末端脑钠素原(NT-proBNP)的含量有助于心力衰竭的诊断及预后评价。

2.心电图检查

多数DCM患者心电图均有异常,因此心电图是诊断心肌病的一项重要辅助方法。DCM心电图表现复杂且缺乏特异性。可表现为:

(1)一侧或双侧心室肥厚及心肌损害。

(2)QRS波低电压、ST段压低、T波低平或倒置。少数有病理性Q波,异常Q波提示病情较重,病死率明显高于无异常Q波者。

(3)各种类型心律失常,室性心律失常最为多见,其次是传导阻滞和房性心律失常。有持续性室速,并有心室晚电位阳性者,猝死的危险性高。

3.X线检查

病程早期可无变化,随着病情进展,显示出不同程度的心房、心室腔扩大,心胸比多在0.6以上。肺淤血程度和心衰严重程度呈正相关,与心脏扩大程度常不一致,偶见Kerley B线。晚期常有胸腔积液、心包积液或肺栓塞。透视下心脏搏动微弱。

(四)继续检查项目

1.动态心电图监测

动态心电图检出的心律失常较静息心电图明显高得多,DCM患者中,90%可有复杂性心律失常,如多源性室早、成对室早或短阵室速。动态心电图监测对于疾病早期诊断、估计病情预后方面具有重要价值。

2.超声心动图检查

超声心动图对DCM诊断具有十分重要意义。其主要特征为:

(1)左右心室腔明显扩大,以左心扩大为主,一般认为左室舒张朱内径≥60mm以上,最大可达80mm。

(2)心室壁运动普遍减弱,部分患者可出现节段性运动异常。射血分数<50%,常≤30%。

(3)多普勒超声可测到二尖瓣、三尖瓣或肺动脉瓣反流。

3.放射性核素检查

DCM 放射性核素检查主要包括心血池动态显影及心肌血流灌注显像。心血池动态显像主要特征为：心腔明显扩大，尤以左心腔扩大为著；心腔容量增加；室壁运动普遍减弱，左室射血分数（LVEF）明显减低，可降至 20% 以下。心肌血流灌注显像表现是心肌节段性稀疏或缺损，和缺血性心脏病之间难以鉴别。

4.心导管检查

无心力衰竭时，心排血量和心搏量在休息状态下正常，某些患者可有左、右心房平均压轻度增高，左右心室舒张末压稍增高。心力衰竭时，心排血指数和心搏指数均减低，动静脉氧差增大，左、右心房平均压与左、右心室舒张末压增高。冠状动脉造影未见狭窄性病变，是 DCM 特征，可以和缺血性心脏病相鉴别。

5.心内膜心肌活检

对 DCM 诊断无特异性，但有协助诊断作用，有助于与继发性心肌病和急性心肌炎相鉴别。DCM 光镜下可见心肌细胞不同程度核肥大、深染；肌原纤维减少、溶解，心肌细胞空泡化；心肌间质不同程度增生。电镜下细胞核大而畸形；线粒体明显增多且大小不等，部分线粒体形态异常，嵴排列紊乱或髓样变；肌质网扩张，糖原颗粒明显减少，溶酶体增多；肌纤维结构模糊，M 带消失。怀疑 DCM，活检组织发现有以上形态学改变可有力支持诊断，并可排除一些继发性心肌病；但活检组织正常，并不能排除该病。

【诊断对策】

（一）诊断要点

本病尚无特异性诊断方法，目前的诊断仍是在排除其他心脏病的基础上，对临床资料进行综合分析来确立。根据无明显原因进展的心功能不全伴心脏扩大，常伴各种类型心律失常，尤其是室性早搏，晚期可能有栓塞表现，在排除了冠心病、高血压病、心包疾病、瓣膜病变、先天性心脏病及其他继发性心肌病后可考虑诊断本病。我国 1995 年扩张型心肌病的诊断参考标准：

1.临床表现：为心脏扩大、心室收缩功能减低伴或不伴有充血性心力衰竭，常有心律失常，可发生栓塞和猝死等并发症。

2.心脏扩大：X 线检查心胸比＞0.5，超声心动图示全心扩大，尤以左心扩大明显，LVDd 指数≥27mm/m²，心脏可呈球形。

3.心室收缩功能减低：超声心动图检测示室壁运动弥漫性减弱，射血分数＜正常值。

4.必须排除其他继发性心肌病和地方性心肌病（克山病），包括缺血性心肌病，围生期心肌病，酒精性心肌病，代谢性和内分泌性疾病如甲状腺功能亢进、甲状腺功能减退、淀粉样变性、糖尿病等所致的心肌病，遗传性家族性神经肌肉障碍所致的心肌病，全身系统性疾病如系统性红斑狼疮、类风湿性关节炎等所致的心肌病，中毒性心肌病等，才可诊断为原发性扩张型心肌病。

（二）鉴别诊断要点

扩张型心肌病需与以下几种疾病相鉴别。

1.缺血性心脏病

胸部不适、胸闷、胸痛以及伴心律失常、传导阻滞、心力衰竭，心肌反复多发性小梗死灶或广泛纤维化,心室腔可扩大,这些都与扩张型心肌病相似,不易与之鉴别。但缺血性心脏病多发生于有冠心病危险因素的男性患者或绝经期后女性患者,常伴有"三高":高血压、高血脂及高血糖。心绞痛较典型或有急性心肌梗死病史。心电图有急性或陈旧性心梗图形及演变经过。冠脉造影检查有冠状动脉狭窄病变。

2.高血压性心脏病

既往有高血压病史,有眼底、肾功能改变,X线检查常有主动脉弓扩大、扭曲、延长,超声心动图检查只有左心室肥厚。

3.风湿性心脏病

扩张型心肌病由于心脏扩大,可有二尖瓣/三尖瓣关闭不全的杂音,易与风湿性瓣膜病相混淆。扩张型心肌病心衰控制后杂音减弱,风湿性心脏病心衰纠治后因左心室扩大减轻,收缩压增加,二尖瓣/三尖瓣反流增加,杂音反而增强。超声心动图检查:风心病二尖瓣和/或主动脉瓣常有畸形;扩张型心肌病除心腔扩大外,瓣膜无畸形。

4.心包积液

大量心包积液,心脏外形扩大,和普大型DCM相似。超声心动图可明确诊断。

5.继发性心肌病

继发性心肌病多属扩张型,临床表现和DCM相似,如甲状腺功能亢进性心脏病、酒精性心肌病等,只要注意病史询问、全面体格检查应不难鉴别。

【治疗对策】

(一)治疗原则

1.尽早明确诊断,早期治疗。

2.对症治疗心衰、心律失常,预防栓塞、猝死等并发症。

3.提高患者生存质量和生存率。

(二)治疗计划

1.基础治疗

(1)预防和控制感染:感染可诱发或加重扩张型心肌病心衰。在易感及高危扩张型心肌病患者中可适当使用丙种球蛋白或转移因子等,增强机体抵抗力。一旦感染,应及时使用抗生素。

(2)休息:休息可减轻心脏负荷,改善各主要脏器供血。应避免重体力劳动及疲劳过度。重度心衰患者应完全卧床休息。

(3)饮食:给予高蛋白、高维生素等富有营养、容易消化的饮食。限制水盐摄入量,充血性心力衰竭患者每日摄入钠≤2g,氯化钠≤5g。

2.心力衰竭的药物治疗

扩张型心肌病患者有多种内源性神经内分泌和细胞因子的激活,可促进心肌重构,加重心肌损伤和心功能恶化。大量证据表明,针对交感神经系统和肾素-血管紧张素-醛固酮系统的药物如ACEI、β受体阻滞剂、血管紧张素Ⅱ受体拮抗剂和醛固酮拮抗剂,可以有效降低扩张型心肌病病死率。

(1)ACEI类药物:ACEI能降低外周血管阻力,减轻心脏前、后负荷;抑制肾素-血管紧张素-醛固酮系统,防止心肌重构;抑制心脏交感活性,血管扩张同时心率并不增加;使下调的β受体密度和功能上调;纠正低血钾、低血镁,降低室性心律失常的发生率。所有扩张型心肌病伴收缩性心力衰竭患者必需应用 ACEI,包括无症状性心力衰竭,射血分数<0.45 者,并需无限期、终生应用,除非有禁忌证或不能耐受。使用时宜从小剂量开始,逐渐加量,保证血压维持在 90/60mmHg 以上的条件下可将其剂量增至极量。液体潴留时可与利尿剂合用。亦可与β受体阻滞剂或地高辛联合使用。不良反应主要有:干咳、皮疹、低血压、蛋白尿及白细胞减少。不宜同时使用补钾剂或保钾利尿剂。

(2)β受体阻滞剂:β受体阻滞剂治疗后可使症状明显改善,心室舒张末期内径缩小,舒张末压、肺毛细血管楔压及周围血管阻力减低,使心脏指数、射血分数及每搏功指数提高。其机制可能是:上调心肌细胞β受体数目,恢复心肌的变时和变力作用;抑制交感神经-肾上腺素能活性,对抗肾素-血管紧张素-醛固酮系统作用,减少肾素释放,减轻儿茶酚胺对心肌的直接损害;防止心肌细胞内钙超载;抗缺血及抗心律失常作用。适合于心功能Ⅱ～Ⅲ级的扩张型心肌病,心功能Ⅳ级患者一定要病情稳定后方可使用。心功能Ⅰ级的扩张型心肌病患者应用证据较少,但也被推荐使用。β受体阻滞剂开始治疗前患者应无明显水钠潴留,体重恒定,利尿剂已维持在最合适剂量。治疗需从极小剂量开始,如美托洛尔 12.5mg/d,卡维地洛 3.125mg,2次/d 等,每 2～4 周剂量加倍直至目标剂量。

(3)血管紧张素Ⅱ受体拮抗剂:不能耐受 ACEI 的患者改用血管紧张素Ⅱ受体拮抗剂坎地沙坦后,心血管病死率或慢性心力衰竭住院的相对危险度下降 23%。在 ACEI 基础上加用坎地沙坦,可使上述危险下降 15%。

(4)醛固酮拮抗剂:有研究表明小剂量醛固酮拮抗剂可降低扩张型心肌病伴重度心力衰竭患者的病死率,常用药物为螺内酯(20mg/d)。在扩张型心肌病伴轻度心力衰竭患者中的有效性和安全性尚待确定。

(5)其他药物:由于缺乏钙拮抗剂治疗心力衰竭疗效的证据,该类药物不宜用于扩张型心肌病心力衰竭的治疗。

3.心律失常的治疗

扩张型心肌病患者,频发室早发生率达 70%～95%,非持续性室速为 40%～80%。严重室性心律失常与扩张型心肌病预后密切相关。在采用抗心律失常药之前,首先应加强抗心衰的治疗,消除引起心律失常的一些诱因,如缺氧、心肌缺血、电解质紊乱(低血钾、低血镁)、酸碱平衡失调、交感神经和肾素-血管紧张素-醛固酮系统的激活等。室性早搏可选用β受体阻滞剂或 ACEI,小剂量胺碘酮(200mg/d)、普罗帕酮亦可用于频发室早患者。顽固性室速应选用胺碘酮或索他洛尔或采用射频消融方法。如室性心律失常引起明显血流动力学障碍时需电复律。短阵室速可用利多卡因、普罗帕酮或胺碘酮静脉注射,多形性室速或室颤首选 ICD 起搏器。合并严重房室传导阻滞,可植入永久式心脏起搏器。

4.抗凝治疗

扩张型心肌病心衰者,每年周围动脉栓塞及肺栓塞检出率可达 1%～12%。在有周围动脉或肺动脉栓塞病史,及二维超声心动图发现有附壁血栓者,心房纤颤,左室射血分数<30%,NYHA 心功能分级Ⅲ级以上者,应早期应用抗凝剂,如华法林,使 APTT 延长 1～1.5 倍,INR

在 2.0～3.0。

5.心脏起搏器治疗

近年来,应用起搏器治疗扩张型心肌病心力衰竭取得重大进展,常用于伴有束支传导阻滞患者。安置起搏器后平均随访 45.5 个月,总病死率减少 23%。起搏器的心脏同步治疗不仅可改善症状和生活质量,还可使病死率下降 36%。

6.外科手术治疗

包括心脏移植、左室成形术等。是晚期扩张型心肌病唯一有效手段。

(三)治疗方案的选择

1.心衰前期

一旦诊断为扩张型心肌病,应避免劳累,以免增加心脏负担,促使病情恶化。心力衰竭者更应注意。

2.心衰期

心力衰竭者初始应使用 ACEI 治疗,宜从小剂量开始,逐渐增至目标剂量。为改善症状也可同时合用洋地黄及利尿剂。使用 β 受体阻滞剂可进一步降低患者病死率,前提是患者应无明显水钠潴留,体重恒定,利尿剂已维持在最合适剂量。如 ACEI 不能耐受则改用血管紧张素Ⅱ受体拮抗剂。如有室性心律失常则给予相应的抗心律失常药物治疗。心力衰竭者常易合并血栓,可给予抗凝药或抗血小板药。注意及时复查凝血功能,保持 INR 在 2.0～3.0。改善心肌代谢药物,如维生素 C、三磷酸腺苷、辅酶 A 等可酌情使用。

3.难治性心衰期

经过正规药物治疗,仍有部分患者心衰难以控制,可考虑左室成形术,切除扩大的左心室,同时置换二尖瓣,减小左室舒张末容积,减轻反流,以改善心功能。有条件的医学中心可进行心脏移植,术后积极控制感染、控制排斥,1 年术后生存率可达 85% 以上。

二、肥厚型心肌病

【概述】

肥厚型心肌病(HCM)为左室肥厚不扩大,并且不能用全身性疾病或其他心脏疾病(如高血压、主动脉瓣狭窄)解释其左室的显著性肥厚的心肌病。HCM 为常染色体显性遗传性心脏病,常因临床表现或家族史而疑诊,心脏二维超声可明确诊断。根据左室流出道有无梗阻,可分为梗阻性肥厚型和非梗阻性肥厚型心肌病两类。肥厚型心肌病是一种较常见的原发性心肌病,临床表现差别很大,部分有 HCM 基因缺陷的人可终生无任何表现。值得注意的是肥厚型心肌病是 30 岁以下年轻人尤其是运动员发生心源性猝死最常见的原因,猝死约占 HCM 死亡病例的 50%。

【诊断步骤】

(一)病史采集要点

1.起病情况

多数患者无症状或症状较轻,出现症状多在 20～30 岁,偶有＞50 岁者,男性：女性约为

1.6∶1,约1/3患者有家族史。症状和体征的严重程度与左室收缩期有无压力阶差或压力阶差多少有关。

2.主要临床表现

肥厚型心肌病的临床表现主要是呼吸困难、非典型性心绞痛、晕厥以及猝死。晚期可发生心力衰竭。约80%患者出现劳力性呼吸困难,其中31%可伴有阵发性夜间呼吸困难,与左室顺应性差,舒张末期压力增高及肺淤血有关。60%患者可出现非典型心绞痛,常因劳累或体力活动诱发,持续时间较长,含硝酸甘油后症状加重。1/3的患者发生站立和运动后突然晕厥,片刻后可自行缓解。原因可能是:

(1)左室顺应性下降或左室流出道梗阻,压力阶差增大,心排血量下降,大脑供血不足。

(2)体力活动或情绪激动,交感神经兴奋性增加,左室收缩力增强,左室顺应性进一步降低,心排血量明显减少。

(3)严重心律失常。HCM患者有4%~6%发生猝死,多发生于青壮年,于剧烈运动时或其后发生,猝死前多无症状或症状轻微。现在认为猝死是室性心动过速和室颤所致。随着病情进展,心肌纤维化、心肌梗死及损伤,7%~15%的患者可出现心功能不全,有气喘、心悸、不能平卧、下肢浮肿等。

3.既往病史

病史询问中注意患者有无晕厥史,以及晕厥时的动作姿态和诱发因素,能否自行缓解等。详细询问患者有无高血压病、先心病及风心病史,以排除继发性肥厚性心肌病。过去有无心绞痛,症状是否典型,使用硝酸甘油是否有效,这些对于和冠心病鉴别有重要意义。

(二)体格检查要点

1.一般情况

多数患者(约43.3%)无症状或症状轻微,一般情况较好。晚期可出现心功能不全征象,如精神萎靡,易疲乏等。

2.肺部

出现心功能不全后,可于肺部闻及湿啰音、哮鸣音。

3.心脏

触诊心尖部有抬举性搏动,心室搏动点向左下移位。强力心房收缩产生明显收缩期前心尖搏动,形成心尖部双重搏动,对本病有诊断意义。颈静脉有明显α波,动脉搏动快而有力,偶可扪及双峰脉。无左室流出道梗阻者一般没有杂音或杂音不明显。梗阻性患者典型体征为胸骨左缘3~5肋间粗糙的收缩晚期喷射样杂音伴震颤,50%患者在心尖部可闻及收缩期杂音,是由相对二尖瓣关闭不全所致。部分患者可闻及第3、第4心音。

4.其他

心衰出现后可有肝脾肿大、下肢浮肿、浆膜腔积液等。

(三)门诊资料分析

1.心电图检查

大多数HCM患者有心电图表现异常,心电图完全正常者约占15%~25%。心电图无特异性诊断价值,但可初步筛选患者。最常见的心电图异常是ST-T改变。深而倒置的T波,如见于年轻患者,应警惕 HCM。多数患者异常的 ST 段呈水平型压低,少数为下垂型压低,ST 段抬高者少见,上斜型几乎没有。其次是左心室肥厚。大约 25％～50％的患者有异常 Q 波,常见于 Ⅱ、Ⅲ、aVF、V$_1$、V$_2$、V$_5$、V$_6$ 导联,有时易与心肌梗死混淆。其他异常还包括:短 PR 间期、预激综合征、电轴左偏,以及完全性左束支或右束支传导阻滞,室上性和室性心律失常也较常见。

2.X 线检查

胸部 X 线检查示心脏正常或增大,多为左室或左房增大。少数心脏明显增大者可见肺淤血及间质性肺水肿。

(四)继续检查项目

1.超声心动图检查

超声心动图可以很直观地判定心肌肥厚的部位与程度,是无创诊断 HCM 最重要的方法。室壁肥厚及运动异常是其主要特征。根据心室壁肥厚部位可把 HCM 分为 4 型:Ⅰ 型,局限于前间隔;Ⅱ 型,局限于前间隔和后间隔;Ⅲ 型,广泛性左心室壁肥厚,但左心室后壁基底段厚度正常;Ⅳ 型,心尖肥厚型。病变部位心肌收缩速度及幅度明显降低,一般不超过 0.5cm。其次是左心室流出道改变:正常左室流出道宽度为 2.0～2.5cm,由于室间隔增厚,二尖瓣前叶体部收缩期前向运动,致使左室流出道狭窄(＜2.0cm)。SAM 现象:M 型超声可见二尖瓣 E 峰降低,EF 斜率下降,二尖瓣前叶收缩期 CD 段向室间隔呈弓形隆起。但这一现象并不具有特异性,凡左室流出道血流速度过快时,均可出现,如主动脉瓣病变、高血压病、左向右分流的先天性心脏病等。左心室舒张功能异常,而收缩功能通常不受影响或反常增强。M 型超声心动图表现二尖瓣前叶 E-F 斜率明显减慢;多普勒超声心动图示等容舒张时间延长,舒张早期血流峰值速度(E)减低,舒张晚期血流峰值速度(A)增大,E/A 比值＜1。

2.放射性核素检查

HCM 患者,核素心室造影时,可见左心室腔变小,放射性浓度降低,围绕左心血池可见到一圈放射性空白区,为肥厚的心肌壁影。患者均有舒张期充盈障碍,顺应性降低,表现为高峰充盈时间明显延长,峰充盈明显降低。心脏灌注显像时,可见到心脏不对称性增厚,尤其是室间隔增厚明显。

3.心导管检查

左室腔与左室流出道收缩期压差＞2.67kPa(20mmHg),左室舒张末压增高。左心室造影显示心腔缩小变形,室间隔不规则增厚突入心腔。

4.心内膜活检

可发现肥厚区域心肌纤维排列紊乱,心肌细胞明显肥大,免疫荧光法可见肥厚心肌内儿茶酚胺含量增高。

5.基因检查分析

对家族性 HCM 患者及家族成员进行基因检查,有助于病因诊断,也可发现家族性 HCM 的隐性患者,进行早期干预,降低猝死发生率。

【诊断对策】

(一)诊断要点

根据本病的主要症状——呼吸困难、心绞痛、晕厥,结合心肌肥厚的心电图及超声心动图表现,一般诊断不困难。心电图异常可发生在心脏肥厚之前。HCM 基因异常者左室壁厚度可在正常值范围,此时只能通过实验室 DNA 分析方能明确诊断。根据心肌肥厚部位、有无左室收缩期压力阶差可给本病分型。必要时可行左心室造影、心导管检查、心内膜活检、基因诊断。

(二)鉴别诊断要点

原发性肥厚型心肌病主要和一些继发于其他疾病的心肌肥厚相鉴别。

1.高血压性心脏病

高血压时心脏后负荷增加,左室代偿性增厚类似于肥厚型心肌病。但高血压性心脏病有长期高血压病史,无家族性 HCM 病史,有眼底动脉硬化等其他脏器损害表现,心肌肥厚呈对称性,左心室腔正常或轻度缩小,超声心动图 SAM 现象少见。

2.主动脉瓣狭窄

主动脉瓣狭窄心脏听诊时其收缩期杂音及收缩期震颤位置较高,以胸骨右缘第 2 肋间及胸骨左缘 2～4 肋间明显,常伴有喷射性喀喇音,杂音向颈部传导。主动脉瓣第 2 心音减弱。超声心动图可发现主动脉瓣有病变,心肌肥厚以对称性为主。心导管检查左心室和流出道之间无压差,而左心室与主动脉之间有收缩期压差。

3.运动员心脏

运动员心脏具有生理性肥厚,但室壁厚度不会超过 16mm,女性运动员则不会超过 14mm,训练停止后 3 个月内,肥厚常自行消退。

4.冠心病

冠心病也可有劳力性呼吸困难、心绞痛及晕厥等症状,晚期可发生心脏扩大。冠心病患者一般同时伴有多种危险因素如高血脂、高血压、糖尿病等。多数心绞痛含硝酸甘油可缓解。肥厚型心肌病心绞痛含硝酸甘油效果差。超声心动图可很容易与 HCM 鉴别。

5.先天性心脏病

如先天性主动脉瓣狭窄、先天性室间隔缺损(VSD)和动脉导管未闭(PDA),通过超声心动图或心导管检查可与之鉴别。

(三)临床类型

1.根据血流动力学分型

(1)非梗阻性肥厚型心肌病:①症状:心悸、呼吸困难、胸部压迫感、胸痛等;②超声心动图:室间隔肥厚,舒张期室间隔厚度与左室壁厚度之比≥1.5,左室流出道无明显狭窄,无压力阶差。

(2)梗阻性肥厚型心肌病:①症状:眩晕及晕厥;②超声心动图:可见收缩期二尖瓣前叶异常前移(SAM 现象),室间隔非对称性肥厚,左室流出道明显狭窄,压力阶差增大;③心导管检查:左室流入道与流出道之间收缩压差在 20mmHg 以上。

2.根据心肌肥厚部位分型

(1)Ⅰ型,局限于前间隔。(2)Ⅱ型,局限于前间隔和后间隔。(3)Ⅲ型,广泛性左心室壁肥厚,但左心室后壁基底段厚度正常。(4)Ⅳ型,心尖肥厚型,肥厚仅限于心尖部。(5)其他特殊类型:①乳头肌肥厚型:乳头肌肥厚突入心腔,心室造影示腔内呈"葡萄状"充盈缺损;②双心室肥厚型:左心室肥厚及右心室游离壁厚度≥5mm;③肥厚扩张期型:两次以上超声心动图显示心脏进行性扩大。

【治疗对策】

(一)治疗原则

1.缓解症状,如心悸、气促、呼吸困难、心绞痛及眩晕等。

2.防治感染性心内膜炎、血栓栓塞等严重并发症,预防猝死。

3.促进肥厚心肌消退、阻止肥厚进展,减轻左室流出道狭窄。

(二)治疗计划

1.基础治疗

(1)避免剧烈的体力活动或情绪激动:即使休息时无明显梗阻的患者,在剧烈活动或情绪激动后,也可能出现梗阻症状或使梗阻加重,而导致晕厥或猝死。因此患者应避免参加中等强度以上体力活动或竞技运动。

(2)慎用强心剂及减轻心脏前负荷的药物:强心剂如洋地黄,增强心肌收缩力,可引起心肌需氧量增加,加重心肌缺血并加剧左室流出道梗阻。硝酸甘油对缓解 HCM 心绞痛效果差,和利尿剂一样可减少心脏前负荷,使心排出量明显减少,心衰加重。

(3)防治感染性心内膜炎:心腔内有梗阻病变的患者和心瓣膜病一样易发生感染性心内膜炎,因此在手术前后如门诊拔牙等,都应使用抗生素加以预防。

2.药物治疗

(1)β受体阻滞剂:用于治疗本病已有近 30 年,是目前治疗肥厚型心肌病的首选药。β受体阻滞剂可减慢运动引起的心率增快;减少左心室流出道压力阶差,增加左心室充盈,改善血流动力学;减少心肌氧耗,改善心肌缺血;抗心律失常。但是也有观点认为β受体阻滞剂只能改善症状,不能减少心律失常与猝死,亦不能改善预后。使用时应从小剂量开始,如普萘洛尔 10mg,3 次/d。文献报道,60%~80%患者长期应用β受体阻滞剂后,心绞痛运动耐量及晕厥好转。但要注意在治疗过程中密切观察,用量过大可致严重窦性心动过缓、房室传导阻滞、疲劳及晕厥等。

(2)非二氢吡啶类钙离子拮抗剂:只作为β受体阻滞剂无效且无钙离子拮抗剂禁忌证时的替代性选择。可改善症状、提高运动耐量、降低左心室流出道压力阶差、改善心脏舒张功能。对于单用β受体阻滞剂无效的患者,改用或联用钙离子拮抗剂往往有效。但对于左心室流出道压力阶差大的梗阻患者,静脉压明显增高者、肺楔压>20mmHg、病窦综合征、房室传导阻滞、低血压、心衰者均应列为禁忌证。常用有维拉帕米、地尔硫卓及氨氯地平等。

(3)丙吡胺:为Ⅰa类抗心律失常药,由于有负性肌力作用,也可用于治疗肥厚型心肌病,尤其是有流出道梗阻者。副作用有男性尿潴留、口干等,丙吡胺不能改善心脏舒张功能,对室性心律失常和猝死无预防作用。

(4)胺碘酮:可预防和治疗室上性及室性心律失常,改善心脏舒张功能、减轻症状,并能够明显降低猝死率。但长期使用可有甲状腺功能异常、肺纤维化等副作用,因此仅用于β受体阻滞剂或钙离子拮抗剂无效或不能耐受,以及频发室上性和室性心律失常的情况下,用量为 100~300mg/d。

3.介入治疗

(1)起搏治疗 1975 年,McDonald KM 首次报道应用人工心脏起搏器治疗肥厚型心肌病,经过 20 余年的临床实践,取得较好疗效。起搏治疗模式一般为 DDD 模式,作用可能是 DDD 起搏时房室延长时间缩短小于自身 P-R 间期,改变心室的兴奋/收缩时间和空间顺序,使室间隔收缩相对延迟,从而使左心室流出道增宽,明显降低左室流出道的压力阶差。同时对 DDD 起搏的梗阻性肥厚性心肌病患者长期随访发现,室间隔厚度变薄、左室重量降低,进一步减轻了流出道梗阻。适应证为:①梗阻性肥厚型心肌病伴有严重症状,经内科正规药物治疗无效或不能耐受者;②静息时左室流出道压力阶差＞50mmHg,考虑行室间隔部分心肌切除术者;③梗阻肥厚型心肌病合并房室传导阻滞、交界心律伴或不伴心功能不全者。

对于具有猝死高危因素,或有心脏停搏史且存活或持续性单形性心动过速的患者应安装植入式心脏自动复律除颤器(ICD),以治疗恶性心律失常,降低猝死率。同时还要配合药物治疗。

(2)经冠脉乙醇室间隔消融:方法是采用介入技术,经冠状动脉左前降支的第 1 间隔支,注射无水乙醇,造成室间隔上部心肌坏死变薄、运动减弱,可使左心室流出道压力阶差明显下降,症状明显改善。适用于药物治疗无效、室间隔局限性肥厚且无左心室扩大的梗阻性肥厚型心肌病患者。治疗成功关键在于正确选择肥厚室间隔相关的供血支。并发症包括室性心律失常、房室传导阻滞、前间隔大面积梗死以及冠状动脉夹层等。

4.外科手术治疗

目前常用手术方式为经主动脉途径室间隔部分心肌切除术,能很好缓解左室流出道压力阶差,比经左室或右室做室间隔肥厚心肌切除更简便。适用于严重梗阻,症状明显,内科正规药物治疗无效或不能耐受其副作用,左心室压力阶差＞50mmHg,伴室间隔极厚者。手术死亡率在有经验的医学中心为 1%～2%。

(三)治疗方案的选择

1.非梗阻性 HCM

无症状者仅需注意随访观察,适当休息,避免剧烈体力活动。无流出道压差有症状患者治疗选择有限。β受体阻滞剂和非二氢吡啶类钙离子拮抗剂可单独或联合应用。当患者有肺淤血症状时,利尿剂也是有利的。

2.梗阻性 HCM

β受体阻滞剂是治疗梗阻性 HCM 的一线首选用药,一些研究显示 70% 患者能得到症状改善。丙吡胺在一些中心被广泛应用于治疗有明显流出道梗阻的患者,但其抗胆碱作用(口干、尿潴留、青光眼)限制了它的应用,尤其对老年人。非二氢吡啶类钙离子拮抗剂因其在有较大流出道压差、低血压及收缩功能不全等患者中可发生急性血流动力学恶化,治疗效果不可预料,仅用于β受体阻滞剂无效者,且需严格其适用范围,应用时注意观察副作用。梗阻性 HCM 心衰时,慎用强心剂、利尿剂,以免加重流出道梗阻。药物治疗失败或副作用不能耐受时,可选择 DDD 起搏或经冠脉乙醇室间隔消融治疗,但远期效果尚不肯定。对于此类患者,"金标准"的治疗手段仍然是外科手术治疗,受技术条件限制需在有经验的医学中心进行。

3.猝死

本病年死亡率为 2%～4%,而儿童可高达 6%,其中半数为猝死。主要是严重心律失常及急剧的血流动力学障碍所致。严重心律失常多为室性心动过速、室颤及并发预激综合征的阵发性室上性心动过速或快速型房颤。最有效药物是胺碘酮,负荷量后,维持量为 200～400mg/d,每周用 5～6d,必要时安装埋藏式自动复律除颤器(ICD)。

4.心房颤动

HCM 患者房颤发生率约 10%,常见于左心房大而左心室只轻度扩大者。无心衰的快速型房颤可用胺碘酮或地尔硫卓静脉注射,如合并心衰等病情严重者应及时给予电转复。反复发生的房颤,口服胺碘酮是复律和维持窦性心律的最有效药物,也可用索他洛尔。发展成慢性房颤者,可用 β 受体阻滞剂或维拉帕米减慢心室率,同时均要考虑华法林抗凝治疗。当合并心功能不全时,可用洋地黄控制心室率,对梗阻性 HCM 洋地黄用量要减半。

三、限制型心肌病

【概述】

限制型心肌病(RCM),是以心室腔容积正常或减少,双心房扩大为特征,左室壁厚度和心脏瓣膜正常,心室充盈受损,收缩功能正常的一种心肌病。本病远较 DCM 和 HCM 少见。近年研究认为,嗜酸性粒细胞增多症与本病关系密切,嗜酸粒细胞可释放具有细胞毒作用的阳离子蛋白作用于心肌细胞的肌浆膜和线粒体呼吸链中的相关酶造成心肌细胞坏死,还可损伤内皮细胞、影响凝血系统形成附壁血栓,最终发生心内膜及心内膜下心肌纤维化。

【诊断步骤】

(一)病史采集要点

1.起病情况

限制型心肌病多发生于热带和温带地区,热带地区发病年龄早于温带地区,14～20 岁多见,其他年龄段也有散在病例。男性、女性患病率差别不大。本病起病比较缓慢,早期可无症状。

2.主要临床表现

发病早期可有发热、全身淋巴结肿大,脾脏肿大,嗜酸性粒细胞增多明显。随着病情发展,逐渐出现心脏充盈受限舒张功能受损症状。可分为左室型、右室型及双室型。左室型以劳力性呼吸困难、咳嗽、咯血等左心衰表现为主。右室型表现为颈静脉怒张、下肢浮肿、肝肿大及腹水等右心衰症状。其中以左室型最多见。

3.既往病史

原发性限制型心肌病常需与某些继发性心肌病相鉴别。应详细询问患者有无淀粉样变性及血色病病史。部分心脏移植和纵隔部位接受放射线照射治疗者可能发生限制性心肌病。结节病、进行性系统性硬皮病、弹性组织假性黄瘤、多柔比星(阿霉素)和柔红霉素引起的限制型心肌病比较罕见。

(二)体格检查要点

1.一般情况

早期可有乏力、易疲劳、头晕等。

2.颈部及外周血管

颈静脉可见怒张,Kussmaul征阳性,可扪及奇脉。

3.心脏

心尖搏动弱,心浊音界正常或轻度扩大,心音低钝、心率快。心尖部闻及第3心音奔马律,二尖瓣或三尖瓣反流时可闻及收缩期杂音。两肺有湿性啰音时,肺动脉瓣第2心音可亢进。

4.其他

右心衰时有肝脏肿大、腹水、下肢凹陷性水肿等。

（三）门诊资料分析

1.实验室检查

限制型心肌病早期,部分患者血常规检查可见嗜酸性粒细胞、免疫球蛋白IgM、IgG异常增高,抗心肌抗体多呈阳性。

2.心电图检查

大部分患者可见心电图异常,但无特异性。常见窦性心动过速、束支传导阻滞、心房颤动。P波改变可见P波增宽、高尖及切迹,QRS波群低电压,ST段压低及T波低平或倒置。V_1、V_2导联上可见异常Q波。

3.X线检查

限制型心肌病中70%可见心胸比例增大,是由于左室充盈受限,舒张末期压力增高,导致右心室后负荷增加,右心室扩大,心影呈球形。少数患者可见心内膜钙化影。可有心包积液或胸腔积液。

（四）继续检查项目

1.超声心动图

限制型心肌病患者中约82%超声心动图异常。病变以心腔狭小为特征。表现为心室舒张末期内径和容量减少,心内膜超声反射增强,少数呈钙化,房室瓣关闭不全,心房扩大及附壁血栓。多普勒超声心动图典型表现为舒张期快速充盈随之突然中止,E峰高大但随即迅速回落,A峰低,E/A比值增大,可测及二尖瓣、三尖瓣反流。

2.放射性核素检查

心血池造影可见心室腔小,心室舒张功能及收缩功能减退。

3.心导管检查

心导管检查是鉴别限制型心肌病与缩窄性心包炎的重要手段。两者心室压力波形均呈特征性"平方根"形。但限制型心肌病左右两侧心腔血流动力学不完全平行,左房平均压增高超过右房,左室舒张末压多高于右室,肺动脉压增高明显。左心室造影可见心内膜肥厚及心室腔缩小,多呈闭塞状,心尖部钝角化,可见二尖瓣反流。流入道狭窄,流出道扩张。

4.心内膜活检

90%的限制型心肌病可以确诊。可以和缩窄性心包炎、心脏淀粉样变性、血色病等继发性心肌病相鉴别。镜检可见心内膜炎症、坏死、肉芽肿及纤维化;心内膜下心肌损伤、坏死、间质纤维化;可见附壁血栓,部分患者血栓内有嗜酸性粒细胞。活组织检查时可能会使附壁血栓脱落,造成动脉栓塞,应注意防止。

【诊断对策】

（一）诊断要点

根据患者呼吸困难、颈静脉怒张、腹水、肝肿大、下肢水肿的临床表现，以及查体心脏大小正常或轻度增大，听诊有第 3 心音或第 4 心音，心尖部有轻度收缩期杂音，提示类似心脏压塞的临床特点，可初步考虑限制型心肌病的诊断。如原先有嗜酸性细胞增多症病史，则更有利于诊断。结合心电图及超声心动图等检查，排除缩窄性心包炎等病后，一般确诊并不困难。

（二）鉴别诊断要点

1.缩窄性心包炎

主要表现为心脏压塞和 RCM 相似。缩窄性心包炎心脏听诊可闻及心包叩击音，X 线胸片检查可见心包钙化，胸部 CT 或磁共振检查示心包增厚，超声心动图可见心包增厚且无房室瓣反流。心导管检查缩窄性心包炎左右心室充盈压几乎相等，差值不超过 5mmHg；右心室舒张压≥1/3 右心室收缩压；右心室收缩压一般＜50mmHg。限制型心肌病左右心室舒张压差值常超过 5mmHg，右心室舒张压＜1/3 右心室收缩压；右心室收缩压一般＞50mmHg。缩窄性心包炎心内膜活检正常。

2.心脏淀粉样变性

主要特点为蛋白-多糖复合沉积于心室肌纤维周围，造成心室壁硬化，类似橡皮，收缩功能和舒张功能均受到限制。其他组织器官也可受累。超声心动图可见室壁厚度增加，心室腔缩小，心房扩张，可有心包积液，但无心脏压塞征象。活组织检查发现淀粉样物质沉积可证实诊断，活检部位常选择骨髓和直肠，必要时做心内膜活检。

3.血色病

又称为血色素沉着症，系胃肠道吸收大量铁所致，其特点是过多的铁沉积在体内，引起组织损害和器官功能紊乱。为常染色体显性和隐性遗传。当心肌中沉积过多铁时，可表现为心功能不全或 RCM。实验室检查血清铁水平增高，血清铁蛋白含量增高，血清铁饱和度增高。肝脏活检是诊断本病最可靠的方法。

4.风湿性心脏瓣膜病

风湿性心脏瓣膜病临床表现可有心功能不全、心律失常及动脉血栓栓塞，二尖瓣关闭不全心脏听诊也可有心尖部收缩期杂音，超声心动图检查心脏瓣膜有病变可以与限制型心肌病鉴别。

【治疗对策】

（一）治疗原则

1.祛除病因。

2.缓解症状，改善心脏舒张功能，纠正心衰和心律失常。

3.防治血栓栓塞等并发症。

（二）治疗计划

1.病因治疗

疾病早期有嗜酸性粒细胞增多症者应积极治疗，因嗜酸性粒细胞增多可能是本病的始动因素。推荐使用糖皮质激素，如泼尼松（强的松）或羟基脲。也可使用其他细胞毒药物，如长春新碱,能有效减少嗜酸粒细胞浸润,阻止心内膜心肌纤维化进程,有文献报道可提高限制型心肌病患者生存率。对反应性嗜酸性粒细胞增多症的患者如丝虫感染者,应积极治疗基础病。

2.对症治疗

(1)抗心衰治疗:常规用以下药物治疗。

①ACEI类药物:可缓解心肌松弛异常,降低心室充盈压,如卡托普利 12.5～25mg,3 次/d;依那普利 5～10mg,2 次/d;培哚普利 4～8mg,1 次/d;苯那普利 10mg,1 次/d;

②硝酸酯类药物:可通过扩张静脉系统改善肺淤血症状,增加冠状动脉血流和降低左室舒张压,如消心痛 10mg,3～4 次/d;或单硝酸异山梨醇 20mg,2 次/d;

③利尿剂:能有效降低心脏前负荷,减低肺循环和体循环淤血,降低心室充盈压,减轻气短和易疲劳等症状,如双氢克尿噻 12.5mg,1 次/d;或速尿针 20mg,静脉注射。两者均应与保钾利尿剂合用,且注意防止用药过量以免心室充盈压过低,导致心排出量减少和低血压;

④β受体阻滞剂:能减慢心率,延长心室充盈时间,减少心肌耗氧量,降低心脏交感张力,从而有利于改善心脏舒张功能,如美托洛尔 6.25～12.5mg,2 次/d。洋地黄类药物对限制型心肌病患者以舒张功受损所致的心衰作用不大,且有致心律失常作用,一般不主张应用。但如伴快速型房颤者,则洋地黄制剂有较好疗效。

(2)抗心律失常治疗:限制型心肌病发生房颤比较多见,可选用胺碘酮口服或静脉注射,转复成功后给予口服维持。持续性房颤者可试行电转复。如有严重房室传导阻滞或病窦综合征者,须植入永久性心脏起搏器。

3.防治血栓栓塞治疗

可预防性使用抗凝药物,如华法林,对于已经有动脉栓塞者则用溶栓药物治疗。

4.外科手术治疗

对于严重的心内膜心肌纤维化患者可行心内膜剥脱术,切除纤维性心内膜,伴严重房室瓣关闭不全者,可行人工瓣膜置换术。对有附壁血栓者,行血栓切除术。手术死亡率约 20%,年存活率约 60%,存活者中 70%～80% 心功能可望得到改善。禁忌证为大量复发性心包积液、疾病活动期(嗜酸粒细胞增多)以及心源性肝硬化。手术并发症有低心排血量、肾功能不全和心包积血等。

(三)治疗方案的选择

限制型心肌病发现有嗜酸性粒细胞增多症者应积极给予治疗。病程早期应避免劳累,适当休息,防止感染。出现心功能不全者给予 ACEI、β 受体阻滞剂治疗。有水钠潴留者给予利尿剂或血管扩张剂,但应防止心室充盈压下降过多而影响心排出量。心衰合并快速型房颤,可选用洋地黄类药物控制心室率。为预防附壁血栓形成可用抗凝药。药物治疗无效或病情严重、心内膜心肌重度纤维化者可行心内膜剥脱术,伴严重房室瓣关闭不全,可行人工瓣膜置换术。有附壁血栓的,行血栓清除术。

四、致心律失常型右室心肌病

【概述】

致心律失常型右室心肌病(ARVC),是右心室心肌进行性被纤维脂肪组织代替,以发作性晕厥、右室源性心律失常、右室扩大和右心衰为特征的一种心肌病。ARVC 是一种遗传性心肌病,常表现为常染色体显性遗传,且常外显不完全,系 8 号染色体上的 4 个基因突变所致。4 个基因为:可导致儿茶酚胺敏感性多形性室性心动过速的心脏 ryanodine 受体(RyR$_2$)基因、desmoplakin 基因、plakophillin 基因、转录生长因子-β 调节基因。另有两种隐性遗传性 ARVC 可伴有手掌脚底角皮病及羊毛样头发病(Naxos 病)及 Carvaja 综合征。ARVC 常合并心肌炎(部分患者为肠病毒或腺病毒),但并不能认为该病与炎症有关。本病的确切发病率不明,世界各地均有分布,任何年龄段均可发病,但以青年人常见,80% 的病例年龄在 7~40 岁之间,4 岁以下发病者未见报道。男女发病比例为 2.7:1。

【诊断步骤】

(一)病史采集要点

1.起病情况

起病情况轻重不一。轻者可无症状或仅有轻度活动后心悸,体检或尸检才发现致心律失常型右室心肌病;重者心脏增大、反复发生室性心律失常或猝死,少数以猝死为首发症状。

2.主要临床表现

致心律失常型右室心肌病在 VT 不发作时几乎没有症状。室性心律失常是 ARVC 最常见的临床表现。VT 反复发生和非持续性是其主要特征,影响血流动力学时可出现头昏、心悸、晕厥甚至出现室颤引起猝死。情绪激动或体力活动可诱发 VT,部分患者存在发作期和缓解期。出现心功能不全时主要以右心衰表现为主,可有颈静脉怒张、肝肿大、双下肢浮肿及浆膜腔积液等体循环淤血征象。猝死为部分患者的首发症状,多见于<35 岁的青年人,生前多无症状,貌似健康,情绪激动或参加竞技性运动时诱发,少数有猝死家族史。隐匿型患者病变较轻,多为 ARVC 早期,无临床症状,在体检或尸检时发现。

3.既往病史

部分患者可能近期有病毒感染史。

(二)体格检查要点

1.一般情况

ARVC 患者不发生 VT 时无异常。

2.心脏

心脏异常体征少见。部分患者有心界扩大,胸骨左缘三、四肋间可闻及轻微收缩期杂音。有的可闻及第 3、第 4 心音。第 2 心音可呈宽分裂。

3.其他

右心衰时可出现颈静脉怒张、肝颈回流征阳性、肝脏肿大、腹水及双下肢水肿等。

(三)门诊资料分析

1.心电图检查

窦性心律时有完全性或不完全性右束支传导阻滞,常见有心室复极异常(V$_{1~3}$导联 T 波倒置),V$_1$ 导联 QRS 波群时限>110ms,30% 患者于 V$_1$ 导联 QRS 波群终末部分可见一直立的尖波(ε 波),系因右心室的一部分激动延迟所致。发作 VT 时,QRS 波群呈左束支传导阻滞图形,常伴有电轴右偏。心室晚电位常为阳性。

2.X 线检查

胸部 X 线检查示心影正常或轻度增大,轮廓呈球形,多数患者心胸比≥0.5。

(四)继续检查项目

1.超声心动图检查

可发现右心室扩大,右室流出道增宽,右心室运动异常或障碍,右心室舒张期呈袋状膨突或室壁呈瘤样改变,右心室心尖部矛盾运动和肌小梁结构紊乱。

2.电生理学检查

对于有自发性 VT 史的患者,多数程序刺激可诱发单形性或多形性持续性 VT,呈左束支传导阻滞图形。诱发产生的 VT 有时有拖带现象。电生理学检查对于 VT 的诊断、发生机制及治疗方案的确定都是必不可少的。

3.放射性核素检查

心血池造影示右心室腔扩大、右室收缩力减弱或局限运动反常,右室壁局限性或弥漫性变薄,射血分数(EF)降低。

4.心导管检查

右心房和左、右心室压力正常或升高。右心房压力升高可超过肺动脉舒张压。右心室心脏指数减少。左心室受累者则左心室 EF 降低。

5.心内膜活检

右心室心内膜活检可见脂肪浸润和纤维化,是确诊 ARVC 的有效方法。因为病变的右心室室壁很薄,取材时要注意防止穿孔,最好在超声心动图指导下进行,并应有相应的心外科技术力量做技术后盾。

【诊断对策】

(一)诊断要点

患者常因症状性心律失常而就诊。常规心电图检查可发现室性早搏,早搏起源于右心室游离壁,并呈左束支传导阻滞图形。X 线检查发现心影增大而引起注意。部分儿童和青年人首发症状为晕厥、猝死,多发生于体力活动时。故遇见频繁发作室性早搏且是右室起源的青年患者,可怀疑为致心律失常型右室心肌病诊断。1994 年,国际心脏病学会联盟(ISFC)心肌心包疾病专题工作组和欧洲心脏病学会(ESC)提出以下诊断标准:

1.右室整体和/或区域性功能不全及结构改变主要条件:①右室重度扩张,右室射血分数(RVEF)减低,左室正常或仅有轻度受损;②右室局限性膨胀瘤(无或低动力状态伴舒张期膨突);③右室重度局限性扩张。

2.右室壁组织学特点主要条件:心内膜活检心肌组织被脂肪、纤维组织替代,复极异常。次要条件:右胸前导联 T 波倒置。

3.除极/传导阻滞异常主要条件:右胸前导联 ε 波或 $V_{1\sim3}$ QRS 波时限>110ms。次要条件:心电晚电位阳性。

4.心律失常次要条件:①室速呈左束支传导阻滞形(持续性、非持续性);②频发室早(>1000 次/24h)。

5.家族史。主要条件:尸检或手术确诊为家族性者。次要条件:家族中疑有致心律失常型右室心肌病的早年猝死者(<35岁的年轻人),家族史(基于上述标准的临床诊断)。

上述5项诊断标准:共4条主要条件和4条次要条件,凡符合2条主要条件或1条主要条件加上2条次要条件或4条次要条件者,即可诊断为致心律失常型右室心肌病。

(二)鉴别诊断要点

1.Uh₁畸形

一般无家族史,发病多见于婴幼儿,临床表现以心衰为主,运动诱发的猝死罕见。其病理特点是右心室壁薄如羊皮纸,心肌纤维缺如,心内外膜紧贴,其间无脂肪组织。多数患儿早期夭折。

2.主要侵犯右心室的弥漫性心肌病

该病常伴左心收缩功能不全且进行性加重,而ARVC极少合并左心室受累。

3.特发性右心室室性心动过速

属原因不明的良性VT,特点是不易诱发,心室晚电位阴性,超声心动图等检查右心室无异常。

(三)临床类型

根据不同临床表现,有学者将ARVC分为以下4个类型:

1.心律失常型

①室速可呈持续性或非持续性反复发作;②心律失常时患者有心悸、胸痛或头晕等症状,严重时有晕厥、休克或阿-斯综合征发作;③室速前、后可有频发室早;④常由情绪激动或体力劳动诱发;⑤部分患者存在发作期和缓解期;⑥少数患者有窦房结功能障碍、房室传导阻滞和室内传导阻滞等心律失常。

2.心力衰竭型

①以右心衰为主;②多见于成年人,但婴儿和青少年也并不少见;③病变广泛,心脏明显扩大;④常伴频发室早或非持续性室速或不同程度的房室传导阻滞;⑤起病隐匿,早期仅在超声心动图上表现右室扩大和流出道增宽,可伴或不伴心室晚电位阳性;⑥临床上可见颈静脉怒张、肝肿大、双下肢浮肿及浆膜腔积液等。

3.猝死型

①多见于<35岁年轻人,平日健康,无症状;②情绪激动或竞争性运动时诱发猝死;③经尸检病理组织学证实为致心律失常型右室心肌病;④家族中有类似发病者。

4.无症状型

在常规X线检查或尸检时偶然发现。X线检查显示心脏扩大,少数病例为局灶性致心律失常型右室心肌病而心影正常者,生前不能确诊。

【治疗对策】

(一)治疗原则

1.防治心律失常和心功能衰竭。

2.预防血栓形成和猝死。

(二)治疗计划

1.预防和治疗心衰

避免劳累和呼吸道感染,防止心力衰竭发生。出现右心衰时按常规抗心衰处理。务必短期内改善患者血流动力学,提高生活质量。

2.室性心律失常的处理

分为室早的处理和室速的处理。

(1)室早的处理:对于未曾发生室速,且室早 Lown 分级≤Ⅲ级者,可暂不治疗,严密观察;对于合并心衰或室早影响血流动力学或既往反复发生室速的患者,则应给予药物治疗。首选Ⅲ类抗心律失常药,应用 β 受体阻滞剂可能减少猝死风险。

(2)室速的处理:Ⅲ类抗心律失常药治疗 VT 效果最好,可在发作期或长期预防性使用,可选用索他洛尔或胺碘酮。β 受体阻滞剂和钙离子拮抗剂则基本无效。如果 VT 发作时血流动力学不稳定则应立即行电复律。

3.射频消融治疗

主要用于治疗药物难治性 VT。文献报道疗效不一。病变局限者疗效较好,病变弥漫者疗效差;右室流出道起源的 VT,射频消融成功率高,而心尖部和间隔部起源的 VT 则手术成功率低。且疾病是进行性的,因此室速仍可能复发。此外,室壁菲薄可使射频消融术的并发症增加,穿孔几率高。

4.植入永久起搏器

高危患者可植入 ICD 起搏器,但频繁发作 VT 者并不适合。

5.外科手术

药物治疗无效或效果不理想者,术中标测室速起源部位,将起源部位与周围心肌隔断可能终止室速。但手术创面大,患者较难接受。

6.预防血栓形成

有附壁血栓者可使用抗凝药。

(三)治疗方案的选择

针对 ARVC 的治疗措施目前主要是治疗和预防 VT 发作,防止心功能恶化和猝死。病程早期或病变较轻时,患者可无症状或轻度不适,室早为良性,可临床密切观察。但大部分患者常有 VT 反复发作,有心悸、头晕甚至晕厥,此时可根据情况选用索他洛尔或胺碘酮等药物治疗。部分患者药物不能预防室速发作,需行射频消融或外科手术治疗。有室颤发作史或猝死幸存者可考虑安装 ICD 起搏器。此外,<20 岁的 ARVC 患者猝死发生率较高,其中部分为运动员,运动对于 ARVC 患者是猝死危险因素,这种患者不宜参加竞技性运动。通过心电图或心脏电生理检查监测患者心电不稳定情况,对持续性或诱发 VT 者,应给予抗心律失常药物治疗。

(郑磊磊)

第二节　特异性心肌病

特异性心肌病是指已知原因或伴随其他系统疾病而引起的心肌疾病,如风湿性或病毒性心肌炎,代谢性、结缔组织性及中毒性心肌病。

一、风湿性心肌炎

风湿性心肌炎是由 A 族溶血性链球菌感染所引起的自身免疫性疾病,是风湿热最重要的临床表现之一,发病有显著的地域性及季节性,在我国东北及华北地区发病率最高,其次为华东、华中及华西等地区。发病季节以寒冬及早春居多,发病年龄多见于 5～15 岁青少年。

【病因】

尽管与风湿热一样病因及发病机制迄今尚未完全阐明,但一般认为是由于 A 族溶血性链球菌感染后产生的变态反应,即自身免疫性疾病。

【病理】

风湿热的病理解剖改变可发生在任何器官的结缔组织,但以心脏、血管及浆膜等处的改变最为明显。风湿性心肌炎大多是全心炎,即心肌、心内膜(包括瓣膜)、心包等均被侵及,但以心肌炎、心内膜炎最重要。心肌中可见到风湿小结(阿少夫小体),常视为风湿活动的指标。发炎的心瓣膜发生肿胀、增厚、瘢痕形成和腱索乳头肌粘连、挛缩,导致瓣膜狭窄和(或)关闭不全。

【诊断要点】

1.临床表现

(1)病史:发病前 1～3 周,约半数患者有上呼吸道感染史。

(2)症状:轻者可无症状,多数患者可诉心前区不适、隐痛和心悸,重者可同现心力衰竭、严重心律失常或心源性休克等症状。

(3)体征:可有心脏扩大,与体温不成比例的心动过速,第 1 心音低钝,可呈胎心音或钟摆律,或出现病理性第 3 心音和舒张期奔马律,累及心包者可有心包摩擦音,相对性二或三尖瓣关闭不全所致的反流性杂音。严重者有心力衰竭、心律失常或休克体征。

2.实验室检查

(1)可有白细胞增高,血沉增快,抗链球菌溶血素"O"(ASO)滴定度＞500U;C 反应蛋白(CRP)阳性。

(2)部分患者咽拭培养链球菌阳性。

3.特殊检查

(1)心电图:非特异性 ST-T 改变,(ST 段升高或下降,T 波平坦或倒置),Q-T 间期延长,心动过速或过缓,室性期前收缩,室性心动过速,房室传导阻滞。

(2)X 线检查:病情轻者一般无心脏增大,重症者胸片见轻中度心脏扩大,透视下见心搏减弱,可有不同程度肺淤血表现。

(3)超声心动图:因瓣膜充血肿胀,部分患者可出现相对性二尖瓣关闭不全的征象,合并心功能不全者有心腔扩大及左室射血分数(EF)降低。

青少年患者有发热,游走性全身大关节痛,心悸、胸闷;心脏增大,心音低钝,可有舒张期奔马律,与体温不成比例的心动过速;重症者有心力衰竭、休克及各种严重心律失常。有 ASO 高(通常＞500U),血沉快,CRP 阳性,咽拭培养深血性链球菌阳性。根据上述表现,一般均能及时做出诊断。

【鉴别诊断】

1.病毒性心肌炎　除心肌炎表现外,起病前 1～3 周有上呼吸道或消化道病毒感染史,心肌酶谱异常增高,血沉正常或轻度升高,病毒中和抗体滴定度＞1：640 或恢复期血清中和抗体效价比病初增高 4 倍以上。咽拭子、粪便或心包穿刺液中可分离出病毒,心肌活检标本可分离出病毒,或免疫荧光抗体检查证实病毒抗体,或在电镜下发现病毒颗粒。

2.其他感染性心肌炎　如白喉、伤寒、大叶性肺炎、葡萄球菌、脑膜炎球菌菌血症,白色念珠菌、隐球菌感染等引起的心肌炎等。除心肌炎表现外,它们各自具有细菌性或真菌感染特有的临床表现,病灶分泌物或血培养常能检查出相应的细菌或真菌。

【治疗】

1.一般治疗　急性期应卧床休息,在风湿活动控制后应继续休息 1 个月,然后逐渐增加活动量。饮食中应补充足够的蛋白质及维生素 A 和维生素 C。

2.药物治疗

(1)清除链球菌感染:首选苄星青霉素,10％葡萄糖溶液 250ml＋青霉素 800 万单位静脉滴注,1 次/日,疗程至少 2 周。随后每周肌内注射长效青霉素(苄星青霉素 G,benzathin penicillin G)120 万单位,连用 2 个月,逐渐改为每 2 周 1 次,连续 2～4 个月,以后每月肌内注射 120 万单位,至少预防注射 5～10 年,青少年患者要应用到 25 岁左右。上述治疗能够大大减少风湿性心脏病的发生率。

(2)抗风湿药物治疗:最常用的药物是乙酰水杨酸(阿司匹林),一般剂量为成人 4～6g/d。疗程为 8～12 周,可连用 2～3 个疗程。对阿司匹林不能耐受者,建议使用布洛芬缓释剂 0.6g/d,舒林酸 0.4g/d,分次口服,双氯芬酸(扶他林)75～150mg/d,分 3 次口服。

肾上腺皮质激素是治疗风湿性心肌炎最有效的药物之一,它能够迅速消除心肌及心内膜炎症,对改善症状及预防瓣膜狭窄或关闭不全很有效,应尽早使用。可每日静脉注射氢化可的松 200～400mg 或地塞米松 10～30mg/d,分 3 次注射;症状控制后改用泼尼松 40～60mg/d,逐渐减量并维持用药 2～4 周。当激素开始减量时即加用水杨酸制剂,停用激素后继续用抗风湿药 4～8 周。

(3)对症和并发症的治疗:当发生心力衰竭、心律失常或心源性休克时,应积极进行相应急救治疗。由于风湿性心肌炎患者对洋地黄敏感,宜采用小剂量快速制剂,如毛花苷 C 0.2mg,或毒毛花苷 K 0.125mg 静脉注射。

【预后】

风湿性心肌炎早期使用青霉素、激素、阿司匹林等治疗后,患者的症状常很快得到控制,心脏及全身症状消失,ASO、血沉及 CRP 均恢复正常水平。但风湿热极易反复发作,而且发作时不一定再次出现典型风湿性心肌炎表现,逐渐发展成风湿性心脏病,故定期坚持使用青霉素对风湿性心肌炎患者的预后颇为重要。

二、病毒性心肌炎

病毒性心肌炎是指嗜心性病毒感染引起的、以心肌及间质非特异性炎症为主要病变的心肌炎。病变虽以心肌为主，但心包、心内膜亦可累及，心肌炎常是各种全身性疾病的一部分。本病可见于各年龄组，儿童更高。病毒性心肌炎是儿童和健康青年猝死的原因之一。

【病因】

以柯萨奇 B 族病毒和埃可病毒最常见。病毒可直接亦可通过毒素作用侵犯心肌。细胞免疫和体液免疫在发病中也起重要作用。

【病理】

病毒性心肌炎的病理改变缺乏特异性，在显微镜下可分为以心肌变性、坏死为主的心肌炎和以间质损害为主的心肌炎，心肌纤维之间与血管四周的结缔组织中可发现细胞浸润，以单核细胞为主。

【诊断要点】

1.临床表现

（1）病史

1）发病年龄以儿童和青少年多见。

2）发病前 1～3 周内常有上呼吸道或消化道病毒感染史。

（2）症状：轻者可无症状，或仅有心悸、气促、心前区不适或隐痛等，重者可发生心力衰竭、休克或严重心律失常。

（3）体征：可有心脏扩大及相对性二尖瓣或三尖瓣关闭不全所致的反流性杂音，与体温不成比例的心动过速，第 1 心音减弱，可有病理性第 3 或第 4 心音，累及心包者可有心包摩擦音。

2.实验室检查

（1）可有白细胞增高，血沉增快，血清心肌酶 CK、CK-MB 及 LDH 增高。

（2）咽拭子、粪便或心包穿刺液中可分离出病毒。病毒中和抗体滴定度＞1∶640，或起病 3～4 周后的血清抗体比急性期病初血清抗体高 4 倍。

（3）在急性期从心内膜、心肌、心包或心包穿刺液中检测出病毒、病毒基因片段或病毒蛋白抗原，或电镜下发现病毒颗粒。

3.特殊检查

（1）心电图：非特异性 ST-T 改变（ST 段升高或压低，T 波平坦或倒置），Q-T 间期延长，室性期前收缩或室性心动过速，束支传导阻滞和（或）Ⅰ～Ⅲ度 AVB。

（2）X 线检查：局灶性病变者心影正常，弥漫性病变者心影扩大，不同程度肺淤血表现，透视下可见心搏减弱。

（3）超声心动图：可以完全正常或明显异常，严重者室壁运动弥漫性减弱，少数局灶性心肌炎者可有区域性室壁运动异常，需与冠心病鉴别，左室射血分数降低。

（4）放射性核素检查：弥漫性心肌炎可显示室壁运动减弱，左室射血分数降低。

(5)心肌活检:心内膜心肌活检能从病理学、组织学与病原学提供诊断依据,但也有一定的局限性,活检阴性并不排除心肌炎的可能性。

4.诊断标准 青少年发病,起病前1～3周有上呼吸道或消化道病毒感染;有心悸、气促、胸闷,重症者有心力衰竭、休克及严重心律失常。白细胞增多,血沉快,心肌酶谱异常,病毒中和抗体>1:640,心肌活检检测出病毒、病毒基因片段或病毒蛋白抗原等要考虑病毒性心肌炎。

尽管病毒性心肌炎的诊断技术有了长足的进展,但是迄今尚无特异性诊断方法。由于病毒性心肌炎的诊断困难,国际上制订的成人急性病毒性心肌炎诊断标准仍为参考方案。

(1)病史与体征:在上呼吸道感染、腹泻等病毒感染后3周内出现心脏表现,如出现不能用一般原因解释的感染后重度乏力、胸闷、头晕(心排量降低所致)、心尖第1心音明显减弱、舒张期奔马律、心包摩擦音、心脏扩大、充血性心力衰竭或阿.斯综合征等。

(2)上述感染后3周内新出现下列心律失常或心电图改变

1)窦性心动过速、房室传导阻滞、窦房阻滞或束支阻滞。

2)多源、成对室性期前收缩,自主性房性或交界性心动过速,阵发或非阵发性室性心动过速,心房或心室扑动、颤动。

3)两个以上导联ST段呈水平型或下斜型下移≥0.1mV,或ST段异常抬高或出现异常Q波。

(3)心肌损伤的参考指标:病程中血清心肌肌钙蛋白I或肌钙蛋白T(强调定量测定)、CK-MB明显增高。超声心动图示心脏扩大或室壁活动异常和(或)核素心功能检查证实左室收缩或舒张力功能减弱。

(4)病原学依据

1)在急性期从心内膜、心肌、心包或心包穿刺液中检测出病毒、病毒基因片段或病毒蛋白抗原。

2)病毒抗体:第二份血清中同型病毒抗体(如柯萨奇B组病毒中和抗体或流行性感冒病毒血凝抑制抗体等)滴度较第一份血清升高4倍(2份血清应相隔2周以上)或一次抗体效价≥640者为阳性,320者为可疑(如以1:32为基础者则宜以≥256为阳性,128为可疑阳性,根据不同实验室标准决定)。

3)病毒特异性IgM:以≥1:320者为阳性(按各实验室诊断标准,但需在严格质控条件下)。如同时有血中肠道病毒核酸阳性者更支持有近期病毒感染。

对同时具有上述(1)、(2)的1)、2)、3)中任何一项、(3)中任何两项,在排除其他原因心肌疾病后,临床上可诊断急性病毒性心肌炎。如同时具有(4)中1)项者,可从病原学上确诊急性病毒性心肌炎;如仅具有4中2)、3)项者,在病原学上只能拟诊为急性病毒性心肌炎。

如患者有阿-斯综合征发作、充血性心力衰竭伴或不伴心肌梗死样心电图改变、心源性休克、急性肾功能衰竭、持续性室性心动过速成伴低血压或心肌心包炎等一项或多项表现,可诊断为重症病毒性心肌炎。如仅在病毒感染后3周内出现少数期前收缩或轻度T波改变,不宜轻易诊断为急性病毒性心肌炎。

4)对尚难明确诊断者可长期随访,有条件时可作心内膜心肌活检进行病毒基因检测及病理学检查。

在考虑病毒性心肌炎诊断时,应除外甲状腺功能亢进症、二尖瓣脱垂综合征及影响心肌的其他疾患,如风湿性心肌炎、中毒性心肌炎、冠心病、结缔组织病、代谢性疾病及克山病(克山病地区)等。

【鉴别诊断】

1.风湿性心肌炎　风湿性心肌炎常可有扁桃体炎或咽喉炎链球菌感染史,ASO＞500U,血沉率明显增快,可达80～120mm/h,C反应蛋白(CRP)阳性,心电图改变以P-R间期延长较常见,咽拭子培养常检出链球菌阳性。且多合并全身大关节炎,阿司匹林＜4～6g/d,治疗常能奏效。

2.β受体功能亢进综合征　本征多见于青年女性,无心脏增大、心功能不全等器质性心脏病的依据,常与精神因素有关,主诉多而易变,客观体征少,主要表现为心电图上ST-T波异常改变及窦性心动过速,口服普萘洛尔20～30mg后半小时,可使异常改变的ST-T波恢复正常。

3.心包积液　病毒性心肌炎有时亦可累及心包,发生心包积液(多为少量积液)称为病毒性心肌心包炎,需与其他病因所致的心包炎相鉴别。结核性心包炎常有低热、消瘦、盗汗、血性心包积液、心包积液培养结核菌阳性,同时心包外结核感染的证据,常形成缩窄性心包炎。化脓性心包炎常有高热及全身感染中毒症状,血培养及心包积液培养有阳性化脓性细菌。

4.原发性心肌病　可有家庭史,起病隐匿,进展缓慢,扩张型心肌病常有明显心脏增大,出现栓塞现象,心电图有各种心律失常,肥厚型心肌病可有病理性Q波,无病毒感染的依据。近年来有关资料表明,部分病毒性心肌炎可演变成扩张型心肌病,某些所谓原发性心肌病可能是慢性病毒性心肌炎或心肌炎的晚期表现,以致两者很难鉴别。

【治疗】

1.一般治疗　急性期应卧床休息,恢复期应适当限制活动3～6个月,直至体温、心电图与扩大的心脏基本恢复正常。

2.药物治疗

(1)促进心肌营养与代谢药物:大剂量维生素C(600～1000mg)静脉滴注,1次/日;肌苷200～400mg,肌内注射或静脉注射,1～2次/日;辅酶Q_{10}(coenzyme Q_{10})10～20mg,3次/日,1个月为1个疗程;1,6-二磷酸果糖(FDP)5g静脉滴注,1～2次/日。中药黄芪20ml或参脉注射液20～40ml加入10%葡萄糖500ml中静脉滴注,1次/日。上述药物可适当搭配或联合应用2～3种,一般0～14日为1个疗程。

(2)抗病毒药物:吗啉胍(ABOB)100～200mg,3次/日;阿糖胞苷50～100mg/日,静脉滴注,连用1周;板蓝根1包,3次/日;抗病毒口服液10ml,2次/日。

(3)肾上腺皮质激素:因激素能抑制干扰素的合成与释放,加速病毒复制,使病毒性心肌炎难以治愈或容易转变成慢性。故多数学者主张病毒性心肌炎急性期尤其是最初2周,病情非危急者不用激素,但短期内心脏急剧增大、高热不退、急性心力衰竭、休克或高度房室传导阻滞者,可试用地塞米松10～30mg/d,分次静脉注射,连用3～7天。

(4)调节细胞功能药物:干扰素100万U,肌内注射,1次/日,2周为1个疗程;聚肌胞每次

1～2mg,每周肌内注射 2 次。1～2 个月为 1 个疗程;转移因子 1mg 加注射用水 2ml,臀部肌内注射,每周 1～2 次。

(5)抗生素:抗生素虽无杀灭病毒作用,多主张使用广谱抗生素,防止继发性细菌感染,后者常是诱发病毒感染的条件。

(6)控制心律失常:对于室性期前收缩、快速型房颤可用胺碘酮 200mg 口服,3 次/日,1～2 周或有效后改为每日 100～200mg 维持。阵发性室性心动过速、室扑或室颤,首选直流电复律,亦可迅速静脉注射利多卡因 50～100mg,必要时隔 5～10 分钟后再注射,有效静脉滴注维持 24～72 小时,对于二度Ⅱ型 AVB 和三度 AVB 者,尤其有脑供血不足或阿-期综合征发作,应及时安装临时或永久性人工脏起搏器。

(7)心力衰竭和休克治疗:有心力衰竭者应低盐饮食,适当应用利尿剂、ACE 抑制剂、β受体阻滞剂,并酌情使用小剂量快速剂型毛花苷 C 或毒毛花苷 K 洋地黄类药物;对顽固性心力衰竭者可短期应用多马酚丁胺、氨力农(氨利酮)、米力农等非洋地黄类正性肌力药物;严重心力衰竭或休克者可并用酚妥拉明、多巴胺或硝普钠等血管活性药物。

【预后】

大多数患者经上述综合治疗后,病情逐渐控制,并恢复正常。但少数患者疗效欠佳,如果 1 年后病情仍未控制者称为慢性病毒性心肌炎,其中部分病例可转变成扩张型心肌病,后者预后较差。

三、围生期心肌病

围生期心肌病是指妊娠过程中(多在妊娠最后 3 个月)及产后数个月内发生原因不明心力衰竭或扩张型心肌病变化。

【病因】

迄今未明,可能是妊娠中毒、感染、营养缺乏、自身免疫等多种因素致心肌损害并影响心肌代谢,使心肌纤维变性、坏死。

【病理】

围生期心肌病的病理改变无特异性,酷似扩张型心肌病病理改变。有心脏普遍增大,心肌松弛苍白,心脏内常有附壁血栓。镜下见心肌纤维排列紊乱、裂解。

【诊断要点】

1.临床表现

(1)病史

1)孕前无任何器质性心脏病史,常在妊娠最后 3 个月和产后 3～6 个月内发病。

2)发病多见于年长、多胎的经产妇以及长期营养不良的孕产妇,若再次妊娠,本病常有复发倾向。

(2)症状:常表现为右心衰竭和(或)左心衰竭,部分病例由于心腔内附壁血栓脱落,导致肺栓塞,可突然出现胸痛、咯血、呼吸困难等症状。

（3）体征

1）心脏普遍扩大，心音低钝，有相对性二尖瓣关闭不全的收缩期杂音。

2）有左心衰者可出现舒张期奔马律，双肺底湿性啰音等体征，右心衰者可有颈静脉怒张，肝脏肿大，肝颈静脉回流征阳性及双下肢水肿等。

3）部分病例有高血压。

2.特殊检查

（1）心电图：非特异性 ST-T 改变，房性期前收缩、室性期前收缩等。

（2）X 线检查：常显示心脏普遍增大，心搏减弱，可有肺静脉淤血。

（3）超声心动图：对排除风湿性心瓣膜病及其他心脏病很有价值，它显示心脏普遍增大，心腔扩大，室壁及室间隔运动普遍减弱，可见附壁血栓。

根据上述病史特点及实验室检查，一般可做出围生期心肌病的诊断。但在做出诊断之前必须排除引起心功能不全的其他各种病因，包括孕前的各种原发性或继发性心血管疾病。

【治疗】

1.一般治疗

（1）休息：围生期心肌病伴心功能不全者应绝对卧床休息，直到心脏恢复正常大小为止，一般需 3～6 个月，对病情重者应中止哺乳。

（2）低盐饮食：当有水肿或心功能不全迹象时应低盐饮食。

（3）吸氧。

2.药物治疗

（1）利尿剂：宜用小剂量氢氯噻嗪（DHCT）25mg，2 次/日，武都力 1 片，2 次/日。

（2）强心剂：发生充血性心力衰竭者对洋地黄反应较好，快速制剂可使心衰很快得到控制。但围生期心肌病常有心脏增大，对洋地黄耐受性差，用药期间要密切观察洋地黄不良反应。病情轻者口服地高辛 0.125～0.25mg/d，直至有效；急性心力衰竭时选用毛花苷 C 0.2～0.4mg 静脉注射，必要时间隔 2～4 小时后再注射 0.2～0.4mg。

（3）血管紧张素转换酶抑制剂（ACEI）：如卡托普利 12.5～25mg；赖诺普利 10～40mg/d；福辛普利 5～20mg/d。

（4）血管紧张素 II 受体拮抗剂：如氯沙坦 50～100mg/d；缬沙坦 80～160mg/d；伊贝沙坦 150mg/d；替米沙坦 80mg/d。

（5）在急性左心衰或顽固心衰时选用静脉注射硝酸甘油、硝普钠或酚妥拉明等。

（6）对症治疗：包括吸氧及纠正心律失常等。

（7）加强支持疗法：维生素 B$_1$ 100mg，肌内注射，1 次/日，贫血者可少量输血及补充铁剂，如微铁控释片 1 片，1 次/日，或力蜚能，1 片，1 次/日。选用营养和改善心肌代谢药物，如 1,6-二磷酸果糖（FDP）5g，静脉滴注，1～2 次/日，10～14 天为 1 个疗程。

【预后】

围生期心肌病可因进行性心力衰竭而死亡，亦可因肺栓塞或室性心律失常而猝死。多数患者经临床治疗后心脏大小恢复正常，预后较好。留有心脏增大者，可在数年内死于心力衰竭或栓塞。

四、淀粉样变性心肌病

淀粉性变性心肌病属免疫细胞源性淀粉样变。沉积于心肌间质的淀粉样物质是以微纤维的形式存在蛋白质,随年龄增加而积累增多,逐渐压迫心肌纤维,使之坏死或萎缩,心室壁肥厚、僵硬,顺应性明显降低。病变也可累及瓣膜及乳头肌,全身其他组织器官如肾、肝、脾、肌肉、皮肤、胃肠道、腮腺均可受累。本病多见于男性。

【诊断要点】

1.临床表现

(1)症状

1)有其他脏器受累的表现。

2)有限制型或扩张型心肌病征象,患者可酷似缩窄性心包炎的表现,也可发生心绞痛、心力衰竭和心律失常。

(2)体征:心脏扩大,慢性充血性心力衰竭体征。听诊可闻及瓣膜受累杂音。

2.特殊检查

(1)心电图:虽有室壁增厚,但心电图显示 QRS 普遍低电压、窦性心动过速、ST-T 改变、房室传导阻滞、期前收缩、房颤等表现。

(2)X 线检查:心脏不同程度增大,搏动减弱,可有肺淤血征象。

(3)超声心动图:室壁明显增厚,伴颗粒状增强光点。

有心脏增大,心室充盈障碍,房性心律失常或传导阻滞者,不能用其他原因解释,同时在皮肤、肌肉、直肠黏膜或心肌活检切片上有淀粉样物质存在,方可诊断为定粉样变性心肌病。

【治疗】

本病尚缺乏特效治疗方法。皮质激素可能有一定效果,对症治疗心力衰竭及心律失常请参阅有关章节。

【预后】

因本病缺乏针对病因的有效治疗方法,主要是对症处理,故疗效及预后欠佳。

五、药物性心肌病

多种药物能使心肌产生不同程度的损害,引起药物性心肌病最常见的是抗癌药多柔比星(阿霉素)和三环类抗抑郁药如丙咪嗪。

【诊断要点】

多柔比星诱发心肌病在临床上以充血性心力衰竭为主要表现。剂量$>0.3g/m^2$ 时可致左心功能受损。心力衰竭发生前常有室性或室上性心动过速,心电图有 ST-T 改变,房室传导阻滞及低血压等异常表现。

丙咪嗪诱发心肌病常表现为室性心律失常甚至发生室颤而死亡。偶见心力衰竭,心电图有明显 ST-T 改变。

患者过去无器质性心脏病,在使用上述药物过程中出现充血性心力衰竭或心律失常,而无其他病因可寻者,应诊断为药物性心肌病。

【治疗】

为预防本病发生,在应用上述药物期间应加强监护,早期发现,同时给予辅酶 Q_{10} 10～20mg,3 次/日,或 1,6-二磷酸果糖 5g,静脉滴注,1～2 次/日,同时补充多种维生素,常能获得满意疗效。

【预后】

及早发现,及时去除病因,积极对症处理,一般预后较好。

六、甲亢性心脏病

甲亢患者伴有阵发性或持续性心房颤动、心房扑动、心脏增大或心力衰竭,可认为有甲亢性心脏病。上述表现中,心房颤动最为常见,占甲亢性心脏病的 70%。由于患者可同时有冠状动脉硬化性心脏病、高血压或风湿性心瓣膜病,在诊断甲亢性心脏病之前,应排除这些病因,并判别哪些临床表现为甲亢所引起。

【病因】

甲状腺功能亢进,可通过:

1.甲状腺素对心肌的损害(心肌肥大、脂肪变性、淋巴细胞浸润、间质纤维化、灶性心肌细胞坏死)。

2.代谢增加,心脏血容量增加,使心脏容量负荷增加。

3.甲状腺素与儿茶酚胺的协同作用,使心脏应激性增强导致心律失常,心脏扩大,心功能不全。

【病理】

甲亢患者的心脏没有明显的病理变化。有甲亢性心脏病者一般皆有心脏肥厚及扩张,有心力衰竭的病例中尤为显著。显微镜下可见心肌纤维增大。

【诊断要点】

1.临床表现

(1)病史:临床上确诊为甲亢,同时有胸闷、气促、心悸等症状,排除其他心脏病,在甲亢控制后恢复正常,应考虑诊断为甲亢性心脏病。

(2)体征

1)甲亢的体征:甲状腺增大,有时合并突眼,常有心率快,在睡眠时也快。

2)心律失常:以房性期前收缩、阵发性或持续性心房纤颤最常见,少数为阵发性室上速、心房扑动,偶有房室传导阻滞。

3)心脏扩大:呈抬举样搏动,第 1 心音亢进,心率快,可达 100～140 次/分,心尖部轻度收缩期杂音。

4)心功能不全：属高动力型心力衰竭，双室血容量均增加，临床上以右心衰竭较为常见，可发生全心衰竭。

2.特殊检查　超声心动图：可见心室扩大，室壁增厚，左室射血分数增加。

甲亢性心脏病的诊断依据，除有甲亢的证据外，同时有：

(1)阵发性或持续性心房颤动、心房扑动、心脏增大或心力衰竭。

(2)排除其他原因的心脏病。

(3)甲亢治愈后，心脏病的表现随之消失。

【鉴别诊断】

本病与心肌病、冠心病、高血压、风湿性心瓣膜病等相鉴别。

【治疗】

主要治疗甲状腺功能亢进，选用甲巯咪唑，30～40mg/d，但甲亢性心脏病属高心输出量状态，心肌对洋地黄耐受性较高，因此剂量要酌情增加。房颤伴快速心室率时宜选用β受体阻滞剂，如美托洛尔 50～100mg/d，或阿替洛尔 50～100mg/d，分次口服比索洛尔 5～10mg/d。

【预后】

主要是及时发现并积极治疗甲亢，如能及早控制甲亢，心脏损害一般均能迅速减轻或缓解，否则预后不佳。

七、结缔组织病性心肌病变

各种结缔组织疾病往往会累及心脏，但多种病变中心肌病变仅是全身器官损害中的一个部分。它们包括系统性红斑狼疮、类风湿关节炎、结节性多动脉炎、系统性硬化症、皮肌炎和多发性肌炎。

八、系统性红斑狼疮性心肌病

系统性红斑狼疮(SLE)是一种累及多器官多系统的自身免疫性疾病，常以全身结缔组织病变为主，好发于年轻女性，约 10％累及心肌。心肌病变主要是间质和微血管的纤维素样坏死，仅少数心肌纤维呈灶性坏死，病变也可侵犯传导系统，引起各种心律失常。

【诊断要点】

1.临床表现

(1)症状

1)患者有发热，关节痛，皮肤、肝、肾、肺、浆膜、神经系统等多系统、多器官受累的表现。

2)可有心悸、气促、心率加速与体温不成相关关系等表现。

(2)体征：心脏扩大，心搏减弱和心音低钝，有相对性二尖瓣关闭不全的收缩期杂音及舒张期奔马律。

2.实验室检查　血和浆膜腔积液中找到狼疮细胞，抗核抗体试验阳性，抗双链 DNA 抗体阳性,抗 Sm 抗体阳性及抗 RNP 抗体阳性。

3.特殊检查

(1)心电图:示低电压,ST 段升高或压低,T 波平坦或倒置,Q-T 间期延长,可有期前收缩、心动过速及房室传导阻滞。

(2)X 线检查:心脏增大,心搏减弱,肺部淤血。

(3)超声心动图:心脏普遍增大,心搏减弱,射血分数及心输出量降低。

【治疗】

1.药物治疗

(1)肾上腺皮质激素:通常使用泼尼松,剂量为 1mg/(kg·d),病情严重者剂量加倍,病情轻者可按 0.5mg/(kg·d)给药。一般治疗 4～6 周,病情明显好转后开始减量。如起初泼尼松剂量为 60mg/d,则可较快地减至 40mg/d,然后每 1～2 周减 5mg。

(2)免疫抑制剂:环磷酰胺每次 0.5～1.0g/m² 体表面积,静脉滴注,3～4 周重复 1 次,或 1～2mg/(kg·d),分 3 次口服;硫唑嘌呤 1～2mg/(kg·d),分 3 次口服;甲氨蝶呤 7.5mg,每周 1 次口服或注射。

(3)营养心肌药物:补充各种维生素,辅酶 Q_{10} 10～30mg,3 次/日,1,6-二磷酸果糖 5g 静脉滴注,1～2 次/日,或 0.5g 口服,3 次/日。

2.对症治疗　治疗心功能不全及心律失常等。

【预后】

SLE 并发心肌损害者,尽管近期内肾上腺皮质激素有一定疗效,但远期预后不令人满意。

九、类风湿关节炎性心肌病

类风湿关节炎(RA)是以慢性对称性多关节炎为主要表现的全身性自身免疫性疾病。病因未明,可能与感染后引起的自身免疫有关。

【诊断要点】

类风湿关节炎约 3%～20% 累及心包,心肌病患者少见,本病绝大多数心肌病变呈非特异性和亚临床型过程。因心肌病变导致心功能不全者罕见,约 5%～10%RA 患者可有心肌劳损或非特异性 ST-T 改变,偶有心悸、气促及心动过速表现。

已明确诊断为类风湿关节炎患者,如有心悸、气促和心动过速及心电图上心肌劳损等表现,又不能用其他原因解释时,考虑诊断为类风湿关节炎所致心肌损害。

【治疗】

1.首选非甾体类抗炎镇痛药　吲哚美辛(消炎痛)75～150mg/d,分 3 次口服;布洛芬 1.2～3.2g/d,分 3 次口服;吡罗昔康 20mg,1～2 次/日。

2.糖皮质激素　仅限于急性发作或对上述治疗无效的患者。

3.中药　雷公藤 1～2 片,3 次/日;昆明山海棠 2～4 片,3 次/日。

【预后】

类风湿关节炎患者,心肌损害一般发生较晚,程度较轻,对药物治疗反应较好,故预后尚可。

十、结节性多动脉炎性心肌病

结节性多动脉炎约 $60\%\sim80\%$ 的患者有心脏损害。本病可引起弥漫性或局灶性心肌炎,致心脏扩大及心力衰竭。故心脏损害是本病常见死因之一。

【诊断要点】

本病常有发热及多器官、多系统受损等。容易漏诊。结合有关实验室检查如白细胞增高、血沉快、肾功能受损、蛋白尿及血尿、乙型肝炎表面抗原阳性能诊断本病。必要做皮肤、肌内活检,通过病理证实。

【治疗】

1.糖皮质激素:可首选,一般应用泼尼松 $40\sim60mg/d$,2 个月后减量维持,疗程至少 1 年。

2.免疫抑制剂:若激素治疗疗效欠佳,可联用免疫抑制剂,如环磷酰胺 $2mg/(kg\cdot d)$,分 2 次口服,或静脉大剂量冲击治疗,缓解后减量维持。

3.营养心肌药物。

4.心力衰竭的治疗:利尿剂、ACE 抑制剂、β 受体阻滞剂、强心剂等。

5.对症处理。

6.病因如为乙肝病毒所致者,可试用抗病毒治疗,如 α 干扰素。

【预后】

现代治疗,包括使用糖皮质激素及环磷酰胺等,已使 5 年生存率由过去的 13% 升至 48%,但远期预后尚不满意。

十一、系统性硬化症(硬皮病)性心肌病

系统性硬化症又称硬皮病,是一种全身性结缔组织病。其特点是胶原增生,炎性细胞浸润,血管阻塞,缺血性萎缩,免疫异常。

【诊断要点】

本病主要表现为心包炎和硬皮性心肌病。后者可表现为进行性加重的心悸、气促、胸闷及双下肢水肿,心脏扩大,心音低钝,舒张期奔马律及相对性二尖瓣关闭不全的收缩期杂音。约半数患者出现各种心律失常,包括 Q-T 间期延长、频发期前收缩、房颤和心动过速等,少数可突然猝死。

根据临床表现结合毛细血管镜和活检,一般有确诊。凡确诊为硬皮病患者,有心脏扩大、心力衰竭、各种严重心律失常存在、不能用其他原因解释者,均应考虑为硬皮性心肌病。

【治疗】

尚未有效治疗。酌情使用肾上腺皮质激素,如泼尼松 30mg/d,以减轻临床症状,有效后减量维持。此外,结缔组织形成抑制剂,如青霉胺 250mg,可逐渐增至 1.0～1.5g/d,连用 2～3年。免疫抑制剂,如硫唑嘌呤 75～150mg/d,环磷酰胺 50～200mg/d 等均可选用。

【预后】

本病有心肌损害者,对糖皮质激素及免疫抑制剂治疗反应较差,预后不良。

十二、皮肌炎及多发性肌炎性心肌病

皮肌炎是主要累及皮肤和横纹肌的非感染性慢性进行性疾病,病因尚不清楚,可能与自身免疫有关,少数病例可累及心脏。无皮肤病变者称为多发性肌炎。

心肌病理改变与横纹肌相似,表现为心肌变性、坏死,慢性炎性细胞浸润,间质纤维和结缔组织增生等。

【诊断要点】

大多数患者无明显心血管病变,仅少数患者因心肌病变产生心悸、胸闷、呼吸困难及心动过速等症状。体检时心脏扩大,心音低钝,不同程度心功能不全征象,各种心律失常,心电图上有低电压、QRS 增宽、Q-T 延长及非特异性 ST-T 改变。

根据皮肌炎和多发性肌炎临床表现,皮肤和(或)肌肉活检,肌电图以及肌酶谱增高,结合心脏扩大、心力衰竭、心律失常及各种心电图异常表现,大多数能诊断。

【治疗】

首选肾上腺皮质激素,有效率 60%～70%,5 年生存率 80.4%。泼尼松量开始宜大,1～1.5mg/(kg·d),根据病情调整激素用量,用药 3 周至 3 个月应见效,一般疗程应为 1～2 年。

对激素疗效欠佳者,可加用免疫抑制剂,如硫唑嘌呤、甲氨蝶呤、环磷酰胺等。对严重心律失常或心功能不全者,可给予相应治疗。

【预后】

本病心血管病变大多无需特殊治疗,使用糖皮质激素多能缓解。其预后与肌无力程度有关,如累及呼吸肌,出现呼吸衰竭者,预后极差。

(潘　栋)

第三节　心肌炎

心肌炎是累及心肌细胞、间质和(或)冠状血管系统的炎性病变。炎症反应的病因可以是感染、药物、中毒、变态反应或是物理性损害。心肌炎也可能是全身性疾病所致的心肌损害。心肌炎的临床过程因病因不同而多种多样,大多数病例呈亚临床、自限性,但也可能出现暴发性、急性以及慢性临床表现。由于心肌炎临床表现多样,而且诊断困难,至今仍缺乏明确的诊断标准和治疗方法。最近的研究表明,慢性病毒性心肌炎与扩张型心肌病之间存在明确的因果联系,已将免疫调节疗法用于扩张型心肌病和心力衰竭的治疗。进一步阐明心肌炎的病理机制有助于发现治疗左心室功能障碍及心力衰竭的新疗法。

一、病因和发病机制

感染性心肌疾病中最常见的是病毒性心肌炎,许多病毒与心肌炎相关(表13-1)。1950～1990年间的血清流行病学和分子学研究显示柯萨奇病毒B与心肌炎的暴发相关。20世纪90年代后期,心内膜心肌活检结果显示心肌炎病毒谱发生改变,由之前的柯萨奇病毒B转变为腺病毒,过去6～7年间,根据美国及德国的报道,心肌炎病毒谱转变为微小病毒B19和其他病毒。在日本以及美国的一项关于心肌炎血清学研究显示,肝炎C病毒也与心肌炎和扩张型心肌病相关。其他的一些与心肌炎相关的病毒也有报道,包括EB病毒、巨细胞病毒、人疱疹病毒6型。HIV感染发生心脏功能失代偿时,常有心肌炎表现,但炎症是HIV引起,还是机会性致病菌感染,尚不明确。除了病毒,其他感染病因也应考虑。少见情况下,细菌感染通过内源性传播途径,造成局限性或弥漫性心肌心包炎。最早发现的感染性心肌炎的病原菌是白喉杆菌,超过20%的白喉患者有心脏受累,心肌炎是该疾病的主要死亡原因,白喉杆菌产生的毒素损伤心肌细胞。心肌炎还可以来自螺旋体(Lyme病)感染,而且这些患者有时同时感染埃里希体属和巴贝虫属,Lyme心肌炎患者有过该病流行的疫区旅行史或蜱叮咬史,特别是伴有房室传导异常的患者,应加以考虑。中美及南美的乡村地区锥虫感染也可表现为急性心肌炎及慢性心肌病,有时伴有右束支传导阻滞或左前分支传导阻滞。这些疾病超声心动图可能发现左心室心尖部室壁瘤,局部室壁运动异常,或弥漫性心肌病。不与冠状动脉血管支配区相关的局部性室壁运动异常或灌注异常也可见于非感染性疾病,如心脏结节病、致心律失常型右心室心肌病。结节病是系统性肉芽肿性疾病,原因不明,至少20%的病例累及心肌,心脏受累表现从少许散在病灶到广泛受累,心肌内膜组织活检可以诊断结节性心肌炎,但通常不可靠。巨细胞心肌炎虽少见,但致死率较高,其发病机制可能与免疫和自身免疫相关,并且常伴发其他炎性疾病,如克罗恩病。虽然用免疫抑制剂治疗心肌炎尚未得出肯定结果,以上几种病因的心肌炎用免疫抑制剂治疗确实有效。心内膜活检显示围生期心肌病发生率超过50%,然而原因尚未明确。药物引起的过敏性反应和系统性嗜酸性粒细胞增多症可以造成特殊心肌炎,过敏性心肌炎的特点是心肌血管周围嗜酸性粒细胞和白细胞浸润,任何药物都可能导致过敏性心肌炎,但在临床上却经常缺乏认识,因此应该保持较高的警惕性,过敏性心肌炎常常在停用相关药物或对潜在的病因加以治疗后缓解,常常需要辅以皮质醇激素治疗。很多药物包括一些抗惊厥药、抗生素、抗精神病药与过敏性心肌病有关。某些药物和毒素可以导致心肌炎,如可卡因可以通过交感神经的过度刺激导致心肌细胞坏死。蒽环类(通常被用作化疗药物)对心肌有直接毒性作用,呈剂量依赖性,即使低剂量也能损害心脏。

表 13-1　心肌炎病因

感染性	结节病
病毒（柯萨奇 B 病毒、腺病毒、HIV、肝炎病毒 C、细小病毒属）	巨细胞性心肌炎
	硬皮病
细菌（脑膜炎双球菌、白喉杆菌）	系统性红斑狼疮
原虫（克氏锥虫）	过敏反应
螺旋体（疏螺旋体）	血清病（抗生素类、破伤风类毒素、乙酰唑胺、苯妥英钠）
立克次体（立氏立克次体）	
寄生虫（旋毛线虫、多形棘球绦虫）	毒性物质
真菌（曲霉菌属、隐球菌属）	可卡因
炎症性疾病	蒽环类

注：HIV，人类免疫缺陷病毒

病毒性心肌炎心肌损伤的分子机制尚未完全明确，损伤的最初阶段可能是病毒吸附于心肌细胞对其造成直接细胞损伤，导致心肌细胞坏死。初始损伤后，针对病毒的宿主免疫应答在心肌损害中起到重要作用，动物模型显示病毒进入心肌细胞质并增殖后，炎性细胞包括自然杀伤细胞和巨噬细胞浸润并随后释放促炎性反应细胞因子。T 淋巴细胞通过经典的细胞介导的免疫反应被激活，细胞毒性 T 细胞通过主要组织相容性复合体受限的方式识别细胞表面的病毒蛋白片段，当心肌细胞的自身抗原和病毒蛋白发生交叉反应时，T 细胞持续被激活。细胞因子包括肿瘤坏死因子、白介素-1、白介素-2、γ 干扰素，是重要的慢性炎症介质。这些细胞因子可以导致心肌细胞的损伤，以致收缩功能恶化。在心肌炎患者中，经常发现心肌自身抗体。即便如此，在心肌炎发病机制中，细胞免疫比体液免疫更占主导地位。CD4$^+$ T 淋巴细胞是自身免疫性心肌炎心脏损伤的关键调节因子。对自身抗原具有较低亲和力的循环 T 细胞一般是无害的，但是如果以大量的自身抗原刺激可能导致免疫介导的心脏病。病毒感染后心肌炎会产生与 Th1 和 Th2 细胞因子产生相关的 T 细胞应答。最近，发现了与心肌炎发病机制相关的第 3 种 T 辅助细胞亚群-Th17 细胞，可以产生白介素-17，介导心肌细胞免疫。CD4$^+$ 和 CD8$^+$ T 细胞在鼠类柯萨奇病毒 B 心肌炎中都起到重要作用。多个心肌炎模型中 T 淋巴细胞在其间的突出作用支持了对伴有明显自身免疫特征的几种人类心肌炎应采用抗 T 细胞治疗这一理论。

一种腺病毒和柯萨奇病毒膜受体的发现为这两种病毒为主要病原体的假设提供了证据。病毒可能通过特殊受体或复合受体进入心肌细胞或巨噬细胞，例如柯萨奇病毒 B1、B2 和 B5 病毒进入细胞中与柯萨奇病毒 B 复合受体结合生成复合抗体，结合的受体的部位不同会影响病毒的毒力。柯萨奇病毒 B 的毒力也可以被其病毒基因组及宿主因素如硒缺乏、汞暴露等修饰。针对多种心肌抗原的自身抗体在疑似或组织学证实的淋巴细胞性心肌炎和扩张型心肌病中常见。链球菌 M 蛋白和柯萨奇病毒 B 共享心肌肌球蛋白表位，该表位是一种细胞内抗原，其交叉反应抗体由于该抗原的模拟物可能导致自身免疫抗体产生。病毒清除后，心肌肌球蛋白可能提供一种慢性心肌炎的内源性抗原并通过自身免疫机制刺激产生慢性炎症。过去 10 多年间一系列研究显示心肌肌球蛋白和内源性人类细胞表面层粘连蛋白存在交叉反应，提示层粘连蛋白能够作为慢性心肌炎进展的刺激物。最近发现了心肌肌球蛋白抗体与 β_1 肾上腺素能受体产生交叉反应,而且这些抗体可能在心肌细胞凋亡中起作用。肠病毒感染中的心肌损伤也可独立于免疫反应发生。比如肠病毒基因组的蛋白产物,包括病毒蛋白酶 2A,可以分解出能导致心肌病的肌营养不良蛋白在内的宿主蛋白,这种营养不良蛋白增进了伴随肠病毒的心肌病发展。来自实验模型的数据提示柯萨奇病毒 B 可能以部分删除的基因组持续存在于心肌组织,导致非细胞溶解的慢性心脏感染。这个观察结果如果在扩张型心肌病患者身上得到复制,将能解释肠病毒感染如何在缺少心肌炎的情况下引起慢性扩张型心肌病。

二、临床表现

心肌炎患者临床表现多样,超过 40% 的患者病程为自限性。一些患者表现为发热、关节痛等病毒感染的前驱症状,然后出现乏力、呼吸困难、类似胸膜炎特征的胸痛等非特异性心脏症状。有些患者表现为心功能急性进行性失代偿,重者引起心源性休克甚至死亡,需要重症监护和治疗。急性心肌炎患者最初几周或几个月的症状往往被诊断为非缺血性扩张型心肌病,心肌炎的表现跨度很大,从亚临床到猝死、新发房性或室性心律失常、完全性心脏传导阻滞,或急性心肌梗死样症候群等。心脏症状多种多样,包括乏力、运动耐量降低、心悸、心前区疼痛和晕厥。急性心肌炎的胸痛可能由于伴发心包炎或偶尔的冠状动脉痉挛。即使在临床症状消失后,慢性免疫介导的心肌损伤或持续的心肌细胞病毒基因表达也会导致心室进行性扩大和功能障碍。

虽然病毒感染的前驱症状发热、肌痛和呼吸道、消化道症状与心肌炎相关,但是症状多种多样。欧洲一项关于感染性心肌炎流行病学及治疗的大宗病例报道显示 3055 位患者中,72% 有呼吸困难,32% 有胸痛,18% 有心律不齐。大多数关于急性心肌炎的报道显示男性患者稍多于女性患者,可能由于女性对免疫应答天然的激素保护效应。儿童心肌炎的临床表现与成人不同,儿童常有暴发型表现。因为临床表现多样,临床医师需要在许多心脏综合征鉴别诊断中考虑心肌炎的诊断。出疹、发热、周围血嗜酸性粒细胞增多或最近的用药史提示过敏性心肌炎的可能。嗜酸性粒细胞性心肌炎临床表现包括充血性心力衰竭、心内膜和瓣膜纤维样变性、心内膜血栓。一种少见的疾病——急性坏死性嗜酸性粒细胞性心肌炎是嗜酸性粒细胞性心肌炎的更凶险的分型,急性起病,死亡率高。两个特发的组织学类似的疾病——巨细胞性心肌炎和心脏结节病,虽然少见,但却是心肌病的重要原因。巨细胞性心肌炎急性起病,死亡率高,需要心脏移植,最初认为是自身免疫性疾病,因为其与一系列自身免疫性疾病、胸腺瘤、药物过敏相关。巨细胞性心肌炎有时出现室性心动过速、心脏传导阻滞、尽管得到最佳治疗,病情仍然逐渐恶化,应与更常见的病毒感染后心肌炎相鉴别。心肌炎的不常见原因,如结节病,在慢性心力衰竭、扩张型心肌病、新发室性心律失常、二～三度传导阻滞或对标准治疗没有反应的患者应加以怀疑。心肌炎可能与其他心肌病同时发生,并对其临床过程产生负性影响。如心脏淀粉样变如果组织学上出现心肌炎证据,其预后会很差。肥厚型心肌病伴有心肌炎往往出现临床心功能恶化,而且证据显示心肌组织中可以见到持久存在的病毒基因组。致心律失常型右心室心肌病或发育不良的患者伴发心肌炎的比例较高,有些病例与病毒感染相关,预后评价结果不明确。最近一篇报道显示,急性心肌梗死致死的患者近 40% 中存在活动性柯萨奇病毒 B 感染,而且这些患者受累的心肌细胞显示细胞支架破坏。

轻型感染性心肌炎患者体检可见低热、心包摩擦音等体征。一些体征,如结节性红斑(见于结节病)、慢性游走性红斑(见于 Lyme 病),可以为心肌炎的病因提供线索。体检还可见与发热程度不平行的心动过速、第三心音、颈静脉扩张或肺水肿等心力衰竭体征。

三、诊断和鉴别诊断

诊断心肌炎缺少可靠的诊断性试验,心肌细胞损伤时,CK-MB、肌钙蛋白 I 和肌钙蛋白 T 升高。肌钙蛋白诊断心肌炎具有较高的特异性(89%),但是敏感性(34%)较低,临床和试验数据提示急性心肌炎肌钙蛋白水平增高比 CK-MB 增高更常见。全身性感染时,白细胞计数增加和血沉加快。血培养阳性可以证实细菌感染,但无法确诊病毒感染。血清病毒中和抗体滴度急剧增高(如柯萨奇 B 病毒和 EB 病毒)提示存在新近感染,Lyme 病时,血清螺旋体中和抗体滴度增加 2~4 倍。其他实验室检查包括:检测血管紧张素转换酶(ACE)水平,可诊断自身免疫性疾病所致的心肌炎如结节病,检测抗核抗体可诊断结缔组织疾病。

急性心肌炎心电图可见窦性心动过速伴有非特异性 ST 段和 T 波异常、房性和室性心律失常、病理性 Q 波、房室传导阻滞、心室内传导延迟造成的 QRS 波增宽。弥漫性心肌炎常出现心室内传导异常且常常提示预后不良。需要注意的是,有些心肌炎患者会出现心肌梗死的特征性心电图表现,但是冠状动脉正常。临床上心肌炎伴发心包炎并不少见,心电图上常显示心包炎样改变。心电图诊断心肌炎敏感性低(47%),Q 波或左束支传导阻滞存在与高死亡率相关。

心肌炎没有特异性的影像学表现,但常可发现心脏增大或肺水肿,超声心动图对于评价总体或部分左心室功能及舒张期充盈功能障碍有价值,也可以显示心肌炎病变造成的心室壁增厚、心室内血栓、瓣膜异常和心包受累情况。扩张型、肥厚型、限制型及缺血性心肌病的超声心动图表现都在组织学证实的心肌炎病例中有所描述。心肌炎部分或总体室壁运动异常容易与心肌梗死相混淆。

心导管检查可以排除冠状动脉疾病,或明确心力衰竭造成的血流动力学紊乱。核医学成像技术,如抗肌球蛋白抗体扫描,可以鉴别心肌炎,但是没有得到广泛应用。用聚合酶链反应或原位杂交方法证实病毒基因组的存在是较新的诊断方法,可以明显提高诊断率并评价预后。采用心脏磁共振技术诊断心肌炎被认为大有前景。初步研究提示非介入性心脏磁共振成像(MRI)可能为诊断提供新的准确方法而没有活检的风险。如有报道显示心肌炎的区域与心脏 MRI 信号异常的区域密切相关。MRI 可以探测心肌炎的组织改变,最近的研究数据表明心脏延迟后造影剂增强成像可作为首选诊断方法,T1W 延迟增强扫描和 T2W 图像联合评估具有较好的敏感性及特异性。

心内膜活检是确诊心肌炎唯一的金标准,但该方法有一定创伤性,诊断标准差异较大。心脏病理学专家组为心肌炎的组织病理学诊断制订了 Dallas 标准,其组织学诊断标志为心肌组织的炎性浸润,并伴有心肌细胞溶解。采用该标准,心内膜活检的阳性预测值较低(10%),但样本量增加时阳性预测值会有所增加。这些标准可能低估了心肌炎的实际发病率,由于心肌炎病灶在整个心肌分布的不均匀性及局部浸润、观察者诊断偏倚等,阴性结果也不能排除心肌炎的诊断。Dallas标准由于读片的差异性、缺少预后评估价值及部分由于采样误差造成较低的敏感性,应用受到限制。这种限制造成替代的病理分类标准产生,主要依据细胞表面抗原特殊的免疫过氧化物酶染色,如抗CD3、抗CD4、抗CD20、抗CD68及抗人白细胞抗原,该标准具有较高的敏感性及预后评估价值。最新的建议是心内膜心肌活检应该在有可能发现需要特殊治疗的疾病基础上加以考虑。最近美国心脏联合会协同美国心脏病学院和欧洲心脏病学会对心内膜心肌活检评价心血管疾病作出了较为科学的阐述,两个心肌炎方面Ⅰ级推荐的情况是暴发型心肌炎和巨细胞性心肌炎。无法解释的新近发生的少于2周的心力衰竭伴有左心室容积正常或扩张和血流动力学受损而疑诊暴发型心肌炎的患者,应该进行心内膜心肌活检。无法解释的新近发生的时间在2周到3个月的心力衰竭伴有左心室扩张和新发室性心律失常或莫氏Ⅱ型或二度Ⅲ度传导阻滞,1~2周内常规治疗没有反应的疑诊巨细胞性心肌炎的患者,也应该进行心内膜心肌活检。除此之外的情况并没有建立心内膜心肌活检的标准。有心内膜心肌活检指征的患者到没有相关专门技术的医疗中心就诊时应该转院到具有活检能力的医疗中心。此外,临床病理标准可以区分暴发型淋巴细胞性心肌炎和急性淋巴细胞性心肌炎,而且采用了对单纯病理分类加以改进的、可以判断预后的分类标准。根据临床病理标准,暴发型淋巴细胞性心肌炎,因其在症状和血流动力学受损发作时具有明确的2周内病毒感染的前驱症状发作,而且预后一般较好,与急性淋巴细胞性心肌炎加以区分。后者一般没有明确的起病和血流动力学受损,但却导致更常见的死亡及需要心脏移植的严重结果。虽然暴发型淋巴细胞性心肌炎患者常可恢复,但也是重症,需要静脉内应用正性肌力药物或机械循环支持等疗法。这两种心肌炎发病率低,心脏移植的预后数据及生存率仅来自于少量病例结果。

心肌炎的鉴别诊断主要根据疾病的临床表现。许多疾病都潜在影响心肌或导致心肌炎的发生。左心室功能障碍或心力衰竭的常见病因为长期高血压、冠状动脉疾病、瓣膜性心脏病或遗传性心肌病。当诊断心肌炎造成的左心室功能障碍时,需排除包括上述疾病在内的其他许多临床疾病。

四、治疗

伴有急性扩张型心肌病的心肌炎患者的治疗应该根据美国心脏协会(AHA)、美国心脏病学会(ACC)、欧洲心脏病学会(ESC)和美国心力衰竭学会(HFSA)的目前治疗指南进行。急性心肌炎治疗的主要依据是针对左心室功能不全的支持性治疗。抗心力衰竭治疗包括服用血管紧张素转换酶抑制剂或血管紧张素受体拮抗剂、β受体阻滞剂如美托洛尔、卡维地络、利尿药等,大部分患者的症状将会得到改善。对于尽管得到最佳治疗,病情仍然恶化的患者,一系列病例研究提示机械循环支持如心室辅助装置或体外氧合膜的作用,可以作为心脏移植或恢复的过渡。心肌炎心脏移植后生存率与其他原因造成的心力衰竭接近。急性心肌炎患者的康复应该在临床发病几个月内限制有氧代谢活动,基于啮齿类动物心肌炎模型结果,持续的运动会增加死亡率。有氧代谢活动的重新进行主要依赖左心室功能不全的严重程度和病情恢复的情况。病毒性心肌炎的鼠类模型研究中,坎地沙坦的应用提高生存率;阿替洛尔,一种非选择性 β 受体阻滞剂的应用可以改善组织病理学结果并且减少柯萨奇病毒 B 感染的心肌炎的心室壁厚度。非类固醇类抗炎药与死亡率增加相关。综合考虑这些数据,认为当前心力衰竭的指导方案可以用于急性心肌炎造成的心力衰竭患者。急性心肌炎患者抗心律失常治疗也是必要的,心律失常虽可持续几周,但常在疾病的急性期后消退。心肌炎患者心律失常的治疗应该遵循传统的处理方法,但是急性心肌炎患者出现心动过缓或完全性心脏传导阻滞症状则需要安装临时起搏器。即使活动性炎症仍然存在,伴有症状或持续性室性心律失常的患者可能需要胺碘酮和可植入的心电复律器。

心肌炎患者的治疗主要是支持治疗,在活动性心肌炎稳定之前要求卧床,或只能进行少量活动;心肌炎动物模型显示心脏炎症活动期间运动会导致心肌损伤增加。运动员患者控制 6 个月限制运动,直到心脏大小和功能恢复正常。心律失常患者限制运动直到心律失常症状消失。应该限制盐的摄入(如同心力衰竭处理),特别是左心室收缩功能障碍患者。对于极少进展成严重心力衰竭的患者,建议左心室辅助装置或心脏移植。尽量减少不必要的药物以防过敏性心肌炎。

心肌炎明确病因者可以针对病因治疗,如白喉性心肌炎,应该在确诊后尽快注射抗毒素。Lyme 心肌炎应采用抗生素治疗,但其有效性尚未证实。Chagas 病的治疗主要集中在媒介控制及免疫预防。心肌炎继发扩张型心肌病患者予以传统的左心室功能障碍治疗,包括 ACE 抑制剂、β 受体阻滞剂、利尿剂和地高辛。心肌炎急性期地高辛应该谨慎应用,因为心肌炎会增加洋地黄敏感性,因而增加洋地黄中毒的可能性。病毒和病毒后心肌炎仍然是急性和慢性扩张型心肌病的主要原因,已有大量的对于病毒相关的心肌病的抗病毒实验性治疗研究。心内膜心肌活检发现病毒基因组已经用于急慢性心肌病的治疗指导。一些但不是所有的研究显示,病毒基因组的存在与之后心功能的恶化、需要心脏移植及死亡率相关。抗病毒制剂应用的相关数据目前仅限于动物模型和小样本研究。对鼠类心肌炎采用利巴韦林和 α 干扰素抗病毒治疗可以减少心肌病变的严重程度和死亡率。β 干扰素已经成功地应用于病毒持续存在的慢性稳定的扩张型心肌病患者,抗病毒治疗后所有患者均获得病毒清除,明显增加左心室功能。成功的抗病毒治疗或疫苗需要特定针对当前病毒,心脏中发现的病毒已经从 20 世纪 80 年代的肠病毒,转向 90 年代的腺病毒及现在的微小病毒 B19 和人疱疹病毒 6 型,而且联合感染常见。

由于病毒性心肌炎被认为部分由免疫介导机制引起,免疫抑制疗法已被研究用于治疗心肌炎。由美国国立卫生研究院资助的心肌炎治疗试验是一项多中心研究,评价了对于心肌心内膜活检证实了心肌炎并且左心室射血分数<45% 的患者应用泼尼松联合免疫抑制剂环孢素或硫唑嘌呤的治疗效果。在这项前瞻性随机研究中,免疫抑制疗法组和对照组的左心室射血分数和生存率在 28 周无显著性差异。一些小样本量研究评价免疫抑制剂治疗心肌炎的效果,结论不一致,但一项大样本随机研究显示无显著效果。因此,仅有在自身免疫性疾病或活检证实的心肌炎失代偿期时,才能考虑静脉内应用免疫抑制剂可能使患者获益。

抗病毒和免疫调节效应已经在实验模型和无对照的病例系列研究中证实,提示静脉内注射免疫球蛋白(IVIG)可能对心肌炎有治疗作用。但是对心肌炎和急性心肌病实验性干预治疗研究结果显示,急性扩张型心肌病患者 IVIG 疗效并没有优于使用安慰剂的患者。因此成人急性心肌炎不推荐常规使用 IVIG 疗法。IVIG 在治疗炎症和病毒持续存在的慢性扩张型心肌病中并未得到严格评估,IVIG 可能在儿童急性心肌炎治疗中起一定作用,来自几项免疫抑制疗法治疗急性心肌炎的随机对照试验研究结果显示阴性或仅边缘性阳性结果。

巨细胞性心肌炎患者,环孢素和肾上腺皮质醇激素联合应用治疗可能延长生存期。对于慢性、中度到重度心肌病患者,经过 6～12 个月的最佳治疗后病情没有进一步改善,免疫抑制疗法可能有更广泛的作用。一项涉及 84 位慢性扩张型心肌病和心肌细胞表达人类白细胞抗原患者的临床研究中,硫唑嘌呤和泼尼松的联合应用与心功能改善相关。治疗心肌炎的调节免疫活动的其他方法尚在研究之中,包括免疫吸附和免疫调节。

如果怀疑心肌炎,运动应该降至最低直到急性期结束。由于不同病因可采取针对性的治疗方法,应努力揭示潜在的病因。对于心力衰竭患者应采取心力衰竭的标准治疗,但加用地高辛时应谨慎。

五、展望

将来一个主要问题是心肌炎的诊断是否仍然需要组织学证实。心脏 MRI 是非介入性诊断和预后评估急性和慢性心肌炎的有力工具,但仍需要进一步验证。积极研究的领域包括慢性病毒相关的亚人群和经活检证实并用于指导治疗的非病毒性心肌炎。

将来心肌炎的治疗应针对心肌损伤的特异性机制。导致心肌炎的共同通路是宿主免疫应答,所以抗病毒药物及病毒特异性疫苗可能有效。免疫调节治疗心肌炎甚至特异性扩张型心肌病及其对心力衰竭的治疗作用也是研究的热点。目前病毒性心脏感染免疫调节的理解仍然来自于动物模型的研究,应在此基础上进一步进行临床研究并发展新的诊断试验和可能的特殊性治疗。促炎症细胞因子通过其直接的心脏毒性作用可能促进心力衰竭的进展,几项研究提示肿瘤坏死因子 α 是一种具有负性肌力作用的细胞因子,有望成为心力衰竭患者,特别是严重失代偿患者的治疗靶点。肿瘤坏死因子 α 抑制剂治疗左心室功能障碍造成心力衰竭的治疗研究尚处于初始阶段,大样本量研究的随访结果尚未显示其明显的治疗效果。心肌炎潜在的病因有很多,只有部分病因可能有免疫调节应答,将来应在准确鉴别病因特征方面有更多研究。其他免疫调节治疗包括血浆置换疗法和免疫吸附疗法也正在研究中,可能成为有效的辅助治疗方法。

(郑磊磊)

第十四章　心包疾病

第一节　急性心包炎

【概述】

急性心包炎的病因纷繁复杂,包括病毒、细菌、自身免疫、物理、化学等。典型表现包括胸痛、心包摩擦音、心电图改变和心包积液。病程一般为自限性,无并发症,但仍需警惕部分患者可发展为心包填塞。

【诊断步骤】

（一）起病情况

多见于年轻人,起病前 1～2 周可有"感冒"史。

（二）症状

起病急,症状重,表现为胸骨后和心前区剧痛,可向背部和斜方肌放射,咳嗽和吸气时加剧,还可受体位变动影响(仰卧和左侧卧位时加重,立位时减轻)。部分患者胸痛前先有低热,有助于鉴别心肌梗死。

心包积液时可有呼吸困难,严重者出现端坐呼吸,甚至紫绀。

（三）体征

最典型的体征是心包摩擦音。心包摩擦音的经典性描述为三相性,即包括收缩期、舒张早期(心室被动充盈)和舒张晚期(心房充盈)。最佳听诊部位为胸骨左缘第 3、第 4 肋间。患者常伴有心动过速,偶为心房颤动。大量积液时出现 Ewart 征,即左肩胛骨下叩诊浊音及出现左肺受压迫所致的支气管呼吸音。更严重者有心脏压塞表现,包括颈静脉怒张、心音遥远、血压下降以及奇脉。奇脉指触诊时桡动脉搏动呈吸气相显著减弱或消失,呼气时复原的现象;也可通过血压测量来诊断,即吸气时动脉收缩压较吸气前下降 10mmHg 以上。

（四）辅助检查

1.ECG

心电图表现随病程变化而动态改变。

疾病早期,呈广泛的 ST 段弓背向下形抬高,包括胸导联和肢体导联;但也常局限于肢体导联。有 PR 段压低时,提示心房受累。

数日后,ST 段恢复正常,T 波低平。

随后发生多导联 T 波倒置,持续 2～3 个月后 T 波恢复正常。

心包积液时,可有 QRS 波群低电压(即 R 波绝对值在胸导联＜1mV,在肢体导联＜0.5mV),甚至出现电交替现象。

2.X 线检查

胸片见心影增大,尤其是心缘消失而呈"烧瓶状"时,高度提示心包积液。透视下可发现心脏搏动微弱,甚至消失。

3.超声心动图(UCG)检查

疑为心包积液者,首选检查 UCG。以肋下四腔位的诊断价值最高,不仅能观察积液的部位和多少,还有助于判断能否行经皮穿刺引流术。

4.心包穿刺检查

可证实心包积液存在,并有助于病因分析;也有助于缓解心脏压塞症状;必要时还可以心包腔内给药。其主要指征是心包压塞和原因不明的渗出性心包炎。

5.经食管超声心动图(TEE)检查

临床应用较少,对胸部外伤,行开胸检查者作用较大。

6.CT 和 MRI 检查

可发现小量心包积液。敏感性和特异性均较高。

7.心包镜和心包活检

有助于明确病因。但是一般不作为常规检查项目。

此外,实验室检查常有血沉增快和白细胞升高等非特异性表现。

【诊断对策】

(一)诊断要点

根据胸痛特点、心包摩擦音以及典型的 ECG 可诊断急性心包炎。疑心包积液时,UCG 是最佳的诊断手段,必要时行心包穿刺术,有助于病因诊断。常见的心包炎包括急性非特异性、结核性、化脓性、肿瘤性以及心脏损伤后综合征等。

(二)鉴别诊断要点

主要是病因学方面的鉴别。

1.病毒性心包炎

多为科萨奇病毒所致,以夏、秋两季多见。发病初期常有发热、胸痛。一般病情轻,病程短。血清与心包渗液有关病毒的补体结合试验,以及鼻咽部分泌物及粪便分离出柯萨奇病毒均有助于诊断。

2.结核性心包炎

在我国相当常见,多为邻近器官的结核病变直接蔓延所致。临床上有午后潮热、盗汗、体重下降等结核中毒症状。心包渗液量常较多,偶有心脏压塞。PPD 皮试强阳性以及结核抗体阳性对诊断有辅助价值。心包渗液涂片找抗酸杆菌或者培养阳性可确诊。

3.化脓性心包炎

多来自邻近组织的化脓性感染或败血症,常见细菌为葡萄球菌、肺炎球菌和革兰阴性杆菌等。临床表现为寒战、高热、胸痛等,可有心脏压塞。心包穿刺抽出脓性渗液可确诊。

4.肿瘤性心包炎

包括原发性和继发性两大类。前者为心包间皮瘤,但较少见。后者可继发于全身任何部位的肿瘤。多为血性渗液,且量大。虽经反复穿刺抽液,但积液仍然很快生成。心包积液中找到肿瘤细胞可确诊,偶可发现原发肿瘤病灶。

5.心脏损伤后综合征

指各种心脏手术和外伤后出现的心包炎。可能于心脏损伤后的自身免疫因素有关,多于心脏损伤后2周至数月内发病,以发热及胸痛为主。病程为自限性,预后较好。

（三）临床类型

1.根据病因分型

常见的有急性非特异性(病毒性)、结核性、化脓性(细菌性)、真菌性、阿米巴性、肿瘤性、风湿性、心脏损伤后综合征、尿毒症性、胆固醇性、放射性和自身免疫性等。

2.根据病理分型

可分为纤维蛋白性和渗出性两种。在病程的不同时期,两者之间可以转化。

【治疗对策】

（一）治疗原则

关键是病因治疗。各种心包炎出现心脏压塞时,均应尽早行心包穿刺排液以缓解症状,挽救生命。

（二）治疗计划

1.病因治疗

急性非特异性心包炎和心脏损伤后综合征患者可给予大剂量非甾体类抗炎药治疗,并用数月的时间缓慢减量直至停药。如果无效,可给予皮质激素,常用强的松40～60mg/d,疗程1～3周,严重者可静脉给予甲泼尼龙。结核性心包炎应给予足量、足疗程的抗结核治疗。化脓性心包炎除予抗生素外,还必须及时心包穿刺引流。

2.对症治疗

如胸痛者应予以镇痛药,烦躁者予以镇静药,咳嗽者予以镇咳药等。

3.心包穿刺

有心脏压塞或周围器官受压迫症状者须及时行心包穿刺术。

4.复发性心包炎

少数顽固性复发性心包炎伴有严重胸痛者,可考虑心包切除术。另外,秋水仙碱对预防复发可能有效,推荐剂量为0.5～1mg/d,疗程至少1年,缓慢减量停药。

【预后评估】

急性心包炎的预后主要取决于病因,还与是否早期诊断及正确治疗有关。一般而言,急性非特异性心包炎呈自限性,预后较好。化脓性和结核性心包炎若能及时针对病因治疗,预后亦较好;部分诊治不及时者,可发展为缩窄性心包炎。

（王守东）

第二节　心包积液

心包积液可出现于所有急性心包炎中,为壁层心包受损的反应。临床上可无症状,但如果液体积聚导致心包腔内压升高而产生心脏压迫则可出现心脏压塞。继发于心包积液的心包腔内压力升高与以下几个因素有关:①绝对的积液量;②积液产生的速度;③心包本身的特性。正常人心包腔容纳15~50ml液体,如液体积聚缓慢,心包伸展,心包腔内可适应多达2L液体而不出现心包腔内压升高。然而,正常未伸展的心包腔能适应液体快速增长而仍能维持心包腔内压力-容量曲线在平坦部分的液量仅80~200ml。如液体迅速增加超过150~200ml,则心包腔内压力会显著上升。如心包因纤维化或肿瘤浸润而异常僵硬则很少量的积液也会使心包腔内压力显著升高。

一、无心脏压塞的心包积液

无论何种心包积液,它的临床重要性依赖于:①是否出现因心包腔内压力升高而致的血流动力学障碍;②全身性病变的存在及其性质。对疑有急性心包炎患者使用超声心动图来确定心包积液是相当可靠的,因为存在心包积液即使不能诊断也提示心包有炎症。除非有心脏压塞或因诊断需要分析心包积液如急性细菌性心包炎,否则无指征行心包穿刺术。

二、慢性心包积液

为积液存在6个月以上,可出现在各类型的心包疾病中。通常患者可有惊人的耐受力而无心脏受压的症状,常在常规胸部X线片检查中发现心影异常增大。慢性心包积液尤好发于以往有特发性病毒性心包炎、尿毒性心包炎和继发于黏液水肿或肿瘤的心包炎患者中。慢性心包积液也可发生在慢性心力衰竭、肾病综合征和肝硬化等各种原因引起的水、钠潴留时且可与腹水、胸腔积液同时出现。有报道,3%原发性心包疾病患者的初始表现为大量特发性慢性心包积液,其中女性更多见。慢性心包积液的处理,部分依赖于其病因且必须除外隐匿性甲状腺功能减退。无症状、稳定的且是特发性积液的患者除避免抗凝外常不需要特异性治疗。

(郑磊磊)

第三节　心脏压塞

心脏压塞是由于心包腔内液体积聚引起心包内压力增加所造成。其特征有:①心腔内压力升高;②进行性限制了心室舒张期充盈;③每搏量和心排血量降低。

一、心导管检查

心导管检查在确定心包积液时血流动力学变化的重要性中是非常有价值的。除非患者处于垂危的紧急状况，作者喜欢在右心及结合心包穿刺术在心包腔内插入导管。心导管检查可以：①提供心脏压塞绝对肯定的诊断；②测定血流动力学的受损情况；③通过心包抽液血流动力学改善的证据来指导心包穿刺抽液；④可以测定同时并存的血流动力学异常，包括左心衰竭、渗出-缩窄性心包炎和在恶性积液的患者中未料到的肺动脉高压。

心导管检查一般均显示右心房压升高伴特征性的保持收缩期 X 倾斜而无或仅有一小的舒张期 Y 倾斜。若同步记录心包内压力和右心房压力，显示二者压力几乎一致升高。吸气时二者压力同时下降，在 X 倾斜的收缩期射血时间里，心包内压力略低于右心房压力。如果心包内的压力不高或右心房和心包内压力不一致，则心脏压塞的诊断必须重新考虑。

右心室舒张中期压力是升高的，与右心房和心包内压力相等，但没有缩窄性心包炎的"下陷一高平原"的特征性表现。因为右心室和肺动脉的收缩压等于右心室和心包内压力之和，故右心室和肺动脉收缩压常有中等度升高，其范围为 35～50mmHg。在心脏严重受压的病例中，右心室收缩压可以下降，仅略高于右心室舒张压。

通常肺嵌压和左心室舒张压是升高的，若同步记录心包内压力则三者压力相等。呼气时肺嵌压常略高于心包内压力，所形成的压力阶差可促进左心充盈。呼气时肺嵌压暂时的降低超出心包内压力的下降，则肺静脉循环和左心之间的压力阶差降低或消失。在严重左心室功能减退或左心室肥厚和左室舒张压升高的患者中，在心包内和右心房压力相等但低于左心室舒张压时即可发生心脏压塞。根据心脏受压的严重程度，左心室收缩压和主动脉压力可以正常或降低。

通过动脉内插管和压力测定可以很容易地证明有奇脉。同步记录体动脉和右心室压力显示二者在吸气的变化是超出时相范围之外的。每搏量通常有明显降低，由于心动过速的代偿作用，心排血量可以正常。但在严重心脏压塞时可以明显降低。体循环阻力常常是升高的。

如果在心导管检查前，超声心动图已显示心脏压塞的图像，则心血管造影检查对诊断无特殊意义。在心脏不很正常的病例中，右心室和左心室的舒张末期容量通常是降低的，而射血分数是正常或升高的。

心包抽液后的最初结果是心包内、右心房、右心室和左心室舒张压一致降低，然后心包内压力再低于右心房压。右心房压力波形重新出现 Y 倾斜，继续抽液可以使心包内压力降至零点水平并随胸腔内压力的变化而波动。由于心包的压力-容量曲线很陡直，心包液体只要抽取50～100ml 就可使心包内压力直线下降且体动脉压力和心排血量改善，奇脉消失。随心包内压力下降通常伴尿量增多，这与增加心排血量和心房钠尿肽的释放有关。

如果心包内压力降至零或负值而右心房压力仍升高，则应高度考虑到渗出-缩窄性心包炎。尤其是肿瘤或曾放疗过的患者。在成功的心包穿刺抽液后右心房压持续升高的其他原因依次为心脏压塞伴以往有左心室功能减退、肺高压和右心房高压、三尖瓣病变及限制型心肌病。在怀疑有恶性病变的患者中，源于肺微血管肿瘤的肺动脉高压是右心房压持续升高的一个重要原因,并且在心包积液完全引流后气急症状亦不能缓解。

在肿瘤病变的患者中,必须对心脏压塞和上腔静脉综合征加以区别。因为在肿瘤患者中以上病变可单独存在亦可并存在上腔静脉梗阻的患者中,由于存在颈静脉压力升高和由呼吸窘迫造成的奇脉可能疑有心脏压塞。在这种情况(不伴有心脏压塞)下,上腔静脉压显著升高,超过右心房和下腔静脉压伴搏动减弱。由于心脏压塞及其他引起中心静脉压升高的原因同样可以改变呼吸对腔静脉内血流的波动,故二维和多普勒超声心动图不能鉴别这些情况。如果肿瘤患者心脏压塞缓解后颈静脉压力持续升高,反映出上腔静脉和右心房之间有压力阶差,应考虑上腔静脉梗阻,用放射治疗可能有效。

二、心包穿刺术

当为患者做心包穿刺或心包切开术时所做的血流动力学支持准备中应包括静脉内补充血液、血浆或盐水。已证明,扩容的理论基础是能延缓右心室舒张塌陷和血流动力学恶化的出现。在实验性心脏压塞中给予去甲肾上腺素和多巴酚丁胺能显著促使心排血量和氧的传递大量增加,从而延缓组织缺氧的出现。也曾在实验性心脏压塞中使用过血管扩张药、肼屈嗪和硝普钠,通过降低增高的体循环阻力来促使心排血量增加。给心脏压塞患者应用血管扩张药的同时给予扩容必须非常谨慎,因为对处于临界或明显低血压的患者可能有危险。β受体阻滞药应避免使用,因为提高肾上腺素活性能帮助维持心排血量。正压通气尽可能避免,因已证实它能进一步降低心脏压塞患者的心排血量。

已达压塞压力的心包渗液可采用以下方法清除之:①用针头或导管经皮心包穿刺;②经剑突下切开心包;③部分或广泛的外科心包切除。自 1840 年维也纳内科医师 Franz Schuh 首次演示了心包穿刺术以来,该手术虽已普遍运用,但有关其确切的指征尚存在相当大的争议。心包穿刺术的益处在于能迅速缓解心脏压塞和有机会获得在心包抽液前后准确的血流动力学测量。经皮心包穿刺术的主要危险是可戳破心脏、动脉或肺。20 世纪 70 年代以前,心包穿刺通常是在床边用尖针盲目进行的,没有血流动力学或超声心动图的监测,死亡或危及生命的并发症发生率高达 20%。

三、心包穿刺术的危险性和并发症

目前心包穿刺术远较 10 年前安全,由有经验的手术者完成时,产生危及生命并发症的危险性一般<5%。当患者有大量渗液时,超声心动图显示轮廓清晰,前心包有 10mm 以上的清晰腔隙,穿刺极易成功,且无并发症。近年来的一些心包穿刺经验指出,操作通常应在有血流动力学监测下进行,包括右心及心包腔内压力。由此可:①提供在试图做心包穿刺术前存在心脏压塞的生理改变证据;②排除其他能同时引起颈静脉压力升高的重要原因,诸如渗出-缩窄改变、上腔静脉梗阻、左心室衰竭。在缺乏理想的血流动力学监测或术前超声心动图证实存在大量前后心包渗液的情况下很少有理由可在床边盲目地用针头行心包穿刺术。

心包穿刺术在下列患者中看来不能改善血流动力学或可使病情恶化:①急性创伤性心包

出血,血液流进心包腔与被抽吸出的速度相同;②少量心包渗出,估计积液量＜20ml;③超声心动图示前心包无渗液;④包裹性渗液;⑤手术后除液体外血凝块和纤维蛋白充满了纵隔或心包腔。继发于撕裂、心脏刺伤、左心室壁或主动脉瘤裂缝所致的急性心包出血,在心包放液后是会迅速复发的。这种操作应仅作为对需做心脏或主动脉修补的外科心包探查术之前急诊拖延时间的方法。由化脓性心包炎引起的压塞患者常可采用外科引流,以便能大量的引流,另可用于怀疑或已确认的结核性心包炎患者,以便能将心包活检标本做细菌学和组织学检查。在缓解心脏压塞后一个可能很少发生但又重要的并发症是突然发生心室扩张和急性肺水肿,其机制可能是在心室功能障碍的情况下,随着心包压缩的缓解,突然增加了肺静脉血流所致。

四、心包扩开术和心包切除术

(一)经皮球囊心包扩开

经皮球囊心包扩开技术由 Palacios 等提出,且对在多中心登记这一操作的最初 50 例经验作了报道,这一组病例或是大量心包积液或是心脏压塞,大部分(88%)有恶性肿瘤史。球囊心包扩开术作为经皮心包穿刺抽液术的一部分与之同时进行,在做心包积液测量和取样做细胞学检查,以及其他研究之后,留约 200ml 的液体在心包腔内。在将进入心包的通道进一步扩张后,将一直径 20mm、长 3cm 的扩张球囊(Mansfield)沿导引钢丝送入,骑跨在心包壁层,手动扩张球囊,造成心包撕裂("开窗")。有时候另做一心包穿刺行球囊撕裂。在心包扩开后,心包导管重新沿着导引钢丝插入,引流所有剩余液体。应在手术 24h 做超声心动图和胸部 X 线片监测左侧胸腔积液情况,并每月随访 1 次。

对 46 例(92%)心包扩开术后压塞缓解成功的患者作了 3 个月的短期随访,由于压塞复发,2 例需要早期手术,2 例需后期手术。并发症包括冠状动脉撕裂,占 2%;发热,占 12%;以及产生胸腔积液(推测是与心包引流有关的)在 30d 内需要胸前穿刺或放置胸管者,占 16%。因此,认为这是一种对大量心包渗出伴有压塞的新颖而有前途的处理方法。然而,心包扩开术后早期的发病率明显高于前面所述的前瞻性观察 50 例做心包穿刺抽液辅以真空吸引完全引流的方法。对处理伴有血流动力学损害的大量心包渗出,经皮导管心包穿刺术、球囊心包扩开术及外科剑突下心包切开术三者之间的长期疗效尚未在前瞻性实验中进行过比较。

(二)外科心包切开术

对不需要做广泛心包切除的患者可在剑突下做一小的心包切口,在加压下完成外科心包排液。剑突下心包切开常可在局麻下完成。在并非窘迫的患者中,手术通常在事先未做过姑息性心包抽液下进行,因此心包腔是扩张的。在剑突下由腹白线做一纵行小切口后,将横膈和心包与胸骨分离,横膈向下回缩使前心包直接暴露。可看到具张力的壁层心包,在心包上做一小切口,切除一小片心包以便引流,将管子插入心包腔做胸腔外引流,随重力流入无菌容器中。

对以上描述的手术应避免剑突下心包开窗这个名词,因为它易与小块心包切除术相混淆,它常是指胸膜心包窗或心包窗。经左胸腔做小块心包切除术使心包腔向左侧胸腔引流,不切除所有接触到的心包组织。完全心包切除术是从右侧膈神经到左侧肺静脉(剩下左侧膈神经),再从大血管到纵隔的心包全部被切除,而部分心包切除术则是限于大血管部分。

(杜伟远)

第四节　缩窄性心包炎

缩窄性心包炎是指当心包发生了纤维化、增厚、粘连且限制了心脏的舒张期充盈。常起始于急性心包炎，这在临床上可不被察觉，特点为纤维素沉积，常伴心包积液，以后逐步演变的机化和积液吸收的亚急性期，继之为心包纤维瘢痕形成和增厚造成心包腔消失的慢性期。绝大多数病例的脏层和壁层心包完全融合，而少数病例的缩窄过程主要有脏层心包（心外膜）造成。在缩窄性心包炎的慢性期，钙质沉积可促进心包增厚和僵硬。缩窄性心包炎的瘢痕形成常是均匀对称的，因而对整个心腔的充盈限制亦是均匀的。但也有报道发现少数病例存在局限性的心包增厚，包括在房室沟沿半月瓣环，或在主动脉沟、右心室流出道及腔静脉处的束带状缩窄。

一、慢性缩窄性心包炎的治疗

慢性缩窄性心包炎是一个进展性疾病，其心包增厚、临床症状和血流动力学表现不会自动逆转。少数患者通过谨慎控制饮食和利尿药应用可以存活多年而仅表现为颈静脉扩张和周围水肿。应避免应用可使心搏减慢的药物如 β 受体阻滞药和钙通道阻滞药，因为轻度的窦性心动过速是心脏病的一种代偿机制。然而绝大多数有症状而未就医的患者均进行性地出现疲乏、腹水、外周水肿并随后并发严重的心源性恶病质而病情日趋严重。缩窄性心包炎的治疗措施是心包完全切除，从右心室前、下面，左心室隔面和前侧面延伸至大血管和房室沟。必须注意缩窄性心包炎时右心房可能存在血栓，血栓可部分阻塞三尖瓣，故需在行心包切除的同时行血栓摘除术。技术上采用胸骨正中切开多于左胸切开，体外循环使心脏能更好地存活，且应在出现心源性恶病质以前病程早期行心包切除术。采用超声外科抽吸术的超声清创术是完全切除严重钙化和粘连心包的有效辅助手段。

1980 年，Culliford 等报道了所有报道过的 300 例心包切除术中的平均手术死亡率为 15%（6%～25%）。1981 年以来外科系列报道了 800 多例，平均手术死亡率从 5.6% 到 19% 不等。术后早期 14%～28% 的患者出现低排量综合征，预测住院死亡和低排量综合征的危险因素包括术前的功能障碍程度（心功能 III 级或 IV 级）和缩窄的严重程度，以右心室舒张末或右心房压显著升高为指标。术后存活的患者中，症状可望改善者约 90%，完全解除者约 50%。

从 Mayo 诊治中心，斯坦福、埃朗根和巴黎的大系列可供长期生存的保险统计分析中报道了 5 年生存率为 74%～87%。术后长期生存和症状缓解看来并不受年龄、胸骨正中或左胸切开的选择或术后短暂低排量综合征等因素的影响。而影响总手术后果的不利因素是术前存在严重心功能不全（NYHA 分级 III 级或 IV 级、利尿药应用），肾功能不全，存在广泛的不能切除的钙化心包，心包剥离不完全，以及存在常会并发心肌纤维化和限制型心肌病的放射性心包炎。这些因素提示有症状的患者应在缩窄性心包炎的病程早期行心包切除术，因为一旦发展至出现临床上严重心功能不全，则手术预后不佳。

在高龄患者合并有严重肝功能障碍、恶病质、极度钙化的心包和明显心脏扩大提示有基础心肌损害或生命时间不长时,不应按常规行心包切除术,已知或疑有结核性心包炎的患者术前应采用联合抗结核治疗2～4周,如诊断肯定则术后应继续抗结核治疗6～12个月。

某些患者术后立即出现显著的血流动力学和症状的改善,另一些患者的症状改善、颈静脉高压消退和充盈异常的消除可能会延迟至术后数周或数月。这种对心包切除术的效果不够满意或延迟出现与心包切除不完全,炎症所致的心肌萎缩或纤维化,以及纵隔炎症和纤维化使心脏再度受压有关。1944年Harrington描述了随后被证实的论点即心包切除疗效不佳的原因之一是未认识到心外膜层(脏层心包)缩窄的作用。斯坦福的经验也强调了脏层心包缩窄的重要性,有59%的病例有脏层心包受累并须行脏层心包剥离。当壁层心包剥离后心脏大小或心内压下降变化不明显时,应注意壁层心包剥离问题。原有的二尖瓣、三尖瓣反流加重也可导致心包切除术后血流动力的减退。

二、渗出-缩窄性心包炎的治疗

渗出-缩窄性心包炎是在脏层心包缩窄时伴张力性心包渗液。该情况的特点为心包抽液使心包腔内压恢复至零后右心房压仍持续升高。这是典型缩窄性心包炎发展的一个阶段。其最常见的病因与慢性缩窄性心包炎是相同的,包括特发性的或可疑性的病毒性的心包炎、结核和恶性肿瘤心包浸润及纵隔放射治疗。症状是非特异性的,包括不典型胸痛及心前区重压感,晚期病例可出现劳累后呼吸困难。

体征通常类似于心脏压塞,包括奇脉、脉压正常或减小,颈静脉扩张伴显著的X倾斜,但无Y倾斜。胸部X线片常示与心包积液一致的心脏增大,心电图示非特异性ST-T异常和广泛的低QRS电压。M型和二维超声心动图可探得心包积液伴纤维条索夹在两层增厚的心包膜间。

虽然可从临床表现中推断出渗出-缩窄性心包炎,但仍需通过记录心包穿刺前后右心和心包腔内压来作出诊断。心包穿刺前可有心脏压塞的病理生理表现伴心包腔内压、右心房右心室压和左心室舒张末压持续升高。右心房压示踪波常示显著的X倾斜和吸气时右心充盈压下降。心包穿刺抽液使心包内压恢复至零后可以减轻奇脉和提高心排血量,但不能使血流动力学完全恢复正常。穿刺抽液后仍保持右心房、左心室、右心室压力持续升高。其波型转变为类似缩窄性心包炎的图形,表现为右心房压示踪波有一显著的Y倾斜,右心室压示有一下陷后高平原图形,以及右心充盈压不随呼吸而改变。

心包穿刺抽液可能有助于暂时提高体动脉压和心排血量,但在成功抽液后持续存在缩窄提示存在脏层心包增厚且缩窄,并需进一步治疗,将壁、脏层心包全部切除。

(杜伟远)

第五节　特殊类型的心包炎

一、结核性心包炎

在抗结核化学治疗时代之前,结核性心包炎会很快致命,其早期死亡率＞80％。其余患者病程迁延达数月至数年,常因粟粒状结核或缩窄性心包炎而致命。自从应用早期化学治疗以来,急性结核性心包炎的死亡率已降至50％以下,但抗结核药治疗在预防形成缩窄性心包炎方面的效果是有争论的。在最近一组连续294例急性心包炎患者中,13例证实有结核性心包炎,其中7例(54％)发展成缩窄性心包炎需行心包切除术。

结核性心包炎的治疗包括住院卧床休息,特别注意从体检、心电图、超声心动图去发现提示有心包渗液增多和压塞或缩窄性心包炎等病情的发展。开始的化学治疗常包括三药强化治疗,如口服异烟肼和乙胺丁醇,以及肌内注射链霉素。皮质类固醇的应用可减少心包的炎症反应并促进心包渗液的吸收。

在南非的一项对照试验中,143例结核性心包炎伴有临床缩窄症状的患者被随机分成两组,于抗结核药治疗的开始11周期间加用泼尼松龙或安慰剂,泼尼松龙治疗组与安慰剂组相比,临床症状的改善更迅速,24个月死亡率降低(分别为4％和11％),需行心包切除术的比例降低(分别为21％和30％)。结核性心包炎在形成缩窄前早期应用类固醇药物尚未进行过临床试验,相信对于反复出现大量心包渗出的病情严重患者应给予皮质类固醇类药物,因它们对单用心包引流及抗结核药物效果不佳。

对有心脏压塞或超声心动图发现大量心包渗液的患者,首先必须引流渗液。做经皮心包穿刺抽液伴同导管连续引流。如果患者出现反复大量渗液或由于渗出-缩窄性病变或早期缩窄性心包炎而发生心脏压迫症状,则在抗结核药治疗4～6周后需行心包切除术。对于有慢性心脏压迫的临床和血流动力学证据的患者中为争取良好的效果应在病程早期实行心包切除术。在南非,观察了113例因严重结核性缩窄性心包炎行心包切除术的患者,其中97％好转出院大部分肝大和水肿迅速消退。而在某些患者,静脉淤血的消退需2～3个月。钙化性心包缩窄后期行心包切除术的患者死亡率较高。

二、细菌性(化脓性)心包炎

(一)自然病程

虽然在有抗生素的时代中化脓性细菌性心包炎的发生率较低,但总的存活仍极差,在现代一系列报道中平均约30％,大部分预后差的原因是未能于患者生前作出临床诊断。仅用抗生素治疗而未行心包引流术的患者,迅速发展的大量心包积液可导致心脏、血管突然塌陷并因心脏压塞而死亡。经合适的胃肠外抗生素治疗及早期做外科彻底心包引流是能大大降低化脓性心包炎的高死亡率。早期心包引流有助于预防并发缩窄性心包炎。最近一组用外科心包切除伴抗生素治疗的患者,外科死亡率为 8%,5 年生存率 91% 且无后期心包缩窄。有报道长期用简单的心包腔导管引流来治疗细菌性心包炎患者取得成功,但用此方法的经验是有限的。也有报道在 3 例化脓性纤维素性心包炎患者心包腔内注射尿激酶。

在脑膜炎双球菌性败血症(伴或不伴脑膜炎)早期心包可能已受感染,并引起化脓性心包炎伴心脏压塞。在这些病例中心包液全部呈脓性,且常能分离出活的细菌;另外,在病情恢复的后阶段可出现无菌性心包炎伴关节炎、胸膜炎、眼炎,这种综合征似乎是一种免疫原因引起的。如原发感染已得到足够的治疗,并对消炎药有效,则无需进一步抗生素治疗。亦有报道金黄色葡萄球菌引起的败血症经有效治疗后,以及患有急性链球菌性咽炎而无风湿热的青年人中有发热,自限性多发性浆膜炎伴有心包炎。

(二)治疗

怀疑有脓性心包液体存在有指征探查心包腔,只有经超声心动图检查证实前壁和下壁有大量心包积液时才能行经皮心包穿刺术安全抽液,或做剑突下心包切开彻底心包引流更好。心包液和心包组织均要由有经验的检验员立即进行革兰染色、耐酸反应和真菌涂片等检查。液体应做需氧和厌氧菌培养并做抗生素药敏试验,以及做真菌和结核菌培养,也必须检查心包液的血细胞数量、分类计数、血细胞比容、葡萄糖和蛋白质含量,必须进行血、痰和近期外科伤口培养。

根据心包液革兰染色的结果来选择抗生素治疗。如果心包渗液为脓性而未能找到细菌,并且考虑不像结核,那么治疗应首选半合成抗葡萄球菌抗生素和氨基糖苷类合用,然后再根据心包积液和血培养结果来调整抗生素。心包液体中抗生素的浓度可达到很高,因此,无需向心包腔内注射抗生素。但是,仅靠全身抗生素是不够的,及时和彻底的外科心包引流对几乎所有的细菌性心包炎患者都是十分必要的。大量渗液经皮抽吸对做细菌学诊断和制定最初的治疗方案极有帮助,抽吸后留置导管引流有时可有效地预防反复渗液。但是,脓性心包渗液容易复发,在部分患者用抗生素治疗后仍需广泛的外科引流。已做出早期诊断且心包液尚稀薄和心包壁尚未明显增厚时做经剑突下心包切开建立开放引流常已足够,这一方法在有严重病危的患者中亦是一条可取的引流途径,因为可在局部麻醉下施行,并可避开胸膜腔。在脓性黏稠和极度粘连分隔成小腔的患者中必须做广泛心包切开来达到足够的引流和防止缩窄性心包炎形成,后者在早期即可发生。

三、心肌梗死后心包炎

心肌梗死后心包炎的症状可能很轻而无需特别治疗,或有持续数天的严重胸痛,其疼痛非常剧烈,大剂量阿司匹林能使大部分患者在 48h 内缓解疼痛。对试用非甾体抗炎药后 48h 疼痛无改善的患者,可能需予短程的泼尼松。

实验证实吲哚美辛、布洛芬和各种大剂量的皮质类固醇能妨碍梗死的心肌瘢痕化,因而可出现心肌壁变薄。已发现在心肌梗死后心包炎患者用布洛芬和可的松的期间有心肌破裂,且有证据表明接受非甾体消炎药的心肌梗死后患者心包破裂的发生率增高,因此,在急性心肌梗死的患者应用这些药物要十分小心。幸运的是,未发现阿司匹林会引起这些不良反应,而且心肌梗死后心包炎患者常对阿司匹林反应较好,因此我们建议用此药。

四、尿毒性心包炎

(一)尿毒性心包炎的一般处理

尿毒症患者在开始透析前已有症状性心包炎者几乎总是对强力的透析有效。急性尿毒症性心包炎伴大量心包渗液的患者在开始强化透析后常需 10d 至 3 周的时间方使积液消退。与之相反,不到 50% 的无症状性心包渗液的患者开始接受透析后积液即减少。对少量无症状性心包渗液的患者无需治疗,仅需定期超声心动图随访。

对接受长期透析 3 个月以上发生有症状的尿毒症性心包炎患者的治疗尚有争议,已提倡过多种方法,约 2/3 患者在开始接受透析治疗后发生渗出性尿毒症性心包炎对强化透析和局部肝素化治疗有效,其余患者很可能需要手术进行心包引流。

能预测强化透析有可能失败的因素包括前壁和后壁心包腔大量渗液、高热、白细胞增高伴核左移,以及临床证明有心脏压塞,如低血压和颈静脉怒张。曾普遍提倡用非甾体消炎药来治疗尿毒症性心包炎患者。在一个比较吲哚美辛和安慰剂治疗有症状性尿毒症性心包炎的随机、双盲研究中显示,吲哚美辛能缩短发热的时间,但对胸痛的持续时间、心包摩擦音、心包渗液无明显效果,20% 的患者需解除心脏压塞。长期激素治疗的不良反应限制了其在复发性尿毒症性心包炎治疗中的应用。

也曾提倡在心包穿刺留置导管后向心包腔内注射不吸收的激素,但这一方法可造成化脓性心包炎的并发症。仅心包穿刺而不留置导管并一次性注入曲安西龙可能有效,且可消除需长时间的导管引流。有报道在尿毒症患者中反复心包穿刺的发病率和死亡率均很低。对进行腹膜透析的患者用剑突下心包穿刺治疗心包渗液可能造成心包与腹膜腔瘘管形成的并发症。尿毒症性心包炎易碎的脏层心包增加了创伤性心包内出血的危险性,而且处于以上情况的许多患者亦可危及左心功能不全的出现。因此对尿毒症患者进行心包穿刺必须考虑到上述情况而特别小心,且这项操作必须由有经验的人员在合适的环境中进行。

(二)尿毒性心包炎的外科治疗

通过左胸廓切开行剑突下心包造口术或局部心包切除术(开窗)的外科方法治疗尿毒症性心包炎,能有效地解除心脏压塞。这些方法效果显著,与心包渗液复发或心包缩窄的危险性无关。虽尚无证据证明在外科引流过程中向心包腔内注射甾体化合物药物优于单纯的引流,但也曾被应用过。经皮球囊心包扩开术在治疗尿毒症患者伴大量血性渗液方面的经验不多。

曾提倡对伴有大量心包渗液的尿毒症患者早期进行外科治疗可预防性地阻止心脏压塞发生,并可使在进行各项治疗性操作时患者的临床情况稳定。作者认为过分强调了这种方法的原因是许多有症状的尿毒症性心包炎患者对强化透析反应良好。

笔者提倡对血流动力学不稳且有心脏压塞血流动力学的证据及超声心动过图证实前及后壁心包腔大量积液的患者,采取经皮导管心包抽液及心包腔持续导管引流 24~48h 的治疗方法,对心包穿刺后因心包积液复发而血流动力学不稳或心包积液呈包裹性的患者可采用剑突下心包切开术及局部心包切除术。

五、肿瘤性心包炎

（一）肿瘤性心包炎的自然病程

如果能避免心脏压塞或治疗成功的话,肿瘤性心包炎并不意味着即将死亡。因为肺癌和乳腺癌是恶性心包炎伴有心脏压塞的最常见原因,治疗方案及其自然病程均有赖于其基本的恶性病变的类型。在两个系列研究中应用 Kaplan-Meier 分析法对治疗过心脏压塞患者的肿瘤性心包炎的自然病程进行了观察。在两个系列中,约 25% 可存活 1 年,平均存活 4 个月。作者的系列观察结果表明,29 例有恶性心包积液但是用过心包穿刺治疗心脏压塞的患者其 1 年生存率约为 17%,而与之相比,在 21 例非恶性心包渗液者中为 91%。这些系列研究表明,25% 因恶性心包炎所致的心脏压塞的患者经外科处理或做心包穿刺放液后可以存活 1 年或更长。

乳腺癌所致恶性心包炎患者的预后明显比肺癌或其他转移性肿瘤所致者好。Piehler 等报道在肺癌患者中心脏压塞经外科处理后的平均存活期仅 3.5 个月,而在乳腺癌患者中的平均存活期为 9 个月,最长可达 5 年以上。与之相似的,Stewart 等人报道经外科治疗后有恶性心包积液的肺癌患者平均存活时间为 2 个月,而与之相比乳腺癌患者为 8.4 个月。在一组有恶性心包炎的乳腺癌患者中,经心包切除或心包切开术处理后,总的平均存活时间为 17 个月。也曾有其他一些关于乳腺癌所致的恶性心包积液患者长期存活的报道。

（二）肿瘤性心包炎的处理

对恶性心包积液处理的选择取决于患者的基本条件。有无心脏受压相关的临床表现,其预后及治疗的选择要依据其特殊的组织学及其基础恶性疾病的分期。对一些恶性肿瘤晚期极虚弱的患者来说,就其基础的恶性疾病而言,已无可选择的有希望治疗,预后很差。在这种情况下,诊断的步骤应尽可能简洁和使之无痛苦,其处理应直接针对缓解症状和以提高剩余时光的生活质量为目标。在这些患者中,为立即缓解严重的呼吸困难、胸痛或端坐呼吸而做心包穿刺导管引流是有指征的。作者及其他研究中心对导管心包穿刺抽液的经验表明,心包穿刺抽液能完全解除 90%～100% 的肿瘤性心脏压塞,且发生并发症的危险很低(<2%)。在一些心包穿刺并发症发生率较高的研究中心或在心脏压塞再次复发时常可在局麻下经剑突下做心包切开术,其缓解症状成功率较高,并发症发生率较低。也曾提倡用更具创伤性的经切开左侧胸廓做部分心包切除(开窗),但这种手术作为缓解症状并不优于剑突下心包切除术,故对晚期肿瘤患者应尽量少采用。

新的经皮球囊心包扩张术对恶性心包积液的处理是一种有希望的新技术。虽然在最近连续 50 例患者中通过该技术有 92% 的压塞成功地得到了解除,但仍比最近所报道的持续导管心包穿刺抽液并发症的发生率要高,包括 4% 的患者需外科急诊手术及约 2% 需做胸腔穿刺或放置胸管。因此,该技术的并发症发生率比经皮导管心包穿刺辅以真空引流心包积液要高。目前,对恶性心包积液的处理方面,导管心包穿刺抽液、经皮球囊心包扩开术及剑突下心包切开术之间的效能和结果尚未有前瞻性试验比较。

六、放射性心包炎

(一)放射性心包炎的一般处理

放射治疗后患无症状性心包积液的患者可通过体格检查和定期的超声心动图随访,而无需特别治疗。经皮心包穿刺术应由熟练的操作者来进行,且应限于治疗心脏压塞或为处理需做细胞学检查而要引流大量心包积液时。在做斗篷照射的患者中约25%可发生射线所致的甲状腺功能障碍,而在放疗后引起渗出性心包炎的原因中甲状腺功能减退常应予以排除。对于难治性严重疼痛或危及生命的渗出性疾病的患者应保持全身的皮质类固醇激素应用,因为大量资料表明如撤除激素后有使射线对肺或心脏的潜在性损害暴露的危险。

(二)放射性心包炎的外科治疗

对于少数伴有复发性心包积液或严重渗出—缩窄性或缩窄性心包炎的患者需做心包切除术。Mayo医院的外科经验表明患射线所致的心包炎并已行局限性左胸部分心包切除术做引流(开窗)的患者中有75%在后阶段发展成心包缩窄,其他学者也证实了这些数据。建议对射线所致的严重渗出或渗出—缩窄性心包炎的患者应予做广泛的心包切除术,否则预后不佳。放疗后的患者做心包切除术的手术死亡率是21%,而特发性缩窄性心包炎患者的死亡率约8%。保险计算的分析表明放疗后心包炎患者做心包切除术后的5年生存率为51%～83%,低于其他原因做心包切除术后患者的5年生存率83%。促使后果不良的因素包括不能切除缩窄的脏层心包(心外膜)和心脏本身的损害及纤维化引起的限制型心肌病的迅速发展。需要做前瞻性研究来阐明心内膜活检及磁共振成像对评估心肌萎缩及纤维化的潜在作用,以便区别射线引起的心包炎患者在做心包切除术后的结果是好的可能性高还是低。

(杜伟远)

第十五章 梅毒性心血管疾病

【概述】

梅毒性心血管病是指梅毒螺旋体侵入主动脉壁营养血管引起主动脉中层肌肉和弹性组织广泛片状坏死、纤维瘢痕形成,从而导致主动脉炎、主动脉瘤、冠状动脉口狭窄、主动脉瓣关闭不全和树胶样肿5种病变及相应的临床表现。梅毒螺旋体大多通过性接触而感染,约30%未治愈的患者最终进展为心血管、神经和其他器官的晚期梅毒,而有10%~12%梅毒患者可发生心血管梅毒病变。从开始感染梅毒螺旋体到发生心血管病变的潜伏期多为5~25年,少数患者可终生无症状,男女之比为5:1。

【临床表现】

1.**单纯性梅毒性主动脉炎** 多发生在升主动脉,亦可累及近端降主动脉。临床上一般无症状,部分患者可感到胸骨后不适和钝痛。由于主动脉扩大,叩诊时心脏上方浊音界增宽,主动脉瓣区第二心音增强,可闻及轻度收缩期杂音,但此种杂音的性质无特异性。X线检查可见升主动脉增宽,线条状钙化影。

2.**梅毒性主动脉瓣关闭不全** 为晚期梅毒表现,是梅毒性主动脉炎最常见的并发症(发生率约为20%~30%)。轻者无症状,重者由于主动脉瓣大量反流,加之可能合并冠状动脉口狭窄,致冠状动脉血流减少而引起心绞痛。心绞痛程度可以与主动脉瓣反流程度不相称。持久的主动脉瓣反流引起左心室负荷加重,逐渐出现左心衰竭。一旦出现心力衰竭,病程在1~3年内较快进展,发生肺水肿及右心衰竭,半数死亡。

体征包括心尖搏动向左下方移位,叩诊心浊音界向左下扩大。听诊特点有:①胸骨右缘第2肋间闻及响亮、高调舒张期吹风样杂音;②杂音可响亮,音乐性或海鸥音样,伴舒张期震颤;③主动脉根部扩大,经瓣环喷射血流量大以及瓣环的钙化使患者虽无主动脉瓣狭窄但仍可出现响亮的收缩期喷射性杂音,以胸骨右缘第2肋间最明显,向颈部传导可伴震颤;杂音以收缩早期为主,同时可闻及动脉收缩早期喷射音;④常有Austin-Flint杂音,该杂音不伴收缩期前增强及第一心音亢进等;⑤严重反流可出现明显周围血管征,如脉压增大、水冲脉、枪击声、毛细血管搏动征、Duroziez征、De Musset征等。

X线检查示左心室显著增大,可呈靴形;有肺淤血、升主动脉扩大。心电图示左心室肥大、ST段压低及T波倒置。多普勒超声心动图除左心室腔径增大外,可探及主动脉瓣反流。

3.**梅毒性冠状动脉口狭窄** 是梅毒性主动脉炎第二个最常见的并发症(发生率为20%~26%)。病变可累及冠状动脉开口处,但限于离开口处1.5~2cm以内的组织。由于冠状动脉狭窄发展缓慢,常有侧支循环形成,故极少发生大面积的心肌坏死,仅有斑块状心肌纤维化。

此症单独存在者颇少,多数合并有其他梅毒心血管病变如主动脉瓣关闭不全或主动脉瘤。患者主要临床表现为心绞痛,其出现年龄早于冠心病患者的好发年龄,常在夜间发作,持续时间较长,硝酸甘油缓解作用相对较差。如发生心肌梗死或心肌纤维化,则出现持续心力衰竭;如冠状动脉口完全闭塞,患者可以发生猝死。

4.梅毒性主动脉瘤　是梅毒性主动脉炎最少见的并发症。50%发生在升主动脉,其次是主动脉弓及降主动脉,腹主动脉很少受累。动脉瘤多为囊性,也可为梭形,多为单个,少数有多个。主动脉瘤并不引起心脏增大。

主动脉瘤的症状及体征取决于其位置、大小、对邻近结构的压迫以及是否发生破裂。①升主动脉瘤可在心前区触及搏动性肿块,压迫上腔静脉、右侧支气管和肺动脉,引起上腔静脉综合征、肺不张、收缩期杂音、呼吸困难等。压迫神经、肋骨或胸骨可出现胸痛。膨大的动脉瘤破入肺动脉可出现类似动脉导管未闭的连续性杂音,破入心包腔可发生急性心脏压塞症状与体征,破入胸腔可发生猝死。②主动脉弓动脉瘤可压迫食管、上腔静脉、交感神经丛、左喉返神经、膈神经及左侧支气管等引起相应症状,破裂入气管引起大量咯血和窒息致死。③主动脉窦动脉瘤凸入心脏内,可压迫附近组织造成右心室流出道狭窄、主动脉瓣关闭不全、房室传导阻滞或冠状动脉栓塞。瘤体破裂以右主动脉窦动脉瘤破入右心室最为多见。④降主动脉瘤早期可无症状或体征。大的动脉瘤可压迫食管、支气管可出现咳嗽、肋骨或胸椎引起吞咽困难、反复肺感染及剧烈胸痛,且在后胸壁可见到搏动。⑤腹主动脉瘤较少见。动脉瘤压迫脊柱或其他器官可出现持续性或阵发性上腹痛。查体在肿瘤部位可触及搏动并伴有细震颤。

胸部 X 线检查可发现局部主动脉膨出、搏动、线条状钙化及周围结构的压迫征等,但有时与其他原因引起的纵隔阴影鉴别困难,而主动脉造影可准确显示主动脉瘤。超声心动图可显示扩大的动脉瘤及瘤壁的钙化。

5.梅毒性心肌树胶样肿　累及心肌的树胶样肿极其罕见,可发生在心肌的任何部位,多见于左心室间隔部,可无自觉症状。如肿瘤位于希氏束或束支部位,心电图可表现为左束支传导阻滞;较大的心肌树胶样肿,可导致假性二尖瓣狭窄,出现相应症状与体征;弥漫性树胶样变可使心脏明显增大,最终发生顽固性心力衰竭。局部或弥漫性心肌树胶肿的诊断很困难,往往是在死后作出的。

【诊断要点】

根据临床表现,有冶游史或性病史,梅毒血清反应阳性,可作出诊断,若有典型临床表现,但血清反应阴性者,可作梅毒螺旋体抗体试验(螺旋体抑制活动试验、螺旋体荧光抗体吸附试验)。上述试验阳性而有心血管征象者,应高度疑为梅毒性心血管病。

【诊疗方案及原则】

1.驱梅治疗

(1)单纯性梅毒性主动脉炎可给予青霉素 40 万～80 万 U/d,肌内注射,10～15 日;青霉素过敏者可用红霉素 2～3g/d,10～20 日为一疗程。

(2)梅毒性主动脉瓣关闭不全伴心绞痛或心力衰竭者,驱梅治疗前应先给予铋剂作准备。常用次水杨酸铋油剂 0.1～0.2g/次,肌内注射,每 4 日 1 次,8～10 次后再给予青霉素治疗,青霉素开始剂量宜小,首次 20 万 U 肌内注射,2～3 日无反应后再逐渐增加剂量,100 万 U/d,10

日一疗程。治疗过程应注意 Jarisch-Herxheimer 反应,如心绞痛加重,心电图 ST-T 明显恶化,则应减少剂量或暂停驱梅治疗。

2.对症治疗　治疗心绞痛和心力衰竭。

3.手术治疗　梅毒性主动脉瘤可行瘤体切除血管移植术;主动脉瓣关闭不全可行人造瓣膜置换术;冠状动脉口狭窄可行冠状动脉口内膜截除术或冠状动脉旁路手术。

（潘　栋）

第十六章　主动脉及周围血管病

第一节　主动脉夹层动脉瘤

　　主动脉夹层动脉瘤是一种最常见的心血管急症,大多是在外力作用下主动脉壁内膜破裂,血液通过内膜破口渗入主动脉壁的中层而形成血肿,血肿沿主动脉壁中层延伸而剥离。其发生率为每年每百万人口 5～30 例,男性多见(男女比例为 2～5∶1),发病高峰年龄为 50～70岁。该病起病急骤,发展迅速,并发症多,预后不佳,其临床症状类似心肌缺血,缺乏特异性体征,若不及时治疗,48h 内病死率可高达 50%,许多患者在发病后抵达医院前或确诊前就已死亡,其误诊率高达 38%,且有 28%患者是在尸解中得以证实。因此对本病的早期诊断和治疗十分重要,特别是疾病早期的处理对患者生存有显著的影响。

一、病因及发病机理

　　主动脉夹层动脉瘤的病因主要与下列因素有关:①高血压为主动脉夹层动脉瘤的最主要促成因素,大约 62%～78%患者伴有高血压。高血压作为初发症状,在近端主动脉夹层动脉瘤较远端者多见(分别为 70%和 35%)。高血压患者主动脉夹层分离绝大多数位于升主动脉左侧壁向下扩展处,此部位受血流和侧压冲击最为严重;也有可能因长期高血压致血管重构,平滑肌细胞肥大、变性和中层坏死。高血压使主动脉应力增高,导致中层内 2/3 的弹性纤维断裂和纤维化,内膜破坏使主动脉夹层分离。②主动脉中层囊性变,表现为胶原和纤维组织变性伴囊性改变。包括主动脉先天发育异常、中层退行性变,动脉壁结构疏松,使支架作用受破坏,在主动脉壁受慢性刺激时(如长期高血压)引起夹层破裂。Marfan's 综合征、Ehlers-Danlos综合征、Turner 征合症和某些先天异常(特别是主动脉缩窄和二瓣叶主动脉瓣),常有结缔组织内在缺陷,更易发生主动脉夹层动脉瘤。③妊娠时易发生主动脉夹层动脉瘤,在年龄＜40岁该病女性患者中约 50%为孕妇,其中 25%～50%为妊娠高血压引起,病变部位以主动脉近端多见,75%患者内膜撕裂位于距主动脉瓣 2cm 内,主动脉破裂大多发生在妊娠后期或第一产程,这可能是因妊娠时内分泌功能改变,使主动脉结构发生改变而易裂开引起夹层分离。④主动脉炎症、脓肿、缩窄及中毒等。如细菌、病毒、真菌和梅毒等感染,全身免疫性疾病、风湿热及动脉炎,某些毒物中毒等,均可导致主动脉壁受损而引起主动脉夹层分离,⑤主动脉外伤,约15％～20％因高速创伤而死亡者与主动脉损伤引起的破裂有关,该损伤95％位于主动脉峡部,5％位于升主动脉,且大部分伴有心脏挫伤而导致心肌梗死、心包填塞。⑥某些医源性因素引起,约占5％,包括各种心导管检查、主动脉内气囊反搏、冠状动脉旁路术后、造影剂误入动脉内膜下及心脏外科手术等导致的主动脉损伤。该类患者病变绝大部分发生在胸或腹主动脉,且其原有动脉粥样硬化程度与医源性损伤严重程度密切相关,这主要是致伤因素对粥样硬化而变脆血管内膜的直接损伤而造成。⑦其他如滥用可卡因为血压正常者发生主动脉夹层动脉瘤的主要原因,其机理可能是可卡因可促进儿茶酚胺的大量分泌,从而导致血压急剧升高而对动脉内膜产生撕裂伤。因突然停用β-受体阻滞剂而导致的血压反弹也可导致主动脉夹层动脉瘤,其机理与前者相似。其他非直接损伤因素如人体受到突然减速也可导致主动脉夹层动脉瘤。

主动脉夹层动脉瘤的发生机理较为复杂,研究显示主动脉壁中层变性使血管内膜与主动脉壁的粘连力减少是夹层分离的重要因素。现已公认主动脉壁先天发育异常、中层变性、血管壁结构疏松、支架结构破坏是构成其层分离的发病基础。上述病因可导致主动脉血管内膜破损而引起内膜撕裂,或导致内膜下出血或血肿形成,主动脉内血液通过裂口进入动脉壁中层,使内膜与中层隔开,或有退行性变的动脉中层滋养血管破裂出血,形成血肿,然后破入主动脉腔内。血管内膜破裂为绝大多数病例的最初表现,出现血管内膜的翘起为其最常见的特征。

高血压在主动脉夹层发病上有重要作用,可促进其夹层分离发展。研究显示单位时间内血压升高幅度,即左心室的收缩速度(dP/dt)是导致主动脉血管内膜撕裂伤的主要原因,与心脏收缩功能有关的主动脉反复运动产生的屈曲应力作用于升或降胸主动脉也可导致该部位的内膜撕裂伤。同时血流形成的静水压和心动周期中产生的收缩压,通过收缩期血流传递将动能传至主动脉壁(升主动脉最显著),该能量一部分被动脉壁所储存用于舒张期主动脉血流的驱动,该静水压高低与平均血压和dP/dt有关,这些因素最终导致血管内膜的撕裂,从而引起主动脉中层分离并扩展而形成夹层,该情况在有主动脉壁中层变性者更为显著。

主动脉壁内血肿是以主动脉内有血肿形成而无血管内膜翘起为特征,约占主动脉急症病例的8％～15％。主动脉壁内滋养血管破裂是其最常见原因,这与绝大部分主动脉夹层动脉瘤相反,后者一般先有血管内膜的破裂,而后发生动脉壁裂开而形成夹层。主动脉壁内血肿也可发生在动脉粥样硬化溃疡病灶周围,然后扩展到中层,主动脉壁内血肿多见于胸降主动脉,血肿可穿破血管内膜而转变成真性夹层,伴有高血压的老年患者较易发生主动脉壁血肿。

主动脉粥样硬化形成的溃疡,在有高血压、高血脂症的老年患者较易发生穿破,以不连续的溃疡龛为特征,并有主动脉壁的增厚,从而可导致主动脉增大和主动脉瘤形成,溃疡的自愈及血肿的吸收将导致主动脉结构改变,最终形成主动脉扩张。

主动脉夹层分离的基本病理特征是主动脉中层发生局灶性坏死和出血,随后出血灶逐渐扩大而形成血肿,且向中层撕开,并向内外、两侧膨出或延伸而形成夹层分离。主动脉夹层分离最常发生于升主动脉,其内膜破裂口常在升主动脉距主动脉瓣上2cm以内,病灶处主动脉明显扩张,呈梭形或囊状。病变波及主动脉环后可引起主动脉环扩大而使主动脉瓣关闭不全。若升主动脉发生外膜口破裂,则可破入心包引起心脏填塞而危及生命。其次可发生在胸、腹降主动脉,其内膜破裂口多位于胸降主动脉左锁骨下动脉开口附近,破裂口可两处或多处,外膜破裂口可破入纵隔、左胸腔、腹腔，引起大量出血而危及生命。因主动脉内压力高，分离撕开的夹层可向远端及主动脉各大分支扩展，可侵犯无名动脉、颈总动脉、锁骨下动脉、冠脉以及肋间、肠系膜、肾、双侧髂动脉等，形成广泛动脉夹层分离。少数患者夹层分离局限于主动脉弓、胸或腹主动脉。约 1/4 主动脉夹层的血肿上缘位于主动脉峡部以下，但可向远端不同程度地延伸。有时夹层分离的动脉远端再破入内膜，与主动脉贯通，形成双通道的主动脉，此时病情可变得较缓和；若远端再破入外膜，可出现肠梗阻、主动脉十二指肠瘘、急性心肌梗死等。少数（10％左右）主动脉夹层分离发生在动脉壁中层而无内膜破裂，此系滋养动脉血管破裂且积血所致。极少数可发生在主动脉外的单支动脉如脑、颞动脉，冠状动脉，肾或肝动脉等。

二、分期和分型

（一）分期

根据本病发病急缓及发病后生存时间长短分为：

1.急性期　主动脉夹层分离、内膜口破裂、外膜穿孔发生在急性发病两周内确诊。

2.亚急性期　发病后数天至 6 周，临床特点仍似急性期。

3.慢性期　发病后 6 周以上，约占 1/3。部分可因夹层分离远端破入内膜而症状缓解，或因夹层血肿机化或纤维化而自愈。

（二）分型

主动脉夹层动脉瘤的最常见部位是升主动脉（约占 50％），然后是动脉导管索附近。临床上可有以下几种分类方法。

1.De Bakey 分型　根据病变部位分 3 型，简单实用，从 1905 年沿用至今。Ⅰ型为夹层始于升主动脉，并延伸经主动脉弓至降主动脉，最常见。Ⅱ型为夹层始于且局限于升主动脉，多见于 Marfan's 综合征。Ⅲ型为夹层始于降主动脉，并向远端延伸，包括延伸至胸、腹主动脉。

2.Stanford 分型　A 型为夹层分离位于升主动脉（包括 De Bakey Ⅰ型），B 型为夹层分离位于主动脉弓（包括 De Bakey Ⅱ型），约占 66％。C 型为夹层分离位于降主动脉（相当于 De Bakey Ⅲ型）。

3.Daily 及 Miller 分型　20 世纪 70 年代后多数人根据临床表现和治疗需要，开始采用此分型法。A 型为夹层分离侵及升主动脉（包括 De Bakey Ⅰ、Ⅱ型），约占 2/3。B 型为夹层分离局限于降主动脉，内膜破裂口在左锁骨下动脉远端（De Bakey Ⅲ型），约占 1/3。

4.Doroghazi 分型　近端型包括 De Bakey Ⅰ、Ⅱ型，需手术治疗。远端型相当于 De Bakey Ⅲ型，可用内科治疗。

但临床上许多病例并不符合这些分类方法，如病变局限于主动脉弓靠近左锁骨下动脉起始部，但不累及升主动脉，该情况就难以用 A 或 B 型分类。因此为方便治疗起见，目前有人提议采用新的分类方法。Ⅰ型为真假腔之间有内膜翘起；Ⅱ型为中膜破裂并有内膜下出血或血肿形成；Ⅲ型为无血肿的轻微夹层分离或内膜撕裂部位的轻微突出；Ⅳ型为内膜病变破裂而致主动脉溃疡形成，伴有内膜下血肿形成的主动脉粥样硬化穿透性溃疡；Ⅴ型为医源性或创伤性夹层分离。

三、临床表现

（一）局部表现

主要为剧烈的胸腹疼痛，为该病最常见的症状。95％患者有疼痛，其中85％为突发剧痛，性质可呈"撕裂状"或"刀割样"，64％为锐痛，51％为撕裂痛，因病变部位不同，疼痛可位于胸部或脊柱前后，以胸部最多见（73％），且胸前壁较后壁多见（分别为61％和36％），53％有背部疼痛，30％有腹部疼痛。与急性冠脉综合征相比，疼痛较少向肩部及手臂部放射，但可放射至颈部、咽喉、下颌或牙齿，尤以近端型更多见，患者表现为大汗淋漓、焦虑、恶心、呕吐和衰竭。

升主动脉及主动脉弓夹层患者较易发生前胸疼痛，而降主动脉夹层的疼痛大多位于后胸、背部及腹部。疼痛向背部、髋部及大腿扩展提示动脉夹层向下方扩展。研究显示，对突发胸腹疼痛者，86％医师考虑主动脉夹层动脉瘤，而对单一胸痛或腹痛者，则分别只有45％和8％医师考虑到。部分患者往往是在为了诊断其他疾病接受超声、CT或MRI等检查时偶然发现其存在，这些患者的疼痛常较轻微而容易被忽视，其病变也较隐蔽，有些患者初发疼痛后可有几个小时到数天的疼痛消失间歇期，而此刻往往是动脉瘤要发生破裂的不良先兆。

10％～50％有剧烈腹痛患者，但腹部体征较轻。当病变累及腹腔器官的供血或刺激相应的交感神经时，可酷似急腹症，或血液渗入腹腔而引起腹膜刺激征。

（二）全身各系统表现

1.心血管系统

（1）主动脉瓣关闭不全：急性主动脉瓣关闭不全而致严重主动脉泛流为该病的最常见死因（次于主动脉破裂），患者可表现为急性心率或休克。这与夹层引起主动脉根部及主动脉环的扩张，瓣膜环和瓣膜尖的撕裂，瓣膜尖在瓣膜关闭线下方错位（因不对称假腔对其压迫所致），瓣膜尖支撑组织韵丧失，以及翘起血管内膜对主动脉瓣关闭的干扰等有关。约半数以上近端主动脉夹层患者伴主动脉瓣关闭不全。远端型患者一旦出现主动脉瓣关闭不全，提示夹层逆向扩展累及升主动脉。本病主动脉瓣关闭不全的杂音常在新近出现，在胸骨右缘更清晰闻及，其响度可随血压变化而改变。

（2）与血压不相平行的休克表现为本症特点之一：患者因剧痛或血流动力学改变而出现烦躁不安、面色苍白、大汗淋漓、皮肤湿冷、脉快而弱、发绀等休克征象，但休克表现与血压改变不相平行，绝大部分患者血压显著升高，仅25％可降低，其发生原因包括急性严重主动脉泛流、主动脉破裂、外膜口破裂出血、心包填塞及左心室收缩功能紊乱等。

（3）心力衰竭：因突然发生严重主动脉瓣关闭不全可导致急性心衰。部分患者可因夹层破入心包导致急性心包填塞，但绝大部分患者心包积液并不是夹层破入心包引起，而是经夹层完整的假腔壁渗入心包，然而该类患者出现心包积液仍是危险征兆，必须即刻处理。少数患者心衰可由扩张的假腔对冠脉直接压迫或夹层动脉瘤累及冠脉引起心肌梗死或冠脉低灌注，最终导致左心室壁区域性运动异常及收缩功能不全所致。

（4）假腔直接或破裂时压迫心脏及大血管周围结构所引起的表现：患者可出现脉搏短绌或缺失，双上肢脉搏和血压显著不同，约38％患者一侧上肢脉搏突然消失，为该病的特征性体征之一。双上肢脉搏和血压显著不同提示单侧或双侧锁骨下动脉部分受压,因动脉部分受压或内膜翘起的飘动,在颈内、锁骨下及股动脉可出现杂音。15％～20％患者可有肢体,尤其是下肢缺血的表现。对突发胸痛伴脉搏突然消失或下肢缺血者,应高度怀疑主动脉夹层动脉瘤可能。双重脉搏为较少见的体征,这可能为有假血管通路形成引起真假血管隧道中血流流速不同所致。主动脉周围假腔扩张直接压迫颈静脉或上腔静脉及心包填塞可导致单侧颈静脉扩张。极少数病例可出现右侧颈动脉受压、肺动脉阻塞及主动脉有右心房瘘形成等。

2.神经系统表现

18％～30％患者可有神经系统功能障碍表现。5％～10％患者有大脑缺血或中风表现。绝大部分伴中风的主动脉夹层动脉瘤患者有胸痛病史,除中风表现外,还可有大脑低灌注引起的脑缺血改变,如头晕甚至昏厥等,12％近端型患者有昏厥史。远端型患者发生脊髓和周围神经缺血性病变较普遍,与肋间动脉、奇动脉及胸腔根动脉受压有关。在奇动脉和胸腔根动脉之间区域的脊髓较易受主动脉夹层动脉瘤的缺血性损害,而出现横贯性脊髓炎、进行性脊髓病、脊髓梗死、脊髓前壁综合征、截瘫和四肢麻痹等。

少数患者因夹层假腔对周围神经的直接压迫及其本身缺血可出现周围神经病变的表现,如肢体感觉异常、声音嘶哑、缺血性腰骶神经丛病及 Horner 综合征等。绝大部分有神经病变的主动脉夹层动脉瘤患者有疼痛表现,但有文献报道部分患者是以中风、昏厥、声音嘶哑等作为该病的首发症状。

3.呼吸系统的表现

较少见,降胸主动脉夹层动脉瘤常导致左侧胸腔液的渗出,对难以解释左侧非创伤性血胸患者,应考虑无痛性主动脉夹层动脉瘤的可能。主动脉夹层动脉瘤腐蚀或压迫肺动脉及其间质虽较少见,但可导致严重血液动力学异常、单侧肺水肿及咯血等表现。

4.消化系统的表现

少数降主动脉夹层动脉瘤可有消化道出血,该出血大多因食道或十二指肠受到腐蚀而致。主动脉夹层动脉瘤扩张至肠系膜动脉可引起急腹症,少数病例可因食道受到假腔的压迫而产生吞咽困难。

5.其他

主动脉夹层血肿波及肾动脉可出现腰或脊肋骨部疼痛,部分患者有血尿和肾功能减退表现。

四、辅助检查措施

(一)影像学检查

1.胸片

尽管胸部 X 线检查对其诊断缺乏特异性,但结合病史和体检所见仍有一定预测价值,最典型的 X 线表现为纵膈阴影增宽,大约占 50％,升主动脉夹层纵膈凸向右侧,而降主动脉夹层则凸向左侧,其他如主动脉构型的改变、局限性突出、位于锁骨下动脉外侧的主动脉结增宽,主动脉壁增厚(血管内皮钙化所致),主动脉结异常钙化,主动脉双影,升降主动脉不对称,以及胸膜腔积液(左侧多见)等,这些表现对其诊断有益处,但不是确诊依据。

2.CT 扫描

因无创且能在急诊时作出快速诊断,CT 扫描为急性主动脉夹层最主要的诊断方法,除对升主动脉夹层诊断的敏感性小于 80%外,对其他部位诊断的敏感性为 83%～94%,特异性为 87%～100%。其 CT 图像特征包括:①明显显示主动脉内膜瓣撕脱片(呈极薄低密度线),这是诊断本病最具特征性的依据之一。②证实并区分主动脉真、假管腔的存在,真、假管腔由内膜瓣分开。③主动脉内膜钙化灶。④主动脉管径增宽。⑤对降主动脉夹层分离诊断准确性高。⑥可发现主动脉附壁血栓或夹层腔内血栓、胸腔积液等。

除需使用造影剂外,CT 检查主要缺点包括难以确定血管内膜撕裂点、受累的主动脉分支血管,且不能显示主动脉瓣返流情况等。

螺旋 CT 能在短时内显示造影剂进入血管的多张照片,优于传统 CT 检查,且较少受患者呼吸的影响,因此能较准确显示病灶,且能进行二维和三维图像的重建,能较清楚显示位于锁骨下动脉周围的主动脉夹层撕裂点,在远端主动脉夹层,这对排除是否存在主动脉弓因逆行分离而致夹层的鉴别相当重要,约 27%远端主动脉夹层发生主动脉弓分离,其病死率高达 43%。螺旋 CT 操作简单快速,是主动脉夹层较理想的检查方法,因可较方便地测定有关参数也有利于跟踪比较研究。

3.MRI 检查

MRI 诊断主动脉夹层在非创伤性、不用造影剂等多方面优于动脉造影,其敏感性和特异性均达 95%～100%,能准确显示主动脉夹层,并能显示其分离程度、撕裂口位置和范围、受累主动脉分支血管,也有助于确定假腔内的血流及有无血栓形成,并能显示两个腔间的动态血流而直接确定真、假管腔的存在,MRI 还适合于评价合并的主动脉疾病、瓣膜受损情况以及是否有手术修复史等。研究显示 MRI 对以前有主动脉疾病患者诊断的敏感性和特异性均高于经食道超声和 CT,此外还可进行病变部位的三维图像重组。

MRI 的缺点包括难以获得快速结果,不能在床边实施,检查较费时,对患者有一定要求,不能对血流动力学不稳定患者进行监护,不能评价主动脉瓣关闭不全,此外对装有起搏器、金属夹等假体植入的患者不适合。随着呼吸控制梯度共振、快速梯度共振及片断 K 空间共振序列等 MRI 新技术的应用,MRI 的检查时间有望缩短。

4.超声心动图

(1)M 型超声心动图特征为:①主动脉根部明显增宽,内径常大于 40～42mm,有动态增宽改变。②可见双分离回声带,且呈一致平行运动,内侧回声带为主动脉内膜,内膜破口可见垂瓣样震动,外侧回声带由主动脉中层和外膜组成,主动脉活动于双内侧回声带之间。③可有主动脉瓣关闭不全和左心室扩大征象。

(2)二维超声心动图特征为:①主动脉内发现分离内膜片翘起征,其特征是:A.为一细线状、中等回声结构;B.自身运动受限;C.与主动脉根部或其他心脏结构呈不平行运动;D.动态观察可呈内膜摆动。②主动脉真假双管腔征:中间为主动脉真管腔、外侧为假管腔,两腔之间有一内膜片分隔,主动脉真管腔受压变形,有不规则回声。③主动脉异常及主动脉瓣关闭不全征:本病有主动脉根部扩张,主动脉壁增厚,主动脉瓣关闭不全等征象。④心包腔或胸腔积血征。具备上述①和②即可确诊本病,仅具备上述③和④则为提示性诊断。

(3)经食管超声心动图(TEE):TEE靠近胸、腹主动脉且为横断面探查,诊断率高,若结合实时彩色血流显像技术,对诊断升主动脉夹层分离可靠性更大。其应用较广泛、安全,并能在床边进行,尤其是对生命体征不稳定的患者较为合适,其敏感性高达98%,特异性为63%～96%。此外TEE还能确定撕裂入口部位、假腔中血栓、异常血流特征、冠状动脉和主动脉受累程度、心包积液及主动脉瓣返流程度等。TEE可清楚显示夹层腔内翘起内膜的飘动而有助于鉴别真假腔。为避免假阳性,必须从多个方位观察翘起的内膜,而且需显示和主动脉壁无关的运动。Doppler超声可显示两个腔中血流不同的颜色(正负双向湍流信号),若发现有假腔形成,并出现血栓、内膜钙化移位和主动脉壁增厚等表现者可考虑为夹层分离,若能显示翘起的内膜、破裂口及假腔中血流或血栓则更能肯定夹层分离的存在。对主动脉夹层的分型、破裂口定位、主动脉瓣反流严重程度的估计,均有十分重要的诊断价值。

TEE对操作者的要求较高,所观察的图像局限于胸及近端主动脉,无法观察腹腔干以下的远端腹主动脉扩张,不能用于有食道静脉曲张或狭窄的患者,且位于食道和主动脉之间的气管和左主支气管将对位于远端降主动脉和近端主动脉弓的图像产生干扰而出现假阴性,其他如超声回响、纵膈中脂肪异常飘动、升主动脉瘤样运动、主动脉粥样硬化和手术后的主动脉周围血肿等因素也影响其检查结果而出现假阳性。假阳性结果不仅会误导患者接受没有必要的急诊手术,而且使患者失去最佳治疗时机。因此结合其他一些影像学检查将有利于提高确诊率,特别是对临床上或TEE检查高度怀疑主动脉夹层的患者尤为重要。

5.主动脉造影

这是确诊本病传统可靠方法,有"金标准"之称。心血管造影(包括数字减影血管造影术)仍是目前肯定本病诊断和决定内膜撕裂点和动脉瘤广泛程度的必要方法,也能明确主动脉分支和主动脉瓣受累情况。对胸主动脉夹层的诊断敏感性为86%～88%,特异性为75%～94%。结合冠状动脉造影,主动脉造影可为术前必需的检查。本病主动脉造影的特征性表现是存在假腔,且被撕裂的内膜与主动脉腔分开;主动脉腔变窄或歪曲,但主动脉外形增宽;内膜撕裂片,即在充盈的主动脉内可见透亮线状阴影,导管位置异常。此外还有造影剂的溢出或异常显影、血液返流或停滞、大血管充盈缺陷及主动脉瓣功能不全等表现。

6.数字减影血管造影(DSA)

DSA是以图像相减为基础的一种成像方法,是以电子计算机技术和血管造影技术相结合的检查方法。DSA依造影剂注入途径不同分为静脉法DSA和动脉法DSA,而静脉法DSA又分为外周法静脉DSA和中心法静脉DSA,目前临床多选用中心法静脉DSA。静脉法的特征为:①对B型主动脉夹层分离者可准确诊断夹层分离的位置、范围,部分内膜口撕裂的内膜片,以及腹主动脉受波及的情况。②能较好显示主动脉的血流动力学及主动脉主要分支的血流灌注情况。③易发现主动脉造影不易检测到的主动脉钙化,可提供病变的较准确位置。④检查方法方便,准确性高,但对各型病变的分辨力较差,对小动脉病变显示性能欠佳,不能诊断合并主动脉瓣关闭不全。部分用静脉法DSA不能满足临床要求的,可用动脉法DSA。本方法诊断准确性高,大大降低造影剂剂量,可基本取代常规血管造影。

（二）实验室检查

1.血清平滑肌肌浆球蛋白重链测定

主动脉夹层引起位于中层平滑肌细胞的广泛受损,导致以血清平滑肌肌浆球蛋白重链为代表的结构蛋白释放入循环。因此后者已成为确定发生主动脉夹层的血清标记物,采用免疫方法测定有助于早期诊断。对发病在6h内患者,平滑肌肌浆球蛋白重链显著升高,其和心肌或骨骼肌的交叉反应性小于0.05%,而与子宫平滑肌的交叉反应却高达100%。其正常值为$0.9\pm0.4\mu g/L$,高于$2.5\mu g/L$有一定临床意义。

据Suzuki等对95例主动脉夹层患者和131位正常人的研究显示,前者血清平滑肌肌浆球蛋白重链显著升高(分别为$22.4\pm40.4\mu g/L$与$0.9\pm0.4\mu g/L$,P<0.001),有33例患者在发病3h内最高值为$51.0\pm52.3\mu g/L$,48例有心肌梗塞患者其平均值为$2.1\pm1.6\mu g/L$(与主动脉夹层患者相比P<0.001)。近端主动脉夹层其测值显著高于远端(P<0.03),这可能为胸主动脉所含平滑肌的数目较腹主动脉为高的缘故。在33例发病3h内的患者与131例健康志愿者的比较中,其诊断敏感性为91%,特异性为98%,与48例急性心肌梗塞相比其特异性为83%,诊断准确率为96%。其敏感性随着发病时间的延长而下降,超过第一个3h下降至72%,然后进一步下降至30%。当大于$100\mu g/L$对于主动脉夹层的诊断特异性高达100%。

该方法具有快速、无创及高特异性和敏感性的特点,若经过进一步的研究而使其成为商业化,这对在急性起病6h内怀疑主动脉夹层的患者,尤其是3h内患者的筛选诊断将有重大帮助,也有利于确定患者是否需要进行进一步的检查。

2.其他

心电图和血清酶测定对排除心肌梗死有帮助。因多数患者过去有高血压,因此常有左心室心肌肥厚;血清乳酸脱氢酶和胆红素升高,可能是由于假腔内溶血所致;加上血液外渗或动脉瘤本身,可产生贫血;电解质常无一致性变化;血尿素氮和肌酐升高,提示夹层动脉瘤累及肾脏。

五、诊断和鉴别诊断

（一）一般问题

对主动脉夹层动脉瘤的可疑病例,应加以高度警惕,这是确定该突发性疾病最为重要的环节。然后确定是否有主动脉夹层存在,以及夹层的位置,这非常重要,不仅可确定是否有手术指征,且有助于确定采取何种手术方式及入路。诊断的建立必须快速准确,且尽量采取非侵入性诊断方法。治疗计划的确立不仅需要确定夹层的类型,还需考虑入口的位置,夹层分离程度,冠状动脉、主动脉弓分支或内脏动脉以及主动脉瓣的受累程度,心包渗出程度,假腔大小及其中血栓形成情况等。因此对可疑病例,列出上述问题,并适当给予考虑,对治疗措施的确立有很大益处。

急性主动脉夹层动脉瘤一般可根据临床症状、体征和实验室检查作出诊断。但本病病变变化大,波及范围广,临床表现复杂而与相应部位其他病变类似,因此,其诊断需要注意如下要点:①疼痛的特点:突发胸背疼痛,一开始即呈撕裂样剧痛,沿脊柱放射。②与血压呈不平行的休克,虽有休克的表现但血压并不一定下降,而在发病早期血压反而呈持续性升高。③突然新出现主动脉瓣关闭不全的体征,且伴进行性心力衰竭加重。④在病变部位及血管大分支部位可扪及搏动性包块,可有血管性杂音和震颤。⑤双侧外周动脉(双颈、股、肱动脉)搏动强弱不一致,或一侧搏动消失,或双上肢血压有明显差别,或上、下肢血压差距缩小。⑥急腹症、神经系统障碍等,同时伴有动脉阻塞现象。⑦胸片显示进行性主动脉增宽、外形不规则,或局部隆起、主动脉内膜双层钙化影等。⑧特异性强的诊断技术包括超声、CT、MRI、DSA 或主动脉造影术等检查,有助于本病的确诊。

(二)特殊诊断问题

诊断主动脉夹层还须与其他心血管病急诊(如急性心梗、急性肺栓塞、脑血管意外和主动脉乏氏窦破裂)和外科急腹症相鉴别。

1.与急性心肌梗死的鉴别诊断　见表 16-1。

表 16-1　主动脉夹层动脉瘤与急性心肌梗死的鉴别诊断

	主动脉夹层动脉瘤	急性心肌梗塞
疼痛发作	突然	常有心绞痛病史
疼痛放射	常向背部	常放射至左臂
血压	较高而持久、且两臂不等	难维持较高水平
杂音	有时有主动脉瓣舒张期杂音	很少有主动脉瓣关闭不全的舒张期杂音
周围血管搏动	常有	罕见
血尿	早期出现	罕见
吞咽困难	偶见	罕见
视觉症状	可有一过性失明	无
贫血	可有严重贫血	罕见
胸片	主动脉阴影增宽罕见	主动脉阴影正常
EKG	非特异性改变或无改变	一系列典型表现
血清 CK-MB	通常正常	明显增高

2.主动脉夹层和主动脉变性的区别

主动脉粥样硬化的病灶与主动脉夹层的内膜掀起相比影像学图像较为明显,且较粗糙,主动脉夹层常有血栓形成,然而主动脉粥样硬化的病灶的破裂也可以导致主动脉溃疡和夹层形成。

3.真性和假性主动脉夹层的区别

在假腔中常看见自发声音增强,这与其血流减缓或延迟有关。与真腔中收缩期向前流动的血流相比,假腔中常存在血流延迟或返流现象。但是假腔中返流的程度与真假腔之间的互通程度有关。随着两者之间的互通程度减少,返流程度也随之减少,甚至消失,同时血栓形成往往只见于假腔中。

4.确定内膜撕裂部位

MRI 和 TEE 可直接显示内膜撕裂的部位,通常病人有两个撕裂口,有的甚至有多个,撕裂口的血流常有多个方向,在舒张期可见多种形式的血流。因假腔中的压力是一致的,因此撕裂口的压力梯度很少有实质性的梯度。

5.交通和非交通主动脉夹层的区别

无交通主动脉夹层较罕见(<10%)。假腔中有血流或在翘起内膜上发现有出入撕裂口即有助于交通夹层的诊断,若发现腔内充满血栓即有助于非交通夹层的诊断,然而区分腔内血肿和小的非交通夹层有时仍较困难。

6.主动脉返流

近端主动脉夹层患者50%存在主动脉返流,确定这些病人返流的严重程度和形成原因,对确定是否进行外科治疗极为重要。TEE对确定返流情况有一定帮助,尤其是彩色多谱勒对发现返流存在及其程度具有较高的特异性和敏感性。

7.分支血管受累情况

与主动脉夹层有关的心肌缺血和梗死能显著增加主动脉夹层的围手术期病死率,新出现的左心室壁区域性运动异常是主动脉夹层累及冠状动脉的表现,TEE直接显示左右冠状动脉入口处内膜翘起为冠状动脉受累的直接证据,对不稳宅的主动脉夹层患者,冠脉造影因会导致外科治疗延期而产生不利影响,此时超声检查相当有益。确定主动脉弓分支血管、肾动脉及髂股动脉的受损程度对确定外科治疗方案相当重要,MRI和血管双向超声是确定这些受累血管病变的重要方法。

8.血液溢出

心包、胸腔和纵膈中有血液渗出常提示有危急病情,因为这提示主动脉夹层可能穿破而进入这些结构,超声心动图、CT扫描和MRI对心包、胸膜腔和纵膈的血液积聚有较高的诊断特异性,该三种方法均可准确显示纵膈血肿引起的心室受压情况,TEE首选于排除心包积血,同时胸部X线检查有助于胸膜腔积血的诊断。

9.内膜下出血和血肿形成

内膜下出血的诊断特征为因出血和血管壁的增厚(>0.5cm)而导致主动脉壁分裂而形成多层结构,可表现为从主动脉腔到食道的间距增大。TEE和MRI都能准确显示腔内出血和血肿形成,腔内血肿形成TEE的诊断特征包括主动脉壁的局限性增厚、腔无回声区、夹层膜缺乏、交通血流信号、内膜钙化的中心性错位。MRI不仅能诊断血肿存在,而且能显示内在的一系列病理改变,这对临床随访观察血肿的进展和消退情况相当有益,MRI还可根据血肿中甲基血红蛋白量而确定血肿形成时间,由甲基血红蛋白形成的 T_1 和 T_2 加权高密度信号图像提示内膜下血肿为亚急性,而最近出血往往导致区域中信号不一致。

10.主动脉粥样硬化溃疡

CT检查是最早作为确定主动脉粥样硬化溃疡形成的方法,但是需较好的造影剂才能充分充盈主动脉腔和溃疡,与增强CT相比,MRI能更清楚显示主动脉粥样硬化溃疡形成,尤其是不能使用造影剂时,其意义更加重大。尽管有使用TEE诊断主动脉粥样硬化溃疡形成的报道,但位于远端升主动脉和主动脉弓的近端部分的溃疡却为TEE探测的盲区。

六、治疗

(一)早期紧急处理

临床上对疑为主动脉夹层动脉瘤的患者,均应立即收入 ICU,对其心电、血压和尿量等重要脏器功能进行持续监护,同时进行相应的内科治疗。

除非已存在低血压,所有患者必须立即进行降血压治疗,其目的是降低左心室的收缩速度(即 dp/dt),以减少主动脉脉压的急剧升高,在不影响全身其他重要器官灌注的前提下尽量降低收缩压,即收缩压降至 13.3～14.7kPa(100～110mmHg),并确保尿量维持在≥20ml/h,同时要控制疼痛。

目前最常用降压方法为联合使用 B 受体阻止剂和血管扩张剂(硝酸酯制剂),为获得迅速的疗效,同时减少过度低血压的危险性,应先静脉给药。β受体阻滞止剂应先于硝酸酯制剂使用,否则硝酸酯制剂引起的血管扩张而导致儿茶酚胺反射性释放增加,将导致左心室收缩速度(dp/dt)增加而加重夹层分离。

普奈洛尔阻滞心脏和血管的 β肾上腺素能受体。静脉应用普奈洛尔使 dp/dt 减低,但降压作用很小。因此对血压不高的患者可仅用普奈洛尔以降低 dp/dt,而对血压增高患者,则与血管扩张剂联合应用。在紧急情况下,先静脉注射 0.5mg,以后每 5min 增加 1mg,直至总量为 0.15mg/kg。严重心动过缓(45 次/min 以下)、充血性心力衰竭(心脏指数低于 2L/min · m²)、Ⅱ度或Ⅲ度房室传导阻滞和严重支气管痉挛性肺部疾患者则禁用。

硝普钠为即刻降血压的最有效血管扩张药。使用时将硝普钠 100～200mg 加 2.5％葡萄糖溶液 500ml,静脉滴注,最初滴速 10～20μg/min,然后根据血压调整剂量,最大量约为 150μg/min;溶液需在使用前新鲜配制并避光。血压常在数分钟内下降,有时可发生低血压。部分患者在 48h 后发生氰化物和硫氰化物中毒,这是大剂量硝普钠治疗时的最严重的并发症,患者可有代谢性酸中毒和神经系统障碍(包括神志模糊、腱反射活跃和抽搐)和其他不良反应,例如恶心、烦躁和嗜睡。

拉贝洛尔为 α 和 β肾上腺素能拮抗剂,静脉应用可替代硝普钠和单纯 β受体阻滞剂。如患者对β受体阻滞剂有禁忌证时,可静脉应用钙通道阻滞剂(如地尔硫草)。神经节阻滞剂 Trimethaphan,有直接扩张血管作用,当上述药物疗效欠佳、或患者不能耐受及有反指征时可以使用,既可降低 dP/dt,又可降低全身性血压,但其有效性比硝酸盐制剂相对差,容易产生快速抗药反应、严重低血压尿潴留和肠麻痹等。

药物治疗过程需密切观察患者症状(如疼痛、神志等),监测血压、心率、心律、尿量、肺部啰音、心电图等变化,若血压下降后剧痛明显减轻或消失,这是夹层分离停止扩展的可靠临床指征。

(二)后续治疗方案的选择

在病情稳定及进行必要的检查明确诊断后,根据主动脉夹层的病变程度、内膜撕裂点位置、夹层对周围脏器的压迫程度等,作出决定继续内科治疗还是手术处理。因不论是外科还是内科治疗,其存活率均为 75％,因此对无并发症的远端主动脉夹层动脉瘤急性期患者可用内科方法治疗,而且远端主动脉夹层往往以老年人多见,常合并有心、肺、肾等脏器疾病而不能耐受手术。此外,对近端主动脉夹层因合并其他疾病而不能耐受急诊手术者,也应先进行内科治疗。内科治疗的目的是稳定夹层、防止破裂、促进愈合和减少并发症的危险因素。

在内科治疗过程中面临的潜在问题是夹层的不断扩张、主动脉破裂、严重主动脉瓣关闭不全、动脉瘤的扩大和邻近器官的受压、心脏填塞,从而导致周围脏器的低灌注。这些病人的临床表现包括再次出现疼痛、腹胀、代谢性酸中毒、肝脏转氨酶进行性升高、肾功能进行性的恶化或循环衰竭等。对该类病人尽管有人建议可根据无创检查结果而直接手术治疗,但必须慎重,内科治疗的主要死因为主动脉破裂和器官的灌注不足。

近端型主动脉夹层动脉瘤时,因即刻危及生命的并发症发生率高,因此一旦经过药物治疗使病情稳定并经确诊,即应及时进行手术治疗。远端型主动脉夹层动脉瘤时,开始应使用药物治疗,若患者病情稳定,且无疼痛发作及动脉瘤扩展,可行长期药物治疗,但若动脉瘤扩张、破裂危险时,药物治疗4h不能控制血压或(和)疼痛,则应手术。一般认为,这种手术应仅适用于心、肺和肾功能正常的患者。手术的主要并发症有出血、肾功能衰竭、低血压或心肌梗死、呼吸衰竭和中枢神经系统病变。

(三)外科治疗问题

主动脉夹层患者手术死亡率为5%～10%,而并发症率可高达70%,与手术死亡的相关因素包括心包填塞、撕裂口位置、手术时间、内脏的缺血情况、肾功能状况及合并的肺部疾病等。因此,为了提高治愈率,必须遵循以下原则。

1.治疗原则

(1)除有严重神经系统并发症、夹层分离不能定位、患者拒绝手术外,凡有急性主动脉夹层分离,有手术指征,条件又允许者,均应手术治疗。

(2)高龄、癌症、多脏器(心、肺、脑、肾等)功能障碍或衰竭、假管腔内血栓形成等不宜手术者需用药物治疗。

(3)因术后需抗凝而增加缺血性中风发生出血性中风的危险,同时术中缺血再灌注损伤将加重神经功能损害,因此对合并中风患者外科治疗应慎重。

(4)术前必须明确判断是否存在主动脉返流、心包腔渗出程度、夹层分离扩张到主要分支血管程度、出入口的位置及假腔中血栓形成情况等,这对制订手术方式和范围有重要帮助。

2.手术指征

(1)急性A型(包括De Bakey Ⅰ、Ⅱ型)夹层分离为手术最佳适应证。

(2)B型(De BakeyⅢ型)、血压药物控制不好、有神经障碍、不能有效控制心脏的dp/dt、内科药物治疗无效、血压控制后仍有持续疼痛,或证明有横膈下主动脉大分支受累者。

(3)主动脉夹层分离伴发严重主动脉瓣关闭不全者。

(4)局限性破裂的急性主动脉夹层分离者。

(5)本病伴发心脏压塞或左侧胸腔积血,且出血不能控制者。

(6)主动脉主要分支闭塞或受压致昏迷、无尿者。

(7)某些慢性主动脉夹层分离伴严重进行性主动脉瓣关闭不全或分离继续发展、药物治疗无效者。

3.手术方式

外科治疗主动脉夹层的方式很多,迄今为止何种方法疗效最佳还难以肯定,采用何种方式需根据外科医师对该手术方式的熟练程度而定,外科手术治疗的目的是切除和置换有夹层病变的主动脉壁,而不是置换整个主动脉,大约有 50％经外科手术的病人仍存在部分夹层分离。

凝胶主动脉成形术为当代外科治疗主动脉夹层的重要贡献,应用组织黏合剂粘合分离的主动脉壁,并有助于加固主动脉的吻合口,自 20 世纪 70 年代开始使用至今,50％以上各种的假腔得以完全关闭,同时使用组织黏合剂能显著减少主动脉壁更换概率、术中和术后出血量以及术后并发症发生率及严重程度等。

（四）长期内科治疗问题

长期内科治疗主要适用于无并发症且病情稳定的远端型主动脉夹层动脉瘤,无并发症的近端型夹层动脉瘤、且内膜撕裂起始点不能精确定位和手术条件较差的患者(如严重肺气肿或神经异常),起始于主动脉弓且病程稳定的夹层动脉瘤患者。

经紧急阶段内科治疗的患者,待病情稳定后,可在 2～5d 后改为口服用药。不管是否有高血压,所有患者均需降低 dp/dt,常用美托洛尔 50～100mg,每天 2 次,如不能维持收缩压低于 17.3kPa(130mmHg),则加用血管紧张素 Ⅱ 转化酶抑制剂降低血压。治疗过程中患者应定期作胸部 X 线检查、CT 或经食道超声心动图测定,如发现有动脉瘤破裂的征象,如主动脉关闭不全加重和主动脉瘤扩大,应及时外科干预治疗。

尽管主动脉夹层为急性病,但绝大多数病例存在主动脉壁中层的慢性进行性病变过程,从而促进夹层的分离,即使是已接受外科手术的病例也不例外。对长期存活的病人需要仔细观察主动脉瘤形成、进行性夹层分离及残余主动脉壁再次分离的可能,对长期存活的主动脉夹层患者必须进行积极的治疗和严密的随访,包括进行必要的临床和影像学检查,以及时发现可能出现的并发症,并为再手术提供必要的资料。主动脉瘤的囊性增大提示即将发生主动脉瘤破裂,必须进行急诊手术。长期随访研究显示,大约 14％～29％远端主动脉夹层分离病例在随访过程中发生囊性主动脉瘤,长期随访积极的内科治疗包括扩张理想的血压水平,即使没有高血压的病人也应需长期使用 β 受体阻滞剂。因高血压而导致的主动脉夹层分离病人常有较长的存活期,以及较少的并发症发生率,控制理想的血压水平能使 1/3 的病人(45％～17％)减少夹层再次分离的机率。

（五）夹层动脉瘤的介入治疗

夹层动脉瘤肯定性治疗的原则是封闭撕裂的入口,治疗因夹层所造成的并发症。A 型夹层的首选治疗是外科手术,而 B 型夹层动脉瘤若没有缺血并发症,血压可以控制,药物保守治疗优于手术治疗,也可以作介入治疗:①夹层累及分支并有缺血症状;②假腔没有出口而继续扩大。方法有①血管内支架置入,支架置入受压迫的血管分支,使塌陷的血管开通;②内膜片造口术,适应于明显扩大并影响远端血液供应的夹层,或者假腔持续扩大,有破裂危险者,造口的目的不仅在于降低假腔的绝对压力,更重要的是降低假腔与真腔之间的压力差;③带膜支架封闭原发撕裂口。

介入治疗的成功率为 76％～100％,30 天的病死率为 25％,目前尚缺乏其长期随访的资料。与该治疗有关的并发症包括肠道梗死、肾功能衰竭、下肢动脉栓塞、假腔破裂及支架植入后综合征(如体温短暂升高、C 反应蛋白和白细胞升高),不同报道其发生率为 0%～75%。

介入治疗近年来已受到关注,对外科手术有高度风险的病人意义较为重大。然而对该疗法的潜在益处必须给予评价,该治疗技术被认为是减轻远端主动脉夹层分离而致内脏和下肢缺血症状的有效方法,对病情不稳定而不能耐受外科手术的近端主动脉夹层分离的病人,也可先用该方法,待病情稳定后再考虑手术治疗。尽管有研究显示,早期使用介入治疗有利于降低病死率,但其真正的有效性和安全性有待进一步扩大样本的随访研究。当前约有 13% 的病人接受介入治疗,而且数量在不断增加,因为这些病人手术治疗的病死率高达 70%,因此过分顾虑该方法的并发症不是上策,随着治疗经验的不断积累和操作技术的不断成熟,该技术在将来可能成为远端主动脉夹层分离的常规标准治疗方法。

七、自然病程及预后

(一)自然病程

主动脉夹层动脉瘤的自然病史尚不清楚,以前相关的资料大部分是通过尸解获得,最近一些医学中心对非连续病例已进行了一系列临床和病理研究。显示血流中的静水压不断以不同程度使夹层在血管中层中扩大,直到其破裂,其破裂有两种方式,一种是夹层动脉瘤破入血管腔内而导致主动脉重新构建,另一种是夹层动脉瘤破入主动脉血管壁外而导致死亡,升主动脉夹层动脉瘤通常向右侧和位于冠状动脉出口处的后部发展,当夹层血肿扩展至主动脉弓,将通过其上部及后部。在降主动脉的胸主动脉和腹主动脉,夹层动脉瘤多见于后部和左侧,从而易导致左侧肾动脉和髂股动脉受累。

流行病学研究显示,21% 主动脉夹层动脉瘤患者在入院前死亡,近端者病死率随发病时间延长而增高,发病后每小时增加 1%～3%,发病第一个 24h 的病死率为 25%,第一周为 70%,第 2 周为 80%。未经治疗者的 1 年存活率<10%,几乎所有病人在发病 10 年内死亡。绝大部分患者在发病 3 个月内死亡,死因主要包括主动脉泛流、主要分支血管的阻塞或主动脉破裂。未经治疗的近端主动脉夹层动脉瘤患者发生致命性主动脉破裂的危险性约为 90%,而且其中 75% 的破裂发生在心包、左侧胸腔和纵隔。

主动脉壁内血肿的自然病程与传统主动脉夹层动脉瘤相似,其并发症和病死率主要取决于病变部位。主动脉壁内血肿可导致血管内膜破裂和转变成真性主动脉夹层动脉瘤,除此之外,血管壁内血肿可穿透血管壁的深层而导致其破裂或假性动脉瘤形成,一旦出现渗入心包、胸膜腔和纵隔,提示已发生主动脉急性破裂。部分主动脉壁内血肿可自行吸收。

主动脉粥样硬化的溃疡易穿破血管内膜的弹力层及中层,因而产生主动脉扩张和动脉瘤形成,这些溃疡的进一步穿透将导致主动脉夹层、破裂和假性动脉瘤形成。尽管有报道认为主动脉夹层动脉瘤可从主动脉粥样硬化溃疡的基底部开始形成,但此情况毕竟少见。溃疡周围较易形成不同程度的血肿,但较难形成夹层,这可能是由于长期的粥样硬化而导致动脉壁的纤维化阻止了夹层发生的缘故。长期随访病例也发现,主动脉粥样硬化溃疡患者易形成主动脉扩张和动脉瘤形成,而真性夹层却较少见,同样主动脉全层破裂和因粥样硬化溃疡而形成血栓栓塞均较少见。

（二）预后

尽管诊疗技术在不断地改进，主动脉夹层分离病人总的住院病死率在最近的30年中并无显著下降（近、远端主动脉夹层的病死率分别为10％和30％）。决定住院病人的预后因素包括远端夹层分离、年龄大于65岁、游走性疼痛、休克、脉搏缺失以及神经功能障碍等。经外科手术修补的远端主动脉夹层分离病人的5年和10年存活率分别为65％～80％和40％～50％。不论是否接受手术治疗，有关近端主动脉夹层分离病人的长期存活资料较少见，近端主动脉夹层分离部位不同，其长期存活率也有所不同，有反向主动脉弓和升主动脉病变以及假腔中无血栓形成的病例预后较差。主动脉夹层分离患者最常见的死因为进行性主动脉夹层分离或动脉瘤形成而导致的主动脉破裂。

（宋立忠）

第二节　闭塞性动脉硬化

【概述】

闭塞性动脉硬化又称为动脉硬化性闭塞病。动脉粥样硬化是指动脉内膜或中层发生退行性变和增生的病理变化，导致动脉失去弹性，管壁增厚变硬，管腔缩小，从而引起动脉的狭窄和闭塞。这种由动脉粥样硬化所引起的血管病变称为闭塞性动脉硬化。

动脉粥样硬化病则是一种全身性动脉病，将累及全身各主要动脉。其主要解剖分布有4种类型：①冠状动脉及其分支；②主动脉弓的主要分支；③腹主动脉内脏支，肾动脉、肠系膜上动脉；④腹主动脉末段和下肢的大中型血管。而第4种就属于闭塞性周围动脉硬化的范畴。

本病的发病特点是狭窄或闭塞病变常呈节段性，好发于动脉分叉起始部位，累及一侧或双侧动脉，以主髂动脉段、股浅动脉段、腘动脉段等处多见。严重病变长度一般为3～4cm，最长不超过10cm，病变远端仍通畅。本病大多发生于40～70岁，多见于老年男性，但35岁以下也可发病。男性发病多于女性，为6：1，且起病年龄较轻。妇女停经后发病率逐渐上升。部分患者伴有冠心病，使手术的危险性增加，并使术后生存年限缩短。此外，65岁以上的男性患者中，一部分患者合并颈动脉闭塞性疾病和腹主动脉瘤。高血压、高脂血症和糖尿病为本病的易患因素。

【诊断步骤】

（一）病史采集要点

1.起病情况

起病一般较缓慢，临床症状主要取决于肢体缺血的发展速度和程度。闭塞性病变无论何等广泛，只要动脉阻塞发展速度缓慢，在动脉主干进行性变小的同时能建立有效的侧支循环，分支血流增加，血流供应得以补偿而没有明显的临床症状。相反，病变进展快，侧支循环不能及时建立，临床症状将随即出现并进行性加重。

2.主要临床表现

(1)间歇性跛行

是最早出现的症状之一,间歇性跛行的典型症状是肌肉酸痛、痉挛及疲乏无力,拨破停止活动。当患者在一定速度下行走相当路程时,下肢的一组肌肉(最常见为小腿部)因血供不足而引起缺氧反应,产生一种紧张、痉挛或剧痛,一直不能行走,跛行患者需要站立或休息1～5min后,疼痛才可消失。如再行走一段路程,疼痛又复出现。通常是从一侧肢体开始产生症状,此后累及健侧。

(2)静息痛

静息痛最突出的症状。在休息尤其在晚间发生,当患者平卧后10～15min后常出现。这是缺血严重的表现。使患肢在休息时也感到疼痛、麻木和感觉异常,最初在足趾发生难以忍受的疼痛,然后逐渐发展到足底部,甚至足踝部。将肢体抬高后疼痛加剧,放低或稍做活动、站立后行走片刻,症状减轻或消失。再次平卧后疼痛又出现。夜间由于全身血压降低,使疼痛更剧烈,常抱足而坐,彻夜难眠,严重影响患者的睡眠和日常生活。

(3)其他表现

肢体怕冷,沉重无力,麻木感、刺痛感甚至烧灼感。遮羞症状起自缺血性神经炎,其严重程度取决于缺血的程度和患者痛阈的高低。

3.既往病史

若发现可能致病的病因有较大意义。如高脂血症,吸烟、高血压、糖尿病、肥胖、年龄等高危相关因素。

4.体格检查要点

(1)在病程的早期无明显的体征。仅有足背动脉或胫后动脉变弱或消失。

(2)四肢检查

①随着病情发展,包括股动脉在内的下肢诸动脉窦搏动减弱或消失。足部皮肤色泽苍白,静脉充盈时间和皮色恢复时间均延迟。无溃疡或坏疽。

②后期,足踝部动脉搏动消失,足趾冰冷、发绀、皮肤变薄发亮,趾甲厚变形发脆。足部深感觉减退或消失。足趾活动受限,背屈不能。

③闭塞期,皮肤冰冷、发绀,局部肿胀,出现水疱。出现自发性溃疡和坏疽。坏疽处常有浆液或脓性分泌物。坏疽部位逐渐向上蔓延,但少有超过膝部以上者。

(二)门诊资料分析

1.血脂测定

血胆固醇和(或)甘油三酯升高。

2.眼底检查

直接观察有无动脉硬化,并确定硬化和进展程度。

(三)继续检查项目

1.心电图检查

运动前后的检查,证实有无冠状动脉因动脉粥样硬化的情况。

2.脂蛋白醋酸纤维薄膜电泳测定

血清前 β 脂蛋白含量的变化常与甘油三酯的含量变化一致,而 β 脂蛋白含量的变化则与血清总胆固醇的含量相一致。

3.X 线检查

如 X 平片发现有动脉钙化阴影,在腹主动脉或下肢动脉显示有不规则斑点分布,在诊断上有特殊价值。整个动脉出现弥漫而均匀的钙化或齿状钙化阴影,乃是动脉中层钙化的征象。X 线检查可同时发现骨质疏松,对有溃疡或坏死的患者,必须做足部摄片,以确定有无骨萎缩、骨髓炎或关节破坏等病变。从而作为选定治疗方法的依据。

4.动脉造影术或数字减影血管造影

可显示动脉闭塞的正确部位及其牵涉的范围,价值很大。为减少造影给患者带来的痛苦,须根据临床症状选择摄片部位,如一侧(或双侧)股动脉搏动已消失,或一侧(或双侧)股动脉听诊有明显杂音,应做主动脉造影;若两侧股动脉搏动良好又无杂音,可以选择经患肢皮肤穿刺股总动脉造影。该方法对手术的适应证和手术方法的选择具有决定性的意义。值得注意的是,造影片显示的病变尚可,但手术时发现的病变常比造影片所显示的更为严重。这是因为造影片系单向的缘故。

5.其他检查

皮肤测温,多普勒超声,血压和流量测定,以及示波计测定等,可以估计下肢的血流情况。这些无创性检查,可以反复进行而且操作简单易行。

【诊断对策】

(一)诊断要点

根据典型的临床症状和体征以及相关的病史,诊断闭塞性动脉硬化并不困难。肢体有缺血症状和体征,同时注意以下各点则有助于确诊。

1.发病年龄在 40 岁以上,常伴有高血压、冠心病、糖尿病和偏瘫。

2.化验检查有血胆固醇增高,血甘油三酯、β 脂蛋白增高。

3.眼底检查有视网膜硬化表现。

4.X 线检查可见主动脉扩张、迂曲、左心室扩张。患肢动脉壁内、主动脉内钙质沉着阴影甚至梗阻的特征。

5.心电图检查可见冠状动脉供血不足、心律失常和陈旧性心肌梗死。

6.脑、肢体血流图检查,动脉弹性消失或不明显。

7.动脉造影术或数字减影血管造影显示相应的病变部位或者狭窄。

(二)鉴别诊断要点

闭塞性动脉硬化应与下列疾病相鉴别。

1.血栓闭塞性脉管炎

发病年龄一般较轻,在 20～40 岁之间(平均 29.3 岁)。而闭塞性动脉硬化则以老年人居多(平均 58.9 岁),兼有糖尿病者则发病较早。倘若在身体其他部位亦发现动脉硬化则有助于鉴别诊断。血栓闭塞性脉管炎常有吸烟史、游走性浅静脉炎和手指(趾)端溃疡或坏死存在。放射线检查无动脉钙化的征象。

2.雷诺综合征

多见于青年妇女。常在寒冷环境中发作,具有典型的皮肤色泽改变。病变呈双侧对称性,好发于上肢的手和手指部位,同时发生于四肢者则少见。经过多种检查,以确定小腿部位动脉是否完全正常,可帮助鉴别。

3.动脉血栓形成

动脉血栓形成多见于原有病变的动脉,多为较大动脉病变,可有反复发作动脉栓塞史。有间歇性跛行等肢体供血不足的症状,局部检查又有肢体血管狭窄的证据,如对股动脉加压动脉听诊有收缩期杂音,则有助于动脉血栓形成的诊断。必要时可进行受累肢体的动脉造影检查。

4.急性动脉栓塞

常见于严重心脏病患者。栓子主要来自于左心,尤以二尖瓣狭窄伴右心房颤动最为多见。典型的肢体急性动脉栓塞诊断并不困难。如临床表现不典型,可借助皮肤测温、动脉示波计与动脉造影等来确定诊断与栓塞的部位。

【治疗对策】

(一)治疗原则

动脉粥样硬化病患者,除局部病变可以做直接血管重建术,以畅通血液循环外,还应从整体出发,给予药物等疗法。治疗的目的:①控制脂肪代谢紊乱;②降低血液高凝状态,预防血栓形成;③促进侧支循环形成;④降低血压。

(二)治疗计划

1.一般治疗措施

(1)控制饮食:控制饮食的质和量是治疗闭塞性动脉硬化病的重要环节,以繁殖类脂质继续沉积于轻度病变或尚称正常的动脉。以不饱和植物性脂肪代替饱和动物性脂肪,并须少吃高胆固醇食物。

(2)注意养生和锻炼:步行锻炼能使闭塞动脉远端的肌肉获得最大的血流量(间歇性跛行的限度内),以加速侧支循环的建立,这对有间歇性跛行而尚无明显的静息痛患者,是最为经济而有效的疗法。另外,还可定时做气功、打太极拳或其他力所能及的活动,都有助于促进正常的脂肪代谢。

(3)戒烟:吸烟能减少皮下血流,增加血流黏度。烟碱是一种血管收缩剂,对有血管病变的患者是不利的,故须重视戒烟。

(4)保暖:保暖能消除寒冷对血管所致的痉挛,但不应对缺血患肢进行局部加温,以免代谢增加,供血不足加重。一般尽量将室温保持在26℃。

2.药物疗法

(1)血管扩张剂:是一类有争议的药物,有人认为它不能改善间歇性跛行,只能增加皮肤血流,在轻微缺血时促进局部小损伤的愈合。但也有人推荐口服己酮可可碱400mg,3次/d,认为它能够改善部分患者的间歇性跛行,延长患肢的运动时间。

(2)抗凝剂:一般用于血液高凝状态或心脏内有附壁血栓形成时。

(3)控制易患因素:采用合理的降压药治疗高血压,高脂血症须坚持服用降脂药以控制血脂水平。治疗糖尿病等。

（4）抗血小板药物：根据病情酌情使用适当的抗血小板药物。

3.手术治疗

（1）动脉内膜剥脱及成形术

此术式在动脉代用品问世前曾被广泛采用，现有被动脉旁路术取代的趋势。主要是术后再闭塞率很高。

（2）血管旁路移植术

是下肢动脉硬化闭塞症的经典术式。根据所用移植材料的不同分为自体血管旁路术和人造血管旁路术，多数情况下首选前者。自体血管旁路术主要包括两种术式，一是翻转大隐静脉股-腘动脉旁路术，是目前治疗下肢动脉硬化闭塞症最常用的术式之一；二是原位大隐静脉股-腘动脉旁路术，也是经典术式之一。人工血管主要用于膝上旁路术。

4.介入治疗

经皮腔内血管成形术（PTA）：

单纯 PTA 的主要缺点是再闭塞率高和内膜板块破裂后容易引起夹层而闭塞远端血管。而 PTA 后植入血管内支架就可以解决这两个问题。PTA 血管内支架的使用提高了单纯 PTA 后血管的远期畅通率。

临床上 PTA 和腔内支架经常联合应用。随着 PTA 的推广和普及，PTA 又有了更多、更新的内容。如利用新型镍钛合金自扩张覆膜支架治疗长段（10cm）股浅动脉闭塞症，效果很好。还发展了经皮内膜下血管成形术来治疗孤立性病变所致的重症慢性肢体缺血。

5.复合式手术

是将血管腔内治疗与传统旁路术结合起来，旨在简化操作步骤，减少创伤，提高通常率。它最大的优点是把几次手术一次完成，减少创伤。手术的关键是术前病情的评估和手术方案的设计。

【病程进展及监测】

由临床症状尤其是间歇性跛行可相当正确的反映动脉粥样硬化的病程趋稳定或者缓慢进展型，还是急剧趋向于恶化。但单以自觉症状作为评定的标准，似有欠妥之处。可以用较简单的实验，如静脉充盈时间测定、动脉示波计检查、皮肤测温或超声波检查等，可很好的兑换值得病程发展做出较客观地估计。

国外学者采用多种动脉造影术来观察病变的进展或消退情况。同时监测血脂的水平也可以间接反映病情的变化。

【疗效判断】

闭塞性动脉硬化病情好转判断的主要指标：

近期疗效判断标准：

1.临床治愈

①临床症状基本消失；②肢体创面完全愈合；③肢体末梢血液循环障碍及阻抗血流明显好转；④行走速度 100～200m/min，并能持续步行约 1500m 以上无不适者。

2.显著有效

①临床症状明显改善；②肢体创面愈合或基本愈合；③肢体末梢血液循环障碍及血流图均

有改善;④行走速度 100～200m/min,并能持续步行约 500m 以上者。

3.进步

①临床症状减轻;②肢体创面接近愈合或缩小;③肢体末梢血液循环障碍及血流图略有改善;④行走速度 100～200m/min,并能持续步行约 300m。

4.无效

治疗 1 个疗程(2 个月)症状和体征无改善或病情继续发展者。

远期疗效判断标准:

治疗后 1 个月以上,随诊对象以近期疗效中的临床治愈及显著有效为主。

(1)优

①能持续步行 2500m 以上(行走速度 100～200m/min);②能进行正常工作,包括一般体力劳动;③一般情况下无自觉症状。

(2)良

①能持续步行 500～1000m(行走速度 100～200m/min);②劳累后,天气变化或遇寒冷时仍有轻微的临床症状。

(3)差

缺血症状比较明显,有时有破溃,甚至发生溃疡坏死,经继续治疗而截肢者。

【预后评估】

1.无心脑血管动脉硬化者、无患病危险因素,如糖尿病和其他全身严重疾患者预后良好。

2.截肢手术的死亡率介于 4%～10%。高血压对预后稍有影响。胆固醇升高则不明显影响 5 年的存活率。

3.病初即有缺血性溃疡或是坏疽的患者,须截肢率高达 19.6%,而病初仅有间歇性跛行的患者截肢率仅 3%。继续吸烟的患者截肢率为 11.4%,而戒烟者则为 0。

4.不伴糖尿病的患者 10 年死亡率为 10%,而伴糖尿病的患者 10 年死亡率则为 38%。截肢率分别为 8%和 38%。

5.随着年老或伴有进行性或退行性血管病损,截肢率会明显增加。

(张学正)

第三节　血栓性静脉炎

【概述】

血栓性静脉炎又称静脉血栓形成,是临床上三大血栓性疾病(心肌梗死、缺血性脑卒中、静脉血栓)之一,临床上常见的静脉疾病。包括血栓性浅静脉炎和深部静脉血栓形成(DVT)两种类型。前者分为肢体血栓性浅静脉炎、胸腹壁静脉的浅表性血栓性静脉炎和游走性血栓性浅静脉炎,其血栓不易脱落;后者又分为小腿肌肉静脉丛血栓性静脉炎和髂股静脉与腘静脉血栓性静脉炎,常有血栓脱落,造成肺栓塞。

据国外报道,静脉血栓的发病率在 0～14 岁年龄组很低,仅 0.6 万/(10 万·年),15 岁后随年龄增加而增加。在 40 岁以前,静脉血栓在血栓性疾病中发病率最高,女性比男性多,育龄妇女尤为突出,15～39 岁妇女患静脉血栓 5 倍于动脉血栓。周围血管的血栓形成多发生在手术后,尤其在大手术后,有人认为手术后深静脉血栓发病率为 27％,腓肠肌静脉丛血栓形成在手术后发生率占 50％。

【诊断步骤】

(一)病史采集要点

1.起病情况

血栓性浅静脉炎的起病较缓慢,症状较深静脉血栓为轻,且临床表现因血栓形成部位、范围、炎症反应轻重和个体敏感性有关。深静脉血栓症状轻重不一,取决于受累静脉阻塞的部位、程度、范围及侧支循环建立情况。如累及主要静脉分支且广泛阻塞,则起病急骤,病情严重,继续发展可危及生命。若为小腿静脉血栓或者继发血栓,则起病较隐匿,症状表现较轻且较实际发病为晚。

2.主要临床表现

(1)一般表现

①疼痛:由于血栓引起静脉壁的炎症和上游静脉的急剧扩张,故静脉血栓常伴有反射性疼痛。此外,还伴患处程度不等的痉挛,可加重疼痛。疼痛多为胀痛,其程度因血栓形成部位、范围、炎症反应轻重不同差异而不同。

②肢体肿胀:血栓远端静脉滤过压升高,同时因缺氧使受累去毛细血管通透性增加,因而肢体肿胀,但若血栓发生在深或浅部小静脉,由于侧支循环存在,也可不出现肿胀。

③浅静脉曲张:正常情况下一些不起重要作用的浅静脉侧支循环会在主干静脉发生血栓后重新开放,表现为一定区域的浅静脉曲张。

(2)血栓性浅静脉炎

发于四肢浅静脉,沿静脉有红肿,压痛明显,周围皮肤温度升高,可伴有低热。1～3 周后静脉炎症逐渐消退,局部遗留硬条索状物和皮肤色素沉着。某些血栓性浅静脉炎可通过交通枝或越过浅静脉瓣而侵犯深静脉。

(3)下肢深静脉血栓形成

除上述一般症状外,常并发肺栓塞,所以有些患者肺栓塞为本病首发症状。由于血栓形成部位、范围和演变的不同,临床表现也有很大差异,分述如下:

①小腿静脉血栓形成:患侧小腿轻度疼痛和紧束感,足及踝关节周围有轻度肿胀,按压腓肠肌时有明显压痛。

②股静脉血栓形成:大腿远侧,内收肌管和小腿深处有疼痛及压痛,肿胀可达膝关节水平,浅静脉压升高。

③髂股静脉血栓形成:左侧髂股静脉血栓较右侧多见。患侧腹股沟区及髂股静脉行经的提包有明显疼痛和压痛,患肢肿痛、肿胀、肤色较深、浅静脉曲张。有全身反应(体温升高和白细胞增高)。

④疼痛性蓝肿:也称为股青肿,少见,为急性暴发型深静脉血栓形成,髂股静脉及远端广泛血栓形成,患肢剧痛,发绀,伴有反应性动脉痉挛,起病数小时内即出现肢体明显的水肿青紫,

足背动脉搏动消失,足部水泡,继而发生静脉性坏死,全身反应强烈,体温可超过39℃。约1/2患者发生肢端坏疽,1/3患者死于肺栓塞。最常见于晚期癌肿或重症感染,也可见于手术或骨折后。

⑤急性下肢深静脉血栓形成:如慢性阶段可引起深静脉功能不全后遗症,由于浅静脉高压,故可出现踝、足靴区水肿、皮炎、溃疡、红细胞外渗色素沉着、水肿纤维化所致硬结等。

3.既往病史

若能发现可能致病的病因有较大意义。如近期因手术或重病长期卧床、慢性充血性心力衰竭、下肢静脉曲张或长时间静坐。或者存在使血液形成高凝状态的病因如血小板增多症、红细胞增多症、败血症、创伤、烧伤、分娩、急性心肌梗死或女性长期口服避孕药等。

（二）体格检查要点

1.一般情况

血栓性浅静脉炎时可有低热,下肢深静脉血栓形成则可有高热,全身情况差。

2.四肢

患肢红肿,可有浅静脉曲张,可有色素沉着,压痛明显,皮温升高,沿静脉可扪及硬性条索状物。当出现疼痛性蓝肿时,足背动脉搏动消失。小腿静脉或踝静脉深部血栓形成时,Homan征阳性:患者下肢伸直,将踝关节急速背屈引起小腿深部疼痛。Neuhof征阳性(压迫腓肠肌试验)。

（三）门诊资料分析

1.B超

B超可以粗略判断血栓边缘,急性新鲜栓子回升较低,质地均匀,外形轮廓比较光滑。陈旧血栓的回升较高,质地不均匀,表面不规则。

2.彩色超声检查

可同时检测某段静脉内的血流情况和是否有腔内血栓,还可直接判断血栓充填后的管腔狭窄程度。大量报道证实,彩色超声检查DVT的敏感性和特异性均达90%以上。但该方法有其局限性,如肠气干扰下髂静脉的观察有困难。

（四）继续检查项目

1.静脉造影

静脉造影分上行性和下行性静脉造影,前者主要用来显示深、浅静脉由下而上充盈,检查下肢静脉有无阻塞。后者检查股静脉瓣膜功能。本法对下肢静脉血栓的诊断敏感性和正确性高,但在腓肠肌静脉血栓常出现假阴性。

2.X线计算机体层摄影(CT)

可发现大静脉内部血栓及粗略估计其范围,影像有欠清晰。

3.超声血管造影

向静脉内注入造影剂,使血管内多普勒回声得以加强后显示图像。对低流速和低流量的血管比较适用。

4.纤维蛋白降解产物

比较方便的实验室检查方法,通过检验周围静脉血清中纤维蛋白降解产物的浓度来判断是否有血栓存在。该方法有较高的假阳性。

　　5.同位素标记的纤维蛋白原

　　同位素标记的纤维蛋白原别血栓摄取后,血栓部位放射性增强。常用^{125}I,该方法是急性血栓的定位确诊手段,对小腿处的血栓有较高的灵敏性,总体特异性较高。

　　上述各项检查中,彩色超声是诊断深静脉血栓形成的首选方法,具有无创、方便、低廉的特点。其次推荐使用静脉顺行造影,其操作规范强,显示范围大,无论大静脉还是小静脉均可清晰显像。

【诊断对策】

(一)诊断要点

1.血栓性浅静脉炎

　　四肢浅静脉,沿静脉有红肿,压痛明显,周围皮肤温度升高,可伴有低热。1～3周后静脉炎症逐渐消退,局部遗留硬条索状物和皮肤色素沉着,病情常反复发作,不用特殊治疗也可自行消退。根据上述表现即可确诊。但需排除结节性红斑、硬结红斑、淋巴管炎等疾病。

2.深静脉血栓形成

　　根据可能的病史、临床表现、实验室检查、超声结果可以做出诊断。

(二)鉴别诊断要点

1.血栓性浅静脉炎需与下列疾病鉴别

　　下肢血栓性浅静脉炎应与急性细菌性蜂窝织炎、淋巴管炎和其他急性炎症相混淆,鉴别要点是本病的病变位于浅静脉行经处,抗生素治疗不理想。而感染性浅静脉炎则抗生素效果较佳。

　　胸腹壁浅静脉炎须与肋骨痛、肋间神经痛、腹软组织损伤相鉴别。

2.深静脉血栓形成需与下列疾病鉴别

　　(1)下肢急性动脉闭塞

　　该病多发于风湿性心脏病、冠心病、有心房纤颤的患者。下肢突然剧痛、厥冷、苍白、感觉减少或消失,阻塞以下的动脉搏动消失。肢体无肿胀,浅静脉不扩张,反复发作引起淋巴水肿。深静脉血栓并无肢体红肿和炎症表现。

　　(2)下肢急性丹毒

　　发病时寒战、高热,足和下肢出现大片肿痛、灼热、红斑,边缘清楚,向周围扩散。深静脉血栓并无肢体红肿和炎症表现。

　　(3)腘窝囊肿

　　腘窝囊肿能压迫静脉,引起类似小腿深静脉血栓形成的征象。但在腘窝可触及肿块,对可疑者应做穿刺活超声波检查以明确诊断。

　　(4)原发性下肢深静脉瓣膜功能不全

　　临床症状较易混淆,鉴别较困难,需做下肢顺行或逆行静脉造影才能鉴别。

　　(5)单纯性下肢静脉曲张

　　引起此病的可能原因是浅静脉壁先天性缺陷。主要表现为大、小隐静脉曲张。由下肢沉重疲劳感,久站酸胀感,但肿胀不明显,可做深静脉造影以鉴别。

【治疗对策】

(一)治疗原则

近期目的是防止血栓的扩展,避免致命的肺梗死的发生;长期目的是防止血栓的复发和后遗症,如静脉炎后综合征。

(二)治疗计划

1.血栓性浅静脉炎

血栓性浅静脉炎通常为自限性,适当治疗即可促进其恢复

(1)一般治疗:卧床休息、抬高患肢、局部热敷。

(2)药物治疗:消炎痛 25mg,3 次/d。阿司匹林 150mg,1 次/d。

(3)如大隐静脉炎或小隐静脉炎靠近股静脉或腘静脉,或经上述治疗浅表静脉炎仍继续向近侧延伸时,应进行抗凝治疗。

2.深静脉血栓形成

(1)一般治疗

①卧床休息:1～2 周左右,过久反而可能促进其他静脉血栓的形成。

②抬高患肢:使患者高于胸平面约 20～30cm,膝关节安置与稍屈位置。

③弹力压迫:穿弹力袜或用弹力绷带,以示但压迫浅静脉,从而促进静脉回流,可持续使用 3 个月以上。

④湿热敷:在受累区湿热敷能缓解疼挛,有利于侧支循环的建立。

⑤镇静止痛:巴比妥类、水杨酸类、可待因均可应用。必要时可辅以交感神经阻滞药。

⑥保持大便通畅。

(2)药物治疗

溶栓和抗凝治疗迄今仍是我们治疗深静脉血栓形成的主要方法。

①抗凝治疗:肝素静脉注射 5000U 后,以 750～1000U/h 静滴,约 5d 改为口服华法林维持,使凝血酶原时间延长至正常的 1.5～2 倍。华法林开始剂量为 10～15mg/d,2～3d,以后 2mg/d 维持 3～6 月。

②溶栓治疗:适用于早期(血栓形成在 3d 以内)及合并肺栓塞时,可用尿激酶或链激酶静脉注射。也可以用组织纤溶酶原激活物(t-PA)。

③降纤药:该类药物主要用于降低血液的黏滞度,如去纤酶,蛇毒抗栓酶等。它们均有凝血酶的性质,通过降低血液中的纤维蛋白原的含量,从而降低血液凝固性和黏滞性。

(3)手术治疗

内科治疗无效者可行静脉血栓摘除术或 Fogarty 导管取栓术。

①下肢静脉血栓形成急性期,可用静脉血栓摘取术、静脉阻断术。

②下肢静脉血栓形成慢性期,静脉血栓以栓死为主,而侧支循环不能代偿者,可采用原为大隐静脉抑制术、大隐静脉转流移植术等。

③其他部位血栓急性期发病 2d 内,血栓较短者,可考虑取栓术。

(4)介入疗法

①导管直接溶栓术

利用血管腔内技术,将溶栓导管插入血栓中,经导管直接灌注溶栓药物,达到直接溶解血

栓的目的。由于在局部用药溶栓,其效果优于全身用药,具有更高的溶栓效率。因此,导管溶栓近些年逐渐开始越来越多地报道应用。这是治疗急性 DVT 的新策略。

②机械性血栓消融术

本方法通过经皮穿刺将特殊的导管插入血管腔内直接消除血栓,现已有多种产品用于临床。

③静脉腔内成形术

用导管经静脉途径采用球囊扩张和支架植入,以消除静脉受压狭窄或残余血栓造成的狭窄。根据造影情况选择不同直径的球囊和支架。

④经皮下腔静脉内植入滤过器。

【疗效判断】

(一)血栓性浅静脉炎的疗效判断标准

1.治愈

局部炎症消失,索状物消失,无任何自觉症状(除皮肤仅剩色素沉着),半年内不再复发。

2.有效

索状物消失,无自觉症状,但其他部位不再出现。

3.无效

治疗期间又出现新的病变。

(二)DVT 的疗效判断标准

目前对 DVT 的治疗效果缺乏统一的标准,多数文献以临床表现为依据,但多数临床症状和体征的改善不能证明血栓已经消失,与下肢深静脉血栓变化不呈正比。研究表明,在一些非手术治疗的患者检查发现血栓情况无改变,但症状和体征却明显改善甚至接近痊愈。症状和体征的改善程度主要取决于侧支循环建立后的代偿能力。因此,DVT 的治疗效果只能用治愈率来评价,因为有些患者由于某种原因既不能抗凝治疗义不能溶栓治疗,唯一可做的就是卧床和抬高患肢,这样患者也有不同程度的好转,也可称为有效,故不能用有效率作为 DVT 的治疗效果评价标准。

【预后评估】

(一)血栓性浅静脉炎

预后通常较好,血栓性浅静脉炎繁盛后,一般可持续 3～4 周,浅静脉炎尽管可能蔓延到深静脉,但发生肺梗死很罕见。相反,血栓性浅静脉炎常可继发于深静脉血栓,特别是踝部有溃疡的患者。对于发生在下肢静脉曲张后的血栓性静脉炎,不切除病变静脉段,可能有较高的复发率。

(二)DVT 的预后

1.国外报道指出,髂股静脉血栓形成未用药物治疗的,肺动脉栓塞发生率高达 60%～70%,90%都遗留血栓形成后遗症。

2.DVT 药物治疗后的肺动脉栓塞发生率为 12%,死亡率为 1%。但是药物治疗并不能改善远期结果,将有 50%的患者留下下肢 DVT 后综合征。溶栓治愈率只有 50%,而其出血的并发症却是抗凝疗法的 2 倍。

3.溶栓和抗凝的短期治疗效果相差不多,但溶栓疗法从长期来看能改善静脉功能。

4.手术治疗或介入治疗后联合抗凝、溶栓的综合疗法,其预后远优于某种单纯治疗。

(程玉臻)

第十七章　肺血管疾病

第一节　肺循环高压和肺动脉高压

　　肺动脉高压具有病因复杂、发病率高、误诊率高、危害性强的特征,对肺动脉高压这种高致残、高死亡率的疾病应该提高认识。自 1951 年 Dresdale 等首先提出了原发性肺动脉高压(PPH)和继发性肺动脉高压的概念以来,对肺动脉高压的研究逐渐增多。1973 年,世界卫生组织(WHO)主办了第一届原发性肺动脉高压国际研讨会。1998 年,WHO 在法国 Evian 召开了第二次原发性肺动脉高压国际研讨会,制定了肺动脉高压临床分类标准。新标准以病因为中心,具有很强的临床实用性,利于疾病的预防和治疗。2003 年,WHO 在意大利的威尼斯又举行了第三次肺动脉高压专家工作组会议,根据近年研究成果以及对肺动脉高压认识的深入,对分类标准做了进一步修改,并以"特发性肺动脉高压"这一概念取代了"原发性肺动脉高压"。美国胸科医师协会(ACCP)和欧洲心脏病协会(ESC)分别于 2007 年 7 月和 12 月制定了肺动脉高压的诊断和治疗指南。2007 年 6 月 ACCP 在《Chest》上更新了肺动脉高压内科治疗指南。

【概述】

　　肺循环高压(PH)是指包括肺动脉高压、肺静脉高压和混合性肺动脉高压的总称。其诊断标准是在海平面状态下,静息时肺动脉收缩压>30mmHg,和(或)平均肺动脉压(mPAP)>25mmHg,或运动时平均肺动脉压>30mmHg。

　　肺动脉高压(PAH)是指肺动脉血压增高而肺静脉压力正常,主要原因是肺小动脉原发病变。其是以肺血管阻力进行性增高并导致右心室衰竭及死亡为特征的一组疾病。诊断 PAH 时尚需在 PH 诊断标准基础上包括肺毛细血管嵌顿压(PCWP)<15mmHg。

　　"原发性肺动脉高压"(PPH)与"继发性肺动脉高压"相对应。自 PPH 这个概念在 1951 年首次正式提出以来到 2003 年以前,在临床上普遍采用 PPH 来定义临床无明确病因的肺动脉高压,但第三次世界肺动脉高压专家会议对肺循环高压的诊断分类进行了修订,用"特发性肺动脉高压"(IPAH)取代"原发性肺动脉高压"(PPH),用"家族性肺动脉高压"取代"家族性原发性肺动脉高压"。并将肺动脉高压分为 3 个亚组:特发性肺动脉高压(IPAH)、家族性肺动脉高压(FPAH)与危险因素或其他疾病相关的肺动脉高压(APAH)。3 个亚组肺动脉高压有着相同的肺微循环阻塞性病理学改变,提示它们有相似的病理生理学发展过程。

大部分肺动脉高压患者起病隐袭,发展比较缓慢,初始没有特异性的症状,可仅有一些气短、胸闷,休息后可以好转,对该病不易引起注意。后期随着肺动脉压力的进一步升高,可出现气喘、胸痛、头晕,容易晕厥。严重的患者出现右心衰的症状,如下肢水肿、肝脏肿大,甚至出现腹水或胸水等症状。一旦出现右心衰的症状,患者的预后差。而且患者的生活质量很差,常常不能自理,需要家人照顾。按照美国国立卫生院的统计资料表明,对于 IPAH 一般从被诊断至死亡的存活时间中位数仅 2.8 年,近年随着基础、临床研究的进步在前列环素等药物应用后,虽然 IPAH 患者预后已有所改观,但对其发生的危险因素仍需进一步研究。

【诊断步骤】

(一)病史采集要点

1.起病情况

大部分肺动脉高压患者起病隐袭,发展比较缓慢,初始没有特异性的症状,可仅有一些气短、胸闷,休息后可以好转,对该病不易引起注意。

2.主要临床表现

肺动脉高压早期通常无明显症状,最常见的临床表现为劳力性呼吸困难。大约 60% 患者以劳力性呼吸困难为首发症状。随着病程的进展,所有患者均可出现呼吸困难,严重肺动脉高压患者休息时也可出现呼吸困难。其他常见症状有疲乏、虚弱无力、活动耐量下降、胸痛、晕厥、腹胀等。大约 40% 肺动脉高压患者曾发生过心绞痛和晕厥。

随着右室功能衰竭的加重和三尖瓣反流量的增加,患者活动耐量进行性下降。对活动耐量的分析是评价肺动脉高压的进展情况及疗效判断的重要指标。WHO 采用纽约心功能分级系统(NYHA)对肺动脉高压进行功能分级,对临床有重要指导意义。具体见表 17-1。

表 17-1　WHO 肺动脉高压功能分级标准

分级		判断标准
Ⅰ	肺动脉高压,体力活动不受限制	日常活动不会引起气短、乏力、胸痛或黑矇
Ⅱ	肺动脉高压,体力活动轻度受限	休息时没有症状,日常体力活动能引起气短、乏力、胸痛或近乎晕厥
Ⅲ	肺动脉高压,体力活动明显受限	休息时没有症状,轻微日常活动即能引起气短、乏力、胸痛或近乎晕厥
Ⅳ	肺动脉高压,不能进行任何体力活动	有右心衰体征,休息时有气短和/或乏力,任何体力活动都可加重症状

3.既往病史

若发现可能致病的病因对疾病的治疗有重要意义。注意引起肺循环高压的多种相关疾病的症状。端坐呼吸和夜间阵发性呼吸困难多由于肺静脉压升高和肺淤血引起,提示由左心疾病所致的肺动脉高压;雷诺现象、关节疼痛、手指肿胀及其他结缔组织病症状合并呼吸困难时应考虑到结缔组织病相关性肺动脉高压的可能;有鼾声呼吸与呼吸暂停时可能为呼吸睡眠障碍相关性肺动脉高压。

IPAH 男女发病率为 1:5,诊断时平均年龄 35 岁,越年轻的患者预后越差。当患者有发生 PH 的高危因素时,如 CTD、HIV 感染、门脉高压、先天性心脏病等,更应考虑到 PH 的存在。由于肺动脉高压有遗传倾向,应询问其他家族成员有无肺动脉高压及肺动脉高压的早期表现或结缔组织病史;有无食欲抑制剂、毒性菜籽油、化疗药物(如丝裂霉素-C、卡氮芥、依托泊苷、环磷酰胺或博来霉素)等毒物接触史。对 HIV 感染或疑诊患者应进行肺动脉高压的筛查。对有肺栓塞或静脉血栓栓塞症病史的患者,应进行肺动脉高压的筛查;应注意即使没有血栓栓塞症病史,部分患者也有可能发生慢性血栓栓塞性肺动脉高压。

(二)体格检查要点

1.与肺动脉高压有关的体征

肺动脉高压没有特异性体征,容易漏诊。虽然仅凭体格检查无法确诊肺动脉高压,但某些体征仍对肺动脉高压的诊断有重要的参考价值。90%的 IPAH 患者可闻及肺动脉瓣区第 2 音(P_2)亢进,是因肺动脉压升高导致肺动脉高压瓣提前关闭所致。与肺动脉高压有关的其他体征有:

(1)由于肺动脉瓣开放突然受阻出现的收缩早期喷射性喀喇音。

(2)血流通过肺动脉瓣引起的收缩中期喷射性杂音。

(3)右室肥厚导致胸骨左侧出现明显抬举性搏动。

(4)38%的患者可闻及右室 S_4 奔马律。

(5)右室充盈压升高可出现颈部巨大"a"波等。

2.三尖瓣关闭不全的表现

病情进一步加重时,胸骨左缘下部可闻及肺动脉瓣关闭不全性舒张期杂音及三尖瓣关闭不全性全收缩期杂音,吸气时增强。颈静脉压升高引起的巨大 v 波、肝颈静脉反流征阳性及搏动性肝血流均提示三尖瓣关闭不全。

3.右室功能衰竭的体征

右室 S_3 奔马律(23%的患者可闻及)、颈静脉怒张、肝脏肿大搏动、心包积液(32%的患者可发生)及腹水等。病情较重时还可引起低血压、脉压变小及肢体末端皮温降低,这是由于心输出量明显下降及外周血管收缩所致。

4.有助于病因诊断的体征

仔细查体有助于病因诊断。20%的 IPAH 患者可出现紫绀,可能是由于右向左分流、心输出量明显下降或肺内气体交换功能障碍所致。杵状指在 IPAH 中很少见,一旦出现往往提示先天性心脏病或肺静脉闭塞病。肺内水泡音、呼吸音粗及呼吸音低分别提示肺淤血、肺纤维化及肺内渗出增多。肺内湿啰音、肌肉收缩附加音、哮鸣音及呼气时间延长提示肺实质或气管病变。肥胖、脊柱侧凸及扁桃体肥大提示可能合并气管阻塞性疾病。硬皮病皮肤改变、皮疹、甲床下毛细血管异常、关节炎及皮肤红斑提示结缔组织病。外周静脉血栓或栓塞提示静脉血栓栓塞症及肺栓塞。

(三)辅助检查要点

1.有助于证实肺循环高压的辅助检查

(1)心电图检查

心电图出现右心室肥厚或负荷过重,以及右心房扩大的改变,导致相应的心电图改变,可作为支持肺循环高压的诊断依据。肺动脉高压心电图改变有:①电轴右偏;②V_1 导联 rs 波,

$R/S>1$；③V_1导联 qr 波；④V_1导联 rsr′波；⑤V_5或V_6导联出现 rs 波，$R/S<1$；⑥V_1，V_2，V_3导联以 S 波为主。右胸前导联可出现 ST-T 波低平或倒置。右房扩大的心电图表现有：Ⅱ、Ⅲ及 AVF 导联可出现 T 波高尖（$\geqslant0.25mV$），P 波顺钟向转位$\geqslant75°$。

然而心电图作为筛查肺动脉高压的方法敏感性和特异性均不高，分别为 55％和 70％，所以不能仅凭心电图正常就排除 PH。

心电图在已确诊肺动脉高压患者中的主要价值是评估预后。通过对患者 6 年随访研究发现，Ⅱ导联 P 波$\geqslant0.25mV$的肺动脉高压患者，其病死率升高 2.8 倍，且Ⅲ导联 P 波每升高 0.1mV 则病死率升高 4.5 倍。

（2）胸部 X 线检查（CXR）

90％的 IPAH 患者在初次就诊时，胸片即可发现异常。异常包括：肺门动脉扩张伴远端外围分支纤细（"截断"征）、右心房室扩大。

胸部 X 线检查也有助于中、重度肺部疾病以及左心疾病等相关因素所致肺动脉高压的诊断。如肺静脉淤血（肺静脉高压、肺静脉闭塞病、肺多发性毛细血管瘤）、慢性阻塞性肺疾病（COPD）、脊柱侧弯（限制性通气障碍性疾病）等。

胸部 X 线检查异常与肺动脉高压的异常程度之间没有相关性，不能仅凭胸片正常，缺乏"截断现象"排除 IPAH、轻度的左心疾病所致或肺静脉闭塞性 PH。

（3）经胸多普勒超声心动图（TTE）

经胸多普勒超声心电图是一项很好的 PH 无创筛查方法。多项研究显示，超声所测量的肺动脉收缩压（PASP）与右心导管所测值具有良好的相关性。由于超声心动图的假阳性率较高，为减少诊断的假阳性，对 PASP 超声测值为 36～50mmHg 的轻度肺高压患者，必须结合临床资料和其他检查判断是否为 PH。对于无临床症状的患者（NYHA 功能Ⅰ级者），应排除是否合并结缔组织疾病，并于 6 个月后复查心脏超声。

此外，心脏超声还可以发现一些有助于诊断、临床分类、评估病情的异常存在，如左、右心室直径和功能，三尖瓣、肺动脉瓣和二尖瓣的异常，右心室射血分数和左心室充盈情况，下腔静脉直径以及心包积液等。除确定有无 PH 外，TTE 还可以用于进行 PH 的临床分类以及临床评估。如 TTE 有助于左心瓣膜性心脏病和心肌病所致肺静脉高压以及先天性体-肺分流性心脏病的确诊。超声声学造影有助于卵圆孔开放或小的静脉窦型房间隔缺损的诊断。而经食管超声很少需要，多用于小的房间隔缺损的诊断和缺损大小的确定。

（4）右心导管检查

常规的血压计不能测量肺动脉高压，绝大多数肺动脉高压是通过超声心动图检查发现，精确测量肺动脉压力需要进行右心导管检查，后者直接在肺动脉测压，得到的结果最准确。

右心导管可用于证实肺动脉高压的存在，评价血流动力学受损的程度、测试肺血管反应性。右心导管检查时应测定的项目包括：心率、右房压、肺动脉压（收缩压、舒张压、平均压）、肺毛细血管嵌楔压（PCWP）、心输出量（用温度稀释法，但有先天性体-肺循环分流时应采用 Fick 法）、血压、肺血管阻力（PVR）和体循环阻力、动脉及混合静脉血氧饱和度（如存在体肺循环分流，静脉血标本应取上腔静脉血）。肺动脉高压的判定标准：静息 mPAP＞25mmHg，或运动时 mPAP＞30mmHg，并且 PCWP$\leqslant$15mmHg，PVR＞3mmHg/（L・min）（Wood 单位）。对于有症状的患者(NYHA 功能Ⅱ～Ⅲ级者),应行右心导管检查以确诊。

2.有助于肺循环高压的临床分类的相关检查

肺高压的临床分类所需的基本检查包括:肺功能检查、心脏超声、肺通气/灌注显像,必要时还应进行肺部高分辨率 CT(HRCT)、螺旋 CT 和肺动脉造影。

(1)血液学检查和免疫学检查

血常规、血生化、甲状腺功能检查应作为常规检查,而且应筛查有无血栓高危因素,包括抗磷脂抗体检查,即狼疮抗凝物和抗心磷脂抗体。CTD 的诊断主要根据临床和实验室检查,免疫组化检查包括抗核抗体、抗 SCL_{70} 和 RNP。大约 1/3 的 IPAH 患者呈现阳性,但抗核抗体滴度低(≤1∶80 稀释度)。抗核抗体滴度有意义升高和(或)有可疑的 CTD 临床征象的患者都应进一步行血清学检查和风湿科会诊。此外,所有患者都应在征得同意后行 HIV 的血清学检查。

(2)腹部超声

腹部超声可靠地排除肝硬化和(或)门脉高压。还可鉴别门脉高压的原因是右心衰竭抑或肝硬化所致。

(3)肺功能检查和动脉血气分析

肺功能检查可为慢性阻塞性肺病、肺气肿、间质性肺病(ILD)的诊断提供帮助。肺动脉高压患者的 CO 肺弥散量(DLco)通常是降低的,典型为预期值的 40%～80%,肺容积常轻到中度降低。动脉血氧分压(PaO_2)通常正常或稍低于正常值,动脉血二氧化碳分压($PaCO_2$)常因过度通气而降低。

(4)多导睡眠图检查

由于阻塞性睡眠呼吸暂停可能是 PAH 的独立危险因素,因此,PAH 患者必须接受有关呼吸睡眠障碍的评估,并在有指征时给予治疗。

(5)肺通气/灌注显像

PAH 患者的肺通气/灌注显像结果可以完全正常。该检查主要用于诊断慢性栓塞性肺动脉高压(CTEPH),鉴别 CTEPH 与 IPAH 的敏感性和特异性分别高达 90%～100% 和 94%～100%。需注意的是,肺静脉闭塞症亦可见通气/灌注不匹配现象,因此,需要进一步检查。

(6)HRCT、增强螺旋 CT、肺动脉造影和核磁共振成像

HRCT 能发现间质性肺病、肺气肿,以及淋巴结疾病、胸膜阴影、胸腔积液。当出现双侧小叶间隔线增厚,小叶中心边界不清的小结节状模糊影,常提示肺毛细血管瘤的诊断。

肺动脉高压患者如肺灌注显像提示段或亚段肺灌注缺损,而通气正常,即通气/灌注不匹配,应选择行增强螺旋 CT 检查。为更好判定 CTEPH 患者能否从肺动脉内膜剥脱术中受益,肺动脉造影应作为 CTEPH 患者的常规检查。临床和肺核素显像均疑似 CTEPH,经增强 CT 检查仍不能明确诊断的患者,也应行肺动脉造影检查。

核磁共振成像技术在 PAH 患者的应用呈增加趋势,可以用来评价心肺循环病理改变和功能状态。但目前尚不成熟,不能作为常规检查方法用于患者。

(7)肺活检

由于肺活检存在一定风险,并且对诊断治疗帮助不大,故不作为常规检查。

（四）有助于对肺循环高压进行临床评估的项目

1.运动耐量

客观评估患者的运动耐量，对于判定病情严重程度和治疗效果有重要意义。最常用检查包括：6min 步行试验（6MWT）和心肺运动试验。

6MWT 简单易行且经济，其结果与 NYHA 分级负相关，并能预测 IPAH 患者的预后。6MWT 通常与 Borg 评分共同评估劳力性呼吸困难的程度。有研究显示在随访 26 个月（中位数）时 6min 步行测试中如动脉血氧饱和度降低＞10％则死亡危险增加 2.9 倍。

心肺运动试验通过测量运动时的肺通气和气体交换，能够提供更多的病理生理信息。PAH 患者峰值氧耗、最大做功、无氧阈及峰值氧脉搏降低；而代表无效通气的 VE/VCO_2 斜率增加。峰值氧耗与患者的预后相关。

（2）右心导管血流动力学检查

进行急性血管反应试验。非对照试验显示，少数血管反应试验阳性的患者较血管反应试验阴性者，长期服用钙通道拮抗剂（CCB）能改善存活率。这部分患者有两个特征：即急性血管反应试验阳性和对长期 CCB 治疗能持续保持反应。其中急性血管反应试验阳性标准是：mPAP 下降＞10mmHg，绝对值下降至≤40mmHg，伴心输出量不变或增加。通常仅 10％～15％的 IPAH 患者为阳性。对长期大剂量 CCB 治疗能持续保持反应的标准是：经过几个月单独服用 CCB 治疗，IPAH 患者能维持在 NYHA 功能 Ⅰ～Ⅱ级状态，并且血流动力学指标接近正常。在血管反应试验阳性的患者中，仅有一半左右的患者能符合此标准。以上试验主要以 IPAH 患者为研究对象，对于 CTD 或先天性体-肺分流相关肺动脉高压患者的研究尚不多，但 2003 年威尼斯会议指南仍建议对这部分患者也应积极筛查，对合适的患者采用 CCB 治疗。

【诊断对策】

（一）诊断要点

肺循环高压（PH）的诊断应包括 4 个步骤：

（1）临床怀疑肺循环高压。注意劳力性呼吸困难、疲力、胸痛、晕厥等临床症状，临床上无基础心肺疾病的人出现呼吸困难，或患者出现不能单纯用心肺疾病来解释或用其他疾病解释的呼吸困难，都应考虑到 PH 的可能；同时重视家族史及个人史等高危因素和引起肺循环高压的多种相关疾病病史的收集等。

（2）证实肺循环高压。肺循环高压的诊断可通过心电图、胸片、经胸多普勒心脏超声检查证实。另外，临床上部分患者是因为其他原因做心电图、胸片、心脏超声检查时发现 PH；临床疑为 PAH 的患者必须行多普勒超声心动图检查，作为无创性筛查手段。

（3）对肺循环高压进行临床分类。根据相关的临床表现和检查，依据威尼斯（2003 年）肺循环高压临床分类方法进行分类。

（4）对肺循环高压进行临床评估。包括 NYHA 功能分级、6min 步行试验、急性血管反应试验等。

病情严重程度的评估：已有研究表明，根据患者基线情况和治疗反应等多项指标变化可预测 IPAH 患者的预后。对于 CTD、先天性体-肺分流、HIV 感染、门脉高压等疾病相关的肺动脉高压，尚需进一步研究。通常伴 CTD 的患者预后较 IPAH 差，而先天性体-肺分流者病情进展较 IPAH 慢。

1.临床指标

在临床指标中最具有预测价值的是 NYHA 功能分级。IPAH 患者在接受前列环素治疗前和治疗后 3 个月,其 NYHA 功能分级都具有明确的预后价值。治疗前的右心衰竭史也提示患者预后不良。

2.运动耐量

6MWT 对于肺动脉高压患者的预后具有重要的预测价值。6MWT<332m 时 IPAH 患者的生存率显著降低,6MWT 每增加 50m,患者的死亡风险降低 18%。试验时动脉血氧饱和度下降超过 10% 时,患者死亡风险增加 2.9 倍。功能 Ⅲ/Ⅳ 级的患者在接受前列环素治疗前 6MWT≤250m,或治疗后 3 月时 6MWT<380m,其预后不良。6MWT 在前列腺素治疗后所增加的绝对值大小并无预后价值。PAH 患者心肺运动试验时,若峰值氧耗量<10.4mL/(kg·min),提示预后较差。

3.超声参数

经 TTE 显示心包积液的存在及量的多少与 IPAH 患者不良预后明确相关。此外,右房大小、左室偏移指数、多普勒右室指数(评价右心室的收缩和舒张功能)也与患者的预后相关。

4.血流动力学

IPAH 患者治疗前基线平均右房压和平均肺动脉压的升高,心输出量和中心静脉血氧饱和度的下降预示患者预后不良。急性血管反应试验阳性者的预后较阴性者好。

2002 年,Sitbon 等通过单变量分析 IPAH 患者基线血流动力学参数,结果 RAP>12mmHg、mPAP<65mmHg 与预后不良有关。经依前列醇治疗 3 个月后,多变量分析结果显示肺血管阻力下降幅度<30% 也提示预后不佳。但同年 McLaughlin 等在 Circulation 发表的论文中未证实 mPAP 与预后的这种关系。

5.血液学检查

肺循环高压患者常有高尿酸血症,与血流动力学异常相关。右室负荷过重的 PAH 患者脑钠肽(BNP)升高,并且与右心功能不全严重程度及病死率相关。神经内分泌激素如去甲肾上腺素和 ET-1 血浆水平与生存率相关。

(二)鉴别诊断要点

注意与具有劳力性呼吸困难、疲力、胸痛、晕厥等临床症状的心肺疾病等进行鉴别。临床上无基础心肺疾病的人出现呼吸困难,或患者出现不能单纯用心肺疾病来解释或用其他疾病解释的呼吸困难,都应考虑到 PH 的可能。

【治疗对策】

(一)治疗原则

1.根据临床分类对于不同原因所致的肺循环高压进行治疗。

2.根据病程和严重程度进行评估,制订合理的治疗方案。

(二)治疗计划

1.一般措施基础治疗与营养治疗

(1)体力活动

适当的调整日常活动,可以提高生活质量,减少症状发生。但目前尚不清楚体力活动能否延缓 PAH 的发展。患者体力活动强度应以不出现症状(如呼吸困难、晕厥和胸痛)为宜。活动应避免在餐后、气温过高及过低的情况下进行。

(2)旅行与海拔高度

低氧能够加重 PAH 患者肺血管收缩,应避免到海拔较高的低压性低氧地区,乘坐飞机时建议吸氧。

(3)预防感染

PAH 患者易发生肺部感染,且耐受性差。肺炎占总死亡原因的 7%,因此应及早诊断、积极治疗。推荐使用流感和肺炎球菌疫苗。采用静脉导管持续给予前列环素的患者,若出现持续发热,应警惕导管途径的感染。

(4)怀孕、避孕、绝经期后激素替代治疗

通常怀孕和分娩会使患者病情恶化,甚至导致死亡。其中重度肺血管病患者的病死率高达 30%～50%,育龄期妇女都应采取适宜的方法避孕,若怀孕应及时终止妊娠。若采用激素药物避孕,应考虑到对凝血功能的影响。绝经期妇女是否应采用激素替代治疗,尚不明确,指南建议仅在症状无法耐受的情况下使用激素,并考虑加用抗凝剂。

(5)血红蛋白水平

PAH 患者对血红蛋白水平的降低耐受性很差,即使轻度贫血也应及时处理。另外,长期处于低氧血症患者(如存在右向左分流)往往出现红细胞增多症,红细胞压积升高。当患者出现头痛,注意力不集中等症状,伴有红细胞压积超过 65%时,可考虑放血疗法以降低血液黏度,增加血液向组织释放氧的能力。

(6)非 PAH 治疗药物的合用

影响抗凝剂药效或增加胃肠道出血风险的药物应避免使用。非甾体类抗炎药对于心输出量降低和肾前性氮质血症患者,它能进一步减少肾小球滤过率。治疗全心衰的药物,如血管紧张素转换酶抑制剂和 β 受体阻滞剂,对于 PAH 的疗效还没有得到证实,有可能引起严重的副作用,如低血压和右心衰竭,因此不建议使用。

(7)心理治疗

PAH 患者发病年龄较早(年龄中位数为 40 岁),因体力活动受限以及有关此病不正确信息的影响,许多患者存在不同程度的焦虑和(或)抑郁。因此应为患者提供足够的信息,与家属配合积极治疗。必要时患者需要接受心理医师的治疗。

(8)对择期手术的影响

PAH 患者的手术风险增加,且随患者的 NYHA 功能分级升高而增大,胸、腹部手术时风险亦大。硬膜外麻醉的耐受性可能优于全身麻醉。采用口服或吸入前列腺素治疗的患者,用药会受到全身麻醉或辅助通气的影响,如预期手术时间较长(超过 12～24h),应暂时改为静脉给药。围术期抗凝治疗的中断时间应尽量减少,同时注意预防深静脉血栓形成。

2.药物治疗

(1)口服抗凝剂

因为①患者有心衰和体力活动较少等危险因素及易发生静脉血栓栓塞的趋势;②在肺微循环和弹性动脉内存在血栓。IPAH 或食欲抑制剂相关 PAH 患者能从抗凝中获益。北美地区抗凝的靶目标值多为 INR 1.5~2.5,而欧洲多为 2.0~3.0。

其他类型的 PAH 患者也可能从中获益,但须考虑风险/效益比。例如,CTD 所致 PAH 患者的胃肠道出血风险较高;先天性心脏病和心内分流所致 PAH 患者易发生咯血,但发生矛盾性肺动脉栓塞和脑栓塞的可能性也增加;门脉高压患者因静脉曲张和血小板计数减少容易发生消化道出血;长期接受依前列醇静脉给药的患者,有导管相关性血栓形成的风险,因此在无抗凝禁忌证的情况下,都应接受抗凝治疗。

(2)利尿剂

患者右心衰失代偿时会出现液体潴留,导致中心静脉压升高、腹部脏器充血、外周水肿,严重者可以出现腹水。使用利尿剂可明显减轻症状,改善病情。因为没有针对利尿剂的随机对照临床试验,并且利尿剂的个体反应性不同,故利尿剂的种类和剂量选择多取决于医生的经验。在使用利尿剂时,应密切观察血电解质和肾功能的情况。

(3)吸氧

通常认为将患者的血氧饱和度持续维持在 90% 以上很重要。先天性心脏病出现右向左分流所致低氧血症,即使增加吸入氧浓度,低氧血症仍难以纠正,有试验显示艾森曼格综合征患者并不能从长期吸氧中获益。但长期吸氧对与呼吸系统疾病和(或)低氧血症有关的肺循环高压的治疗有益。

(4)洋地黄类药物和多巴胺

IPAH 患者短期注射洋地黄类药物,可使心输出量中度升高,血去甲肾上腺素水平显著下降;但洋地黄类药物长期应用的效果还不清楚。对于一些伴发心房颤动、心房扑动的患者,可使用洋地黄类药物降低心室率。

多巴胺用于终末期 PAH 患者,使患者临床症状得到改善,并可维持长短不等的一段时间。

(5)钙通道阻滞剂

仅有少数 PAH 患者经长期服用钙通道阻滞剂(CCB)使生存率得到改善。这部分患者有两个特点,即急性血管反应试验阳性;对长期 CCB 治疗能持续保持反应。对于不符合这两个条件的患者,不建议使用 CCB。

常用的 CCB 有硝苯地平和地尔硫卓,不使用有较明显负性肌力作用的维拉帕米。通常心率较慢时选择硝苯地平,心率较快时选用地尔硫卓。IPAH 患者的有效剂量通常较大,如硝苯地平为 120~240mg/d,地尔硫卓为 240~720mg/d。通常在血管反应阳性患者治疗宜从较小剂量开始(如缓释硝苯地平 30mg,2 次/d,地尔硫卓 60mg,3 次/d),数周内增加至最大耐受剂量。限制剂量增加的因素主要是低血压和下肢水肿。在有些患者,同时给予地高辛和(或)利尿剂能够减少 CCB 的副作用。目前尚无新一代 CCB 如氨氯地平和非洛地平有效性、耐受性以及有效剂量的报道,但不推荐氨氯地平。急性血管反应试验和 CCB 在 CTD 或先天性心脏病所致 PAH 患者的有效性远没有在 IPAH 患者中清楚,对这部分患者仍考虑进行血管反应试验,并谨慎给予 CCB,密切观察药物的有效性、安全性。另外,有研究显示儿童 IPAH 患者也可从长期钙通道阻滞剂治疗中获益。应用 1 年后应再性急性血管反应试验判断长期 CCB 治疗的敏感性。

（6）合成的前列环素及其类似物

肺动脉高压时前列环素合成减少。长期静脉注射依前列醇可使肺动脉压降低,甚至超过急性血管反应试验所达到的水平。血管反应试验阴性和 CCB 长期治疗不能保持反应的患者,也可从依前列醇治疗中获益。近年临床应用的前列环素类似物尽管与前列环素具有不同的药物代谢动力学特征,但药效学很相近。

①依前列醇

可用便携的微泵经插入的导管持续静注。依前列醇的治疗可以从 2～4ng/(kg·min)开始,视不良反应的情况逐渐加量至目标剂量,最初 2～4 周的靶剂量为 10～15ng/(kg·min),为达到最佳疗效应继续加量,多数患者的理想剂量为 20～40ng/(kg·min)。用药过程中应避免突然停药,否则部分患者可能出现肺动脉高压反弹,使病情恶化甚至死亡。

长期使用依前列醇常发生不良反应,包括:面部潮红、颌部疼痛、腹泻、头痛、背痛、腿足痛、腹痛,偶见低血压和腹膜通透性增加所致腹水。药物加量越快,发生不良反应的机会越多。通常不必因不良反应而减少剂量,仅在不良反应较严重时才考虑减量,而且再次加量时的不良反应常较轻。因依前列醇半衰期短(在循环中的半衰期仅 3～5min),需持续静脉泵入,因此与插管有关的不良事件常较严重,如局部感染、导管堵塞及脓毒症。偶尔插管过程中可能出现气胸、血胸等。严重者可造成死亡。

IPAH 和硬皮病相关肺动脉高压患者持续静脉应用依前列醇改善患者症状、运动耐量、血流动力学,以及 IPAH 患者的生存率。其他类型的肺动脉高压患者也可从依前列醇治疗中获益,如儿童 IPAH、系统性红斑狼疮等结缔组织疾病所致 PAH、体-肺分流的先天性心脏病所致 PAH(包括矫正和未矫正),以及门脉高压、Gaucher's 病、HIV 感染等所致 PAH。依前列醇对于没有手术指征的 CPEPH 患者的有效性如何,尚没有统一意见。

依前列醇已通过美国和加拿大 FDA 批准用于 IPAH 和与 CTD 有关的 PAH 且 NYHA 功能Ⅲ/Ⅳ级患者。患者预后主要与治疗前患者的 NYHA 功能分级以及治疗 3 个月后患者病情改善情况有关。

②曲前列环素

曲前列环素是一种三苯环的前列环素类似物,室温下仍保持稳定,可以采用皮下注射,以避免深静脉注射的不便和并发症。最大运动耐量的改善更多见于能够耐受最大剂量＞13.8ng/(kg·min)的患者。曲前列环素的不良反应与依前列醇类似,最常见的是皮下注射部位的疼痛,常限制剂量的增加,可导致 8％的患者终止使用。

2002 年 FDA 批准曲前列环素用于 NYHA 功能Ⅱ、Ⅲ、Ⅳ级 PAH 患者。

③贝前列环素钠

贝前列环素钠是第一个化学性质稳定,口服具有活性的前列环素类似物。空腹吸收迅速,口服后 30min 血药浓度达峰值,单剂口服的清除半衰期为 35～40min。在美国及欧洲进行的 2 项随机对照临床试验显示,4 次/d(80μg/次最大耐受中位剂量)给药 IPAH 患者在 3、6 个月时运动耐量得到改善,6 个月时临床事件减少,但更长时间治疗并不能使患者进一步获益。

④伊洛前列环素

伊洛前列环素是一种化学性质稳定的前列环素类似物,可以通过静脉注射、口服和雾化吸入给药。经吸入沉积在肺泡的伊洛前列环素可以直接作用于肺泡壁上的小动脉，产生舒张作用。为确保药物能沉积在肺泡产生作用，应使雾化颗粒直径足够小（3～5um）。

单次吸入伊洛前列环素可以使 mPAP 降低 10％～20％，作用持续 45～60min。因此需频繁吸入才能维持疗效（6～12 次/d）。

伊洛前列环素室温下稳定，静脉使用无需临时配制和冷冻，疗效与依前列醇相当。

（7）内皮素-1 受体拮抗剂

研究显示，PAH 患者的血浆和肺组织中 ET-1 系统处于激活状态。尽管血浆 ET-1 水平增加是 PH 的原因，抑或结果尚不清楚，但组织中 ET 系统的表达支持 ET-1 在 PAH 的发病过程中起了重要作用。

①博森坦

博森坦是这类药中最早被合成，同时阻滞 ETA 受体和 ETB 受体，具有口服活性的非选择性内皮素受体拮抗剂。长期口服博森坦可使 PAH 患者的运动耐量、功能分级、血流动力学参数、心脏超声多普勒指标以及病情出现恶化的时间得到明显改善。当不能耐受依前列醇的不良反应时，可将博森坦作为暂时代用品。推荐博森坦的靶目标剂量为 250mg，2 次/d。

博森坦的疗效与剂量间的量效关系不明显，但其肝功能损害程度却与剂量呈正比。故宜使用较小的治疗剂量。除肝损害外，它的不良反应还包括：贫血、致畸、睾丸萎缩、男性不育、液体滞留和下肢水肿。因此，要求服用此药患者在治疗前和治疗过程中，至少每月应检查肝功能1 次，血红蛋白和红细胞比积也应定期复查，对育龄期妇女应做好避孕措施，并在治疗前检查是否怀孕，对青年男性患者应讲清对生殖系统的影响。

②Sitaxsentan

是一选择性、具有口服活性的 ETA 受体拮抗剂。由于 Sitaxsentan 能够抑制华法林代谢过程中的肝酶 CYP2C9 P_{450} 酶，与华法林合用可增加国际标准化比值（INR）和凝血酶原时间（PT）的数值，因此，与华法林同用时，应减少华法林量。

③安博森坦

安博森坦也是一种选择性的、具有口服活性 ETA 受体拮抗剂，初步研究显示，效果与其他内皮素受体拮抗剂类似，能改善患者的运动耐量、血流动力学状态。其确切疗效及不良反应尚在临床试验验证。

（8）5 型磷酸二酯酶抑制剂（PDE-5）

西地那非是具有口服活性的选择性环磷酸鸟苷（cGMP）-PDE-5 的抑制剂，通过增加细胞内 cGMP 浓度使平滑肌细胞松弛、增殖受抑而发挥药理作用。许多非对照研究已显示出口服西地那非对 PAH、CTEPH 和肺纤维化有关 PH 有效。2005 年 6 月美国 FDA 已批准西地那非 20mg tid 用于 PAH 的治疗。因此，对于不适合应用其他治疗 PAH 的药物或治疗失败的患者，可考虑使用西地那非。

（9）联合治疗

PAH 的病理生理机制是多因素的，因此可选择联合治疗。联合治疗可以同时开始 2 种或多种治疗，抑或在 1 种治疗的基础上加用第 2 种或第 3 种治疗，但哪种方式更好尚不清楚。非对照研究显示，长期非注射给予前列腺素类药物不能阻止病情恶化的情况下，加用博森坦或西地那非可使肺循环血流动力学状态和运动耐量得到改善。

(三)介入及手术治疗

1.房间隔球囊造口术

几项实验及临床研究显示,房间隔缺损的存在对严重 PH 者可能是有益的。尽管右向左分流使体动脉血氧饱和度下降,但心房之间的分流可增加体循环血流量,结果氧运输增加。此外,心房水平分流能缓解右心房、室压力,减轻右心衰竭的症状和体征。房间隔球囊造口术在PAH 中的治疗作用尚不肯定。迄今为止关于房间隔球囊造口术的有效性均来自小样本研究和个案报道,多作为肺移植术前的过渡。

房间隔球囊造口术的适应证:晚期肺动脉高压 NYHA 功能Ⅲ、Ⅳ级,反复出现晕厥和(或)右心衰竭者;用于肺移植术前过渡,或其他治疗无效的情况下使用。房间隔球囊造口术仅建议在有经验的医疗中心实施,以降低操作风险。

2.肺移植

肺移植及心肺联合移植术后 3 年和 5 年存活率分别为 55%和 45%。PAH 患者进行单肺或双肺移植,其存活率是相近的。然而,很多移植中心目前更多地实施双肺移植。部分原因双肺移植术后并发症较单肺移植少。对于存在艾森蔓格综合征以及终末期心力衰竭的患者,应考虑施行心肺联合移植。对于某些复杂缺损以及某些室间隔缺损的患者,心肺联合移植存活率更高。

PAH 患者肺移植或心肺联合移植适应证:晚期 NYHA 功能Ⅲ、Ⅳ级,经现有治疗病情无改善的患者。

3.肺血栓动脉内膜切除术

(四)特殊情况

1.儿童肺动脉高压

先天性心脏病所致肺动脉高压发生率,儿童明显高于成人;而其他类型 PAH,如与 CTD、门脉高压、HIV 感染,以及药物毒物有关者,成人明显高于儿童。尽管新生儿持续肺动脉高压(PPHN)也归类在 PAH 下,但它的自然病史与其他类型 PAH 明显不同。PPHN 通常是暂时性的,患儿或者无需长期药物治疗能够完全恢复,抑或尽管给予充分的心肺干预治疗仍于新生儿期死亡。儿童 PAH 发病机制与成人无明显不同。但 PPHN 可能有其独特的病理生理学特征,与胎儿肺血管结构持续存在以及卵圆孔未闭有关。未经治疗的儿童 PAH 较成人病死率更高。理论上,儿童对治疗的反应应该更好,因为随着年龄的增长,血管床不断地进行着重塑。

与成人严重 PAH 一样,儿童 PAH 患者也应进行右心导管检查,做肺血管反应试验,评价肺血管对短效血管扩张剂(如吸入 NO、静脉注射依前列醇或腺苷)的反应,以确定口服 CCB是否有持续作用。儿童急性血管反应试验阳性率高于成人。

儿童 PAH 患者的治疗策略与成人类似,但也有不同。如儿童对某一治疗有反应,则常常较成人效果更好;相反,如果对这一治疗无反应,则其存活率明显低于成人。儿童 PAH 患者长期服用抗凝剂是否有效、安全性如何,以及风险/效益比尚不肯定,认为对于出现右心衰竭的患儿应给予抗凝治疗。服用 CCB 的安全性、有效性应基于患儿的急性血管反应试验。其有效性与成人相似。服用剂量应按千克体重来计算,用药剂量往往高于成人。儿童患者持续静脉给予依前列醇的指征同成年患者。

2.与艾森蔓格综合征有关的肺动脉高压

艾森蔓格综合征患者生存率较同等功能级别的 IPAH 和 APAH 患者高。研究显示,在等待移植的 100 例患者中,艾森蔓格综合征未接受移植的患者 1、2、3 年存活率分别为 97%、89% 和 77%,而 IPAH 患者分别为 77%、69% 和 35%。

当患者出现头痛,注意力不集中等症状,伴有红细胞比积超过 65% 时,可考虑放血疗法(同容量葡萄糖或盐水置换)以降低血液黏度,增加血液向组织释放氧的能力。去除 1U 的血液,患者症状常常得到改善。放血疗法每年不能超过 2～3 次,以免铁储存耗竭,血液黏滞性增加。吸氧治疗尚有争议,仅对吸氧能增加血氧饱和度和(或)改善病情的患者建议使用。艾森蔓格综合征患者如出现晕厥、顽固性右心衰竭、NYHA 功能Ⅲ或Ⅳ级或严重低氧血症时,预示预后不良。对这些晚期患者可以进行心脏缺损的修补加肺移植或进行心肺移植。

3.门-肺动脉高压

PAH 是慢性肝病的并发症。门脉高压而非肝病本身似乎是导致 PH 的主要危险因素。因此,就有了门-肺动脉高压这一称呼。门脉高压患者 PAH 的发生率明显高于普通人群中 IPAH 的发生率。在一项大样本回顾性尸检研究显示,PAH 占总尸检人数的 0.13%,而肝硬化伴门脉高压患者中 PAH 发生率高达 0.73%。

门脉高压所致 PAH 的发生机制尚不清楚。门脉高压患者在门-体分流术后,PAH 发生率明显增高。一项回顾性研究显示,门-体分流术后 PAH 发生率高达 65%,而未行分流术的患者仅 35%。因此,强烈提示门脉高压患者 PAH 的发生与门-体分流有关,而非门脉高压本身所致。门-体分流的存在使经肝脏清除的引起血管收缩及血管增殖的物质直接进入肺循环。肠嗜铬细胞产生的 5-羟色胺可能是其中之一。门-肺动脉高压的组织病理学结果与 IPAH 很难鉴别。

所有门-肺动脉高压患者均应进行右心导管检查。与 IPAH 相比,门-肺动脉高压患者有明显高的心输出量、显著低的体血管阻力和肺血管阻力。一项回顾性研究显示,门-肺动脉高压患者存活率较 IPAH 高,但对此问题尚有争议。

门-肺动脉高压低氧血症患者,应吸氧使血氧饱和度维持在 90% 以上。容量负荷过重、水肿和腹水患者应给予利尿剂治疗。抗凝治疗在门-肺动脉高压的作用尚无深入研究,但肝功能受损、血小板计数低以及胃食管静脉曲张出血风险高的患者应避免使用。对于轻中度肺动脉高压患者,如心输出量没有增加,肺血管阻力相对较低,应进行右心导管检查,做急性血管反应试验。若血管反应试验阳性,应谨慎给予 CCB。β 受体阻滞剂能够治疗门脉高压、降低曲张静脉出血的风险,但合并 PAH 患者由于此药对右室心肌的负性肌力作用,患者耐受性较差。尽管这类患者长期静脉应用依前列醇的反应在某种程度上与 IPAH 患者相似,但治疗同时腹水和脾大的发生率也增加。

严重 PAH 使肝脏移植的风险明显增大。通常 mPAP≥35mmHg 和(或)PVR≥250dyn·s·cm^{-5} 作为肝移植的禁忌证。部分患者肝移植后 PAH 似乎有些改善,这可能与移植前心输出量较高,移植后心输出量减低有关;而部分患者移植后 PAH 可能出现恶化。偶尔肝移植后可以停止静脉继续使用依前列醇,但应在严密观察下逐渐减量。绝大多数专家建议门-肺动脉高压患者避免口服具有潜在肝毒性的内皮素受体拮抗剂。

4.HIV 感染相关性肺动脉高压

PAH 是 HIV 感染的一种少见但明确的并发症。在一项大规模病例对照研究中,对 3349 例 HIV 感染的患者观察了 5.5 年,结果 PH 累计发生率为 0.57%,年发病率高达 0.1%。

有关肺动脉高压的发生机制目前尚不清楚。由于在肺动脉内皮细胞中未检出病毒 DNA,因此,强烈提示 HIV 通过第二信使如细胞因子、生长因子或 ETI 间接作用导致 PAH 的发生。HIV 相关 PAH 患者血管周围炎症细胞的存在进一步证实了该假说。由于只有少数 HIV 患者出现 PAH,因此遗传素质也可能参与发病。另外,对 30 例 HIV 相关 PAH 亚组患者研究,未发现 $BMPR_2$ 基因突变,提示其他易患因素可能参与了发病。

HIV 相关性 PAH 与 IPAH 具有相似的临床表现、血流动力学特征以及组织学改变,而与 HIV 传播途径以及患者的免疫抑制程度似乎不相关。这类患者均应进行右心导管检查,以进一步证实诊断、评估严重程度并排除左心疾病。HIV 相关性 PAH 患者的死亡主要与 PAH 本身有关,而非 HIV 感染的其他并发症所致;对这类患者而言,PAH 是死亡的独立预测因子。

HIV 相关性 PAH 的治疗,可供选择的方法较其他类型 PAH 有限。由于血小板计数常常减低,以及控制 HIV 的药物与华法林之间潜在的相互作用,使得口服抗凝剂成为禁忌。急性血管反应试验和长期服用 CCB 对这一亚组 PAH 患者的益处尚无报道。非对照研究表明,严重 HIV 相关性 PAH 患者可以从联合抗逆转录病毒疗法、依前列醇以及可能的博森坦治疗中获益。然而依前列醇、内皮素受体拮抗剂以及 PDE-5 抑制剂对这一亚组患者的确切疗效,仍需开展随机对照试验来验证。

5.结缔组织病相关性肺动脉高压

PH 是 CTD 如系统性硬化症、系统性红斑狼疮、混合性 CTD 以及较少的风湿性关节炎、多发性肌炎和原发性干燥综合征已知的并发症。PAH 的发生可能与肺间质纤维化有关,抑或受累血管直接增生所致,而无明显肺实质病变或慢性缺氧。另外,可能存在左心疾病所致肺静脉高压。确定哪种机制在 PAH 发生中起主要作用是非常重要的,这关系到治疗方法的选择。

由于缺乏可靠的流行病学资料,CTD 合并 PAH 的确切发生率很难估测。CTD 有关的 PAH 的组织病理学改变通常与 IPAH 难以鉴别。CTD 患者导致 PAH 的病理生理机制仍不清楚。血管痉挛,即所谓的肺雷诺现象,可能参与发病。抗核抗体、风湿因子、免疫球蛋白 G 以及补体片断沉积在肺血管壁,提示免疫机制参与发病。

与 IPAH 相比,CTD 相关的 PAH 主要见于年长女性,心排血量明显减低,生存时间较短。高分辨率 CT 主要作为排除手段用于确定或排除肺纤维化的存在。CTD 相关 PAH 的病死率较 IPAH 高(晚期患者 1 年病死率 40%),影响预后的因素与 IPAH 相同(RAP、PAP 和心脏指数)。与其他 PAH 一样,这类患者也应进行右心导管检查,进一步证实诊断,确定严重程度,并排除左心疾病。

CTD 相关 PAH 的治疗较 IPAH 更为复杂。免疫抑制剂治疗似乎只对少数 CTD(除硬皮病外)相关 PAH 的患者有效。与 IPAH 相比,急性血管反应阳性率以及对 CCB 治疗持续有效率均较低。口服抗凝治疗的风险/效益比尚不清楚。持续依前列醇治疗、持续皮下给予曲前列环素、用博森坦可考虑用于治疗。然而,CTD 相关 PAH 的治疗效果及长期生存率均不如

IPAH。

6.肺静脉闭塞症和肺毛细血管瘤

PVOD 与 PCH 并不常见,但因可导致 PAH 而受到医学界的重视。目前,文献所报道的 PVOD 和 PCH 患者不足 200 例。

PVOD 和 PCH 的临床表现常常与 IPAH 难以鉴别。然而查体时能够显示与 IPAH 的不同,如杵状指和(或)肺部听诊基底部捻发音。PVOD 和 PCH 患者低氧血症更明显,DLCO 降低,而肺活量和肺容积测量在正常范围。DICO 明显下降与继发于肺静脉闭塞所致慢性肺间质水肿有关。尽管低氧血症与 PAH 和右心功能不全的程度不成比例,但 PVOD 和 PCH 的血流动力学改变与 IPAH 相似。尽管此病是毛细血管后受累,但 PCWP 常常正常。病理改变通常发生在小静脉,而非较大静脉。影像学检查对 PVOD 和 PCH 的诊断更有帮助。克氏 B 线、胸腔积液以及胸片斑片状阴影可以提供重要的诊断线索。胸部薄层 CT 有特征性改变,最常见的是小叶中心型斑片状模糊影,间隔线增厚,胸膜渗出以及纵隔腺体肿大。这些异常常与静脉应用依前列醇引起肺水肿有关。

新的临床分类中将 PVOD 和 PCH 归于严重静脉或毛细血管受累所致 PAH 亚类。治疗原则与其他类型 PAH 大致相同。然而其预后更差,病情往往进行性加重。这类患者在接受血管扩张剂,尤其是依前列醇治疗过程中发生肺水肿的风险高,因此用药过程中应严密观察,避免不良反应发生。目前尚无新的药物如内皮素受体拮抗剂治疗 PVOD 和 PCH 的资料。另外,可以考虑房间隔造口术,但 PVOD 和 PCH 患者较其他类型 PAH 更易发生低氧血症,因此限制了这一技术的应用。对于 PVOD 和 PCH 患者,唯一有效的治疗是肺移植术。

随着一系列新药问世,多项随机对照临床试验的完成,肺动脉高压的治疗有了显著进步。指南介绍了一般措施、药物治疗、介入和手术治疗以及治疗流程。

(五)治疗方案的选择

1.钙离子通道拮抗剂在 PAH 这一逐渐恶化和经常导致致命后果的疾病中效果显著。被怀疑患有 PAH 的患者应该通过静脉依前列醇、腺苷或吸入式 NO 进行准确的评估,如果出现急性反应,则需接受钙离子拮抗剂的治疗(CCB)。

2.对血管活性药物不敏感的患者可以不使用钙离子拮抗剂,应考虑选择华法林和抗凝剂的治疗。

3.PAH 的患者能从氧疗中获益,如果能够将氧饱和度始终控制在 90% 以上,则对预后有改善。

4.对那些不适宜用钙离子拮抗剂或对 CCB 治疗无反应的患者:心脏功能分级 4 级患者应使用静脉依前列醇;心脏功能分级 3 级患者应长期接受内皮素受体激动剂、静脉依前列醇、皮下 treprostinil、吸入型伊络前列素或贝前列素的治疗。

5.手术疗法主要有移植、肺血栓动脉内膜切除术和房间隔切开术。慢性肺动脉血栓栓塞症的患者可能需要肺血栓动脉内膜切除术;心脏功能分级 3 级和 4 级的 PAH 患者行肺移植或心肺移植的评估,并等待移植,这些患者的首选手术是双侧肺移植。

(尹　霞)

第二节　肺静脉栓塞症

20 世纪 80 年代对深静脉血栓形成-肺栓塞无论在病因学、无创性诊断和治疗方面都取得了突破性进展,使肺血栓栓塞症防治的研究发生了很大的变化,改变了 1819 年 Laennec 首次报道肺血栓栓塞症以来肺栓塞防治领域的局面。我国 PTE 的防治研究起步较晚,2001 年 5 月中华医学会呼吸病分会制定了国内第一部《肺血栓栓塞症的诊断和治疗指南(草案)》,大大促进了我国肺血栓栓塞症的诊治工作。

肺栓塞为一种常见的心血管疾病,它发病率高,漏诊及误诊率高,不经治疗死亡率高,诊断明确并经过治疗后死亡率明显下降。目前国内已开始逐步认识并提高了对肺栓塞的警惕性,但确诊率仍低,误诊率高。

【概述】

肺栓塞(PE)是指内源性或外源性栓子进入肺动脉及其分支,引起肺循环障碍,阻断组织血液供应的一组疾病或临床综合征的总称。最常见的栓子是血栓,其余较少见的有肿瘤细胞、脂肪滴、气泡、静脉输入的药物颗粒甚至导管头端等引起的肺血管阻断。

肺血栓栓塞症(PTE)是肺栓塞的一种类型,为来自静脉系统或右心的血栓阻塞肺动脉及其分支所致的疾病,以肺循环和呼吸功能障碍为其主要临床和病理生理特征。PTE 为 PE 的最常见类型,通常所称的 PE 即指 PTE。

肺动脉发生栓塞后,若其支配区的肺组织因血流受阻或中断而发生坏死,称为肺梗死(PI)。由于肺组织受支气管动脉和肺动脉双重血供,而且肺组织和肺泡间质也可直接进行气体交换,所以大多数肺栓塞不引起肺梗死。

引起 PTE 的血栓主要来自深静脉血栓形成(DVT),DVT 和 PTE 密切相关,二者可同时存在,可以说 PTE 是深静脉血栓形成的并发症。

DVT 和 PTE 同属于静脉血栓栓塞症(VTE),为 VTE 的两种类别。

PTE 发病率高,在心血管疾病中仅次于冠心病和高血压,相当于急性心肌梗死发病率的 1/2,易漏诊及误诊。阜外医院报告的 900 余例心肺血管疾病尸检资料中,肺段以上大血栓堵塞者达 100 例(11%),占风心病尸检的 29%,心肌病的 26%,肺心病的 19%,说明心肺血管疾病也常并发肺栓塞。

反复肺栓塞产生慢性血栓栓塞性肺动脉高压(CTEPH),形成持久性肺动脉高压和慢性肺心病。

【诊断步骤】

(一)病史采集要点

1.危险因素

肺栓塞可并发于内、外、妇科许多疾病,患有深静脉血栓形成是肺栓塞的主要病因,二者危险因素相同,包括原发性和继发性两类。肺栓塞还与心脏疾患、心房颤动、外科手术、外伤、骨折、分娩、肿瘤、长期卧床、肥胖、高龄等因素有关。

（1）血栓形成：PTE常是DVT的并发症，血栓栓子主要来自深静脉系统。栓子通常来源于下肢和骨盆的深静脉，即腘静脉、股静脉和髂静脉，通过循环到肺动脉引起栓塞。但很少可来源于上肢、头和颈部静脉。血流淤滞，血液凝固性增高和静脉内皮损伤是血栓形成的促进因素。因此，创伤、各种原因的制动或长期卧床、长途航空或乘车旅行、静脉曲张、静脉插管、盆腔和髋部手术、肥胖、糖尿病、避孕药或其他原因的凝血机制亢进等，容易诱发静脉血栓形成。早期血栓松脆，加上纤溶系统的作用，故在血栓形成的最初数天发生肺栓塞的危险性最高。

（2）心脏病：为我国肺栓塞的最常见原因，占40%。几乎遍及各类心脏病，合并房颤、心力衰竭和亚急性细菌性心内膜炎者发病率较高。以右心腔血栓最多见，少数亦源于静脉系统。

细菌性栓子除见于亚急性细菌性心内膜炎外，亦可由于起搏器感染引起。前者感染性栓子主要来自三尖瓣，偶尔先天性心脏病患者二尖瓣赘生物可自左心经缺损分流进入右心而到达肺动脉。

（3）肿瘤：在我国为第二位原因，占35%，远较国外6%为高。以肺癌、消化系统肿瘤、绒癌、白血病等较常见。恶性肿瘤并发肺栓塞仅约1/3为瘤栓，其余均为血栓。据推测肿瘤患者血液中可能存在凝血激酶以及其他能激活凝血系统的物质如组蛋白、组织蛋白酶和蛋白水解酶等，故肿瘤患者肺栓塞发生率高，甚至可以是其首现症状。

（4）妊娠和分娩：肺栓塞在孕妇数倍于年龄配对的非孕妇，产后和剖腹产术后发生率最高。妊娠时腹腔内压增加和激素松弛血管平滑肌及盆静脉受压可引起静脉血流缓慢，改变血液流变学特性，加重静脉血栓形成。此外，伴凝血因子和血小板增加，血浆素原-血浆素蛋白溶解系统活性降低。但这些改变与无血栓栓塞的孕妇相比并无绝对差异。

表17-2为VTE的危险因素。

表17-2　VTE的危险因素（括号内为该人群发生VTE的百分率）

原发性	继发性	
抗凝血酶缺乏	创伤/骨折	克罗恩病
先天性异常纤维蛋白原血症	髋部骨折（50%～75%）	充血性心力衰竭（12+%）
血栓调节因子异常	脊髓骨折（50%～100%）	急性心肌梗死（5%～35%）
高同型半胱氨酸血症	外科手术后	恶性肿瘤
抗心脂抗体综合征	疝修补术（5%）	肿瘤静脉内化疗
纤溶酶原激活物抑制因子	腹部大手术（15%～30%）	中心静脉插管
过量	冠脉搭桥术（3%～9%）	妊娠/产褥期
凝血酶原20210A基因变异	脑卒中（30%～60%）	口服避孕药
XII因子缺乏	肾病综合征	植入人工假体
V因子Leiden突变（活性蛋白C抵抗）	慢性静脉功能不全	因各种因素的制动/长期卧床
	血液黏滞度增高	长途航空或乘车旅行
纤溶酶原不良血症	血小板异常	肥胖
蛋白S缺乏	真性红细胞增多症	高龄
蛋白C缺乏	巨球蛋白血症	吸烟

2.主要临床表现

PTE 的临床表现与受累的肺动脉范围直接相关,包括呼吸困难和气短、胸痛、咳嗽、咯血、心悸、腹痛、焦虑烦躁、惊恐、濒死感、晕厥、猝死等。可无任何症状到引起急性肺源性心脏病,甚至猝死。典型的临床表现为呼吸困难、胸痛、咯血"肺梗死三联征",但发生率不足 30%,以此为标准诊断患者易发生漏诊。因为 PTE 临床表现为非特异性,诊断价值有限,临床上对不明原因的呼吸困难、胸痛、晕厥、休克或低血压状态,特别是其后发生咯血、发热、胸膜炎样疼痛等表现时要注意肺栓塞。

(1)呼吸困难为常见的症状(多表现为劳力性呼吸困难),发生率均达 80% 以上,应注意呼吸困难的诱因、性质、程度和持续时间。

(2)胸痛也是常见症状,多为胸膜性疼痛,为邻近的胸膜纤维素炎症所致,突然发生者常提示肺梗死。膈胸膜受累可向肩或腹部放射。

(3)咯血一般血量不多,鲜红色,数日后变为暗红色,提示存在肺梗死。

(4)咳嗽,多表现为干咳,可伴哮鸣音与惊恐,由胸痛或低氧血症所致。

(5)焦虑烦躁、惊恐,甚至有濒死感。

(6)晕厥提示大块肺栓塞或存在重症肺动脉高压时引起一时性脑缺血,常是肺梗死的征兆,可为 PTE 的唯一或首发症状。

(二)体格检查要点

PTE 体征缺乏特异性,可有:

1.呼吸系统体征

常见的体征为呼吸增快、紫绀、肺部细湿啰音或哮鸣音,肺血管杂音,胸膜摩擦音或胸腔积液体征。胸部检查可无任何异常体征。

2.循环系统体征

心动过速,肺动脉瓣区第 2 心音亢进或分裂,休克或急慢性肺心病相应表现。心动过速和血压下降通常提示肺动脉主干栓塞或大块肺栓塞,紫绀提示病情严重。重症慢性栓塞性肺动脉高压可并发心包积液、心包摩擦音。颈静脉充盈和异常搏动有诊断及鉴别诊断意义。

3.其他

约 40% 患者有低至中等度发热,少数患者早期有高热。

4.DVT 的症状和体征

下肢 DVT 主要表现为患肢肿胀、疼痛,行走后患肢易疲劳或肿胀加重。但应注意许多患者无自觉症状和明显体征。临床观察和治疗过程中应测量双侧下肢周径评价其差别。进行大、小腿周径的测量点分别为髌骨上缘以上 15cm 处,髌骨下缘以下 10cm 处。双侧相差 > 1cm 即考虑有临床意义。

(三)辅助检查要点

1.一般性检查方法

(1)动脉血气分析:是 PTE 的筛选方法。肺血管窗堵塞 15% 以上可呈现 PaO_2 下降,$PaCO_2$ 降低,$P_{A-a}O_2$ 增大。部分患者可以 PaO_2 和 $PaCO_2$ 均正常。$PaCO_2$ 和 $P_{A-a}O_2$ 均正常可作为排除急性肺栓塞的重要依据。$P_{A-a}O_2$ 有利于判断肺栓塞的严重程度。

（2）心电图：大多数病例有非特异性的心电图异常，多在发病后即刻出现，以后随病程的发展演变，常是一过性的、多变的，需动态观察。如结合临床表现，观察到心电图的动态改变较之静态异常对于肺栓塞具有更大意义。心电图出现下列表现需注意 PTE。①$S_I Q_{III} T_{III}$ 征（I 导联 S 波加深，III 导联出现 Q 波及 T 波）；②肺型 P 波，顺钟向转位和 QRS 波电轴右偏；③暂时性完全或不完全右束支传导阻滞；④右胸导联 T 波倒置；⑤其他心电图表现如 $V_{1~4}$ 的 T 波改变和 ST 异常等。

（3）超声心动图：主要用于测定右心功能不全，经胸壁超声探查图像不清可行食管超声检查，在提示诊断与除外主动脉夹层、心包填塞、室间隔穿孔等其他心血管疾患方面有重要价值。对于严重的 PTE 病例，超声心动图检查可以发现右室壁局部运动幅度降低、右心室和右心房扩大、室间隔左移和运动异常、近端肺动脉扩张等提示。肺动脉高压、右室高负荷和肺源性心脏病则提示或高度怀疑 PTE。超声检查偶可因发现肺动脉近段的血栓而确诊。

（4）X 线胸部平片：见影像学检查部分。

2.特异性纤溶过程标记物检查

血浆 D-二聚体（D-dimer）是有效的筛选方法。乳胶凝集法定性检查易出现假阴性结果，不能用于排除 PTE，推荐使用为酶联免疫吸附法。D-二聚体含量异常增高对诊断 PTE 的敏感性＞90％，但特异性不高（40％～43％），在手术、肿瘤、炎症、感染、组织坏死等情况下 D-二聚体也可升高，仅凭其水平升高不能诊断 PTE。而小于 $500\mu g/L$ 可基本排除急性肺栓塞。在临床应用中，结合临床评估和 D-二聚体检测对排除和诊断 PTE 有较大的价值，与目前所采取的诊断方法相比，不失为快速、方便、经济的诊断手段。

D-二聚体也可用于观察治疗过程中的溶栓效果和抗凝治疗效果。

3.核素肺通气/灌注扫描（V/Q）

是诊断 PTE 最敏感的无创检查方法，结果正常可以除外 PTE，但是灌注缺损为非特异性表现，只有 1/3 是 PTE，因此利用核素肺通气/灌注扫描仅能诊断或除外少数 PTE 患者。由于许多疾病可以同时影响患者的肺通气和血流状况，致使 V/Q 在结果判定上较为复杂，需密切结合临床进行判断。目前，核素肺通气/灌注扫描多被 CTPA 所替代。

诊断 PTE 的可能性与灌注缺损区域大小、数目相关，典型征象是呈肺段分布的肺灌注缺损，扫描结果一般可分为 3 类：

（1）高度可能：其征象为至少 1 个或更多叶段的局部灌注缺损，而该部位通气良好，基本叫诊断肺栓塞。

（2）正常或接近正常：基本上可以除外 PTE。

（3）非诊断性异常：其征象介于高度可能与正常之间，则需要做进一步检查，包括以下检查策略：D-二聚体测定和临床可能性评估、一系列下肢检查、螺旋 CT 和电子束 CT 肺血管造影、肺动脉造影等。

4.影像学检查

目前，PTE 的确诊性检查主要有放射性核素肺灌注/通气显像、CT 特别是增强 CT（螺旋 CT 和电子束 CT）、磁共振动脉造影（MRA）、肺动脉造影等。放射性核素肺灌注/通气显像不能直接显示栓塞部位、形态，无法满足手术或溶栓治疗的需要。肺动脉造影由于其创伤较大，操作复杂,且仅能显示血管腔,而不能显示血管壁,并有一定的并发症和死亡率,故临床上具有一定的局限性,并且与增强 CT 似无明显优势。MRA 是最近发展的诊断技术。临床上影像学检查可考虑先 X 线胸部平片、放射性核素检查,后增强 CT 检查,必要时予以肺动脉造影。影像学检查发现肺部病理改变是患者确诊的关键。

(1)X 线胸部平片:多有异常表现,但缺乏特异性,部分患者可完全正常。可表现为:区域性肺血管纹理变细、稀疏或消失、肺野透亮度增加(Westermark 征);肺野局部浸润性阴影;尖端指向肺门的楔形阴影(Hampton 征),是肺梗死的典型征象,但很少见;肺不张或膨胀不全;右下肺动脉干增宽或伴截断征;肺动脉段彭隆以及右心室扩大征;患侧横膈抬高;少到中量胸腔积液。胸片不是 PTE 的确诊性检查方法。但在提供疑似线索和除外其他疾病方面具有重要作用。呼吸频数而胸片正常是本病早期诊断的重要线索。溶栓治疗前后胸片也常呈动态变化。

(2)螺旋 CT 和电子束 CT 肺血管造影(CTPA):是安全无创、敏感可靠的检查手段,在临床上可作为首选的检诊方法。能够发现段以上肺动脉内的栓子,是 PTE 的确诊手段,但 CT 对亚段的诊断价值有限,CTPA 结果正常基本可除外 PTE。PTE 的直接征象为肺动脉内的低密度充盈缺损,部分或完全包围在不透光的血流之间(轨道征);或者呈完全梗阻,断端呈杯口状或不规则状,远端血管不显影;血管壁不规则增厚,为慢性肺栓塞的征象,慢性肺栓塞时附壁血栓可造成血管壁不规则增厚,当陈旧附壁血栓发生钙化时可表现为斑块状高密度影依附于血管壁上。间接征象包括肺野楔形度增高影、条带状的高密度区或盘状肺不张,中心肺动脉扩张及远端血管分支减少或消失等和右心室改变的征象。

(3)磁共振成像(MRI):对段以上肺动脉内栓子的诊断敏感性和特异性均较高,避免了注射碘造影剂的缺点,适用于碘造影剂过敏的患者。与肺血管造影相比,患者更易于接受,具有潜在识别新旧血栓的能力,有可能为将来确定溶栓方案提供依据,而且能够观察 PTE 的血流动力学及肺动脉压的变化。根据血管和血栓的形态可区分典型的急慢性血栓,前者表现为血管腔基本正常,边缘光滑、清晰、形态规则,扫描时血管腔表现为高信号,而栓子则表现为低信号的充盈缺损;后者为血管壁增厚、血管腔狭窄或分支突然中断,一侧血管壁的局限性增厚以及腔内网状影等。用 T_1 和 T_2 加权像可根据信号强度鉴别慢性血栓。

(4)肺动脉造影:为 PTE 诊断的“金标准”,是经典的有创诊断方法,其敏感性为 98%,特异性为 95%～98%。直接征象有血管内造影充盈缺损,伴或不伴轨道征的血流阻断;间接征象为肺段动脉断流现象,即血管“剪枝征”,肺野内无血流灌注,肺动脉充盈时间延长,肺静脉汇流延迟。如缺乏 PTE 的直接征象,不能诊断 PTE。作为有创检查方法,仅用于复杂病例的鉴别诊断,如其他无创性检查手段能够诊断,则不必进行此项检查。

5.深静脉血栓形成(DVT)的检测

主要通过多普勒超声血管检查、X 线静脉造影、放射性核素静脉造影、CT 静脉造影、MRI 静脉造影、肢体阻抗容积图等检查确诊。其中超声多普勒无创、方便、准确,临床应用最多。

【诊断对策】

(一)诊断要点

急性肺栓塞诊断目前仍然没有一种简单而准确的方法来确诊。通常是在临床症状评估基础上加上 1 项或多项非侵入性或侵入性检查方法来确诊。

1.根据临床情况疑诊 PTE

(1)对存在危险因素,特别是并存多个危险因素的病例,需有较强的诊断意识。

(2)应仔细搜集病史。对于任何呼吸困难、胸痛、咳嗽、咯血和晕厥、休克的患者,特别是高危患者都要考虑可能是急性肺栓塞,增强对急性肺栓塞的诊断意识。伴有单侧或双侧不对称下肢肿胀、疼痛等,都对诊断具有重要的提示意义。对于被怀疑急性肺栓塞的患者,都可根据其病史、症状和体征,进行临床可能性评分。

(3)结合动脉血气分析、心电图、X 线胸片等基本检查初步疑诊 PTE 或排除其他疾病。

(4)进一步常规行 D-二聚体检查,做出可能的排除诊断。

(5)超声检查迅速得到结果并可在床旁进行,对提示诊断、排除其他疾病具有重要价值。若同时发现下肢深静脉血栓更增加诊断的可能性。

2.对疑诊病例合理安排进一步检查以明确诊断

核素肺通气/灌注扫描是诊断肺栓塞最敏感的无创性方法,特异性虽低,但有典型的多发性、节段性或楔形灌注缺损而通气正常或增加,结合临床,诊断即可成立。CT 和 MRI 为肺栓塞诊断的有用的无创性技术。肺动脉造影是诊断肺栓塞最特异的方法,适用于临床和核素扫描可疑以及需要手术治疗的病例。

3.寻找 PTE 的成因和危险因素

(1)对疑诊患者应积极明确是否并发 DVT,进行多普勒超声血管检查、X 线静脉造影、放射性核素静脉造影、CT 静脉造影、MRI 静脉造影、肢体阻抗容积图等检查。

(2)针对患者情况安排相关检查以尽可能发现危险因素,并据以采取相应的预防或治疗措施。

慢性栓塞性肺动脉高压(CTEPH)多可追溯到呈慢性、进行性发展的肺动脉高压的相关临床表现,后期出现右心衰竭;常见的胸部 X 线检查征象有右下肺动脉扩张、心脏扩大、右室扩张、"马赛克"征、慢性肺体积缩小、肺不张或肺渗出、胸膜增厚;CT、MRI 等影像学检查证实肺动脉阻塞,经常呈多部位、较广泛的阻塞,可见肺动脉内贴血管壁、环绕或偏心分布、有钙化倾向的团块状物等慢性栓塞征象;常可发现 DVT 的存在;右心导管检查示静息肺动脉平均压＞20mmHg,活动后时肺动脉平均压＞30mmHg;超声心动图检查示右心室壁增厚(右心室壁厚度＞5mm),符合慢性肺源性心脏病的诊断标准。

(二)临床类型

1.急性肺血栓栓塞症

为便于临床上对不同程度的 PTE 采取相应的治疗,可分为:

(1)大面积 PTE:临床上以休克和低血压(收缩压＜90mmHg 或较基础值下降幅度≥40mmHg 且持续 15min 以上)为表现的 PTE 患者,须除外新发生的心律失常、低血容量或感染中毒症所致的血压下降。

(2)非大面积 PTE:不符合以上大面积 PTE 标准的 PTE。此型患者中,一部分患者的超声心动图表现有右心室运动功能减弱或临床上出现右心功能不全表现,归为次大面积 PTE 亚型。

2.慢性栓塞性肺动脉高压(CTEPH)。

(三)鉴别诊断要点

PTE 的鉴别诊断范围较广,可以从一系列危及生命的疾病如急性心肌梗死到无生命危险的焦虑状态,包括肺炎、心力衰竭、扩张性心肌病、原发性肺动脉高压、哮喘、心包炎、胸内肿瘤、肋骨骨折、气胸、肋软骨炎等。部分 PTE 患者与其他疾病并存。所以,如果某一疾病如肺炎、心力衰竭患者对相应治疗的反应不佳,应注意是否同时存在 PTE。

1.呼吸困难、咳嗽、咯血、呼吸频率增快等呼吸系统表现为主的患者多被诊断为其他的胸肺疾病如肺炎、胸膜炎、支气管哮喘、支气管扩张、肺不张、肺间质病等。以胸憋闷为主诉的呼吸困难需与劳力性心绞痛鉴别。

2.以胸痛、心悸、心脏杂音、肺动脉高压等循环系统表现为主的患者易被诊断为其他的心脏疾病如冠心病(心肌缺血、心肌梗死)、风湿性心脏病、先天性心脏病、高血压病、肺源性心脏病、心肌炎、主动脉夹层等和内分泌疾病如甲状腺机能亢进。

3.以晕厥、惊恐等表现为主的患者有时被诊断为其他心脏或神经及精神系统疾病如心律失常、脑血管病、癫痫等。

【治疗对策】

(一)治疗原则

1.对存在危险因素,特别是并存多个危险因素的病例,需有较强的诊断意识,早期诊断,及时治疗。

2.根据临床分型和严重程度,制定合理的治疗方案,给予溶栓治疗、抗凝治疗和介入/外科治疗。

3.急性肺栓塞治疗目标是:①清除和溶解肺血管床内的血栓,改善肺血流动力学状态;②防止新血栓形成;③防止血栓进一步加大。

4.对长期抗凝治疗定期评价继续治疗带来的风险/获益。

5.慢性栓塞性肺动脉高压的治疗。

6.对患者临床治疗史、心肺功能评估、超声检查确定血栓部位及合理的抗血栓治疗等方面评价,进行运动康复治疗。

(二)治疗计划

Ⅰ.急性肺栓塞的治疗

1.一般治疗

加强监护,对症处理。患者应保持安静,绝对卧床,保持大便通畅,监测生命征、中心静脉压、心电图、血气分析、建立静脉通路等;焦虑、惊恐患者应予安慰及适当使用镇静剂,胸痛严重者给予止痛,但休克时禁用;发热、咳嗽等给予相应处理。

2.血流动力学与呼吸支持

(1)低氧血症者予以吸氧,严重呼吸衰竭时可使用无创性或有创性机械通气治疗,但应避免气管切开,以免在抗凝或溶栓过程中局部大量出血。

(2)纠正急性右心衰和心源性休克,主要以正性肌力药物(多巴酚丁胺、多巴胺)为主,以增加心输出量,降低肺血管阻力。对伴低血压者,可用去甲肾上腺素或间羟胺。补液需慎重,要注意过多液体负荷对右心室功能的影响,一般液体负荷量以 500~750mL 左右为宜。

3.溶栓治疗

急性肺栓塞溶栓的主要目的在于溶解血栓,开通血管,改善血流动力学与呼吸功能。溶栓时间窗为发病 2 周内,但溶栓时间越早,疗效越佳。部分研究提示:对两周以上的溶栓也有一定疗效。大多数 PE 患者,不需要使用全身溶栓治疗;对于血流动力学不稳定者,建议使用溶栓治疗;不建议使用经导管局部溶栓治疗;接受溶栓药物的 PE 患者,短期使用静滴溶栓优于长时间静滴。

溶栓药物包括:尿激酶(UK)、链激酶(SK)、重组组织型纤溶酶原激活物(rtPA)。

目前较为公认的急性肺栓塞的溶栓方案是:

(1)UK 负荷量 4400U/kg,静注 10min,随后以 2200U/(kg·h)持续静滴 12h;或 2h 溶栓方案,20000U/kg 持续静滴 2h。

(2)SK 负荷量 25 万 U,静注 30min,随后 10 万 U/h,持续静滴 24h。SK 具有抗原性,故用药前需肌注苯海拉明或地塞米松,以防止过敏反应。

(3)rt-PA50~100mg 持续静滴 2h。

4.抗凝治疗

血栓栓塞疾病抗凝治疗在 21 世纪以前主要以普通肝素(UFH)为主,但 UFH 有很多局限性,LMWH 因其生物利用度高、无需实验室监测、根据体重调整剂量、出血和血小板减少副作用少,在近年的新指南中,LMWH 在静脉血栓防治中的地位尤为突出。静脉血栓的预防和治疗中抗凝药物如华法林的疗程及抗凝治疗时间长,某些患者甚至要终生抗凝。

(1)抗凝药物的用法

①肝素

普通肝素(UFH):首剂负荷剂量为 2000~5000U/h 或按 80U/kg 静注,然后普通肝素以 18U/(kg·h)持续静滴,在开始后 24h 内每 4~6h 测定 aPTT,根据 aPTT 调整剂量,尽快使 aPTT 达到并维持在正常对照值的 1.5~2.5 倍,达稳定水平后每天上午测定 1 次。或者根据相应于肝素的 0.3~0.7U/mL 抗 Xa 因子水平(采用 amidolytic 分析)调整剂量,使 aPTT 达到和维持适当的延长。需要大剂量 UFH 而不能达到治疗范围 aPTT 的患者,推荐测定抗 Xa 因子水平以指导治疗。

UFH 也可皮下注射方式给药。一般先予静注负荷剂量 2000~5000IU,然后按 250U/kg 剂量每 12h 皮下注射 1 次。调节注射剂量使注射后 6~8h 的 aPTT 达到治疗水平。

低分子量肝素(LMWH)的推荐用法:根据体重给药(anti-XaU/kg 或 mg/kg,不同低分子量肝素的剂量不同),每日 1~2 次,皮下注射。低分子量肝素不良反应少,疗效好,适应证广。对于大多数病例,按体重给药是有效的,不需监测 aPTT 和调整剂量,但对过度肥胖者或妊娠妇女,宜监测血浆抗 Xa 因子活性,并根据以下调整剂量。

各种低分子量肝素的具体用法:

a.达肝素钠(Dalteparin 钠,法安明):200anti-XaU/kg 皮下注射,1 次/d。单次剂量不超过 1.8 万 U。

b.依诺肝素钠(Enoxaparin 钠,克赛):1mg/kg 皮下注射,1 次/12h,或 1.5mg/kg 皮下注

射,1 次/d,单次总量不超过 180mg。

c.那屈肝素钙(Nadroparin 钙,速避凝):86anti-XaU/kg 皮下注射,1 次/12h,连用 10d,或 171anti-XaU/kg 皮下注射,1 次/d。单次总量不超过 17100U。

d.亭扎肝素钠(Tinzaparin 钠):175anti-XaU/kg 皮下注射,1 次/d。不同厂家制剂需参照其产品使用说明。

由于不需要监测和出血的发生率较低,低分子量肝素尚可用于在院外治疗 PTE 和 DVT。

低分子量肝素与普通肝素的抗凝作用相仿,但低分子量肝素引起出血和肝素诱导的血小板减少症的发生率低。除无需常规监测 aPTT 外,在应用低分子量肝素的前 5~7d 内亦无需监测血小板数量。当疗程长于 7d 时,需开始每隔 2~3d 检查血小板计数。

低分子量肝素由肾脏清除,对于肾功能不全,特别是肌酐清除率低于 30mL/min 的病例须慎用。若应用,需减量并监测血浆抗 Xa 因子活性。肾功能正常者 LMWH 优于 UFH,严重肾功能衰竭者 UFH 优于 LMWH。

②重组水蛭素和其他小分子血栓抑制剂

重组水蛭素较肝素抗凝作用更为有效。对合并有血小板减少的 PTE 和 HIT 的病例,可使用重组水蛭素和其他小分子血栓抑制剂抗凝。一般先予重组水蛭素抗凝,直到血小板数升至 100×10^9/L 时再予华法林治疗。

③华法林

在肝素和(或)低分子量肝素开始应用后的第 1~3 天内加用口服抗凝剂华法林,初始剂量为 3.0~5.0mg/d。由于华法林需要数天方能发挥全部作用,因此,与肝素需至少重叠应用 4~5d,当连续 2d 测定的国际标准化比率(INR)达到 2.5(2.0~3.0)时,或 PT 延长至 1.5~2.5 倍时,即可停止使用肝素和(或)低分子量肝素,单独口服华法林治疗。应根据 INR 或 PT 调节华法林的剂量。在达到治疗水平前,应每日测定 INR,其后 2 周每周监测 2~3 次,以后根据 INR 的稳定情况每周监测 1 次或更少。若行长期治疗,约每 4 周测定 INR 并调整华法林剂量 1 次。调整华法林剂量使 INR 维持于 2.5(范围为 2.0~3.0),不推荐高强度华法林抗凝(INR 3.1~4.0),不推荐 INR<2.0~3.0 的低强度华法林治疗(INR 1.5~1.9)。

华法林的主要并发症是出血。INR 高于 3.0 一般无助于提高疗效,但出血的机会增加。华法林所致出血可以用维生素 K 拮抗。华法林有可能引起血管性紫癜,导致皮肤坏死,多发生于治疗的前几周。

(2)抗凝治疗的主要并发症

①抗凝治疗的出血并发症

维生素 K 拮抗剂(VKA)导致出血的主要决定因素包括:抗凝强度、患者基础状况和治疗时程。目前有确实的证据表明,INR 为 2.5(2.0~3.0)时,出血风险低于 INIR>3.0。

最近的研究证明,急性静脉血栓栓塞性疾病(VTE)患者中,与静脉普通肝素(UFH)相关的出血风险<3%,而且出血发生率随着肝素剂量和患者年龄(>70 岁)的增长而增加。急性 VTE 治疗中 LMWH 导致的严重出血要比 UFH 低。UFH 和 LMWH 在缺血性冠脉综合征治疗中不伴有严重出血的增加,但治疗缺血性脑卒中时严重出血并发症增加。有关新一代抗栓制剂出血的情况还需临床进一步观察。总之,抗凝药物常常会导致出血并发症,在决定抗凝治疗时,不能只考虑出血的风险,即必须要权衡减少血栓栓塞与出血风险增加的利弊。

②肝素诱导的血小板减少症(HIT)

HIT是近年来逐渐被认识的疾病,回顾性研究和前瞻性研究结果证实:临床中超过90%的HIT患者肝素治疗中血小板数量降低超过50%;而血小板计数减少略低于该程度的患者,静脉注射UFH出现血栓并发症或其他表现如肝素诱导皮肤损伤、急性全身性反应,几乎全部都可以确诊为HIT。HIT的诊断还可能受短暂性血小板数量下降和其他原因血小板减少症的影响。肝素治疗患者中HIT发生率差异非常大,受肝素制备(来源于牛和猪的UFH>LM-WH)和治疗人群(外科手术后>内科治疗>妊娠患者)的影响。HIT的治疗较为棘手,一旦出现应该立即停药,并使用直接凝血酶抑制剂水蛭素。应该预防其发生,对高危人群应加强血小板计数的监测。

5.外科取栓和介入治疗

(1)肺动脉血栓摘除术:早在1961年Cooley在体外循环下行肺动脉血栓摘除术就获得了成功,但肺血栓切除死亡率很高,仅限于溶栓或血管加压素积极治疗休克仍持续的患者。适用于经积极地保守治疗无效的紧急情况,要求医疗单位有施行手术的条件和经验。患者应符合以下标准:①大面积PTE,肺动脉主干或主要分支次全堵塞,不合并固定性肺动脉高压者(尽可能通过血管造影确诊);②有溶栓禁忌证者;③经溶栓和其他积极的内科治疗无效者。

(2)经静脉导管碎解和抽吸血栓:用导管碎解和抽吸肺动脉内巨大血栓或行球囊血管成形,同时还可进行局部小剂量溶栓。适应证有肺动脉主干或主要分支大面积PTE并存在以下情况者:某些有溶栓和抗凝治疗禁忌不能接受溶栓治疗病情严重的患者、经溶栓或积极的内科治疗无效、缺乏手术条件,或病情严重没有充分时间进行静脉溶栓治疗的患者。

(3)静脉滤器:目前,尚无证据表明下腔静脉滤器置入术可提高生存率或降低肺栓塞复发率,改用低分子量肝素治疗同样有效。但它可用于:急性静脉血栓,有抗凝和溶栓治疗禁忌证者;急性静脉血栓,抗凝和溶栓治疗后,仍反复发作的高危患者;大面积肺栓塞幸存者;伴有肺动脉高压的慢性反复性PTE;肺动脉高压者行肺动脉内膜血栓切除术后。应严格掌握IVC的适应证和禁忌证,安置滤器后应长期口服华法林,维持INR在2.0~3.0,同时随访并发症和远期疗效。安置滤器后可能出现下肢静脉淤滞、阻塞以及滤器移行、脱落和静脉穿孔等并发症。

下腔静脉阻断术适用于抗凝治疗有致命性出血危险及反复栓塞者,可结扎或置以特制的夹子或滤过器等方法。

6.运动康复治疗

DVT-PTE患者应早期运动,开始前对患者临床治疗史、心肺功能评估、超声检查确定血栓部位及合理的抗血栓治疗等方面进行评价。运动康复作为一种防治手段尚需要进一步临床研究和探讨。

Ⅱ.慢性栓塞性肺动脉高压的治疗

小部分急性肺栓塞和慢性反复肺栓塞者可发展成慢性肺动脉高压。常用治疗药物有抗凝药华法林、抗血小板聚集药、血管扩张药和抗心力衰竭药。注意阿司匹林不适合单独用于任何静脉血栓栓塞的预防,静脉血栓栓塞预防不再推荐的抗凝药物还包括:调整剂量的UFH、达那肝素、重组水蛭素、低分子右旋糖酐等。慢性栓塞性肺动脉高压的治疗必要时也可考虑肺动血栓内膜和静脉滤器置入。

（1）口服华法林可以防止肺动脉血栓再形成和抑制肺动脉高压进一步发展。使用方法为：3.0～5.0mg/d，根据INR调整剂量，保持INR为2.0～3.0。

（2）使用血管扩张剂降低肺动脉压力，治疗心力衰竭。

（3）介入治疗：球囊扩张肺动脉成形术。已有报道，但经验尚少。

（4）存在反复下肢深静脉血栓脱落者，可放置下腔静脉滤器。严重的慢性栓塞性肺动脉高压病例，若阻塞部位处于手术可及的肺动脉近端，可考虑行肺动脉血栓内膜剥脱术。

（5）严重的慢性栓塞性肺动脉高压病例，若阻塞部位处于手术可及的肺动脉近端，可考虑行肺动脉血栓内膜剥脱术。手术适应证：①HYHA心功能Ⅲ或Ⅳ级者；②肺血管阻力＞30kPa/(L·s)；③肺动脉造影显示，病变起始于肺叶动脉起始处或近端；在支气管肺段也可以手术，但有肺血管阻塞解除不全的可能。

术后处理：肺动脉血栓内膜剥脱术后主要生理变化是右心室后负荷减低和肺血重分布。

手术危险因素：肺动脉血栓内膜剥脱术后主要死亡原因是肺再灌注损伤和肺动脉压力持续不降。

远期疗效：肺动脉血栓内膜剥脱术通过减低右心后负荷，增加心排量，改善通气血流比例失调等方面改善患者的症状。

（三）治疗方案的选择

1.溶栓治疗的适应证

主要使用于大面积PTE病例；对次大面积PTE，但超声心动图显示右室运动功能减退或临床上出现右心功能不全表现者可以进行溶栓。溶栓治疗不适用于多数静脉血栓栓塞和PTE患者，但国内存在对溶栓治疗的适应证过宽的现象。

溶栓治疗的禁忌证：为防止出血，用药前应全面评估有无溶栓禁忌证。①绝对禁忌证包括活动性内出血及近期自发性颅内出血；②相对禁忌证包括2周内的大手术、分娩、器官活检或不能以压迫止血部位的血管穿刺，2个月内的缺血性中风，10d内的胃肠道出血，15d内的严重创伤，1个月内的神经外科或眼科手术，难以控制的中毒高血压病（收缩压＞180mmHg，舒张压＞110mmHg），近期曾行心肺复苏，血小板计数＜100×10⁹/L，妊娠，细菌性心内膜炎，严重肝肾功能不全，糖尿病出血性视网膜病变，出血性疾病等。对有相对禁忌证的患者要考虑何种疾病是危及患者生命的主要因素以及溶栓以后对患者的这些相对禁忌证会产生多大的影响，而且必须把握好溶栓的剂量和时机。对于大面积PTE，因其对生命的威胁极大，上述绝对禁忌证亦应视为相对禁忌证。

溶栓在确诊前提下进行，溶栓完成后紧随肝素治疗。

2.抗凝治疗

用于：①临床高度疑诊的病例在诊断性检查同时进行的抗凝治疗；或者当地当时不具备检查条件或因为病情不允许进行确诊检查，不能诊断PE，在尽可能排除其他的可能诊断，并没有溶栓或抗凝禁忌证、没有显著出血风险，可考虑试验性的抗凝治疗；②非大面积PTE且没有血压下降者的单纯抗凝治疗；③溶栓治疗后的序贯抗凝治疗；④预防性抗凝治疗，用于有肺栓塞高危因素并接受外科手术者、有严重心肺内科疾病者以及多数重症监护病房等有危险因素的患者。注意是否存在抗凝的禁忌证,包括活动性出血、凝血功能障碍、血小板减少、未予控制的严重高血压等。对于确诊的 PTE 病例,大部分禁忌证为相对禁忌证。

(1)溶栓后序贯抗凝

肺栓塞 UK 或 SK 溶栓同时不用抗凝治疗,rt-PA 溶栓同时可用抗凝治疗。不论应用何种溶栓药物,溶栓后常规应用抗凝治疗,多采用普通肝素和低分子量肝素。溶栓后应每 2~4h 测定一次凝血酶原时间(PT)后活化部分凝血激酶时间(aPTT),当其水平小于正常对照基础值的 2.0 倍时开始应用抗凝治疗。

(2)肺栓塞的单纯抗凝治疗

适应证:在没有抗凝禁忌证的情况下对于有溶栓禁忌证、失去溶栓机会或没有溶栓适应证的肺栓塞患者进行单纯抗凝治疗;非大面积肺栓塞且没有血压下降者;慢性栓塞性肺动脉高压者;肺动脉血栓内膜剥脱术后。临床高度怀疑 PTE 时但又没有条件和时机进行确诊检查时,可以进行单纯的抗凝治疗。

建议肝素或低分子量肝素须至少应用 5d,直到临床情况平稳。对大面积 PTE 或髂股静脉血栓,肝素约需用至 10d 或更长。

低分子肝素应用 2~3d 后或普通肝素应用后 aPTT 稳定在正常对照的 1.5~2.0 倍后加用华法林,一般华法林的起始剂量为 3mg,主要根据 INR 调整剂量,两者重叠使用至 INR 稳定在 2.0~3.0 之间时停用肝素。一般肝素应用 7~10d,其中与华法林重叠使用 3~7d,华法林至少应用 3~6 个月,部分患者可能需要终身服用,抗凝治疗疗程的长短主要取决于患者的危险因素是否可以改变和消除、首次发作还是复发、合并疾病等,如首次发作且危险因素可以改变的患者,疗程可以 3 个月;没有明确危险因素的首次发作患者,疗程至少 6 个月;危险因素不可改变者、合并肺心病者尤其是易栓症者等疗程需要延长,甚至终生抗凝。

妊娠的前 3 个月和最后 6 周禁用华法林,可用肝素或低分子量肝素治疗。产后和哺乳期妇女可以服用华法林。育龄妇女服用华法林者需注意避孕。

(3)抗凝治疗的长期治疗策略

抗凝治疗的持续时间因人而异,一般采用口服华法林,疗程至少为 3~6 个月。首发的可逆性 PTE,危险因素短期可以消除,例如服雌激素或临时制动,疗程为 3 个月;对于栓子来源不明的首次特发性 PTE 病例需 6~12 个月;癌症患者 PTE3~6 个月(另外,也可考虑 LMWH 抗凝 3~6 个月);抗磷脂抗体阳性或具有两个以上血栓形成倾向 12 个月甚至长期抗凝;PTE 复发者长期抗凝;抗凝血酶缺乏、蛋白 C 或蛋白 S 缺陷、V 因子 Leiden 突变和凝血酶原 20210A 基因突变、同型半胱胺酸血症等需 6~12 个月疗程。接受无限期抗凝患者,应定期评价继续治疗带来的风险/获益。脉高压 5%,死亡 5%。

【PTE 的预防】

PTE 诊断较难,治疗费用昂贵,且尽管治疗仍可致命,因此预防措施具有首要的重要性。

进行个体血栓栓塞危险性评估,对存在发生 DVT-PTE 危险因素的病例,宜根据临床情况采用相应预防措施。采用的主要方法:

1.机械预防措施

包括加压弹力袜、间歇序贯充气泵和下腔静脉滤器,主要用于高出血危险的患者和抗凝为基础的预防治疗的辅助；DVT 发作后 2 年内，建议使用弹力加压袜，踝部压力达到 30～40mmHg。

2.药物预防措施

可包括小剂量肝素皮下注射、低分子量肝素和华法林。阿司匹林不适合单独用于任何静脉血栓栓塞的预防，静脉血栓栓塞预防不再推荐的抗凝药物包括：调整剂量的 UFH、达那肝素、重组水蛭素、低分子右旋糖酐等。

对重点高危人群，包括普通外科、妇产科、泌尿外科、骨科(人工股骨头置换术、人工膝关节置换术、髋部骨折等)、神经外科、创伤、急性脊髓损伤、急性心肌梗死、缺血性卒中、肿瘤、长期卧床、严重肺部疾病(慢性阻塞性肺疾病、肺间质疾病、原发性肺动脉高压等)的患者，根据病情轻重、年龄、是否复合其他危险因素等，来评估发生 DVT-PTE 的危险，制订相应的预防方案。

(许金鹏)

第三节　肺源性心脏病

肺源性心脏病是指由肺组织或肺动脉及其分支的病变，引起肺循环阻力增高，肺动脉高压，导致右心室增大，伴有或不伴有充血性心力衰竭的一组疾病。临床上一般按病程分为急性肺源性心脏病和慢性肺源性心脏病。

一、急性肺源性心脏病

急性肺源性心脏病主要是由于肺总动脉主干或大分支的肺栓塞，肺动脉突然大部分受阻，引起肺动脉和右室收缩压急剧升高，造成右心室急剧扩张。

【病因】

肺动脉栓塞是急性肺源性心脏病的主要原因。栓子来源：①深静脉尤其是下肢静脉血栓或右心腔血栓；②骨折或脂肪组织创伤引起的脂肪栓；③气栓；④瘤栓；⑤菌栓；⑥羊水栓；⑦寄生虫栓等。

【病理和病理生理】

1.病理　大块的栓子或多个栓子阻塞肺总动脉，骑跨在左、右肺动脉分叉处，有时栓子向右室延伸部分阻塞肺动脉瓣口。心内膜心肌常有灶性坏死。

2.病理生理　体循环方面，心搏量急剧下降，血压降低甚至休克，组织缺氧，动脉血氧分压降低；肺循环方面，肺动脉阻力增高，肺动脉压、右心室压、右心房压和静脉压均上升。

【诊断要点】

1.临床表现

(1)症状：突然发生的呼吸困难和窒息感，剧烈咳嗽、咯血、发热、伴发绀、冷汗、神志障碍甚至休克。如能渡过低血压阶段，可出现肺动脉高压和右心衰竭表现。

(2)体征:呼吸急促,脸色苍白或发绀,血压下降,心率增快,肺部可闻及哮鸣音。心底部肺动脉浊音区增宽,胸骨左缘第2、3肋间可见明显搏动,肺动脉瓣区第2心音亢进分裂,有响亮的收缩期杂音并伴有震颤,可闻及舒张期杂音。出现右心衰竭时,三尖瓣区可有收缩期杂音,颈静脉怒张,肝脏肿大并有压痛,下肢水肿可不明显。

2.实验室检查　白细胞计数正常或增高,血沉可增快,D-二聚体增高,血清乳酸脱氢酶多增高,血清胆红素可略高,动脉血氧分压及二氧化碳分压常降低。

3.特殊检查

(1)心电图

1)肢导联:①电轴显著右偏;②Ⅰ导联R波变小,S波加深,ST段压低;Ⅲ导联出现Q波,T波倒置(即$S_I Q_{III} T_{III}$型);③aVR导联R波常增高,ST段抬高,aVL出现S波,aVF可有或无Q波,ST段压低。

2)胸导联:①顺钟向转位,过渡区左移,有时在V_5、V_6仍呈rS型;②右胸导联R波增高,T波倒置;③多数导联ST段压低;④可出现RBBB表现。

3)其他:①P波高尖,呈肺性P波;②可有窦性心动过速、心房扑动、心房颤动、室性期前收缩等心律失常。

(2)心电向量图:QRS环起始部向左略向前向上,振幅略增大,时间延长,终末部有大的附加环,向右向后并偏向上,额面向量环顺钟向运行。

(3)X线检查:特异性不强,可见肺动脉圆锥部突出,肺门阴影和肺血管影增宽,但周围肺动脉阴影可有局部变细,心影向两侧扩大。如有发病前X线片对比观察价值较大。

(4)放射性核素扫描:被阻塞动脉所供血区的肺组织放射性分布稀少,或有缺损存在。

(5)选择性肺动脉造影和右心导管检查:可清楚显示肺动脉阻塞的部位和程度,对诊断不明确者或考虑手术治疗的患者有重要意义。

4.诊断标准

(1)突发性剧烈胸痛,与肺部体征不相称的呼吸困难、发绀、咯血、休克及右心衰竭。

(2)肺动脉瓣区第2心音亢进分裂。

(3)心电图电轴右偏,出现$S_I Q_{III} T_{III}$型。

(4)放射性核素扫描示肺组织放射性分布稀少,或有缺损存在。

(5)选择性肺动脉造影和右心导管检查示肺动脉阻塞。

上述标准中出现前两项可提示诊断,后三项可确诊。

【鉴别诊断】

1.急性心肌梗死　疼痛部位在胸骨后,呈压榨性,与呼吸无关,一般无咯血,X线无肺实变体征,心肌酶谱升高,心电图呈特征性变化。

2.主动脉夹层动脉瘤　胸痛剧烈,多有高血压病史,X线检查可见上纵隔影增宽,主动脉增宽延长,心电图无特异改变,超声心动图、CT可鉴别。

3.肺炎　可有胸痛、发热、咯血,多有受凉或上呼吸道感染史,痰培养阳性,抗感染治疗有效。

【治疗】

1.一般治疗

(1)给氧:缓解呼吸困难,有肺水肿时应呼气末正压给氧。

(2)镇痛:哌替啶(度冷丁)50～100mg 或吗啡 5mg 肌内注射,或罂粟碱 30～60mg 皮下注射。

2.药物治疗

(1)溶栓治疗:链激酶 150 万 u,加入 5% 葡萄糖液 100ml 中 30 分钟内静脉滴注,然后以 10 万 U/h 维持 2～4 小时。为减轻过敏反应,每 50 万～60 万 u 链激酶中加入氢化可的松 50mg 或地塞米松 2～5mg。尿激酶首剂 2000U/kg,静脉注射,历时 10 分钟,然后以 2000U/(kg·h)维持 12～24 小时。通过右心导管直接在肺动脉局部溶栓效果更好。组织型纤维蛋白溶酶原激活剂(tPA)50mg 于 2 小时内滴注,无效可再用 40mg 于 4 小时内静脉滴注。溶栓内应继续抗凝治疗。

(2)抗凝治疗:肝素 50～75mg/6h,静脉滴注;或 100mg,每 8 小时 1 次深部肌内注射,共 2 天。华法林口服,首剂 15～20mg,第 2 天 5～10mg,以后每日 2.5～5mg。双香豆素口服 200mg,第 2 天 100mg,以后每日 25～75mg。抗凝治疗中需凝血酶原时间在正常的 2 倍左右。

(3)解除肺血管痉挛,防止冠状动脉反射性痉挛,阿托品 0.5～1mg 静脉注射或氨茶碱 0.25g 静脉注射,必要时可重复使用。

(4)抗休克治疗:可用多巴胺 20～40mg 或间羟胺 20～40mg 分别加入 5% 葡萄糖液 250ml 中静脉滴注,或多巴酚丁胺 5～15μg/(kg·min)静脉滴注。

(5)心力衰竭治疗:常用毛花苷 C 0.4～0.6mg 或毒毛花苷 K 0.25mg 分别加入 5% 葡萄糖液 20ml 中静脉推注。也可用酚妥拉明 20～40mg 加入 250ml 液体中静脉滴注。

(6)抗心律失常治疗:快速房性心律失常常用毛花苷 C 0.2～0.4mg 静脉推注,亦可用维拉帕米 5mg 静脉推注;室性心律失常可用利多卡因 50～100mg 静脉推注后,再以 2mg/min 静脉维持。

3.手术治疗　积极抢救的同时,可在体外循环下手术取出栓子,术前应先作选择性肺动脉造影,不要用溶栓治疗。

【预后】

该病死亡率高,幸存患者预后与基础疾病有关。既往无心肺血管疾病患者,远期预后好。本病重在预防。

二、慢性肺源性心脏病

慢性肺源性心脏病简称肺心病,是指由肺部胸廓或肺血管的慢性病变引起的肺循环阻力增高,导致肺动脉高压、右心室肥大,伴或不伴右心衰竭的一种心脏病。

【病因】

1.慢性阻塞性肺部疾病　慢性支气管炎、阻塞性肺气肿、哮喘、肺囊性纤维化等。

2.胸廓运动障碍性疾病　胸廓先天畸形、肺间质病变、纤维化、胸膜病变,脊椎病变,神经、肌肉病变等。

3.肺血管疾病　原发性肺动脉高压、结节性肺动脉炎、多发性肺小动脉栓塞等。所有病因中,慢性支气管炎并阻塞性肺气肿最多见,占总数的 80%～90%。

【病理和病理生理】

1.病理 支气管黏膜炎性病变,黏液腺增生;肺泡内压增高形成肺气肿,肺动脉内膜增厚、中膜肌细胞肥厚、外膜胶原纤维增生;右心室肥大、心腔明显扩大、心肌细胞肥大、萎缩变性,间质纤维化。

2.病理生理 基本改变是长期通气功能障碍,引起低氧血症和(或)高碳酸血症,导致持续的肺循环阻力增高,肺动脉高压,右心室负荷加重引起右室肥厚、扩张,最后失代偿发生右心衰竭。

【诊断要点】

1.临床表现

(1)功能代偿期(包括缓解期)

1)慢性咳嗽、咳痰、喘息,劳动耐力明显下降。活动后气促、心悸,亦可有胸痛、咯血及不同程度的发绀。

2)体检有明显的肺气肿体征和右心室增大的表现:桶状胸,肋间隙增宽,肺部叩诊呈过清音,肺下界下移,肺底活动度减小,听诊呼吸音明显降低,呼气时间延长,可伴有干、湿性啰音。剑突下可见心脏搏动,心浊音界缩小甚至消失,心音低,肺动脉瓣区第 2 心音亢进,三尖瓣区可出现收缩期杂音。此外,可有颈静脉轻度怒张、发绀,偶有轻度皮下水肿或杵状指。

(2)功能失代偿期(急性加重期):此期患者临床表现有的以呼吸衰竭为主,有的以心力衰竭为主,或两者并重。

1)呼吸衰竭的表现

①咳嗽、咳痰加重,呼吸困难,发绀加重,伴心慌、胸闷。严重者出现神经精神系统症状,如头晕、头痛、嗜睡、精神恍惚、神志淡漠乃至昏迷。有的则表现为兴奋、烦躁不安、谵妄、幻觉甚至抽搐。

②体检除前述体征外,皮肤潮红湿润,球结膜充血水肿,腱反射减弱或消失,锥体束征可阳性。

2)心力衰竭的表现

①以右心衰竭为主,气喘、心悸、发绀进一步加重,上腹胀痛,食欲减退,恶心甚至呕吐。

②体检:颈静脉明显怒张,肝肿大并有压痛,肝颈静脉反流征阳性,双下肢水肿。胸骨左缘第 4、5 肋间或剑突下可闻及收缩期杂音或舒张期奔马律。严重时心排量降低,血压下降,脉压减低。

③少数患者可出现左心衰竭的表现。

3)其他表现和并发症

①肺性脑病:呼吸衰竭出现精神神经症状和体征时,称为肺性脑病。可表现为兴奋型、抑制型和混合型。

②酸碱失衡和电解质平衡失调:呼酸一般普遍存在,亦可出现复合型酸碱代谢紊乱。酸碱失衡和电解质紊乱关系密切,并互相影响。

③消化道出血:主要是上消化道出血,表现为呕血和黑粪、腹胀、血压下降,多发生于呼吸衰竭严重的患者。

④心律失常：各种心律失常均可发生，包括房性、房室交界性和室性期前收缩、心房扑动、心房颤动、阵发性室上性心动过速、房室传导阻滞、室性心动过速成等，其中房性心律失常最为多见，严重心律失常可引起猝死。

⑤休克：是肺心病的严重并发症和致死原因之一，按发生原因分感染性休克、心源性休克、失血性休克和混合性休克，并且各有其相应表现。

⑥弥散性血管凝血(DIC)：DIC 是肺心病严重并发症之一，出血倾向可见于皮下、上消化道、黏膜，亦可为咯血、血尿等。

2.实验室检查

(1)血液检查：红细胞计数和血红蛋白增高，血细胞比容正常或增高，全血黏度和血浆黏度增高。合并感染时，白细胞计数和中性多核细胞增加，但白细胞计数正常并不能完全排除感染的存在。血小板低于 $50 \times 10^9/L$ 时应考虑 DIC 的可能。血电解质低钠、低氯多见，部分患者有低钾、低钙，血 BUN 升高，约 1/4 患者有肝功能异常，多为谷丙转氨酶升高。

(2)动脉血气分析：缓解期患者动脉血气分析可维持正常，仅少数人 PaO_2 轻度下降。急性加重期血氧分压常低于 7.35kPa(55mmHg)，血二氧化碳分压增高，常 $> 7.04kPa$ (52.8mmHg)，pH 低于正常，二氧化碳结合力增高。

(3)痰细菌培养：痰细菌培养对治疗对指导意义，甲型链球菌和奈瑟球菌最为多见，以下依次为肺炎球菌、大肠杆菌、金葡球菌、铜绿假单胞菌。近来，革兰阴性杆菌感染有逐渐增多的趋势。

3.特殊检查

(1)肺功能：以阻塞性通气障碍为主，表现为时间肺活量减低(Is 用力呼气容积占用力肺活量比值 FEV1%<60%)；最大通气量降低(MBC<预计值的 60%)；残气量增加，残气容积占肺总量百分比>60%；最大呼气中段流速成减低(MMEF 占常数平均值<12%)。

(2)X 线：除胸肺基础原发疾病和肺部感染表现外，主要观察有无肺动脉高压和右心室肥大的表现。

1)轻度右心室增大征象：①心尖上翘或圆凸；②结合左侧位或左前斜位观察心前缘向前隆凸；③后前位或右前斜位观察右心室流出道即圆锥部明显凸出；④动态对比观察右心大小变化。

2)肺心病并发左心损害征象：①间质性水肿，如间隔线尤其是 Kerley B 线、肋膈角和叶间胸膜少量积液，肺门阴影增大，肺野外周透明度减低以及上肺静脉扩张；②有左心增大的表现且肺血增多；③肺泡性肺水肿，典型表现为两肺广泛的斑片状模糊阴影，部分融合呈"翼状"或"蝶状"阴影。

(3)心电图和心电向量图：心电图特征性改变是右心室肥大和(或)右心房肥大，心电向量图改变与右心室病变程度有关，特征性改变是 QRS 环具有较大的向右、向后的晚期平均瞬间向量。

(4)超声心动图：超声心动图可反映肺动脉和右心室、右心房的大小和功能，以及三尖瓣有无反流。

(5)肺阻抗血流图：见诊断标准部位。

(6)血流动力学检查:心功能代偿期,静脉压多正常,右心室收缩压、肺动脉压增高,肺总阻力增加,但右心室舒张压和右心房压不高,循环时间正常。右心衰竭时,静脉压增高,右室收缩压、肺动脉压和肺阻力更高,右心室舒张压和右心房压也增高。

(7)放射性核素扫描:常用肺灌注扫描方法观察有无肺动脉高压。^{201}TI 心肌灌注显像可显示右心室游离壁厚度,定量首次通过放射性核素造影有助于判断右心室功能和射血分数的异常。

4.诊断标准　一般认为,在有慢性广泛性肺、胸疾病患者,一旦发现有右心肥大的证据,同时排除其他心脏病引起右心肥大的可能时,即可诊断本病。目前仍沿用 1977 年第二次全国会议上制定的"慢性肺源性心脏病诊断标准"。

(1)慢性肺、胸疾病或肺血管病变:主要根据病史、体征、心电图、X 线,并参考放射性核素、超声心动图、心电向量图、肺功能或其他检查判定。

(2)右心功能不全:主要表现为颈静脉怒张、肝肿大压痛、肝颈静脉反流征阳性、下肢水肿及静脉压增高等。

(3)肺动脉高压,右心室增大的诊断根据

1)剑突下出现收缩搏动,肺动脉瓣区第 2 音亢进,三尖瓣区心音较心尖部明显增强或出现收缩期杂音。

2)X 线诊断标准

①右肺下动脉扩张,横径≥15mm,或右肺下动脉横径与气管横径比值≥1.07;或经动态观察较原右肺下动脉增宽 2mm 以上。

②肺动脉段中度凸出或其高度≥3mm。

③中心肺动脉扩张和外围分支纤细,两者形成鲜明对比。

④圆锥部显著凸出(右前斜位 45°)或圆锥部高度≥7mm。

⑤右心室增大(结合不同体位判断)。

上述①~④项具备两项即可诊断,仅具有⑤一项也可诊断。

3)心电图诊断标准。

主要条件:

①QRS 额面平均电轴≥+90°。

②V_1 导联 R/S≥1。

③重度顺钟向转位(V_5 R/S≤1)。

④$R_{v_1}+S_{v_5}>1.05mV$。

⑤aVR 导联 R/S 或 R/Q≥1。

⑥$V_{1\sim3}$ 导联呈 QS、Qr、qr 型(需除外心肌梗死)。

⑦肺型 P 波:P 波电压≥0.22mV;或电压≥0.2mV,呈尖峰型,结合 P 波电轴>+80°;或当低电压时,P 波电压>1/2R,呈尖峰型,电轴>+80°。

次要条件:

①肢体导联低电压。

②右束支传导阻滞(不完全性或完全性)。

具有一条主要条件即可诊断,具有两条次要条件为可疑肺心病心电图表现。

4)超声心动图诊断标准:

主要条件:

①右心室流出道内径≥30mm。

②右心室内径≥20mm。

③右心室前壁厚度≥5.0mm,或有前壁搏动幅度增强者。

④左/右心室内径比值<2。

⑤右肺动脉内径≥18mm,或肺动脉干≥20mm。

⑥右心室流出道/左心房内径比值>1.4。

⑦肺动脉瓣曲线出现肺动脉高压征象者(α波低平或<2mm,有收缩中期关闭征等)。

参考条件:

①室间隔厚度≥12mm,搏幅<5mm 或呈矛盾运动征象者。

②右心房增大≥25mm(剑突下区)。

③三尖瓣前叶曲线 DE、DF 速度增快,E 峰呈尖高型,或有 A~C 间期延长者。

④二尖瓣前叶曲线幅度低,CE<18mm,CD 段上升缓慢、延长、呈水平位或有 EF 下降速度减慢,<90mm/s。

上述标准仅适用于心前区探测部位。凡具有胸、肺疾病者,具有上述两项条件(至少一项主要条件)均可诊断肺心病。

5)心电向量图诊断标准:在胸肺疾病基础上,心电向量图具有右心室和(或)右心房增大者均可诊断。

轻度右心室肥厚诊断标准:

①横面 QRS 环呈狭长形,逆钟向运行,自左前转向右后方,其 S/R>1.2。

②X 轴上(额面或横面)右/左向量比值>0.58。

③S 向量角<-110°伴 S 向量电压>0.6mV。

④横面 QRS 环呈逆钟向运行,其右后面积占总面积 20% 以上伴额面 QRS 环呈顺钟向运行,最大向量方位>+60°。

⑤右下面积占总面积的 20% 以上。

⑥右上面积占总面积的 20% 以上。

上述六项中具有一项即可诊断。

中度右心室肥厚诊断标准:

①横面 QRS 环呈逆钟向运行,其向前+向后面积>总面积 70% 以上,且右后向量>0.6mV。

②横面环呈"S"字形,主体及终末部均向右后方位。

以上两条具有一条即可诊断。

重度右心室肥厚诊断标准:

横面 QRS 环呈顺钟向运行,向右向前,T 环向右。

右心房增大诊断标准:

①额面或侧面最大 P 向量电压＞0.18mV。

②横面 P 环呈顺钟向运行。

③横面向前 P 向量＞0.06mV。

以上三条具有一项即可诊断。

可疑肺心病的表现：

额面 QRS 环呈肺气肿圆形(环体向右,最大 QRS 向量沿＋270°轴后伸,环体幅度减低和变窄),其额面最大 QRS 向量方位＞＋60°或肺气肿圆形其右后面积占总面积的15％以上。合并右束支传导阻滞或终末传导延缓作为参考条件。

6)放射性核素扫描:肺灌注扫描肺上部血流增加,下部血流减少,即表示可能有肺动脉高压。

7)肺阻抗血流图

①Q-b/b-y 比值明显增大,≥0.43。

②Q-b 间期明显延长,≥0.14 秒。

③Q-b 指数明显增大,≥0.18。

④b-y 间期明显缩短,≤0.26 秒。

⑤b-y 指数明显缩小,≤0.27。

⑥Hs(波幅)明显降低,≤0.15。

⑦a(上升时间)明显缩短,＜0.15 秒。

凡有慢性支气管炎、肺气肿或慢性肺、胸疾病史者,排除先天性心脏病、左心疾患及心肌疾患后,如肺血流图同时具有三项条件符合者,可诊断肺心病;如有两项符合,则提示可疑肺心病。

【鉴别诊断】

1.风湿性心脏病　肺心病患者可在三尖瓣区出现收缩期杂音,加上右心室肥大、肺动脉高压,易与风湿性心脏病混淆。但风湿性心脏病患者较年轻,无慢性胸、肺疾病史,体检无肺气肿和右心室肥大体征,杂音较具特征性。心力衰竭时一般不伴呼吸衰竭,发绀为周围型,动脉血氧饱和度可正常。X 线检查除左心室肥厚外,还有明显的左心房增大,心电图有"二尖瓣型 P波",超声心动图可见二尖瓣狭窄的"城垛样"改变。

2.发绀型先天性心脏病　发病早,有特征性杂音,杵状指(趾)明显,但无肺气肿。即使左向右分流晚期发生肺动脉高压。引起发绀、右心室肥厚和心力衰竭,但体检无肺气肿体征,X线和超声检查可鉴别。

3.冠状动脉粥样硬化性心脏病　两者均有心脏增大、心律失常和心力衰竭,少数肺心病患者胸导联还可出现类似心肌梗死图形。但冠心病患者多有心绞痛或心肌梗死病史,心力衰竭以左心室衰竭为主,体检、X 线及心电图检查均呈左心室肥厚的征象,选择性冠状动脉造影可确诊。冠心病患者继左心衰竭之后可发生右心衰竭,出现发绀,还可能同时有老年性肺气肿,此时测定动脉血氧和二氧化碳分压有助于诊断。若肺心病患者心浊音界向左或左下扩大而能排除高压压的存在,主动脉瓣第 2 心音亢进,心尖部有明显收缩期杂音,主动脉迂曲钙化,或心电图有左心室肥大改变,应考虑合并冠心病的存在。

4.原发性扩张型心肌病　无慢性胸、肺疾病史,左右心室同时扩大,X线呈普大心,无肺气肿和肺动脉高压征,心电图呈广泛的 ST 段下降、T 波低平或倒置,肺功能和血气一般正常。

【治疗】

1.缓解期的治疗

(1)一般措施:包括戒烟,避免吸入刺激性气体,应用祛痰剂和解除支气管痉挛的药和扔感染存在时,应用合适的抗菌药物。

(2)体格锻炼和呼吸锻炼:呼吸锻炼除腹式呼吸外,必须缩拢口唇进行呼气,先呼后吸,以延长呼气为主,两者时间比为 2:1,每分钟呼吸 14～16 次,每天 1～2 次,每次 20 分钟。

(3)耐寒锻炼:从春季开始,以手摩擦头面积及四肢,随天气转暖逐渐改用温水、冷水摩擦全身,秋后坚持冷水擦脸。

(4)增强机体免疫功能

1)中医中药:如黄芪、丹参、党参、麦冬等。

2)转移因子 1ml 腹股沟皮下注射,1～2 周 1 次,3～6 个月为 1 个疗程。

3)胸腺素 2～10mg 肌内注射,每日或隔日 1 次,2～3 个月为 1 个疗程。

4)干扰素 15 万 U 肌内注射,每日或隔日 1 次。

5)左旋咪唑 50mg,3 次/日。每周 2～3 日。

6)核酸酪素注射液,皮下或肌内注射,2～4ml,每周 2 次。

2.急性加重期的治疗

(1)控制感染:呼吸感染是肺心病导致肺、心力衰竭的主要诱因,根据痰菌培养及药敏试验结果选用抗生素最为有效,常用药物如下:

1)青霉素类:青霉素 G 对革兰阳性球菌及部分革兰阴性细菌有效,一般 600 万～1000 万 U/d,1 次或分次静脉滴注,病情较轻者,可用 80 万～160 万 U 肌内注射。氨苄西林、阿莫西林对流感杆菌、草绿色链球菌、肠球菌和某些大肠杆菌有效,和氨基苷类药物合用有协同作用。氨苄西林 4～6g/d,阿莫西林 2～4g/d,分次静脉滴注或肌内注射。阿莫西林可口服,2.0g/d。派拉西林钠(氧哌嗪青霉素)、羧苄西林对革兰阴性杆菌及铜绿假单胞菌有效,哌拉西林钠 6～12g/d,分 2 次静脉滴注。

2)头孢菌素类:与青霉素类有相似之处,但抗菌谱更广过敏发生率低。第 1 代头孢菌素对革兰阳性球菌作用较强,对革兰阴性菌较差。临床常用头孢唑林钠或头孢拉定 2～6g/d 静脉滴注。第 2 代头孢菌素对革兰阴性菌作用强于第 1 代,常用的有头孢西丁 3～4/d 静脉滴注,头孢呋辛 3～6g/d 静脉滴注,头孢孟多 2～6g/d 静脉滴注。第 3 代抗菌谱更广,不仅对革兰阴性菌作用更强,对铜绿假单胞菌亦有效。常用头孢哌酮(先锋必),2～6g/d;头孢碘砒苄。0.5～2.0g/d。对于中、重度感染及难治感染,酶抑制剂复合制剂效果更好,常用的有头孢哌酮钠/舒巴坦钠(舒普深),2.0～4.0g/d。应用头孢菌素时应注意二重感染。

3)氨基糖苷类:对革兰阴性菌和铜绿假单胞菌有效。如卡那霉素、庆大霉素、阿米卡星均为 200～600mg/d。

4)大环内酯类:主要抗革兰阳性菌及某些革兰阴性菌,吉他霉素 0.8～1.2g/d,红霉素 0.6～1.2g/d,静脉滴注,其他药物如乙酰螺旋霉素、麦迪霉素、交沙霉素等多用口服。

5)吡酮酸—喹诺酮药物:抗菌谱广,对革兰阴性杆菌和铜绿假单胞菌均有效。常用的有环丙沙星 200～400mg/d 静脉滴注,或氧氟沙星 400～600mg/d 静脉滴注。

6)氯霉素:对革兰阴性杆菌作用强,但需定期复查血象,剂量为 0.5～1.0g/d,静脉滴注。

7)抗氧菌药物:常用甲硝唑 0.2g 静脉滴注,或 0.1g 口服,3 次/日。

8)抗真菌药物:氟康唑(大扶康)0.2～0.4g/d,口服或静脉滴注;咪康唑 0.6～1.8g/d,分 2 次静脉滴注;制霉菌素 50 万 U 口服,3 次/日或甘油混悬液涂抹口腔;克霉素 1.5～3.0g/d,分 3 次口服;两性霉素 B 0.1～1mg/(kg·d)静脉滴注。

9)磺胺类药物:复方新诺明,2 片/次,3 次/日。

(2)保持呼吸道通畅

1)缓解支气管痉挛

①氨茶碱 0.25g 加入 10% 葡萄糖液 20ml 中,缓慢静脉推注,或以 0.5g 加入 5% 葡萄糖溶液中静脉滴注;轻症者可用 0.1g 口服,3 次/日。

②选择性 β_2 受体兴奋剂:口服制剂有舒喘灵 2.4～4.8mg,3 次/日,或特布他林(博力康尼)12.5～25mg,3 次/日,或长效舒喘灵控释片 8mg,12 小时 1 次。吸入制剂有舒喘灵、喘乐宁气雾剂或喘康速气雾剂,每次 200μg,3～4 次/日,一般每次可维持 4 小时。

③严重持续的支气管痉挛经上述处理见好转者,可考虑用肾上腺皮质激素,每天用琥珀酸氢化可的松 200～300mg 加入 500ml 葡萄糖溶液中,静脉滴注或地塞米松 5～10mg 静脉推注,3～4 次/日。局部作用的二丙酸倍氯米松或倍他米松酸菌气雾吸入亦有较好疗效。

2)减少气道分泌物:口服药物有氯化铵或碘化钾 0.3g,3 次/日,吐根糖浆 2～3ml,3 次/日,必漱平 4～8mg,3 次/日。超声雾化可使痰液黏稠度降低,易于排出。

(3)纠正缺氧和二氧化碳潴留

1)氧疗:持续低流量给氧,吸氧浓度在 29% 左右,应先通过温湿雾化后吸入,使 PaO_2 达到 8.0kPa(60mmHg),SaO_2 达到 85% 以上为宜。

2)呼吸兴奋剂:适用于有二氧化碳潴留发生呼吸衰竭自发性呼吸减慢或呼吸幅度较浅的患者,或严重呼吸衰竭患者人工气道建立以前。常用药物有:尼克刹米(可拉明)0.375～0.75g,山梗莱碱(洛贝林)3～6mg 静脉推注,然后以 15～30mg 静脉滴注;二甲费林(回苏灵)8～16mg 静脉推注,然后以 16～32mg 静脉维持,可交替重复使用。其他药物还哌醋甲酯(利他灵)每次 20～25mg;多沙普化每 8mg(kg·h)静脉滴注;二乙酰胺香草酸 0.05～0.15mg/min 静脉滴注。

3)机械通气:对轻中度、神志尚清、能配合的呼吸衰竭患者,可做鼻和口鼻面罩机械通气。病情严重、神志虽清但不合作、昏迷或呼吸道分泌物多者,应及时建立人工气道,行气管插管,呼吸机控制或辅助呼吸;人工气道维持时间较长时,应考虑气管切开。

(4)右心衰竭的治疗:多数肺心病患者随呼吸功能的好转,肺动脉压降低,右心功能不全亦随之改善,仅部分患者需配合使用强心剂或利尿剂。

1)强心剂:应用指征:①感染已被控制,呼吸功能已改善,利尿剂不能取得良好的疗效而反复水肿的患者;②以右心衰竭为主要表现而无明显急性感染的患者;③出现急性左心衰竭者。肺心病患者使用强心剂时应选用作用快、排泄快的药物,剂量为常用剂量的 1/3～1/2。一般用毛花苷 C 0.2～0.4mg,或毒毛花苷 K 0.125～0.25mg 加入葡萄糖溶液 20ml 中,缓慢静脉灌注,不宜用心率作为判断疗效的指标。

2)利尿剂:原则上选用作用轻、小剂量的利尿剂,间歇、交替使用。常用药物有:氢氯噻嗪 12.5～25mg,1～3 次/日,氨苯蝶啶 50～100mg,1～3 次/日。一般不用强效快速利尿剂,仅重度水肿口服药物无效时,可考虑用呋塞米 20～40mg 肌骨注射或静脉推注。

3)血管扩张剂:可降低肺动脉压力,减轻心脏负荷。常用酚妥拉明 10～20mg 加入 500ml 葡萄糖液中静脉滴注,或硝普钠 25mg 加入 250ml 葡萄糖液中静脉滴注。亦可考虑硝酸甘油 0.3～0.6mg 口服,或二硝酸异山梨醇 5～10mg 舌下含服,3 次/日。近年来应用的血管转换酶抑制剂(ACEI)亦有一定作用,常用有卡托普利 6.25～25mg,3 次/日,或依那普利 2.5～15mg,3 次/日。

(5)纠正酸碱失衡与电解质紊乱

1)呼吸性酸中毒:轻症患者在纠正缺氧和二氧化碳潴留后可消失,在失代偿期 pH<7.20 时,可考虑适当输注 5% 碳酸氢钠。

2)呼吸性酸中毒并代谢性酸中毒:应给予碱性药物,输注 5% 的碳酸氢钠量:[正常 HCO_3^- (mmol/L)－测得 HCO_3^- (mmol/L)×0.24×体重(kg)]。

3)呼吸性酸中毒并代谢性碱中毒:在处理呼吸性酸中毒基础上,应停用碱性药物,尽可能少用激素或利尿剂。具体可用:氯化钾 1～2g 口服,3～4 次/日,或同时静脉补钾;氯化铵 1g,3 次/日,或含 1% 氯化胺的 5% 葡萄糖氯化铵液静脉滴注,2～3g/d;氯化钙 2～3g/d,分次口服;盐酸精氨酸,每次 20g 加入 5% 葡萄糖液 500ml 中静脉滴注,1～2 次/日。

4)呼吸性碱中毒:立即调节通气量,给予氯化钾或氯化铵,有抽搐者可静脉注射葡萄糖酸钙 10～20ml。

(6)心律失常的治疗:大多心律失常随全身病情好转无需特殊处理,如发生阵发性室上性心动过速或、房扑、房颤等导致心衰加重者,可用小剂量毛花苷 C 或地高辛。对频发室性心律失常可用利多卡因 50～100mg 静脉注射,有效后 100～200mg 加入 250ml 液体中以 1～2ml/min 静脉维持;或维拉帕米 5～10mg 缓慢推注后静脉维持。应避免使用 β 受体阻滞剂,以免发生支气管痉挛。

【预后】

慢性肺源性心脏病在我国发病率较高,预后不佳,因此积极预防有重要意义。

(张学正)

第十八章　心电图

第一节　心电图诊断分析方法与步骤

一、识别正常心电图

我们对一份心电图进行诊断、分析,首先要从分析心电各波、段着手,然后分析有无心律失常。识别各波、段的正常和异常表现是进一步分析、诊断的基础。

(一)P波

窦性 P 波可因窦房结和/或心房的生理及病理变化而出现形态、时限、振幅的变化;但在一般情况下 P 波在 QRS 波群之前,有恒定的 P-R 间期,且在大多数导联 P 波形态一致。

1.形态　P 波的形态在大部分导联上一般呈钝圆形,有时可能有轻度切迹。因心房除极的综合向量是指向左、前、下的,根据 P 向量环在各导联上的投影,P 波方向在 Ⅰ、Ⅱ、aVF、V_4 ~V_6 导联中均向上,aVR 导联向下,其余导联呈双向倒置或低平均可(图 18-1)。

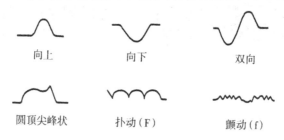

向上	向下	双向
圆顶尖峰状	扑动(F)	颤动(f)

图18-1　各种P波形态

2.时间　正常人 P 波时间小于 0.12s。

3.振幅　P 波振幅在肢体导联小于 0.25mV,在胸导联小于 0.2mV。P 波较小一般在临床上没有意义。

(二)P-R 间期

P-R 间期代表心房开始除极至心室开始除极的时间,从 P 波起点到 QRS 波群的起点。正常窦性心律时,成年人的 P-R 间期为 0.12~0.20s。婴幼儿及心动过速的情况下,P-R 间期相应缩短(如在 1 周岁时可为 0.11s),但在 6~7 岁后至成年,P-R 间期短于 0.12s 都应视为异常。在老年人及心动过缓的情况下,P-R 间期可略延长,但不超过 0.21~0.22s。

（三）QRS 波群

QRS 波群代表心室肌除极的电位变化。

1.时间

正常成年人多为 0.08s,范围限于 0.06～0.10s,最宽不超过 0.11s。若超过此限提示室内传导时间延长,被认为是束支传导阻滞、室内差异性传导或房室间传导异常(WPW 综合征)。

2.波形

QRS 波群形态大致有如下几种:qR 波、Rs 波、qRs 波、RSr′s′波、R 波、os 波、RS 波、QR 波,另外 R 波 S 波上还可以出现粗钝和错折(如图 18-2)。正常人 V₁、V₂ 导联多呈 rS 型;V₃、V₄ 导联,R 波和 S 波大体相等;V₅、V₆ 导联可呈 qR、qRs、Rs 或 R 型;aVR 导联的 QRS 主波向下,可呈 QS、rS、rSr′ 或 Qr 型;aVL 和 aVF 的 QRS 波群可呈 qR、Rs 或 R 型,也可呈 rS 型;Ⅰ、Ⅱ、Ⅲ 导联的 QRS 波群在没有电轴偏移的情况下,其主波一般向上。

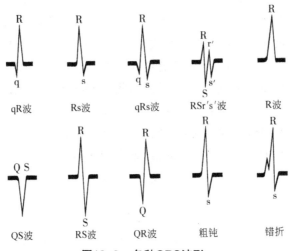

图18-2　各种QRS波形

3.振幅

正常人的胸导联 R 波自 V₁ 导联至 V6 导联逐渐增高,S 波逐渐变小,V₁ 导联的 R/S 小于 1,V₅ 导联的 R/S 大于 1。V₁ 导联的 R 波一般不超过 1.0mV;V₅、V₆ 导联 R 波不超过 2.5mV;在 V₃、V₄ 导联,R 波和 S 波的振幅大体相等(图 18-3);aVR 的 R 波一般不超过 0.5mV;aVL 的 R 波小于 1.2mV;aVF 的 R 波小于 2.0mV;Ⅰ 导联的 R 波小于 1.5mV。

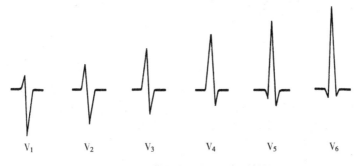

图18-3　胸前导联QRS波群振幅变化

从 V₁ 到 V₆,R 波逐渐增大,S 波逐渐减小,R/S 增大

肢体导联的 QRS 波群振幅(正向波与负向波振幅的绝对值相加)一般不应都小于0.5mV,胸导联的 QRS 波群振幅(正向波与负向波振幅的绝对值相加)一般不应都小于 0.8mV,否则称为电压过低。电压过低在正常人也偶有发生(约占 1%),因此单凭电压过低还不足以诊断心电图异常。

4.Q 波

除 aVR 导联外,正常的 Q 波振幅应小于同导联 R 波的 1/4,时间应小于0.04s。一个宽度不超过 0.02s 深度不超过 0.2mV 的 q 波常见于 Ⅰ、aVL、aVF 导联以及 V_5、V_6 导联,而 V_5、V_6 导联看不到这小 q 波,反而认为是异常。V_1、V_2 导联中不应有 q 波,但可呈 QS 型。V_3 导联也很少有 q 波。

(四)ST 段

正常的 ST 段多为一等电位线,它的重要性在于它是否压低或抬高。有时亦可有轻微的偏移,但在任一导联,ST 段压低一般不应超过 0.05mV;ST 段抬高在 V_1、V_2 导联不超过 0.3mV,V_3 导联不超过 0.5mV,V_4～V_6 导联与肢体导联不超过 0.1mV。如压低或抬高超过上述的范围,则应视为不正常。水平型压低超过 0.1mV,在排除其他因素的情况下,应考虑为冠脉供血不足。但在有些患者中,水平型压低未达此水平,冠脉造影却提示明确的血管狭窄。有时在健康青年人,ST 段在胸壁导联可以抬高 0.2～0.3mV,继以直立的 T 波,称之为"高起点"或"早期复极"。因此在做出诊断前必须结合临床情况。如图 18-4,青少年男性患者早期复极胸导 V_2、V_3、V_4 ST 段抬高 0.2mV,V_5、V_6 ST 段抬高 0.1mV。

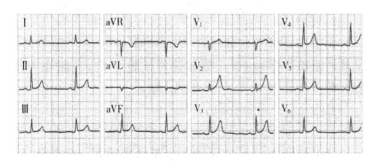

图18-4　早期复极胸导ST段明显抬高

(五)T 波

1.方向

在正常情况下,T 波的方向大多和 QRS 主波的方向一致。T 波方向在 Ⅰ、Ⅱ、V_4～V_6 导联向上,aVR 导联向下,Ⅲ、aVL、aVF、V_1～V_3 导联可以向上,双向或向下。若 V_1 导联的 T 波向上,则 V_2～V_6 导联就不应再向下。

2.形态

正常的 T 波一般不十分对称,可以用"缓升快降"来形容,且比较圆滑自然,T 波与 QRS 波群之间存在一段等电位线,可以有直立、低平、双向或倒置等多种形态。

3.振幅

在正常情况下,除Ⅲ、aVL、aVF、V_1～V_3 导联外,T 波的振幅一般不应低于同导联 R 波的 1/10。T 波在胸导联有时可高达 1.2～1.5mV 尚属正常。

(六)Q-T 间期

Q-T 间期的长短与心率的快慢密切相关,心率越快,Q-T 间期越短,反之则越长。心率在 60~100 次/min 时,Q-T 间期的正常范围应为 0.32~0.44s。由于 Q-T 间期受心率的影响很大,所以常用校正的 Q-T 间期以排除心率的影响,通常采用 Bazett 公式计算:$Q-T_c = Q-T/\sqrt{R-R}$。Q-T_c 就是 R-R 间期为 1s(心率 60 次/min)时的 Q-T 间期。Q-T_c 的正常上限值为 0.44s,超过此时限即属延长。

(七)U 波

U 波方向大体与 T 波相一致。在胸导联较易见到,尤其 V_3 导联较为明显。U 波明显增高见于血钾过低。

二、学会心电图测量方法

(一)波形的时限测量

一般选择波形清晰的(大多为 Ⅱ、Ⅲ、aVF)导联进行测量。心电图走纸速度为 25mm/s,所以横向 1 小格代表 0.04s,纵向 1 小格代表 0.1mV。

1.时限测量

(1)应用 12 导联同步记录仪描记时:测量 P 波和 QRS 波时间时,应从 12 导联同步纪录中最早的 P 波起点测量至最晚的 P 波终点以及从最早的 QRS 波起点测量至最晚的 QRS 波终点;P-R 间期应从 12 导联同步心电图中最早的 P 波起点测量至最早的 QRS 波起点;Q-T 间期应从 12 导联同步记录中最早的 QRS 波起点测量至最晚的 T 波终点。

(2)如采用单导联心电图仪记录时:P 波和 QRS 波时限应选择 12 导联中最宽的 P 波和 QRS 波进行测量;P-R 间期应选择 12 导联中 P 波宽大且有 Q 波的导联进行测量;Q-T 间期测量应取 12 导联中最长的 Q-T 间期。一般规定,测量各波时间从波形起点的内缘至波形终点的内缘。

2.振幅测量

凡测向上波的振幅必须自基线的上缘测至波的顶端,凡测向下波的振幅必须自基线的下缘测至波的底端。P 波振幅测量的参考水平应以 P 波起始前的水平线为准。测量 QRS 波群、J 点、ST 段、T 波和 U 波振幅统一采用 QRS 起始部水平线作为参考水平。如果 QRS 起始部为一斜段(例如受心房复极波影响、预激综合征等),应以 QRS 波起点作为测量参考点。

(二)心率的测量

心率的测量方法有很多种,临床上通过心电图测量主要有如下几种。

1.测量一个 R-R(或 P-P)间期的秒数(心电图在走纸速度为 25mm/s 时,每小格代表的时间为 0.04s,故每大格为五个小格 0.2s)然后被 60 除即可求出。例如 R-R 间期是 0.60s,则心率为 6010.60=100 次/min(图 18-6)。

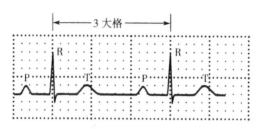

图18-6 心率的测量

2.数出一个 R-R(或 P-P)间期的大格数,每分钟的搏动次数=60/(大格数 X0.2)=300/大格数(注意每小格代表 0.2 个大格)(图 18-6)。

3.还可用查表法或使用专门的心率尺直接读出相应的心率数。

在心律不规则时,不能采用上述方法。一般用数个心动周期的平均值来计算。通常采用 6s 内(150mm)的 QRS 波群数×10 来估算心率。(如图 18-7 6s 内 QRS 波个数为 6 个,则心率为 6×10=60 次/min)。

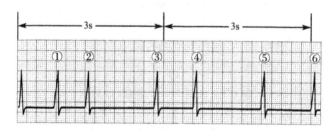

图18-7 不规则节律心电图的心率估测

(三)心电轴测量

1.心电轴概述

心电轴即平均 QRS 电轴,是心室除极过程中全部瞬间向量的综合(平均 QRS 向量),借以说明心室在除极过程这一总时间内的平均电势方向和强度。

2.测量方法

(1)目测法:最简单的方法是目测Ⅰ、Ⅲ导联 QRS 波群的主波方向,估计电轴是否偏移。如Ⅰ、Ⅲ导联 QRS 主波均为正向,可推断为正常心电轴范围在 0～+90°之间(图 18-8)。

如Ⅲ导联为较深的 QRS 负向波、Ⅰ导联 QRS 主波为正向,可推断为心电轴左偏范围在 0～-90°之间(图 18-9)。

如Ⅰ导联为较深的 QRS 负向波、Ⅲ导联 QRS 主波为正向,可推断为心电轴右偏范围在+90°～+180°之间(图 18-10)。

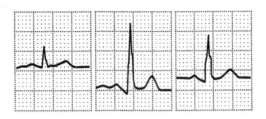

图18-8　正常心电轴

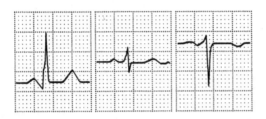

图18-9　电轴左偏

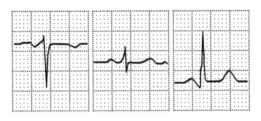

图18-10　电轴右偏

（2）查表法：通过计算Ⅰ、Ⅲ导联 QRS 波群正、负向波的代数和，再根据所得数值查表得出心电轴角度。

3.正常值

正常心电轴的范围在 0～＋90°之间（有人将其中 0～＋30°部分认定为轻度电轴左偏）；＋90°～＋180°之间为心电轴右偏；0～－90°之间为心电轴左偏；－90°～－180°之间为电轴极度右偏或称为"不确定电轴"。心电轴的偏移，一般受心脏在胸腔内的解剖位置、两侧心室的质量比例、心室内传导系统的功能、激动在室内传导状态以及年龄、体形等因素影响。左心室肥大、左前分支传导阻滞可使心电轴左偏，而右心室肥大、左后分支传导阻滞可使心电轴右偏。

三、心电图分析步骤

心电图作为客观临床资料在大多数心脏病，尤其是心律失常的诊断上具有重要作用，因此对心电图的正确判断就显得尤为重要。对心电图进行分析时要有正确的方法和步骤。进行心电图分析时必须准备两个工具：一个适用的分规（长度在 10cm 左右，分合枢纽适当灵活，脚端尖细合拢时充分对齐）；一个 15cm 的直尺。如果同时备有一个放大镜将更有利于波形细小变化的观察。

1.必须结合临床资料

心电图描记的只是心肌的电活动,其检测技术本身有一定的局限性,且易受个体差异及外界环境等多方面的影响。许多心脏疾病,特别是在早期阶段,心电图可以正常。多种疾病可以出现一种心电图改变,例如心肌病、脑血管意外、心肌梗死均可出现异常 Q 波,这就给相关诊断造成一定的难度。因此在行心电图诊断时应仔细阅读申请单,必要时应亲自询问病史和进行相关的体格检查。必须密切结合临床资料,才能得出正确的结论。

2.熟练掌握心电图的描记技术

描记者需事先确定心电图机放大后的电信号不失真,阻尼、时间常数合乎要求,走纸速度正确稳定,毫伏标尺无误。描记时应尽量避免干扰和基线偏移。应常规描记 12 导联的心电图,同时根据临床需要及心电图的变化记录时间的长短和是否加做其他导联。例如疑有右室心肌梗死时须加做 V_{3R}~V_{6R}导联;疑有后壁心肌梗死时须加做 V_7~V_9 导联。分析心律失常时应选择 P 波清晰的导联,描记长度最好能达到 2~3 个具有异常改变的周期。胸痛时描记心电图有 ST-T 改变者,一定要行心电图动态观察以明确是否为心绞痛发作。

3.熟悉心电图的正常变异

例如 P 波偏小常无意义;因体位和激动点位置变化,Ⅲ、aVF 导联 P 波可以低平或轻度倒置,只要满足Ⅰ导联 P 波直立、aVR 导联 P 波倒置,则为正常;QRS 波群振幅随年龄增加而递减;横位心时Ⅲ导联可见 Q 波;"顺钟向转位"时,V_1、V_2 导联易呈 QS 型;自主神经功能紊乱者可出现 S-T 段压低;体位、呼吸、情绪、饮食可引起 T 波低平或倒置;儿童 P 波偏尖,右室电位占优势,V_1~V_3 导联 T 波倒置均可为正常。

4.心电图的定性和定量分析

详细分析前要做一总的阅读,检查各导联的心电图是否标记正确,导联中是否有装贴倒置的错误,导联是否有错接的情况,各导联中是否有伪差。定性分析是通过观察 P、QRS、T 各波的有无及其相互关系,平均电轴的方位,波形的大小,有无增宽变形以及 ST-T 的变化等来对较单纯的变化进行初步判断。然后再针对较复杂的界限不明确的地方进行一些必要的测量,以获取准确参数帮助判断,是为定量分析。定量分析常用的有 P-P 间期、R-R 间期、QRS 时限、Q-T 间期以及 P 波和 QRS 波群的时限和振幅等。分析心电图应该从四个方面考虑:心律问题、传导问题、房室肥大问题和心肌方面的问题。分析时首先应明确基础心律是什么,有无 P 波及是否为窦性 P 波,从窦房结开始逐层下推,对复杂的心电图常需要借助梯形图。结果得出后,还要考虑其是否有与临床不相符的地方,综合分析其合理性、可能性。应首先考虑多见的诊断,兼顾患者的治疗和安全。

5.系统重点地写出心电图特征,同时结合临床资料及过去的心电图资料进行心电图诊断

系统描述一般有两种方法:一种是先写出肢体导联上的特征,再写出胸前导联上的特征;另一种方法是先写出肢体导联及胸前导联中 P 波的特征,以后写出有关 QRS 波群的改变,最后描述 ST-T 的有关特点。但在临床工作中往往为了使报告简明扼要而综合使用,一般重点记录与心电图诊断有关的内容。

四、常见伪差

所谓伪差是指心脏电活动以外因素引起心电图波形改变的情况。如，地线没接好出现交流电干扰；肌肉紧张出现骨骼肌颤动波；呼吸幅度过大，基线上下起伏；患者活动、手机电波等外界干扰、导线电极与皮肤接触不良出现各种杂乱波形；左右上肢导联接错时出现与临床表现不相符合的心电图改变等。初学者应予以识别。

1.肌肉颤动波

肌肉颤动波为常见伪差（图18-11），当出现肌肉颤动波时首先检查患者四肢肌肉是否放松、皮肤没清洁好、经神紧张、寒冷、疼痛、手机等外界电波干扰也可产生类似波形。多数心电机有过滤杂波的功能，应予利用。

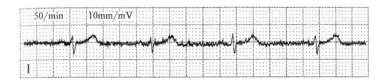

图18-11　肌肉颤动波

2.交流电干扰波

图18-12为典型交流电干扰波形，接好心电机地线即可解决。

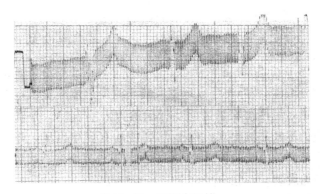

图18-12　交流电干扰

3.肢体活动

图18-13系肢体活动对基线的影响，注意这里第3个QRS波后ST段下移并没有意义。

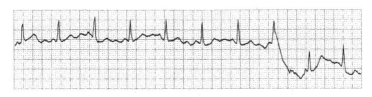

图18-13　肢体活动对基线的影响

4.呼吸对基线的影响

描记心电图时,如呼吸幅度过大,可造成基线随呼吸上下移动(图 18-14),胸导 V_4、V_5、V_6 等导联更易出现此类现象,此时应嘱患者保持呼吸平稳或暂时屏住呼吸。

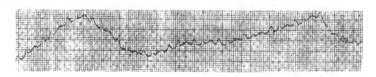

图18-14　呼吸对基线的影响

5.外界因素对基线的影响

图 18-15 为 12 导联动态心电图标本,看Ⅰ、Ⅱ、Ⅲ似乎有部分 QRS 波群连续出现宽大畸形改变很像阵发性室性心动过速,但再比较与之同步记录的 V_4、V_5、V_6 导联虽有相应的不整齐波出现,但个个 R 波均有规律出现,并没有增宽推测是由于肢体活动或手机电波等外界因素干扰对心电图波的影响。

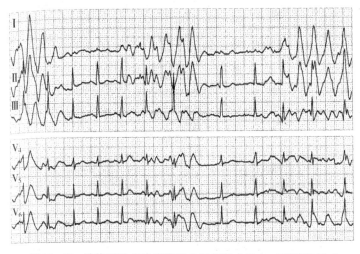

图18-15　肢体活动或外界因素（如手机电波）对基线的影响

6.电极松动

图 18-16 也为 12 导联动态心电图标本,图中各导联均同步记录,见 $V_1 \sim V_5$ 导联有部分波形紊乱,而肢导和 V_6 导联波形整齐,考虑为部分导联电极松动对波形的影响。

7.左右上肢导联接错

图 18-17 中 A 幅示Ⅰ导联主波向上、Ⅲ导联主波向下示电轴右偏 aVR 导联主波向上符合右室肥厚心电诊断,很容易发现与临床表现不相称。如果注意 P 波Ⅰ、Ⅱ导联向下、aVR 导联向上,不符合窦性 P 波诊断标准,进一步分析提示左右上肢导联接错。B 幅为左右上肢导联纠正后的心电记录。与 A 幅比较,B 幅的Ⅰ导联为 A 幅Ⅰ导联翻转;B 幅的Ⅱ导联相当 A 幅Ⅲ导联的图形,B 幅的Ⅲ导联相当 A 幅Ⅱ导联的图形;B 幅的 aVR 相当 A 幅 aVL 的图形,B 幅的 aVL 则相当 A 幅 aVR 的图形。左右上肢导联接错对胸导联没有影响。

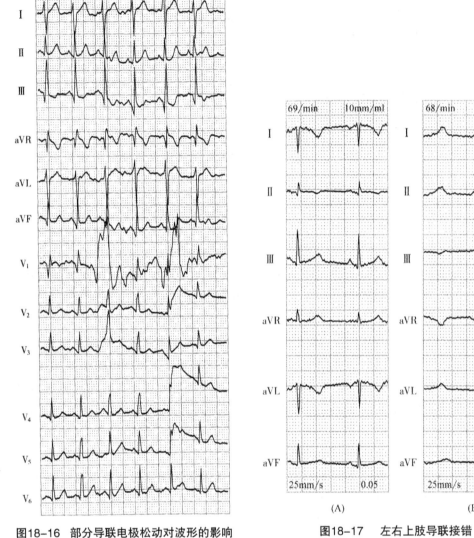

图18-16 部分导联电极松动对波形的影响

图18-17 左右上肢导联接错

8.心电机走纸速度对心电的影响

心电机发生故障,走纸速度不稳,使心电图形发生改变。图 18-18 第 4 个 QRS 波群明显增宽粗看像室性早搏,但不提前出现;又考虑间歇预激,但又没有起始部分增宽的特点,都予以排除。仔细分析会发现:这一部分格变得宽了,这一部分上下与心电本身无关的表示年代的阿拉伯数字都额外增宽、增大,提示这一段 0.2～0.3s 内心电机走纸速度异常增快。临床上更多见的是由于心电纸放歪了等原因致心电机夹纸,使 QRS 波群图形变窄,这时只要注意心电图以外的标记,如心电图上下的标记的数据、心电纸上的格也都跟着变窄,便可确定心电机走纸速度对心电的影响。

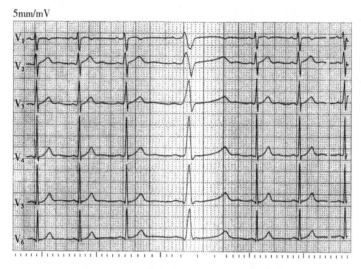

5mm/mV

图18-18　心电机走纸速度对心电的影响

（贾雯青）

第二节　心电图各波段的异常及临床意义

一、P 波异常

（一）P 波增宽

P 波时限超过 0.11s，并出现明显切迹称为 P 波增宽。P 波增宽提示心房除极时间延长，多见于左心房肥大及心房内传导阻滞等情况。

1.左心房肥大　由于心房的激动顺序是从右心房顶部的窦房结开始，向下及左传导，右心房激动略先于左心房激动，终于左心房。左心房最后除极，当左心房肥大时主要表现为心房除极时间延长。在肢体导联 I、II、aVL 中显示 P 波增宽，且出现"M"型双峰，峰间距常超过 0.04s。胸导 V_1、V_2 的 P 波呈正负双向。

临床上多见于二尖瓣病变，二尖瓣狭窄或关闭不全可引起左心房肥大。此时 P 波增宽且顶端常有切迹而呈双峰，称为"二尖瓣型 P 波"（图 18-19，图 18-20）。风心病二尖瓣狭窄的病人 II 导联 P 波增宽达 0.20s，顶端切迹呈双峰，V_1 导联上 Ptf-V_1 负值增大不超过 -0.04mm·s（V_1 负向 P 波时间乘以负向波振幅，称为 P 波终末电势 Ptf-V_1）。

2.左心房负荷增加　主要见于主动脉瓣病变（狭窄和/或关闭不全）、冠心病（严重心肌缺血或急性心肌梗死）、原发性高血压、急性左心衰等情况下，可因左心室舒张末期压力增高而引起左心房压力升高及左心房肥大。在心电图上表现为 P 波增宽。如图 18-21，45 岁高血压患者左心室向心性肥厚，左心房负荷增加，II 导联 P 波增宽。

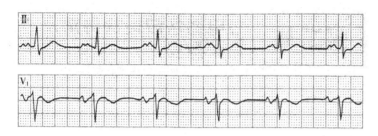

图18-19　二尖瓣型P波

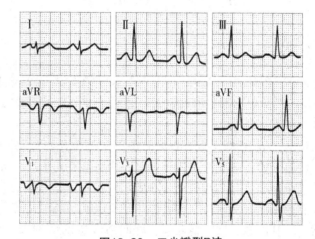

图18-20　二尖瓣型P波

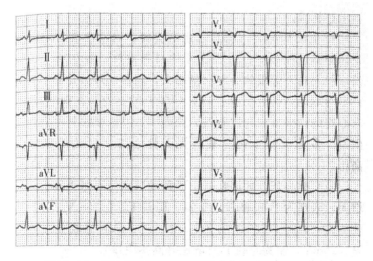

图18-21　高血压引起的P波增宽（Ⅱ导联P波明显增宽）

　　3.房内传导阻滞　当房内传导束的前结间束出现传导障碍时,激动在心房内的传导顺序发生了变异,传导时间延长,在心电图上表现为P波增宽,并出现切迹(图18-22,P波宽度达0.16s,呈双峰,峰距为0.06s)。

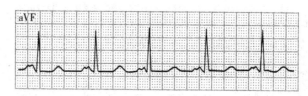

图18-22 房内传导阻滞

（二）P波增高

正常窦性P波的电压为0.05～0.25mV,若大于0.25mV即为P波增高。P波增高常见于各种疾病所致的右心房肥大、右心房负荷过重。常表现为肢体导联和/或胸前P波高尖(大于0.20～0.25mV),合并肺气肿时有时达不到上述标准。

1.右心房肥大 当右心房肥大时,右心房除极时间延长,但其往往与左心房后除极的时间重叠,故总时间未延长。但向右下除极的心电向量增大,因该环环体几乎平行于aVF导联轴,故Ⅱ、Ⅲ、aVF导联P波高耸;在胸前导联,右心房的除极方向与之垂直,因而V_1～V_3导联P波形状不固定。多见于肺心病及某些先天性心脏病所致的肺动脉高压。

(1)肺心病:肺心病时由于肺动脉高压,可出现右心房增大,表现为P波增高、变尖,其电压≥0.25mV,这种P波称为"肺型P波"(图18-23,Ⅱ、Ⅲ、aVF导联P波电压≥0.25mV,而胸导联P波电压升高不明显)。

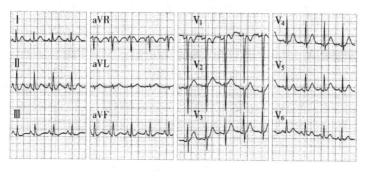

图18-23 慢性肺心病"肺型P波"

(2)先天性心脏病:如肺动脉狭窄、艾森曼格综合征等,可引起右心房增大,P波增高。此种P波与肺心病时略有不同,除Ⅱ、Ⅲ、aVF导联P波高尖外,V_1～V_5导联亦可出现P波高尖(图18-24,Ⅱ、Ⅲ、aVF、V_1导联P波高尖)。另外本图中心电轴明显右偏,aVR、V_1导联主波向上,符合右心室肥厚。

(3)肺心病合并高度肺气肿:P波增高不明显。P波在Ⅱ导联达0.20mV,在Ⅲ、aVF导联均未达0.20mV。

2.右心房负荷过重 运动、深呼吸、缺氧、交感神经兴奋及某些疾病如甲状腺功能亢进等引起胸腔内压增加与心率加快,而使P波一时性增高,达到"肺型P波"特征。

3.电解质紊乱 尤其是血钾过低时影响心房除极而表现为P波增高。

（三）P波增高增宽

心电图表现为:P波增宽≥0.11s,其振幅≥0.25mV;V_1导联P波高大双向,上下振幅≥0.25mV。多见于双心房肥大,Ⅱ、aVF导联P波明显增高增宽。

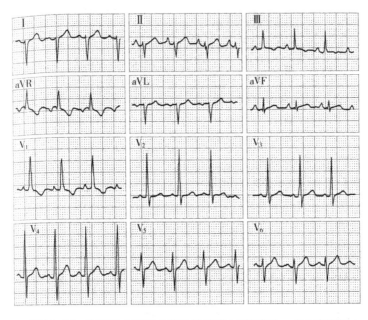

图18-24　先天性心脏病（肺动脉狭窄）P波高尖、右心室肥厚

（四）P波形态变化

P波还可以表现为低平、倒置、形态多变,甚至完全消失。

1.P波低小　P波振幅<0.05mV为P波低小。在高钾血症、甲状腺功能低下时,P波振幅可小于0.05mV,严重时可出现P波消失。

2.P波倒置　右位心时Ⅰ、aVL导联可表现为P波倒置。左、右上肢导联反接时,也会出现右位心的肢体导联改变,而胸导联上则无异常。另外正常人在深吸气或心脏横位时,Ⅲ导联P波倒置,Ⅰ、Ⅱ导联P波直立,一般无病理意义。

3.P波形态多变　在游走性房性心律、多源性房性心动过速、窦性或房性心律伴多源性房性早搏时P波呈现多种形态;在双重窦性心律、双重房性节律、心房分离及窦性心律合并间歇性右房心律时P波呈现为两种固定不同的形态。房性早搏、交界性早搏交替出现与窦性P波组成三种不同形态的P波,房性早搏之后为不完全性代偿间歇,交界性早搏之后为完全性代偿间歇。

4.P波消失　心电图上看不到P波,有两种可能:一是心房的电活动消失或几乎消失,如心房颤动、心房扑动、窦性静止伴交界性或室性逸搏心律、心室颤动;二是心房的电活动被QRS-T波群所掩盖,如室上性心动过速(房室结折返性心动过速、房室折返性心动过速)、房室交界性心动过速或室性心动过速时,P波埋藏于QRS波中。如图18-25,心房颤动时各导联无正常P波,代之以大小不等形状各异的f波(颤动波),尤以V₁导联最为明显,心房f波的频率为350～600次/min;心室律绝对不规则,心室率快慢不一;QRS波一般不增宽。如图18-26,室性心动过速时P波消失;QRS波呈室性波形,增宽而变形,QRS时限>0.12s;常有继发性ST-T波改变。

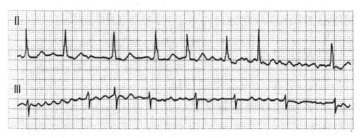

图18-25　心房颤动

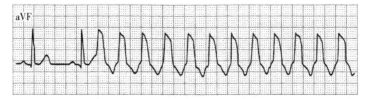

图18-25　阵发性室性心动过速

二、Q 波异常

（一）Q 波的正常变异

Q 波正常变异的心电图特征是：①Ⅲ导联出现 Q 波；②Ⅱ、aVF 导联出现 Q 波；③aVL 导联出现 Q 波；④V$_1$、V$_2$ 导联出现 Q 波；⑤Ⅰ、aVL 导联出现 Q 波。

在心尖向前转位，尤其当受检者吸气或取卧位使膈肌抬高时，正常人在Ⅲ导联或Ⅱ、aVF 导联上可出现 QS、QR 或 Qr 波，而类似于下壁心肌梗死；心脏呈垂直位的正常人，在Ⅰ、aVL 导联可出现 QS 波（偶呈 Qr 波）；由于心脏转位，有时在 V$_1$、V$_2$ 导联呈 QS 型亦属正常变异。如图 18-27，横位心正常人Ⅲ导联出现 Q 波。

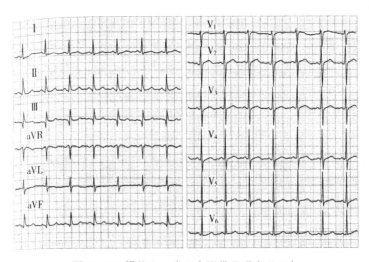

图18-27　横位心正常心电图Ⅲ导联出现Q波

(二)梗死性 Q 波

1.异常 Q 波心电图特征

异常 Q 波心电图特征是:①Q 波时限≥0.03～0.04s;②Q 波深度大于后继 R 波振幅的 1/4;③Q 波出现粗钝与错折。

以①、③临床意义较大,而 Q 波出现粗钝与错折意义更大,不论出现在任何导联或后继 R 波振幅多大,往往具有病理意义。在此基础上结合临床,详细询问病史、认真查体、必要的辅助检查是诊断正确与否的关键。但必须结合心电图及心肌酶的动态观察以明确是否为病理性 Q 波,是否为梗死性 Q 波。

2.梗死性 Q 波与定位

梗死性 Q 波可因心肌梗死发生的部位不同而在不同导联出现,临床上医师可根据梗死性 Q 波出现的部位准确给心肌梗死定位。

(1)前间壁心肌梗死:心电图表现在 V_1、V_2、V_3 导联出现异常 Q 波,在急性期可出现上述导联的 ST 段抬高。如图 18-28,V_1、V_2、V_3 导联出现 Q 波且波形粗钝,时限>0.04s,V_1 导联 ST 段抬高 0.3mV,V_2 导联 ST 段抬高 0.5mV,V_3 导联 ST 段抬高 0.4mV;V_3R、V_4R、V_5R 导联出现 Q 波且波形粗钝,时限>0.04s,V_3R 导联 ST 段抬高 0.3mV,V_4R 导联 ST 段抬高 0.2mV,V_5R 导联 ST 段抬高 0.1mV,提示为急性右心室心肌梗死。

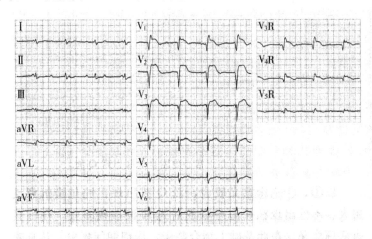

图18-28　急性前间壁、右心室心肌梗死

(2)前壁心肌梗死:心电图表现在 V_2、V_3、V_4(V_5)导联出现异常 Q 波,在急性期可出现上述导联的 ST 段抬高。V_2、V_3、V_4 导联出现 Q 波且波形粗钝,时限>0.04s,V_2 导联 ST 段抬高 0.2mV,V_3 导联 ST 段抬高 0.3mV,V_4 导联 ST 段抬高 0.5mV,V_5 导联 ST 段抬高 0.2mV;患者 V_1 导联亦出现异常 Q 波,提示有前壁心肌梗死合并存在。

(3)广泛前壁心肌梗死:心电图表现在 V_1、V_2、V_3、V_4、V_5(V_6)导联出现异常 Q 波,在急性期可出现上述导联的 ST 段抬高。V_1、V_2、V_3、V_4、V_5、V_6 导联出现 Q 波且波形粗钝,时限>0.04s,V_1 导联 ST 段抬高 0.2mV,V_2 导联 ST 段抬高 0.4mV,V_3 导联 ST 段抬高 0.6mV,V_4 导联 ST 段抬高 0.5mV,V_5 导联 ST 段抬高 0.5mV,V_6 导联 ST 段抬高 0.3mV。患者有下壁心肌梗死病史,Ⅱ、Ⅲ、aVF 导联见异常 Q 波。

(4)心尖部心肌梗死：心尖部心肌梗死包括围绕心尖的左心室前壁、下壁和侧壁的梗死。心电图表现在 V_4、V_5、V_6 导联及 I、II、III、aVF 导联均可出现异常 Q 波,在急性期可出现上述导联的 ST 段抬高。I、II、III、aVF、V_4、V_5、V_6 导联出现 Q 波且波形粗钝,时限>0.04s,提示梗死的部位为围绕心尖的下壁、侧壁及前壁,即为心尖部心肌梗死。

(5)高侧壁心肌梗死：心电图表现在 I、aVL 导联出现异常 Q 波,在急性期可出现上述导联的 ST 段抬高。I、aVL 导联出现 Q 波且波形粗钝,时限>0.04s,ST 段抬高 0.1mV。高侧壁心肌梗死很少单独存在,本图为高侧壁心肌梗死与前壁心肌梗死合并存在,V_2、V_3、V_4、V_5 导联出现异常 Q 波,ST 段抬高。

(6)左心室下壁心肌梗死：心电图表现在 II、III、aVF 导联出现异常 Q 波,在急性期可出现上述导联的 ST 段抬高。II、III、aVF 导联出现 Q 波且波形粗钝,时限>0.04s,ST 段均明显抬高约 0.3mV。

(7)左心室正后壁心肌梗死：心电图表现在 V_7、V_8、V_9 导联出现 Q 波,且在病程中 V_1、V_2、V_3 导联 QRS 波群 R 振幅逐渐升高而呈现以 R 波为主波形,在急性期可出现 V_7、V_8、V_9 导联的 ST 段抬高。V_8、V_9 导联出现 Q 波且波形粗钝,时限>0.04s,在 V_1、V_2、V_3 导联 QRS 波群呈现以 R 波为主波形,V_8、V_9 导联的 ST 段抬高。

(8)右心室心肌梗死：心电图表现在 V_3R、V_4R、V_5R、V_6R 导联出现异常 Q 波,在急性期可出现上述导联的 ST 段抬高。

（三）非梗死性 Q 波

在非心肌梗死患者的心电图上出现异常 Q 波,称为非梗死性 Q 波。根据其心电图的表现可分为以下几种情况。

1.右胸前导联出现 q 波、Q 波或 QS 波

右胸前导联出现 q 波、Q 波或 QS 波,主要见于左心室肥厚、左束支传导阻滞、左前分支传导阻滞、B 型预激综合征、肺气肿、右心室肥厚等。

(1)左心室肥厚：左心室肥厚时,右心前导联出现 Q 波或 QS 波,在右心前至中部心前导联 r 波振幅无渐进性增高趋势,甚至完全消失,所以表现在 V_1、V_2 导联出现 Q 波或 QS 波,很少出现在 V_3 导联,不会出现在 V_4 导联。如出现在 V_4 以后的导联,尤其同时出现在 I、aVL 导联,则提示前侧壁心肌梗死。如图 18-29,风湿性心脏病、主动脉瓣狭窄患者,V_1、V_2、V_3 导联呈 QS 型,V_2、V_3 导联 ST 段轻度抬高。

(2)左束支传导阻滞：完全性左束支传导阻滞心电图特点：QRS 时间≥0.12s;V_5、V_6 导联 R 波增宽,其前无 Q 波;V_1 导联呈 rS 或 QS 型,S 波宽钝;I 导联 R 波宽大或有切迹;继发 ST-T 改变,T 波与 QRS 主波方向相反。完全性左束支传导阻滞时,由于室间隔除极由右向左,可在右心前导联上不出现 r 波,而只呈现 QS 波;同时其产生的继发 ST-T 改变可出现 ST 段抬高、T 波直立高耸,而被误诊为急性前间壁心肌梗死。当这些变化扩展至 V_5、V_6 导联,则易被误诊为急性广泛前壁心肌梗死。

(3)左前分支传导阻滞：左前分支传导阻滞时激动先沿左后分支传导,左心室后下壁先除极,向量指向后下。在右心前导联出现 qRS 波或 qrS 波,而呈现前间壁心肌梗死图形。如图 18-30,V_1、V_2 导联可见 Q 波,电轴左偏在−60°,II、III、aVF 导联呈 rS 型,且 S_{III}>S_{II},QRS 时限<0.12s。

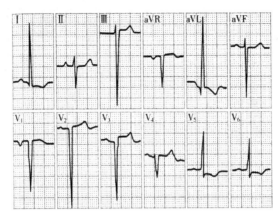

图18-29　左心室肥厚酷似前间壁心肌梗死

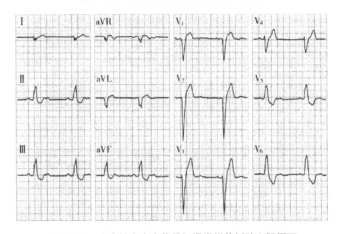

图18-30　完全性左束支传导阻滞类似前侧壁心肌梗死

（4）B型预激综合征：预激综合征时，由于房室间存在异常传导通路，可使心室提前激动。B型预激综合征时，提前激动的部位为右心室，激动向量指向左、后，可在右心前导联出现 QS波，而类似前间壁心肌梗死。如图 18-30，Ⅱ、Ⅲ、aVF、V_1～V_3 导联出现 QS 波，呈现前间壁、下壁心肌梗死图形。但 V_4～V_6 导联出现 P-R 间期缩短、QRS 波增宽和预激波。

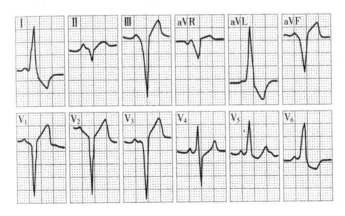

图18-31　B型预激综合征

(5)肺气肿:肺气肿时心前导联的 r 波振幅无明显进行性增高,可以只出现 QS 波。rS 波或 QS 波不仅可以出现在右胸前导联,而且可出现在 V_3、V_4 导联,甚至扩展至 V_5、V_6 导联。如图 18-31,老年女性肺心病史 20 年,$V_3 \sim V_5$ 导联出现 Q 波,且心电图上 V_1、V_2 导联 R 波明显升高,电轴极度右偏,支持右心室肥厚、肺气肿。不除外前壁、正后壁心肌梗死,动态观察心电图、心肌酶无心肌梗死客观依据。

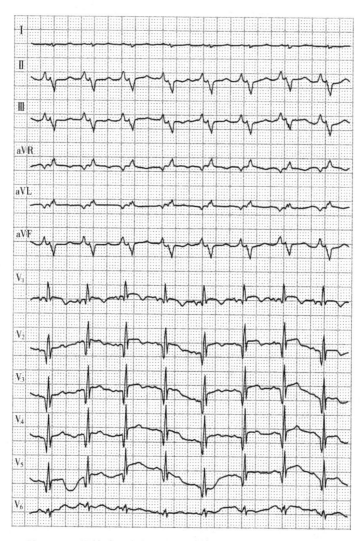

图18-31　慢性肺心病右心室肥厚类似前壁、正后壁心肌梗死

(6)右心室肥厚:右心室肥厚时右胸前导联可呈 qR 或 QS 型;$R_{V_1} + S_{V_5} > 1.05 \mathrm{mV}$;电轴极度右偏,重度顺钟向转位;继发 ST-T 改变。

2.左胸前导联出现 q 波、Q 波或 QS 波

左胸前导联出现 q 波、Q 波或 QS 波,主要见于肥厚型梗阻型心肌病、A 型预激综合征、左心室肥厚、右心室肥厚等。

(1)肥厚型梗阻型心肌病:半数以上患者在心前导联和肢体导联出现异常 Q 波,还可以出现类似于急性心肌梗死的 ST-T 改变。在左心导联上出现 Q 波或 QS 波,而类似于前壁心肌

梗死。经彩超证实肥厚型梗阻型心肌病患者 Ⅰ、aVL、V₆ 导联出现异常 Q 波,心前导联有 ST 段抬高和 T 波高耸。需与前侧壁心肌梗死鉴别。

(2)A 型预激综合征:预激综合征时,由于房室间存在异常传导通路,可使心室提前激动。A 型预激综合征时,提前激动的部位为左心室后壁或侧壁,在激动部位为侧壁时激动向量指向右前,可在右心前导联出现高而宽的 R 波,左心前导联表现为 QS 波或 QR 波而类似前壁心肌梗死。此种情况在临床上很少见。

(3)左心室肥厚:左心室肥厚(容量负荷过重)时可因除极向量过大致 V₅、V₆ 导联出现异常 Q 波。

(4)右心室肥厚:右心室肥厚时左心前导联可出现 QS 波或 rS 波而类似于前壁心肌梗死的图形,同时右心前导联出现高而宽的 R 波。这种情况是因为右心室的除极向量显著占优势所致。

3.Ⅰ、aVL 导联出现 Q 波或 QS 波

Ⅰ、aVL 导联出现 Q 波或 QS 波,主要见于左前分支传导阻滞、右心室肥厚、预激综合征等。

(1)左前分支传导阻滞:左前分支传导阻滞时激动先沿左后分支传导,左心室后下壁先除极,向量指向后下。在 Ⅰ、aVL 导联出现 Q 波或 QS 波,而类似高侧壁心肌梗死图形。Ⅰ、aVL 导联出现 Q 波,各导联的 QRS 波明显增宽,时限大于 0.12s。

(2)右心室肥厚:右心室肥厚时右心室的除极向量占优势,可使 Ⅰ、aVL 导联出现 Q 波或 QS 波,而右心前导联出现高而宽的 R 波。

(3)预激综合征:当心室提前激动的部位在左心室侧壁时,激动的向量指向右、前,可在 Ⅰ、aVL 导联出现 Q 波或 QS 波。Ⅰ、aVL 导联出现 QS 波,图中方框所示Ⅲ导联 QRS 波增宽大于 0.12s,其前见"δ"波,P-R 间期缩短,提示为预激综合征。

4.Ⅱ、Ⅲ、aVF 导联出现 Q 波或 QS 波

Ⅱ、Ⅲ、aVF 导联出现 Q 波或 QS 波,主要见于急性肺梗死、左束支传导阻滞、预激综合征、二尖瓣脱垂综合征等。

(1)急性肺梗死:急性肺梗死可引起急性右心室扩张,心脏顺钟向转位,导致心前导联 r 波振幅失去逐渐增加趋势,右心导联出现 qR 波或 QS 波,Ⅲ、aVF 导联出现 Q 波,Ⅰ导联出现 S 波;急性肺梗死发生低氧血症和心排血量降低,可引起低血压和休克,加上右心室扩张使心肌耗氧量增加,导致心肌缺血,Ⅲ、aVF 导联出现 T 波倒置和 ST 段抬高,类似于下壁心肌梗死,称为 S_I Q_Ⅲ T_Ⅲ 综合征。此种情况下,Ⅱ导联一般不出现异常 Q 波。如图 18-32,Ⅲ、aVF 导联出现 Q 波。

(2)左束支传导阻滞:完全性左束支传导阻滞时由于室间隔除极由右向左,可在Ⅲ、aVF 导联甚至Ⅱ导联出现异常 Q 波或 QS 波,而被误诊为下壁心肌梗死。完全性左束支传导阻滞患者Ⅱ、Ⅲ、aVF 导联出现 Q 波或 QS 波;QRS 波群增宽,时限≥0.12s;V₁、V₂ 导联呈 QS 型;Ⅰ、aVL、V₅、V₆ 导联 R 波增宽、顶端有切迹且 Q 波消失;心电轴不同程度左偏;ST-T 方向与主波方向相反。

(3)预激综合征:预激综合征的典型心电图特点:P-R 间期＜0.12s;QRS 时间＞0.10s;

QRS 的起始部粗钝;并有继发 ST-T 改变。B 型预激综合征时Ⅱ、Ⅲ、aVF 导联可出现异常 Q 波而易被误诊为下壁心肌梗死。

(4)二尖瓣脱垂综合征:二尖瓣脱垂时在Ⅲ、aVF 导联可见异常 Q 波而类似于下壁心肌梗死,此种情况极为罕见。

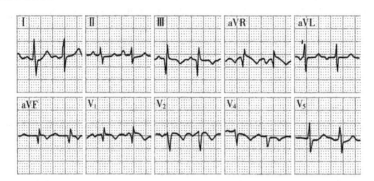

图18-32　急性肺梗死类似下壁心肌梗死

三、QRS 波群异常

(一)QRS 波群增宽

QRS 波群增宽(QRS 时间≥0.12s)反映的是心室肌电激动过程延长,主要由心室壁肥厚、心室内传导障碍及心肌损害所造成。激动传导途径变异时也可致 QRS 波群时限延长。主要见于以下几种情况。

1.完全性右束支传导阻滞　QRS 波群明显增宽,QRS 时间≥0.12s。如图 18-33,QRS 群时限≥0.12s;V₁ 导联 QRS 呈 rsR′型,Ⅰ、V₅、V₆ 导联 S 波增宽而有切迹,aVR 导联呈 QR 型(R 波增宽且有切迹)。

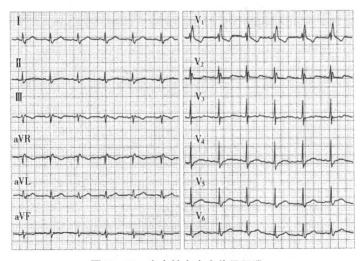

图18-33　完全性右束支传导阻滞

2.完全性左束支传导阻滞　完全性左束支传导阻滞 QRS 波群明显增宽。QRS 时限≥0.12s；V_1、V_2 导联呈 QS 型；Ⅱ、Ⅲ、aVF、V_5、V_6 导联 R 波增宽,顶端有切迹；V_5、V_6 导联 R 峰时间＞0.06s。

3.室内传导阻滞　室内传导阻滞 QRS 波群增宽更明显。完全性右束支传导阻滞、左前分支传导阻滞患者由于存在室内双支传导阻滞,各导联的 QRS 波群均明显增宽,时间＞0.12s。电轴左偏,Ⅱ、Ⅲ、aVF 导联呈 rS 型,且 SⅢ＞SⅡ；QRS 波群时限≥0.12s,V_1 导联 QRS 呈 qR 型,Ⅰ、V_5、V_6 导联 S 波增宽而有切迹,aVR 导联呈 QR 型(R 波增宽且有切迹)。

4.预激综合征　QRS 波群增宽。

5.高钾血症　因影响心室肌的除极、复极而导致 QRS 波群增宽。见图 18-34,高钾血症患者 QRS 波群时间＞0.12s。

6.右心室起搏　起搏电极通常放置于右心室心尖或右心室流出道,相当于位于右心室的一个异位起搏点,起搏脉冲发放后呈现"左束支传导阻滞"图形。QRS 波群时间延长超过0.12s。见图 18-35,病态窦房结综合征患者右心室起搏治疗后Ⅰ、Ⅱ、Ⅲ、aVR、aVL、aVF、V_1～V_6 导联 QRS 波明显增宽,超过正常。

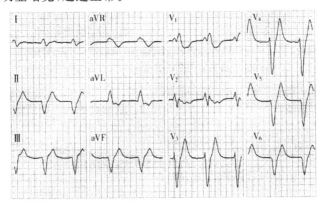

图18-34　高钾血症QRS波群增宽

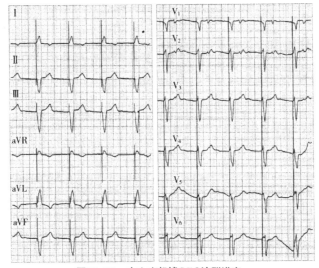

图18-35　右心室起搏QRS波群增宽

7.心室异位心搏 室性早搏、室性心动过速、室性逸搏心律 QRS 波群均明显增宽,如室性早搏心电图特点:提早出现的宽大畸形的 QRS 波群,时间>0.12s,ST-T 的方向与 QRS 的主波方向相反;QRS 波群前后无相关 P 波;代偿间歇多完全。图 18-36 中室性早搏的 QRS 波群明显增宽。

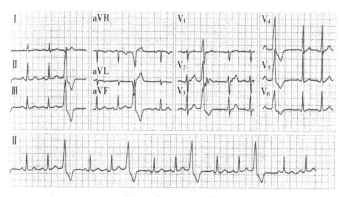

图18-36 室性早搏三联律

(二)QRS 波群电压增高

QRS 波群电压增高心电图特征:肢体导联 $R_I>1.5mV$,$R_{II}>2.5mV$,$R_{III}>1.5mV$,$R_{aVR}\geqslant0.5mV$,$R_{aVL}\geqslant1.2mV$,$R_{aVF}\geqslant2.0mV$;胸前导联 $R_{V_1}\geqslant1.0mV$,$R_{V_5}\geqslant2.5mV$,$R_{V_1}+S_{V_5}\geqslant1.2mV$,$R_{V_5}+S_{V_3}\geqslant6.0mV$。主要见于如下情况。

1.左心室肥厚 心电图表现为左心室高电压。$R_{V_5}=2.9mV$,$R_{V_5}+S_{V_1}=5.5mV$,达到左心室高电压标准。

2.右心室肥厚 心电图上表现为右心室肥厚图形,$R_{V_1}+S_{V_5}\geqslant1.05mV$。$R_{V_1}+S_{V_5}=2.9mV$,达到右心室肥厚标准。

3.预激综合征 QRS 波群电压明显升高。在 A 型及 B 型预激综合征均可表现为 QRS 波群电压增高。

(1)A 型预激综合征时由于旁道位于左心室后基底部,心室除极的方向由后向前,胸前导联上出现高大的 R 波。见图 18-37,$R_{V_3}2.1mV$,$R_{V_4}2.6mV$,$R_{V_5}2.6mV$,R 波振幅明显增高。图中 QRS 波群增宽,前部见预激波,P-R 间期缩短,伴继发 ST-T 改变。

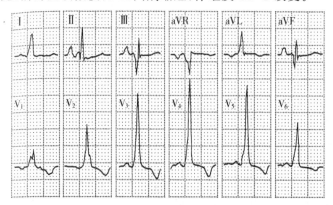

图18-37 A型预激综合征心电图

（2）B型预激综合征在心电图上可以出现Ⅰ、aVL导联R波振幅明显增高超过正常范围。

4.体质偏瘦的正常人和患者，可因胸壁过薄、心脏贴近胸壁而致QRS波群电压增高。

（三）QRS波群电压降低

心电图特点：QRS波群在肢体导联中电压（正、负向波振幅的绝对值相加）＜0.5mV，或在胸前导联中电压＜0.8mV。三个标准导联或三个加压单极肢体导联的QRS波群电压总和小于1.5mV，也可诊断为QRS波群低电压。

QRS低电压可分为肢体导联低电压、胸前导联低电压、全导联低电压。正常人也可发生QRS波群低电压，所以低电压并不一定提示器质性心脏病。但有些疾病可以导致QRS波群电压降低，主要见于如下情况。

1.生理性　正常人有1％可发生QRS波群低电压，且有随年龄增加趋势，70岁以上者可达到30％。体质过度肥胖、胸肌发达的人可以出现QRS波群低电压。体质偏胖正常人肢体导联低电压，Ⅰ、Ⅱ、Ⅲ、aVL、aVF导联电压均小于0.5mV。

2.心包积液、大量胸腔积液　心包积液、大量胸腔积液由于电流传导上的"短路"现象，使传导至体表的电流减少，使电压降低。大量心包积液的患者除V₄导联以外，各导联QRS波群电压均未达到正常。

3.甲状腺功能低下引起心肌水肿时也可以出现肢体和/或胸前导联低电压。

4.心力衰竭　心力衰竭时心腔内的血容量增加，可形成电流"短路"现象而导致QRS波群电压降低。如图18-38，慢性心力衰竭病人Ⅰ、Ⅱ、Ⅲ、aVR、aVL、aVF、V₁导联均呈现QRS波群低电压。

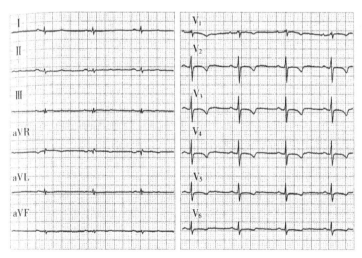

图18-38　慢性心力衰竭QRS波群低电压

5.心肌严重损伤　心包积液、大量胸腔积液、心肌梗死引起心肌坏死或心肌炎，造成弥漫性心肌损伤，影响心室的除极，产生的电压降低，而出现QRS波群低电压。如急性广泛前壁心肌梗死患者肢体导联QRS电压均低于0.5mV，V₅～V₆导联QRS电压均低于0.8mV，Ⅰ、aVL、V₁～V₄导联有异常Q波，且ST段抬高。

6.慢性阻塞性肺气肿　慢性阻塞性肺气肿影响电流传导而致QRS波群电压降低。慢性支气管炎、肺气肿的患者Ⅰ、Ⅱ、Ⅲ、aVR、aVL、aVF导联电压低于0.5mV,提示为肢体导联低电压。

(四)QRS波群电轴偏移

如前所述,正常心电轴的范围在0°～+90°之间;+90°～+180°之间为心电轴右偏;0°～－90°之间为心电轴左偏;－90°～－180°之间为电轴极度右偏或称为"不确定电轴"。

1.电轴左偏

(1)生理性:体型矮小、肥胖、妊娠及横位心均可出现QRS波群电轴左偏。如图18-39,正常青壮年男性横位心QRS波群电轴轻度左偏。

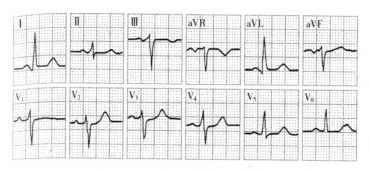

图18-39　正常青壮年男性横位心

(2)左心室肥厚:电轴左偏,通常小于－30°,V_5、V_6导联R波增高。图18-40,$R_{V_5}+S_{V_1}=5.5mV$,伴有继发的ST-T改变,左心室肥厚电轴左偏。

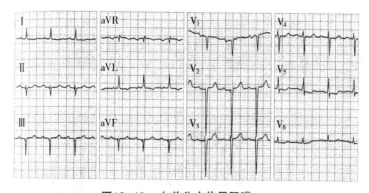

图18-40　左前分支传导阻滞

(3)左前分支传导阻滞:左前分支传导阻滞心电图特点:Ⅰ、aVL导联呈qR型,且$R_{aVL}>R_Ⅰ$;Ⅱ、Ⅲ、aVF导联呈rS型,$S_Ⅲ>S_Ⅱ$;电轴左偏,－45°(有认为－30°)～－90°;QRS波群时间<0.12s,T波常直立。

(4)左前分支及右束支传导阻滞:左前分支及右束支传导阻滞时也可表现为QRS波群电轴左偏。如图18-41,青年男性心肌炎患者QRS波群电轴左偏,Ⅰ、aVL导联呈qR型,且$R_{aVL}>R_Ⅰ$,Ⅱ、Ⅲ、aVF导联呈rS型,$S_Ⅲ>S_Ⅱ$;QRS波群时限≥0.12s,V_1导联QRS呈rsR′型,Ⅰ、V_5、V_6导联S波增宽而有切迹,aVR导联呈QR型(R波增宽且有切迹)。

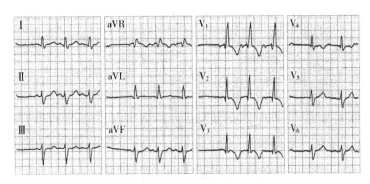

图18-41　左前分支传导阻滞及右束支传导阻滞

（5）左束支传导阻滞：由于左心室除极顺序无变化，左束支传导阻滞电轴左偏一般较轻。QRS 波群时间＞0.12s，V_1、V_2 导联呈 rS 型，Ⅰ、aVL、V_5、V_6 导联 R 波增宽，顶端有切迹，心电轴左偏（图 18-42）。

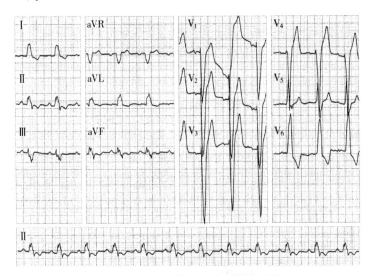

图18-42　完全性左束支传导阻滞

（6）下壁心肌梗死：QRS 波群在Ⅰ导联直立，Ⅱ、Ⅲ、aVF 导联呈 QR 或 QS 型，电轴呈轻度左偏。

（7）预激综合征：B 型预激综合征提前激动的部位多在接近膈面的右心室侧壁，预激波指向左上，故额面电轴左偏。心电图上同时具备预激综合征的其他表现。

（8）假性电轴左偏：在慢性阻塞性肺气肿、慢性肺源性心脏病时也可出现电轴左偏，Ⅰ、Ⅱ、Ⅲ导联出现较深的倒置 S 波即 $S_Ⅰ S_Ⅱ S_Ⅲ$ 综合征。除电轴左偏外，$S_Ⅱ＞S_Ⅲ$，QRS 波群低电压，出现肺型 P 波，aVR 导联与 aVL 导联的波形相似，$R_{aVR}＞R_{aVL}$。有人认为这实际上是电轴极度右偏的结果。

2.电轴右偏

（1）生理性：在瘦长体型、儿童、垂位心的正常人可以出现电轴右偏。图见瘦长体型正常人电轴右偏，注意Ⅰ导联 S 波为主。

（2）右心室肥厚：心电图特点：V_1 导联 R/S＞1，V_5 导联 R/S≤1 或 S 波比正常加深。R_{V_1}

＋S_{V_5}＞1.05mV(重症时大于1.2mV);心电轴右偏≥＋90°(重症时大于110°);继发ST-T改变。

(3)左后分支传导阻滞心电图特点:Ⅰ、aVL导联呈qS型;Ⅱ、Ⅲ、aVF导联呈qR型;电轴右偏,＋90°～＋120°;QRS波群时间＜0.12s,T波常直立。

(4)左后分支加完全性右束支传导阻滞:此时电轴右偏,多超过＋110°,

(5)高侧壁心肌梗死:由于QRS综合向量指向右,故电轴右偏。图18-43见高侧壁心肌梗死合并左心室肥厚的患者电轴右偏,Ⅰ、aVL导联有Q波,提示为高侧壁心肌梗死。本心电图有左心室肥厚,心电轴应为左偏,高侧壁心肌梗死使心电轴右偏。

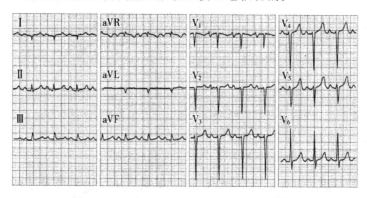

图18-43　高侧壁心肌梗死、左心室肥厚

(6)$S_Ⅰ S_Ⅱ S_Ⅲ$综合征(右心室负荷过重):在慢性阻塞性肺气肿、慢性肺源性心脏病时也可出现电轴右偏,Ⅰ、Ⅱ、Ⅲ导联出现较深的倒置S波即$S_Ⅰ S_Ⅱ S_Ⅲ$综合征(右心室负荷过重)。除电轴左偏外,Ⅰ、Ⅱ、Ⅲ导联每个导联S≥R,$S_Ⅱ$＞$S_Ⅲ$,QRS波群低电压、时限正常,出现肺型P波,aVR导联与aVL导联的波形经常相似,R_{aVR}＞R_{aVL},此综合征V_1导联常有R′波。有人认为这实际上是电轴极度右偏的结果。

(7)右位心:右位心时,心前导联R波呈进行性降低,在左心前导联及Ⅰ、aVL导联上常表现为QS波,而Ⅲ导联R波为主,电轴右偏。

四、QT 间期异常

(一)QT 间期延长

心电图特征:QT间期延长是指QTc≥0.44s;也有人认为男性QTc≥0.46s,女性QTc≥0.48s。测量导联V_2、V_5导联最为合适。临床上常见于严重的心肌损害、心肌缺血、电解质紊乱、脑血管意外及药物(奎尼丁、胺碘酮)作用等。

1.药物作用

口服奎尼丁、胺碘酮、索他洛尔等药物可引起QT间期延长。如图18-44,频发室性早搏的病人口服胺碘酮1个月后室性早搏消失,QT间期延长达0.56s。

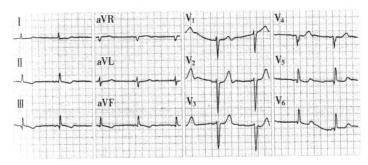

图18-44　胺碘酮所致的QT间期延长

2.电解质紊乱

低钾血症、低镁血症、低钙血症可引起 QT 间期延长。低钾血症 QT 间期延长达 0.50s,但由于 T-U 融合或重叠,测得的 QT 间期常为 QU 间期。低钙血症 QT 间期延长达 0.46s。期延长。$V_4 \sim V_6$ 导联 QT 间期达 0.50s。

3.缓慢性心律失常

窦性心动过缓、逸搏心律、高度或完全性房室传导阻滞时可以出现 QT 间期延长,缓慢的心室率伴 QT 间期延长达 0.52s。

4.冠心病心肌梗死

影响心室肌的除极、复极而在心电图上可表现为 QT 间期延长。$V_4 \sim V_6$ 导联 QT 间期达 0.50s。

5.脑部疾病

多见于出血性脑血管疾病。除 QT 间期延长外,可有 ST 段压低及 T 波增高或倒置。病情改善后心电图变化也恢复正常。如图 18-45,蛛网膜下腔出血 QT 间期延长,图中方框内于 V_4 导联测量 QT 间期长达 0.60s。

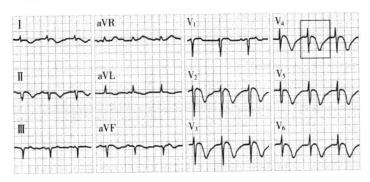

图18-45　蛛网膜下腔出血QT间期延长

6.特发性 QT 间期延长综合征

其心电图的特点为 QT 间期明显延长。每次描记心电图,QT 间期常不一致,多伴有 T 波增宽、切迹或深倒置,常诱发室性心动过速或心室颤动。如图 18-46,青少年男性先天性 QT 间期延长达 0.54s。

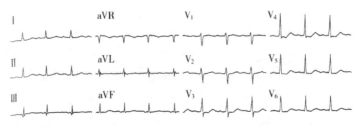

图18-46　QT间期延长综合征

(二)QT 间期缩短

一般多在心室率较快的情况下出现,属于相对缩短,此时计算校正的 QT 间期比较准确、科学。QT 间期缩短的心电图特征:QTc<0.34s。常见于应用洋地黄、电解质紊乱等。

1.快速性心律失常

如窦性心动过速、室上性心动过速、心房颤动、心房扑动等疾病均可表现为 QT 间期缩短。

(1)阵发性室上性心动过速:如图 18-47,阵发性室上性心动过速 QT 间期 0.32s。

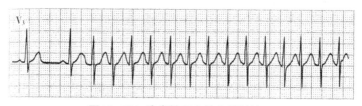

图18-47　阵发性室上性心动过速

(2)窦性心动过速:如图 18-48,窦性心动过速 QT 间期 0.32s。

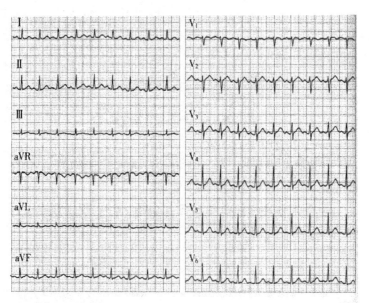

图18-48　窦性心动过速

2.洋地黄作用

在 R 波为主的导联上,ST 段呈凹面向上或直线倾斜的压低,与负正双向或倒置的 T 波相连。ST-T 成为前支较长、斜直向下、急骤上升的不对称波形,即典型"洋地黄作用"的 ST-T 改变。除了上述的改变外,还有 QT 间期缩短。如图 18-49,洋地黄作用下 QT 间期缩短,方框内为典型"洋地黄作用"的 ST-T 改变。

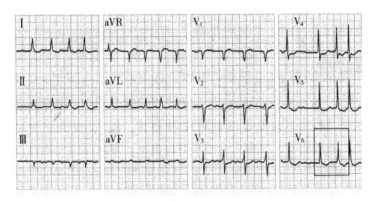

图18-49　洋地黄作用QT间期缩短

3.高钙血症

高钙血症因影响心室肌复极也可出现 QT 间期缩短。如图 18-50,高钙血症患者 QT 间期缩短达 0.32s。

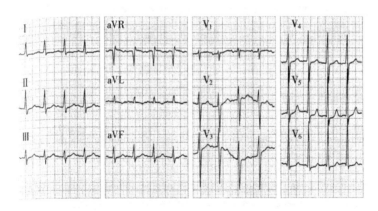

图18-50　高钙血症QT间期缩短

4.急性心肌梗死

急性心肌梗死早期亦可出现 QT 间期缩短。急性心肌梗死患者 QT 间期缩短达 0.32s。

五、U 波异常

(一)U 波增高

心电图特征:当 U 波振幅大于 0.2mV 时,或同一导联上 U 波振幅等于或大于 T 波振幅时,称 U 波增高。当 U 波振幅大于 0.5mV 时,称 U 波明显增高。常见于低钾血症,另外左心室肥厚、显著的心动过缓及脑血管意外也可使 U 波增高。

1.低钾血症　低钾血症心电图表现为:T 波振幅降低、平坦,U 波振幅升高不低于同导联 T 波,并有 ST 段压低。低钾血症各导联 U 波均明显升高,Ⅰ、Ⅱ、Ⅲ、aVL 导联 ST 段压低。

2.某些药物影响　因某些药物影响可出现 U 波增高。如图 18-51,口服胺碘酮后出现 QT

间期延长,U 波增高,T-U 融合。

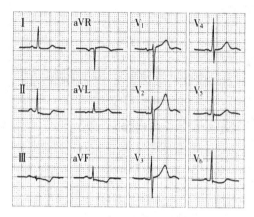

图18-51　胺碘酮作用

(二)U 波倒置

U 波降至等电位线以下称为 U 波倒置。除 aVR 外,U 波倒置深度超过 0.5mV 有诊断价值。形态可分为两种类型:①初始型倒置 U 波先负后正,高血压多呈初始型;②始末型倒置 U 波先正后负,冠状动脉性心脏病多呈始末型。心肌缺血心绞痛发作时,可出现一过性 U 波倒置,发作过后 U 波即转为直立。慢性冠状动脉供血不足时亦可出现 U 波倒置,且持续时间较长。心肌梗死、脑血管意外时亦可出现 U 波倒置。

(寇轩粉)

第三节　常见异常心电图诊断标准

一、心房、心室肥大

1.心房肥大

(1)左心房肥大:①P 波增宽,>0.11s;②波形呈双峰型,双峰间期>0.04s,以 V_1 导联最明显;③V_1 导联的 Ptf 超过-0.04mm·s。

(2)二尖瓣型 P 波:心电图符合或接近左心房肥大诊断标准,经常没有左心房肥大的影像学证据或诊断或左心房肥大与临床不符合,称为二尖瓣型 P 波。

(3)右心房肥大:①P 波高尖,幅度≥0.25mV,在 Ⅱ、Ⅲ、aVF 导联明显;②P 波不增宽。

(4)肺型 P 波:心电图符合或接近右心房肥大的诊断标准,经常没有右心房肥大的影像学证据或诊断或右心房肥大与临床不符合,称为肺型 P 波。

(5)双心房肥大:P 波既高大(有肺型 P 波)、又增宽(有二尖瓣型 P 波)。

2.心室肥厚

(1)左心室肥厚:①V_5 或 V_6 导联的 R 波振幅>2.5mV 或 $R_{V_5}+S_{V_1}$>4.0mV(男性)或>

3.5mV（女性）；②Ⅰ导联的 R 波振幅＞1.5mV，aVL 导联的 R 波振幅＞1.2mV，aVF 导联的 R 波振幅＞2.0mV 或 $R_Ⅰ+S_Ⅲ$＞2.5mV；③额面心电轴左偏，但一般不超过−30°；④QRS 总时间＞0.10s（一般不超过 0.11s）；⑤继发的 ST-T 改变，在主波向上的导联中，T 波低平或倒置，同时可伴有 ST 段呈缺血性压低达 0.05mV 以上，在主波向下的导联则可见直立的 T 波。

（2）右心室肥厚：①V_1（或 V3R）导联 R/S≥1；②$R_{V_1}+S_{V_5}$＞1.05mV（重症＞1.2mV）；③心电轴右偏，额面平均电轴≥90°（严重者可＞110°）；④aVR 导联 R/S 或 R/q≥1（或 R 波振幅＞0.5mV）；⑤少数病例可见 V_1 导联呈 QS、qR 型（除外心肌梗死）；⑥继发的 ST-T 改变，右胸前导联（如 V_1 导联）T 波双向、倒置，ST 段压低。

（3）双侧心室肥厚可有多种表现：①表现近似正常心电图，此时由于两侧心室的心电向量互相抵消而呈现正常心电图；②只出现一侧肥厚的表现，另一侧肥厚被掩盖，一般表现左侧肥厚的机会较多；③左侧和右侧胸前导联分别呈现左心和右心肥厚的表现（如 V_1 导联 R/S≥1，同时 V_5 或 V_6 导联的 R 波振幅＞2.5mV）；④心电图有确切的左心室肥厚的表现，但 V_5 导联的 S 波振幅＞R 波振幅、aVR 导联的 R 波振幅＞Q 波振幅；⑤胸前导联符合左心室肥厚，但心电轴右偏（≥90°）。

二、冠状动脉供血不足

1.慢性冠状动脉供血不足　①缺血型 ST 段下移超过 0.05mV，其中水平下移和斜形下移最具有诊断意义；②表现 T 波低平（以 R 波为主的导联 T 波振幅小于 R 波振幅的 1/10）、T 波双相（多见先负后正双向）、T 波倒置（倒置 T 波两支对称，基底部变窄，波底变尖称为冠状 T 波），V_5 或 V_6 导联的 T 波小于 V_1 导联的 T 波是冠状动脉供血不足最早的心电图表现；③U 波倒置，主要在左心室面导联上；④QT 间期延长；⑤V_1 导联的 Ptf 负值增大；⑥可伴有各种心律失常。

2.急性冠状动脉供血不足　①典型心绞痛发作时在缺血部位的导联显示缺血型 ST 段下移（水平下移和斜形下移不小于 0.1mV）和/或 T 波倒置；②变异型心绞痛时面对缺血导联出现暂时性的 ST 段抬高伴有高耸的 T 波（有时呈单相曲线），对应导联 ST 段下移、T 波倒置，心绞痛缓解后心电图可恢复正常。

三、心肌梗死的定位诊断

1.急性前间壁心肌梗死　于 V_1、V_2、V_3 导联出现典型的急性心肌梗死衍变图形（病理性 Q 波，ST 段抬高、呈单相曲线，R 波减小或消失）。

2.急性前壁心肌梗死　于 V_2、V_3、V_4 导联出现典型的急性心肌梗死衍变图形。

3.急性广泛前壁心肌梗死　于 V_1～V_6、Ⅰ、aVL 导联出现典型的急性心肌梗死衍变图形。

4.急性前侧壁心肌梗死　于 V_4、V_5、V_6、Ⅰ、aVL 导联出现典型的急性心肌梗死衍变图形。

5.急性高侧壁心肌梗死　于 Ⅰ、aVL、V_6 导联出现典型的急性心肌梗死衍变图形。

6.急性膈面（下壁）心肌梗死　Ⅱ、Ⅲ、aVF 导联出现典型的急性心肌梗死衍变图形。

7.急性正后壁心肌梗死　①V₁、V₂、V₃ 导联出现高而稍增宽的 R 波，R/S≥1；②V₇～V₉ 导联出现异常 Q 波，Q 波时间≥0.04s，深度＞0.1mV，V₈ 导联 Q/R＞1/2，V₉ 导联 Q/R＞1；③急性期 V₇～V₉ 导联 ST 段抬高，V₁、V₂、V₃ 导联 ST 段下移。

8.急性右心室梗死　①V₃R～V₆R 导联出现典型的急性心肌梗死图形，在 V₄R 导联尤为重要；②V₁ 导联 QRS 呈 rS 型，而 V₃R～V₄R 导联呈 Q 型或 QS 型，Q 波时间＞0.03s，且 Q≥1/3R；③伴有右束支传导阻滞、房性心律失常、二度至三度房室传导阻滞、窦性心动过缓；④多与下壁、正后壁心肌梗死合并发生。

9.急性心尖部心肌梗死　Ⅰ、Ⅱ、Ⅲ、aVF、V₄、V₅、V₆ 导联出现典型的急性心肌梗死图形，提示梗死的部位为围绕心尖的下壁、侧壁及前壁，即为心尖部心肌梗死。

10.陈旧性心肌梗死　①ST 段回至基线，有的患者（如室壁瘤患者）ST 段持续升高；②T 波由倒置转为直立，有的病人可持续倒置；③病理性 Q 波不变或变浅。发现有定位特征的导联组合有病理性 Q 波是诊断陈旧性心肌梗死的关键，但临床上有确切的急性心肌梗死病史，即使没有典型的病理性 Q 波，也不能排除陈旧性心肌梗死。

四、窦性心律失常

1.窦性心动过速

①P 波形态为正常窦性；②P-R 间期≥0.12s；③心率＞100 次/min，一般小于 160 次/min，偶尔可达 180 次/min；④可有继发的 ST-T 改变；⑤开始与终止均为渐进性的。

2.窦性心动过缓

①P 波形态为正常窦性；②心率＜60 次/min，低于 40 次/min 很少见；③常伴有窦性心律不齐。

3.窦性心律不齐

①P 波形态为正常窦性；②同一导联 P-P 间隔差距在 0.12s（0.16s）以上。呼吸性窦性心律不齐时，P 波频率逐渐改变，两次开始变快和变慢的间期相当于呼吸周期，为 5～10s。

4.窦性停搏

①正常窦性搏动后突然出现一个长间歇，其中找不到 P 波、QRS 波、T 波，长间歇不是短的 P-P 间隔的整数倍，一般长于短的 P-P 间隔的 1.5 倍；②其后常有交界性或室性逸搏或逸搏心律。

5.游走性心律不齐

(1)窦房结内游走：①各个窦性 P 波的幅度与形态多变，但都符合窦性 P 波；②P-R 间期有轻度改变，但都大于 0.

12s，心率减慢时 P-R 间期缩短，肢导上 P 波变低，心率增快时 P-R 间期变长，肢导上 P 波变高；③P-P 间隔多不等。

(2)窦房结到交界区之间游走：①P 波由窦性 P 波逐渐向交界区逆行 P 波相互转化，而这中间有过渡型；②P-P 间隔起搏节奏点距交界区越近，则 P-P 间隔越短（可≤0.12s），反之则 P-P 间隔越长；③P-P 间隔改变规律是 P 波越明显，P-P 间隔越短，P 波越小，P-P 间隔越长。

五、房性心律失常

1.心房静止

①顺序发生的 QRS 波群起源于房室交界区或心室;②心房波暂时性或永久性丧失。

2.房性早搏

①提前出现的异位 P′波,其形态与窦性 P 波不同,P′波如果出现过早可与前面一个心搏的 T 波相重叠,使这-T 波变形;②P′-R 间期>0.12s;③QRS 波群形态、时限正常;④大多数伴不完全代偿间歇。

如果提前出现的 P′波代表的房性激动下传到达心室时,心室内部分传导组织尚处于相对不应期,则出现室内差异传导,QRS 波群形态多为右束支传导阻滞图形。

(1)受阻型房性早搏(房早未下传):如果提前出现的 P′波过早,此房性激动下传到交界区时,恰该区处于相对不应期,则可出现干扰性 P′-R 间期延长;如果提前出现的 P′波更早,房性激动下传到交界区时,该区正处于绝对不应期,心房激动不能传入心室,形成房性早搏未下传。心电图表现:①出现长间歇;②长间歇中见有提前出现的 P′波,后面没有 QRS 波群跟随。

(2)房性早搏二联律:房性早搏与正常窦性心搏交替出现。

(3)多源性房性早搏:①3 个、3 个以上形态不同的提前出现的 P′波;②P′波配对时间(联律间期)不等(相差≥0.08s)。

3.房性心动过速

自律性房性心动过速和折返性心动过速有时凭体表心电图难以鉴别,常笼统称作房性心动过速。

(1)自律性房性心动过速:①房性 P′波频率快,房性 P,波频率范围较广(100～200 次/min,有作者提出通常在 150～200 次/min);②P′波形态与窦性 P 波不同;③QRS 波群形态、时限正常;④P′-R 间期≥0.12s,发生不同程度房室传导阻滞时都不能终止发作,常伴有二度Ⅰ型或Ⅱ型房室传导阻滞,多见 2∶1 传导;⑤房性期前刺激而不能终止和诱发自律性房性心动过速,刺激迷走神经不能终止心动过速,只能产生或加重房室传导阻滞;⑥自律性房性心动过速发作初期频率有"温醒"现象,逐渐才趋于稳定,表现发作开始 P-P 间隔逐渐缩短,心率逐步加快。

(2)折返性心动过速:①房性 P′波频率快,房性 P′波频率为 130～150 次/min(有作者提出为 150～250 次/min);②P′波形态与窦性 P 波不同;③QRS 波群形态、时限正常;④P′-R 间期≥0.12s(且多延长),发生不同程度房室传导阻滞时都不能终止发作,常伴有二度Ⅰ型或Ⅱ型房室传导阻滞;⑤电生理检查,房性期前刺激能终止和诱发折返性房性心动过速,但与自律性房性心动过速相同,刺激迷走神经不能终止心动过速,只能产生或加重房室传导阻滞;⑥折返性房性心动过速一开始就较为规则,即发作开始无心率逐渐加快的起步现象。

(3)紊乱性房性心动过速:①同一导联至少有 3 种形态不同的 P′波;②P′-R 间期时间各不相同;③心房率多为 100～130 次/min;④多数 P′波能下传到心室,但有部分 P′波出现而下传受阻,心室率常不规则,表现 P′-P′间隔、R-R 间隔时间不固定。

4.心房扑动

①正常 P 波消失,代之以连续的大锯齿状扑动波(F 波),等位线消失,F 波波幅大小一致,间隔规则,F 波频率多为 250～350 次/min;②QRS 波群形态、时限正常(伴有差异传导或原有束支传导阻滞者除外);③心室律规则或不规则,取决于房室传导比例是否恒定,房室传导比例 2∶1 常见,也见有 3∶1 或 4∶1 者。

5.心房颤动

①正常 P 波消失,代之以大小不等、形态各异、不规则的 f 波,等位线消失,在 V_1 导联最明显,f 波频率多为 350～600 次/min;②QRS 波群形态、时限正常(伴有差异传导或原有束支传导阻滞者除外);③心室律绝对不规则,R-R 间距不等。

六、交界性心律失常

1.交界性逸搏

①长间歇后,出现交界性的逆行 P′波(P′波在 Ⅰ、Ⅱ 导联倒置,在 aVR 导联直立);逸搏周期 1.0～1,5s;②P′-R 间期<0.12s;③QRS 波群形态、时限正常。

2.交界性逸搏心律

①3 次或 3 次以上连续的交界性逸搏;②频率 40～60 次/min。

3.过缓的交界性逸搏心律

交界性逸搏频率<40 次/min。

4.交界性早搏

①提前出现的 QRS 波群,其前没有窦性 P 波;②逆行 P′波(P′波在 Ⅰ、Ⅱ 导联倒置,在 aVR 导联直立)可发生于 QRS 波群之前(P′-R 间期≤0.12s)、QRS 波群之后(R-P,间期≤0.20s)或与 QRS 波群重叠,看不到逆行 P′波;③QRS 波群形态、时限正常;④多伴有完全代偿间歇。

(1)多源性交界性早搏:①不少于 3 个提前出现的形态、时限正常的 QRS 波群;②配对时间(联律间期不等);③提前的 QRS 波群前可有倒置的 P′波(P′-R 间期≤0.12s)或掩盖于 QRS 波群中或在 QRS 波群后;④一般有完全性代偿性间歇。

(2)交界性早搏二联律:窦性心搏和交界性早搏交替出现。

(3)间位性交界性早搏:①交界性早搏多发生于窦性心动过缓或舒张早期;②其后无代偿间歇,紧跟其后的 P-R 间期多干扰性延长。

(4)成对的交界性早搏:两个交界性早搏连续出现。

5.非阵发性交界性心动过速

①心搏频率为 70～150 次/min 或更快;②QRS 波群时限、形态正常;③QRS 波群前(P′-R 间期≤0.12s)或后(R-P′间期≤0.16s)可见逆行 P′波,P′波特点与交界性早搏相同,有时找不到 P′波;④窦房结和交界区的起搏点竞争性控制心房和/或心室活动,可见有房室分离、心室夺获或心室融合波。

6.阵发性室上性心动过速

房室结折返性心动过速和房室正路顺传型房室折返性心动过速有时凭体表心电图难以鉴别,常笼统称作阵发性室上性心动过速。

(1)房室结折返性心动过速:①QRS 波群频率 150～250 次/min,心律规则;②QRS 波群时限、形态正常;③无房室分离现象;④可见逆行 P′波;⑤绝大多数房室结折返性心动过速为慢-快型(折返环为慢 α 纤维前传、快 β 纤维逆传),此时逆行 P′波经常埋没在 QRS 波群中或位于其终末部(R-P′间期近,<60～70ms)。

(2)房室正路顺传型房室折返性心动过速:①QRS 波群频率 150～250 次/min,心律规则;②QRS 波群时限、形态正常;③无房室分离现象;④可见逆行 P′波;R-P′间期>110～115ms。

(3)房室正路逆传型房室折返性心动过速:①QRS 波群频率 150～250 次/mm,心律规则;②QRS 波群宽大畸形,有 δ 波;③无房室分离现象。

七、室性心律失常

1.室性逸搏
①长间歇后出现的宽大畸形的 QRS 波群;②室性逸搏周期 1.5～3.0s。

2.室性逸搏心律
①室性逸搏的宽大畸形 QRS 波群连续出现 3 次或 3 次以上;②心室率 20～40 次/min。

3.过缓的室性逸搏
①长间歇后出现的宽大畸形的 QRS 波群;②室性逸搏周期>3.0s。

4.过缓的室性逸搏心律
①室性逸搏的宽大畸形的 QRS 波群连续出现 3 次或 3 次以上;②心室率<20 次/min。

5.室性早搏
①提前出现的 QRS 波群,其前没有相关的 P 波;②QRS 波群宽大畸形(>0.12s),T 波方向一般与主波方向相反;③一般有完全代偿间歇。

(1)单源性室性早搏:在同一导联中早搏的 QRS 波群、T 波形态一致,配对时间(联律间期)相同。

(2)多形性室性早搏:在同一导联中早搏的 QRS 波群、T 波形态不一致,但联律间期相同。

(3)多源性室性早搏:在同一导联中早搏的 QRS 波群、T 波形态至少有两种以上,联律间期不相同,但 QRS 波群、T 波形态相同者联律间期多相同。

(4)间位性室性早搏:①室性早搏多发生于窦性心动过缓或舒张早期;②其后无代偿间歇,紧跟其后的 P-R 间期多干扰性延长。

(5)舒张末期室性早搏:①室性早搏发生于舒张晚期;②紧跟其后的心搏 P-R 间期多干扰性延长。

(6)室性早搏二联律:窦性心搏和室性早搏交替出现。

(7)室性早搏三联律:每 2 个窦性心搏后出现一个室性早搏,如此规律连续出现。

(8)成对的室性早搏:两个室性早搏连续出现。

6.并行心律

①提前出现的宽大畸形的 QRS 波群,与前一个窦性心搏之间没有固定的联律间期;②各个提前的 QRS 波群的 R-R 间距可不相等,但长的 R-R 间距是短的 R-R 间距的倍数或两者之间有公约数;③见有各种形态的室性融合波。

7.加速性心室自主节律

①连续发生 3～10 个起源于心室的 QRS 波群,心率 60～110 次/min,节律可有轻度不规则;②易出现室性融合波及心室夺获,融合波经常出现在心律失常的开始与终止时,融合波的形态介于正常窦性 QRS 波群形态与心室的宽大畸形形态之间;在加速性心室自主节律心律连续发生过程中,有时窦房结下传的冲动控制了整个心室激动,出现形态和时限完全正常的"心室夺获"QRS 波群。

8.室性心动过速

①心室率 150～200 次/min,R-R 间距大致相等;②房室分离窦性 P 波与 QRS 波无关,心室率快于心房率;③QRS 波群宽大畸形,时限>0.12s,继发性 ST 压低,T 波倒置;④见有心室夺获及室性融合波。

9.尖端扭转型室性心动过速

①室性心动过速 QRS 波群形态多变,主波方向忽而向上、忽而相下,一般每 3～10 次倒转一次;②频率常在 200～250 次/min,持续数秒或 10s。

10.紊乱性室性心律

紊乱性室性心律是指极不稳定的多源性室性心律,常发生在临终前。其心电图特点:①宽大畸形的 QRS 波群形态不一、R-R 间距长短不一、没有 P 波;②多数过渡到心室扑动或心室颤动。

11.心室扑动

①P 波消失,QRS 波与 T 波无法辨认,呈宽大而基本规则的连续大幅度波,呈"正弦曲线"样,无等位线;②心率为 150～250 次/min。

12.心室颤动

①P 波消失,QRS 波与 T 波无法辨认,代之以方向、形态、振幅无规则的波形,无等位线;②心率为 250～500 次/min。

八、传导阻滞

1.窦房传导阻滞

(1)二度Ⅰ型窦房传导阻滞:①窦性心律;②P-P 间距进行性缩短,直至形成一个长的 P-P 间距;③长的 P-P 间距短于两个短的 P-P 间距之和;④窦房传导比例常为 3∶2、4∶3、5∶4,传导比例不总一致。

(2)二度Ⅱ型窦房传导阻滞:①窦性心律;②在规则的 P-P 间距中突然出现一个长的 P-P 间距;③长的 P-P 间距是短的 P-P 间距的整数倍;④窦房传导比例常为 3∶2、4∶3、5∶4,传导比例不等。

2.房内传导阻滞(不完全性心房内传导阻滞)

①P波增宽,时限>0.11s;②P波形态有切迹,也可有双峰,峰间距>0.04s;③可有P-R间期延长。

3.房室传导阻滞

(1)一度房室传导阻滞:①每个P波后面都有QRS波群;②P-R间期>0.20s(儿童>0.18s或老年人>0.22s);③P-R间期虽然没有超过0.20s,但与过去的心电图相比较心律相近或增快时,P-R间期延长了0.04s。

(2)二度Ⅰ型房室传导阻滞:①一系列窦性P波规则出现,其后P-R间期依次逐渐延长,直到P波下传受阻发生心室脱漏(即P波后没有QRS波群跟随);②在P-R间期依次逐渐延长的同时,R-R间距依次缩短,直到心电图心室脱漏时出现明显变长的R-R间距;③发生心室脱漏时长的R-R间距短于任何两个R-R间距之和。

(3)二度Ⅱ型房室传导阻滞:①一系列窦性P波规则出现,P-R间期相等(可正常或延长);②有周期性P波不能下传心室,发生心室脱漏;③发生心室脱漏的长R-R间距为短R-R间距的2倍或整数倍。

(4)三度房室传导阻滞:①心房波(窦性P波,也可以是异位P′波、F波或f波)与心室波(QRS波)完全脱离关系;②心房率大于心室率;③QRS波群形态、时限正常,频率在40～60次/min,多为交界性逸搏心律;QRS波群宽大畸形,频率20～40次/min,为室性逸搏心律。

(5)高度房室传导阻滞:①房室传导比例呈3∶1以上,多为4∶1、6∶1、8∶1等,因而半数以上的P波因阻滞不能下传到心室;②P-P间隔规律、P-R间期大多固定(可正常或延长);③常可发生交界性逸搏或逸搏心律,偶见室性逸搏。

(6)几乎完全性传导阻滞:凡心电图示三度房室传导阻滞中,偶有室上性激动下传夺获QRS波群(<3次/min)称为几乎完全性传导阻滞。

4.心室内传导阻滞

(1)右束支传导阻滞:①QRS波群终末部分增宽,例如V₁导联呈rsR′型(M型)、R′波宽大,V₅、V₆导联呈RS型、S波增宽;②QRS波群时限增宽≥0.12s称为完全性右束支传导阻滞,<0.12s称为不完全性右束支传导阻滞;③QRS波电轴正常;④继发的ST-T改变,V₁、V₂导联ST段轻度压低,T波倒置,V₅、V₆导联T波直立。

(2)左束支传导阻滞:①V₁、V2导联QRS波群呈rS型(其r波极小,S波明显增宽)或呈宽而深的os波;Ⅰ、V₅、V₆导联R波增宽、波峰粗钝或有切迹,并且没有q波。②V₁、V₂导联ST段抬高,T波直立;Ⅰ、V₅、V₆导联ST段压低,T波倒置。③QRS波群时限增宽,≥0.12s。

5.左前分支传导阻滞

①心电轴显著左偏达-45°～-90°(也有作者提出为-30°～-90°);②Ⅰ、aVL导联呈qR型,Ⅱ、Ⅲ、aVF导联呈rS型;③aVL导联的R波>Ⅰ导联的R波,Ⅲ导联的S波>Ⅱ导联的S波;④QRS波群时限正常或轻度延长(≤0.12s)。

6.左后分支传导阻滞

①心电轴右偏达+90°～+120°;②Ⅰ、aVL导联呈rS型,Ⅱ、Ⅲ、aVF导联呈qR型;③Ⅲ导联的R波>Ⅱ导联的R波;④QRS波群时限<0.12s。

要注意排除右心室肥厚：①右心室肥厚 V_1 导联 QRS 波群呈 R 型或 qR 型，aVF 导联常有 S 波，而左后分支传导阻滞没有上述特点；②左后分支传导阻滞 Ⅱ、Ⅲ、aVF 导联一定有 q 波，而右心室肥厚则不一定。

7.双束支传导阻滞

右束支传导阻滞加左前分支传导阻滞，或右束支传导阻滞加左后分支传导阻滞。

8.不定型室内传导阻滞（室内传导阻滞）

①QRS 波群时限延长（>0.11s）；②而且 QRS 波群既不像右束支传导阻滞图形，也不像左束支传导阻滞图形。

九、预激综合征

1.典型的预激综合征（Kent 束型）

①P-R 间期<0.12s；②QRS 波群起始部出现粗钝或切迹（预激波"δ 波"）；③QRS 波时限延长（0.11～0.16s），但 P-J 时间正常，≤0.26s；④伴有继发的 ST-T 改变。

（1）A 型典型的预激综合征：①具有典型的预激综合征的心电图特点；②全部心前导联（V_1～V_6）QRS 波群主波向上。

（2）B 型典型的预激综合征：①具有典型的预激综合征的心电图特点；②V_1～V_3 导联 QRS 波群主波向下，V_4～V_6 导联 QRS 波群主波向上。

（3）C 型典型的预激综合征：①具有典型的预激综合征的心电图特点；②V_1、V_2 导联 QRS 波群主波向上，V_5、V_6 导联 QRS 波群主波向下。

2.变异型预激综合征

（1）杰姆（Jame）型（L-G-L 综合征，又称短 P-R 间期综合征）：①P-R 间期缩短，<0.12s；②QRS 波群形态正常，没有预激波（"δ 波"）；③P-J 时间缩短。

（2）马海姆（Mahaim）型：①P-R 间期正常或延长；②QRS 波群起始部有预激波（"δ 波"）；③QRS 波时限正常或稍延长。

十、最常见的几种基本的心电图现象

1.交界区干扰（房室干扰）

干扰是一种生理性传导阻滞，其发生机制是心肌在绝对不应期内对再来的刺激不起反应或心肌在相对不应期内对再来的刺激反应迟缓。交界区干扰是最常见的一种干扰现象，当交界区处于上一激动的不应期中，对接续而来的激动不起反应或反应迟缓。临床上房性早搏发生过早、室性早搏的激动逆传、间位性室性早搏、交界性早搏、交界性逸搏都可以产生交界区干扰现象。

2.心室内差异传导

也为生理性室内干扰现象。当心室内的传导系统的某些部位尚处于绝对或相对不应期时，室上性激动到达，激动只能沿着已经恢复应激性的束支和/或分支传导，因而产生具有束支和/或分支传导阻滞特点的图形。一般右束支的不应期比左束支的不应期长些,所以下传激动传导障碍发生在右束支机会较多,心室内差异传导80%为右束支传导阻滞图形。

3.室性融合波

当两个节律点发出的激动同时到达心室,各自控制了心室的一部分,产生的QRS波群称为室性融合波。心电图特点是:①在同一导联中可见3种形态的QRS波群,分别为窦性下传的QRS波群、心室异位节律点室性激动的宽大畸形QRS波群以及形态介于二者之间的QRS波群为室性融合波;②室性融合波的QRS波群时限小于室性异位激动的QRS波群时限;③室性融合波的P-R间期,应与窦性心律的P-R间期相同或稍短。

4.房室分离

心脏内两个节律点同时激动心脏的不同部位并在心脏内传导时,二者对于对方的激动的传导产生影响,此为干扰现象。两个节律点之间产生3个以上连续的干扰现象称为脱节。其中干扰性房室脱节(又称房室分离)最常见,来自窦房结、心房异位节律点、交界区异位节律点的激动控制心房活动;来自心室异位节律点、低位房室交界区异位节律点控制心室活动。房室分离的心电图特点是:①P波为窦性,少数为房性P′波;②P波与QRS波群无固定关系,P波可出现于QRS波群前后或埋没于QRS波群中;③心房率慢于心室率,此特点是与病理性房室传导阻滞的鉴别要点。

5.心室夺获

在房室分离时,偶尔个别室上性激动到达交界区时,恰该区已脱离前一激动的绝对不应期,则此激动可以通过该区传到心室,为心室夺获。其心电图特点是:①在房室分离时出现提前的QRS波群,其前面有窦性P波,P-R间期≥0.12s;②夺获的P-R间期与其前面的R-P间期长度成反比(即R-P间期长,P-R间期短;反之R-P间期短,P-R间期长);③夺获的QRS波群一般为室上性形态、时限正常,也可因室内差异传导而为畸形。

6.反复心律

心房或心室由同一个激动第二次激发产生的心搏称为反复心搏,连续出现3次以上的反复心搏称为反复心律。反复心律多起源于交界区;反复心律也较多见起源于心室;其他窦性反复心律、房性反复心律较少见。

(贾雯青)

第四节　提前出现的心搏

当基本心律规整而出现提早发生的心搏时,常见有以下几种可能:过早搏动、并行心律、反复心律等情况。

一、过早搏动

为提前出现的心搏中最常见的一种,分为房性、交界性和室性三种。

(一)房性早搏

当遇到提早出现的 QRS 波群时，不论其形态如何，若 QRS 波群之前有提早的形态与同一导联 P 波不同的 P′波出现，而且 P′-R 间期≥0.12s，则肯定为房性早搏。房性早搏的激动如果在室内发生差异传导，则其后跟随的 QRS 波群增宽，往往呈现右束支传导阻滞图形，此外还有房性早搏未下传现象。图 18-52 中第 7 个 P′波（如箭头所示）提前出现、P′-R 间期≥0.12s、QRS 波群与其他基本 QRS 波群形态和时间一致，后面有不完全代偿间歇为典型的房性早搏。本图系床头监护心电图，图中 ST 段明显下移，示心肌缺血。

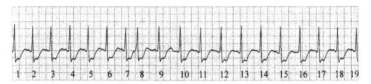

图18-52　房性早搏，心肌缺血

房性早搏有时提前出现的 P′波与前面心脏活动的 T 波相重叠。图 18-53 中第 2、4、6、8、10、12、14、16、18 组 QRS 波群提前出现，并且注意这两个 QRS 波前面的 T 波与其他的 T 波不同、高耸，提示有 P 波与之重叠（P′波被掩盖），提前的 QRS 波群与基本窦性 QRS 波群形态和时限一致，表明本幅心电图的心律失常为房性早搏，并且在本幅图中每 1 个正常的窦性激动后面有 1 个房性早搏，通常称为房性早搏二联律。

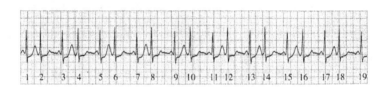

图18-53　房性早搏二联律（P′波与前面的T波相重叠）

(二)交界性早搏

房室交界性早搏（交界性早搏）心电图特点是：①提前出现的形态、时限正常的（与窦性相同的"窄"的）QRS 波群，其前面或后面可见逆行 P′波（P′-R 间期＜0.12s 或 R-P′间期＞0.12s）；②早搏后常有完全代偿间歇；③如果交界性早搏出现过早，也可发生室内差异传导，此时QRS 波群增宽变形需要和室性早搏相鉴别。图 18-54 中每隔一个心搏便有一个形态、时限正常的"窄（0.15s）"的 QRS 波群提前出现，其前有倒置的 Pr 波（P′-R 间期为 0.10s），为交界性早搏二联律。

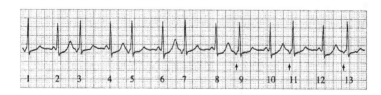

图18-54　交界性早搏二联律（P′波在前）

图 18-55 中第 6 个 QRS 波群提前出现，其形状、时限与其他窦性 QRS 波群相同（"窄"的），因而早搏是室上性的，由于在其前面没有发现 P′波，也没有发现前面的 T 波有与 P′波重

叠的痕迹,后面有完全的代偿间歇,排除房性早搏,因而为交界性早搏(逆行 P′波被 QRS 波群所掩盖)。

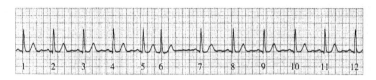

图18-55 交界性早搏(逆行P′波被QRS波群所掩盖)

图 18-56 中第 3、9 个形态、时限正常的 QRS 波群提前出现,其后有倒置的 P′波(R-P′间期为 0.15s),后面有完全代偿间歇,心电图诊断为交界性早搏。

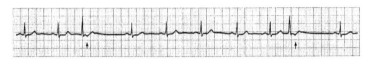

图18-56 交界性早搏(P′波在QRS波群后)

(三)室性早搏

室性早搏是最常见的心律失常,在本章前面对室性早搏已有介绍。这里再归纳一下室性早搏的心电图特点:①提前出现的宽大畸形的 QRS 波群,其宽度(时限)≥0.12s;②提前出现的宽大畸形的 QRS 波群前面无相关的 P 波,ST 段与 T 波的方向常与 QRS 波群的主波方向相反;③室性早搏后有完全代偿间歇,即室性早搏前后窦性 QRS 之间的距离等于两个窦性 R-R 间距之和。但应注意,发生在舒张末期的室性早搏,其前也可以有 P 波,但 P-R 间期<0.12s(意味着此 P 波与早搏的 QRS 波群无关),如果 P-R 间期>0.12s,则可出现室性融合波。室性早搏后有完全代偿间歇是因为室性早搏的兴奋灶离窦房结较远,室性早搏发出的激动在逆传时不易侵入窦房结,窦房结仍按原来节律规则地发出冲动。图 18-57 示 P 波(如箭头所示)按顺序出现,间隔 0.92s(相当窦性心率 65 次/min);第 3 个 QRS 波群宽大畸形提前出现,前面没有 P 波,后面有完全代偿间歇,为典型室性早搏。

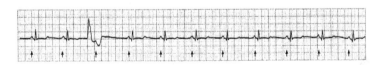

图18-57 室性早搏

(1)室性早搏 QRS 波群形状相同:单源性室性早搏如果发自同一异位节律点,折返途径又一致,那么其 QRS 波群形状相同,表现在同一导联室性早搏 QRS 波群的形状都是一样的。典型的单源性室性早搏在折返传导过程中传导速度一般情况是相同的,心电图表现有相同的配对时间(联律间期),因而配对时间相同,不管 QRS 波群形态是否一致,都是单源性室性早搏。如果室性早搏 QRS 波群的形状都是一样的,只要排除并行心律,不管是否有相同的配对时间(联律间期),都是单源性室性早搏。

①单源性室性早搏(配对时间相同):单源性室性早搏为临床上最常见的室性早搏,室性早搏是由单一的异位节律点发出的。典型的单源性室性早搏由单一异位节律点发出、折返途径相同、传导速度相等,表现在心电图上同一导联中室性早搏的 QRS 波群形态一样(单形性),而

且在所有导联中室性早搏的配对时间都是相同的。图 18-58 中第 2、7、14 个宽大畸形的 QRS 波群提前出现,前面没有 P 波,后面有完全代偿间歇,为室性早搏。3 个早搏的形态和时间都是相同的,配对时间也是相同的(0.28s),故为典型的单源性室性早搏。图 18-59 表明单源性室性早搏配对时间不仅在同一导联是一致的,在不同导联中也是一致的(0.40s)。

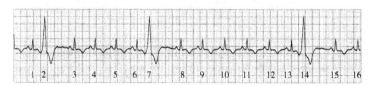

图18-58　单源性室性早搏

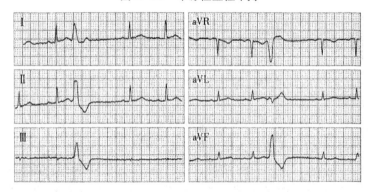

图18-59　单源性室性早搏

②单源性室性早搏(配对时间不相同):偶尔也可见到单源性室性早搏尽管室性早搏的 QRS 波群都是一致的,但是配对时间不等,这是由于单一异位节律点折返径路相同,但是传导速度不同所致。在诊断此类单源性室性早搏时要注意和并行心律相鉴别。图 18-60 中记录的肢导(Ⅰ、Ⅱ导联)是同步的,胸导(V₁、V₂ 导联)也是同步的。在同一导联上的早搏图形基本相同,很似所谓的配对时间不相同的单源性室性早搏。但认真测量后发现,肢导上两个早搏 R-R 间距与胸导上两个早搏 R-R 间距相等,都为 1.80s,因而提示并行心律。

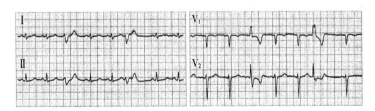

图18-60　室性并行心律

(2)室性早搏 QRS 波群形状不相同:单源性室性早搏由单异位节律点发出,但在少见的情况下折返途径发生差异或间歇性束支传导阻滞可使 QRS 波群形状呈多形性。室性早搏 QRS 波群形状不相同更多见于多源性室性早搏,此时早搏发生于多个异位节律点,且折返途径与传导速度都不相同。

①多源性室性早搏:室性早搏的发生来自多个异位节律点,折返途径与传导速度均不相同,故配对时间不同,QRS 波群也表现多形性。多源性室性早搏配对时间不同和早搏的 QRS 波群多形性为其心电图特点,其中缺一就要考虑单源性室性早搏。图 18-61 中第 2、4、9、11 个

宽大畸形的 QRS 波群提前出现,其中第 2、9 个提前的 QRS 波群形状一致,配对时间一致,表明二者是同源的;图中第 4、11 个提前的 QRS 波群形状一致,配对时间一致,表明这二者是来自另一个起搏点,因而此幅心电图的室性早搏来自两个起搏点,诊断为多源性室性早搏。注意第 4、11 个提前的 QRS 波群后面的 P 波(如箭头所示)与 T 波重叠,其后的 P-R 间期延长,这是由于早搏的心室激动上传,影响下一个窦性激动的房室传导过程,为房室干扰现象。

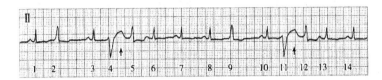

图18-61 多源性室性早搏、房室干扰

②单源多形性室性早搏:有的时候单源性室性早搏 QRS 波群也可以表现为多形性,这是由于单一异位节律点的折返途径发生轻度差异或间歇性束支传导阻滞。配对时间相等是单源多形性室性早搏和多源性室性早搏鉴别点。

室性早搏有时可以没有代偿间歇,其先后两个 R-R 之间的距离与相连两个 R-R 之间的距离相同,称为间位性早搏,多见于心动过缓或早搏发生过早(配对时间短)时。注意图 18-62 中间位早搏后面心搏的 P-R 间期延长,这是房室干扰的结果。尽管为间位性早搏,P-R 间期延长使得夹有早搏的两个窦性心搏之间的间距要长于两个连续窦性心搏之间的距离,如图中Ⅱ导联 R_3-R_5 间距或 R_{10}-R_{12} 间距(0.86s)大于 R_6-R_7 间距或 R_7-R_8 间距(0.72s)。

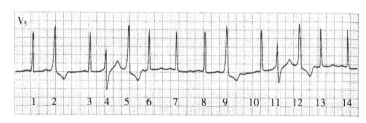

图18-62 间位性室性早搏,房室干扰

(3)成对的室性早搏:除了单个的室性早搏外,还有成对的室性早搏,即两个室性早搏连续出现,一般是由于器质性心脏病所致。3 个或 3 个以上室性早搏连续出现即为室性心动过速(将在本章后面介绍)。图 18-63 示每 4 个心搏为一组,每组中前 2 个心搏为窦性心搏(QRS 波群形态、时限正常,前面有 P 波),后 2 个提前出现的宽大畸形 QRS 波连续出现,前面没有 P 波,后面有完全代偿间歇,为成对的室性早搏。

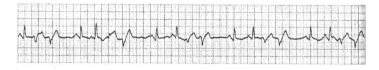

图18-63 成对的室性早搏

二、室性并行心律

当心室的异位节律点有规律地发出激动,此异位节律点又伴有保护性传入阻滞,这样来自窦房结的激动和来自异位节律点的激动"争夺"对心室的控制。当心室过了不应期后,谁来得早谁便控制心室;如果二者几乎同时到达,二者则分别各自控制心室的一部分,形成室性融合波。其特点是来自心室异位节律点的宽大的 QRS 波群间距相等或有成倍关系。来自心室异位节律点的激动如果能控制心室,必要条件是其激动发出要早于来自窦性的激动,因此有人将室性并行心律归为室性早搏的一种特殊类型。图 18-64 中第 3、8、11 个 QRS 波群提前出现,形状与其他基本 QRS 波群不同,前面没有 P 波,后面有完全代偿间歇。粗略看很像单形性室性早搏(配对时间不一致),但仔细分析测量异常的第 3、8 个 QRS 波群之间的间距为 3.12s,第8、11 个 QRS 波群之间的间距为 2.08s,前者为 1.04s 的 3 倍,后者为 1.04s 的 2 倍,因而心电图诊断为室性并行心律。推测心室异位节律点频率 58 次/min(间隔 1.04s),窦房结激动频率 83次/min(窦性心搏的 R-R 间距为 0.72s)。

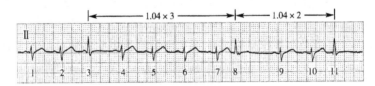

图18-64   室性并行心律

三、反复心律

反复心律按其起源可分为起源于心房、起源于交界区和起源于心室三种。

起源于心房的反复心律指心房由同一激动激发兴奋 2 次,心电图上表现为 P-QRS-P′,第1 个 P 波通常是由窦性激动所产生,激动通过房室结的某一路径缓慢下传至心室产;生 QRS波群,激动再通过另一条路径折返回心房,使心房再次除极,产生逆行 P′波。产生反复心律的重要条件是 P′-R 间期延长,只有下行传导时间延长,才能使房室交界区和心房基本恢复应激性,以能够接受折返激动的兴奋刺激。由于起源于心房的反复心律不引起心室活动提前出现,故不在本节讨论。

(1)起源于交界区的反复心律:交界性心搏心室激动逆传心房,使 QRS 波群后有逆行 P′波,如果此时交界区的应激性恢复或部分恢复,激动得以再次通过交界区下传激动心室,形成反复心律。图 18-65 基本心律为交界性心律(心率 71 次/min,为非阵发性交界性心动过速),除第 2 个交界性搏动外,后面都出现明显的逆行 P′波(R-P′间期 0.16s),其中第 1、3、5 个交界性搏动后的逆行 P′波后面都跟随着一个 QRS 波群。第 4 个交界性搏动后的逆行 P′波后不跟随着一个 QRS 波群。P′-R 间期相对长(0.19s),以及 R_2、R_5、R_8 终末向量增宽,呈右束支传导阻滞图形,表明逆传的心房激动再次下传过程中由于房室结、束支应激性没有完全恢复,房室传导缓慢或在右束支受阻,为干扰现象。

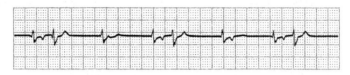

图18-65　非阵发性交界性心动过速、起源于交界区的反复心律

（2）起源于心室的反复心律：起源于心室的反复心律时，心室由同一激动激发兴奋2次。心电图出现QRS-P'-QRS，两个QRS波中间夹着一个逆行P'波。其发生机制为激动起源于心室，激动通过房室结中某一路径逆行上传，又通过另一途径折返回心室，使心室再次除极。室-房传导的传导时间延长也是产生室性反复心律的重要条件，只有室-房传导时间（R-P'间期）延长，才能使房室交界区另一条途径与心室脱离不应期，恢复对折返激动的应激性。图18-66第3个宽大畸形的QRS波提前出现，前面没有P波，后面有完全代偿间歇，为典型的室性早搏。注意QRS波群后有逆行P'波（如箭头所示），为心室激动逆传心房所致。如果心室激动逆传时间明显延长，增加传导的不均匀性，导致纵向分离，即可发生反复心律。本图中R-P'间期（0.16s）明显短于下一图（图18-67）中的R-P'间期（0.28s），因而尽管室性早搏后有逆行P'波，但没有形成反复心律。

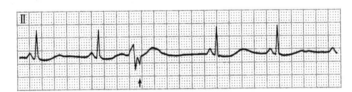

图18-66　室性早搏伴逆行P'波

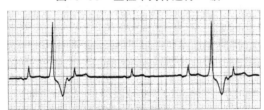

图18-67　室性早搏、反复心律

图18-67中第1个室性早搏后有逆行P'波，逆行P'波后面跟随有心室激动QRS波群，形成反复心律。注意本心电图R-P'间期明显延长（0.28s），显然较图18-66中的R-P'间期（0.16s）要长，这是形成反复心律的必要条件。

（寇轩粉）

第五节　心律基本规则且有长间歇

当心律基本规则而出现较长的间歇时，常见的有以下几种可能性：二度房室传导阻滞、二度窦房传导阻滞、窦性停搏、受阻型房性早搏（房性早搏未下传）等。进行心电图分析时，应注意以下几点：①分析间歇中注意是仅有QRS波群脱漏，还是P波与QRS波群一起脱漏。前者见于二度房室传导阻滞或受阻型房性早搏等,后者见于窦房传导阻滞。②如果仅有 QRS 波群脱漏,而无 P 波脱漏,应分析这"多余的 P 波"是提前出现还是按规律出现,并注意 P 波形态。如果"多余的 P 波"按规律顺序出现,则考虑为二度房室传导阻滞;如果"多余的 P 波"提前出现,则受阻型房性早搏可能性大。③长间歇是否为正常 P-P 间隔的整数倍,如果是考虑为二度Ⅱ型房室传导阻滞或二度Ⅱ型窦房传导阻滞;长间歇前 R-R 间隔有无逐渐缩短的现象,如果是考虑为二度Ⅰ型房室传导阻滞或二度Ⅰ型窦房传导阻滞。

一、二度房室传导阻滞

二度房室传导阻滞有部分心房激动不能下传到心室,在心电图上表现有长间歇现象,心搏间歇中仍可见到按规律出现的 P 波,但其后不跟随有 QRS 波群,分为Ⅰ型(文氏型)房室传导阻滞或Ⅱ型(莫氏型)房室传导阻滞。

(1)Ⅰ型(文氏型):房室传导阻滞在本章第四节、第五节已经介绍了二度Ⅰ型房室传导阻滞的心电图特点。图 18-68 中从第 2 个心搏开始各个心搏 P-R 间期逐渐延长,依次为 0.20s、0.22s、0.26s、0.28s、0.30s、0.32s,第 7 个 P 波后 QRS 波群脱漏;R-R 间隔逐渐缩短,依次为 0.96s、0.98s、0.72s、0.70s;长间歇为 1.4s,小于任何两个 R-R 间隔之和。此图为典型的二度Ⅰ型(文氏型)房室传导阻滞(7∶6 传导)。

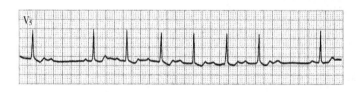

图18-68　二度Ⅰ型房室传导阻滞

文氏现象 P-R 间期逐渐延长,而 R-R 间隔逐渐缩短,有时让人费解,这里选择了典型的二度Ⅰ型(文氏型)房室传导阻滞模式图 18-69 来说明这个问题。两个连续的窦房结冲动形成恒定的间隔 80(0.80s),R-R 间隔在正常情况下也应该是 80。但图中第 1 次心搏房室传导时间(A-V)为 18,从第 2 心跳开始 A-V 逐渐延长,依次为 30、36、38,符合文氏现象特点。由于每次 A-V 传导时间延长的增量逐渐减少(依次为 12、6、2),故出现 R-R 间隔的时间逐渐减少的现象(依次为 92、86、82)。包含有未下传 P 波的长间歇时间,为两个 80 减去几次 A-V 传导时间延长的增量之和(12+6+2=20),为 140(80×2-20),故长间歇小于任何两个 R-R 间隔之和。

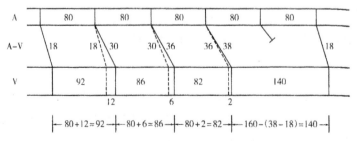

图18-69　二度Ⅰ型房室传导阻滞模式

　　(2)Ⅱ型(莫氏Ⅱ型)房室传导阻滞:图18-70中所有心搏的P-R间期均为0.16s,图中有长间歇,长间歇中有P波,但其后不跟随QRS波群。图中长的R-R间隔(1.2s)是短的R-R间隔(0.6s)的2倍。本图为典型的二度Ⅱ型(莫氏型)房室传导阻滞(7∶6传导),这里应注意图中QRS波群增宽(0.14s),表明阻滞部位在希氏束分叉以下(属于B型房室传导阻滞)。

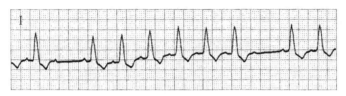

图18-70　二度Ⅱ型(莫氏Ⅱ型)房室传导阻滞

　　(3)2∶1房室传导:有的医生认为2∶1房室传导都是二度Ⅱ型房室传导阻滞,其实不然,二度Ⅰ型房室传导阻滞和二度Ⅱ型房室传导阻滞都可以出现2∶1房室传导。2∶1房室传导时通过分析该心电图、甚至该病人同期所作的其他心电图中发生二度房室传导阻滞时以其他比例传导时的特点,来确定类型。图18-71中有长间歇,其中夹有P波,其后不跟随有QRS波群,为2∶1至3∶2房室传导阻滞,注意3∶2房室传导组合里前2个P-R间期有逐渐延长的文氏现象,因而图18-71为二度Ⅰ型房室传导阻滞,这里出现的2∶1房室传导是二度Ⅰ型房室传导阻滞。

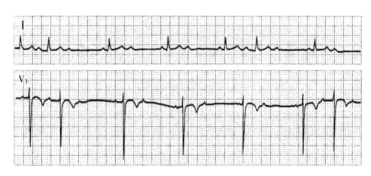

图18-71　二度Ⅰ型房室传导阻滞2∶1至3∶2房室传导

　　图18-72则不同,图中有3个长间歇,后2个长间歇中夹有P波,其后不跟随有QRS波群,显然是2∶1房室传导。经测量3个长间歇的时间正好是正常R-R间隔的2倍,所有下传的P-R间期都相等(0.23s),表明本幅心电图为有2∶1传导的二度Ⅱ型房室传导阻滞。本图中除了正好是短间隔整数倍的长R-R间隔外,短的R-R间隔都是相等的,这一点可以与二度Ⅰ型房室传导阻滞相鉴别。

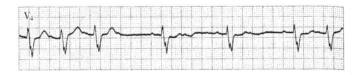

图18-72　二度Ⅱ型房室传导阻滞2∶1传导

　　如果心电图中只有2∶1房室传导,则很难分析是那种类型的房室传导阻滞。有作者认为二度房室传导阻滞按房室传导阻滞的水平分成A、B两类,不仅容易将2∶1房室传导分类,而且对于整个房室传导临床意义的判断更有实际价值。

按这种新的分类方法,图18-71的二度Ⅰ型房室传导阻滞图形又符合 A 型房室传导阻滞的心电图特点;图18-72的二度Ⅱ型房室传导阻滞图形又符合 B 型房室传导阻滞的心电图特点。图18-73中我们注意到每隔一次心脏活动,便有一次心房激动不下传,呈现2:1房室传导。图中 QRS 波群明显增宽,表明房室传导阻滞水平在希氏束分叉以下,为此确定为 B 型房室传导阻滞。虽然单纯从图18-73难以判断为Ⅰ型还是Ⅱ型二度房室传导阻滞,但根据 B 型特点推测多是Ⅱ型房室传导阻滞。

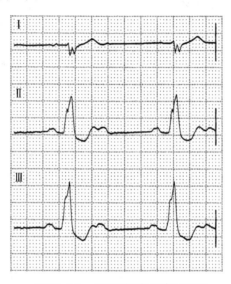

图18-73　二度B型房室传导阻滞

图 18-74 中同样每隔一次心脏活动,便有一次心房激动不下传,呈现2:1房室传导(注意未下传的 P 波与前面的 T 波相重叠)。但与图18-73不同,图中 QRS 波群正常,表明房室传导阻滞水平在希氏束分叉以上,为此确定为 A 型房室传导阻滞,并推测多为二度Ⅰ型房室传导阻滞。

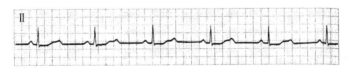

图18-74　二度A型房室传导阻滞

二、二度窦房传导阻滞

窦房传导阻滞,即窦房结的激动在下传过程中受阻。一度窦房传导阻滞(传导延迟),不能通过体表心电图确定,只能通过电生理检查得出结论。三度窦房传导阻滞在体表心电图上不能和窦性停搏进行鉴别。二度窦房传导阻滞也分为Ⅰ型(文氏型)和Ⅱ型(莫氏Ⅱ型)两种。在心电图上和二度房室传导阻滞显著区别是长间歇中没有 P 波。

(1)Ⅰ型(文氏型)窦房传导阻滞:Ⅰ型(文氏型)窦房传导阻滞的心电图特点:心律基本规

则,而出现较长的间歇,长间歇中找不到 P 波,在长间歇之前出现 P-P 间隔进行性缩短;长的 P-P 间隔短于两个 P-P 间隔之和。图 18-75 可见第 2、7 次心搏后有长间歇,其他导联心脏活动之间的距离也不相等。从第 3 个 P 波开始 P-P 间隔依次缩短(依次为 1.0s、0.88s、0.68s、0.68s),最后出现长间歇(1.20s),长间歇中不见有 P 波,故符合 I 型(文氏型)窦房传导阻滞(传导比例 6∶5)的心电图特点。注意图中所有 P-R 间期都无变化,故从第 3 个 P 波开始 P-P 间隔依次缩短的同时 R-R 间隔也依次缩短。

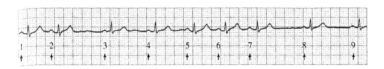

图18-75　二度 I 型（文氏型）窦房传导阻滞

　　长间歇中不见有 P 波,是与二度房室传导阻滞鉴别要点;另外窦房传导阻滞文氏现象是 R-R 间隔进行性缩短时 p-R 间期无变化,而二度房室传导阻滞文氏现象是 R-R 间隔逐渐缩短时伴 P-R 间期逐渐延长;窦房传导阻滞文氏现象 P-P 间隔依次缩短,而二度房室传导阻滞文氏现象 P-P 间隔是相等的。

　　(2) II 型窦房传导阻滞:II 型窦房传导阻滞的心电图特点:心律基本规则,而出现较长的间歇,长间歇中找不到 P 波,在长间歇之前 P-P 间隔无进行性缩短;长的 P-P 间隔正好是两个 P-P 间隔之和。图 18-76 中第 2 个与第 3 个 P 波之间出现长间歇(2.24s),大致是其他基本 P-P 间隔(1.10s)的 2 倍。长间歇中不见 P 波,符合 II 型窦房传导阻滞心电图特点。

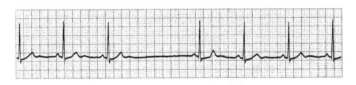

图18-76　二度 II 型窦房传导阻滞

（寇轩粉）

第十九章　常用心血管药物

第一节　血管紧张素转换酶抑制剂

血管紧张素转换酶抑制剂（ACEI）是 20 世纪 80 年代发展起来的一类新型和应用最广的抗高血压药与抗充血性心力衰竭药物。自 1970 年巴西科学家从蛇毒中分离出多种可抑制血管紧张素转换酶（ACE）的物质以来，同年又从合成的一系列类似物中，把丁二酸的羧基以易与金属离子结合的巯基替代，研制出首个 ACEI 命名为卡托普利上市。鉴于第 1 代 ACEI 存在有味觉丧失和肾毒性等缺点，因此需寻找具有末梢性、不良反应少的化合物。1976 年，日本药学家从酞嗪系列诱导体中，筛选出第 2 代 ACEI 依那普利。在此后 20 年中 ACEI 的研究迅速发展，上市新药近 100 种，用于临床达 20 种，适应证也日趋扩大，除作为抗高血压药和治疗充血性心衰外，也用于预防左心室肥大，减少局部缺血对心肌的损害及减少糖尿病者的肾小球病变等。

1.ACEI 的作用机制

肾素-血管紧张素-醛固酮系统（RAAS）是人体调节血压的重要内分泌系统。血管紧张素原（α_2 球蛋白）是由约 400 个氨基酸组成的糖蛋白，主要在肝脏合成。肾素（Renin）是由肾脏释放的高特异的酸性蛋白水解酶，在血浆中可水解血管紧张素原成无升压活性的 10 肽血管紧张素 I（Ang I）。存在于肾脏等组织中的 ACE 能催化两种反应：一是催化水解 Ang I 去掉羧端（C 端）的组氨酸和亮氨酸，生成有强烈收缩血管促使血压升高的 8 肽血管紧张素 II（Ang II）。Ang II 在氨基转肽酶的作用下，失去 N 端的门冬氨酸生成 7 肽的血管紧张素 III（Ang III），能促使醛固酮释放，也导致血压升高；二是能使有降压活性的缓激肽失活，生成无活性的 7 肽化合物。在长期血压的维持与高血压的发生发展中 RAS 的 Ang II 发挥重要作用。迄今为止，对 RAS 的各种有效阻断剂有 3 类：①ACE I；②竞争性 Ang II 受体拮抗剂（ARB）；③正在研究中的选择性肾素抑制剂。近年来，国内外对 ACEI 的作用及机制进行了大量的研究，使其药理学理论不断发展，主要涉及下列几个方面：图 19-1 血管紧张素转换酶抑制剂与受体拮抗剂的作用部位。

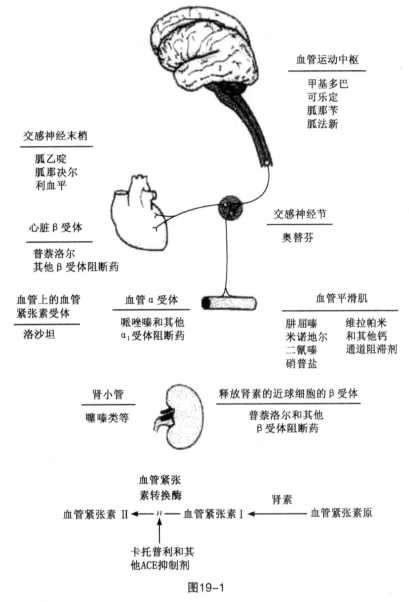

图19-1

（1）抑制血浆肾素系统：ACEI 对血浆中的 ACE 有直接抑制作用，降低血浆中的 Ang Ⅱ 和醛固酮的浓度，另对血浆外的局部组织如肾、脑、血管壁中的 ACE 活性也有抑制作用，对抗外源性 Ang Ⅰ 升压作用。ACEI 能与 Ang Ⅰ 或缓激肽竞争 ACE，其具有 3 个基团与 ACE 的活性部分相结合：

①结构中脯氨酸的末端羧基与 ACE 正电荷部位（精氨酸）呈离子键结合；

②不解裂肽键的羰基与酶的供氧部位呈氢键结合；

③巯基或羧基与 ACE 中的锌离子结合。

ACEI 除抑制 ACE 外，同时也可减少缓激肽的降解，使血浆中缓激肽的浓度增高，并加强外源性缓激肽的舒张血管作用，见图 55-2。

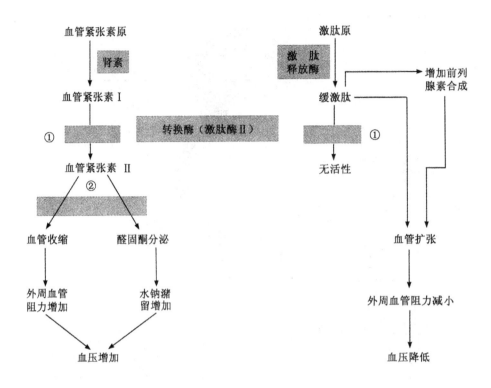

图19-2

(2)改善左心室功能：ACEI 对 RAS 的持续抑制可继而改善左心室功能，对心衰者可降低肺毛细血管楔压，降低心脏充盈压，增加每搏输出量，增加左室射血分数和心脏指数；ACEI 还可延缓血管壁和心室壁肥厚，长期应用可减少试验大鼠的心脏重量，减少心肌胶原，预防心脏肥大。慢性心衰时，随着 RAS 激活，醛固酮水平升高，钠水潴留，醛固酮和 Ang Ⅱ 致心肌的纤维化作用加速。ACEI 的应用可显著改善衰竭心脏的病生与临床状况，ACEI 被各心脏病学会定为治疗心衰的标准用药。

(3)扩张动静脉：ACEI 能扩张小动、静脉，冠状动脉和肾动脉，降低外周血管阻力和冠状动脉、肾动脉阻力，增加冠脉血流量，增加静脉床容量，使回心血量进一步减少，心脏前负荷降低，缓解肾动脉闭塞引起的高血压。ACEI 同时增加肾血流量，增加肾小球滤过率，有利于尿钠的排泄，使体液总量减少，静脉回流心脏的血液也相应减少，也有助于左心室功能的改善。同时预防肾脏损伤。

(4)调节血脂和清除氧自由基：ACEI 可使血浆胆固醇、三酰甘油酯降低，高密度脂蛋白（HLD-C）升高或基本不变。ACEI 兼具氧原自由基的清除作用，保护损伤的心肌；清除氧自由基又可强化内皮源舒张因子（EDRF）的作用，有调节动脉粥样硬化，抗血栓形成和血管痉挛，同时兴奋鸟苷酸环化酶而使 cGMP 增加，促使血管扩张。ACEI 尚有抗再灌注心律失常的作用。

(5)抗血小板功能：ACEI 对原发性高血压患者可抑制血小板的聚集，对由肾上腺素、ADP、胶原等诱导的血小板聚集和血栓烷（TXA2）的释放均可抑制，这也是 ACEI 保护心脏作用的另一因素。

（6）保护肾功能：在降低体循环血压改善肾脏血流的同时，ACEI 通过扩张出球和入球小动脉（对前者扩张程度更大），降低肾小球滤过压，减少病变肾小球的蛋白滤出，延缓糖尿病及非糖尿病肾病的肾功能恶化，有学者做了如下实验：4 组 Wistar 大鼠分别接受卡托普利、洛沙坦或两药联合及安慰剂治疗，各组平均动脉压较安慰剂组均明显下降，尤其是肾局部的 AngⅡ下降显著；另将 6 周龄非糖尿病和链脲酶诱导的进展期糖尿病肾病的转基因小鼠随机分为培哚普利或缬沙坦组，或两药小剂量联合治疗各 12 周，结果各组的尿蛋白均降低，肾小球滤过率和肾皮质胶原蛋白染色在各组的减少相似，肾小球坏死的比例在培哚普利组明显减少，且使严重肾小球坏死减少到与非糖尿病组相当的程度。

ACEI 兼有改善肾功能和引起急性肾衰竭与高血钾症的作用（血肌酐＞3mg/dl 及肾灌注不足时易发生），因此可认为是一把"双刃剑"，但只要肾脏灌注充分且体液丧失不严重，ACEI 可改善肾脏的血流动力学，进一步改善肾脏的盐分泌，减缓慢性肾脏疾病和肾脏损伤的发展。

AngⅡ不仅存在于血浆中，也存在于局部组织中。可刺激醛固酮释放，引起钠水潴留和钾的丢失，直接引起外周血管收缩，并刺激交感神经系统；后者可促进体外成纤维细胞有丝分裂，增加平滑肌细胞的蛋白质合成和细胞体积。ACEI 通过阻断 AngⅠ向 AngⅡ转化，阻断了 AngⅡ的上述作用。除此之外，ACEI 还可有效阻止缓激肽降解，刺激前列腺素、一氧化氮（NO）合成，使动脉顺应性增高，从而起到组织保护作用。ACEI 的主要作用环节有两个：一是竞争性地阻断血管紧张素Ⅰ转化为 AngⅡ，降低 AngⅡ；二是抑制激肽酶Ⅱ降解，增加缓激肽的水平。同时，ACEI 还有具有减少醛固酮生成的作用。也就是说，ACEI 是作用于两个系统——血管紧张素和缓激肽。与 ACEI 相比，ARB 在 AT1 水平特异阻断 AngⅡ与 AT_1 结合，仅作用于一个系统——血管紧张素系统。目前，许多临床上常用的 ACEI 因具有相同的作用机制，因此它们的作用在整体上可归为"类效应"。从 ACEI 的类效应来看，它们具有相同的生物学靶点、药物学疗效、临床效应和不良反应类型。从前瞻性的情况看，不管是科研的、临床的、管理机构的，还是产业的要求，药物比较、进行的研究都是相似的，欧洲心脏病学会的专家共识也认证它们存在这样的类效应。虽然 ACEI 在整体上可归为"类效应"，但由于每个药物的药代动力学特性差别很大，因此可能导致它们组织浓度和临床效果不同。

1）在药物的清除半衰期以及长效控制血压方面，有的比较差，有些一天需要服用 2 次，甚至更多次；而培哚普利、西拉普利、福辛普利等只需每天用药一次就可以有效控制血压。

2）在药物的代谢方面，大部分 ACEI 主要通过肾脏途径排泄。如贝那普利 85％是从肾脏排除的，因此肾功衰竭的患者使用时剂量需要减半。而福辛普利肾脏清除率≤60％，是通过肝脏和肾脏双通道清除的 ACEI，这使得即使在肾功能衰竭的情况下也能安全应用。

2.ACEI 在心血管疾病的应用现状

（1）ACEI 在高血压中的应用

目前上市的所有 ACEI 均被证实对高血压有确切疗效，成为抗高血压的一线用药。由于其确切的降压效果以及对靶器官的保护作用，ACEI 被美国预防、检测、评估和治疗高血压全国联合委员会第 7 次报告首次推荐，作为单纯高血压或Ⅰ期高血压患者的一线用药，并且是唯一拥有全部 6 个强制性适应证（心力衰竭、心肌梗死后、冠心病高危因素、糖尿病、慢性肾病、预防中风复发)的抗高血压药物。欧洲心脏协会 2007 年动脉高血压指南推荐,对于高血压合并有以下情况,可以优先选用 ACEI,包括心力衰竭、左室功能障碍、心肌梗死后、糖尿病肾病、非糖尿病肾病、左室肥厚、颈动脉粥样硬化、蛋白尿、微量白蛋白尿、心房颤动或代谢综合征。

ACEI 的主要作用环节有两个:一是竞争性地阻断血管紧张素 I 转化为血管紧张素 II,降低 Ang II 水平;二是抑制激肽酶 II 降解,增加缓激肽的水平。同时,ACEI 还有具有减少醛固酮生成的作用。

ACEI 虽有共同的降压机制,但由于化学结构与代谢情况不尽相同,其作用强弱与持续时间也不完全一致。

ACEI 在高血压方面的试验很多,以下列举了 1994 年以来在国内外医学杂志上发表的相关 ACEI 降压治疗试验资料。应用循证医学方法,对每个试验逐一分析评估,将试验分为 2 个类别:ACEI 与安慰剂的比较的试验,以及 ACEI 与利尿剂或 β 受体阻滞剂比较的试验。将同一类别的试验汇总分析。见表 19-1、表 19-2。

ACEI 与安慰剂比较的研究中患者基础血压平均范围 123～147/74～86mmHg,平均随访时间范围 2～5 年,ACEI 组收缩压(SBP)较安慰剂下降 3～9mmHg,舒张压(DBP)差别为 1～4mmHg,血压达标率(原发性高血压者 DBP<90mmHg)为 73％～75％。

表 19-1　试验情况

试验	治疗药:对照剂	患者总数	对象	平均年龄(岁)	男性(%)
STOP-2	依那普利 vs 利尿剂/BB	4418	H	76	33
UKPDS2HDS	卡托普利 vs 阿替洛尔	758	DM＋H	56	54
CAPPP	卡托普利 vs 利尿剂/BB	10985	H	53	53
ANBP-2	依那普利 vs 氢氯噻嗪	6083	OH	72	49
ALLHAT	赖诺普利 vs 氯噻酮	24309	HH	67	53

注:H:高血压,OH:老年高血压;HH:高危高血压;DM:糖尿病;BB:β 阻滞剂。

表 19-2　降压疗效与随访间期

试验	基础 SBP/DBP (mmHg)	血压差别 (mmHg)	血压达标率(%)	平均随访(年)
ACEI:安慰剂				
HOPE	139/79	－3/－1	73	5
PART-2	133/79	－6/－4	75	4
QUIET	123/74	NA	75	2
SCAT	130/78	－4/－3	NA	5
PROGRESS	147186	－9/－3	NA	4
EUROPA	137/82	－5/－2	NA	4
PEACE	133/78	－3/－1	NA	5
ACEI:利尿剂/BB				

试验	基础 SBP/DBP（mmHg）	血压差别（mmHg）	血压达标率(%)	平均随访(年)
STOP-2	194/98	<11<1	62	5
UKPDS2HDS	160/94	+1/+2	65	8
CAPPP	161/99	+3/+1	86	6
ANBP-2	168/91	<1/<1	NA	4
ALLHAT	146/84	+2/0	61	5

ACEI 与利尿剂/β阻滞剂比较研究中患者基础血压范围 146～194/84～99mmHg,随访平均时间范围 4～8 年。ACEI 组 SBP 较与利尿剂/β阻滞剂组高 0～3mmHg,DBP 高 0～2mmHg。血压达标率 61%～86%。

与安慰剂为比较,ACEI 长期降压治疗的效果是明确的。氯噻酮为代表的利尿剂是传统的降压药。ALLHAT 试验表明,ACEI 的赖诺普利和钙阻断剂氨氯地平与氯噻酮长期治疗高危高血压患者对主要结果的影响是相似的。

ACEI 更适用于高血压伴左心功能不全、冠心病、心肌梗死后及糖尿病患者。大规模随机临床试验及其专题汇总分析提供临床治疗的证据或指导原则,临床医生应根据患者的伴发疾病、危险因素、血压水平及经济条件来综合判断,决定具体治疗措施。对减少高血压或心血管高危患者的血管事件而言,虽然常用降压药的作用机制不同,但降低血压水平是主要的。

(2)ACEI 心力衰竭的作用

ACEI 心力衰竭的作用,其大致机制为心力衰竭时心肌的血管紧张素转换酶(ACE)活性增强,Ang Ⅱ增多,AT_1 密度增加,使心室重塑加重。ACEI 类药物抑制心肌的血管紧张素转换,使 Ang Ⅱ产生减少,阻止心力衰竭的进展。此外,ACEI 类药物还能减少缓激肽的降解,使扩张血管的前列腺素生成增加,并有抗细胞增生的作用。同时,ACEI 类药物可降低交感神经兴奋性,减少儿茶酚胺的分泌及降低心肌缺血。另外,ACEI 类药物也能减少血管紧张素Ⅱ引起的醛固酮分泌,从而减少醛固酮的保钠离子作用和致心脏纤维化作用,结果可改善心衰患者的血流动力学。所以,ACEI 类药物应用于充血性心力衰竭的治疗,是第一类被证实能够降低心力衰竭患者死亡率的药物,是治疗心力衰竭的一线药物。

大量的基础和临床试验都表明,ACEI 显著降低心力衰竭的总死亡率,对轻、中、重度心力衰竭均有良好效果。亚组分析进一步证明 ACEI 能延缓心室重塑,防止心室扩大的发展,包括无症状心力衰竭患者。研究结果显示,贝那普利、培哚普利等可明显减低左室重量,降低左室重量指数,逆转左室肥厚,预防心衰发生,改善心衰症状。有研究者指出,在心衰患者中,ACEI 的好处主要通过 NO 介导,在内皮 NO 合成酶缺失时,心肌梗死后左室功能不全和心肌重构会更严重,心衰或心肌梗死后 ACEI 的心脏保护作用会消失。还有学者认为,ACEI 可阻断 Ang Ⅱ激活的 T 细胞和巨噬细胞释放细胞因子,从而阻断肿瘤坏死因子($TNF_2\alpha$)、白介素 21(IL_{21})、IL_{26}、干扰素等对心肌组织的损伤,还可减弱细胞因子诱导的贮存肾素的释放及肾素活性的增加。对于风湿性二尖瓣反流引起的心衰,经 ACEI 治疗后,左室舒张末径可明显缩短,其机制为 ACEI 具有和心房利钠肽(ANP)类似的扩血管、利钠、利尿等作用。北斯堪的纳维亚依那普利生存协作研究（CONSENSUS）观察 253 例心功能Ⅳ级的严重心力衰竭患者,依那普利治疗使 6 个月时的总死亡率下降 40%,1 年死亡率下降 31%。左室功能异常治疗研究（SOLVD-T）、急性心肌梗死雷米普利效益研究（AIRE）和第二次血管扩张剂心力衰竭试验（VheFTⅡ）等也显示 ACEI 治疗能显著降低总死亡率。无症状的左室收缩功能异常患者同样获益于 ACEI 治疗。左室功能异常预防研究（SOLVD-P）显示,依那普利治疗使无症状左室功能异常患者发生死亡和心力衰竭的危险性降低 29%。生存与心室扩大试验（SAVE）显示,卡托普利治疗使无症状左室功能异常患者总死亡率降低 19%。因此,对于所有 LVEF<45% 的左室收缩功能异常患者,不论有或无心力衰竭症状,都有使用 ACEI 的指征,都可以得到降低死亡率、减少再住院率和减慢心衰进展的临床效益。

然而迄今为止,应用 ACEI、β 受体阻滞剂或醛固酮受体拮抗剂治疗心力衰竭的长期临床试验,均未将瓣膜性心脏病患者纳入研究。因此,没有证据支持 ACEI 治疗可以改变瓣膜性心脏病患者的自然病程或改善生存率。对于瓣膜性心脏病心力衰竭（心功能Ⅱ级及以上）,以及重度主动脉瓣病变伴有晕厥或心绞痛的患者,均应接受手术或介入治疗,可以得到长期预后的改善。ACEI 可以用于慢性主动脉关闭不全的患者,目的是减轻心脏后负荷、增加前向心排血量而减少瓣膜反流。LVEF 正常的无症状慢性二尖瓣关闭不全患者,通常并无后负荷增加,应用降低后负荷的药物如 ACEI 使患者长期处于低后负荷状态是否有利目前尚不清楚。而对于左室功能异常的功能性或缺血性二尖瓣关闭不全患者中,ACEI 有助于减轻反流程度。

（3）ACEI 对心肌梗死、冠心病二级预防以及心血管疾病高危患者的作用

大量随机临床试验包括第二次新斯堪的纳维亚依那普利生存协作研究（CONSENSUS-2）、第四次心肌梗死生存率国际研究（ISIS-4）、第三次意大利急性心肌梗死研究（GISSI-3）、心肌梗死后生存率长期评价（SMILE）和第一次中国心脏研究（CCS-1）、SAVE 研究、急性心肌梗死雷米普利（AIRE）研究和群多普利心脏评价研究（TRACE）等都显示,ACEI 可使心肌梗死患者的死亡率降低 20%,降低心血管病死亡率 20% 以上,且可减少心梗复发。卡托普利、赖诺普利和雷米普利已获得 FDA 的批准,用于心肌梗死后的治疗。目前认为,在心肌梗死的急性期如无明确的禁忌证（如持久的低血压或心源性休克等）,应尽早使用 ACEI;特别是高危患者,如前壁心肌梗死或心率快的患者,ACEI 治疗的益处会更大。对糖尿病合并高血压患者,ACEI 可明显减少急性心肌梗死、心血管事件总死亡率和中风。

ACEI 能显著降低高危高血压患者的心梗发生和预后,一项多中心、随机、双盲、安慰剂对照的临床试验（HOPE）,从 1994 年 1 月开始,来自 19 个国家中 267 个医疗中心的 9297 例具有心脑血管病或有一项其他心血管危险因素的糖尿病者而同时无心功能不全者,随机接受雷米普利,初始量 2.5mg,1 次/d,渐增至 10mg,1 次/d;或口服维生素 E400IU,1 次/d。以评价雷米普利平均应用 5 年对于心血管事件（终点事件为心血管性死亡、心梗、脑卒中）的预防作用。结果显示,与安慰剂相比,雷米普利组的终点事件率显著减少,平均为 22%。心血管性死亡率两组为 6.1% 比 8.1%;心梗率为 9.9% 比 12.3%;脑卒中为 3.4% 比 4.9%;全因死亡为 10.4% 比12.2%（P<0.001）;血管重建术为 16% 比 18.3%（P<0.1002）;心力衰竭为 9% 比11.5%;糖尿病相关的并发症为 6.4% 比 7.6%。试验证实,在接受 ACEI 治疗者其心梗危险性减少 23%。培哚普利降低稳定型冠心病患者心脏事件欧洲试验（EUROPA）入选 12218 例慢

性冠心病患者,培哚普利治疗4.2年使主要终点事件减少20%。血管紧张素转换酶抑制剂预防事件试验(PEACE)显示,群多普利显著降低新发糖尿病和严重心力衰竭的危险,降低肾功能异常亚组患者的总死亡率。老年急性心肌梗死培哚普利与左室重塑试验(PREAMI)显示,培哚普利治疗减少了终点事件,显著降低左室重塑的发生率。因此,一些指南推荐所有有症状的慢性稳定型心绞痛患者均应使用ACEI,绝大多数慢性冠心病和其他心血管疾病患者均能够得益于ACEI长期治疗,得益程度与患者的危险程度有关。

(4)ACEI抗动脉粥样硬化(AS)作用

Hoshida等用冠状动脉阻塞-再灌的方法复制兔心肌梗死模型,饲以高胆固醇饲料或普通饲料10周后观察到,胆固醇组的梗死面积较正常对照组显著增加(P<0.05)。若在高脂饲料的同时给予依那普利[Enalapril 3mg/(kg·d)]则可有效抑制其梗死面积的增加,证实了依那普利的抗AS作用。Hernandez-Presa等研究表明,在兔的AS模型中,喹那普利(Quinapril)治疗组兔主动脉的最大斑块面积与未治疗组相比减少了60%。麻醉大鼠经历左冠状动脉结扎30min继之再灌注3h,而之前5min给予雷米普利预处理,使心肌梗死范围显著缩小。da-Cunha等在apoE缺陷小鼠中连续应用AngⅡ4周,增高了血压及颈动脉粥样硬化的发展,同时应用依那普利25mg/(kg·d)者则在对血压及血脂无影响下减少了主动脉弓动脉壁中巨噬细胞和泡沫细胞的堆集、中膜的硬化和弹性蛋白的增生,从而减缓了AS的发展。

(5)ACEI在肾病中的应用

ACEI可控制糖尿病肾病的进展或恶化。大量临床研究证实,应用ACEI和ARB可显著减少糖尿病自身变化和并发症进程,降低发生心血管事件危险。一项临床长期应用依那普利10mg或20mg,1次/d和替米沙坦40mg或80mg,1次/d用于高血压合并2型糖尿病同时伴蛋白尿者,治疗初始的观察终点为肾小球滤过率,5年后终点为血清肌酐和尿蛋白、糖尿病肾病和心血管事件的发生率。结果显示,长期服用依那普利可减少糖尿病肾病的死亡率。

2004年11月《英格兰医学杂志》发表两项研究结果:一是群多普利预防2型糖尿病者的微蛋白尿症比钙通道阻滞剂维拉帕米更好;二是血管紧张素受体拮抗剂提供的长期肾保护性与ACEI提供的效果相当。1024例被随机分为接受群多普利/维拉帕米或安慰剂至少3年的糖尿病者,单用或联用群多普利治疗者约6%发展为持续性微蛋白尿,而单用维拉帕米或安慰剂者为11%。研究者指出:单用或与维拉帕米联用分别2.1倍和2.6倍地延迟微蛋白尿症的发生。199例糖尿病性肾病者先给予赖诺普利20mg,1次/d或坎地沙坦16mg,1次/d,单独治疗12周,后联合坎地沙坦16mg,1次/d或继续单独应用,结果联合用药后尿蛋白与肌酐比值平均减少50%。西拉普利可降低高血压对肾脏的损害,国外对44例高血压伴2型糖尿病者中有18例伴有蛋白尿,随机分别口服西拉普利或氨氯地平,连续3年。结果患者肾小球滤过率下降与平均动脉压降低呈负相关,两组患者均可延缓肾功能衰竭的进程和减少蛋白尿的排泄。

ACEI对非糖尿病性慢性肾功能衰竭有显著的肾保护作用。侯凡凡等2006年在《新英格兰医学杂志》报道,422名非糖尿病性慢性肾功能衰竭患者经8周导入期后分成1组(104例,1.5mg/dl≤血肌酐≤3.0mg/dl,贝那普利20mg/d)和2组(224例,3.1mg/dl≤血肌酐≤5.0mg/dl,安慰剂处理和贝那普利20mg/d各112例)。观察一级(血肌酐升高1倍,终末期肾病,死亡);二级(尿蛋白,肾功能恶化速度)终点事件及药物安全性,平均追踪 3.4 年发现:1 组 22/102 名(22%)患者到达一级终点,而 2 组中接受贝那普利 20mg/d 者为 44/108(41%),安慰剂者 65/107(60%),贝那普利降低一级终点风险在 2 组为 43%(P=0.005),此保护效应不能以血压下降解释,贝那普利使尿蛋白降低 52%,肾功能恶化速度减慢 23%,提示 ACEI 对严重肾功能不全仍有良好的肾保护作用。

3.血管紧张素转换酶抑制剂的合理应用

(1)ACEI 除治疗原发性轻、中度高血压病外,尚可用于急进型高血压、系统硬化所致的高血压危象、分泌肾素肿瘤、透析无效的高血压、嗜铬细胞瘤、原发性醛固酮增多等继发性高血压,及伴有痛风、哮喘、糖尿病、心绞痛的高血压。

(2)下述情况时不应使用 ACEI,如收缩血压<100mmHg、出现临床肾功能衰竭,或血肌酐>3.5mg/dl 者,或双侧肾动脉狭窄,或妊娠期、哺乳期妇女和过敏者。

(3)ACEI 的处方原则

①宜小剂量开始(如依那普利 5mg,2 次/d),开始用药前确保利尿剂剂量最合适;

②渐加增量,如能耐受且无不良反应,可隔周加倍剂量;

③加至目标(靶)剂量,如在逐渐加倍剂量过程中无不良反应,则可滴定法逐渐加量至靶剂量,剂量由临床反应而定;

④大剂量维持,临床研究证实,大剂量较小剂量血流动力学、神经内分泌激素及预后益处更多;

⑤长期治疗达目标剂量后如能耐受应长期维持治疗,如不能耐受可略减量维持,不宜轻易停药,避免病情恶化。临床试验对 253 例重度心衰患者与用依那普利 2 年死亡率比对照组减少 27%,说明长期使用 ACEI 治疗慢性心衰时有效的。

(4)ACEI 的主要不良反应来自血管紧张素抑制效应(低血压、肾功能恶化及高血钾);缓激肽增加效应(咳嗽、血管性水肿);其他如皮疹、味觉异常及过敏等。

临床表现:

①低血压:多于治疗初始或加量过程中,可伴肾功能恶化,RAS 激活越明显越易发生,低钠或大量利尿后也易出现,此时应停用利尿剂 1~2d;

②肾功能恶化:肾小球滤过率(GFR)取决于 AngⅡ介导出球小动脉收缩,若依赖 RAS 保持肾血流动力学稳定者(NYHAⅢ~Ⅳ级或低钠),用 ACEI 易致氮质血症。严重心衰时 15%~30%患者血肌酐升高,应用 ACEI 须密切监测;

③钾潴留:尤其在肾功能恶化、补钾或有糖尿病时明显。

(5)在应用 ACEI 早期,由于剂量较大,常会发生味觉异常、中性粒细胞减少、蛋白尿、胆汁郁积性黄疸、血管神经性水肿等反应。近年报道其所致的干咳症十分突出,国外对 164 例高血压者和 104 例充血性心衰者的监测中,所致干咳的发生率分别为 14%和 26%。

(6)服用利尿剂患者,在合用 ACEI 初始时可引起血压下降,应预先停服利尿剂或增加盐的摄取;采用补钾或含少量保钾利尿剂时应同时检测血浆钾含量,若出现高血钾的患者应禁用;肾功能不全患者服药时应检查肾功能。

(7)由 ACEI 所致皮肤和黏膜的不良反应常见有皮疹、呈斑丘疹和麻疹样皮疹,发生率为

3%～14%;偶见有荨麻疹、血管神经性水肿、天疱疮样反应和剥脱性皮炎。一旦发生应及时停药。

ACEI 为基础的抗高血压治疗能使心血管事件的发病率、死亡率的危险性降低。过氧化脂质会损伤细胞膜导致细胞死亡,而卡托普利可显著降低过氧化脂质,有利于降低高血压并发症。新型的 ACEI 如苯那普利、培哚普利、赖诺普利等具有心肌修复作用,并防止修复性纤维化形成。此外,ACEI 可扩张肾小球动脉,故能有效降低肾小球内毛细血管压,从而降低肾脏高灌注,减少白蛋白排泄,与其他几类抗高血压药相比,仅有 ACEI 和 ARB 能减少尿蛋白及改善肾功能。目前认为控制 RAS 为预防高血压和糖尿病的切入靶位。

4.ACEI 与血管紧张素受体阻滞剂(ARB)合用问题

与单独使用 ACEI 相比,联合使用 ARB 可降低心衰患者的入院率。因为长期使用 ACEI 后,Ang Ⅱ 生成减少,产生反馈抑制,增加循环中肾素及 Ang Ⅰ 水平,因而促进 Ang Ⅱ 回升;此外组织中的血管紧张素转换酶及非血管紧张素转换酶的存在,提示存在 Ang Ⅱ 合成的另一途径。因此,ACEI 无法完全阻断 Ang Ⅱ 的合成,合用 ARB 可进一步完全阻断旁路途径的 Ang Ⅱ 作用而达到协同的药效。其次,ARB 选择性阻断血管紧张素受体 AT_1,使大量的 Ang Ⅱ 与 AT_2 结合产生血管扩张等有利于改善心脏血流动力学的作用。还有学者认为,AT_2 角色仍不十分清楚,其刺激可能造成的利弊尚无法了解,在使用 ARB 的同时使用 ACEI,可减少 AT_2 受体过度刺激造成的不可预测的副作用。然而,ARB 是否能与 ACEI 合用治疗心力衰竭,目前仍有争论。AMI 后并发心力衰竭的患者,不宜联合使用 ARB 和 ACEI。

(郑磊磊)

第二节　血管紧张素受体拮抗剂

1.概述

血管紧张素Ⅱ1型受体拮抗剂(ARB)是 20 世纪 90 年代发展起来的一类新型和应用广泛的抗高血压药和抗充血性心力衰竭药物。1994 年,第一个非肽类血管紧张素Ⅱ受体拮抗剂氯沙坦问世,它可以选择性的作用于 Ang Ⅱ 相关的血管紧张素Ⅱ1型受体(AT_1),阻断 Ang Ⅱ 引起的血管收缩、醛固酮释放、平滑肌细胞增生等作用,可以降低血压,随后人们还逐渐认识到这类药物具有独立于降压以外靶器官保护功能。现有的 ARB 可以分为 3 类:二苯四咪唑类、非二苯四咪唑类和非杂环类。氯沙坦、坎地沙坦和厄贝沙坦属于二苯四咪唑类,依普沙坦为非二苯四咪唑类,缬沙坦属于非杂环类。目前,能够得到的几种主要 ARB 的特点见表 19-3。

表 19-3　主要 ARB 的特点

	氯沙坦	缬沙坦	厄贝沙坦	坎地沙坦	依普沙坦	替米沙坦	奥美沙坦
作用开始时间(h)	1	2	2	2～4	1	1	1
作用高峰时间(h)	6	6	3～6	6～8	3	3～9	3～9
作用持续时间(h)	24	24	24	≥24	≥24	24	≥24

	氯沙坦	缬沙坦	厄贝沙坦	坎地沙坦	依普沙坦	替米沙坦	奥美沙坦
血药浓度峰值时间(h)	1	2~4	1.5~2	3~5	1~3	0.5~1	1~2
生物利用度(%)	33	25	60~80	15	13	42~58	26
食物影响	轻度	中度	否	否	否	轻度	否
半衰期(h)	2(E3174*,12)	6~8	11~18	9~10	5~9	18~24	12~18
排泄(尿/粪,%)	35/60	13/83	20/80	33/67	7/90	1/91	35~50/50~65
肝功能低时的剂量	减量	减量	不变	不变	慎用	慎用	不变
肾功能低时的剂量	不变	慎用	不变	不变	不变	慎用	不变
受体亲和力 IC_{50}(nmol/L)	20,50	2.7,50	1.3	Ki0.6	1.4~3.9	Ki3.7	0.96

注:E3174 为氯沙坦的有效代谢产物。

2.ARB 用于高血压病的治疗

大量临床试验已经证明,ARB 通过阻断肾素-血管紧张素系统,发挥其良好的降压作用以及独特的降压以外作用,能够对心血管事件链进行全面干预,对心、脑、肾等多个靶器官产生保护作用。第一项完成的是 LIFE 研究,在 9193 名伴左室肥厚的高血压患者,随机给氯沙坦或阿替洛尔 50~100mg,随访 4.8 年。结果 2 组降压幅度相等而氯沙坦更好减低心血管患病率和死亡率、减少卒中、使左室肥厚减退、减少新发生糖尿病。第二项研究是 SCOPE,4937 名老年高血压患者随机分入坎地沙坦或安慰剂治疗组,每组又分为单用、加氢氯噻嗪、加其他药 3 个亚组。随访 5 年,结果 2 组降压幅度相似,坎地沙坦组心血管死亡、心梗、致死卒中无显著降低,但非致死卒中、新发生糖尿病显著减少。LIFE 和 SCOPE 共同说明 ARB 除降压外可以降低心血管事件,减少非致死卒中和新发生糖尿病。在 VALUE 试验中,15000 多个高度危险的高血压患者入选,随机分为两组,分别给予缬沙坦和氨氯地平治疗,随访 5 年,与缬沙坦组比较,氨氯地平组显示出略微更强的降压作用,不过两组患者的主要终点包括心脏事件和死亡发生率没有差异。然而,在氨氯地平组,心肌梗死发生率有更显著的降低,中风的发生率也有更少发生的趋势,而在另一方面,缬沙坦组患者心衰的发生更少。有研究资料显示,对于合并糖尿病的高血压患者,ARB 能够更好地阻止心衰的发生。新近公布的日本东京 JIKEI 大学医学院完成的 JIKEIHEART 研究,总共入选 3081 例 20~79 岁的心血管疾病患者(高血压、缺血性心脏病、充血性心力衰竭),在现有治疗的基础上,分别接受 ARB 缬沙坦(n=1541)或非 ARB 药物(n=1540)治疗,主要终点是发生任何心血管事件,包括脑卒中或 TIA(一过性脑缺血发作)、心肌梗死、因心衰住院、因心绞痛住院、主动脉瘤破裂、下肢动脉闭塞、血清肌酐倍增和透析。研究结果显示,缬沙坦治疗组与非缬沙坦治疗组血压降低水平无显著差异,而在主要终点事件方面,缬沙坦治疗组危险性下降 39%。这一研究首次在亚洲人群中证实了 ARB 对于高血压患者的降压以外的保护作用。欧洲动脉高血压治疗指南明确指出,ARB 优先用于合并有下列情况的高血压患者,包括心力衰竭、心肌梗死后、糖尿病肾病、蛋白尿/微量白蛋白尿、左室肥厚、心房颤动、代谢综合征和 ACEI(血管紧张素转换酶抑制剂)引起咳嗽等。

3.ARB 在心力衰竭治疗中的作用

有关 ARB 在心力衰竭治疗方面最早的一项临床研究是 ELITE,该研究入选 722 名 NYHA 心功能 Ⅱ～Ⅳ、LVEF≤40%、年龄≥65 岁的缺血性或非缺血性心力衰竭患者,比较在常规治疗的基础上氯沙坦(剂量递增到 50mg,1 次/d)和卡托普利(剂量递增到 50mg,3 次/d)的疗效,随访 1 年多,结果显示氯沙坦组死亡率低于卡托普利组,相对危险下降 32%(P=0.075)。为进一步证实氯沙坦治疗的优越性,ELITE Ⅱ研究采用相同的方法,入选 3152 名条件同前的患者,随机分别给予氯沙坦治疗(50mg,1 次/d,n=1578)和卡托普利治疗(50mg,3 次/d,n=1574)。研究结果显示,对于收缩性心力衰竭患者,在全因死亡(主要终点)、心脏性猝死/复苏成功的心脏骤停的联合终点(次要终点)、全因死亡/所有原因所致住院的联合终点以及在死亡、住院、因心力衰竭加重而中止研究等方面,氯沙坦与卡托普利相比无显著差异,氯沙坦与卡托普利组的全因死亡率分别为 17.7% 和 15.9%。主要差别是在不良反应方面,氯沙坦的耐受性优于卡托普利,因药物不良反应退出研究者氯沙坦组人数显著少于卡托普利组(P<0.001)。ELITE Ⅱ未能证实氯沙坦在降低心力衰竭病死率、减少住院率等方面优于卡托普利。第二项研究为 Val-HeFT 试验,入选 5010 名 LVEF<40% 的心力衰竭患者。在常规治疗的基础上(包括应用洋地黄、利尿药、ACEI 和 β 受体阻滞剂)随机加用缬沙坦 40～160mg,2 次/d 或安慰剂,平均随访时间超过 2 年,结果显示,缬沙坦组病死率和病残率联合终点的危险性降低 13.3%(P=0.009)。上述研究证实了 ARB 治疗慢性心力衰竭的有效性。CHARM 研究由 3 个入选有症状心衰患者的试验组成,分别为 CHARM-A1-ternative(替代治疗组)试验(n=2028,LVEF≤40%,不耐受 ACEI)、CHARM-Added(联合用药组)(n=2548,LVEF≤40%,应用 ACEI)和 CHARM-Preserved(收缩功能良好组)(n=3023,LVEF>40%),患者随机分配到坎地沙坦(逐渐增加至 32mg,1 次/d)或安慰剂组,中位随访 37.7 个月,由一个独立裁决委员会审查所有死亡,并根据预先设定的定义进行分类,分别计算每个试验及总研究的不同原因死亡数和死亡率。结果显示,在所有患者中,有 8.5% 的患者猝死,6.2% 死于心衰进展,坎地沙坦可减少猝死[HR0.85(0.73～0.99),P=0.036]及死于心衰恶化[HR0.78(0.65～0.94),P=0.008]的患者数,对于 LVEF≤40% 的患者这种下降最明显。CHARM 研究证明,坎地沙坦能够降低有症状心衰患者的猝死和死于心衰恶化的患者数,尤其对收缩功能不全的患者作用更明显。

这些临床试验证实,ARB 长期治疗可对肾素-血管紧张素系统产生持续的、预期的血流动力学、神经内分泌和临床症状的改善。也有临床研究显示,对于心肌梗死后早期患有左心室功能不全的患者,使用 ARB 治疗产生的临床效果不比 ACEI 弱。ESC 和 ACC/AHA2005 年成人慢性心力衰竭诊断治疗指南中,ARB 在心力衰竭治疗中的地位进一步提高。两个指南都将"心肌梗死后射血分数降低,且不能耐受 ACEI 的患者应使用 ARB"增加为 Ⅰ类建议,将"不能耐受 ACEI 的患者使用 ARB"由 Ⅱa 类建议上升为 Ⅰ类建议。将"ARB 对高血压和左室肥厚患者有益"、"射血分数降低而不能耐受 ACEI 的患者使用 ARB 有益"、"中度心衰和 LVEF 降低特别是因其他适应证(如肾脏疾病)已服用 ARB 的患者可以 ARB 替代 ACEI 作为一线治疗"增加为Ⅱa类建议。

4.ARB 用于肾脏病治疗

肾素-血管紧张素系统(RAS)和激肽释放酶-激肽系统(KKS)在慢性肾脏病的发病机制中具有重要意义。RAS 系统中的 AngⅡ作为其中的主要成分不仅产生血流动力学效应,尚存在不依赖血流动力学的多种效应,在肾病领域里主要表现为通过 TGF-β 促进各种肾脏固有细胞增生,促进炎症细胞浸润与吞噬、黏附,促进肾小球细胞外基质增多等。ARB 用于治疗肾脏病的机制:

(1)血流动力学作用:有效降低系统高血压,同时扩张出球小动脉,降低球内高压。

(2)AngⅡ能改变肾小球滤过膜孔径屏障,增加大孔物质通透性。ARB 阻断了 AngⅡ的效应,故能减少蛋白尿的滤过。

(3)ARB 通过阻滞 AngⅡ效应,可抑制细胞增生、肥大,减少肾小球细胞外基质蓄积,延缓肾纤维化进展。

ARB 完全阻断 AngⅡ与 AT_1 受体结合的效应,同时增加 AT_2 受体的结合后效应(有利于降压),AT_2 受体的活化可使激肽释放酶活性增加,缓激肽水平升高,但程度较 ACEI 明显减弱。

ARB 治疗是专家建议并且已被认可的能延缓肾脏疾病进展的方法,可延缓血清肌酐水平加倍(Scr)和进展为终末期肾病(ESRD)的时间。一些研究也对此做了进一步的验证。第一项研究为 RENAAL,是 ARB 治疗 2 型糖尿病肾病的大型临床试验,也是唯一有亚洲人群参加的此类试验(亚裔占 17%),研究对象为 29 个国家 250 个中心的 1513 例 2 型糖尿病和蛋白尿患者,随机给予氯沙坦 50~100mg,1 次/d 或安慰剂,平均随访 3.4 年。研究结果显示,氯沙坦可使 Scr 翻倍的危险性下降 25%,ESRD 的危险性下降 28%,ESRD 或死亡的危险性下降 20%。氯沙坦组与对照组相比,蛋白尿下降 35%,综合终点的危险性下降 16%。随后 IRMA_2 研究对590 名有高血压和微蛋白尿的 2 型糖尿病患者随机给予依贝沙坦 150mg、300mg 或安慰剂,随访 2 年,依贝沙坦 300mg 组显著减慢微蛋白尿向肾病的发展,且这一效应与降血压作用无关。IDNT 对 1715 名有高血压和蛋白尿的 2 型糖尿病患者随机给予依贝沙坦 300mg,1 次/d,或氨氯地平 10mg,1 次/d,或安慰剂,随访 2.6 年,依贝沙坦组血清肌酐加倍、终末期肾病、死亡均显著少于其他组,蛋白尿减少,其作用与降血压无关。以上 3 项研究结果肯定而一致,奠定了 ARB 在 2 型糖尿病肾病防治中的地位。此外,MARVAI 研究中以缬沙坦 80mg,1 次/d 与氨氯地平 5mg,1 次/d 相比,24 周治疗使 332 例 2 型糖尿患者尿白蛋白排泄率显著减低。

ACEI(血管紧张素转换酶抑制剂)与 ARB 的联合应用是近 10 年肾脏病药物治疗中最重要的进展之一,它们突出的肾脏保护功能,得到循证医学证实。其主要功能为降压和对非血压依赖性的肾脏保护作用,治疗的目的包括降低系统高血压,减少蛋白尿及延缓肾功能损害。ARB 与 ACEI 联合治疗非糖尿病肾脏疾病(COOPERATE)试验,是一项有关肾病进展的大队列研究,所有受试者均患有 IgA 肾病和出现 1g 或以上的蛋白尿。结果清楚地证实,与单独使用任何一种相同剂量的药物相比,一种大剂量 ACEI 和 ARB 的联合应用可减缓肾病进展。因此,ACEI 和 ARB 联合治疗在肾病进展方面的这一益处是独立于降压(采用 24h 动态血压监测获得的血压值)作用以外的。迄今为止,这是唯一一项双重阻断肾素-血管紧张素-醛固酮系统进行评估的研究。然而,近期对来自非裔美国人的肾脏疾病试验结果证实,晚期肾病的进展与蛋白尿早期变化相关。在 COOPERATE 试验中,与任何一种单药治疗组相比,ACEI 和 ARB 联合治疗组患者的蛋白尿减少最多,但与血压水平差异无关。其他研究也显示,一种大剂量 ACEI 联合 ARB 或者醛固酮拮抗剂联合 ACEI 可使蛋白尿减少更多。ACEI 和 ARB 使用中应注意的事项:脱水患者禁用,孕妇禁用,用药后 7~10d 应复查肾功能和电解质,与 NSAIDs(非甾体类消炎药)合用尤其要注意肾功能变化,对患者应测量立卧位血压。以上数据表明,联合应用 ACEI 和 ARB 可明显降低患者蛋白尿的水平。这种独立于降压作用以外的减少蛋白尿的作用推动了联合治疗方案在临床中的进一步应用。

5.ARB 和 ACEI 的比较

ARB 和 ACEI 的区别:

(1)ARB 作用在受体水平,ACEI 作用于转换酶水平。

(2)ARB 同时阻断经典和非经典途径,ACEI 只阻断经典途径,有逃逸现象。

(3)ARB 增强 AT_2 受体的作用,ACEI 不影响 AT_2 受体作用。

(4)ARB 对其他因素无影响,ACEI 阻断缓激肽灭活。

(5)ARB 不良反应极少,ACEI 有干咳、血管性水肿等不良反应。

(6)ARB 在血肌酐$<442\mu mol/L$、肌酐清除率$>10mL/min$ 时可以使用,ACEI 在肌酐$<265\mu mol/L$、肌酐清除率$>30mL/min$ 时可以使用。

ARB 和 ACEI 比较,可能的优势:

(1)对 RAAS 的阻断选择性更强,增强 AT_2 亚型的作用(尽管是推测,但可能有益,真正有益于临床预后,还需要更多的证据)。在临床应用最突出的是耐受性,和安慰剂的耐受性几乎相同,没有咳嗽。

(2)与 ACEI 相比,ARB 在高血压病、左室肥厚、心力衰竭、心肌梗死后的研究均有充分的试验证据。在高血压中降压疗效已证实,可降低心血管事件、死亡率及脑卒中。在左室肥厚中可减轻肥厚和减少心血管事件。在心力衰竭中对血流动力学有益,增加生存率。在心肌梗死后降低死亡率和再梗死率。在肾脏保护方面可减少微量蛋白尿并具有长期保护作用,在非胰岛素依赖型糖尿病中使胰岛素抵抗减低和心血管事件减少。

总之,目前在所有的心血管药物中,ARB 是一类引人瞩目的药物,它既是一类耐受性良好的降压药物,其安全性与安慰剂相似,非常有助于患者顺从治疗,坚持服药,获得长期的益处。同时,ARB 又是治疗慢性心力衰竭和慢性肾脏疾病的重要药物。另外,对于心血管疾病高危险患者和心房颤动患者,ARB 治疗也具有相当重要的作用。当前,ARB 的临床研究正不断向纵深发展,应用前景十分广阔。

(杜伟远)

第三节　血脂异常与调脂治疗

【概述】

流行病学及基础与临床研究已表明,血脂异常是动脉粥样硬化、冠心病最重要的危险因素之一。近年来,国际上大规模、多中心的临床研究证明,通过药物或非药物方法纠正血脂异常,可以预防和逆转动脉粥样硬化病变的发生与发展,使冠心病的发病率及死亡率明显降低。因此,正确认识和治疗血脂异常对预防和治疗冠心病有重要意义。

【血脂异常概念及分类】

1.血脂与脂蛋白

血脂是血浆中的中性脂肪(甘油三酯和胆固醇)和类脂(磷脂、糖脂、固醇、类固醇)的总称。由于脂肪代谢或运转异常使血浆中一种或几种脂质高于正常称为高脂血症,可表现为高胆固醇血症、高甘油三酯血症,或两者兼有(混合型高脂血症)。由于逐渐认识到血浆中高密度脂蛋白降低也是一种血脂代谢紊乱,因而称为血脂异常更能全面、准确地反映血脂代谢紊乱状态。

由于血脂不溶于水,必须与特殊的蛋白质——载脂蛋白结合形成脂蛋白,才能在血液中运转,因此,高脂血症常为高脂蛋白血症的反映。脂蛋白按其密度不同及电泳性能差异分为5类:

①乳糜微粒(CM):来源于食物脂肪,含外源性甘油三酯约90%。CM增高引起高甘油三酯血症。目前一般认为CM不致动脉粥样硬化;

②极低密度脂蛋白(VLDL,前β脂蛋白):主要由肝脏合成,含内源性甘油三酯约60%。VLDL增高引起高甘油三酯血症和高胆固醇血症。正常人的VLDL没有致动脉粥样硬化作用,但高脂血症患者和糖尿病患者的VLDL代谢功能不正常,这些患者的VLDL有致动脉粥样硬化作用。VLDL代谢的最终产物是LDL;

③中间密度脂蛋白(IDL):IDL是VLDL的降解产物,其脂质成分为胆固醇和甘油三酯。IDL有致动脉粥样硬化作用;

④低密度脂蛋白(LDL,β脂蛋白):主要由VLDL代谢演变产生,含内源性胆固醇约50%。LDL增高引起高胆固醇血症。LDL可按其不同颗粒大小和密度分为LDL_I、LDL_{II}和LDL_{III}等3种亚型。LDL_{III}小而重,比轻的LDL_I和LDL_{II}致动脉粥样硬化作用强。LDL_{III}不易被LDL受体介导的清除机制清除而在血浆中停留的时间较长,且容易进入动脉内膜。由于含抗氧化剂较少,因此易被氧化,易被巨噬细胞吞噬形成泡沫细胞。已经证明动脉粥样硬化粥块中的胆固醇酯来自循环中的LDL;

⑤高密度脂蛋白(HDL,α脂蛋白):来源有多种。肝脏及小肠壁可合成HDL,CM、VLDL代谢亦可产生HDL。HDL主要含蛋白质(约45%),其次为胆固醇和磷脂(各占25%)。HDL的主要功能是将外周细胞中的胆固醇逆转运至肝代谢,并能抑制脂质,特别是LDL的氧化。HDL增高不引起高脂血症,相反,HDL被认为是一种抗动脉粥样硬化的脂蛋白及抗冠心病的保护因子。此外,近年还发现一种颗粒大小介于VLDL和LDL之间的脂蛋白(a),称LP(a),

是发生动脉粥样硬化的独立危险因子。LP(a)的组成中含 apo B_{100}、apo(a)和脂质。apo(a)与 LDL 受体的结合可阻断 LDL 与 LDL 受体的结合，apo(a)还可导致纤溶酶原活性降低，纤溶能力降低。

脂质与载脂蛋白结合形成可溶性脂蛋白。apo 即指脂蛋白中的蛋白质部分。不同的脂蛋白会有不同的载脂蛋白，主要的载脂蛋白有 10 余种，其中的 apo A_1，apo B_{100}，apo C_{II}，apo C_{III} 和 apo(a)等与冠心病的发生有较密切的关系。当 apo A_1，apo C_{II} 降低，apo B100，apo C_{III} 和 apo(a)增高时发生动脉粥样硬化的危险性增大。脂蛋白酯酶(LPL)能催化脂蛋白中甘油三酯水解，产生甘油和游离脂肪酸。apo C_{II} 能激活 LPL，apo C_{III} 能抑制 LPL。

2.高脂血症的分类

(1)表型分类法：根据血浆中脂蛋白的含量不同，按 WHO 标准可将高脂蛋白血症分为 5 种表型，其中 II 型又分为 IIa 和 IIb 两个亚型。

I 型：高乳糜微粒血症，罕见，至今仅发现几十例。血清甘油三酯(TG)含量显著增加，总胆固醇(TC)正常或轻度增加，通常 TC/TG<0.1。

II 型：高 β 脂蛋白(LDL)血症常见。又可分为 IIa 和 IIb 两个亚型。IIa：血清 TC 含量增加，TG 含量正常，TC/TG>1.5；IIb：血清 TC、TG 含量均增加。

III 型：异常 β 脂蛋白血症，不常见。血清 TC、TG 均增高。

IV 型：高前 β 脂蛋白(VLDL)血症，少见。血清 TC 正常或增高，TG 增高。

V 型：混合型高脂蛋白血症，亦称高前 β-脂蛋白及高乳糜微粒血症，少见。血清 TC、TG 均增加。

脂质异常中，IIa、IIb 和 IV 型高脂血症最为重要，占临床所见高脂血症病例的 90% 以上。IIb 型和 IIa 型有时不易确定，可应用下列公式鉴别：LDL-C = TC-(TG/5 + HDL-C)。当 LDL-C>130mg/dl 时为 IIb 型，否则为 IIa 型。

该表型分类法有助于高脂血症的诊断和治疗，但较繁琐。1992 年，欧洲动脉硬化协会则把上述 5 型高脂蛋白血症简化为 3 型，即高胆固醇血症、高甘油三酯血症及混合型高脂血症，这种分类方法更具有临床实用性。

(2)病因学分类根据病因学血脂异常可分为两类：

①原发性，是由遗传基因缺陷或基因突变，或由饮食习惯、生活方式及其他自然环境因素等所致的脂质代谢异常。

②继发性，由某种明确的基础疾患所引起。常见的能引起继发性高脂血症的基础疾患有甲状腺功能过低、糖尿病、慢性肾病和肾病综合征、阻塞性肝胆疾患、肝糖原储存疾患、胰腺炎、乙醇中毒、特发性高钙血症、退行性球蛋白血症(多发性骨髓瘤、巨球蛋白血症及红斑狼疮)、神经性厌食症及善饥癖等。某些药物，诸如噻嗪类和其他利尿剂、含女性激素的口服避孕药、甲状腺素、促进合成代谢的类固醇激素、黄体内分泌素以及某些 β 受体阻滞剂等，也能引起继发性高脂血症。当这些基础疾患被治愈或控制之后，或当有关药物被停用之后，继发性高脂血症即可望被纠正。

【血脂异常与冠心病的关系】

1.血清总胆固醇和低密度脂蛋白胆固醇(LDL-C)水平与冠心病的关系

大量的流行病学观察结果显示，血脂异常是冠心病的重要易患因素，其中血清胆固醇增高与冠心病的发生呈正相关联系。

(1)Framingham 研究:开始于 1949 年,以美国 Framingham 5127 名居民作为长期随访对象(每二年 1 次),开始时均无明显的心血管病。随访结果显示,进入研究时的血清胆固醇水平与以后冠心病的发生呈正相关关系,其规律为血胆固醇每上升 1%,冠状动脉疾病的危险就增高 2%～3%。

(2)多危险因素干预试验(MRFIT):对 40 万名中年男性长达 12 年的前瞻性观察表明,血清胆固醇水平的增高伴随冠心病死亡率的上升。总胆固醇水平在 5.20mmol/L 以上时冠心病死亡率上升更为显著。

对于血清总胆固醇和冠心病关系的流行病学观察,比对于 LDL-C 和冠心病关系的研究远为广泛。近年已经明确,低密度脂蛋白是导致动脉粥样硬化的主要脂蛋白,因此,对脂质异常的治疗(特别是药物治疗)常常更重视 LDL-C。

由于我国人群的遗传特点和传说的饮食习惯,其平均血清胆固醇水平普遍低于西方国家,这是我国冠心病低发的原因之一。但值得注意的是,我国人群中冠心病其他重要的危险因素(高血压、吸烟、糖尿病)的水平并不低。在同时存在一项以上其他危险因素的患者,即使是轻度增高的血清胆固醇水平也会显著增高冠心病的危险;随着近年来饮食结构的改变,我国一些地区的血胆固醇水平有上升的趋势。

2.血清甘油三酯水平和冠心病的关系

高甘油三酯与冠心病的关系曾有争议,但近年许多大规模的前瞻性流行病学研究结果表明:高甘油三酯是发生冠心病的独立危险因素,当伴有低 HDL 时高甘油三酯与冠心病的相关性更高;伴有高甘油三酯血症时,发生冠心病的危险性高于单纯高胆固醇血症。

(1)Framingham 研究:结果表明,当血清 HDL-C 水平较低时,心绞痛、心肌梗死和冠心病死亡的发生率与甘油三酯水平直接相关。

(2)PROCAM 研究(前瞻性心血管病 Munster 研究):是德国的一项前瞻性流行病学研究,开始于 1979 年,研究对象为 14799 名男性和 6507 名女性,均无心、脑血管疾病,每二年随访 1 次。目的在于发现与以后发生心肌梗死和脑血管意外的相关因素。对其中 4559 例 40～65 岁男性参加者的 6 年随访结果显示:高血压、糖尿病和高血脂是冠状动脉疾病的独立危险因素,多项危险因素并存可使冠心病发生率显著增高;结果还显示,心肌梗死和冠心病死亡与血清甘油三酯水平直接相关,如同时有 HDL-C 降低或 LDL-C 水平增高,特别是 LDL-C/HDL-C>5 时,甘油三酯增高对冠心病的影响更大。

(3)斯德哥尔摩前瞻性研究和 Pans 前瞻性研究:亦均显示高甘油三酯血症与冠心病死亡直接相关。

高甘油三酯血症易致冠状动脉粥样硬化的机制包括以下几点:

(1)高甘油三酯能改变 LDL 的性质使之变得小而致密,容易产生脂质过氧化和进入血管内膜。

(2)血清甘油三酯越高,HDL 颗粒也越小越重,小而重的 HDL 在血流中清除较快,因而将外围胆固醇转运到肝脏的 HDL 就减少。

(3)脂质穿梭作用:高甘油三酯血症时,富含甘油三酯的 VLDL 和乳糜微粒中的甘油三酯转移到富含胆固醇的 LDL 和 HDL 中,而胆固醇则反方向转运,所产生的富含胆固醇的 VLDL 或乳糜微粒残骸有致动脉粥样硬化作用。

3.血清高密度脂蛋白胆固醇(HDL-C)与冠心病的关系

目前已积累的证据显示,血清 HDL-C 水平降低(<0.9mmol/L)可使冠心病的危险增高。Framingham 研究结果表明,研究人群中 HDL-C 越高,其随访中冠心病发生率越低。PROCAM 研究:观察结果显示,随访中发生冠心病者的血清 HDL-C 水平显著低于未发生冠心病者;发生冠心病者中,血清 HDL-C 水平<35mg/dl 者占 45.2%,而未发生冠心病者中仅占 16.1%。随访开始时血清 HDL-C 水平<35mg/dl 者的 6 年冠心病发生率为>35mg/dl 的 4 倍。

【调脂治疗】

1.调脂治疗的意义

(1)调整血脂水平,能改变冠心病的进程:动物实验早就证实,降低血中总胆固醇水平,能预防和逆转动脉粥样硬化病变的发生与发展。美国国家胆固醇教育计划(NCEP)专家组提出动脉粥样硬化各危险因素中以胆固醇水平尤其 LD-C 水平增高最有意义。近来一些缩写为 CLAS、FATS、POSCH、SCOR、STARRS、MARS、MAAS、CCAIT、PLAC-I 及 REGRESS 等的临床研究,用非药物或药物等措施使血中胆固醇水平降低,经 2 年以上的随诊,通过冠脉造影证实,随血脂水平的改善,冠状动脉粥样硬化病变进展速度延缓或停止进展,新病变发生率明显减少,甚至可见已形成的动脉粥样硬化病变消退。其中某些研究,还发现随血清总胆固醇水平的下降,临床可见一些诸如不稳定心绞痛,急性心肌梗死等冠心病事件的发生率,以及对经皮冠状动脉腔内成形术(PTCA)冠状动脉旁路移植术(CABG)的需求都有明显减少。对调整血脂水平,使冠状动脉病变获得改善及冠心病事件明显减少的机制,可能与内皮细胞功能的改善及使一些容易受损的富含脂质的动脉粥样硬化斑块趋于稳定有关。

(2)调整血脂水平,能使冠心病的发病率及死亡率明显降低:通过非药物或药物等多种措施,改善了血脂代谢,调整了血脂水平,冠心病的发病率和死亡率将明显降低。一项多中心随机双盲安慰剂对照冠心病一级预防试验(LRC-CPPTT),对 3806 例无症状中年男性Ⅱ型高脂蛋白血症患者,服考来烯胺或安慰剂,随诊 7～10 年,平均 7.4 年,结果证实,血浆总胆固醇水平平均降低 8%,冠心病发病率减少 19%。赫尔辛基心脏研究(HHS)结果表明,内服吉非贝齐,使血中过高的总胆固醇及甘油三酯水平降低,同时使血中过低的 HDL-C 水平升高后,5 年内能使冠心病的发生率及心肌梗死的发生率都下降 34%;在调整血脂后的第 3～5 年,冠心病的发生率降低 50%。

几项大规模临床试验已表明他汀类药物在冠心病一级预防和二级预防中能显著降低冠心病死亡率和主要冠心病事件的发生率。用普伐他汀进行的西苏格兰冠状动脉预防研究(WOSCOPS)第一次表明降低胆固醇在冠心病一级预防中的有益作用。在 6595 例无明确心脏病史的高胆固醇血症的男性中,分别应用普伐他汀每晚 40mg 和安慰剂,平均随访时间 4.9 年,治疗组在血脂代谢改善的同时,主要冠脉事件(包括非致死性心肌梗死和冠心病死亡)的危险性减少 31%,而非心血管性死亡率并无增加。空军/得克萨斯冠状动脉硬化预防研究(Air Force CAPS/Texas CAPS)是应用洛伐他汀进行的另一项冠心病一级预防研究。该研究的特点是研究对象的 LDL-C 水平不高但 HDL-C 明显降低,该研究结果显示主要冠心病事件的危险性降低 40%。斯堪的纳维亚辛伐他汀生存研究(4S)第一次表明降低胆固醇在冠心病二级预防中的有益作用。在 4444 例已有明确冠心病包括曾患心肌梗死的高胆固醇血症患者中(包括男性、女性),分别应用辛伐他汀每晚 20～40mg 和安慰剂,随访中位数 5～4 年,最短随访 3 年,观察到辛伐他汀降低冠心病死亡危险达 42%,降低主要心血管事件危险达 34%,而非心血管性死亡率无增加。另一项名为胆固醇和复发事件(CARE)的研究则显示了降胆固醇治疗在心肌梗死后血清总胆固醇在正常水平的患者中的有益作用。该研究对急性心肌梗死后 3～20 个月血清总胆固醇水平正常的 4159 人给普伐他汀 40mg/d 或安慰剂,随访≥5 年,结果普伐他汀组除了总胆固醇和 LDL-C 下降外,5 年内冠心病死亡与非致死性心肌梗死合计减少 24%,用药 2 年后开始见效。CARE 研究中的患者更能代表临床实践中的实际情况,因为 70% 的心肌梗死后患者血清总胆固醇水平<6.2mmol/L。在另一项名为普伐他汀在缺血性心脏病中的长期干预(LIPID)的二级预防研究中,对总胆固醇水平正常至轻度增高(4.0～7.0mmol/L)的有心肌梗死或不稳定型心绞痛病史的 9014 例患者随访 7 年,随机给予普伐他汀 40mg/d 或安慰剂,结果治疗组冠心病死亡相对危险降低 24%,总死亡率相对危险降低 23%,还观察到中风相对危险性降低 20%。LIPID 是迄今报告的一项规模最大,随访时间最长,研究对象中有不稳定型心绞痛的调脂药物冠心病二级预防研究。4S 试验含 202 例糖尿病患者,辛伐他汀治疗使主要冠脉事件发生相对危险降低 55%,提示冠心病合并糖尿病的患者比不合并糖尿病的患者从降脂治疗中获得更大的益处。这些大规模的临床试验中非心血管性死亡率无增加有重要的意义,改变了过去降脂治疗虽然降低心血管事件的死亡率,但因为非心血管性死亡率增加而总的死亡率并不下降的看法。不少流行病学研究显示了甘油三酯升高在冠心病发病和进展中的重要作用,但针对高甘油三酯血症为主的冠心病二级预防试验不多。在 4081 例伴高脂血症的冠心病男性患者中随机分组应用吉非贝齐治疗的赫尔辛基心脏研究(HHS)结果显示,随访平均 5 年 4 个月,治疗组血脂代谢改善,心肌缺血发作减少,吉非贝齐组降低心肌梗死和冠心病死亡相对危险 34%。

2.血脂异常的处理步骤

(1)血脂异常对象的检出:建议一般人群进行血脂检查在内的健康体检,包括来院就诊的血脂异常和心血管病易患人群;20 岁以上的成年人至少每 5 年测量 1 次空腹血脂;缺血性心脏病及其高危人群应每 3～6 个月测 1 次血脂;因缺血性心血管病住院的患者应在入院时或 24h 内检测血脂。血脂检查的重点对象包括:①已有冠心病、脑血管病或周围动脉粥样硬化性疾病者;②有高血压病、糖尿病、肥胖、吸烟者;③有冠心病或动脉粥样硬化疾病家族史,尤其是直系亲属中有早发病或早病死者;④有皮肤黄色瘤者;⑤有家族性高脂血症者。

其他可考虑作为血脂检查的对象:①40 岁以上男性;②绝经期后女性。

血脂测定:受检者在取血化验前的最后一餐,必须忌用高脂食物及不能饮酒,空腹 12h 以上取静脉血送检。化验内容,至少应包括血清总胆固醇(TC),甘油三酯(TG)及高密度脂蛋白胆固醇(HDL-C)。血清低密度脂蛋白胆固醇(LDL-C)水平,当血清甘油三酯水平<4.5mmol/L 时,可用 Friedewald 公式计算,若血清甘油三酯水平高于此值时必须直接测定。Friedewald 公式如下:

单位均为 mmol/L 时：LDL-C＝TC-HDL-C-TG/2.2；

单位均为 mg/dl 时：LDL-C＝TC-HDL-C-TG/5。

(2)判断血脂水平及其类型：1997 年，我国发表的《血脂异常防治建议》制定了中国人血脂合适范围，2006 年制定的《中国成人血脂异常防治指南》又对血脂分层的切点进行了调整。

如果首次检测发现异常则宜复查禁食 12～14h 后的血脂水平，在判断是否存在高脂血症或决定防治措施之前，至少应有 2 次空腹血标本检查的记录。

(3)按不同冠心病危险程度，给予不同强度的治疗用药或其他处理：根据临床上是否已有冠心病或冠心病等危症以及有无心血管病危险因素，结合血脂水平，全面评价，决定治疗措施及血脂的目标水平。冠心病等危症是指非冠心病患者在 10 年内发生主要冠脉事件的危险与已患冠心病者处于同等的水平，新发或复发缺血性心血管病事件的危险＞15％，包括以下 3 种情况：①糖尿病；②有临床表现的冠状动脉以外的动脉粥样硬化性疾病(缺血性脑卒中、周围动脉疾病、腹主动脉瘤和症状性颈动脉病等)；③血压≥140/90mmHg 或正在接受降压药物治疗，同时合并≥3 项缺血性心血管病危险因素者。

血清脂质异常以外的冠心病危险因素包括：①高血压(BP≥140/90mmHg 或接受降压药物治疗)；②吸烟；③高密度脂蛋白胆固醇血症(HDL-C＜40mg/dl)；④肥胖(BMI≥28kg/m2)或中心性肥胖(腰围：男性≥95cm，女性≥90cm)；⑤早发缺血性心血管病家族史(一级男性亲属发生心肌梗死时＜55 岁，一级女性亲属发病时＜65 岁)；⑥年龄(男性≥45 岁，女性≥55 岁)。

高脂血症的治疗用于冠心病的预防时，若对象为临床上未发现冠心病或冠心病等危症者，属于一级预防，对象已发生冠心病或冠心病等危症者属于二级预防，要区别一级与二级预防，并根据一级预防对象有无其他危险因素及血脂水平分层防治。防治措施中应以饮食治疗为基础，根据病情、危险因素、血脂水平决定是否或何时开始药物治疗。

分清原发性或继发性高脂血症，属后者则诊治其原发病。无论是否进行药物调脂治疗，都必须坚持控制饮食和改善生活方式。根据血脂异常的类型和治疗所需要达到的目标，选择合适的调脂药物。

高脂血症开始治疗时胆固醇、LDL-C 值与治疗目标值：如表 19-4。2006 年《指南》中危险等级分为低危、中危、高危及极高危，低危：10 年危险性＜5％；中危：10 年危险性 5％～10％；高危：缺血性心血管疾病或缺血性心血管疾病等危症，或 10 年危险性 10％～15％；极高危：急性冠脉综合征，或冠心病合并糖尿病。

表 19-4　中国成人血脂异常防治指南高脂血症患者开始治疗标准值及治疗目标值(mg/dl)

危险等级	治疗性生活方式改善	药物治疗	治疗目标值
低危	胆固醇≥240	胆固醇≥280	胆固醇＜240
	LDL-C≥160	LDL-C≥190	LDL-C＜160
中危	胆固醇≥220	胆固醇≥240	胆固醇＜200
	LDL-C≥130	LDL-C≥160	LDL-C＜130
高危	胆固醇≥160	胆固醇≥160	胆固醇＜160

危险等级	治疗性生活方式改善	药物治疗	治疗目标值
	LDL-C≥100	LDL-C≥100	LDL-C<100
极高危	胆固醇≥160	胆固醇≥160	胆固醇<120
	LDL-C≥100	LDL-C≥100	LDL-C<80

3.调脂治疗中合理饮食

无论哪一型高脂血症,饮食治疗是首要的基本治疗措施,应长期支持。饮食治疗的目的是降低血浆胆固醇,保持均衡营养。对超重患者,应减除过多的总热量;脂肪入量<30%总热量,饱和脂肪酸占8%~10%,每日胆固醇入量<300mg。如疗效不佳,应进一步将饱和脂肪酸入量限至7%以下,胆固醇入量<200mg。Ⅰ型患者可按需要加用中链脂肪酸,因可直接经门静脉吸收而不形成乳糜微粒,但不宜用于糖尿病或肝硬化患者。对内源性高甘油三酯血症(Ⅲ、Ⅳ、Ⅴ型)应限制总热量和糖类入量。对超重的患者,积极的体育活动非常重要,体重减轻后可加强降低LDL-C的作用。运动和降低体重除有利于降低胆固醇外,还可使甘油三酯降低,HDL-C升高。

4.调脂治疗中的合理用药

调脂治疗能使冠心病的发病率、死亡率及总死亡率明显降低,并能减少对经皮冠状动脉腔内成形术(PTCA)及冠状动脉旁路移植术(GABG)的需求,还可减少住院次数和天数,减少医疗开支。目前,市场供应的调脂药的品种也愈来愈多。若在调脂治疗中用药不当,则可延误治疗及造成巨大医药资源的浪费。以下就一些有实用价值的血脂调节药及其应用作一简介。

(1)主降TC的药

①胆酸螯合树脂类:这类药物在肠道内与胆酸呈不可逆结合,树脂又不能从胃肠道吸收,胆酸从肠道回吸收减少,随粪排出增加,从而使肝细胞增加胆酸的生产,肝细胞内胆固醇的消耗增加,使这些细胞的LDL受体数目增多活性增强,血浆LDL分解代谢加速。胆酸被树脂吸收并排出后,使胆固醇从肠道的消化吸收受阻。因此,服用本类药后血清总胆固醇可降20%~30%,甘油三酯变化不大,HDL-C也有中等量增加。本类药适用于除纯合子家族性高胆固醇血症外的任何类型高胆固醇血症。对高甘油三酯血症无效,对血清总胆固醇、甘油三酯都高的混合型高脂血症,须与其他类型的血脂调节药联用才能奏效。常用的有考来烯胺,亦称消胆胺,每次服4~5g,3~4次/d,总量不超过24g/d,服用时可从小剂量开始,1~3个月内达最大耐受量。考来烯胺的主要缺点是味道不佳及便秘。另外,它可干扰叶酸、地高辛、华法林、丙丁酚、苯氧芳酸类及脂溶性维生素的吸收,长期服用考来烯胺者,可适当补充维生素A、维生素D、维生素K及钙。其他罕见的副作用是腹泻、脂痢、肠梗阻及严重腹痛。同类药考来替泊(Colestipol)又名降胆宁,每次服10g,2次/d,药效与副作用与考来烯胺相似。但价格便宜。

②HMG-CoA还原酶(3甲基-3羟基戊二酰辅酶A还原酶)抑制剂:是近十几年来开发的新型调血脂药。1976年,日本学者Endo等人首次发现真菌代谢产物Compaction能降低鸡和狗的血清胆固醇水平,其他的学者亦证明它在动物和高胆固醇血症患者中都有明显的降低血清胆固醇水平的作用。然而由于在日本发现它能使狗的小肠发生形态学上的改变而停止临床应用。其后在美国从土壤土曲霉菌培养基中提取了洛伐他汀,在北美、西欧、澳大利亚及日本

进行了广泛研究,证实它是一种 HMG-CoA 还原酶抑制药,能安全有效地降低高胆固醇血症患者血清胆固醇水平,并在 1987 年获得美国 FDA 批准,首次在美国上市。到目前为止,除洛伐他汀外,投入临床使用的 HMG-CoA 还原酶抑制药还有辛伐他汀、普伐他汀、氟伐他汀、阿伐他汀、瑞舒伐他汀、匹伐他汀等。本类药又称为他汀类药物。他汀类药物作用机制主要是抑制胆固醇的生物合成,促进机体清除 LDL-C。胆固醇在体内的合成途径是 HMG-CoA 在 HMG-CoA 还原酶作用下转变成为甲基二羟戊酸,这是胆固醇生物合成中的一个限速步骤。HMG-CoA 还原酶抑制剂结构式中的开环酸部分,与 HMG-CoA 还原酶极为相似,对胆固醇生物合成限速酶即 HMG-CoA 还原酶有特异的竞争性抑制作用,能有效地抑制胆固醇在体内的生物合成。血浆 LDL-C 浓度受肝从血浆中摄取和降解 LDL-C 的速度所影响,而这又受肝细胞 LDL 受体的影响。因此,肝细胞表面的 LDL 受体,构成循环中 LDL-C 被清除的主要途径。而 LDL 受体合成速度与细胞内胆固醇量呈反比。HMG-CoA 还原酶抑制能使细胞内胆固醇含量下降,从而刺激细胞表面 LDL 受体合成加速,增加细胞膜 LDL 受体表达的数目。此外,通过抑制胆固醇的形成,干扰了脂蛋白的生成,也降低了血浆 LDL-C 水平。HMG-CoA 还原酶抑制药还能使血浆 HDL-C 水平升高,有利于冠心病的预防,但使 HDL-C 升高的机制还不清楚。几个大规模的临床研究都一致地证实 HMG-CoA 还原酶抑制剂能使血清总胆固醇降 20% 以上,LDL-C 降 30% 以上,甘油三酯降 25% 以上,HDL-C 上升 8% 以上。HMG-CoA 还原酶抑制药还具有降脂以外的其他作用,包括改善内皮功能和血管舒缩功能,减少血小板聚集,改善血黏度和流变学等。HMG-CoA 还原酶抑制药是治疗高胆固醇血症的一线药物,也是冠心病和心肌梗死后二级预防的重要药物。

各类他汀类药物的剂量为:洛伐他汀 10～80mg,辛伐他汀 5～40mg,普伐他汀 10～40mg,氟伐他汀 10～40mg,阿伐他汀 10～80mg,瑞舒伐他汀 10～40mg,匹伐他汀 1～4mg,均为每晚 1 次口服。可根据实际情况选用。他汀类药物服药后约有 2%～3% 的患者可有恶心、胃肠功能紊乱、失眠、肌肉触痛及皮疹。少数病例可见转氨酶或肌酸激酶(CK)轻度升高,甚至横纹肌溶解症。服本类药应定期复查转氨酶及 CK。HMG-CoA 还原酶抑制药应尽量避免同纤维酸衍生物类降脂药、烟酸等合用,以减少发生严重不良反应的机会。

③依折麦布:可与小肠壁上特异的转运蛋白 NPC_1L_1 结合,选择性地强效抑制小肠胆固醇和植物甾醇的吸收(可达 54%),使得肝脏胆固醇贮量降低,从而增加血液中胆固醇的清除。该药的半衰期大约为 22h,主要通过粪便排出,在老年、轻度肝功能不全或各种程度肾功能不全患者中均不需要调整剂量。由于依折麦布不通过细胞色素 P450 同工酶代谢,故适合与他汀类、贝特类等调脂药合用而不易发生药物之间的相互作用。依折麦布 10mg/d 与小剂量他汀类联用降低 LDL-C 的幅度,相当于各种他汀类单药治疗相应较高剂量的疗效。在 EASE 研究中,已服用他汀药物但 LDL-C 未达 ATPⅢ 目标值的患者,加服依折麦布 10mg 后,LDL-C 降低 25.8%,达标率增加 71%,与加服安慰剂的患者相比,P<0.001。依折麦布还有抗动脉粥样硬化作用,如与舒伐之联用,可协同降低 CRP 水平。由于依折麦布上市时间较短,对心血管事件的益处尚不清楚。

④普罗布考:又名丙丁酚,服药后,它积聚在脂蛋白的核心中,可能通过改变蛋白结构,使之易于被细胞摄取。这种摄取不依赖于 LDL 受体。由此,它不但适用于一般的高胆固醇血

症,并且可使纯合子型家族性高胆固醇血症者的血清总胆固醇降低。剂量每次服 0.5g,2 次/d。本品可降低血清总胆固醇、LDL-C 的浓度,对 VLDL、甘油三酯无明显影响,本品也能降低 HDL-C 的水平,这一作用相对强于降低 LDL-C 的作用。副作用有腹泻、消化不良和恶心。长期服用可见 QT 间期延长,有室性心律失常或 QT 间期延长者禁用。普罗布考治疗高胆固醇血症的实际效果,尚待进一步临床考验。

⑤弹性酶:由胰提取或微生物发酵制得的一种易溶解的弹性蛋白。它能阻止胆固醇合成并促进胆固醇转化成胆酸,从而使血清总胆固醇下降。它适用于高胆固醇血症。每次服 300IU,3 次/d。弹性酶降血清总胆固醇作用较弱,但几乎无副作用。一些轻症可先试用。

(2)主降 TG 兼降 TC 的药

①烟酸及其衍生物:烟酸,它能抑制脂肪组织中的脂解作用及降低游离脂肪酸的血浆浓度,并能在 CoA 的作用下与甘氨酸合成烟尿酸,从而阻碍肝利用 CoA 合成胆固醇,并能减少肝中 VLDL 的合成。每天服烟酸 3~6g,血清总胆固醇可降 10% 左右,甘油三酯可降 26% 左右。HDL-C 稍有上升。它适用于高胆固醇和(或)高甘油三酯血症。开始服药 1~2 周内可见面红、皮肤瘙痒及胃部不适,继续用药可渐减轻或消失。为减轻副作用,可先每次服 0.1~0.5g,4 次/d,以后渐增至 6g/d。应饭后服,用餐时少喝菜汤,服药时少饮水。潮红也可用小剂量阿司匹林对抗之。少见副作用为高尿酸血症、急性痛风、斑疹、荨麻疹、黑色棘皮病及轻度糖耐量减低。长期服用应监测肝功能,消化道溃疡者禁用。国产的烟酸缓释片(本悦)已在临床上推广应用,这种缓释制剂的不良反应明显减少。

烟酸衍生物能减轻副作用,但血脂调节作用也降低,烟酸肌醇酯,每次服 0.2~0.6g。阿西莫司,又名氧甲吡嗪,是人工合成的烟酸衍生物。它的作用机制、调节血脂能力及适用范围与烟酸大致相同。每次 0.25g,2~3 次/d。其降甘油三酯作用较明显,降血清总胆固醇及升 HDL-C 也有效,其改善血脂的程度似乎不如非诺贝特,但副作用少而轻。

②纤维酸衍生物类降脂药,又称苯氧芳酸类或贝特类降脂药:本类药最先使用的是氯贝特。氯贝特虽有一定的降血脂作用,并可减少冠心病的死亡率,但可能增加患者的总死亡率和非心血管病死亡率,且不良反应大,故现已不用。近年来,已开发了多种疗效高、副作用小的替代药物。本类药突出的作用是能显著有效地降低血清甘油三酯水平,并提高 HDL-C 水平。本类药也可中度降低总胆固醇和 LDL-C 水平。贝特类降甘油三酯的作用与刺激脂蛋白脂酶的活性有关。脂蛋白脂酶的主要作用是水解并除去循环中富含甘油三酯的脂蛋白,脂蛋白脂酶活性增高并有利于 HDL 水平的增高以及 LDL 的亚型分布偏离小而重的 LDL。贝特类药增高脂蛋白脂酶的活性是通过降低 apoCm 的水平而实现。贝特类药的上述作用目前认为是通过激活过氧化酶增殖激活受体(PPARs)介导的。贝特类药还能增加肝脏摄取游离脂酸(FFA),这一摄取过程由脂酸转运分子,尤其是脂酸转运蛋白介导。本类药物中有些能降低血中的纤维蛋白原,这一作用可能有助于降低冠状动脉事件的发生。临床上本类药适用于高甘油三酯血症及以甘油三酯增高为主的混合型高脂血症。可供选用的贝特类降脂药有:苯扎贝特每次 0.2g,3 次/d;苯扎贝特缓释片,每晚服 1 次,每次 0.4g;非诺贝特每次 0.1g,3 次/d;微粒化非诺贝特常用量为每晚 200mg;吉非贝齐每次 0.6g,2 次/d。贝特类降脂药副作用有胃肠道不适,主要有恶心、腹胀、腹泻等,有时有一过性血清转氨酶升高。肝、肾功能不全、孕妇、哺

乳期妇女忌用。这类药物可加强抗凝药物的作用,两药合用时,抗凝药剂量宜减少 $1/3\sim1/2$。

③潘特生:它的分子结构是 CoA 的组成成分。动物实验证实,它能促进血脂正常代谢,改善脂肪肝及酒精中毒性肝损害,能抑制过氧化脂质的形成及血小板聚集,还能防止胆固醇在血管壁的沉积。每次 0.2g,3 次/d。血清总胆固醇降 $5.2\%\sim15.2\%$,甘油三酯降 $23.6\%\sim31.7\%$,HDL-C 升 $10.0\%\sim20.5\%$。潘特生改善血脂代谢的作用是中等程度的,但副作用少而轻。

(3)降 TG 制剂

Omega-3(ω-3)脂肪酸:它主要为二十碳五烯酸(EPA)和二十二碳六烯酸(DHA)。海鱼油含大量 EPA 及 DHA。海鱼油调节血脂的机理尚不十分明确,可能抑制肝内脂质及蛋白质的合成,促进胆固醇随粪便排出。海鱼油制剂,每次 $5\sim10g$,2 次/d,可有效地降低 VLDL,从而明显降低血清甘油三酯水平。这种多不饱和的 ω-3 脂肪酸极易氧化成致动脉粥样硬化的有害物质,应在其中加少量抗氧化剂。市售的海鱼油制剂,一般都加入少量维生素 E。市售的海鱼油制剂种类较多。一般分 3 型:即游离脂肪酸型,长期服用可见胃肠道出血;酯型,长期服用可见视力下降;天然海鱼油型的副作用较少。常见副作用为鱼腥味所致的恶心,一般难以长期坚持服用。国内市售的海鱼油制剂有多烯康、脉络康及鱼油烯康制剂,其疗效与安全性尚待长期大系列临床应用进一步证实。

5.特殊脂质异常的处理

(1)极高 LDL-C(≥190mg/dl):这种情况常见于明显基因异常者如单基因型家族型高胆固醇血症、家族性载脂蛋白 B 缺陷症和多基因型高胆固醇血症等。对于这种情况常需要联合药物治疗如他汀类加胆酸隔置剂,以达到治疗的目标值。

(2)高甘油三酯:对于甘油三酯升高治疗的策略取决 TG 升高原因和严重程度。

①总体情况:临界或高甘油三酯血症者,首要目的是降低 LDL-C 达到目标值。

②TG150~199mg/dl 者,重点放在减轻体重,增加体力活动。

③TG200~499mg/dl 者,非 HDL-C(LDL-C+VLDL-C)成为治疗的次级目标,为了达到非 HDL-C 的目标值,需要应用药物。可采用增加降 LDL-C 的药物剂量,或加用烟酸或贝特类。

④TG≥500mg/dl,首要任务是通过降低 TG 来预防急性胰腺炎。选择贝特类或烟酸类。

(3)低 HDL-C 在 ATPⅢ中将 HDL-C<40mg/dl 定为低 HDL-C。在临床上对于低 HDL-C 应予重视,并进行适当的处理:

①总体情况:对存在低 HDL-C 者,首要目标是降低 LDL-C 并达目标值。

②其次是在 LDL-C 达标后,强调减轻体重,增加体力活动。

③若低 HDL-C 与 TG 升高(200~499mg/dl)同时存在,次要目的是将非 HDL-C 达目标值。

④单纯低 HDL-C(即 TG<200mg/dl 时),可考虑采用升 HDL-C 的药物如贝特类或烟酯等,但主要是针对合并冠心病或冠心病等危症者。

(4)糖尿病的血脂异常:2 型糖尿病患者常合并有致动脉粥样硬化性血脂异常。虽然在糖尿病时,常见的血脂异常为 TG 升高、低 HDL-C 或两者并存,但临床试验结果支持,降低

LDL-C 仍应视为首要治疗目的。这是因为在 ATPⅢ 中糖尿病为冠心病等危症。

(5)急性冠脉综合征时的降脂治疗:因急性冠脉综合征或行冠脉介入手术收住院治疗的患者,应在住院后立即或 24h 内进行血脂测定,并以此作为治疗的参考值。只要患者的 LDL-C ≥130mg/dl,住院期间就应给予降脂药物,若 LDL-C 为 100~129mg/dl,是否进行药物降脂治疗则由临床判定。有学者认为,只要患者是因冠心病而住院,LDL-C>100mg/dl 则应进行药物降脂治疗。在住院期间开始药物治疗有 2 条明显的益处:①能调动患者坚持降脂治疗的积极性;②能缩小临床上的"治疗空隙",即使更多的患者得到必要的降脂治疗。

6.服药期间的随诊

血脂异常的治疗一般均是一个长期过程,有些患者将终生服药。不同个体对同一药物的疗效及副作用有相当大的差别。在一个相当长的过程中,人体与自然环境的相互反应也是变化的。由此,服药期间应定期随诊,注意每隔 1~3 个月复查血脂水平及监测安全指标,主要应监测的安全指标为血清谷丙转氨酶、肌酸激酶,有的药还需监测血尿素氮或肌酐。一般服药都应从较小剂量开始,疗效欠佳可加大剂量,其后疗效仍不满意,则可改用同类药中的其他药物,联合用药可提高疗效,但必须谨慎考虑药费负担和毒副作用。长年服药时,可 3~6 个月复查 1 次。与此同时,应做有关的随诊观察,以便及时调整剂量或更换药物。血脂降到接近期望水平时,可适当减少剂量。

(张学正)

第四节　硝酸酯类药物

【概述】

硝酸酯类是抗心肌缺血常用药,用于治疗心绞痛已近一个半世纪的历史。

1846 年,首次合成硝酸甘油,当时用做炸药;1867 年,亚硝酸异戊酯用于缓解心绞痛发作;1879 年,硝酸甘油用于缓解心绞痛发作;1950 年,增加了用于预防心绞痛发作的适应证;1970 年,再次出现新的适应证:心力衰竭、心肌梗死;1980 年,发现硝酸酯新的药理作用:抑制血小板聚集,改善血黏度,使缺血性损伤的心肌代谢恢复正常,抑制血管平滑肌增生;1987 年,从细胞水平阐析硝酸酯类的作用机制:硝酸酯是 NO 的前体药物硝酸酯所产生 NO 能替代 EDRF。

【药理作用】

硝酸酯类对各种平滑肌均有舒张作用,但对血管平滑肌作用最强。

不同的硝酸酯类的作用强度不同,对不同的血管作用敏感性也不同。以硝酸甘油为例,对静脉最敏感,减少回心血容量与心脏的前负荷;对较大动脉如心外膜冠状动脉次之,可改善心外膜缺血;较高浓度能舒张外周血管与心肌阻力血管。

不同剂量的硝酸酯类药物作用于血管可产生不同的效应。小剂量时扩张容量血管(静脉),使静脉回流减少,左室舒张末压下降(LVEDP);中等剂量主要是扩张传输动脉(包括心外膜下的冠状动脉);而大剂量时扩张阻力小动脉,可降低血压。

硝酸酯类对心率与心肌收缩力有间接作用,但影响因素较多。比如,对于正常心脏,硝酸甘油能减少回心血量,从而减少心排出量;对左室充盈压高的患者,特别是衰竭的心脏则能通过增强心肌收缩力和减轻心脏的前负荷与后负荷而增加心排出量。又比如,硝酸甘油在降低血压时,一般能反射性地加快心率;但在心衰患者,因压力感受器反应性减弱,且心衰时心率已经加快,不易表现出硝甘反射性加快心率的作用。另外,硝酸甘油对缺血心肌的膜电位有稳定作用,可提高室颤阈,阻止折返,改善房室传导,有利于防治心律失常。

【作用机制】

1.降低心肌耗氧量

(1)舒张静脉,降低前负荷:硝酸酯类选择性舒张静脉,增加静脉容量,减少回心血量,缩小心脏容积,降低室壁张力,因而降低心肌耗氧量。

(2)舒张动脉,降低后负荷:硝酸酯类能舒张动脉,降低心脏后负荷,使左室压降低,室壁压力降低,与舒张静脉,降低前负荷共同导致心肌耗氧量降低。

硝酸酯类既降低前负荷,又降低后负荷,能减轻心脏负担,是其治疗充血性心力衰竭的作用基础。

2.舒张冠脉,解除痉挛,改善心内膜下供血

硝酸酯类能舒张较大的冠状动脉与直径$>100\mu m$的小冠脉。较大的冠脉在心外膜,冠脉痉挛或堵塞诱发心肌缺血时,舒张较大的冠脉可解除痉挛,迅速缓解心肌缺血。从心脏血管分布与冠脉血流的特点来看,心肌氧分压从心外膜到心内膜呈梯度下降,故心肌缺血常发生于心内膜下。静注硝酸甘油后,即使尚未增加冠脉血流量,心外膜下氧分压未见明显升高,而心内膜下氧分压已有明显增高。因此,硝酸酯类不仅仅是舒张冠脉,还能选择性改善心内膜下供血。一般认为,这是硝酸酯类使冠脉供血重新分布的结果。具体而言,缺血区的小冠状动脉(或已硬化或已代偿性)原本已经高度舒张,硝酸酯类已不能使之再舒张。但是硝酸酯类仍能舒张心外膜的未硬化较大冠脉,使血流重新分布。另外,较大的冠脉舒张可开放侧支或增加侧支血流,有利于血流经侧支分流到缺血区。故虽然总冠脉血流量未增加,但缺血区的心内膜下供血增加。

3.舒张血管

硝酸酯类舒张血管的作用并不通过血管内皮细胞。因此,不论冠脉内皮细胞功能有无损伤,均能舒张冠脉。硝酸酯类是前体药,必须在体内转化为一氧化氮(NO·)自由基才起作用。其体内转化与舒张血管的细胞学过程如下:某些硝酸酯类如硝酸异山梨酯要经肝脏酶转化为 R-ONO$_2$,才能进入血管平滑肌。含有-ONO$_2$ 的,如硝酸甘油与单硝酸异山梨酯,其-ONO$_2$ 可直接进入平滑肌,而 ONO$_2$ 转化为 NO· 的过程还无定论。一般认为 ONO$_2$ 在肌膜中与半胱氨酸的 SH 作用产生 NO$_2^-$,继而生成亚硝基硫醇类,释放出 NO·,激活鸟苷酸环化酶,使 GTP 环化产生 cGMP,后者通过某种机制降低血管平滑肌中的 Ca^{2+},导致血管舒张。硝酸酯类产生的 NO· 与内皮细胞产生的内源性 NO· 相同,不但能舒张血管,也有抗血小板聚集与抗血管平滑肌增生的作用。

【临床应用】

2000 年,Niemeyer 等人总结了 120 年来硝酸酯类的研究结果,将硝酸酯应用于心血管临

床可能的有益作用总结如下：①扩张冠状动脉；②降低心脏前、后负荷；③使血流向心内膜的易损区重新分布；④可用于高血压危象治疗；⑤用于成人呼吸窘迫综合征；⑥改善心室重构；⑦抑制血小板聚集；⑧抑制白细胞黏附于血管内皮；⑨保护血管内皮防止过氧化；⑩抑制 LDL 过氧化。

下面主要介绍硝酸酯在心肌缺血和心力衰竭的应用。

1.心肌缺血

氧的供需不平衡是引起心肌缺血的主要原因。心肌缺血治疗包括降低氧耗量和增加氧供两个方面。降低氧耗的药物有硝酸酯类药物，β受体阻滞剂和钙拮抗剂；增加氧供的方法有冠状动脉旁路移植；溶栓治疗；扩张冠状动脉的药物（硝酸酯类药物、钙拮抗剂）；冠状动脉内球囊扩张及支架术；冠状动脉内激光、旋切、旋磨治疗；主动脉内气囊反搏术可同时降低氧耗并增加氧供。

硝酸酯治疗心肌缺血的机制：

（1）降低氧耗量：①扩张静脉，前负荷下降，室壁张力减小，氧耗量下降；②扩张动脉，降低后负荷，氧耗量下降。

（2）增加氧供的机制：①扩张冠状动脉：改善冠状动脉痉挛；扩张偏心性病变血管；开放冠状动脉侧支循环；显著降低血管阻力，增加冠状动脉血流量；②减少静脉回流。心肌灌注主要依赖舒张期的冠状动脉血流。心肌灌注压＝ADP－LVEDP（ADP：动脉舒张压；LVEDP：左室舒张末期压力）。静脉回流减少，使 LVEDP 降低，因此心肌灌注压增加，心肌血流量增加。

硝酸酯用于心肌缺血的临床效益。自 20 世纪 80～90 年代循证医学概念引入临床后，要求不单要看药物的短期的疗效，更重要的是要观察其对长期预后的影响。硝酸酯的临床治疗作用很明确，那么长期治疗结果又如何？

评价硝酸酯类药物治疗对长期预后影响的试验有：

（1）1991 年的 ISIS-4 随机开放试验

入选 58050 例急性心肌梗死后患者分为 3 组，分别使用药物：卡托普利、单硝酸异山梨醇酯、Mg 治疗。观察终点为死亡率及心血管事件发生率；观察时间为 1 年。结果未能证明单硝酸异山梨醇酯及 Mg 对预后有影响，为中性结果。

（2）1992 年的 GISSI-3 随机开放试验

入选 18995 名心肌梗死后患者分 3 组，分别使用药物：赖诺普利、静脉硝酸甘油及贴膜、安慰剂。治疗 6 周并随访 6 个月。观察预后终点：生存率及左心室功能。未能证明硝酸甘油对预后有影响。

以上两个试验结果发表后，临床上曾认为硝酸酯似乎并不是一个很满意的药物，短期治疗有效，长期结果并未见好处。但我们应该看到，以上两个试验设计尚不完善，具体如下：

①GISSI-3 及 ISIS-4 研究是非双盲研究，影响了对比结果。

②有缺血症状的患者不可能做长期安慰剂对照研究。

服用安慰剂患者，由于目前无其他药物可替代硝酸酯预防心绞痛发作，所以后期使用了硝酸酯类药物，因此，并非真正的安慰剂对照。

③观察长期预后的临床试验中，硝酸酯药物耐药性的问题不能很好解决。

硝酸酯类药物长期应用可产生耐药性,临床上通过改变用药时间和剂量来解决耐药性的问题。但临床试验中药物用法、剂量固定,不可以随意调整用药剂量。长期固定剂量服用硝酸酯药物,多数患者均耐药,此与实际临床应用完全不同。

由于临床试验不能解决双盲,随机,长期安慰剂对照及长期用药耐药性的问题,因此GISSI-3 及 ISIS-4 不能充分评判硝酸酯对长期预后的影响。

2.心力衰竭

硝酸酯在心力衰竭的治疗机理:

(1)减少静脉回流,降低心脏前负荷,减轻肺淤血。

(2)大剂量时可降低动脉阻力,增加心排量,治疗心力衰竭时硝酸酯类药物的剂量可能需要较大。

硝酸酯可改善心衰症状,增加心肌收缩功能,提高运动耐量,改善血流动力学,减少左室容积及二尖瓣反流。

【硝酸酯制剂及剂型】

临床使用硝酸酯制剂主要指硝酸甘油(GTN),二硝酸异山梨酯(ISDN)和单硝酸异山梨酯(ISMN)。

1.快速起效

(1)舌下含片,气雾剂

其特点:无肝脏首过代谢,半衰期短,作用快、时间短。

(2)静脉制剂

其特点:无肝脏首过代谢,作用快,稳定,易于调节剂量。

2.中效及长效制剂

(1)口服

①GTN:缓释,生物利用度极低,目前很少使用。

②ISDN:口服生物利用度低,仅 20%～30%,半衰期仅 30min,有峰形作用(头痛)。已有普通片、缓释片两种剂型。

③ISMN:ISDN 的代谢物,半衰期长达 4～5h,生物利用度 100%,无首过代谢,普通片20mg,每天 2 次,缓释片,每天 1 次。

上述三种硝酸酯制剂鉴别见下表。

	GTN	ISDN	ISMN
消除半衰期	1～3min	30～40min	4～5h
口服首过代谢	有	有	无
口服生物利用度(%)	<1	20～30	100
口服血药浓度	不稳定	不稳定	稳定
静脉生物利用度(%)	100	100	100
活性代谢产物	无	有	无

	GTN	ISDN	ISMN
脂溶性	大	中	小
个体差异	大	中	小

（2）经皮贴片

其特点：GTN，无首过代谢。

【不良反应】

常见的副作用有头痛、头晕、低血压、心率加快和恶心等胃肠道不适反应。处理方式如下：

1.搏动性头痛

与脑血管扩张有关。连续使用或减量可减轻，颅内高压时不宜选用。

2.低血压

与血管扩张有关。应从小剂量开始；于坐/卧位用药；偶有昏厥发作，可嘱患者平卧，并将下肢抬高；原有血容量不足者慎用。

3.增高眼压

与血管扩张有关。

4.心率加快

血管扩张后反射性心率加快。减少剂量或加用 β 阻滞剂可减轻；血容量不足或低血压不宜用。

【耐药性】

硝酸酯耐药性指不仅药效减弱或消失，且引起对外周和冠状循环的血流动力学反应减弱或消失。具有以下特点：连续使用时容易发生，且有剂量相关性；出现迅速，消失也迅速；不同硝酸酯有交叉耐药性；其耐药呈部分性，而非绝对性；含服或雾化给药时相对不易出现。

目前研究认为耐药机制包括血管壁外（假性耐药）和血管壁内（真性耐药）。但是，两大类作用在耐药机制中各占多大地位仍有争议。

假性耐药机制包括肾素-血管紧张素系统的激活，醛固酮水平升高，血管加压素水平升高，儿茶酚胺水平升高或释放速度加快和容量扩充征象等。

真性耐药机制指有机硝酸酯生物转化受损，细胞内巯基耗竭，血管局部超阴离子产生增加，血管局部内皮素产生增多，靶酶鸟苷酸环化酶脱敏以及磷酸二酯酶活性增加（导致 cGMP 裂解增强）。

目前减少耐药性的方法：

1.偏心（不对称）法或间歇法给药：每日应保持 6～8h 血中"无"硝酸酯类药物。

2.小剂量使用，逐渐增量或使用长效制剂。

3.并用 ACEI 或 AT 拮抗剂。

4.并用利尿剂。

5.并用肼屈嗪[抑制 NAD(P)H]氧化酶。

6.补充-SH 供体（卡托普利、乙酰半胱氨酸）。

（李　新）

第五节　抗心律失常药物

【概述】

药物一直是防治快速心律失常的主要手段,奎尼丁应用已近 100 年,普鲁卡因胺应用也有 50 年历史。20 世纪 60 年代,利多卡因在心肌梗死室性心律失常中得到广泛的应用。到 80 年代,普罗帕酮、氟卡尼等药物的应用,使 I 类药物发展到了顶峰。90 年代初,CAST 结果公布,人们注意到在心肌梗死后伴室性期前收缩的患者中,应用 I 类药物虽可使室性期前收缩减少,但总死亡率上升。由此引起了人们重视抗心律失常药物治疗的效益与风险关系,并开始注意 Ⅲ 类药物的发展。

【抗心律失常药物分类】

抗心律失常药物分类现在广泛使用的是改良的 Vaughan Williams 法,即根据药物不同的电生理作用分为四类。一种抗心律失常药物的作用可能不是单一的,如索他洛尔既有 β 受体阻滞(Ⅱ类)作用,又有延长 QT 间期(Ⅲ类)作用;胺碘酮同时表现 Ⅰ、Ⅱ、Ⅲ、Ⅳ 类的作用,还能阻滞 α、β 受体;普鲁卡因胺属 Ⅰa 类,但它的活性代谢产物 N-乙酰普鲁卡因胺(NAPA)具 Ⅲ 类作用;奎尼丁同时兼具 Ⅰ、Ⅲ 类的作用。可见以上的分类显得过于简单,同时还有一些其他抗心律失常药物未能包括在内。因此,在 1991 年国外心律失常专家在意大利西西里岛制定了一个新的分类,称为"西西里岛分类"。该分类突破传统分类,纳入对心律失常药物作用与心律失常机制相关的新概念。

"西西里岛分类"根据药物作用的靶点,表述了每个药物作用的通道、受体和离子泵,根据心律失常不同的离子流基础、形成的易损环节,便于选用相应的药物。在此分类中,对一些未能归类的药物也找到了相应的位置。该分类有助于理解抗心律失常药物作用的机理,但由于心律失常机制的复杂性,因此西西里岛分类难于在实际中应用,临床上仍习惯地使用 Vaughan Williams 分类。

【抗心律失常药物作用机制】

Ⅰ 类药物

阻滞快钠通道,降低 0 相上升速率(V_{max}),减慢心肌传导,有效地终止钠通道依赖的折返。Ⅰ 类药物根据药物与通道作用动力学和阻滞强度的不同又可分为 Ⅰa、Ⅰb 和 Ⅰc 类。此类药物与钠通道的结合/解离动力学有很大差别,结合/解离时间常数 <1s 者为 Ⅰb 类药物;≥12s 者为 Ⅰc 类药物;介于二者之间者为 Ⅰa 类药物。Ⅰ 类药物与开放和失活状态的通道亲和力大,因此呈使用依赖。对病态心肌、重症心功能障碍和缺血心肌特别敏感,应用要谨慎,尤其 Ⅰc 类药物,易诱发致命性心律失常[心室颤动(室颤)、持续性室性心动过速(室速)]。

Ⅱ 类药物

阻滞 β 肾上腺素能受体,降低交感神经效应,减轻由 β 受体介导的心律失常。此类药能降低 I_{Ca-L}、起搏电流(I_f),由此减慢窦律,抑制自律性,也能减慢房室结的传导。对病态窦房结综合征或房室传导障碍者作用特别明显。长期口服对病态心肌细胞的复极时间可能有所缩短，能降低缺血心肌的复极离散度，并能提高致颤阈值，由此降低冠心病的猝死率。

Ⅲ类药物

基本为钾通道阻滞剂，延长心肌细胞动作电位时程，延长复极时间，延长有效不应期，有效地终止各种微折返，因此能有效地防颤、抗颤。此类药物以阻滞 I_K 为主，偶可增加 I_{Na-S}，也可使动作电位时间延长。钾通道种类很多，与复极有关的有 I_{Kr}、I_{Ks}、超速延迟整流性钾流（I_{Kur}）、I_{to} 等，它们各有相应的阻滞剂。选择性 I_{Kr} 阻滞剂，即纯Ⅲ类药物，如右旋索他洛尔（d-Sotalol）、多非利特（Dofetilide）及其他新开发的药物如司美利特、阿莫兰特等。I_{Kr} 是心动过缓时的主要复极电流，故此类药物在心率减慢时作用最大，表现为逆使用依赖，易诱发尖端扭转型室速（扭转型室速）。选择性 I_{Ks} 阻滞剂，多为混合性或非选择性 I_K 阻滞剂，既阻滞 I_{Kr}，又阻滞 I_{Ks} 或其他钾通道，如胺碘酮、azlmilide 等。心动过速时，I_{Ks} 复极电流加大，因此心率加快时此类药物作用加强，表现使用依赖，诱发扭转型室速的概率极小。胺碘酮是多通道阻滞剂，除阻滞 I_{Kr}、I_{Ks}、I_{Kur}、背景钾流（I_{K1}）外，也阻滞 I_{Na}、I_{Ca-L}，因此目前它是一较好的抗心律失常药物，不足之处是心外副作用较多，可能与其分子中含碘有关。开发中的 Dronedarone 从胺碘酮结构中除去碘，初步实验证明它保留了胺碘酮的电生理作用，但是否可替代胺碘酮，有待临床实践。伊波利特阻滞 I_{Kr}，激活 I_{Na-S}，对心房、心室都有作用，现用于近期心房颤动（房颤）的复律。I_{to} 为 1 相复极电流，目前没有选择性 I_{to} 阻滞剂，替他沙米为 I_{Kr} 和 I_{to} 阻滞剂，也用于房颤的治疗。I_{Kur} 只分布于心房肌，对心室肌无影响，开发选择性 I_{Kur} 阻滞剂用于治疗房性心律失常，是Ⅲ类药物开发方向之一。胺碘酮、氨巴利特对 I_{Kur} 有阻滞作用。溴苄胺阻滞 I_K，延长动作电位 2 相，因此心电图上不显 Q-T 间期延长；静注后瞬间作用是交感神经末梢释放去甲肾上腺素，表现心率上升、传导加速、有效不应期缩短，但随后交感神经末梢排空去甲肾上腺素，有效不应期延长，缩短正常心肌与缺血心肌之间有效不应期的离散；该药曾用于防止室速、室颤电复律后复发，但由于复苏后表现低血压，加上目前药源不足，现已少用。目前已批准用于临床的Ⅲ类药有：胺碘酮、索他洛尔、溴苄胺、多非利特、伊波利特等。

Ⅳ类药物

为钙通道阻滞剂，主要阻滞心肌细胞 I_{Ca-L}。I_{Ca-L} 介导的兴奋收缩耦联，减慢窦房结和房室结的传导，对早后除极和晚后除极电位及 I_{Ca-L} 参与的心律失常有治疗作用。常用的有维拉帕米和地尔硫䓬。这类药物延长房室结有效不应期，可有效地终止房室结折返性心动过速，减慢房颤的心室率，也能终止维拉帕米敏感的室速。由于负性肌力作用较强，因此在心功能不全时不宜选用。

【抗心律失常药物用法】

（一）Ⅰ类药物

奎尼丁

对心肌的直接效应可延长房室结和希氏束-浦肯野纤维传导时间及旁道的不应期。奎尼丁轻度延长心房、心室肌和浦肯野的动作电位时间（奎宁则缩短之），同时又在不明显改变静息膜电位的情况下延长了有效不应期。

奎尼丁降低周围血管阻力，引起明显血压下降。由于它的 α 肾上腺素能受体阻断作用，和血管扩张剂同时使用可增加血压降低的程度。

口服硫酸奎尼丁和葡酸奎尼丁显示相似的生物利用度,口服硫酸奎尼丁后的血浆奎尼丁浓度经 1.5h 达到高峰,而口服葡酸奎尼丁后则需 3h。肌肉注射产生的血浆峰浓度出现更高更早,但可导致吸收不完全和局部组织坏死。

近 80% 的血浆奎尼丁与蛋白质结合,特别是可和 α_1-酸糖蛋白结合。肝脏和肾细胞色素 P_{450} 系统代谢,约 20% 以原形从尿中排泄。

①剂量和用法:硫酸奎尼丁成为常用口服剂量为 4 次/d,300～600mg/次,约 24h 内可达稳定水平。

②适应证:奎尼丁是一种多效能的抗心律失常药,用于治疗室上性、室性早搏和持久的心动过速。它也延长心房、心室的不应期,抑制逆向快通路的传导,从而可预防房室结折返性心动过速的自发性反复发作或电诱发。对于 WPW 综合征患者,奎尼丁延长旁道的不应期,以预防与此相关的心动过速,并在心房扑动或颤动时减慢经旁道至心室的传导。

③不良反应:长期口服奎尼丁的最常见的不良反应为胃肠道反应,可引起恶心、呕吐、腹痛、腹泻和食欲不振。中枢神经系统的毒性反应包括耳鸣、失听、视觉障碍、意识模糊、谵妄、精神病等,这些不良反应被称为"金鸡纳反应"。过敏反应表现为皮疹、发热、免疫介导的血小板减少、溶血性贫血、过敏症等。30%～40% 的患者可因不良反应终止长期服药。

奎尼丁减慢心脏传导,超过发生阻断的界限时可引起 QRS 波群时限延长或窦房结、房室结传导阻滞。奎尼丁引起的心脏毒性可用克分子乳酸钠治疗。奎尼丁还可延长 Q-T 间期,在 1%～3% 的患者中可引起尖端扭转型室性心动过速。

奎尼丁在 0.5%～2% 的患者中可诱发晕厥,这大多源于自身终止的尖端扭转型室速发作。

奎尼丁晕厥的治疗包括马上停药并避免使用有相似药理作用的其他药物如异丙吡胺等。静脉应用镁剂(1～2min 内 2g,继以 3～20mg/min 维持)可作为首选药物。可用心房或心室起搏抑制后除极以终止室性心动过速发作。有时还可试用不延长 QT 间期的药物如利多卡因、苯妥英等。若无起搏条件,可小心地使用异丙肾上腺素治疗。

应用奎尼丁转复房颤或房扑,首先给 0.1g 试服剂量,观察 2h 如无不良反应,可以两种方式进行复律:

(1)0.2g、1 次/8h,连服 3d 左右,其中有 30% 左右的患者可恢复窦律。

(2)首日 0.2g、1 次/2h、共 5 次,次日 0.3g、1 次/2h、共 5 次,第三日 0.4g、1 次/2h、共 5 次。每次给药前测血压和 QT 间期,一旦复律成功,以有效单剂量作为维持量,每 6～8h 给药 1 次。在奎尼丁复律前,先用地高辛或 β 受体阻滞剂减缓房室结传导,给了奎尼丁后应停用地高辛,不宜同用。对新近发生的房颤,奎尼丁复律的成功率为 70%～80% 左右。上述方法无效时改用电复律。复律前应纠正心力衰竭(心衰)、低血钾和低血镁,且不得存在 Q-T 间期延长。奎尼丁晕厥或诱发扭转型室速多发生在服药的最初 3d 内,因此复律宜在医院内进行。

氟卡胺

经 FDA 认可,氟卡胺可用于治疗危及生命的室性心律失常。

①电生理效应:氟卡胺显示对快钠通道"效用依存"式的显著的抑制作用。氟卡胺缩短浦肯野纤维的动作电位时间,但延长心室肌的动作电位时间,通过增加或减少"电生理异质性"而

产生或抑制心律失常。氟卡胺广泛减慢所有心脏纤维的传导,在高浓度时抑制慢通道。它延长心房、心室、房室结及希氏束-浦肯野系统的传导时间。它可减慢传导而终止实验性心房折返,也可阻滞兴奋灶的传出而消除房性心动过速。

②血流动力学效应:氟卡胺抑制心脏作功,尤其在心脏功能受损时。需特别注意患者是否有心衰史,心功能严重受损者需谨慎使用氟卡胺。

③药代动力学:氟卡胺至少90%被吸收,3～4h后达血浆峰浓度。室性心律失常者清除半衰期为20h。85%的药物以原形或无活性代谢产物形式经尿液排泄。肾病和心衰者的清除速度减慢,此时用药需减量。血浆治疗浓度为 0.2～1.0μg/mL。

④剂量和用法:氟卡胺适用于治疗危及生命的室性快速性心律失常。氟卡胺在完全抑制室性早搏和短阵非持续性室速上特别有效。

氟卡胺对各种室上性心动过速如心房扑动、心房颤动、WPW综合征和房性心动过速等可能很有效。它在快速终止心房颤动方面可能比普鲁卡因酰胺更为有效。为避免 1:1 房室传导,用氟卡胺治疗前减慢心室率非常重要。

⑤不良反应:致心律失常作用是氟卡胺最主要的不良反应之一。它显著地减慢传导,对于心室内传导障碍者也需谨慎使用。它的负性肌力作用可诱发或加重心衰。在心律失常抑制试验(CAST)中,用氟卡胺治疗者 10 个月中的死亡率或非致死性心搏骤停的发生率达 5.1%,而用安慰剂治疗组为 2.3%。中枢神经系统症状包括意识模糊和淡漠为最常见的心脏外不良反应。

普鲁卡因胺

它显著地阻断失活状态的 I_{Na},也阻断 I_K 和 I_{KATP}。普鲁卡因酰胺延长有效不应期(ERP)多于延长动作电位时间(APD),从而预防了静息电位负值减少的早期反应,该可导致传导减慢或阻滞并引起心律失常。

大剂量普鲁卡因酰胺可抑制心肌收缩。

普鲁卡因酰胺口服 1h 后达到血浆浓度。口服普鲁卡因酰胺的生物利用度近 80%,20% 和血浆蛋白结合。它的总体清除半衰期为 3～5h,50%～60%经肾排泄,10%～30%经肝代谢。

充血性心衰和肌酐清除率降低者对普鲁卡因酰胺的清除减慢,需减量应用。

①剂量和用法:普鲁卡因酰胺可口服、经静脉或肌注以达到产生抗心律失常作用的血浆浓度(约 4～10μg/mL)。口服每 3～4h 1 次,总量 2～6g/d,24h 内即可达稳定的浓度。

②适应证:普鲁卡因酰胺用于治疗室性和室上性心律失常。

普鲁卡因酰胺可使周期发作的心房纤颤转复为窦性。对于阵发性室上性心动过速的患者,普鲁卡因酰胺可以抑制持续性房室折返型心动过速的诱发,这是由于它能选择抑制快通路的逆向传导,在经旁道传导的心房纤颤和快速心室应答患者中尤其有效。

普鲁卡因酰胺在防止程序性刺激引发的室性心动过速(室速)和快速终止其持续发作上优于利多卡因。

③不良反应:普鲁卡因酰胺可产生多种心脏外不良反应,包括皮疹、肌痛、指/趾脉管炎、雷诺现象等。普鲁卡因酰胺可引起眩晕、精神病、幻觉和抑郁。与奎尼丁相似,可发生各种传导

阻滞和室性心动过速,包括 Q-T 延长综合征和多形性室速。

利多卡因

利多卡因阻断开放状态的 INa。它的作用有快速起效和终止的特点,它不影响正常窦房结的自律性,但对浦肯野纤维的正常或异常自律性、早期或晚期除极都能抑制。

利多卡因能使缺血时单向阻滞区域转变成双向阻滞。能防止规则的大波碎裂成异源性细波,从而预防心室颤动的发生。

①血流动力学效应:常用的剂量下利多卡因很少对血流动力学产生临床上显著的不利影响,除非患者左室功能十分低下。

②药代动力学:利多卡因的代谢很大程度上依赖于肝脏血流。严重肝脏疾病或心衰、休克时肝脏血流减少,可使利多卡因的代谢速度显著降低。β肾上腺素能受体阻滞剂降低肝脏血流,而提高其血浆浓度。持续输注可减少其清除。它的半衰期在正常个体约为 1~2h,无并发症的心肌梗死患者的半衰期超过 4h,并发心衰者超过 10h,而伴心源性休克者则更长。心输出量低下的患者持续给药的剂量需降至 1/2~1/3。

③剂量和用法:虽然利多卡因可肌肉注射,但最常用的仍为经静脉给药。肌注剂量为 4~5mg/mim(250~350mg),可在 15min 后达有效血浆浓度并维持约 1.5h。静脉给药的起始剂量为 1~20mg/kg,以 20~50mg/min 的速度推注。

如果达到稳定状态后(如起始治疗后 6~10h)心律失常复发,可再用相同量静脉推注,并加快持续滴注的速度。如只加快滴注速度而不同时静脉推注,则血浆利多卡因浓度上升极慢,超过 6h 后(4 个半衰期)才可达到一个新的浓度平台。如首次静脉推注后无效,则需每隔 5min 再次推注 1mg/kg 达 2 次以上。

④适应证:利多卡因对各种原因引起的室性心律失常很有效,能快速达到有效血浆浓度,其中毒/治疗浓度比很大,很少发生血流动力学并发症和其他不良反应。

利多卡因被首选用于急性心肌梗死或复发室性心动过速患者。它对院外发作心室纤颤经复苏后的患者和冠状血管再通术后的患者十分有效。

⑤不良反应:最常见被报道的不良反应与剂量相关的中枢神经系统毒性:头晕、感觉异常、精神错乱、谵妄、木僵、昏迷和癫痫发作等。

美西律

①电生理效应:美西律的电生理作用很多和利多卡因相似。它阻断 I_{Na} 而抑制 0 位相 V_{max},心率加快时作用更佳。它也抑制浦肯野纤维的自律性但不影响正常窦房结。它的作用起效和失效都很快。

对于窦房结病变的患者,美西律可造成严重的心动过缓和窦房结恢复时间延长,但对窦房结正常者则无此影响。它不影响房室结的传导。

②血流动力学效应:美西律不产生显著的血流动力学变化,虽然静脉应用可能造成低血压,但口服时不抑制心脏作功。

③药代动力学:口服后迅速而几乎完全被吸收,在 2~4h 后达血浆峰浓度健康人体的清除半衰期约为 10h,心肌梗死后的患者为 17h。第 6~8h 200~300mg 的口服剂量可维持 1~2μg/mL 的血浆治疗浓度。口服美西律的生物利用度约为 90%,约 70%和蛋白结合。通常美

西律经肝脏代谢清除,不到 10% 以原形经尿液排泄。

④剂量和用法:当心动过速不严重时,推荐口服 200mg 的起始剂量。剂量调整应第 2～3d 加量或减少 50～100mg,最好与三餐同服。

⑤适应证:美西律为一有效的抗快速或缓慢型室性心律失常的药物,但对室上性心律失常无效。联用其他药物如普鲁卡因酰胺、β 受体阻滞剂、奎尼丁、双异丙吡胺或胺碘酮时有效率更高。在治疗 Q-T 间期较长的患者时,美西律可能比那些可延长 Q-T 间期的药物如奎尼丁等安全得多。它和心律平联用非常有效。

⑥不良反应:30%～40% 的患者可因发生不良反应而需改变剂量或终止用药,它的不良反应包括震颤、讷吃、头晕、感觉异常、复视、眼球震颤、精神障碍、焦虑、恶心、呕吐和食欲不振。

盐酸莫雷西嗪

盐酸莫雷西嗪又名乙吗噻嗪,用于治疗室性快速性心律失常。

①电生理效应:莫雷西嗪主要减小灭活状态的 I_{Na},莫雷西嗪阻断 I_{Ca} 和 I_K,延长房室结、希氏束-浦肯野纤维传导时间和 QRS 时限。

②血流动力学效应:莫雷西嗪对左室功能障碍患者心脏作功的影响很小。

③药代动力学:莫雷西嗪口服后经广泛的首过代谢,绝对生物利用度约 35%～40%。服药后 0.5～2h 达血浆峰浓度,血浆清除半衰期约 1.5～3.5h,略多于半数的药物经粪便排泄,其余从尿液排泄。

④剂量和用法:成人常用剂量为 600～900mg/d,ld 的剂量平均分 3 次服用,患肝脏或神经疾病、房室传导阻滞、未装起搏器合并充血性心衰的病窦综合征患者用药须减量。

⑤不良反应:通常该药能很好耐受。非心血管系统不良首累及神经系统包括震颤、情绪改变、头痛、眩晕、眼震和头晕。胃肠道不良反应包括恶心、呕吐,腹泻。

普罗帕酮

FDA 认可普罗帕酮可用于危及生命的室性心律失常的治疗。

①电生理效应:普罗帕酮在浦肯野纤维和心室肌细胞中(后者作用程度较小)以一种效用依存的方式阻断快速钠离子流和静息钠离子流。这一效用依存的作用与它终止房颤的能力有关。普罗帕酮降低兴奋性、抑制自律性和触发活动。普罗帕酮抑制窦房结自律性。后者的 A-H、H-V、P-R 和 QRS 时限均延长,心房、心室、房室结和旁道的不应期也延长。Q-Tc 间期的延长是由于 QRS 时限增加所致。

②血流动力学特征:在体外,普罗帕酮和 5-羟普罗帕酮高浓度时可产生负性肌力作用,在体内大剂量时抑制左室功能。射血分数超过 40% 的患者对其负性肌力作用能很好耐受,但左室功能不良和充血性心衰者的血流动力学状态可能变得更差。

③药代动力学:普罗帕酮 >95% 被吸收,2～3h 后达到最大血浆浓度。70% 的普罗帕酮与 α_1-酸糖蛋白结合,清除半衰期 5～8h。最大治疗作用发生在血浆浓度达 0.2～1.5μg/mL 时。人群中约 93% 为高代谢者,表现为清除半衰期较短(约 5～6h)、原形的血浆浓度较低而代谢产物的血浆浓度较高。低代谢者由于肝脏微粒体细胞色素 P450 酶系统的代谢能力减小,他们的普罗帕酮清除半衰期为 15～20h。

④剂量和用法:大多数患者每 8h 口服 150～300mg 即有效,ld 总剂量不超过 1200mg。

与三餐同服可增加生物利用度,普罗帕酮可增加华法林、地高辛和美托洛尔的血浆浓度。

⑤适应证:普罗帕酮适用于治疗威胁生命的室性心动过速,也可有效地抑制自发的室性早搏和持续性室性心动过速。它对房性心动过速、房室结折返、房室折返和心房扑动、心房颤动都十分有效。普罗帕酮和美西律联用十分有效。

⑥不良反应:约15%的患者使用普罗帕酮后发生微小的非心血管系统反应:眩晕、味觉障碍、视力模糊等最为常见,胃肠道反应次之。心血管系统不良反应发生于约10%～15%患者中,包括传导异常如房室传导阻滞、窦房结抑制和心衰加重等。

苯妥英

苯妥英可有效地抑制洋地黄诱发晚期后除极所造成的异常自律性,也可抑制洋地黄诱发的心律失常。和利多卡因一样,苯妥英缩短浦肯野纤维的动作电位时间胜于缩短其有效不应期,从而增加了 ERP/APD 比值。

苯妥英的药代动力学不很理想。口服后吸收不完全,口服后8～12h达血浆峰浓度。90%和蛋白结合。

①代谢:肝脏中超过90%的苯妥英被羟化成大致无活性的化合物。清除半衰期约24h,可因肝脏疾病或联用保泰松、双香豆素、异烟肼、氯霉素、酚肽嗪等可与苯妥英竞争肝酶的药物而减慢清除速度。

②剂量和用法:为了加速达到血浆治疗浓度,可每5min静脉推注100mg,直至心律失常控制,总量达1g或产生不良反应为止。注射时应选用较大的中心静脉。口服苯妥英第一天就给约1000mg作为负荷剂量,第二天和第三天各500mg,以后每天400mg。由于它的清除半衰期很长,1d的总剂量按商品不同可分1～2次使用。

③适应证:苯妥英治疗洋地黄中毒引起的房性、室性心律失常非常有效,但对于缺血性心脏病者的室性心律失常或合并非洋地黄中毒引起的房性心律失常者,治疗效果则差得多。

④不良反应:苯妥英中毒最常见的不良反应表现在中枢神经系统,包括眼震、共济失调、嗜睡、震颤和昏迷。

(二)Ⅱ类药物

普萘洛尔

①电生理效应:β受体阻滞剂通过竞争性抑制与β肾上腺素能受体结合的儿茶酚胺而起作用,在产生β受体阻滞的浓度,普萘洛尔减慢交感张力影响的窦房结或浦肯野纤维的自律性,产生对 If 的阻断。β受体阻滞剂阻断受β激动剂激动的 I_{ca-L}。

②血流动力学效应:β受体阻滞剂具负性肌力作用,可加重和加速心衰。通过阻断β受体,此类药物可引起外周血管收缩而加重某些患者的冠状动脉痉挛。

③药代动力学:虽然各种的β受体阻滞剂显示相似的药理作用,但它们的药代动力学有很大差别。

④剂量和用法:由于普萘洛尔的生理效应和血浆浓度之间个体差异很大,最适用的药物剂量最好由患者的生理反应,如静息和运动中的心率变化来决定。例如静脉给药时,最好逐渐调整临床影响的剂量:从 0.25～0.5mg 开始,必要时从 1.0mg 开始,每 5min 调整一次剂量,直至发生期望的效应或毒性反应,很多情况下常选用短效作用的艾司洛尔。

⑤适应证：甲状腺功能亢进、嗜铬细胞瘤、环甲烷或 halothane 有关的心律失常和心脏肾上腺素能过度兴奋，如运动和情绪激动诱发的心律失常用普萘洛尔治疗常常有效。β受体阻滞剂通常不能使慢性心房纤颤和心房扑动转复成窦性心律，但可转复周期发生的心房颤动和心房扑动。它不改变心房颤动或心房扑动的速率，但可延长房室结传导时间和不应期而使心室反应性下降。

普萘洛尔对洋地黄引起的心律失常如房性收缩过速、非阵发性房室结性心动过速、室性早搏或室性心动过速可能有效。普萘洛尔治疗与 Q-T 间期延长综合征及二尖瓣脱垂有关的室性心律失常也很有效。

⑥不良反应：普萘洛尔的心血管系统不良反应包括不能忍受的低血压、心动过缓、充血性心衰。心动过缓可为窦性或由房室传导阻滞引起。其他不良反应包括哮喘和慢性阻塞性肺疾病的加重、间歇性跛行、雷诺现象、抑郁、胰岛素依赖型糖尿病患者的低血糖危险性升高、乏力、多梦、失眠、性功能障碍等。

艾司洛尔

为静脉注射剂，250mg/mL，系 25％乙醇溶液，注意药物不能漏出静脉外。可用于房颤或房扑时快速控制心室率，常用于麻醉时。用法：负荷量 0.5mg/kg，1min 内静注，继之以 0.05mg/（kg·min）静滴 4min，若 5min 末未获得有效反应，重复上述负荷量后继以 0.1mg/（kg·min）滴注 4min。每重复 1 次，维持量增加 0.05mg。一般不超过 0.2mg/（kg·min），连续静滴不超过 48h。用药的终点为达到预定心率，使用时须监测血压。

其他β受体阻滞剂

用于控制房颤和房扑的心室率，也可减少房性和室性期前收缩，减少室速的复发。口服起始剂量如美托洛尔 25mg、2 次/d，普萘洛尔 10mg、3 次/d，或阿替洛尔 12.5～25mg、3 次/d，根据治疗反应和心率增减剂量。

（三）Ⅲ类药物

胺碘酮

胺碘酮是一种苯并呋喃类衍生物。

①电生理作用：长期口服胺碘酮能延长所有心肌纤维的动作电位时间和不应性，而不影响静息膜电位。

在体内，胺碘酮非竞争性地拮抗 α 和 β 受体，抑制甲状腺素（T_4）向三碘甲状腺原氨酸（T_3）的转换，由此可以解释其所产生的一些电生理影响。口服时胺碘酮能延长 Q-T 间期。

所有心脏组织有效不应期延长。尤其在快速心率时。希氏束-浦肯野纤维传导时间延长和 QRS 间期增加。静脉给予胺碘酮后中等程度地延长心房和心室肌的不应期。延长 P-P 间期和房室结传导时间。与口服途径相比，静脉给药时间（除房室结外），复极期和不应期的延长要短得多。考虑这些因素后很明显得知胺碘酮除有 Ⅲ 类药物作用（抑制 I_K）外，还有 Ⅰ 类（I_{Na}）、Ⅱ 类（抗肾上腺素能）和Ⅵ类（抑制 I_{ca-L}）特性。

②血流动力学效应：胺碘酮是一种外周血管和冠脉血管舒张剂，当以 2.5～10mg/kg 静脉注射时，能降低心率、全身血管阻力、左室收缩力和左室 dp/dt。可能增加左室输出量。口服胺碘酮的剂量能控制心律失常时，并不降低左室射血分数。

③药代动力学：胺碘酮的吸收缓慢、易变和不完全，系统生物利用度为 $35\%\sim65\%$。单剂口服后 $3\sim7h$ 达血浆浓度峰值。药物清除是由肝脏分泌入胆汁，伴肝肠循环。心肌中的浓度为血浆中的 $10\sim50$ 倍。胺碘酮的血浆清除低，肾脏几乎无分泌，故肾病患者服用时不需减量，胺碘酮和脱乙基胺碘酮都不能被透析。胺碘酮和蛋白质高度结合（96%），能穿过胎盘（$10\%\sim50\%$），并可分泌到乳汁中。

静脉注射后一般在几小时内发生作用。口服后则需 2d 才发生作用，通常是 $1\sim3$ 周，有时甚至更长时间。半数清除是多相的，$3\sim10d$ 中血浆浓度减少到最初的 50%（可能代表灌注好的组织中清除率），随后是在 $26\sim107d$（平均 53d）中最后的半数被清除。

④剂量和用法：治疗规则应根据患者和临床情况而个体化。急诊情况时为达到快速负荷和显效，胺碘酮应以静脉注入，起始量为 $100mg/mim$，随后 6h 为 $1mg/min$，剩下的 18h（若有必要以后几天内）以 $0.5mg/min$ 滴入。在最初 10min 内注入 150mg 可用以治疗室性快速性心律失常或室性颤动。静脉滴注在 $2\sim3$ 周内都是安全的。射血分数降低的患者静滴胺碘酮时需密切注意有无低血压。

⑤适应证：胺碘酮在胎儿、成年人和儿童中可用于抑制多种室上性和室性快速性心律失常，包括房室结和房室通道、连接区的快速性心律失常、心房扑动和颤动。胺碘酮可能有助于提高肥厚性心脏病、心肌梗死后无症状的室性心律失常和复苏后室性快速性心律失常患者的生存率。

⑥不良反应：有报道服用胺碘酮 5 年的患者约 75% 发生不良反应，$18\%\sim37\%$ 迫使停药。最通常的需停药的不良反应是肺部和胃肠道不适。大多数不良反应在减量或停药后能逆转。在非心脏的不良反应中，肺部毒性反应是最严重的。自觉症状为呼吸困难，干咳和发热，闻及啰音，缺氧，摄片发现肺部显著浸润。当发生如此肺部炎症改变时必须停用胺碘酮。有肺部炎症改变的患者中死亡率为 10%，通常是那些未意识到涉及肺部但疾病有进展的患者。建议在第 1 年中第 3 个月摄胸部 X 线片，以后几年中 1 年 2 次。当服用每天低于 300mg 的维持量时，肺部毒性反应不常见。高龄、高维持剂量和用药前弥散容量的降低是发生肺部毒性的危险因素。还可以发生神经功能不全、光敏感性（也许用光屏障能减少）、皮肤脱色、角膜微沉着（在服药超过 6 个月的成年人中几乎 100%）、胃肠道功能紊乱和甲状腺机能亢进（$1\%\sim2\%$）或甲状腺机能减退（$2\%\sim4\%$）。

心脏的不良反应包括约 2% 症状性的心动过缓，$1\%\sim2\%$ 室性快速性心律失常。

胺碘酮和其他药物之间有相互作用，当同时服用时，华法林、地高辛和其他抗心律失常药需减量 $1/3\sim1/2$，并密切观察患者。有增强胺碘酮作用的药用，比如 β 阻滞剂或钙离子阻滞剂在给药时要慎重。

溴苄铵

①电生理作用：溴苄铵选择性地聚集于交感神经和神经节后肾上腺素能神经末梢。

②延长不应期：增加心房心室肌及浦肯野纤维的动作电位时间和不应期，可能是由于阻抑了一种或多种复极钾电流。

③血流动力学效应：溴苄铵不抑制心肌收缩力。在起初引起血压升高后，此药能通过阻断压力感受器反射的输出支而引起显著的低血压。坐位或站位时经常发生低血压，严重患者卧

位时也能发生。体位性低血压在停药后数天仍持续。

④药代动力学:溴苄铵口服和经非肠道途径应用均有效,但胃肠道吸收差且不稳定。生物利用度低于 50%,几乎全经肾分泌清除,肾功能障碍患者服用时需减量。

⑤剂量和用法:在危及生命的状态中以 5～10mg/kg 的剂量稀释于 50～100mL5% 葡萄糖水中,10～20min 或更快一些静脉给予溴苄铵。如心律失常持续,此剂量可以在 1～2h 内重复。一天总剂量不能超过 30mg/kg。

⑥适应证:溴苄铵用于有监护环境的患者和有危及生命的复发的室性快速性心律失常用其他药物治疗无效的患者。溴苄铵对有些耐药性的快速性心律失常患者和在院外的心室颤动的患者治疗有效。

⑦不良反应:低血压是最重要的不良反应,约大多数为体位性低血压,也可能在仰卧位时发生,能用三环类药物如普罗替林防止。经非肠道应用后可发生恶心、呕吐。口服药物 2～4 个月后经常发生就餐时腮腺痛,腮腺并无肿大但流涎。

索他洛尔

索他洛尔是一种非选择性的无内源性拟交感活性的 β 肾上腺素能受体阻滞剂,能延长复极。

①电生理作用:左旋和右旋异构体对延长复极有相似影响,然而左旋体几乎有所有 β 阻滞的活性。索他洛尔不阻滞 α 肾上腺素受体和钠通道(无膜稳定作用),通过减少 I_K 延长心房和心室复极时间从而延长了动作电位的平台期。在慢心率时动作电位延长较多(反效用依存性)。静息膜电位、动作电位振幅和 V_{max} 变化不大。索他洛尔延长心房和心室不应期、A-H 和 Q-T 间期和窦性周期时间。它缩短了室性心动过速的兴奋间隙。

②血流动力学效应:索他洛尔通过 β 阻滞效应而有负性肌力影响。正常心功能患者的耐受良好。

③药代动力学:索他洛尔不产生代谢改变,吸收完全,使生物利用度达 90%～100%。它不与血浆蛋白结合,主要以原形由肾脏分泌,清除半衰期为 10～15h。有效抗心律失常的血浆浓度为 2.5μg/mL。肾病患者需减量服用。

④剂量:典型的口服剂量是每 12h 80～160mg,2～3d 达稳定状态,并以心电图观察有无心律失常和 Q-T 间期延长。

⑤适应证:仅用于治疗室性快速性心律失常患者。索他洛尔能预防较广范围的室上性心动过速患者的复发,包括心房扑动和心房纤颤,房性心动过速、房室结折返和房室折返。

⑥不良反应:致心律失常是最严重的不良反应。总体上约 4% 患者发生新的或使室性快速性心律失常加剧,这个反应约 2.5% 归因于尖端扭转型室速。此病的发生率与剂量相关,在其他 β 受体阻滞剂中常见的不良反应也见于索他洛尔。索他洛尔需谨慎应用或不能与延长 Q-T 间期的其他药物合用。

伊布利特

用于转复近期发生的房颤。成人体重≥60kg 者用 1mg 溶于 5% 葡萄糖 50mL 内静注。如需要,10min 后可重复。成人<60kg 者,以 0.01mg/kg 按上法应用。房颤终止则立即停用。肝肾功能不全者无需调整剂量,用药期间应监测 Q-Tc 变化。

多非利特

用于房颤复律及维持窦律。口服 $250\sim500\mu g$，2 次/d，肾清除率降低者减为 $250\mu g$，1 次/d。该药可以有效转复房颤并保持窦律，不增加心衰患者死亡率，所以可用于左室功能重度障碍者。该药延长 Q-T 间期，并导致扭转型室速（约占 $1\%\sim3\%$）。

（四）Ⅳ类药物

钙通道阻滞剂：维拉帕米和地尔硫卓。

维拉帕米，一种合成的罂粟碱衍生物，是一类抑制慢钙通道和降低心肌中 I_{Ca-L} 的药物原型。地尔硫卓的电生理作用类似于维拉帕米。

①电生理作用：维拉帕米通过抑制所有心肌纤维的慢性内向电流而降低动作电位平台期的高度，轻度缩短动作电位，轻度延长所有浦肯野的动作电位。对动作电位振幅，0 位相 V_{max} 或对 I_{Na}（心房和心室肌，希氏束）有快反应特性的细胞的静息膜电压影响小。维拉帕米和地尔硫卓的房室结效应在快速刺激频率（效用依存性）和在支极化（电压依存性）纤维中明显。

维拉帕米延长通过房室结的传导时间（A-H 间期）而不影响 P-A、H-V 或 QRS 间期。

②血流动力学效应：由于维拉帕米能干扰兴奋收缩耦联，所以它能抑制血管平滑肌收缩，引起冠状血管和其他外周血管显著血管舒张。左室功能良好的患者，能耐受联合应用普萘洛尔和维拉帕米的治疗，但 β 阻滞剂能加重口服维拉帕米后引起的动力抑制效应。

维拉帕米注射后 $3\sim5min$ 血流动力学出现变化，主要效应在 10min 内消失。

③药代动力学：单次口服维拉帕米后，30min 内可测到房室结传导时间延长，持续 $4\sim6h$。静脉给药后 $1\sim2min$ 内有房室结传导延迟，能终止室上性心动过速的有效血浆浓度为 125ng/mL（服用剂量为 $0.075\sim0.150mg/kg$ 时）。口服后，几乎完全吸收，但总体上仅 $20\%\sim35\%$ 的生物利用度表明有肝脏的首过效应，维拉帕米的清除半衰期为 $3\sim7h$，70\% 以上药物由肾脏分泌。

④剂量和用法：最常用的静脉剂量为 $1\sim2min$ 注入 $5\sim10mg$，需要心律和血压监护。30min 后给予相同剂量注射。维持第一次注射后产生的效应如房颤期间减慢的心室反应，则可以以 $0.005mg/(kg\cdot min)$ 的剂量连续注入。口服剂量是 $240\sim480mg/d$ 分次服用。地尔硫卓以 $0.25mg/kg$ 剂量在 2min 内静脉注射，如有必要 15min 内给予第二次剂量。

⑤适应证：终止持续性窦房结折返、房室结折返或伴 WPW 综合征的顺行性房室互换心动过速发作时，在先单用迷走神经手法和给予腺苷后，下一步可考虑静脉用维拉帕米或地尔硫卓。维拉帕米和地尔硫卓可在几分钟内终止 $60\%\sim90\%$ 以上的阵发性室上性心动过速。

维拉帕米和地尔硫卓在心房纤颤或心房扑动时通过房室结降低心室反应，可以使部分病例转为窦律，如前所述伴 WPW 综合征的心房纤颤患者，静脉用维拉帕米可加速心室反应，因此这种情况下禁忌静脉用药。

口服维拉帕米或地尔硫卓能防止房室结折返和伴 WPW 综合征的患者的顺行性房室互换心动过速的再发生，也有助于无旁道患者发生心房扑动或心房纤颤时维持较低的心室反应。

⑥不良反应：维拉帕米用于有明显的血流动力障碍的患者或如前述服用 β 阻滞剂的患者给予维拉帕米可能发生低血压、心动过缓、房室阻滞和心脏停搏。对窦房结异常患者应用维拉帕米也需谨慎，因为在一些患者中能导致明显窦房结功能抑制或心脏停搏。异丙肾上腺素、

钙、注入高血糖素、多巴胺或阿托品(仅部分有效)、或暂时性起搏能对抗维拉帕米的一些不良反应。

地尔硫卓

用于控制房颤和房扑的心室率,减慢窦速。静注负荷量15～25mg(0.25mg/kg),随后5～15mg/h静滴。如首剂负荷量心室率控制不满意,15min内再给负荷量。静注地尔硫卓时应监测血压。

(五)其他

腺苷

用于终止室上速,3～6mg、2s内静注,2min内不终止,可再以6～12mg、2s内推注。三磷酸腺苷适应证与腺苷相同,10mg、2s内静注,2min内无反应,15mg、2s再次推注。腺苷半衰期极短,静注时1～2min内药效消失。副作用有颜面潮红、头痛、恶心、呕吐、咳嗽、胸闷、胸痛等,但均在数分钟内消失。由于作用时间短,可以反复用药。严重的副作用有窦性停搏、房室传导阻滞等,故对有窦房结及(或)房室传导功能障碍的患者不适用。三磷酸腺苷一次静注剂量>15mg,副作用发生率增高。此药的优势是起效快,无负性肌力作用,可用于器质性心脏病的患者。

洋地黄类

用于终止室上速或控制快速房颤的心室率。毛花甙C 0.4～0.8mg稀释后静注,可以再追加0.2～0.4mg,24h内不应>1.2mg;或地高辛0.125～0.25mg、1次/d口服,用于控制房颤的心室率。洋地黄类适用于心功能不全患者,不足之处为起效慢,对体力活动等交感神经兴奋时的心室率控制不满意。必要时与β受体阻滞剂或钙拮抗剂同用,但要注意调整地高辛剂量,避免过量中毒。

抗心律失常药物的药物相互作用

抗心律失常药物及药物的相互作用分为药效学及药代动力学两方面,所以可能相加而增强药物效用,也可能是相互抵消,甚至相反的结果发生促心律失常。表19-5介绍抗心律失常药物常见的药物相互作用。

表19-5　抗心律失常药物常见的药物相互作用

心脏药物	相互作用药物	机理	后果	预防
奎尼丁	胺碘酮	延长QT作用协同提高奎尼丁浓度	扭转型室速	监测QT、血钾
	西咪替丁	抑制奎尼丁氧化代谢,提高奎尼丁浓度	出现中毒现象	监测奎尼丁浓度
	地高辛	减少地高辛清除	地高辛中毒	监测地高辛浓度
	地尔硫卓	增加抑制窦房结	明显心动过缓	监测心率
	排钾利尿剂	低血钾,延长QT	扭转型室速	监测QT、血钾
	肝酶诱导剂(苯妥英、巴比妥、利福平)	增加肝脏对奎尼丁代谢	降低奎尼丁浓度	监测奎尼丁,调整剂量

心脏药物	相互作用药物	机理	后果	预防
	华法林	肝脏与奎尼丁相互作用	增加出血趋势	监测凝血酶原时间
利多卡因	维拉帕米	负性肌力作用协同	低血压	避免静脉用药
	西咪替丁	降低肝代谢	提高利多卡因浓度	减少利多卡因剂量
	β受体阻滞剂	减少肝血流	提高利多卡因浓度	减少利多卡因剂量
	美西律	肝脏酶诱导剂,增加肝代谢	降低血浆美西律浓度	增加美西律剂量
普罗帕酮	地高辛	减少地高辛清除	提高地高辛浓度	减少地高辛剂量
胺碘酮	延长 QT 药(奎尼丁、丙吡胺、酚噻嗪、三环抗抑郁药、噻嗪利尿剂、索他洛尔)	复极作用相加	扭转型室速	避免合用,避免低血钾
	β受体阻滞剂	共同抑制房室结	心动过缓,传导阻滞	慎用,必要时安装起搏器
	奎尼丁	抑制肝内代谢酶	提高奎尼丁浓度	监测奎尼丁浓度
	华法林	不详	增加对华法林敏感	调整华法林剂量
索他洛尔	排钾利尿剂	低血钾 + 长 QT 作用	扭转型室速	防止低血钾,改用保钾利尿剂

与室性心律失常有关的辅助检查的评价

治疗室性心律失常的首要目的是减少心源性猝死,这一观点已十分明确,但如何对不同的人群进行猝死危险性分层,并选择相应的治疗措施仍是有待进一步探讨的问题。新近发展起来的多项无创检测技术如心率变异性分析、心室晚电位、Q-T 离散度等均是以预测心性猝死为目的的,对这些检测方法的应用价值尚存有争议。传统的无创检测技术如常规心电图、动态心电图及运动试验等对发现心律失常及判断其预后的价值不容否定和被取代,但有些观念有必要更新。

(1)常规及长程心电图

常规及(或)长程心电图检查发现复杂性室性期前收缩或非持续性室速(特别是伴有心肌缺血改变)时,对预测发生持续性室速或室颤的价值是肯定的。必须指出的是,即使多次常规心电图或长程心电图未发现上述的室性期前收缩或非持续性室速也不能说明没有猝死的危险。换言之,对有器质性心脏病的患者,室性期前收缩的有无或其增减不能作为判断猝死危险性及药物疗效的唯一指标,CAST 试验结果已充分说明这一点。

(2)运动试验

运动诱发心律失常的因素十分复杂,生理性的及病理性的可交错存在,应认真评价。健康人运动试验时,有少数出现单源性室性期前收缩,不具有诊断及预后判断的价值。有器质性心脏病的患者,运动诱发复杂性室性期前收缩或非持续性室速应视为发生恶性心律失常的危险因素。由于运动引起心律失常的重复性很差,不能作为评价抗心律失常药效的指标。运动试验引起持续性室速及室颤者极为少见,对冠心病患者而言,此种情况常表明为严重的三支冠状动脉病变。此外,少见的对儿茶酚胺敏感性特发性室速或非典型长 Q-T 间期综合征,运动试验诱发室速的比率很高,有特殊的诊断价值。

现有的抗心律失常药物主要根据其是否阻滞 Na^+、K^+ 或 Ca^{2+} 通道的活性及是否阻滞 β 肾上腺素能受体予以分类的。常用者为 Vaughan Willianms 分类法,但这一方法是建立在人为药物深度对正常心脏组织的电生理效应的基础上,有一定局限性。

Vaughan Willianms 分类法尽管有局限性,但由于其已广为了解、成为学术交流的便捷手段。

很多 β 肾上腺素能受体阻滞剂被推荐使用,被推荐用于治疗心律失常或预防心肌梗死后猝死。普遍认为并没有哪种 β 受体阻滞剂明显地优于其他,当用至合适的剂量时,所有 β 受体阻滞剂都可有效地用于治疗心律失常、高血压或其他疾病。

受体可分为主要影响心脏($β_1$)或支气管和主要影响血管($β_2$)两类。小剂量时选择性 β 受体阻滞剂阻断 $β_1$ 受体的作用强于阻断 $β_2$ 受体,故适用于治疗合并肺部或周围血管疾病者。大剂量时,选择性 $β_1$ 受体阻滞剂也同时阻断 $β_2$ 受体。

某些 β 受体阻滞剂具有内在拟交感活性,就是说它们能轻度激活 β 受体。只有不具内在拟交感活性的非选择性 β 受体阻滞剂显示出降低心肌梗死后患者死亡率的作用。

(尹　霞)

第六节　正性肌力药

正性肌力药是治疗心功能不全的主要药物之一。心功能不全的基本病因是心肌收缩力降低、心脏负荷过重及舒张受限,正性肌力药通过增强心肌收缩力,达到增加心排血量,提高射血分数,改善心功能的目的。

正性肌力药包括强心苷及非苷类正性肌力药,本章将就这两类中的主要和常用药物进行介绍。

(一)强心苷

强心苷是一类具有强心作用的苷类,天然存在于植物中的为一级强心苷,经化学处理分离后的为二级强心苷。强心苷类药物均拥有相同的基本结构:糖和苷元。所以强心苷类药物均有相似的药理作用。其主要的药理作用有:

(1)正性肌力作用:本品选择性地于心肌细胞膜上地 Na^+-K^+ ATP 酶结合,抑制其活性,使心肌细胞膜内外 Na^+-K^+ 主动耦联转运减少,心肌细胞内 Na^+ 浓度升高,从而使细胞膜上 Na^+-Ca^{2+} 交换增多,胞浆内 Ca^{2+} 浓度升高,肌浆网内 Ca^{2+} 储量增多,心肌兴奋时,有较多 Ca^{2+} 释放,增加心肌收缩力。

(2)负性心率作用:由于其正性肌力作用,改善心衰血流动力学状态,消除交感神经张力地反射性增高,并增强迷走神经张力,从而减慢心率。此外,小剂量地高辛可提高窦房结对迷走神经冲动的敏感性,增强其负性心率作用,大剂量时可直接抑制窦房结、房室结和希氏束而导致窦性心动过缓和房室传导阻滞。

(3)心脏电生理作用:降低窦房结自律性;提高浦肯野纤维自律性;减慢房室结传导速度,延长其有效不应期,导致房室结隐匿性传导增加,可减慢心房纤颤或心房扑动的心室率;缩短心房有效不应期,用于房性心动过速或房扑时,可能导致心房率增加和心房扑动转为心房纤颤;缩短浦肯野纤维有效不应期。

(4)对心肌耗氧量的影响:强心甙对心肌耗氧量的影响因心功能的不同而异,对于正常的心肌由于心肌收缩力增强,所以心肌耗氧量增多,而对于衰竭的心肌则其由于正性肌力作用,使射血时间缩短,心室内残余血量减少,心室容积缩小,室壁张力下降及负性心率的综合效应,心肌总耗氧量并不增加甚至下降,这是强心甙类药物有别于儿茶酚胺类药物的显著特点。

(5)中毒剂量的强心甙可使心肌收缩力减弱,因抑制房室传导可导致房室传导阻滞,因心房肌和心室肌的自律性和兴奋性增高而不应期缩短,可引起各种快速性心律失常。还可影响中枢神经系统,产生中枢催吐作用和中枢兴奋作用。

强心甙的主要适应证为各种类型的心功能不全及某些心律失常,如阵发性室上性心动过速、房颤或房扑伴快速心室率。由于强心甙的药理作用,以下情况应慎用或禁用强心甙:

(1)预激综合征合并房颤。

(2)肥厚梗阻型心肌病。

(3)Ⅱ度或Ⅱ型以上房室传导阻滞。

(4)洋地黄中毒。

(5)急性心肌梗死后24h内。

(6)严重二尖瓣狭窄伴窦性心律。

(7)心包积液和缩窄性心包炎。

(8)高心排出量性心功能不全,如甲亢、贫血所致等。

(9)肺心病。

(10)低钾血症。

强心甙类药物的药理作用都相类似,但由于甙元上化学基团的不同,使各类强心甙的作用有快慢、强弱及半衰期的不同。强心甙按作用速度可分3类:

(1)速效作用类毒毛旋花子甙K、G,毛花甙C等。

(2)中效作用类地高辛、甲基地高辛等。

(3)慢效作用类洋地黄毒甙等。

1.地高辛

别名:地戈辛,异羟基洋地黄毒甙,强心素,Cardiox,Cardioxin,Digolan,Lanacordin

用法:口服,每次0.125mg,1次/d。

2.毛花甙C

别名:西地兰,Cedisanol,Isolanid

本品为快速强心药,作用快而蓄积小,且治疗量与中毒量间的范围大于其他洋地黄类强心甙。

用法：口服：每日 0.25～0.75mg。

静脉注射：0.2～0.4mg 加入 5％葡萄糖注射液或生理盐水 20mL 中静脉注射，必要时每 1～2h 重复注射 0.2～0.4mg，每日总量不超过 1.2mg。

3.甲基地高辛

别名：Medigoxin，Digicor，Lanitop

本品为半合成地高辛衍生物，强心作用较地高辛强。

用法：静脉注射：0.2～0.3mg/d。

口服：每次 0.1mg，2～3 次/d。

4.洋地黄毒甙

别名：洋地黄毒素，Dardigin，Digotox，Lanatoxin

用法：口服：0.05～0.1mg/d。

静脉注射：0.05～0.1mg/d。

5.毒毛花甙 K

别名：毒毛甙，Eustrophin，Kambetin

用法：成人首剂 0.125～0.25mg 静脉注射，必要时每 2～4h 重复注射 0.125～0.25mg，每日总量为 0.5mg。

6.毒毛花甙 G

别名：哇巴因，毒毛旋花子甙 G，G-strophan

用法：静脉注射，每次 0.125～0.25mg，极量 1 次为 0.5mg。

7.钉头果甙

用法：每次 0.1mg，1～2 次/d。

8.黄夹甙

别名：强心灵，Thevetin

用法：口服：每次 0.25mg，1 次/d。

静脉注射：每次 0.125～0.25mg 静脉缓慢注射，24h 内不超过 2 次。

9.非甙类正性肌力药

本类药物包括 β 肾上腺素能受体激动剂、磷酸二酯酶抑制剂、胰高血糖素等，它们共同的药理作用基础均为提高心肌细胞内 cAMP 水平，促使 Ca^{2+} 从肌浆网中释出，从而提高胞浆中 Ca^{2+} 浓度，增加心肌收缩力。

（二）β 肾上腺素能受体激动剂

1.多巴胺

别名：儿茶酚乙胺，Dopamine，Intropine。

药理作用：本品为儿茶酚胺之一，同时具有激动 α 受体、β 受体及多巴胺受体的作用，起作用呈剂量依赖性，小剂量时[2～5μg/(kg·min)]激动多巴胺受体及 β 受体为主，前一作用可扩张肾脏、肠系膜血管及冠状动脉，后一作用对心脏起到轻至中等程度的正性肌力作用；中等剂量时[5～10μg/(kg·min)]主要激动 $β_1$ 受体，加强心肌收缩力，也同时激动 α 受体，使外周血管轻度收缩；大剂量时[>10μg/(kg·min)]主要兴奋α受体，使外周血管明显收缩，升高血压，同时也兴奋β受体，起正性肌力作用。

注意事项：

(1)快速性心律失常、嗜铬细胞瘤患者及使用环丙烷或氟烷麻醉时，禁用多巴胺。

(2)如患者近期服用过单胺氧化酶抑制剂，多巴胺用药剂量应减小。

(3)本品不能加于碱性溶液。

用法：静脉滴注，成人250mg加入5%葡萄糖注射液或生理盐水250～500mL中，以2～10μg/(kg·min)的速度滴注，根据患者反应调整给药速度。

2.多巴酚丁胺

别名：独步催，Inotrex。

药理作用：本品为多巴胺衍生物，为相对选择性β₁受体激动剂，对α受体和β₂受体作用较弱，对多巴胺受体不起作用。

注意事项：

(1)梗阻性肥厚型心肌病患者禁用。

(2)对严重机械性梗阻，如严重主动脉狭窄，本品无效。

(3)本品可加快房室传导，心房颤动时使用可加快心室率。

(4)本品不可与碱性药物混合

用法：静脉滴注，成人250mg加入5%葡萄糖注射液或生理盐水250～500mL中，以2.5～10μg/(kg·min)的速度滴注，根据患者反应调整给药速度。

3.异波帕明

本品为β受体及多巴胺受体激动剂，通过兴奋β受体起正性肌力作用，同时还激活肾脏的多巴胺受体，增加肾血流量，起利尿作用。

用法：口服，每次100mg，3次/d，肝、肾功能不全者减量。

4.多被沙明

本品为β₂受体及多巴胺受体激动剂，对β₁受体有间接的兴奋作用。

用法：静脉滴注，开始剂量0.5μg/(kg·min)，逐步加量至1.0μg/(kg·min)，根据患者反应调整给药速度。粒细胞缺乏及血小板减少者禁用。

5.地诺帕明

本品为选择性β₁受体激动剂。

用法：成人15～30mg/d，分3次日服。

6.普瑞特罗

本品为相对选择性β₁受体激动剂，在极高浓度时对β₂受体才有激动作用，对α受体无作用。

用法：口服，成人每次5～10mg，3次/d，逐步加至合适有效量，最大剂量每日200mg。静脉注射：成人每次0.25～10mg，>10min缓慢注射，保持心率<100次/min。静脉滴注：2～50μg/(kg·min)。

7.沙丁胺醇

本品为相对选择性 β_2 受体激动剂,兼有 β_1 受体激动作用。

用法:口服:每次 2～4mg,4 次/d。静脉滴注:硫酸沙丁胺醇 20～100mg 加入 5％葡萄糖注射液 500mL 中滴注。

(三)磷酸二酯酶抑制剂

1.氨力农

别名:氨吡酮,氨利酮,Inocor,Wincoran,Win-40680

药理作用:本品为双吡啶类磷酸二酯酶抑制剂,通过抑制细胞内磷酸二酯酶Ⅲ的活性,增加心肌细胞内 cAMP 含量,促使钙离子内流,从而增加心肌收缩力,同时增加血管平滑肌细胞内 cAMP 浓度,松弛血管平滑肌,扩张血管,降低心脏前后负荷。

注意事项:

(1)严重主动脉或肺动脉狭窄者禁用。

(2)肝肾功能不全者慎用,使用本品期间需定期检测血小板计数及肝肾功能。

(3)急性冠脉综合征患者慎用。

(4)孕妇、哺乳期妇女及儿童慎用。

(5)本品不能与含右旋糖酐或葡萄糖的溶液混合。

用法:

口服:每次 0.1～0.2mg,3 次/d。

静脉滴注:6～10μg/(kg·min),每日可滴注 10h,总量 3.6～6mg/kg。

静脉注射:每次 0.75mg/kg 缓慢注射,最大不超过 2.5mg/kg,1～2 次/d。

2.米力农

别名:米利酮,Coritrope,Primacor,Win-47203

药理作用:本品为氨力农的衍生物,作用机制与氨力农相似,但效价浓度比氨力农强 20 倍。

用法:

口服:每次 2.5～7.5mg,4 次/d。

静脉给药:负荷量 50μg/kg,＞10min 缓慢静脉注射,后 0.375～0.75μg/(kg·min)静脉滴注,每日总量不超过 1.13mg/kg,疗程 48～72h。

3.依诺西酮

本品为二氢咪唑酮衍生物,通过减少细胞内 cAMP 降解,增加细胞内 cAMP 浓度。

用法:

口服:每次 50～100mg,3 次/d。

静脉注射:首剂 o.5mg/kg,每隔 15min 注射 1 次,每次剂量递增 0.5mg/kg,最大剂量 3mg/kg。

4.威那利酮

用法:口服,每次 60～120mg,1 次/d。

5.硫马唑

用法：

口服：每次 150～200mg,3 次/d。

静脉注射：每次 2mg/kg。

静脉滴注：50mg/h。

6.匹莫苯

用法：急性心衰：成人口服 1 次 2.5mg,1 次/d,可根据病情增加至 2 次/d。慢性心衰(轻至中度)：每次 2.5mg,2 次/d。

7.胰高血糖素

别名：高血糖素,升血糖素

药理作用：本品通过兴奋心肌细胞膜上胰高血糖素受体而激活腺苷酸环化酶,提高心肌细胞内 cAMP 浓度。

注意事项：

(1)嗜铬细胞瘤及低钾血症患者禁用。

(2)本品可增加心肌耗氧量,急性心肌梗死患者慎用。

(3)使用本品时需检测血糖变化。

用法：

皮下及肌肉注射：每次 0.5～1mg,必要时每 20min 重复注射。

静脉注射：每次 0.5～1mg。

静脉滴注：2～12mg/h。

（潘　　栋）

第七节　钙通道阻滞剂

钙通道阻滞剂可选择性阻滞细胞膜上的电压依赖性钙离子通道,抑制细胞外钙离子内流,降低细胞内钙离子浓度,可作用于心肌、窦房结、房室结、外周血管和冠状动脉,从而抑制血管平滑肌收缩、降低动脉血压、降低心肌收缩力、减慢心肌收缩速度和减少心肌耗氧量、降低窦房结和房室结自律性、减慢房室结传导速度。目前临床上常用的钙通道阻滞剂包括二氢吡啶类衍生物、苯并噻氮䓬类的衍生物地尔硫卓和维拉帕米。钙通道阻滞剂被广泛的应用于高血压、心绞痛、心律失常和其他心血管疾病的治疗。

(一)钙通道阻滞剂的临床应用

1.冠心病

动物实验已证明,钙通道阻滞剂具有抗动脉硬化、降脂、抗血小板聚集、保护血管内膜及清除低密度脂蛋白等作用。临床研究也观察到,钙通道阻滞剂能延缓动脉粥样硬化的发生。IN-SIGHT 研究中,硝苯地平控释片组患者在随访期间,颈动脉 IMT 厚度有减少倾向、可明显延缓冠脉钙化的进展。为此,ESC/ESH 指南明确指出,CCB 具有抗颈动脉粥样硬化的适应证。

ACTION 研究显示出对具有较高心血管危险性的合并高血压的稳定型冠心病患者硝苯地平缓释片可以显著地降低一级终点事件(包括全因死亡、心肌梗死、顽固性心绞痛、新发心衰、致残性脑卒中及外周血管重建术)的发生率。

钙通道阻滞剂对冠心病心绞痛的治疗机制是复杂的。这类药物能扩张外周血管和冠状动脉、抑制心肌收缩力、心率和传导,这些均在其抗心绞痛治疗中发挥作用。钙通道阻滞剂还能扩张心外膜血管,防止痉挛,对血管痉挛导致的心绞痛有其独到的治疗价值。此外,非二氢吡啶类钙通道阻滞剂还能通过减慢心率而降低心肌耗氧量。

多中心双盲安慰剂对照研究证实了地尔硫卓、硝苯地平、氨氯地平、尼卡地平及维拉帕米在治疗稳定型心绞痛中的作用,包括能减少胸痛事件、减少硝酸甘油用量和改善运动耐量。单独用药时,钙通道阻滞剂大多与β阻滞剂和硝酸酯类同样安全和有效。中国慢性稳定型心绞痛治疗指南中,将长效钙通道阻滞剂作为慢性稳定型心绞痛患者不耐受β阻滞剂或用药禁忌时的替代药物,在单一使用β阻滞剂治疗效果不佳时,也可联合使用长效钙通道阻滞剂。

现有的临床研究对急性心肌梗死时使用硝苯地平均持否定态度,地尔硫卓对不伴左心功能不全的非 ST 段抬高的急性心肌梗死的患者则有可能减少心脏事件的发生。

2.高血压

钙通道阻滞剂可以用于治疗体循环高血压及高血压危象,是目前高血压指南中推荐的一线用药。荟萃分析显示,使用钙通道阻滞剂作为高血压的初始治疗药物与传统地使用β阻滞剂及利尿剂的初始治疗方案相比,两者在降压效果方面大致相当,在总死亡率、心血管死亡率、心血管事件及心肌梗死的预防方面,钙通道阻滞剂略占优势,无具有统计学意义的差异。在卒中预防方面,钙通道阻滞剂具有优势。与 ACE 抑制剂相比,荟萃分析同样显示出使用钙通道阻滞剂作为初始治疗在降压效果和主要临床终点方面相当,对卒中保护方面钙通道阻滞剂略优,而对心力衰竭的保护方面,ACE 抑制剂较优。与血管紧张素受体拮抗剂(ARB)相比,VALUE 研究显示,氨氯地平能更好地降低心肌梗死事件并有降低卒中事件的倾向,而缬沙坦能有更好地预防心力衰竭的倾向。尽管目前临床试验及荟萃分析的结果有一些不一,但钙通道阻滞剂能更好地预防卒中事件这一结果是肯定的。在靶器官保护方面,ESC/ESH 2007 年《指南》指出,通过任何药物或联合用药积极控制血压,对左室心肌肥厚方面的益处是相当的。在对高血压相关的颈动脉内膜增厚的预防方面,钙通道阻滞剂与其他各种一线抗高血压药物相比均显示出优势。在肾保护和对新发糖尿病的预防方面,ACE 抑制剂/ARB 则更占优。

2007 年,ESC/ESH 高血压治疗指南中,推荐首先选择钙通道阻滞剂作为降压药物的情况包括合并左室肥厚的高血压患者、合并心绞痛或外周动脉疾病的高血压患者、老年患者单纯收缩期高血压及代谢综合征患者也可首选钙通道阻滞剂降压。高血压合并永久性房颤的患者,可选用非二氢吡啶类钙通道阻滞剂作为首选降压药物。

3.心律失常

(1)窦性心动过速:对于有使用β阻滞剂禁忌证的患者,可使用地尔硫卓静脉给药来治疗危重症患者的窦性心动过速。

(2)房颤:一般情况下,维拉帕米和地尔硫卓转复急性或慢性房颤的效果交叉,维拉帕米并不能预防长期心动过速诱发的心房电重构。但是,维拉帕米和地尔硫卓可通过延长房室结的传导和不应期,增加静息和运动状态下的房室结阻滞,从而有效减慢和控制房颤时的心室率,是无左心功能不全的房颤患者控制心室率的一线药物。房颤电复律后,维拉帕米还可有助于维持患者的窦性心律。

(3)阵发性室上性心动过速:房室结内折返或预激旁路折返的室上性心动过速对静脉注射维拉帕米或地尔硫卓反应好,对存在心功能不全的患者应当减量。同时,药物治疗失败后,维拉帕米或地尔硫卓的作用消失较快,并不影响早期电复律。维拉帕米和地尔硫卓可终止预激合并顺向型房室折返性心动过速。对逆向型房室折返性心动过速,维拉帕米有诱发房颤的风险。预激合并房颤时有可能增加心室率,因此禁用。

(4)房扑:维拉帕米或地尔硫卓能减慢房扑时的快速心室反应,较少使之转为窦性心律。某些患者用药后可转为房颤,进而控制房颤的心室率。

(5)室性心律失常:维拉帕米对部分特殊类型的室性心动过速也有效,如分支型室性心动过速、大多数特发性左室心动过速和部分右室心动过速等。对部分触发机制引起的心动过速也可能有效。

4.肥厚性心肌病

临床研究表明,维拉帕米可改善肥厚性心肌病患者的运动耐量及症状,短期和长期服用维拉帕米可改善流出道梗阻。其机制可能与改善左室舒张功能有关。研究发现,使用β阻滞剂效果不佳的肥厚性心肌病患者接受维拉帕米治疗可提高运动耐量、改善症状、减轻心肌缺血。另有研究报道,长期服用维拉帕米还可降低肥厚性心肌病患者左室心肌及室间隔的厚度。

5.充血性心力衰竭

临床试验证实氨氯地平能安全地应用于心功能不全的患者。地尔硫卓和维拉帕米由于具有明显的负性肌力作用,对于心功能不全的患者应当慎用。另外,钙通道阻滞剂能改善心脏的舒张功能,理论上可以用于以舒张功能障碍为主的患者。但目前在充血性心力衰竭的治疗中,只有当有特殊的治疗原因需要利用钙通道阻滞剂的扩血管作用时,才可加用长效钙通道阻滞剂作为辅助治疗,例如心绞痛,系统性高血压,主动脉瓣反流,特别是在这些因素加重了心功能不全的情况时。钙通道阻滞剂对心室舒张功能不全的治疗价值还有待临床资料进一步证实。

6.瓣膜疾病的治疗

二氢吡啶类钙通道阻滞剂能作为动脉扩张剂,用于治疗慢性的主动脉瓣、二尖瓣及三尖瓣反流。这种对血流动力学的有益影响可以推迟需要换瓣的时间。

7.原发性肺动脉高压

钙通道阻滞剂对肺循环阻力的影响尚无定论。部分钙通道阻滞剂可能对一部分原发性肺动脉高压的患者有益。总体而言,病情较轻的患者治疗效果较好。另外,早期治疗可以有效地延缓病情的进展。对于长期缺氧导致肺血管收缩的患者,钙通道阻滞剂会加重通气-灌注不匹配,应禁用。

8.脑血管疾病

氟桂嗪类和某些二氢吡啶类钙通道阻滞剂能通过血脑屏障,被脑组织吸收,增加脑血流量,减少脑细胞钙超载。可以用于缺血性脑病,偏头痛,早老性痴呆等。

9.外周血管病

维拉帕米或硝苯地平对部分一过性黑矇有效。原发性或继发性雷诺现象部分患者在应用硝苯地平后可缓解血管痉挛,减少发作的频率、持续的时间和程度。对原发性雷诺现象的疗效更佳。

(二)钙通道阻滞剂的常见副作用

硝苯地平类钙通道阻滞剂的一些较轻的副作用,如头痛、下肢水肿、面色潮红等发生率较高,而严重副作用并不常见。最严重的副作用包括心绞痛加重和血压的突然降低等。应用长效硝苯地平会降低副作用出现的机会。

地尔硫卓和维拉帕米能加重窦房结功能不全,影响房室传导,特别是对已有传导系统病变时。维拉帕米最常见的副作用是便秘。这两类钙通道阻滞剂也会加重充血性心力衰竭。

(程玉臻)

第八节　β受体阻滞剂

一、β受体阻滞剂的药理学

(一)定义和分类

1.定义

β受体阻滞剂选择性地结合β肾上腺素能受体,竞争性、可逆性拮抗β肾上腺素能刺激物对各器官的作用。人体交感神经活性主要由β_1和β_2受体介导,不同组织和脏器内β_1和β_2受体分布不一。由抑制交感神经紧张活动和各组织β受体兴奋的反应,可解释β受体阻滞剂的药理作用。所以,β受体阻滞剂对静息时心率和心肌收缩力的作用甚小,当交感神经激活如运动或应激时,可显著减慢心率和降低心脏收缩力。

2.分类

(1)β受体阻滞剂可分为

1)非选择性:竞争性阻断β_1和β_2肾上腺素能受体。

2)β_1选择性:对β_1受体有更强的亲和力。选择性为剂量依赖,大剂量使用将使选择性减弱或消失。但有些β受体阻滞剂具有微弱的激活反应称之为内在拟交感活性,能同时刺激和阻断β肾上腺素能受体。一些β受体阻滞剂具有外周扩血管活性,介导机制为阻断α_1肾上腺素能受体(如卡维地洛、阿罗马尔、拉贝洛尔),或激活β_2肾上腺素能受体(如塞利洛尔),或与肾上腺素能受体无关的机制(如布新洛尔、萘比洛尔)。

(2)β受体阻滞剂亦可分为脂溶性和水溶性:脂溶性β受体阻滞剂(如美托洛尔、普萘洛尔、噻吗洛尔)可迅速被胃肠道吸收,并在胃肠道和肝脏被广泛代谢(首过效应),口服生物利用度低(10%~30%),当肝血流下降(如老年、HF、肝硬化)时药物容易蓄积。脂溶性药物较易进入中枢神经系统。水溶性β受体阻滞剂(如阿替洛尔)胃肠道吸收不完全,以原型或活性代谢产物从肾脏排泄；与其他肝代谢药物无相互作用，甚少穿过血脑屏障，当肾小球滤过率下降（老年、肾功能障碍）时，半衰期延长。

由于不同β受体阻滞剂对于不同亚型的β肾上腺素能受体亲和力不同，对同一受体产生的内在拟交感活性不同，对α受体的阻断能力不同，且一些次要特性如药物溶解性和药理学特点等也不同，因此，不同的β受体阻滞剂对心血管疾病治疗效应有所区别，即不具有类效应，而在 HF 患者中更显示出各种β受体阻滞剂之间的差异。

（二）药代动力学特点

β受体阻滞剂口服后自小肠吸收，但由于受脂溶性高低及通过肝脏时首过消除的影响，其生物利用度差异较大，例如普萘洛尔、美托洛尔等口服容易吸收，生物利用度低；而吲哚洛尔，阿替洛尔生物利用度相对较高。脂溶性高的药物主要在肝脏代谢，少量以原型从尿中排泄。水溶性高的药物，如阿替洛尔主要以原型从肾脏排泄。

由于本类药物主要由肝代谢、肾排泄，肝、肾功能不良者应调整剂量或慎用。临床应用β受体阻滞剂须注意剂量个体化，口服同剂量β受体阻滞剂的患者，其血药浓度可相差甚大。

（三）药理学及作用机制

β受体阻滞剂作用机制复杂，尚未完全阐明，不同药物的作用机制可能有很大差别。对抗儿茶酚胺类肾上腺素能递质毒性尤其是通过β₁受体介导的心脏毒性作用，是此类药物发挥心血管保护效应的主要机制。其他机制还有：

1.抗高血压作用　与此类药物降低心输出量、抑制肾素释放和血管紧张素 Ⅱ 产生、阻断能增加交感神经末梢释放去甲肾上腺素的突触前α受体，以及降低中枢缩血管活性等作用有关。

2.抗心肌缺血作用　减慢心率、降低心肌收缩力和收缩压从而使心脏耗氧减少；心率减慢导致舒张期延长可增加心脏血液灌注。

3.阻断肾小球旁细胞β₁受体　抑制肾素释放和血管紧张素 Ⅱ、醛固酮的产生，亦即对肾素-血管紧张素-醛固酮系统（RAAS）也有一定的阻断作用。

4.改善心脏功能和增加左心室射血分数（LVEF）　β受体阻滞剂改善心脏功能是由于减慢心率从而延长心室舒张期充盈时间和冠状动脉舒张期灌注时间，减少心肌氧需求，抑制儿茶酚胺诱导的脂肪组织游离脂肪酸释放，改善心肌能量代谢，上调β肾上腺素能受体，以及降低心肌过氧化应激。

5.抗心律失常作用　此类药物具有心脏直接电生理作用，可减慢心率，抑制异位起搏点自律性，减慢传导和增加房室结不应期。还通过下调交感活性和抗心肌缺血，提高心室颤动阈值，改善压力反射，以及防止儿茶酚胺诱导的低钾血症等发挥作用。

此外，β受体阻滞剂还能抑制β肾上腺素能通路介导的心肌细胞凋亡，抑制血小板聚集，减少对粥样硬化斑块的机械应激，防止斑块破裂，促进β肾上腺素能通路重新恢复功能，改变心肌基因表达如肌质网钙 ATP 酶 mRNA 和α肌球蛋白重链 mRNA 的表达增加，β肌球蛋白重链 mRNA 的表达下降。最后，某些β受体阻滞剂如卡维地洛还有显著的抗氧化和抗平滑肌细胞增殖作用。

（四）不良反应

总体而言，β受体阻滞剂耐受较好，但也可发生一些严重不良反应，尤见于大剂量应用时。

1.心血管系统　β受体阻滞剂减慢心率、抑制异位起搏点自律性、减慢传导和增加房室结不应期，因此可造成严重心动过缓和房室传导阻滞，主要见于窦房结和房室结功能业已受损的患者，罕见于高交感活性状态如急性心肌梗死（AMI）静脉用药或慢性HF口服用药。β受体阻滞剂阻断血管β$_2$受体，仅受体失去β$_2$受体拮抗从而减少组织血流，可出现肢端发冷、雷诺综合征，伴严重外周血管疾病者病情恶化等。然而对有外周血管疾病的冠心病患者而言，β受体阻滞剂的临床益处更为重要。有血管扩张作用β受体阻滞剂或选择性β$_1$阻滞剂则此种不良反应不明显。β受体阻滞剂也能增加冠状动脉紧张度，部分源于失去β$_2$受体拮抗、α受体介导的缩血管作用。

2.代谢系统　胰岛素依赖型（1型）糖尿病患者使用非选择性β受体阻滞剂后可掩盖低血糖的一些警觉症状（如震颤、心动过速），但低血糖的其他症状（如出汗）依然存在。由于β受体阻滞剂治疗利大于弊，对非胰岛素依赖性糖尿病患者应优先考虑选择性β受体阻滞剂，尤其心肌梗死（MI）后的患者。此外，还有研究报道卡维地洛可减少HF患者的新发糖尿病比例。

3.呼吸系统　β受体阻滞剂可导致危及生命的气道阻力增加，故禁用于哮喘或支气管痉挛性慢性阻塞性肺病（COPD）。对某些COPD患者而言，使用β受体阻滞剂利大于弊。故COPD并非禁忌证，除非有严重的反应性气道疾病。

4.中枢神经系统　β受体阻滞剂中枢神经系统不良反应包括疲劳、头痛、睡眠紊乱、失眠和多梦以及压抑等。水溶性药物此类反应较为少见。患者的疲劳可能与骨骼肌血流减少有关，也可能与中枢作用有关。

5.性功能　一些患者可出现或加重性功能障碍。

6.撤药综合征　长期治疗后突然停药可发生，表现为高血压、心律失常和心绞痛恶化，与长期治疗中β肾上腺素能受体敏感性上调有关。突然撤除β受体阻滞剂是危险的，特别在高危患者，可能会使慢性：HF病情恶化并增加MI和猝死的危险。因此，如需停用β受体阻滞剂，应逐步撤药，整个撤药过程至少2周，每2～3d剂量减半，停药前最后的剂量至少给4d。若出现症状，建议更缓慢地撤药。若手术前要停用本品，必须至少在48h前，但毒性弥漫性甲状腺肿（Graves病）和嗜铬细胞瘤术前不能停药。

（五）禁用或慎用的情况

存在下列情形者禁用或慎用β受体阻滞剂：支气管痉挛性哮喘、症状性低血压、心动过缓（＜60/min）或二度二型以上房室传导阻滞、HF合并显著水钠潴留需要大剂量利尿剂、血流动力学不稳定需要静脉使用心脏正性肌力药物等。

对其他的绝大多数心血管病患者β受体阻滞剂治疗利大于弊。合并无支气管痉挛的COPD或外周血管疾病的心血管病患者，仍可从β受体阻滞剂治疗中显著获益。糖尿病和下肢间歇性跛行不是绝对禁忌证。

（六）与其他药物相互作用

β受体阻滞剂和其他药物有药代学和药效学的相互作用。铝盐、消胆胺（考来烯胺）、考来替泊可降低其吸收;酒精、苯妥英钠、利福平、苯巴比妥和吸烟均可诱导肝生物转化酶,从而降低脂溶性β受体阻滞剂的血浆浓度和半衰期;西米替丁和肼苯哒嗪可通过减少肝血流从而提高普萘洛尔和美托洛尔的生物利用度。

维拉帕米、地尔硫卓和各种抗心律失常药物可抑制窦房结功能和房室传导,此时使用β受体阻滞剂应谨慎。经常可见到β受体阻滞剂和其他降压药间的累加效应。吲哚美辛和其他非甾体抗炎药可拮抗β受体阻滞剂的降压作用。

二、β受体阻滞剂在我国目前应用的情况

(一)心力衰竭

2006 年对基层医院内科医师的问卷调查显示,慢性 HF 患者 β 受体阻滞剂使用率仅40.0%,而达到目标剂量的使用率只有 1.0%;边远地区基层医院目标剂量 β 受体阻滞剂使用率几乎为零。2002 年对上海 12 家医院 1980、1990 和 2000 年 3 个时间段的住院 HF 患者作回顾性调查表明,β 受体阻滞剂的使用率都很低,分别为 6.8%、5.7% 和 25.0%。2000 年心功能 Ⅱ、Ⅲ级患者 β 受体阻滞剂使用率仅为 26.3%,虽较 20 世纪 80 和 90 年代显著增长,使用仍不够。对东部地区一家城市大医院 1998 年 1 月至 2002 年 12 月住院 HF 患者调查表明,前 5 位药物使用率为硝酸酯类 91.2%,利尿剂 77.0%,地高辛 76.4%,血管紧张素转化酶抑制剂(ACEI)68.5% 和 B 受体阻滞剂 30.6%。ACEI 和 β 受体阻滞剂未得到充分应用,尤其后者使用不到 1/3,与 HF 指南要求有较大的差距。另一家城市大医院 2004 年和 2005 年门诊慢性HF 患者 β 受体阻滞剂应用表明,在无禁忌证和不良反应的 HF 患者中使用率住院患者为 54.9%,门诊患者为 77.5%,以美托洛尔平片为主,剂量住院患者平均为 45.2mg/d,门诊患者平均52,5mg/d,但仅有 2.5% 的患者达到推荐剂量。与当地 1973～2002 年调查的使用率(20.8%)相比较,已有较大提高,但在使用率和使用剂量上均与 HF 指南有差距。

(二)冠心病

1998 年对全国县级和县级以上有代表性医院的问卷调查结果表明,AMI 急性期 β 受体阻滞剂使用率仅 43.0%;50.0% 医师是在入院后数日,甚至 1～2 周后才开始用 β 受体阻滞剂。以美托洛尔平片为主(占 70%),剂量较低 25～50mg/d。15.0% 医师认为 AMI 用 β 受体阻滞剂无效甚至有害。AMI 出院后的二级预防用药中,β 受体阻滞剂使用率仅 35.3%。2005 年对我国 12 家三级甲等医院急性冠状动脉综合征(ACS)所做的调查,结果发现在住院的 ST 段抬高 MI 患者中,β 受体阻滞剂使用为 62.7%～74.5%,而非 ST 段抬高 MI 和不稳定性心绞痛患者中,使用率分别为 80% 和 65.0%～70.0%。包括许多社区医院的我国 GRACE 调查(2001年)中 ST 段抬高 MI 患者的 β 受体阻滞剂使用率为 81.0%,在规模较小的社区医院中 β 受体阻滞剂使用率为 62.7%～74.5%,显然不及国外的社区医院。

(三)高血压

2004 年所做调查情况表明,各级医生最常用的降压药排序,β 受体阻滞剂列第 5 位,作为抗高血压药使用率仅 2.0%。

我国β受体阻滞剂在心血管病应用状况说明,各级医生急需进一步了解β受体阻滞剂在心血管疾病中的治疗作用和地位,熟知高血压、冠心病和慢性 HF 治疗指南中β受体阻滞剂应用的原则、方法和剂量,以发挥β受体阻滞剂的心血管保护作用.降低心血管病的死亡率,改善患者预后。

三、β受体阻滞剂在心力衰竭的应用

（一）慢性收缩性 HF

1.作用机制

慢性收缩性 HF 时肾上腺素能受体通路的持续、过度激活对心脏有害。人体衰竭心脏去甲肾上腺素的浓度足以产生心肌细胞的损伤,且慢性肾上腺素能系统的激活介导心肌重构,而心肌重构是 HF 发生发展的主要病理生理机制。这就是应用β受体阻滞剂治疗慢性 HF 的根本基础。

β受体阻滞剂是一种具有很强的负性肌力作用的药物,以往一直禁用于 HF。临床试验亦表明,该药治疗初期对心功能有明显抑制作用,LVEF 降低;但如从很小剂量起用,此作用可不明显,且长期治疗（＞3 个月）则均能改善心功能,LVEF 增加;治疗 4～12 个月,能降低心室肌重量和容量,改善心室形状,提示心肌重构延缓或逆转。该药可以有效拮抗交感神经系统、RAAS 及过度激活的神经体液因子,在心血管疾病的恶性循环链中起到重要的阻断作用。这种急性药理作用和长期治疗作用截然不同的效应被认为是β受体阻滞剂具有改善内源性心肌功能的"生物学效应"。β受体阻滞剂之所以能从 HF 的禁忌药转而成为 HF 常规治疗的一部分,就是因为走出了"短期""药理学"治疗的误区,发挥了长期治疗的"生物学"效应,这是一种药物可产生生物学治疗效果的典型范例。在 ACEI 治疗已取得明显效果后,应用β受体阻滞剂得到进一步的益处,这是慢性 HF 治疗模式改变的又一个里程碑。

2.循证医学证据

迄今已有 20 个以上安慰剂对照随机试验,逾 2 万例慢性 HF 患者应用 J3 受体阻滞剂。入选者均有收缩功能障碍（LVEF＜35％～45％）,NYHA 心功能分级主要为Ⅱ、Ⅲ级,也包括病情稳定的Ⅳ级和 MI 后 HF 患者。这些试验结果一致显示,在应用 ACEI 和利尿剂的基础上,加用β受体阻滞剂长期治疗能改善 HF 患者临床状况和左心室功能,降低住院率,使死亡危险性进一步下降 36％,提示同时抑制二种神经内分泌系统可产生相加的有益效应。

心脏性猝死是 HF 死亡的主要原因。根据 MERIT-HF 亚组分析,在 NYHA 心功能Ⅱ、Ⅲ、Ⅳ级患者中猝死分别占 HF 死因的 64％、59％和 33％,而 8 受体阻滞剂治疗 HF 的独特之处就是能显著降低猝死率达 41％～44％,这是其他药物所未有的,也正是β受体阻滞剂在慢性 HF 治疗中地位不可取代的有力证据。脂溶性的β受体阻滞剂,不但作用于心脏,使心率减慢,心电活动稳定,而且能作用于中枢,阻断交感神经的作用,增强迷走神经对心脏的作用,减少猝死的发生。

亚组分析还表明,在不同年龄、性别、心功能分级、LVEF,以及不论是缺血性或非缺血性病因,糖尿病或非糖尿病患者,β受体阻滞剂一致地产生临床益处。

3.临床应用

(1)适应证

1)适用于所有慢性收缩性 HF 患者:NYHA 心功能Ⅱ、Ⅲ级患者,以及阶段 B、NYHA 心功能Ⅰ级(LVEF<40%)的患者,均必须应用 β 受体阻滞剂,而且需终身使用,除非有禁忌证或不能耐受;NYHA 心功能Ⅳ级 HF 患者,需待病情稳定(4d 内未静脉用药,已无液体潴留并体重恒定)后,在严密监护下由专科医师指导应用(Ⅰ类推荐,证据水平 A)。

2)应尽早开始应用:不要等到其他疗法无效时才用,因患者可能在延迟用药期间死亡,而早期应用,有可能防止死亡。

3)一般应在利尿剂基础上加用:β 受体阻滞剂可用于 ACEI 之前或之后;对于病情很稳定的患者两者亦可以合用。

(2)禁忌证支气管痉挛性疾病、心动过缓(心率<60/min)、二度及以上房室传导阻滞(除非已安装起搏器)均不能应用。

(3)制剂的选择:3 项慢性收缩性 HF 的大型临床试验(CIBIS Ⅱ、MERIT-HF1 和 CO-PERNICUS)分别应用选择性 B,阻断药比索洛尔、美托洛尔缓释片和非选择性 β_1/β_2、$+\alpha_1$ 受体阻断药卡维地洛,阶段结果分析显示,死亡率分别降低 34%、34% 和 35%。3 个试验均因死亡率的显著下降而提前结束。因此,国外指南均推荐应用这 3 种 β 受体阻滞剂。美托洛尔平片与缓释片属同一种活性药物。应用美托洛尔平片治疗 HF 的 MDC 试验,主要终点死亡或临床恶化需心脏移植者,治疗组相对危险降低 34%,但因样本量太小,未能达统计学差异(P=0.058);治疗组较对照组临床恶化需心脏移植者显著减少,再住院率也显著降低。自 2002 年国内一直应用美托洛尔平片治疗 HF,根据我国的研究和经验,包括国内核心期刊 800 多例的报道,HF 患者能从治疗中获益,且耐受性良好。因此,结合我国的国情,中国 2007 年慢性 HF 诊断治疗指南仍建议美托洛尔平片可以用来治疗慢性 HF。

(4)剂量

1)目标剂量的确定:应尽量达到临床试验推荐的剂量或患者能耐受的剂量。治疗宜个体化,一般以心率为准:清晨静息心率 55~60/min(不低于 55/min)即为达到推荐剂量或耐受剂量。

2)起始和维持:①在起始治疗前和整个治疗期间须无明显液体潴留,有明显液体潴留,需大量利尿者,应先利尿,达到干体重状态或能平卧后再开始应用。②必须从极低剂量开始,如美托洛尔缓释片 12.5mg1/d,美托洛尔平片 6.25mg 2~3/d,比索洛尔 1.25mg 1/d,或卡维地洛 3.125mg2/d。如患者能耐受前一剂量,每隔 2~4 周将剂量加倍;如出现不良反应,可延迟加量直至不良反应消失。起始治疗时 β 受体阻滞剂有时可引起液体潴留,需每日测体重,一旦出现体重增加,即应加大利尿剂用量,直至恢复治疗前体重,再继续加量,并达到患者耐受剂量。临床试验每日的最大剂量为:美托洛尔缓释片 200mg,美托洛尔平片 150mg,比索洛尔 10mg,卡维地洛 50mg。

3)与 ACEI 合用:①患者在应用 β 受体阻滞剂前,ACEI 并不需要用至高剂量;应用低、中剂量 ACEI 加 β 受体阻滞剂的患者较之单纯增加 ACEI 剂量者,对改善症状和降低死亡率更为有益。②关于 ACEI 与 β 受体阻滞剂的应用顺序:CIBISⅢ试验比较了先应用比索洛尔或依那普利的效益,结果显示,两组的疗效或安全性均相似。显然,ACEI与β受体阻滞剂的孰先孰后并不重要,关键是两药尽早联合应用,才能产生最大的益处,发挥β受体阻滞剂降低猝死的作用和两药的协同作用。两药合用以后,还可以根据临床情况,分别或交替调整各自的剂量。

(5)不良反应的监测

1)低血压:一般出现于首剂或加量的24～48h,通常无症状,重复用药后常可自动消失。首先考虑停用硝酸酯类制剂、钙拮抗剂或其他不必要的血管扩张剂。必要时也可将ACEI减量,但一般不减利尿剂剂量。如低血压伴有低灌注症状,应将β受体阻滞剂减量或停用。

2)液体潴留:①起始治疗前,应确认患者已达到干体重状态,临床上常以能平卧为准。如有液体潴留,常在β受体阻滞剂起始治疗3～5d内体重增加,如不处理易致HF恶化。故应告知患者每日称体重,如在3d内增加＞2kg,应立即加大利尿剂用量。②同时要注意在整个β受体阻滞剂的治疗中须保持干体重状态,以免病情反复。

3)心动过缓和房室传导阻滞:和β受体阻滞剂剂量大小相关,如心率低于55/min,或出现二、三度房室传导阻滞,应减量或停药。此外,还应注意药物相互作用的可能性,停用其他可引起心动过缓的药物。

(6)HF加重时的处理:慢性HF发生急性加重时,应注意鉴别是否与β受体阻滞剂的应用相关。HF加重如与β受体阻滞剂应用有关,常发生在起用或剂量调整时。如在用药期间HF有轻至中度加重,首先应加大利尿剂和ACEI用量,以稳定临床状况,仍可继续使用β受体阻滞剂。如HF恶化较重,可酌情暂时减量或停用β受体阻滞剂,待临床状况稳定后,再加量或继续应用,否则将增加死亡率。应尽量避免突然撤药,以免引起反跳和病情显著恶化。必要时可短期静脉应用正性肌力药,磷酸二酯酶抑制剂较β受体激动剂更合适,因后者的作用可被β受体阻滞剂所拮抗。

(二)慢性舒张性HF

舒张性HF临床上较多见于老年女性,常合并高血压伴左室肥厚(约80%)、糖尿病、心房颤动、冠心病等。

1.循证医学证据

目前尚无评估β受体阻滞剂对舒张性HF治疗效果的大型临床试验,仅有少数小样本研究,且大多未能得出肯定性的结论,故此类患者应用β受体阻滞剂是经验性的,主要依据是β受体阻滞剂具有减慢心率和改善心肌缺血的有益作用,可降低HF患者心脏性猝死率和改善预后,以及对于可导致舒张性HF的基础疾病如高血压、冠心病、肥厚型心肌病等均可作为一线用药。

2.临床应用

(1)适应证:β受体阻滞剂可用于舒张性HF,尤其适用于伴高血压和左室肥厚、MI及有持续性或永久性心房颤动而需要控制心室率的患者(Ⅰ类推荐,证据水平C)。应控制舒张性HF患者血压至＜130/85mmHg(1mmHg＝0.133kPa)的目标水平(Ⅰ类推荐,证据水平A);在血压得到控制的患者中使用β受体阻滞剂可能对减轻HF症状有效(Ⅱa类推荐,证据水平C)。合并持续性或永久性心房颤动的患者使用β受体阻滞剂可较有效控制心室率(Ⅰ类推荐,证据水平 B)。

（2）应用方法

1）快速达标：适用于合并心房颤动伴快速心室率的患者。与在收缩性 HF 中改善心肌收缩力和心室重构的目的不同，β 受体阻滞剂在 LVEF≥45％的舒张性 HF 中主要应用目的是减慢心室率，延长舒张期心室充盈时间和改善运动时血流动力学效应。为尽快降低心房颤动的心室率，β 受体阻滞剂可在较短时间内从小剂量增至中高剂量，其适宜剂量应能控制静息时心室率在 60～80/min，运动时 90～110/min，且在运动后心率呈缓慢增长。

2）及早用药和长期用药：无心房颤动的舒张性 HF 患者应在 ACEI 和利尿剂等基础上尽早加用 β 受体阻滞剂（Ⅰ类推荐，证据水平 B），初始用量要小（目标量的 1/8～1/4），增加剂量要慢（在 3～4 周逐渐增加到目标量），维持时间要长，避免突然撤药。

3）老年舒张性 HF 患者对 β 受体阻滞剂耐受性和疗效良好，不亚于非老年患者。

四、β 受体阻滞剂在高血压的应用

（一）原发性高血压

1.作用机制

交感神经系统过度激活是导致原发性高血压患者血压升高和靶器官损害的重要机制。交感神经系统激活后通过多种途径升高血压，包括：①增加肾血管阻力，促进肾素释放，后者进一步激活 RAAS；②促进抗利尿激素分泌导致水钠潴留；③使血管壁的张力和对钠的通透性增加，并使血管对收缩血管物质的敏感性增加，从而增高外周血管阻力；④产生对心脏的正性变时及变力作用而导致心排血量增加。β 受体阻滞剂通过拮抗交感神经系统的过度激活而发挥降压作用，主要降压机制涉及降低心排血量，通过减少肾素分泌而抑制 RAAS，以及改善压力感受器的血压调节功能等。

β 受体阻滞剂还可通过降低交感神经张力而预防儿茶酚胺的心脏毒性作用，通过抑制过度的神经激素和 RAAS 的激活而发挥全面心血管保护作用。因此，β 受体阻滞剂用于高血压的治疗有坚实的理论基础。

2.循证医学证据

抗高血压治疗的效益主要来自于降低血压本身，β 受体阻滞剂降低血压的效果与其他类别降压药物相似。对 354 项随机双盲临床试验的荟萃分析显示，在采用标准剂量的情况下，噻嗪类利尿剂、β 受体阻滞剂、钙拮抗剂、ACEI 和血管紧张素Ⅱ受体拮抗剂（ARB）分别能够使高血压患者的收缩压平均降低 8.8、9.2、8.8、8.5 和 10.3mmHg，舒张压平均降低 4.4、6.7、5.9、4.7 和 5.7mmHg。

β 受体阻滞剂用于治疗高血压已经 40 多年，和噻嗪类利尿剂一样，属降压的"老药"。临床试验表明，β 受体阻滞剂单独使用或与利尿剂合用，能够显著降低高血压患者的病残率和死亡率。例如在瑞典老年高血压试验（STOP）中，1627 例 70～84 岁患者随机分入安慰剂组或治疗组，治疗组从美托洛尔、阿替洛尔、吲哚洛尔或复方阿米洛利中选用一种开始治疗，随访平均 25 个月。与安慰剂组相比，治疗组的主要心血管病事件（死亡、MI 或脑卒中）减少 40％（P＝

0.0031),总死亡率降低43%(P=0.0079)。

最近20多年,钙拮抗剂、ACEI和ARB等"新药"陆续问世。在一些比较"老药"和"新药"的随机双盲临床试验中,β受体阻滞剂和(或)利尿剂的总体疗效与钙拮抗剂和(或)ACEI一样好。例如在第2次瑞典老年高血压试验(STOF-2)中,6614例70~84岁患者随机分入利尿剂或β受体阻滞剂、ACEI、钙拮抗剂等三个治疗组,平均随访4.5年。结果显示,在同等程度降低血压的情况下,利尿剂或β受体阻滞剂组的心血管病死亡率和主要心血管病事件的发生率均与ACEI组或钙拮抗剂组相同。卡托普利预防试验(CAPPP)中10985例25~66岁的高血压患者随机分组接受常规降压药(利尿剂或β受体阻滞剂)或卡托普利治疗,平均随访6.1年。结果显示,两组的主要终点事件发生率和总死亡率差异均无统计学意义。降压治疗协作组汇总分析也显示,钙拮抗剂和ACEI治疗对心血管病主要终点事件的降低程度与利尿剂或β受体阻滞剂相似。这些循证医学资料支持以下结论:抗高血压治疗的收益主要取决于血压水平的降低。目前,大多数国家的高血压指南都把利尿剂、β受体阻滞剂、钙拮抗剂、ACEI和ARB并列为第一线的降压药物。

近年来有荟萃分析质疑甚至否定β受体阻滞剂的降压效益,并导致英国2006年版的高血压指南中把β受体阻滞剂降级为第四线的降压药物。

但是,这一荟萃分析有选择性地收集和分析资料,故结论不很可靠。2007年版的欧洲高血压指南再次强调:包括β受体阻滞剂在内的五大类降压药物都可以作为降压治疗的起始用药和维持用药,单独使用或与其他药物联合使用。

β受体阻滞剂是一大类药物,其中各种药物的疗效或循证医学证据,以及在不同患者人群中的治疗效益可能均不尽相同。目前比较清楚的有两点。第一,阿替洛尔虽然能够降低血压,但缺乏心血管保护作用。例如在英国轻中度老年高血压治疗试验(MRCOld)、氯沙坦干预降低终点事件试验(LIFE)和盎格鲁·斯堪的纳维亚心脏结果试验(ASCOT-BPLA)中,阿替洛尔的临床疗效不如利尿剂、ARB或钙拮抗剂等。但其他一些β受体阻滞剂有显著减少心血管病事件的循证医学证据,例如在美托洛尔高血压一级预防试验(MAPHY)中,3234例中年男性高血压门诊患者随机分组,接受美托洛尔或氢氯噻嗪治疗平均4.2年。在血压降低程度相似的情况下,与利尿剂组相比,美托洛尔组的总死亡率降低22%(P=0.028),冠心病事件减少24%(P=0.001),心血管病死亡率降低27%(P=0.012)。因此,阿替洛尔疗效不佳的结论,不能简单地类推至其他β受体阻滞剂。第二,β阻滞剂用于老年单纯高血压患者的临床效果不如其他类别药物。这可能是因为老年患者的血浆肾素活性偏低和β受体的敏感性下降,也可能与有关试验中的β受体阻滞剂都采用阿替洛尔有关。

在联合治疗方案中,β受体阻滞剂与长效二氢吡啶类钙拮抗剂合用,不仅能获得协同降压作用,还可以抑制钙拮抗剂引起的反射性交感神经兴奋。β受体阻滞剂与噻嗪类利尿剂的组合,曾经是应用最广泛、临床疗效肯定的一种降压药物联用方案。但是近年来的证据显示这种组合有增加新发糖尿病的危险,故应避免用于有代谢综合征或易患糖尿病的高血压患者。β受体阻滞剂与ACEI或ARB的联合在一般高血压患者不提倡,但在伴冠心病(尤其AMI)或HF等特殊适应证患者中应予采用。

高血压患者常合并有糖尿病和(或)代谢综合征。鉴于一些β受体阻滞剂对糖、脂代谢有不利影响,因此在理论上,β受体阻滞剂不是高血压伴糖尿病或代谢综合征患者的最佳选择。但糖尿病并不是β受体阻滞剂的禁忌证。首先,高血压合并糖尿病的患者发生心血管病事件的危险性显著增高,使用β受体阻滞剂后的得益明显超过风险。其次,涉及糖、脂代谢的主要是$β_2$受体,采用选择性的$β_1$阻滞剂或兼有α受体阻滞扩血管作用的β受体阻滞剂,可减少或避免对糖、脂代谢的不利影响。

3.临床应用

(1)适应证和选择

1)β受体阻滞剂是高血压患者的初始及长期使用的降压治疗药物之一,可单独使用或与其他类别降压药物联合使用(Ⅰ类推荐,证据水平 A)。

2)对于无并发症的高血压患者,应按照个体化原则选择降压药物。一般来说,年轻高血压患者可积极考虑β受体阻滞剂,而老年单纯收缩期高血压患者通常不首选β受体阻滞剂(Ⅰ类推荐,证据水平 C)。

3)对合并以下疾病或情况的高血压患者,应当优先使用β受体阻滞剂:①快速性心律失常如窦性心动过速、心房颤动(Ⅰ类推荐,证据水平 C);②冠心病如心绞痛、MI 后(Ⅰ类推荐,证据水平 A);③慢性 HF(Ⅰ类推荐,证据水平 A);④交感神经活性增高如高血压发病早期伴心率增快的患者、焦虑紧张等精神压力增加的患者、围手术期高血压、高循环动力状态如甲状腺功能亢进的患者(Ⅱa 类推荐,证据水平 C)。

4)建议选用无内在拟交感活性、对$β_1$受体选择性较高或兼有α受体阻滞扩血管作用的β受体阻滞剂如美托洛尔、比索洛尔和卡维地洛。这些药物对糖、脂代谢、胰岛素敏感性、支气管和外周血管等的不利影响相对较小,可以较安全地应用于合并有糖尿病、COPD 或外周血管疾病的高血压患者(Ⅱa 类推荐,证据水平 C)。

5)β受体阻滞剂与长效二氢吡啶类钙拮抗剂合用,是目前推荐的降压药物联合方案之一。高血压合并冠心病的患者应联合使用β受体阻滞剂和 ACEI(或 ARB),合并慢性 HF 患者通常应联合使用β受体阻滞剂、利尿剂和 ACEI(或 ARB)(Ⅰ类推荐,证据水平 A)。

6)对伴代谢综合征或易患糖尿病的高血压患者,一般不推荐β受体阻滞剂作为初始治疗药物(Ⅱb 类推荐,证据水平 C);尤其应避免β受体阻滞剂与大剂量噻嗪类利尿剂的联合使用。

(2)剂量及用法:常用β受体阻滞剂口服降压时的剂量及用法参见药理学部分,静脉使用时的剂量及用法参见高血压急症一节。

(二)高血压急症

1.主动脉夹层

(1)作用机制:β受体阻滞剂主要通过阻断细胞膜上的β受体,降低心输出量,减慢心率,阻断由于交感神经系统兴奋、去甲肾上腺素释放造成的血管收缩作用,从而降低高血压,减小脉压;通过降低心肌收缩力和收缩速率(dp/dt)、减慢心率,从而减少主动脉壁的剪切力。有效的β受体阻滞剂应用是主动脉夹层药物治疗重要组成部分。β阻滞剂通过降低血压和减少 dp/dt 可以延缓腹主动脉瘤扩张。

(2)循证医学证据:有关主动脉夹层的治疗,近 20 年来并无进一步改善预后的报道。主动脉夹层国际注册研究(IRAD)提示 A 型和 B 型(Ⅰ～Ⅲ型)患者外科治疗死亡率分别为 27%和

29％,内科药物治疗死亡率分别是53％和9％。一项队列研究证实β受体阻滞剂组每年主动脉根部扩张的速率明显低于对照组(P＜0.001)。

(3)临床应用

1)适应证:β受体阻滞剂是主动脉夹层治疗的基本用药,不仅在急性期要使用,存活的患者也要长期使用(Ⅰ类推荐,证据水平C)。确诊为主动脉夹层,无论是否手术,均需先开始β受体阻滞剂治疗。怀疑有急性主动脉夹层的患者亦应给予β受体阻滞剂或联合使用其他血管扩张剂。

2)药物选择和应用方法:情况紧急时首先需静脉给药,使血压尽快降至目标水平,即收缩压＜110～120mmHg,心率降至安静时50～60/min。如果血压和心率已达到目标值,可改用口服制剂维持治疗。

静脉注射美托洛尔5mg,3～5min注完,必要时每隔5min重复1次,一般总量15mg,静脉注射时要严密监测心率、血压。患者若能耐受静脉15mg美托洛尔,则在末次静脉给药后15min,给予口服美托洛尔平片25～50mg 1/6h,直到48h。此后患者应维持治疗,100mg 2/d,或美托洛尔缓释片50～100mg,可以加至200mg 1/d。个体化调整剂量,使患者心率和血压尽可能控制在能耐受的较低水平。

艾司洛尔静脉先给负荷剂量0.5mg/kg,2～5min后迅速起效,继以0.10～0.20mg/(kg·min)静脉滴注,可逐渐增加剂量直至获得满意的治疗反应。艾司洛尔的最大浓度为10mg/ml,静脉滴注的最大剂量为0.3mg/(kg·min)。

普萘洛尔静脉注射首剂0.5mg,每5min增加Img,早期应用的总量不超过0.15mg/kg,维持剂量为每4～6h给2～6mg/kg,随后给予20～40mg口服,每6h1次,根据血压和心率调整剂量。

阿替洛尔先静脉注射5mg,5min后再给5mg。静脉给药1～2h后开始口服,每日50～100mg。

拉贝洛尔初始静脉注射5～20mg,以后每10～15min静脉注射20～40mg,直至血压和心率控制在目标水平或一日总量达到150～300mg。也可以采用0.5～2.0mg/min持续静脉滴注。维持治疗:先口服100mg2/d,2～3d后改为200～400mg2/d。

2.ACS

高血压急症合并ACS时β阻滞剂既可减慢心率又可降低血压,减少心肌需氧量。与静脉硝酸甘油合用,可以有效控制血压和缺血症状。初始治疗可选择短效β受体阻滞剂,如艾司洛尔静脉给药,也可使用美托洛尔静脉制剂,病情缓解后再给予口服制剂。目标血压应＜130/80mmHg,血压应缓慢下降,舒张压不要低于60mmHg。血流动力学不稳定的患者如合并有心源性休克或急性左心衰竭,应等收缩压稳定且＞110mmHg后再小心使用β受体阻滞剂。

3.急性左心衰竭

高血压合并急性左心衰竭,应优先选择利尿剂和血管扩张剂如硝普钠或硝酸甘油,通常不用β受体阻滞剂。由嗜铬细胞瘤引起的高血压危象合并急性左心衰竭,可以使用拉贝洛尔10mg静脉注射,继以50～200mg/h静脉滴注维持。此外,高血压引起的急性左心衰竭伴肺水肿,如无其他并发症,可尽早使用拉贝洛尔。

4.高血压合并急性缺血性脑卒中

许多患者在发生卒中的第一个 24h 内血压会自行下降。未自行降压的应谨慎地应用降压药物。血压明显升高且准备做溶栓治疗的患者,在溶栓之前应该把收缩压降至 185mmHg 以下,舒张压降至 110mmHg 以下。患者如收缩压>220mmHg 或舒张压>120mmHg 需降低血压,在卒中后最初 24h 内降低约 15%。

控制脑卒中急性期的血压,推荐使用拉贝洛尔和其他扩血管药(Ⅱa 类推荐,证据水平 C)。静脉给予拉贝洛尔 10～20mg,1～2min 注射,可以再重复给药 1 次。治疗后应可控制血压,但如收缩压仍在 180～230mmHg,或舒张压在 105～120mmHg,或更高,应再静脉注射拉贝洛尔 10mg,每 10～20min 可以重复 1 次,最大剂量 300mg/d;或以 2～8mg/min 静脉滴注维持(Ⅱa 类推荐,证据水平 C)。也可以静脉应用硝普钠或尼卡地平控制血压。有高血压病史且神经功能平稳的患者脑卒中约 24h 后可重新开始应用抗高血压药物包括 β 阻滞剂(Ⅱa 类推荐,证据水平 B)。

5.高血压合并脑出血

此类患者如有降压治疗适应证,β 阻滞剂是适用药物之一。可用拉贝洛尔,每 15min 静脉注射 5～20mg,维持量为静脉滴注 2mg/min,最大剂量 300mg/d(Ⅱb 类推荐,证据水平 C)。亦可应用艾司洛尔,先给予负荷剂量静脉注射 0.25mg/kg,维持量为静脉滴注 0.025～0.3mg/(kg·min)(Ⅱb 类推荐,证据水平 C)。

五、β 受体阻滞剂在冠心病的应用

冠心病可分为稳定性冠心病和 ACS 两大类型。前者包括稳定性劳力型心绞痛和有(或无)症状的陈旧性 MI;后者包括 ST 段抬高的 MI、ST 段不抬高的 MI,以及不稳定性心绞痛。

(一)机制

β 受体阻滞剂有益于各种类型的冠心病患者。一是通过降低心肌收缩力、心率和血压,使心肌耗氧量减少;同时延长心脏舒张期而增加冠状动脉及其侧支的血供和灌注,从而减少和缓解日常活动或运动状态的心肌缺血发作,提高生活质量。二是可缩小梗死范围,减少致命性心律失常,降低包括心脏性猝死在内的急性期病死率和各种心血管事件发生率。三是长期应用可改善患者的远期预后,提高生存率,即有益于冠心病的二级预防。

(二)慢性稳定性冠心病

1.循证医学证据

临床研究表明,β 受体阻滞剂控制运动引起的心绞痛极为有效,可改善运动耐受性,减少或抑制有症状和无症状的心肌缺血事件。不同的 β 受体阻滞剂在临床疗效上无显著差别。β 受体阻滞剂和钙拮抗剂控制心肌缺血的疗效相仿。β 受体阻滞剂和硝酸酯类药物联用的效果优于两者单用。β 受体阻滞剂可以和二氢吡啶类药物合用,但与维拉帕米或地尔硫卓合用会增加心动过缓和房室传导阻滞的风险。

β 受体阻滞剂对稳定性冠心病患者预后的影响,目前尚无大型临床研究的证据。β 受体阻滞剂资料汇总项目对有心绞痛病史的亚组所做的分析表明,β 受体阻滞剂使死亡率明显降低;

一些随机对照研究的结果也肯定了 β 受体阻滞剂对无 MI 史或高血压的稳定性心绞痛患者的有益作用,因此有理由推论:该药具有预防死亡、特别是心脏性猝死和 Ml 的作用,既往无 MI 情况下也是如此。

2.临床应用

(1)适应证:β 受体阻滞剂是治疗稳定性冠心病的基石,所有的此类患者均应长期使用,以控制心肌缺血、预防 MI 和改善生存率,不论既往有无 MI 病史(Ⅰ 类推荐,证据水平 B)。慢性心绞痛或心肌缺血伴高血压、既往有 MI 或左心室功能低下患者应首选 β 受体阻滞剂(Ⅰ 类推荐,证据水平 A)。

(2)种类和剂量:临床首选 $β_1$ 受体阻滞剂,常用美托洛尔、阿替洛尔和比索洛尔。非 $β_1$ 受体选择性者不良反应多均基本不用。

β 受体阻滞剂宜从小剂量开始(如 1/4 目标剂量),若能耐受可渐加到目标剂量:比索洛尔 10mg1/d,美托洛尔平片 50～100mg 2/d 或美托洛尔缓释片 200mg1/d,阿替洛尔 25～50mg 2/d。原则上使静息心率降至理想水平(55～60/min)为宜。给药剂量应个体化,可根据症状、心率及血压随时调整。

(3)注意事项:需特别注意的是,若用药后出现有症状的严重心动过缓(心率低于 50/min),应减量或暂时停用,而非停药,否则易致心率反跳性增加,有引起心肌缺血或心绞痛症状频发的风险。

(三)ST 段抬高的 Ml

1.循证医学证据

(1)急性期:早期的两项大样本临床试验(ISIS-1 和 MI-AMI),以及再灌注治疗广泛应用于 AMI 后的大型临床研究如 TIMI-Ⅱ、美国国家 MI 注册登记 2、GUSTO-I、PAMI 和 CADIL-LAC 等均证实,β 受体阻滞剂口服或静脉给予可降低 AMI 急性期病死率,改善长期预后。

晚近颁布的 COMMIT/CCS-2 试验是迄今 β 阻滞剂应用于 AMI 领域规模最大的临床研究,共有 1250 家医院,纳入 45825 例患者。这是在中国进行的多中心、安慰剂对照的随机研究。中度 HF(KillipⅡ 或 Ⅲ 级)未作为禁忌证。治疗组首剂静脉给予美托洛尔 5mg,如收缩压 >90mmHg 且心率 >50/min,同样剂量可给予第 2 次和第 3 次。末次静脉注射后 15min,口服美托洛尔缓释片 50mg,并在随后 24h 内每 6h 给药 1 次,而后每日应用 200mg,共 4 周。结果主要终点事件(死亡、再梗死或心脏骤停)美托洛尔组和安慰剂组并无差异;静脉应用美托洛尔虽减少了各类再梗死,降低了致死性心律失常和心室颤动的危险,但增加了心源性休克的危险。这一结果表明,AMI 患者应用静脉注射的 β 受体阻滞剂必须严格掌握适应证,即必须排除有禁忌证包括可能发生心源性休克的患者,并采用适当的给药剂量和速度,才能使患者获益,又确保安全。

(2)MI 后的二级预防:一些长期的临床试验对 3.5 万例以上的 MI 后存活患者随访表明,β 受体阻滞剂可降低心源性死亡、心脏性猝死和再梗死发生率,从而提高患者生存率达 20%～25%。与安慰剂相比,普萘洛尔、美托洛尔、噻吗洛尔、醋丁洛尔和卡维地洛的临床试验均得到阳性结果,而其他一些 β 受体阻滞剂如阿普洛尔、阿替洛尔、氧烯洛尔等未获有益的阻性结果。

对多达 82 项随机研究(其中 31 项为长期随访)所做的荟萃分析表明,长期应用 β 受体阻滞剂的患者,尽管同时也用了阿司匹林、溶栓药物或 ACEI,AMI 后的发病率和死亡率均显著降低。β 受体阻滞剂治疗每年每百例患者可减少 1.2 例死亡,减少再梗死 0.9 次。

在心血管合作项目中对超过 20 万例 MI 患者的回顾性分析表明,β 受体阻滞剂的应用与死亡率降低有关,并与其他因素如年龄、种族、伴肺部疾病、糖尿病、血压、LVEF、心率、肾功能以及冠状动脉血运重建术等无关。

还有证据显示,β 受体阻滞剂长期应用降低死亡率和再梗死的益处显著大于风险,即使在伴 2 型糖尿病、COPD、严重外周血管疾病、P-R 间期达 0.24s 以及中度心室功能障碍患者中也是如此。

2.临床应用

(1)适应证:ST 段抬高的 MI 急性期口服 β 阻滞剂适用于无禁忌证的所有患者(Ⅰ类推荐,证据水平 A)。静脉应用 β 阻滞剂适用于较紧急或严重的情况如急性前壁 MI 伴剧烈缺血性胸痛或显著的高血压,且其他处理未能缓解的患者(Ⅰ类推荐,证据水平 B)。所有的患者急性期后仍应长期口服 β 受体阻滞剂(Ⅰ类推荐,证据水平 A);早期因禁忌未能使用者,出院前应进行再评估,以便应用 β 受体阻滞剂进行二级预防(Ⅰ类推荐,证据水平 C)。

(2)应用方法

1)口服:从小剂量开始,逐渐递增,可达到下列剂量并维持应用:美托洛尔平片 25～50mg 2/d,或缓释片 50～100mg 1/d;比索洛尔 5～10mg 1/d;阿替洛尔 25～50mg 2/d;普萘洛尔 10～80mg 2～3/d。

2)静脉给药:美托洛尔首剂 2.5mg 缓慢静脉注射(5～10min),如需要,30min 后可重复 1 次。其他静脉制剂亦可应用,但经验较少:艾司洛尔首剂 0.25mg/kg 缓慢静脉注射(5～10min),必要时以 0.025～0.15mg/(kg·min)维持;拉贝洛尔 5～10mg 静脉注射(3～5min),必要时以 1～3mg/min 维持。静脉给药后均应口服 β 阻滞剂维持。

(3)注意事项

2007 年美国 ACC/AHA 主要根据 COMMIT/CCS-2 研究的结果,对此前颁布的 ST 段抬高的 MI 指南作了修改,首先强调了应用 β 受体阻滞剂的禁忌证,具有禁忌证的患者不得静脉应用 β 阻滞剂。

(4)禁忌证:有 HF 临床表现(如 Killip≥Ⅱ级)、伴低心排出量状态如末梢循环灌注不良、伴较高的心源性休克风险(包括年龄>70 岁、基础收缩压<110mmHg、心率>110/min 等),以及二、三度房室传导阻滞。对于伴严重的 COPD 或哮喘、基础心率<60/min 的患者,β 受体阻滞剂亦须慎用。

ST 段抬高的 MI 应用 β 受体阻滞剂对患者有益,也有风险,但显然利大于弊。应用的基本原则是:既积极又慎重。积极指的是无禁忌证的患者均可应用;慎重所指一是主要应用口服制剂,只有少数急重患者伴难以控制的剧烈胸痛和高血压才适用静脉制剂;二是应用前必须评估是否有上述禁忌证,β 受体阻滞剂不得应用于有禁忌证的患者,应用静脉制剂尤其须从严掌握适应证和禁忌证。

（四）非ST段抬高的急性冠状动脉综合征

1.循证医学证据　非ST段抬高的ACS包括不稳定性心绞痛和非ST段抬高的MI。早期的荟萃分析表明，β受体阻滞剂可将进展为MI的风险降低13%，另一项早期的回顾性研究显示非Q波MI患者接受β受体阻滞剂死亡风险较低。Ellis等汇总了5项在经皮冠状动脉介入术时应用阿昔单抗的随机试验数据，包括2894例ACS患者。结果发现，β受体阻滞剂可以降低30、60d，以及6个月的死亡率。另外，COMMIT/CCS2研究的患者有3%是非ST段抬高的MI，故其结果在某种程度上也适用。

2.临床应用　非ST段抬高的ACS在无禁忌证的情况下，β受体阻滞剂应及早口服应用（Ⅰ类推荐，证据水平B）；急性期后所有患者均应给予β受体阻滞剂长期治疗作为二级预防（Ⅰ类推荐，证据水平A）。

急性期一般不静脉应用β受体阻滞剂，但如患者有剧烈的缺血性胸痛或伴血压显著升高，其他处理未能缓解且无禁忌证的患者可静脉应用β受体阻滞剂（Ⅱa类推荐，证据水平B）。

六、β受体阻滞剂在心律失常的应用

β受体阻滞剂是唯一能降低心脏性猝死而降低总死亡率的抗心律失常药物。其应用指征作为Ⅰ类推荐的有：部分窦性心动过速、围手术期心律失常、心房颤动伴快速心室反应、室性心动过速风暴、交感神经兴奋引发的快速性心律失常，以及某些类型长QT综合征等。

（一）窦性心动过速

窦性心动过速的处理首先应针对造成这一状况的原因。因窦性心动过速产生临床症状的，尤其伴焦虑者，可以适当给予β受体阻滞剂，而MI后、HF、甲状腺功能亢进和β受体功能亢进状态更是β受体阻滞剂的适应证（Ⅰ类推荐，证据水平C）。对于嗜铬细胞瘤造成的心动过速，β受体阻滞剂需要与α受体阻滞剂联合应用，否则可能由于α受体过度激活造成高血压急症。

（二）室上性快速心律失常

β受体阻滞剂能有效抑制房性早搏、控制心率和终止局灶性房性心动过速并防止其复发，后者大多见于交感张力增加的情况如外科手术后（Ⅰ类推荐，证据水平C）。多源性房性心动过速多由于严重的COPD，此种状况β受体阻滞剂不但无效而且属禁忌。房室结折返性心动过速对静脉使用普萘洛尔、美托洛尔、阿替洛尔等反应良好，可以使心率下降，使心律转复为窦性，或者使迷走神经刺激终止室上性心动过速变得容易（Ⅰ类推荐，证据水平C）。β受体阻滞剂也可用于预防室上性心动过速复发，预防由情绪或运动触发的阵发性心动过速。口服普萘洛尔、阿替洛尔或索他洛尔长期预防阵发性室上性心动过速有效（Ⅰ类推荐，证据水平C）。β受体阻滞剂也可用于局灶性交界性心动过速和非阵发性交界性心动过速的治疗（Ⅱa类推荐，证据水平C）。

（三）预激综合征心动过速

β受体阻滞剂可能引起旁路具有前传功能患者（即显性预激综合征）的快速心室反应，导致血压下降,甚至发生心室颤动,因此这类患者禁用 β 受体阻滞剂。β 受体阻滞剂也不能用于病态窦房结综合征或慢快综合征和窦性停搏可能发生晕厥的患者。

(四)心房扑动和心房颤动

虽然 β 受体阻滞剂不能转复心房扑动,但是它能有效减慢心房扑动患者的心室率,因此对血流动力学相对稳定的患者有明确使用指征(Ⅰ类推荐,证据水平 C)。对于 β 受体阻滞剂单一应用心室率控制不良的情况尤其伴 HF 时应该加用洋地黄类药物如地高辛。

β 受体阻滞剂对预防心房颤动发作、控制发作时的心室率、促使心房颤动转复窦律和维持窦性心律都可能有效。随机研究显示,β 受体阻滞剂用于 HF 治疗、冠心病二级预防、高血压治疗和择期非心脏手术都具有预防心房颤动发作的作用(Ⅰ类推荐,证据水平 C)。

β 受体阻滞剂用于心房颤动急性期心室率控制也很有效(Ⅰ类推荐,证据水平 A)。普萘洛尔、美托洛尔、阿替洛尔和艾司洛尔都可以静脉给药快速控制心室率,尤其适合那些交感神经兴奋(如手术后)的患者。艾司洛尔和美托洛尔因起效快、半衰期短是主要推荐的静脉使用药物。但对于伴 HF 的患者不推荐静脉给药。β 受体阻滞剂对于基础病变为甲状腺机能亢进、AMI、稳定性冠心病和妊娠患者也很有效。

β 受体阻滞剂能安全用于长期控制心房颤动心室率和拮抗交感神经兴奋(Ⅰ类推荐,证据水平 B)。对心率的控制作用阿替洛尔和索他洛尔效果可能更佳。β 受体阻滞剂控制运动引起的心动过速比地高辛有效,两者联合使用效果优于单一使用;地高辛与 β 受体阻滞剂合用(Ⅱa类推荐,证据水平 A)的效果优于地高辛与非二氢吡啶类钙拮抗剂的联合。

β 受体阻滞剂用于心房颤动转复窦性心律的随机临床试验很少。术后心房颤动可以使用静脉艾司洛尔或美托洛尔快速控制心室率。比索洛尔、索他洛尔和卡维地洛对心房颤动转复后窦律维持效果相当。

(五)室性心律失常

β 受体阻滞剂能有效控制交感神经兴奋相关的室性心律失常包括运动诱发的心律失常,AMI、围手术期心律失常和 HF 相关的心律失常,并能有效预防心源性死亡(Ⅰ类推荐,证据水平 A)。多数 β 受体阻滞剂能有效减少室性早搏。虽然包括普萘洛尔、索他洛尔、美托洛尔和阿替洛尔在内的 β 受体阻滞剂能有效抑制持续性室性心动过速,但经验有限且缺乏对照研究。β 受体阻滞剂治疗心室颤动的价值仍存在争议,但它却能有效预防各种原因造成的严重心律失常和心脏性死亡,这些原因包括急性和慢性心肌缺血、HF 和心肌病等。

β 受体阻滞剂能有效用于各种不同临床情况下猝死的一级和二级预防。尤其对伴有严重左心功能障碍患者猝死的二级预防更有价值。

当然,在使用 β 受体阻滞剂同时并不排斥采用适当和有效的抗心肌缺血治疗和置入埋藏式自动复律除颤器(ICD)。

冠心病:β 受体阻滞剂能使用于冠心病几乎各个阶段(Ⅰ类推荐、证据水平 A)。AMI 容易发生室性心律失常,β 受体阻滞剂可用于预防心室颤动(Ⅰ类推荐,证据水平 A)。β 受体阻滞剂可以提高急性缺血时的心室颤动阈值从而减少心室颤动发生,再灌注治疗问世以前的安慰剂对照临床试验证实美托洛尔、阿替洛尔和普萘洛尔用于 AMI 很早期有效。但是 β 受体阻滞剂对 AMI 接受有效再灌注治疗的患者是否能降低心室颤动发生则存在疑问。MI 后 β 受体阻滞剂使用能降低全因死亡率和心脏性死亡,因此推荐用于所有 MI 后猝死的工级预防(Ⅰ类推荐,证据水平 A)。β 受体阻滞剂使心脏性死亡下降 51%～43%。CAPRICORN 试验显示卡维地洛用于 MI 后左心室功能障碍的患者使心脏性死亡呈下降趋势。

慢性 HF 或左室功能障碍:此类患者使用 β 受体阻滞剂治疗的最大获益是死亡率降低,包括心脏性猝死。因此,为了预防心脏性猝死,所有 HF 患者都应使用 β 受体阻滞剂(Ⅰ类推荐,证据水平 A)。β 受体阻滞剂可以使心脏性猝死的下降达到 40%～s5%。新近采用的溶栓治疗、ACEI、醛固酮受体拮抗剂和阿司匹林等并不影响 β 受体阻滞剂的临床效益。

长 QT 综合征:尤其Ⅰ型和Ⅱ型患者发生威胁生命的室性心律失常往往与运动或情绪紧张相关。虽然临床上常规使用 β 受体阻滞剂,但缺乏前瞻性和安慰剂对照的研究。抗交感治疗如 β 受体阻滞剂和(或)心脏去交感神经可使晕厥患者猝死发生明显下降,但是有心脏骤停病史的患者发生心脏性猝死的危险仍然相当高。目前 β 受体阻滞剂主要推荐用于有症状的患者(Ⅰ类推荐,证据水平 B),亦可用于无症状的患者(Ⅱa 类推荐,证据水平 C)。通常使用普萘洛尔,强调需滴定至最大可耐受剂量。

儿茶酚胺相关多形性室性心动过速:其特征是交感神经兴奋诱导多形室性心动过速,患者心脏结构正常,约 1/3 有晕厥和心脏猝死家族史。运动或异丙肾上腺素输注可以复制该心律失常。β 受体阻滞剂是至今唯一有效的药物。少数回顾性研究显示,β 受体阻滞剂治疗和不治疗的病例心脏性猝死的发生率分别为 10.5% 和 48.0%。虽然这一发现由于缺乏对照研究而难以最后定论,但是 β 受体阻滞剂仍然被推荐用于这些患者的预防(Ⅱa 类推荐,证据水平 C)。

心脏正常形态的心脏性猝死:特发性心室颤动见于 8% 心脏性猝死患者。根据 UCARE 欧洲注册研究,抗心律失常药和 β 受体阻滞剂预防复发无效。Brugada 综合征是一种致心律失常性疾病,患者心脏形态正常,可以因休息或睡眠时发生快速多形性心律失常而导致心脏性猝死,3 年随访心脏骤停发生率高达 30%。患者表现为一过性右束支传导阻滞和 $V_{1\sim3}$ 导联 ST 段抬高。β 受体阻滞剂应用的价值尚不明确,因此目前不做推荐。

起搏器或 ICD 置入后:ICD 置入后因基础心脏病(MI、HF)的需要,或为了预防电风暴和减少放电,宜常规应用 β 阻滞剂(Ⅰ类推荐,证据水平 C)。起搏器置入后无论 VVI 型或 DDD 型,为减少房性或室性早搏也常应用 β 受体阻滞剂(Ⅱa 类推荐,证据水平 C)。

七、β 受体阻滞剂在其他心血管疾病或临床状况的应用

(一)扩张型心肌病

扩张型心肌病早期阶段仅有心脏结构的改变,超声心动图显示心脏扩大、收缩功能损害但无 HF 的临床表现。此阶段应积极进行药物干预,包括应用 β 阻滞剂,可减少心肌损伤和延缓病变发展,尤其适用于心率快、伴室性心律失常,以及抗 β_1 肾上腺素受体抗体阳性的患者(Ⅰ类推荐,证据水平 B)。在扩张型心肌病的中晚期已出现心功能障碍症状和体征者,则按慢性 HF 治疗,亦应使用 β 阻滞剂。MDC 试验证实长期应用美托洛尔治疗扩张型心肌病可以预防病情恶化、改善临床状况和左心室功能,与安慰剂比较,死亡或心脏移植相对风险降低 34%,且耐受性良好。卡维地洛与 ACEI 联合长期治疗扩张型心肌病,可以使患者左心室舒张期末

内径缩小、LVFEF 增加,室性早搏减少。

(二)肥厚型心肌病

肥厚型心肌病由基因突变致病,目前尚无有效的病因治疗方法。肥厚型心肌病病程呈现典型的心室重构,为了延缓和逆转重构,建议应用 β 受体阻滞剂小到中等剂量,因为晚近研究发现美托洛尔具有逆转心肌肥厚的作用。β 受体阻滞剂还能改善肥厚型心肌病患者的胸痛和劳力性呼吸困难症状,其机制是抑制心脏交感神经兴奋性,减慢心率,降低左心室收缩力和室壁张力,降低心肌需氧量,从而减轻流出道梗阻。此外,β 阻滞剂可能有助于降低肥厚型心肌病猝死的危险,但缺少大样本临床研究的证据。

诊断明确的肥厚型心肌病包括早期和轻症患者均适用 β 受体阻滞剂(Ⅱa 类推荐,证据水平 C)。梗阻性肥厚型心肌病使用较大剂量 β 受体阻滞剂可改善症状(Ⅰ 类推荐,证据水平 C)。普萘洛尔应用历史最长,剂量 30～120mg/d 分 2～3 次口服,美托洛尔缓释片 25～100mg 1/d,或美托洛尔平片 25～50mg 2～3/d。

(三)二尖瓣脱垂综合征

临床上本病发生室性心律失常占 58%～89%,与猝死之间的关系尚不清楚,不过许多证据表明,有严重二尖瓣脱垂或严重瓣膜形态异常者猝死的危险性增加,且多伴复杂性室性心律失常,Q-T 间期延长及有晕厥史。目前认为室性心律失常的发生可能与自主神经功能紊乱、交感神经兴奋性增加有关,但也有研究显示,系由二尖瓣脱垂时过长的腱索牵拉并刺激心肌所致。

临床上对无症状性二尖瓣脱垂综合征不推荐任何药物治疗,有症状的患者可给予 β 受体阻滞剂(Ⅱa 类推荐,证据水平 C),但迄今尚无资料表明预防性干预能降低猝死的风险。

(四)心肌桥

心肌桥的临床表现多种多样,除心绞痛外,还可出现室性心动过速甚至心脏性猝死,多于劳累或活动后发生,也有出现在夜间睡眠、情绪激动时。β 受体阻滞剂可减慢心率,减轻收缩期挤压,从而减轻心肌桥对壁冠状动脉的压迫;还可提高冠状动脉血管储备,改善患者症状和提高运动耐量,因而适用于心肌桥的治疗,但缺乏大样本的随机多中心研究证实。我国学者研究显示,静脉滴注 β 受体阻滞剂后心肌桥近段和远段的冠状动脉血流储备均可增加,经 6 个月治疗后心绞痛症状和核素心肌显像所示的缺血表现均可明显改善,但没有远期疗效的研究结果。

应用方法:大多数心肌桥患者并无症状,无需治疗。伴有心绞痛和(或)室性心律失常临床表现的患者可应用 β 受体阻滞剂如美托洛尔、比索洛尔、卡维地洛、普萘洛尔等,从小剂量开始,逐渐增加剂量,使心率达到 55～60/min(Ⅰ 类推荐,证据水平 C)。

(五)妊娠

1.妊娠合并高血压

(1)适应证:β 受体阻滞剂适用于妊娠中度以上高血压如舒张压持续在 110mmHg 以上患者(Ⅱa 类推荐,证据水平 C)。此类患者应将舒张压控制在 90～100mmHg,过度降压可加重子宫胎盘灌注不足,危及胎儿生命。发生子痫或出现蛋白尿、水肿等症状时,尤应积极降压治疗。

（2）药物剂量和用法

1）拉贝洛尔：①口服：起始剂量 100mg 2～3/d，效果不佳可增至 200mg 3～4/d。中、重度高血压的每日剂量分别为 600～1200mg 和 1200～2400mg，加用利尿剂时可适当减量。②静脉注射：每次 25～100mg，稀释于 10％葡萄糖液 20～40ml 中，10min 内缓慢静脉滴注，无效时 15min 后可重复 1 次，或以 1～2mg/min 速度静脉注射。

2）其他类型：阿替洛尔 12.5～100mg/d 分 2 次，美托洛尔平片 12.5～50mg 2/d，或缓释美托洛尔 50～100mg 1/d，均为口服。

2.妊娠合并 HF

此类患者适用 β 受体阻滞剂（Ⅰ类推荐，证据水平 A）。应用的具体适应证、药物选择和用法参见"慢性收缩性心力衰竭"部分。

3.妊娠期应用 β 受体阻滞剂的安全性

β 受体阻滞剂在妊娠后期应用是安全的，但在妊娠前期仍有可能导致胎儿发育迟缓，但也有报道，该药对产妇和胎儿均无不良影响。为了确保安全，对于有适应证的患者，β 受体阻滞剂宜在妊娠 12 周以后应用。

（六）甲状腺功能亢进

甲状腺功能亢进患者血中儿茶酚胺水平正常，但受体增加，β 受体阻滞剂可使 T_4 向 T_3 转换受到抑制，又能对抗儿茶酚胺的作用，从而迅速缓解甲状腺功能亢进的心动过速、眼睑痉挛、震颤、焦虑等症状。普萘洛尔作用最强。

甲状腺功能亢进术前药物准备目的是减轻中毒症状，预防术中和术后并发症，特别是甲状腺功能亢进危象的发生。采用碘剂加普萘洛尔做术前准备。

应用方法：普萘洛尔起效较快，口服 5mg 4/d。服药 24h 心率即下降，2～3d 后稳定，1～2 周后增加 1/4 剂量，并在严密观察下每日量可逐渐增加至 100mg。阿替洛尔和美托洛尔也可轻度降低 T3 水平，但一般不作为甲状腺功能亢进的长期和单独用药。碘剂加普萘洛尔术前准备时间最短 4d，最长 10d，平均 6d，较传统方法的时间 2～3 周大大缩短。

（七）非心脏手术的围手术期

1.作用机制

β 受体阻滞剂降低非心脏手术围手术期心脏并发症和死亡率的作用机制是多方面的：

（1）控制血压和心率，任何原因引起的高血压或心动过速都不利于心肌供氧，β 受体阻滞剂可使血压和心率达到理想范围。

（2）抑制心律失常，β 受体阻滞剂是唯一能降低合并结构性心脏病心律失常患者死亡率的药物，对术中发生的室上性和室性心律失常都有治疗作用。

（3）预防心肌缺血和 MI。

（4）稳定心功能。

（5）近年来发现 β 阻滞剂具有抗氧化、抗血小板和抗细胞毒性作用，也有利于减少围手术期心脏并发症的发生。

2.循证医学证据

早期临床研究提示应用 β 受体阻滞剂使围手术期死亡率和 MI 发生率显著下降。荟萃分析提示,每治疗 2.5～6.7 例患者可以防止 1 例围手术期缺血事件发生,每治疗 3.2～8.3 例患者就可以防止 1 例 MI、心血管死亡或者全因死亡发生。但后来的研究包括规模最大的 POISE 研究,其结果并不一致。

不过,晚近有研究提示只有将心率控制在 100/min 以下,β 受体阻滞剂才能显示出明显的心脏保护作用,心率<65/min 的患者较之心率>65/min 者心血管事件发生率明显降低;术后短期(72h 内)控制心率不能降低心脏事件的发生率;为了达到短期内控制心率的目的,加大 β 受体阻滞剂的用量只会适得其反,增加心动过缓和 HF 的发生率。

目前还缺乏比较围手术期使用不同种类 β 受体阻滞剂疗效的研究。回顾性分析 1992 年到 2002 年围手术期使用 β 受体阻滞剂的 3.7 万例、年龄超过 65 岁的患者,发现使用阿替洛尔较之美托洛尔 MI 或死亡的比率明显降低。

3.临床应用

(1)适应证

1)接受手术的患者如因心绞痛、症状性心律失常、高血压等而正在使用 β 受体阻滞剂的,应继续应用(Ⅰ类推荐,证据水平 C)。

2)具体病例应区别对待。拟接受血管手术并伴以下情况者也推荐使用 β 受体阻滞剂:术前检查为缺血性心脏病的高危患者(Ⅰ类推荐,证据水平 B)、确诊为冠心病者(Ⅱa 类推荐,证据水平 A)、具有 1 个以上临床危险因素的心脏病高危患者(Ⅱa 类推荐,证据水平 B)。

(2)药物剂量和用法:β 受体阻滞剂应在术前数天开始使用,控制静态心率在 65/min 以下;术后继续使用至少 30d,使用 1 年仍能获益;长期控制平均心率在 70/min 以下是较为理想的目标(Ⅱa 类推荐,证据水平 B)。

使用 β 受体阻滞剂滴定心率的方法不一。在 POISE 试验中术前 2～4h 给予美托洛尔缓释片 100mg 口服,术后 6h 内如果心率>80/min,收缩压高于 100mmHg,则再给 100mg,术后 12h 开始口服美托洛尔缓释片 200mg/d,持续 30d。如果心率低于 50/min 或血压低于 100mmHg,则暂时停药或剂量减半。

术后暂时不能口服者改静脉用药,根据血压、心率情况每 2min 注射美托洛尔 5mg,可反复使用至总量 15mg。也可以 15mg 加入 25ml 生理盐水,60min 静脉持续滴注。每 6h 重复 1 次,直至恢复口服用药。静脉用药剂量也可以 0.2mg/kg,用 20ml 生理盐水稀释,15min 缓慢静脉注射,每 6h 重复 1 次。

使用比索洛尔者,术前 7d 开始,每日 2.5mg1 次口服,调整剂量至静态心率在 50～65/min。术后持续用药,剂量调整至心率控制在 60～65/min。麻醉的患者也可在手术当天和术后 1h 内以艾司洛尔 250mg/h 静脉滴注,控制心率在 80/min 以下,术后第 2 天改为口服美托洛尔,根据血压、心率调整剂量。

（刘翠英）

第九节 抗血栓药

抗血栓药物包括抗血小板药、抗凝药和溶栓药。前二者主要用于预防动脉血栓和静脉血栓的形成,而后者用于血栓的溶解。

一、抗血小板药

根据药物的作用机制,目前的抗血小板药物可分为四大类:抑制花生四烯酸(AA)代谢的药物、ADP 特异性受体抑制剂、增加血小板内环核苷酸的药物以及血小板膜受体抑制剂。

1.抑制花生四烯酸(AA)代谢的药物

花生四烯酸代谢在血栓形成与预防中起重要作用。它经环氧化酶作用后可产生血栓素 A_2(TXA_2)和前列环素(PGI_2),其中 TXA_2 主要在血小板中合成,具有强烈的促血小板聚集和收缩血管的作用;PGI_2 主要在血管内皮细胞生成,具有强烈的抑制血小板聚集和舒张血管的功效。TXA_2 和 PGI_2 作用相反,相互调节,共同维持内环境的稳定,保证血液的流动状态。

阿司匹林是经典的抗血小板药物,主要作用于环氧化酶,使其第 530 位的丝氨酸残基乙酰化,破坏了酶的活性中心,从而阻断了 TXA_2 的产生,使血小板的活化降低。一般认为,阿司匹林对环氧化酶的抑制是不可逆的;而血小板的寿命为 7~10d,每天可更新 10%,因此在停药后 5d,血小板功能可基本恢复。

阿司匹林主要用于冠心病的治疗和一、二级预防中,它能显著改善患者的预后、减少心血管事件的发生。在外周血管疾病、房颤的抗栓治疗中也有广泛应用。但在不同的临床情况下,所用方法稍有差异:

(1)慢性稳定型心绞痛患者,建议每天 75~150mg,长期应用。

(2)非 ST 段抬高性急性冠脉综合征,即刻 75~300mg 口服,以后长期治疗,每天 75~150mg。

(3)ST 段抬高性心肌梗死患者,无论是否接受溶栓治疗,初诊时应给予阿司匹林 150~300mg 嚼服,以后改为 75~150mg/d 长期维持。

(4)拟行 PCI 者,在术前至少 2h 给予阿司匹林 75~300mg;若应用小剂量阿司匹林(75~100mg),则至少于术前 24h 服药。

(5)对拟行冠脉旁路移植术的患者,术前不必停用阿司匹林,且术后 24h 内应开始口服阿司匹林,75~150mg/d。

(6)外周血管疾病者,包括慢性肢体缺血患者和颈动脉狭窄者,建议长期口服阿司匹林 75~150mg/d。

(7)对轻度或中度具有栓塞危险性的房颤患者,可口服阿司匹林 81~325mg/d。

2.ADP 特异性受体抑制剂

常用的药物包括噻氯匹定和氯吡格雷。ADP 是引起血小板聚集的强诱导剂。噻氯匹定和氯吡格雷进入人体后,经过肝脏代谢变成活性形式,竞争性结合血小板表面的 ADP 受体,使 ADP 无法与血小板结合。一般认为,这种结合也是不可逆的。

噻氯匹定和氯吡格雷相比,前者引起骨髓抑制的风险较大,已有临床试验证实后者临床效果优于前者,因此,目前前者已较少使用。临床中氯吡格雷的用量常为 75mg/d,需要快速起效时,可给负荷剂量 300~600mg;噻氯匹定的常用法为 250mg,2 次/d,需要快速起效时,可给负荷剂量 500mg。

在冠心病的治疗和预防中,ADP 受体拮抗剂除代替阿司匹林用于有阿司匹林禁忌的患者外,由于它与阿司匹林的作用机制相互补充,一般可以联合应用。指征如下:

(1)ST 段抬高的急性冠脉综合征

无论是否行 PCI,都建议联合治疗。保守治疗者,建议氯吡格雷至少服用 1 个月;而介入治疗者,建议最好应用 9~12 个月。

(2)非 ST 段抬高的急性冠脉综合征

无论是否行 PCI,建议氯吡格雷应用 9~12 个月。

(3)择期 PCI 者

建议术前口服阿司匹林,在植入支架术前 6~24h 加用氯吡格雷 300mg。术后长期服用阿司匹林,辅以氯吡格雷 75mg/d。其中,植入金属裸支架者,至少需应用 1 个月,植入雷帕霉素涂层的药物支架需至少应用 3 个月,紫杉醇包裹者需至少应用 6 个月。

目前认为,联合治疗并不适于一级预防,即存在多重危险因素而无明确心血管疾病者。

3.增加血小板内环核苷酸的药物

较常用的药物为西洛他唑和双嘧达莫。能通过抑制 cAMP 的降解来提高胞体内 cAMP 的浓度,故又称为磷酸二酯酶抑制剂。而 cAMP 能够抑制血小板的聚集,并有扩张血管的作用;另外,cAMP 增多还可能通过抑制 TXA_2、5-HT 等物质的释放,强化对血小板聚集的抑制作用。

目前尚无证据支持在急性冠脉综合征中应用此类药物来替代阿司匹林或 ADP 受体拮抗剂,或联合治疗;在 PCI 术后急性并发症和再狭窄方面的循证医学依据也还不够充分。有文献认为,对外周动脉闭塞性疾病者可考虑用西洛他唑。

4.血小板膜 GP Ⅱb/Ⅲa 受体抑制剂

这是目前作用最强的一类抗血小板药物。它能选择性地与血小板表面的 GP Ⅱb/Ⅲa 受体结合,使血小板之间或血小板与纤维蛋白原之间无法结合,从而有效地阻断血小板的聚集。此类药物包括阿昔单抗、埃替非巴肽及替罗非班。

GP Ⅱb/Ⅲa 受体拮抗剂最初主要用于 PCI 患者,现有研究提示,对于低危 PCI 患者价值不大,但高危 PCI 者可显著获益。临床试验证据支持阿昔单抗、替罗非班和埃替非巴肽可用于行 PCI 者。而在不准备行 PCI 治疗的急性冠脉综合征患者,有证据提示阿昔单抗并不能带来好处,而只能应用埃替非巴肽和替罗非班。具体适应证如下:

(1)非 ST 段抬高的 ACS

在中、高危患者的早期,在阿司匹林及肝素的基础上加用埃替非巴肽和替罗非班;除非患者拟行 PCI 治疗,否则不建议使用阿昔单抗。

（2）ST 段抬高的急性心肌梗死

溶栓时联合此类药物可提高再灌注率,但同时也增大了出血风险。有研究提示,低剂量溶栓药物和此类药物的联合应用可能优于传统溶栓疗法。

（3）在 PCI 治疗时,如患者为 ST 段抬高的急性心肌梗死,有资料提示可联合应用阿昔单抗,而此时埃替非巴肽和替罗非班的应用则证据不充分,也可能有效。如患者为非 ST 段抬高的 ACS,则阿昔单抗、替罗非班和埃替非巴肽均可建议使用。

（4）PCI 的急性缺血事件,如残余夹层、血栓或效果欠佳时,常以阿昔单抗来补救;高危患者,包括肌钙蛋白升高而拟行 PCI 时,可在干预前 24h 内开始使用阿昔单抗。必须指出,此类做法尚无前瞻性研究证实。

在用法上,阿昔单抗 0.25mg/kg 静注,继以 0.125μg/(kg·min)（最多不超过 10μg/min）静脉点滴 12～24h。埃替非巴肽 180μg/kg 静注,继以 2.0μg/(kg·min) 静脉点滴 72～96h。替罗非班先以 0.4μg/(kg·min) 静脉点滴 30min,继以 0.1μg/(kg·min)点滴 48～96h。

5.其他

如沙格雷酯,属于 5-HT$_{2A}$ 受体拮抗剂。5-HT 是单胺类神经递质,可促进 ADP、TXA$_2$ 等物质对血小板的聚集作用,也可作用于血管平滑肌,引起血管收缩。沙格雷酯对血小板的抑制是可逆的,一般在术前 2～3d 停药。

沙格雷酯的主要适应证是慢性动脉闭塞征,对静息痛、溃疡等下肢缺血症状有良好的改善作用。另外,该药还可能降低 PCI 术后的再狭窄。

二、抗凝药物

根据药物对凝血酶作用方式的不同,可以将抗凝药物分为间接和直接抗凝血酶药物。

1.间接凝血酶抑制剂

（1）常规肝素（UFH）

UFH 本身不和凝血酶作用,它与抗凝血酶结合后,能极大地增强抗凝血酶与凝血酶结合能力,从而起到抗凝作用。肝素的主要副作用是出血,在凝血障碍等患者应禁用;其次是可引起血小板减少症（HIT）。应用肝素时需检测 APTT,其延长时间不宜超过 2 倍。肝素过量时用鱼精蛋白按 1:1 的比例中和。

常用肝素静脉注射 5000U,其后持续静脉点滴 500～1000U/h,也可用 5000U,每 6h-次静脉注射。肝素肌肉注射可引起血肿,深部皮下注射 5000～7500U,每天 2 次,一般不引起凝血功能障碍,注射部位以左下腹壁为宜。凝血时间（CT）控制在 20～30min 内,部分促凝血酶原激酶时间（PTT）或激活凝血时间（ACT）延长至对照值 1.5～2.0 倍。

（2）低分子量肝素（LMWH）

通过化学或酶解等方法从普通肝素衍生而来的。由于不同厂家生产方法的不同,其分子量及活性尚无统一的标准。普通肝素与 LMWH 的抗凝活性、药物动力学特性以及其他生物学方面的所有差异都来自于 LMWH 结合力较低。其抗血栓作用比肝素强,而抗凝作用比肝素弱;但其作用的持续时间长;对血小板的影响小;同时 LMWH 可以皮下注射,发生出血的几率较小,一般不需要监测部分活化凝血酶原时间(APTT)。但在大剂量应用或疗效不理想时应考虑检测其活性水平。

低分子肝素在非 ST 段抬高型急性冠脉综合征和静脉血栓栓塞方面已取得大量依据,逐步取代了普通肝素。近年来,在 ST 段抬高型心肌梗死和 PCI 领域开展的部分研究,包括 EX-TRACT-TIMI25 和 STEEPLE 研究等,推进了低分子肝素取代普通肝素的进程。应用低分子肝素(Dalteparin 5000U,或 Nadroparin 0.4mL 或 Enoxaparin 40mg)皮下注射,2 次/d。无需监测 PTT 或 ACT。需改用口服抗凝药者,通常需要肝素和其并用 5~7d,待凝血酶原时间延长至 16~18s 时,便可停用肝素

(3)华法林

华法林是香豆素类的口服抗凝血药,其作用是抑制维生素 K 依赖型凝血因子的谷氨酸羧基化,从而抑制凝血过程的启动。使用华法林时需监测凝血酶原时间(PT)或有条件时检测国际标准化比值(INR)。其副作用是出血,肝功能损害等。

ACC/AHA 有关华法林应用指南推荐,华法林起始剂量平均为 5mg/d,治疗 4~5d 后 INR>2.0。不需要紧急抗凝时,治疗可在院外进行,剂量为 4~5mg/d,6d 后能达预期抗凝效果。开始治疗时应每天检测 INR,直到 INR 连续 2d 在目标范围内。在华法林应用过程中,INR 轻度超过目标范围者(INR<5),如果临床没有明显出血,可将华法林减量或停服一次;INR 在 5~9 之间,可停用华法林 1~2 次。对持续出血的患者,应将 INR 控制在有效抗凝水平的低限;对存在出血风险的置换机械瓣膜的患者,应将 INR 调整在 2.0~2.5;对存在出血风险的房颤患者,应将 INR 调整在 1.5~2.0,并以阿司匹林代替华法林来降低抗凝治疗强度。

华法林的活性受机体状态和多种药物的影响。老年、肝病以及甲状腺功能亢进者对华法林敏感性高。在应用时需注意合用药物的影响,酌情调节华法林的剂量。

(4)合成戊糖(Fondaparinux)

Fondaparinux 是一种基于肝素活性成分合成的戊聚糖化合物,与抗凝血酶Ⅲ相应位点结合,可选择性地抑制 Xa 因子。肾脏是该药的唯一清除途径,血浆半衰期为 20h 左右。该药为固定剂量,无需检测,亦无免疫原性,符合当今抗凝药物发展的趋势,即抗凝的易化和安全性,具有广阔的应用前景。OASIS-5 研究提示,在 ACS 患者中没有普通肝素指征者和非 PCI 者使用戊糖均可获益。

2.直接凝血酶抑制剂

(1)重组水蛭素

目前主要通过基因重组技术合成。它能特异性地与凝血酶形成 1∶1 的复合物,且这种结合是不可逆的。与肝素相比,其优势是无需依赖抗凝血酶而直接起效,且不影响血小板的数量和功能,出血不良反应小。

(2)Ximelagatran

属于口服的直接凝血酶抑制剂。在体内代谢后形成活性物质,直接抑制凝血酶,且出血副作用小。曾被认为是最有希望取代华法林的药物。但是,由于引起严重的肝脏损害,目前已基本退出市场。

(3)阿加曲班(Argatroban)

是精氨酸的衍生物。既能与游离的凝血酶结合,也能与纤维蛋白上的凝血酶结合。其增效作用比肝素强。目前主要用于慢性静脉栓塞征。

三、溶血栓药物

1.第一代溶栓药物

(1)链激酶(SK)

从溶血性链球菌培养液中提取的单链蛋白。SK 与纤溶酶原结合成复合物而发挥纤溶活性。但是,该药对纤维蛋白的降解没选择性,即同时溶解循环中的纤维蛋白原和血栓中的纤维蛋白,从而导致全身性纤溶活性增高。另外,SK 为异种蛋白,具有抗原性,可引起过敏反应。

用法:常用 100 万～150 万 U,1h 内静脉输入。静脉注射前可输入肾上腺皮质激素如地塞米松 2～4mg,减轻过敏反应。

(2)尿激酶(UK)

从人尿或肾细胞组织培养液中提取的双链丝氨酸蛋白酶,无抗原性。该药能直接将血液中的纤溶酶原转变为有活性的纤溶酶。但是,它没有组织特异性,同样可能导致全身性纤溶活性增高。

用法:尿激酶 100 万～150 万 U,0.5～1h 内输入。

2.第二代溶栓药物

(1)组织型纤溶酶原激活物(t-PA)

可通过基因工程来制备,即 rt-PA。属于单链丝氨酸蛋白酶,是选择性纤维蛋白溶栓剂,即能选择性激活血栓中与纤维蛋白结合的纤溶酶原而溶解血栓,对全身的溶栓活性影响小。

rt-PA2min 内先给予 10mg 冲击量,继以 50mg/h 的速率输注 1h,体重超过 65kg 者,再以 20mg/h 的速率输注 2h,3h 总量达 100mg。加速给药方案采用首剂 15mg,继而 30min 内 50mg,再 60min 内 35mg。

(2)乙酰化纤溶酶原-链激酶激活剂复合物(APSAC)

从 SK-PLG 复合物改良而成,是选择性溶栓剂。但是该药由于含有 SK,仍然具有抗原性,可导致过敏反应。

APSAC 1 次推注 30mg。

(3)单链尿激酶型纤溶酶原激活物(scu-PA)

目前已经可有基因工程制备。scuPA 对血栓中的纤溶酶原高度亲和,具有强大的纤溶活性。同时,无抗原性,也就不会引起过敏反应。

SCUPA 先推注 20mg,继而 60mg 在 1h 滴完。

(4)葡激酶(Sak)

来源于金黄色葡萄球菌的培养液,是选择性纤维蛋白溶栓剂,不会引起全身型纤溶亢进。然而,Sak 具有抗原性,可导致过敏反应。

3.第三代溶栓药物

第三代溶栓药物是通过基因工程,改良天然溶栓药物的结果,一方面提高溶栓效果和血浆半衰期延长;另一方面减少药物剂量和不良反应。另外,此类药物适合弹丸式静脉推注,使用较方便。目前应用于临床的有 reteplase(r-PA),lanoteplase(n-PA)和 tenecteplase(TNK-tPA)等。

用法:n-PA 120μg/kg 在 10s 内静注;

TNK-tPA 若体重<60kg,30mg 静注;体重酶增加 10kg,TNK-tPA 的剂量增加 5kg;最大量为 50mg。

对于 ST 段抬高的 AMI,在 3h 内接受溶栓治疗者获益最大;而 3～12h 内溶栓者仍能明显获益;>12h 以上如持续有缺血性症状者,溶栓还能获益。具有高危因素者,如老年、女性、前壁心梗伴左束支传导阻滞、糖尿病或心率>100 次/min,溶栓治疗的获益更大。

溶栓的禁忌证包括 2 周内有活动性出血,心肺复苏术后,出血性脑卒中史,未控制的高血压(>180/110mmHg),可疑主动脉夹层,严重的肝肾功能障碍、凝血障碍性疾病等。

(王守东)

第十节 心血管药物的相互作用

药物相互作用是指患者同时或先后服用两种或两种以上的药物时,由于药物之间或药物与机体之间发生相互作用,改变了药物原有的理化性质、体内过程或组织对药物的敏感性,以致出现使用单个药所没有的药理效应或毒理效应,从而产生有益或有害的作用。在心血管疾病的治疗中常需合用多种药物,多种药物的合用,增加了药物相互作用的可能性。尽管药物潜在的相互作用很多,大多数并无临床意义。但某些药物相互作用可产生严重的不良反应,甚至危及患者的生命。

下列情况容易产生药物相互作用:

①多种药物合用:当 10 种以上药物合用时,产生药物相互作用的危险性较高;

②剂量-反应关系陡峭的药物,即使药物浓度稍有改变,也可产生明显的药理作用改变;

③治疗窗窄的药物;

④与肝酶诱导剂或抑制剂合用;

⑤老年患者;

⑥危重患者。

一、药物相互作用的机制

药物相互作用可以是药代动力学的,影响药物的吸收、生物利用度、代谢或肾排泄,表现为药物血浓度和半衰期的变化;也可是药效动力学的,表现为药理作用和毒性的变化。药物相互作用可发生在窦房结、房室结、室内传导系统、心肌及血管平滑肌。

肝脏细胞色素 P_{450}(CYP$_{450}$)同工酶系统在许多心血管药物的代谢中有重要作用。除许多药物可诱导和抑制 CYP$_{450}$ 同工酶外,药物的肝代谢还受遗传、年龄、性别、营养状况和肝脏疾病的影响。介导某些药物跨膜转运的 P-糖蛋白在药物相互作用中也有重要的地位。

存在明显的药物相互作用不一定意味着应避免这种联合用药,而应考虑患者总的受益情况。例如心肌梗死患者胺碘酮和 β 受体阻滞剂合用,对延长患者的寿命有协同作用。一项非随机研究表明,在等待心脏移植的患者,这种联合用药可改善存活率,但有6%的患者需要安置心脏起搏器。

(一)药代动力学的药物相互作用

一种药物的吸收、分布、代谢和清除等常因受到联合应用其他药物的影响而有所改变,使体内药量或血药浓度增加或减少。这种相互作用可以是单向的,也可以是双向的。

1.吸收

常用的给药途径有口服、舌下、肌肉、经皮和皮下几种,最常用的是口服。口服时,多数药物在小肠吸收,吸收的程度决定生物利用度。多种机制可影响药物的吸收,包括药物结合的相互作用、胃肠道运动、pH的变化、肠道菌群及代谢的改变。

一些药物如抗酸剂、铁剂或胆酸结合树脂与其他药合用时,导致后者的吸附或络合(如抗酸剂与地高辛),使其生物利用度下降。胃肠道运动的改变也影响分解速率慢的药物的生物利用度(如地高辛)。增加胃肠道运动的药物,如甲氧氯普胺可降低分解慢的药物的生物利用度;相反,减慢胃肠道运动度的药物,如抗胆碱能药物可增加生物利用度。胃肠道pH的改变可影响弱碱性或酸性药物的生物利用度。弱酸性药物如阿司匹林,在酸性环境以一种可溶性更强、非离子化的形式存在,更容易被吸收。增加胃pH的药物,可改变一些设计在小肠更碱性环境吸收的胶囊制剂的吸收。抗生素可减少肠道菌群,能被细菌代谢为无活性形式的药物的生物利用度增加(如地高辛);而依赖细菌代谢为活性形式的药物的生物利用度降低(如口服避孕药)。

对下列两种药物相互作用要区别对待,因为他们所产生的后果不同。一种是改变药物吸收的速率;另一种是增加或减少药物吸收的总量,即改变药物的生物利用度。有些药物的半衰期比服药间隔长,如华法林的血浆半衰期约36h,而用药间隔时间为24h,这时改变药物的吸收速率不会产生很大的影响,但是如果改变药物吸收的总量则容易对患者产生严重的影响。有些药物的血浆半衰期比用药间隔时间短,如普鲁卡因酰胺的血浆半衰期为3h,而用药间隔时间为4~8h,这时若减慢药物的吸收速率,可能使该药永远达不到有效的血药浓度。

2.分布

对药物分布的影响主要通过改变药物与蛋白的结合。一般来说,药物的药理作用与其血中游离部分或未结合药物的数量有关。因为大多数情况下高度蛋白结合的药物留在血管腔内,不能穿过血管到达各种靶组织结合位置。因此,当两种高度蛋白结合(>90%)的药物同时使用时,在蛋白结合位点会发生竞争性结合,可增加其中一种或两种药物的游离血药浓度。

一种药物将另一种药物从组织结合位点(不是受体)上置换出来,也是药物相互作用的一种形式。苯磺唑酮可把血浆蛋白结合的华法林置换出来,使游离型华法林血浓度升高。动物试验表明,哌唑嗪也可置换血浆和其他结合位置的华法林。

3.代谢

许多心血管药物在肝脏代谢,大多数通过CYP_{450}同工酶系统将它们转化成亲水状态。CYP_{450}系统由100多个同工酶组成,CYP_3A_4、CYP_2D_6、CYP_1A_2和CYP_2C_9同工酶与大多数药物的代谢有关(表19-6)。有些药物为单一同工酶所代谢,如洛伐他汀由$CYP3_{A4}$代谢。因此,可以预测凡能抑制或诱导CYP_3A_4的药物都可增加或降低洛伐他汀的血浆浓度;而另一些药物由几种 CYP 同工酶代谢,此时某一种同工酶的抑制或诱导可以产生或不产生临床意义,这取决于所影响的同工酶在代谢中所起的作用。

表 19-6　影响主要心血管药物代谢的肝 CYP 系统

同工酶	代谢底物	抑制剂	诱导剂
CYP$_3$A$_4$	阿托伐他汀、钙拮抗剂、西沙比得、氯米帕明、环孢素、红霉素、雌激素、三环类抗抑郁药、酮康唑、利多卡因、氯雷他定、苯二氮䓬类、西地那非、洛沙坦、洛伐他汀、奥旦西隆、蛋白酶抑制剂、普伐他汀、奎尼丁、舍曲林、辛伐他汀、免疫抑制剂、他莫昔芬、维拉帕米、R-华法林	环孢素、红霉素、地尔硫䓬、氟康唑、氟西汀、西柚汁、依曲康唑、奎宁、维拉帕米、酮康唑、甲硝唑、奈法唑酮、诺氟沙星、利托那韦、沙奎那韦、舍曲林	卡马西平、地塞米松、苯巴比妥、苯妥英钠、利福布丁、利福平、扑痫酮、乙琥胺、胺碘酮、克拉霉素
CYP$_2$D$_6$	阿米替林、比索洛尔、氯丙嗪、氯氮平、氯米帕明、地昔帕明、右美沙芬、多奈哌齐、氟奋乃静、氟西汀、氟哌啶醇、丙咪嗪、美西律、氟卡尼、美托洛尔、普萘洛尔、噻吗洛尔	胺碘酮、西咪替丁、氯米帕明、地昔帕明、氟西汀、氟奋乃静、氟哌啶醇、帕罗西汀、普罗帕酮、奎尼丁、利托那韦、舍曲林、硫利达嗪	卡马西平、苯巴比妥、苯妥英钠、利福平、利托那韦
CYP$_2$C$_9$	阿米替林、安定、二氯芬酸、氟伐他汀、布洛芬、洛沙坦、萘普生、NSAIDs、苯妥英钠、华法林、甲苯磺丁脲	胺碘酮、康唑类抗真菌药、西咪替丁、氟西汀、氟伐他汀、氟伏沙明、甲硝唑、奥美拉唑、利托那韦、复方新诺明	卡马西平、苯巴比妥、苯妥英钠、利福平

有的药物能抑制 CYP 同工酶,降低其代谢能力,增强代谢底物的作用。这种作用通常是由于抑制药与代谢底物在酶结合位点产生竞争性结合引起。与 CYP 同工酶的抑制程度有关的因素有:代谢底物与同工酶的亲和力、被抑制的代谢底物的浓度、抑制剂的半衰期及达到稳态浓度所需的时间。例如,华法林 S 异构体由 CYP$_2$C$_9$ 代谢,胺碘酮可以抑制 CYP$_2$C$_9$,由于胺碘酮的半衰期长,当二者合用时,胺碘酮对华法林代谢的影响可能持续数月,此时应更频繁地监测 INR。

有的药物能诱导 CYP 同工酶,增强其代谢能力,降低代谢底物的作用。CYP 同工酶的诱导作用在肝血流增加或 CYP 酶生成增多时增强。与酶的抑制相似,酶的诱导也取决于诱导剂的半衰期。老年人(>60 岁)诱导酶的能力下降。

CYP 同工酶诱导剂如苯妥英钠、巴比妥类和利福平等可促进 CYP$_3$A$_4$ 同工酶的作用,加速由这个同工酶代谢的药物(如阿托伐他汀、环孢素、丙吡胺、非洛地平、硝苯地平、利多卡因、洛伐他汀、尼莫地平、普罗帕酮和辛伐他汀)的降解。因此,CYP_3A_4 同工酶诱导剂降低这些药物的血浓度及治疗效果。与此相反,CYP_3A_4 同工酶的抑制剂如西咪替丁、红霉素等增加这些药物的血药浓度。西柚汁、维拉帕米、地尔硫卓及抗真菌药酮康唑对 CYP 系统也有抑制作用。

药物相互作用也可能有一定的应用价值。如同时使用维拉帕米或酮康唑或大量摄入西柚汁,可减少昂贵的环孢素的用量。西咪替丁对许多同工酶有抑制作用,因而增加以下药物的血浆浓度:抗心律失常药奎尼丁、利多卡因、普鲁卡因酰胺;钙拮抗剂维拉帕米;β 受体阻滞剂普萘洛尔。雷尼替丁抑制的同工酶较少,发生相互作用的可能性较小。

肝血流量的改变可改变药物的首过肝代谢速率,也与药物的相互作用有关。如 β 受体阻滞剂与利多卡因合用时,β 受体阻滞剂减少肝血流及利多卡因的肝代谢速率,结果利多卡因的血药浓度增加,可能导致利多卡因中毒。相反,通过增加肝血流,硝苯地平可增加普萘洛尔的降解,降低其血药水平。因此,硝苯地平与阿替洛尔合用(后者不完全在肝代谢)在理论上优于硝苯地平与普萘洛尔合用。

4.清除

肾脏是药物清除或分泌的主要场所,部分药物经胆汁排泄。肾清除的方式主要有 3 种:

(1)肾小球滤过

取决于药物的蛋白结合和肾小球滤过率。最常见的是联合应用肾脏毒性药物和依赖肾小球滤过进行清除的药物。然而这并不是真正意义的药物相互作用,因为它涉及到药物对清除器官的损害。

(2)肾小管主动分泌

发生在近端肾小管。两种酸性药物或两种碱性药物之间发生主动分泌的相互作用,由于竞争相同的转运系统,因此,彼此减少排泄。

(3)肾小管被动性重吸收

非离子化的弱酸性或弱碱性药物的被动重吸收发生在近端或远端肾小管。弱酸性或弱碱性药物的被动重吸收取决于药物是离子化还是非离子化状态,后者又取决于尿 pH。碱性尿中弱酸性药物被清除,而弱碱性药物被重吸收;反之亦然。

P-糖蛋白(表 19-7)在药物相互作用中也有重要的地位。P-糖蛋白与地高辛的跨膜转运有关,如在地高辛的肠道吸收和肾脏排泄时。奎尼丁和维拉帕米通过抑制肾地高辛跨膜转运 P-糖蛋白,减少地高辛的肾清除,导致地高辛血浓度升高。这种药物在肾的相互作用可解释两药合用时的某些奇怪现象,如奎尼丁晕厥可由洋地黄引起的心律失常来解释。抑制肾排泄地高辛的其他抗心律失常药包括维拉帕米、胺碘酮及普罗帕酮都影响 P-糖蛋白。以往认为红霉素和四环素提高地高辛血浓度是通过抑制可降解地高辛的肠道菌群所致,目前认为,红霉素抑制 P-糖蛋白是其提高地高辛血浓度的主要原因。

表 19-7 P-糖蛋白介导的心血管药物相互作用(与 CYP 同工酶抑制作用比较)

P-糖蛋白介导的药物	CYP 同工酶
胺碘酮	抑制多种同工酶,包括 $3A_4$
奎尼丁	抑制 $2D_6$

P-糖蛋白介导的药物	CYP 同工酶
普罗帕酮	无
维拉帕米	抑制 $3A_4$
地尔硫卓(弱)	抑制 3_A
地高辛	无
利血平	无
螺内酯	无
环孢素	无
双嘧达莫	无
红霉素	抑制 $3A_4$
HIV 蛋白酶抑制剂	抑制 $2D_6$、$3A_4$
酮康唑	抑制 $3A_4$
芬噻嗪	无

(二)药效动力学的药物相互作用

药效动力学(药效学)基础上的药物相互作用是指相互作用药物的药理学效应改变了目标药物的药理学效应,这种改变与目标药物的药代动力学变化无关。药效学的相互作用可以表现为相加、协同或拮抗作用。

1.相加作用

是指等效剂量的两种药物合用的效应等于单独应用时双倍剂量的效应。如维拉帕米与β受体阻滞剂合用治疗高血压及稳定型心绞痛,比单独用药效果更好,但副作用也可能相加而出现低血压、心动过缓等。

2.协同作用

两种药物分别作用于不同的部位或受体,使两药合用的效果大于单独应用的效应的总和。如普萘洛尔与二硝酸异山梨醇酯(ISDN)合用,由于抗心绞痛机制不同,可有协同作用,并能纠正二硝酸异山梨醇酯使心肌耗氧量增加的副作用。

3.拮抗作用

与协同作用不同,有些药物作用相反,发生竞争性或生理性拮抗作用,如非甾体类抗炎药可减弱速尿的利尿作用。

4.敏感化现象

一种药物可使组织或受体对另一药物的敏感性增强,称为敏感化现象。如排钾利尿剂降低血钾水平,从而使心脏对强心苷的敏感性增加,诱发心律失常。

(三)药物相互作用的主要心血管位点

1.窦房结和房室结

窦房结至少有 3 种起搏电流,包括内流钠电流(I_f)、慢失活的 L 型钙电流($I_{Ca[L]}$)和整流外向钾电流(I_K)。在这些起搏电流中,前 2 种起搏电流对β受体阻滞剂敏感,$I_{Ca[L]}$对钙拮抗剂敏感。联合应用β受体阻滞剂和钙拮抗剂不会导致心脏停搏，因为：

①这两类药物都不影响 I_K。

②钙拮抗剂只作用于 $I_{Ca[L]}$，而在窦房结和房室结的除极化初期，T 型钙电流。$I_{Ca[T]}$ 并不受常规的钙拮抗剂的影响。

③在治疗水平，仅维拉帕米和地尔硫卓类钙拮抗剂对窦房结有影响。

二氢吡啶类钙拮抗剂对窦房结的影响甚小，但在已应用β受体阻滞剂的患者，静脉注射非二氢吡啶类钙拮抗剂(维拉帕米或地尔硫卓)可导致心脏停搏。因此，β受体阻滞剂、钙拮抗剂或洋地黄之间的药物相互作用可表现为心动过缓或房室传导阻滞。

2.室内传导系统

许多抗心律失常药物抑制室内(希氏束-浦肯野纤维)传导系统，当这些药物合用时，可导致严重的室内传导障碍。

3.心肌收缩机制

许多药物有负性肌力作用，包括β受体阻滞剂、钙拮抗剂和某些抗心律失常药。左心室功能相对好的患者能耐受这些药物作用；当左心室功能受损时，即使其中的一种药物都可能诱发心力衰竭。

4.血管平滑肌

药物相互作用可致血管平滑肌过度收缩。抑制神经末梢去甲肾上腺素重吸收的药物(如可卡因)与单胺氧化酶抑制剂(也抑制神经末梢去甲肾上腺素重吸收)合用，在理论上可产生严重的血管收缩。正在使用单胺氧化酶抑制剂的患者加用多巴胺静脉注射，由于对多巴胺过度敏感，有产生严重高血压的危险。

药物相互作用也可导致过度的血管扩张或低血压(α_1 受体阻滞剂哌唑嗪与硝苯地平合用)。血管平滑肌也是降低降压药或抗心力衰竭药疗效的药物相互作用的位点。

5.致心律失常药物相互作用

药物致心律失常的可能机制有 3 种：

①QT 间期延长，尤其在低钾血症和(或)心动过缓时。QT 间期延长可导致尖端扭转型室性心动过速。

②增加心肌 cAMP 水平或胞浆钙水平的药物通过不同的机制引起心律失常，诱发室性心动过速或心室颤动。

③β肾上腺素能激动剂降低血钾水平，促发异常自律性。

二、常见的心血管药物相互作用

(一)β受体阻滞剂的药物相互作用

1.药效学相互作用

β受体阻滞剂由于其对窦房结和房室结的抑制作用，可与其他心血管药物产生相互作用，如与非二氢吡啶类钙拮抗剂或胺碘酮合用可引起或加重心动过缓、心脏传导阻滞。此外，β受体阻滞剂与维拉帕米或地尔硫卓等合用，对心肌收缩力也有相加的抑制作用。非甾体类抗炎药(NSAIDs)可降低β受体阻滞剂的降压作用,其作用机制可能是由于 NSAIDs 抑制了前列腺素的合成,而前列腺素介导了β受体阻滞剂的部分降压作用。

少数服用β受体阻滞剂的患者在进行双嘧达莫负荷试验时,心动过缓恶化,甚至导致心脏停搏,这可能由于负性变时作用相加所致。因此,在进行双嘧达莫负荷试验之前,应停用β受体阻滞剂,注射双嘧达莫后要仔细监测心率。

β受体阻滞剂可加重α受体阻滞剂的首剂性晕厥,因为β受体阻滞剂减弱了α受体阻滞剂引起的代偿性心率加快和心排出量增加的作用。

2.药代动力学相互作用

西咪替丁可降低肝血流量,使普萘洛尔、美托洛尔、卡维地洛等由肝脏代谢的β受体阻滞剂的血药浓度增高。然而,西咪替丁与阿替洛尔、索他洛尔、纳多洛尔之间无相互作用,因为这些β受体阻滞剂不由肝脏代谢。维拉帕米通过肝脏中的相互作用,提高经肝脏代谢的β受体阻滞剂(如美托洛尔)的血药浓度。β受体阻滞剂可降低肝血流量,使合用的利多卡因在肝脏的灭活减少,利多卡因的血药浓度升高,增加毒副作用。

(二)硝酸酯类的药物相互作用

硝酸酯类主要的药物相互作用是药效学的。硝酸酯类,如硝酸甘油、ISDN、5-单硝异山梨醇酯(ISMN)广泛用于心绞痛的治疗。限制疗效的主要原因是产生时间依赖性的硝酸酯类耐药性,对硝酸酯类耐药性的一个经典解释是血管壁细胞内巯基(-SH)耗竭学说。该学说认为,硝酸酯类在转化为一氧化氮(NO)的过程中需要消耗巯基和半胱氨酸,而后者又得不到及时的补充,因此,NO 生成减少,硝酸酯类的疗效随之减弱。

硝酸酯类与选择性磷酸二酯酶 5(PDE_5)抑制剂,如西地那非、伐地那非和他达拉非,都是血管扩张剂,联合应用有引起致命的低血压危险。故凡接受硝酸酯类治疗的心血管患者都是选择性 PDEs 抑制剂治疗的禁忌证。应用选择性 PDEs 抑制剂后 24h 内,都不应该使用硝酸酯类。

硝酸酯类与其他药物相互作用也大部分是药效学的。如硝酸酯类、β受体阻滞剂及钙拮抗剂三者合用于治疗心绞痛时,由于这些药物中的每一种都可引起低血压,联合用药的疗效有时可能会降低。即使两药合用,如地尔硫卓与硝酸酯类合用,也可能导致低血压。但也有报告,大剂量普萘洛尔与 ISDN 治疗劳力性心绞痛时,加用大剂量地尔硫卓却可增加疗效而不产生低血压。提示三药合用是否引起低血压存在极大的个体差异(表 19-8)。

表 19-8 硝酸酯类的药物相互作用

心脏药物	相互作用药物	机制	后果	预防
各种硝酸酯类	钙拮抗剂	血管过度扩张	晕厥、头晕	监测血压
	哌唑嗪	血管过度扩张	晕厥、头晕	监测血压,减少哌唑嗪初始量
	西地那非	作用相加,血管过度扩张	严重低血压、晕厥、心肌梗死	避免合用
	麦角胺	作用相反	降低硝酸酯类的冠脉扩张作用	心绞痛患者避免使用麦角胺

大剂量静脉注射硝酸酯类时,可通过改变抗凝血酶的活性,引起肝素抵抗。用组织纤溶酶原激活剂阿替普酶的同时静脉滴注硝酸甘油,可降低前者的血浆浓度,其可能机制是:硝酸甘油增加肝脏血流,促进阿替普酶的肝代谢,因此应避免二者合用。硝酸酯类与肼苯哒嗪合用可产生有益的药物相互作用,后者有助于减轻硝酸酯类的耐药性。

(三)钙拮抗剂的药物相互作用

钙拮抗剂的药物相互作用(表19-9)多属药效动力学的,例如非二氢吡啶类钙拮抗剂(维拉帕米或地尔硫卓)用于正在使用β受体阻滞剂、洋地黄过量或胺碘酮的患者,会对房室结或窦房结产生相加的抑制作用。又如硝苯地平加β受体阻滞剂可能使周围循环阻力下降引起低血压。

表 19-9　钙拮抗剂的药物相互作用

药物	相互作用药物	机制	后果	预防
维拉帕米地尔硫卓	β受体阻滞剂	SAN 和 AVN 抑制,心力衰竭	负性肌力作用相加	谨慎合用,注意 ECG、BP 和心脏大小
	西咪替丁,其他 CYP$_3$A$_4$ 抑制剂	肝代谢相互作用	升高维拉帕米、地尔硫卓血药浓度	减少钙拮抗剂剂量
	环孢素或其他经 CYP$_3$A$_4$ 代谢的药物	抑制环孢素或其他药物的肝代谢	增加环孢素或其他药物的血药水平	降低环孢素或其他药物的剂量
	他汀类如辛伐他汀、洛伐他汀	抑制 CYP$_3$A$_4$	可能引起肌病及横纹肌溶解	使用普伐他汀或氟伐他汀
	氟卡尼	负性肌力作用相加	低血压	监测氟卡尼浓度,检查左心室功能
维拉帕米	地高辛	抑制 P-糖蛋白,减少地高辛的肾清除,对传导系统抑制作用相加	洋地黄中毒	减少地高辛用量,监测血药浓度,在洋地黄中毒时避免使用
		药代动力学相互作用	低血压,便秘	监测血压、心功能
	丙吡胺	负性肌力作用相加	低血压,心力衰竭	监测心功能,避免合用
	哌唑嗪	增加 α 受体拮抗作用,减少哌唑嗪代谢	严重低血压	监测血压
	茶碱	抑制茶碱代谢	增加茶碱血浓度	减少茶碱用量
	奎尼丁	α 受体拮抗作用相加,减少奎尼丁清除	低血压,增加奎尼丁血浓度	监测奎尼丁血药浓度和血压
硝苯地平	奎尼丁	增加奎尼丁清除	降低奎尼丁血浓度	监测奎尼丁血药浓度

药物	相互作用药物	机制	后果	预防
地尔硫卓	氟卡尼	负性肌力作用相加	低血压	监测心功能
	西洛他唑	抑制西洛他唑肝代谢	增加西洛他唑血浓度	减少西洛他唑剂量

所有钙拮抗剂都通过 CYP_3A_4 系统氧化降解,红霉素或酮康唑对此同工酶的抑制,将增加钙拮抗剂的血药水平,增加产生低血压或心脏传导阻滞等不良反应的危险。CYP_3A_4 对氨氯地平的代谢作用很弱。相反,维拉帕米及地尔硫卓(而不是硝苯地平)反过来也抑制肝脏 CYP 同工酶系统对某些药物的氧化降解,从而与经该同工酶代谢的其他药物发生相互作用,如:环孢素(与维拉帕米和地尔硫卓)、抗癫痫药卡马西平(与维拉帕米和地尔硫卓)、哌唑嗪(与维拉帕米)、茶碱类(与维拉帕米)以及奎尼丁(与维拉帕米)。

西柚汁也是 CYP_3A_4 系统的抑制剂,它可使非洛地平的生物利用度增加 1 倍,对氨氯地平以外的绝大多数钙拮抗剂也有一定的影响。

1.维拉帕米

正在接受 β 受体阻滞剂治疗的患者,静脉注射维拉帕米有相加的降低血压或抑制窦房结及房室结的作用。维拉帕米也直接与 β 受体阻滞剂产生相互作用。在已接受 β 受体阻滞剂治疗的心绞痛患者,如静脉注射或口服维拉帕米,可引起心肌收缩力减弱、心脏扩大或引起窦性心动过缓。通过肝内的药代动力学相互作用,维拉帕米可升高经肝脏代谢的 β 受体阻滞剂的血药浓度。在慢性劳力性心绞痛者治疗中,原有窦房结、房室结功能低下者以及临床上有心力衰竭者,严禁维拉帕米及 β 受体阻滞剂合用。对高血压患者,维拉帕米与 β 受体阻滞剂合用有相加的降压作用,但应警惕过度抑制窦房结、房室传导及左心室功能的危险性。

其他与维拉帕米产生相互作用的药物有:

(1)地高辛

维拉帕米可使地高辛的血浓度提高 50%。这是由于维拉帕米抑制 P-糖蛋白的活性。故应将地高辛剂量减半,然后再查其血药浓度。若已发生洋地黄中毒,快速静脉注射维拉帕米是绝对禁忌的,因为此两药对房室结的相加抑制作用可以致命。在实验中维拉帕米可抑制钙依赖的延迟后除极,增加洋地黄中毒时的心室异常自律性。在无洋地黄中毒或房室传导阻滞的情况下,口服维拉帕米及洋地黄合用还是可行的,因为两药作用的部位不同,但要注意监测洋地黄血浓度。

(2)哌唑嗪

对高血压患者,两药合用有协同和相加作用的降血压作用,这是由于肝内药代动力学的相互作用使哌唑嗪的生物利用度得以提高。

(3)奎尼丁

维拉帕米若与奎尼丁合用可引起血压过度降低,这可能是由于共同抑制了周围血管的受体或是由于奎尼丁血浓度被提高所致,后者可能是肝内药代动力学的相互作用所致。

(4)丙吡胺

维拉帕米与丙吡胺的负性肌力作用都较强,这种合用只能用于左心功能极佳者,必须仔细监测左心室功能。

（5）茶碱类制剂

维拉帕米可抑制茶碱类在肝内的代谢,提高茶碱的血药浓度。

2.地尔硫䓬

地尔硫卓与长效硝酸酯类合用偶可引起低血压。大剂量地尔硫卓与β受体阻滞剂合用可引起心动过缓和低血压。由于地尔硫卓在肝代谢,可与环孢素相互作用,升高环孢素的血浓度。所有抑制 CYP_3A_4 系统的药物(西柚汁、维拉帕米、西咪替丁、红霉素或酮康唑)均增加地尔硫卓的血浓度。地尔硫卓可增加地高辛血药浓度 20%,可能与抑制 P-糖蛋白有关。

3.硝苯地平

硝苯地乎与其他钙拮抗剂一样,通过肝脏 CYP_3A_4 系统代谢。西咪替丁可使其血药浓度增加80%。西柚汁使硝苯地平的生物利用度增加 1/3。红霉素和酮康唑也增加硝苯地平的血浓度。

硝苯地平与β受体阻滞剂合用一般耐受良好,硝苯地平的缓释剂型引起低血压危险性较小。硝苯地平与普萘洛尔可能有药代动力学的相互作用,使普萘洛尔的血浓度提高,一般认为硝苯地平增加肝血流量,从而使普萘洛尔在肝内的破坏减少。虽然硝苯地平可减轻心脏的后负荷,但它又有负性肌力作用。在左心功能不全时,与β受体阻滞剂、丙吡胺或其他负性肌力药合用时应谨慎。硝苯地平与哌唑嗪合用可能引起低血压,因此,合用时的起始剂量必须很小。类似的副作用也见于与多沙唑嗪等α受体阻滞剂合用时。

4.氨氯地平

与硝苯地平相似,临床剂量对窦房结和房室结无作用,因而与β受体阻滞剂合用相对安全。药代动力学相互作用较少。氨氯地平不影响地高辛血浓度及华法林的疗效。与西咪替丁及西柚汁无明显的相互作用。有别于其他钙拮抗剂,CYP_3A_4 系统对氨氯地平的亲和力较低。因此,对已服用 CYP_3A_4 系统抑制剂(如西咪替丁、西柚汁、红霉素或酮康唑)的患者,可选用氨氯地平。

5.非洛地平

其生物利用度受食物(高脂肪或高碳水化合物饮食使其最大血浓度提高 60%)、西柚汁(其生物利用度提高 1 倍)及西咪替丁(使血浆浓度曲线下面积增加 50%)的影响。非洛地平由 CYP_3A_4 系统代谢,红霉素、酮康唑等 CYP_3A_4 抑制剂增加非洛地平血浓度。

（四）抗心律失常药的药物相互作用

抗心律失常药常与地高辛及利尿剂发生药物相互作用。如奎尼丁及维拉帕米使用增加地高辛血浓度;利尿剂与奎尼丁、丙吡胺、胺碘酮、索他洛尔或多非利特等延长动作电位时程的抗心律失常药合用时,有引起 QT 间期延长的危险。还有在肝药酶水平上的相互作用(西咪替丁降低奎尼丁的肝代谢)。

抗心律失常药物之间也产生相互作用,例如服用胺碘酮期间加用奎尼丁可使 QT 间期愈加延长,而奎尼丁的血药浓度又有所提高,更易产生奎尼丁的毒性作用。抑制窦房结的抗心律失常药物的联合应用,如胺碘酮和β受体阻滞剂合用,偶可导致危及生命的心动过缓。

1.奎尼丁

（1）药效动力学相互作用

奎尼丁可增加降压药的作用(包括维拉帕米)或增加抑制窦房结药物(β受体阻滞剂、维拉帕米、地尔硫卓及甲基多巴)的作用。奎尼丁可降低迷走神经张力,使增强迷走神经张力的措施(如按摩颈动脉窦)的作用减弱。奎尼丁还抑制毒蕈碱受体,从而降低重症肌无力时抗胆碱酯酶药物的疗效。

低血钾症不仅降低奎尼丁的抗心律失常作用,还增加 QT 间期延长的危险。当奎尼丁与其他延长 QT 间期的药物(如胺碘酮、索他洛尔、多非利特或噻嗪类利尿剂)合用时,必须仔细监测 QT 间期。胺碘酮不能与奎尼丁合用(有发生尖端扭转型室性心动过速的可能),联合用药时增加奎尼丁的血药水平。

(2)药代动力学相互作用

奎尼丁增加地高辛的血浓度。因为奎尼丁和地高辛有共同的跨膜转运系统 P-糖蛋白,通过抑制地高辛进入肠道和尿液,使其浓度升高以致中毒。因而,合用时要降低奎尼丁或地高辛的剂量,同时监测地高辛血浓度。

奎尼丁还能通过肝内相互作用增加华法林及其他双香豆素类药物的抗凝作用。因为奎尼丁由 CYP_3A_4 系统代谢,苯妥英钠、戊巴比妥和利福平等 CYP_3A_4 诱导剂可增加奎尼丁的代谢,降低其血浓度。而抑制此系统的药物如西柚汁、维拉帕米、地尔硫卓、西咪替丁、红霉素和酮康唑等,增加奎尼丁的血浓度。

2.普鲁卡因酰胺

普鲁卡因酰胺主要由肾清除。西咪替丁可抑制其肾清除,半衰期延长。普鲁卡因酰胺有导致心律失常作用,而无改善存活率的证据。与其他延迟 QT 间期的药物合用,有导致尖端扭转型室性心动过速的可能。

3.丙吡胺

从药效动力学的角度来看,丙吡胺是一负性肌力药物,可用于肥厚型心肌病的治疗。因此,若患者已用其他负性肌力药(维拉帕米、地尔硫卓、β受体阻滞剂、氟卡尼等)或患者原已有心力衰竭,加用丙吡胺有引起心排血量减低的危险。在使用维拉帕米之前48h 及之后24h 不得使用丙吡胺。与其他抑制窦房结、房室结及传导系统的药物,如奎尼丁、地高辛、β受体阻滞剂以及甲基多巴等合用也有潜在的危险。在洋地黄中毒时,丙吡胺无效,应避免应用。

丙吡胺延长 QT 间期,因此,不能与延长 QT 间期的其他药物,如三环抗抑郁药、其他Ⅰa类药物或Ⅲ类抗心律失常药(胺碘酮、索他洛尔等)合用。

由于丙吡胺由 CYP_3A_4 系统代谢,苯妥英钠及其他肝酶诱导剂(巴比妥类、利福平)可使丙吡胺的血浓度降低;相反,CYP_3A_4 系统抑制剂有相反作用。

4.利多卡因

利多卡因部分由肝 CYP_2D_6 同工酶代谢,部分由 CYP_3A_4 同工酶代谢。西咪替丁、普萘洛尔或氟烷,降低利多卡因的肝清除率,因而更容易发生毒性反应。CYP_3A_4 同工酶的其他抑制剂也降低利多卡因的代谢。利多卡因与其他对窦房结有抑制作用的药物(包括β受体阻滞剂)合用时,可引起窦性停搏。

5.美西律(慢心律)

麻醉药延缓美西律的胃肠吸收。肝酶诱导剂利福平、巴比妥类制剂及苯妥英钠降低美西律的血浆浓度。西咪替丁在理论上增加美西律的血浓度,但实际情况并非如此。此外,西咪替丁还可减少美西律的胃肠道症状。丙吡胺与美西律合用可能产生负性肌力作用。除非有禁忌证存在,美西律可与奎尼丁、β受体阻滞剂和胺碘酮合用,但要注意选择两药的合适剂量及注意心功能。

6.氟卡尼

氟卡尼可以抑制窦房结与房室结的功能,与β受体阻滞剂、维拉帕米、地尔硫卓及洋地黄合用有相加的抑制作用。与β受体阻滞剂、维拉帕米、丙吡胺合用时,其负性肌力作用相加。氟卡尼与奎尼丁或普鲁卡因酰胺合用时,可能对希氏束-浦肯野传导系统产生更强的抑制作用。胺碘酮可升高氟卡尼的血浓度,合用时氟卡尼的剂量应减少约1/3。来自健康志愿者的研究提示:西咪替丁延迟氟卡尼的清除;氟卡尼提高地高辛的血浓度。

7.普罗帕酮

与其他Ⅰc类药物一样,普罗帕酮与其他抑制传导系统或负性肌力作用的药物有相加作用。此药可以与奎尼丁或普鲁卡因酰胺合用,但应各自减量。普罗帕酮明显提高地高辛的血浆浓度,可能与其抑制P-糖蛋白有关。

8.胺碘酮

与其他Ⅲ类抗心律失常药不同,胺碘酮本身的致心律失常作用较小。但胺碘酮与其他延长QT间期的药物合用时,可增加产生尖端扭转型室性心动过速的危险。与Ⅰa类抗心律失常药、索他洛尔、吩噻嗪、三环抗抑郁制剂及噻嗪类利尿剂合用,可出现相加的致心律失常作用。胺碘酮一般不抑制窦房结功能,但若与非二氢吡啶类钙拮抗剂或β受体阻滞剂合用时,则可抑制窦房结功能。胺碘酮与β受体阻滞剂合用的临床重要性最近才认识到,对有过心力衰竭或心肌梗死患者的严重室性心律失常,这种联合用药可挽救患者的生命,但存在严重窦性心动过缓的危险。胺碘酮可使地高辛血浓度增加69%～80%(多数报道约增加1倍),地高辛浓度的增加与胺碘酮的剂量呈正相关,可能与胺碘酮抑制P-糖蛋白有关。此外,胺碘酮及其代谢产物去乙胺碘酮对多种CYP同工酶包括$3A_4$、$2C_9$等也有弱的抑制作用。提示在理论上红霉素、环孢素和酮康唑可增加胺碘酮血浓度。在接受华法林治疗的患者加用胺碘酮会进一步延长凝血酶原时间,其机制可能是在肝CYP_2C_9同工酶水平发生药物相互作用。因此,在加用胺碘酮后,应监测INR 6～8周,分别接受100mg/d、200mg/d、300mg/d和400mg/d胺碘酮治疗的患者,华法林的剂量可能要分别减少25%、30%、35%和40%。在停用胺碘酮后,两药相互作用的效应可能会持续1.5～4个月,在此时间段内可能仍然需要调整华法林剂量。

9.索他洛尔

此药与任何导致低血钾症(如利尿剂)或延长动作电位时程的药物(如奎尼丁、丙吡胺、胺碘酮或三环类抗抑郁药)合用可增加尖端扭转型室性心动过速的危险。因为索他洛尔不经肝代谢,故无肝水平的药物相互作用。

10.腺苷

腺苷是一种超短效药物,用于中止室上性心动过速。双嘧达莫抑制腺苷的分解,因此,在用双嘧达莫治疗的患者,腺苷的剂量要大大减少到常用量的1/8。罕见的情况是,在应用地高辛和维拉帕米的患者,腺苷可能诱发心室颤动。在应用地高辛、维拉帕米、地尔硫卓、胺碘酮或β受体阻滞剂的患者,腺苷对窦房结、房室结有相加的抑制作用。

（五）正性肌力药的药物相互作用

1.地高辛

奎尼丁大约使地高辛血浓度升高 1 倍,既降低地高辛的肾清除,又降低其肾外清除,其机制是奎尼丁抑制了地高辛跨膜转运的 P-糖蛋白。奎宁也有同样的作用。维拉帕米使地高辛血浓度增加 60%～90%,机制也是抑制 P-糖蛋白。尼群地平也可使地高辛的血浓度升高 1 倍。对已用地高辛治疗的患者,加用奎尼丁、维拉帕米或尼群地平治疗,地高辛剂量应减少一半,还应监测地高辛的血浆浓度。硝苯地平和地尔硫卓对地高辛血浓度的影响远小于维拉帕米,合用时,除非有肾功能衰竭,一般无需调整地高辛的剂量。氨氯地平不增加地高辛血浓度（表 19-10）。

表 19-10　地高辛的药物相互作用

相互作用药物	地高辛浓度	机制	预防
消胆胺	降低	减少吸收	服地高辛后 1h 给药
甲氧氯普胺	降低	胃肠道蠕动加快,吸收减少	监测血浓度
红霉素	增加（少部分患者）	降低胃肠道代谢,增加地高辛生物利用度	监测血浓度,调整剂量
抗癌药	降低	黏膜损伤,吸收减少	监测血浓度
硫糖铝	降低	减少吸收	在服地高辛 1h 内勿用
胺碘酮	增加	减少清除[肝和（或）肾]	减少地高辛量,监测
环孢素	增加	减少地高辛肾清除,减少分布容积	减少地高辛量,监测
利尿剂	增加	低血容量减少肾清除,由于低钾低镁,增加毒性	监测血钾、镁、地高辛
依曲康唑	增加	减少肾清除	减少地高辛剂量
普罗帕酮	增加	减少肝肾清除	监测地高辛浓度,调整剂量
螺内酯	增加	减少肾清除	监测地高辛浓度
维拉帕米	增加	减少代谢、胆汁排泄和肾分泌	减少地高辛剂量,监测浓度

哌唑嗪通过减少地高辛与血浆蛋白及组织的结合而提高血浆地高辛水平。

在抗心律失常药物中,除奎尼丁、维拉帕米外,胺碘酮及普罗帕酮也通过抑制 P-糖蛋白而提高地高辛血浓度。其他抗心律失常药,如普鲁卡因酰胺、美西律等与地高辛无相互作用。当联合用药使地高辛血药浓度升高时,洋地黄中毒的临床表现取决于所合用药物的性质,如合用的是奎尼丁,往往出现快速性心律失常;如合用的是胺碘酮或维拉帕米,其结果是抑制洋地黄中毒的室性心律失常,而可能出现心动过缓或房室传导阻滞。

某些他汀类药物也可通过抑制 P-糖蛋白而升高地高辛浓度,如辛伐他汀。阿托伐他汀 80mg/d 与地高辛 0.25mg/d 合用,可使地高辛浓度升高;但 10mg/d 的阿托伐他汀与地高辛合用时,却对地高辛的平均稳态浓度无影响。

利尿剂是通过产生低血钾而间接地诱发洋地黄中毒,当血清钾低于 2～3mmol/L 时,肾小管停止排泌地高辛。保钾利尿药(氨氯吡咪、氨苯蝶啶及螺内酯)以及卡托普利可使肾清除地高辛减少 20％～30％,同时,可提高血钾水平。因而,利尿剂与地高辛合用治疗心力衰竭时,需要密切观察地高辛血药水平。螺内酯及其代谢产物坎利酸内酯可减轻洋地黄中毒的表现,可能是通过醛固酮拮抗作用致血钾提高。

消胆胺减少地高辛在胃肠道的吸收,可能是由于地高辛与该树脂结合,因此,在用该药前几小时须先服地高辛或改用地高辛胶囊。使用红霉素、四环素时,也应使用地高辛胶囊,以往认为红霉素和四环素增加地高辛的生物利用度是由于抗生素引起的肠道菌群改变,目前的解释是红霉素抑制跨膜转运的 P-糖蛋白。抗癌化疗药可能损伤肠黏膜,从而减少地高辛的吸收。

2.拟交感胺类和磷酸二酯酶抑制剂

应用环丙烷或卤化吸入性麻醉剂时禁用多巴胺(增加发生心律失常的危险),单胺氧化酶抑制剂降低组织对多巴胺的代谢,故多巴胺的剂量应减少至常用剂量的 1/10。

多巴酚丁胺降低血钾水平,因而与利尿剂特别是速尿合用时须特别小心。

磷酸二酯酶抑制剂氨力农及米力农都可诱发心律失常。与利尿剂合用时,须监测血钾。与洋地黄合用时,地高辛的血药浓度不改变。

(六)利尿剂的药物相互作用

利尿剂的药物相互作用大多数是药效学的相互作用(表 19-11)。如利尿剂和 ACEI 合用引起低血压;非甾体类抗炎药(NSAIDs)抑制肾脏排钠,因此减弱了呋塞米的利尿和降压作用;服用保钾利尿剂如氨苯蝶啶、螺内酯的患者,如果再补钾,可能引起高血钾。

表 19-11　利尿剂的药物相互作用

药物	相互作用药物	临床后果	预防
利尿剂	考来烯胺、考来替泊	减少利尿剂吸收,降低其浓度	在使用胆酸结合树脂前 2h 或之后 4～6h 服用利尿剂
利尿剂	NSAIDs	减弱抗高血压和利尿作用	可能需要更大剂量的利尿剂,考虑使用舒林酸或水杨酸盐
利尿剂(非保钾)	地高辛	低血钾增加地高辛中毒的危险	监测钾、镁,必要时补充;监测地高辛中毒的表现
保钾利尿剂	钾	严重高血钾	慎用,严密监测血钾
袢利尿剂	ACEI	容量不足时致低血压	对可能存在容量不足者,谨慎使用 ACEI
	氨基糖苷类抗生素	增加耳毒性,减少肾清除	与依地尼酸合用更易发生,可考虑用呋塞米、Torsemide
呋塞米	卡托普利	减弱呋塞米的利尿效果	增加呋塞米剂量,或改用小剂量卡托普利
螺内酯	米托坦	米托坦的拮抗作用	不能合用

呋塞米与卡托普利合用时,一方面卡托普利减少了肾脏对呋塞米的分泌,使呋塞米的排钠作用减弱一半以上,同时两者均扩张出球小动脉致肾小球囊内压降低,影响了肾小球滤过率,25mg的卡托普利就足以使呋塞米的利尿作用几乎完全丧失;另一方面极小量的卡托普利(如1mg)可增强呋塞米的利尿作用。因此,对于伴有低钠血症这一间接提示高肾素状态的患者,因反应性醛固酮水平升高引起血管加压素的释放,后者又加重低钠血症。若单用呋塞米效果不佳,可加用卡托普利,可增强利尿作用。其他 ACEI 未见此作用。

类固醇类药物、雌激素类药物、吲哚美辛和其他 NSAIDs 都降低噻嗪类利尿药的降压作用,故可能加重充血性心力衰竭。由于环孢素的肾毒性,与保钾利尿剂合用时可致高钾血症。利尿剂引起的低血钾症和(或)低镁血症可诱发室性心律失常,包括尖端扭转型室性心动过速。特别是在同时应用了延长 QT 间期的药物(索他洛尔、多非利特、依布利特、奎尼丁、丙吡胺、胺碘酮)时。有人认为,利尿剂本身可诱发不依赖低血钾的尖端扭转型室性心动过速。丙磺舒干扰噻嗪类和袢利尿剂从尿排泄,从而使这些药物的利尿作用降低。利尿剂可减少锂的肾清除,因而锂的血浓度升高并可能发生中毒。

(七)血管扩张剂

1.硝普钠及肼苯哒嗪

硝普钠及肼苯哒嗪可以降低血浆地高辛水平,可能是由于肾小管增加了地高辛的排泄。由于心力衰竭的改善,肾血流量增加,地高辛的肾排泄也增加。肼苯哒嗪增加肝内分流,可增加某些在肝脏代谢、降解的β受体阻滞剂(如普萘洛尔和美托洛尔)的血药浓度。

2.哌唑嗪

哌唑嗪与维拉帕米及硝苯地平有相互作用,导致血压过度降低。在与维拉帕米合用时,其部分作用可能是由于肝内药代动力学相互作用。硝酸酯和哌唑嗪都可引起晕厥,合用时要小心。类似的作用也见于其他 α 阻滞剂如特拉唑嗪与维拉帕米合用时。

(八)血管紧张素转换酶抑制剂与血管紧张素Ⅱ受体拮抗剂的药物相互作用

1.血管紧张素转换酶抑制剂(ACEI)

最常见的药物相互作用是与利尿剂合用时导致血压过度降低。与保钾利尿剂合用或补充钾,可引起高血钾症(表 19-12)。然而,在一个螺内酯治疗心力衰竭的临床研究中,给已服用 ACEI 的心力衰竭患者加用小剂量的螺内酯,结果死亡率降低而无严重的高钾血症。但是,该试验中在部分患者减少了 ACEI 的剂量,有明显的肾损害的患者也被除外。

表 19-12　ACEI 的药物相互作用

相互作用药物	机制	后果	预防
补钾或保钾利尿剂	抑制醛固酮释放	高钾血症	避免合用,监测血钾
利尿剂	抑制血管紧张素Ⅱ介导的对低血容量的反应	低血压,肾衰竭	在开始 ACEI 治疗前,利尿剂减量或停用
NSAIDs	抑制激肽介导的前列环素合成	降低 ACEI 的降压作用	监测血压

相互作用药物	机制	后果	预防
别嘌呤醇	不明	易于发生高敏反应,如 Stevens-Johnson 综合征	尽可能不合用,监测高敏反应
锂	ACEI 降低近曲小管的钠浓度,增加锂的重吸收	锂中毒	减少锂剂量 50%,监测血药水平
磺脲类	增加对胰岛素的敏感性	低血糖	监测血糖

吲哚美辛及 NSAIDs 可降低 ACEI 的抗高血压作用。NSAIDs 可削弱 ACEI 对心力衰竭的有益作用,两者合用可降低 ACEI 的降压效果或诱发肾衰竭。阿司匹林抑制前列腺素的合成,可能会减弱 ACEI 的益处,合用时阿司匹林的剂量不要超过 100mg/d。

ACEI 的药物相互作用主要是药代动力学方面的,与其作用机制有关。ACEI 的主要作用机制是降低血管紧张素 II 水平,导致血管扩张及减少醛固酮释放。ACEI 也抑制缓激肽的降解,增加前列环素的合成,这两者也与血管扩张作用有关。

ACEI 与利尿剂(噻嗪类或呋塞米)在高血压和心力衰竭的治疗中有协同作用,但在缺钠或高肾素的患者,可致低血压或加重肾衰竭。对这些患者应使用较小剂量的 ACEI,在用 ACEI 之前,应减少利尿剂用量或停用利尿剂。

ACEI 与钙拮抗剂合用,对降低血压也有协同作用,无药代动力学上的相互作用。ACEI 与 β 受体阻滞剂、地高辛之间无明显的相互作用。

接受 ACEI 治疗的患者用聚丙烯腈膜(AN69)血液透析发生过致命的类过敏性反应。可能的机制是 AN69 膜表面激活了激肽-缓激肽系统,导致缓激肽生成增多,而 ACEI 又抑制缓激肽的降解。

ACEI 增加胰岛素的敏感性.用格列苯脲治疗的患者,合用卡托普利或依那普利有发生低血糖的报道。对口服降糖药的患者,加用 ACEI 时应注意观察血糖。

大剂量卡托普利与其他能改变或损害免疫功能的药物(如肼苯哒嗪、普鲁卡因酰胺)合用时可诱发中性粒细胞减少症。丙磺舒抑制肾小管排泌卡托普利,增加其血药水平,合用时卡托普利剂量要下调。此外,卡托普利减少地高辛清除率约 20%~30%。其他 ACEI 不影响免疫系统,粒细胞减少症的危险性也较少。培哚普利的首剂低血压反应相对较少见。

2.血管紧张素 II 受体拮抗剂(ARB)

洛沙坦、依贝沙坦由肝 CYP2C9 同工酶代谢,氟伐他汀可抑制这个同工酶,合用时可能会产生潜在的相互作用。而坎地沙坦、缬沙坦不经肝 CYP 系统代谢。药效学相互作用方面,过度利尿和高肾素状态时产生低血压。如同 ACEI,ARB 与保钾药物合用可致高钾血症,尤其是在 ARB 治疗心力衰竭时。ARB 与氨氯噻嗪、地高辛、华法林或西咪替丁无药物相互作用。缬沙坦与吲哚美辛无明显的药物相互作用。

(九)抗血小板药和抗凝剂的药物相互作用

1.阿司匹林

阿司匹林与噻嗪类利尿剂都可增高血尿酸水平,因此对有痛风病史的患者应注意。阿司匹林可降低苯磺唑酮及丙磺舒的排尿酸作用。阿司匹林有类似非甾体类抗炎药(NSAIDs)的作用,抑制前列腺素的合成,因此,阿司匹林降低螺内酯的利钠作用及 ACEI 治疗心力衰竭时的一些有益作用。服用皮质激素或 NSAIDs 的患者,阿司匹林引起胃肠道出血的危险性较大。抗酸药改变了胃的 pH 值,可降低肠溶阿司匹林的效果。

CYP 诱导剂(巴比妥类、苯妥英钠和利福平)增加阿司匹林的分解。在服用降糖药物或注射胰岛素的患者,阿司匹林可以引起低血糖。阿司匹林,特别时大剂量时,可以引起出血倾向及出血。

2.华法林

华法林可以与近 80 种药物发生相互作用(表 19-13,表 19-14)。此外,还有饮食—药物的相互作用。富含凝血酶原前体——维生素 K_1 的食品(绿色蔬菜)及某些植物油都可降低华法林的疗效。为避免 INR 的波动,饮食要相对固定。应告诉服用华法林的患者,未经许可不得随便加用其他药物(包括非处方药),医师在加药时要充分了解华法林与其他药物的相互作用,有疑问时(包括加用中草药后)要反复监测 INR,调整华法林的剂量。

表 19-13　与华法林相互作用的药物和食物

资料来源	增强作用	抑制作用
随机对照试验	乙醇(患肝病者)、胺碘酮、合成类固醇、西眯替丁、氯贝丁酯、考曲替林、红霉素、氟烟肼、异烟肼、甲硝唑、咪康唑、奥美拉唑、保泰松、普罗帕酮、普萘洛尔、吲哚美辛、水合氯醛、环丙沙星、右丙氧芬、依曲康唑、奎尼丁、他莫昔芬、四环素	巴比妥酸盐、卡马西平、氯氮、消胆胺、新青霉素Ⅲ、利福平、双氯西林、硫糖铝、富含维生素 K 的食物、肠道喂养
观察性研究	阿司匹林、丙吡胺、氟尿嘧啶、异环磷酰胺、酮洛芬、洛伐他汀、诺氟沙星、头孢孟多、头孢唑林、吉非贝齐、肝素、吲哚美辛、磺胺甲唑	硫唑嘌呤、环孢素、曲唑酮

表 19-14　他汀类药物的药物相互作用

药物	相互作用药物	机制	他汀类药物浓度
他汀类(除普伐他汀外)	贝特类药物		
	红霉素		
	抗真菌药	抑制 CYP	升高
	环孢素		
	华法林		
他汀类(除普伐他汀、氟伐他汀外)	维拉帕米	抑制 CYP_3A_4	升高
	地尔硫卓	抑制 CYP_3A_4	升高
他汀类	地高辛	抑制 P-糖蛋白转运	升高
辛伐他汀	利福平	促进辛伐他汀代谢	降低
	苯妥英钠	促进辛伐他汀代谢	降低

（1）降低华法林的疗效

减少维生素 K_1 或华法林吸收的药物如考来烯胺；CYP 系统同工酶诱导剂（巴比妥类、苯妥英钠、利福平），促进华法林在肝内的代谢降解。

（2）增强华法林的疗效

减少华法林在肝内被 CYP_2C_9 同工酶降解的药物，包括西咪替丁、多种抗生素如甲硝唑和复方新诺明、抗真菌药如氟康唑和咪康唑，可增强华法林的疗效；其他增强华法林作用的药物包括别嘌呤醇、普罗帕酮、奎尼丁及胺碘酮。胺碘酮尤为危险，因其半衰期很长，药物相互作用可发生在胺碘酮停药后。苯磺唑酮可置换华法林与血浆蛋白的结合，合用时，部分患者华法林的剂量应减至 $1mg/d$。

氟喹诺酮类药物可增加华法林的抗凝作用，其机制包括：

①氟喹诺酮类药物将华法林从其所作用的蛋白位点上替换下来。

②氟喹诺酮类药物使产生维生素 K 及凝血因子的肠道菌群数量减少。

③多数氟喹诺酮类药物可抑制 CYP 系统介导的代谢反应，间接使华法林代谢速度减缓。

因此，氟喹诺酮类药物可增强华法林的作用，两药联用应密切监测患者的凝血酶原时间和 INR，并随时调整华法林的用量，尤其是老年患者。

凝血是一个非常复杂的过程，任何抑制血小板功能的药物（如阿司匹林、噻氯匹啶、氯吡格雷）都可增加华法林出血的危险性。极大剂量的阿司匹林可损害凝血因子的合成。肝素也增加出血的危险性，但有很大的个体差异。

3.肝素

包括低分子肝素，除与硝酸酯类有争论的相互作用外，未见直接的药代动力学和药效学相互作用。

4.苯磺唑酮

此药与血浆蛋白结合率高（98%～99%），从而把与血浆蛋白结合的华法林替换出来导致出血。与阿司匹林一样，苯磺唑酮也使糖尿病患者对口服磺脲类药物或注射胰岛素更为敏感，易于引起低血糖。

5.双嘧达莫

双嘧达莫是血管扩张剂，因而与其他血管扩张剂合用时须审慎。双嘧达莫可抑制腺苷的降解。

6.氯吡格雷

由于氯吡格雷通过 CYP_3A_4 代谢，因此，氯吡格雷可能与经 CYP_3A_4 代谢的他汀类药物存在相互作用。有研究表明，经 CYP_3A_4 代谢的他汀类药物如辛伐他汀、阿托伐他汀可削弱氯吡格雷的抗血小板聚集作用，而经多途径代谢的普伐他汀对氯吡格雷无影响，但有临床研究的结果不支持两者间存在相互作用。

（十）调脂药物的药物相互作用

许多调脂药与华法林有相互作用，消胆胺减少华法林的吸收，安妥明、苯基安妥明以及苯氧戊酸等影响华法林的肝内代谢。

HMG-CoA 还原酶抑制剂（他汀类）药物除普伐他汀外，均经过 CYP 系统代谢，如辛伐他汀、洛伐他汀、阿托伐他汀及西立伐他汀主要经过 CYP_3A_4 代谢,氟伐他汀主要经 CYP_2C_9 代谢,西立伐他汀的代谢还涉及 CYP_2C_8 。因此,在理论上,这些他汀类药物可与经 CYP_3A_4 和 CYP_2C_9 代谢的药物发生相互作用。如红霉素和某些抗真菌药也经 CYP_3A_4 代谢,也可引起辛伐他汀、洛伐他汀和阿托伐他汀的血药浓度升高。经 CYP_2C_9 代谢的药物,如甲苯磺丁脲、苯妥英钠和奥美拉唑,可与氟伐他汀发生药物相互作用。华法林的 R 和 S 异构体分别经 CYP_3A_4 和 CYP_2C_9 代谢。已观察到辛伐他汀、洛伐他汀和阿托伐他汀与其合用时,有出血事件发生。氟伐他汀与华法林合用也见此不良反应。有报道,他汀类与华法林合用时有横纹肌溶解事件发生。由于普伐他汀不经 CYP 系统代谢,与华法林无药物相互作用。维拉帕米可使辛伐他汀血药浓度上升 4 倍,地尔硫卓也可使辛伐他汀或洛伐他汀血药浓度有同样程度地升高,并伴随横纹肌溶解发生。

辛伐他汀或洛伐他汀与抑制 CYP_3A_4 的其他药物如环孢素合用时,他汀类血药浓度明显升高,可增加发生肌病的危险。除 CYP 系统外,还有其他机制参与他汀类药物与环孢素间的相互作用。与环孢素 A 合用时,普伐他汀的生物利用度增高 5～23 倍,这与普伐他汀经胆汁清除减少等有关。西立伐他汀与环孢素 A 合用时,西立伐他汀的血浓度亦升高,主要与环孢素 A 抑制肝细胞对西立伐他汀的摄取有关。

因此,在临床上他汀类药物尽量不要与经 CYP_3A_4 代谢的药物合用。必须联合用药时采用较小剂量,定期监测肌酶等安全性指标。值得注意的是,普伐他汀与环孢素合用可增加免疫抑制作用。

与 CYP 抑制剂相反,CYP 诱导剂利福平可降低辛伐他汀的血药浓度,苯妥英钠有类似的作用。

他汀类药物与其他药物间的相互作用还发生在 P-糖蛋白水平上,如与地高辛间的相互作用,后者可升高他汀类的血药浓度,并导致横纹肌溶解。

纤维酸衍生物,即贝特类药物:除吉非贝齐外,贝特类药物与血浆蛋白亲和力较高。如安妥明可从血浆蛋白置换华法林,使其游离部分增加,易导致出血。有报道这两种药物合用于糖尿病患者可致低血糖,其机制可能与增加受体的敏感性有关。临床合用时要密切监测 INR 和血糖水平,必要时减少口服降糖药的剂量。他汀类药物不宜与吉非贝齐合用,因有增加产生肌病、横纹肌溶解症及肾功能衰竭的危险。

丙丁酚可延长 QT 间期,不宜与Ⅰa类、Ⅲ类抗心律失常药及三环类抗抑郁药合用。

(十一)抗高血压药的药物相互作用

前已述及常用抗高血压药物如 β 受体阻滞剂、钙拮抗剂、ACEI、利尿剂等药物的相互作用。一般来说,NSAIDs 严重干扰各类抗高血压药的疗效,但硝苯地平(可能包括其他二氢吡啶类)例外。不像其他 NSAIDs,阿司匹林和舒林酸对抗高血压疗效的影响小。

(十二)中草药的药物相互作用

中草药种类繁多,许多在服用心血管药物的患者常同时服用中草药。许多中草药有心脏毒性,或可与心血管药物产生相互作用(表 19-15,表 19-16)。

表 19-15　与心血管药物产生相互作用的中草药

与抗凝药	与抗高血压药	与其他心血管药
当归属、黑山楂、睡菜、布枯、猫爪草、甘菊、软骨素、胡芦巴、当归、大蒜、生姜、银杏、七叶树果、爱尔兰苔菜、阿密茴、昆布、疗肺草、保哥果、白杨、花椒、红三叶草、香豆、冬青油、西洋蓍草	山金车(花)、藿香、黑升麻、蓝升麻、红辣椒、猫爪草、蒲公英、白毛莨、昆布、阿密茴、野胡萝卜、西洋蓍草	金雀花(与 β 受体阻滞剂);蓝堇属植物(与 β 受体阻滞剂及地高辛);报春花、黄瓜、马尾草、甘草、蒲公英(与利尿剂);白毛莨、芦荟、金丝桃、野胡萝卜(与地高辛)

表 19-16　中草药的重要心血管药物相互作用

心血管药物	中草药	相互作用
华法林	当归	使用华法林的患者,提高 PT、INR
	丹参	减少华法林清除,提高生物利用度,引起出血
	大蒜	提高 INR
	银杏	有引起脑出血的报道
	人参	降低 INR
	生姜	增加出血的危险
抗血小板药	当归	体外有抗血小板作用
	小白菊	潜在的抗血小板作用
	大蒜	个案出现血小板功能障碍,出血时间延长
	银杏	有出血的报道,体外有抗血小板活性
	胡椒	体外抗血小板作用
地高辛	草药缓泻剂	导致低血钾,诱发地高辛中毒
	圣约翰草	降低地高辛血药浓度
	西伯利亚参	不增加地高辛浓度,但干扰测定
可乐定	白坚木碱	竞争性 α_2 拮抗作用
三环类抗抑郁剂	白坚木碱	抗抑郁剂易化了加压作用
美西麦角等 5-HT 拮抗剂	小白菊	拮抗血清素释放,易化其他血清素的作用
辛伐他汀	圣约翰草	降低辛伐他汀血药浓度

　　洋甘菊具有抗惊厥和华法林样作用;小白菊、大蒜和生姜有抗血小板作用,服用华法林的患者要慎用。对已用华法林和肝素的患者,不应使用银杏和人参。棉酚和甘草促进肾脏排钾,不应与噻嗪类和袢利尿剂或地高辛合用。车前草可引起或加重地高辛中毒。昆布可影响胺碘酮的抗心律失常作用。圣约翰草(也称土连翘、金丝桃)可能通过抑制肠道的 P-糖蛋白,减少地高辛的吸收,降低地高辛血药浓度。

　　常用中草药的药物相互作用:

1.汉防己甲素

为防己科植物根的生物碱,有解热、镇痛和降压作用,临床应用于高血压、炎症、硅沉着病和心绞痛等的治疗。汉防己甲素的临床疗效与其血管扩张作用有关。研究表明该药可阻断 L 型钙通道,还能阻断不同组织的 T 型、N 型和 P 型钙通道。因此,可与钙拮抗剂发生药物相互作用,可部分抑制甲氧戊脉安的作用,完全抑制地尔硫卓的作用。此外,该药还有 α_1 受体阻滞作用,大剂量时引起心肌抑制。

2.丹参

已知的药物相互作用有:与华法林合用时减少华法林的清除,提高 INR;拮抗普萘洛尔和吗啡对平滑肌的收缩作用;增强氯丙嗪、水合氯醛及环巴比妥的催眠作用。

3.人参

常用作免疫刺激剂和潜在的抗糖尿病药。人参有升高血压的作用,因而降低抗高血压药的临床疗效。有报道人参降低华法林的疗效,不宜与阿司匹林、华法林和肝素合用。西伯利亚参可干扰地高辛测定,导致地高辛浓度假性升高。西洋参也削弱华法林的抗凝作用。

4.大蒜

据认为有降低胆固醇和抗动脉粥样硬化的作用。大蒜有明显的抗血小板聚集作用,与其他抗血小板药物如阿司匹林、氯吡格雷或糖蛋白Ⅱb/Ⅲa拮抗剂合用时,增加出血的危险性。

5.银杏

银杏甙 B 是血小板活化因子强抑制剂,因此,不能与阿司匹林或其他抗凝药合用。与华法林合用有脑出血的报道。

6.麻黄

常用麻黄碱作减肥的辅助药,但麻黄素及相关生物碱有多种心血管副作用,包括诱发心肌梗死、严重高血压。因此,麻黄与抗高血压药之间存在不良的药物相互作用;麻黄可诱发冠状动脉痉挛,影响抗心绞痛药物的疗效;麻黄素的拟交感作用可部分抵消 β 受体阻滞剂的疗效。

(许金鹏)

参 考 文 献

1.董吁钢.心血管内科疾病临床诊断与治疗方案[M].北京:科学技术文献出版社,2010

2.马根山,张代富.心脏病学概览[M].北京:人民卫生出版社,2015

3.杨庭树.心血管内科诊疗常规[M].北京:中国医药科技出版社,2012

4.马丽萍,秦永文,赵仙先.现代心血管疾病临床诊断与治疗[M].上海:第二军医大学出版社,2012

5.孙宁玲.高血压治疗学[M].北京:人民卫生出版社,2009

6.中华医学会.临床诊疗指南心血管分册[M].北京:人民卫生出版社,2009

7.杨水祥.心血管热点荟萃[M].北京:人民卫生出版社,2013

8.蒋健,刘中民,陆国平.心脑血管急症急救[M].北京:学苑出版社,2006

9.施海明,邹和建.内科学新理论新进展[M].上海:上海科学技术出版社,2012

10.胡大一.心血管疾病防治指南与共识[M].北京:人民军医出版社,2012

11.刘惠亮,杨胜利.心血管病转接首选治疗方案[M].北京:人民军医出版社,2012

12.王勇,刘海华,李玲.心血管疾病诊疗指南[M].北京:军事医学科学出版社,2009

13.卢尔斌,王凌燕.心电图阅读入门[M].北京:化学工业出版社,2012

14.姚占峰.冠心病药物及康复治疗进展[M].济南:山东大学出版社,2007

15.杨胜利,刘惠亮.心导管及冠心病介入诊疗手册[M].北京:人民军医出版社,2013

16.曾和松,王道文.心血管内科疾病诊疗指南[M].北京:科学文献出版社,2015

17.杨跃进,华伟.阜外心血管内科手册[M].北京:人民卫生出版社,2013

18.黄岚,周小波,宁凌鲲.心血管内科诊疗思维[M].北京:化学工业出版社,2013

19.李德爱.心血管内科治疗药物的安全应用[M].北京:人民出版社,2012

20.郭继鸿,王志鹏,张海澄,李学斌.临床实用心血管病学[M].北京:北京大学医学出版社,2015

21.李艳芳,聂绍平,王春梅.心血管疾病研究进展[M].北京:人民军医出版社,2015

22.廖玉华.心血管疾病诊疗思维[M].北京:人民卫生出版社,2013

23.曹林生.心脏病学篇[M].北京:人民卫生出版社,2010

24.刘文娴.心脏危重症处置原则和案例分析[M].北京:北京大学医学出版社,2011

25.郭继鸿.新概念心电图[M].北京:北京大学医学出版社,2014

26.钟国强,姚焰.快速心律失常全三维介入诊疗[M].北京:科学出版社,2016

27.陈良龙.冠状动脉分叉病变介入治疗精要[M].北京:人民卫生出版社,2013